DIAGNOSE UND DIFFERENTIALDIAGNOSE IN DER SCHÄDELRÖNTGENOLOGIE

VON

PROF. DR. ERNST G. MAYER

VORSTAND DES ZENTRAL-RÖNTGENINSTITUTES
(GUIDO-HOLZKNECHT-INSTITUT)
DER UNIVERSITÄT WIEN

MIT 376 ABBILDUNGEN (584 EINZELBILDERN)
UND AUSFÜHRLICHEN ERLÄUTERUNGEN DAZU
IN DEUTSCHER, ENGLISCHER, SPANISCHER
UND FRANZÖSISCHER SPRACHE

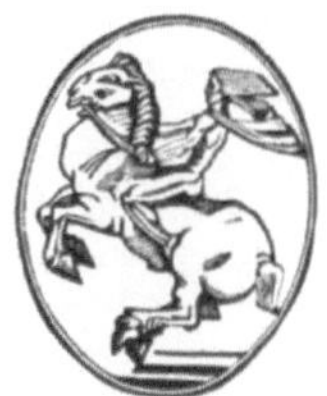

SPRINGER-VERLAG WIEN GMBH
1959

ISBN 978-3-662-24269-8   ISBN 978-3-662-26382-2 (eBook)
DOI 10.1007/978-3-662-26382-2

Vorwort

Die Namen der österreichischen Pioniere der Röntgenologie HOLZKNECHT und KIENBÖCK sind weltbekannt. Weniger bekannt ist die Tatsache, daß WAGNER-JAUREGG, der Nobelpreisträger und verstorbene Vorstand der Psychiatrisch-neurologischen Universitätsklinik in Wien, das junge Fach der medizinischen Röntgenologie, wo immer er konnte, wo immer es nötig war, mit dem ganzen Gewicht seiner Persönlichkeit in jeder Weise gefördert hat. Diesem Umstand ist es zu danken, daß die Schädelröntgenologie in Wien besonders gepflegt wurde. Die Verbindung zwischen der neurologischen Klinik WAGNER-JAUREGGS und dem Zentral-Röntgeninstitut GUIDO HOLZKNECHTS hat ARTHUR SCHÜLLER hergestellt, Neurologe vom Fach, aber seit den ersten Anfängen des Zentral-Röntgeninstitutes im Allgemeinen Krankenhaus in Wien bei HOLZKNECHT als freiwilliger, unermüdlicher Mitarbeiter bis 1938 tätig. Er ist mir Lehrer und Freund gewesen. HOLZKNECHT und SCHÜLLER danke ich die Grundlagen des Wissens, welches ich in diesem Buche niedergelegt habe.

Es mag manchem müßig erscheinen, ein Buch über Schädelröntgenologie — über das native Röntgenbild — in einer Zeit zu schreiben, da die Kontrastmittelmethoden, die Arteriographie, Encephalographie und Ventrikulographie, in der neurologischen Diagnostik anerkanntermaßen unentbehrlich sind und man neuerdings zum Teil mit Erfolg versucht, endocranielle Tumoren mit Hilfe künstlich radioaktiver Isotope nachzuweisen. Aber es wird und soll immer so bleiben, daß zur Untersuchung des Kranken zuerst die einfachen Methoden herangezogen werden, da die komplizierteren den Patienten stärker belasten und einen Krankenhausaufenthalt voraussetzen. Abgesehen davon zeigen besonders bei einem basalen Prozeß die Nativaufnahmen nicht selten mehr als Aufnahmen unter Zuhilfenahme von Kontrastmitteln, und weiters ist die Indikation zur Untersuchung keineswegs allein durch Tumoren gegeben. Die einfachen Röntgenbilder sind daher heute in der Neurologie genau so unentbehrlich wie früher. Ihr Wert in der Otologie, Rhinologie und Ophthalmologie ist seit langem unbestritten.

Inhalt und Aufbau des Buches entsprechen den Vorlesungen, welche ich seit Jahrzehnten über dieses Spezialgebiet der Röntgenologie für Kliniker und Röntgenologen am HOLZKNECHTschen Institut gehalten habe. Der otologische Teil des Buches ist teils unverändert, teils gekürzt meinem vergriffenen Buche „Otologische Röntgendiagnostik" des gleichen Verlages entnommen. Eine Neuauflage dieses Buches war wegen Vernichtung der Klischees nicht möglich. Eine Kürzung der seinerzeitigen, handbuchmäßigen Darstellung schien zweckmäßig. Die Röntgenbilder wurden in einem eigenen Bildteil zusammengefaßt, weil der Textteil durch ihr Ausmaß und die ausführlichen, viersprachigen Erläuterungen zu stark zerrissen worden wäre.

Im Zusammenhang mit einer Einladung zum Interamerikanischen Röntgenkongreß, welcher 1949 in Santiago de Chile abgehalten wurde, habe ich zahlreiche Vorlesungen und Kurse in Chile, Argentinien, Uruguay und Brasilien über Schädelröntgenologie gehalten. Meine Kollegen in Südamerika haben das Zustandekommen dieses Buches nicht nur dadurch gefördert, daß sie durch ihr großes Interesse am behandelten Thema die Notwendigkeit bewiesen, das Gezeigte, Erklärte und Besprochene auch schriftlich niederzulegen. Sie haben mir vor allem, sobald sie mein Interesse an bestimmten Fällen kannten, als Beweis ihrer außerordentlichen Gastfreundschaft in uneigennütziger Weise viele interessante und instruktive Aufnahmen zur Verfügung gestellt, so daß ich 54 der im Buche gebrachten Röntgenbilder ihrer Freundschaft verdanke. Es waren in erster Linie Dr. CARLOS VIVIANI und seine Freunde in Chile und Dr. NICOLA CAMINHA und sein Kreis in Brasilien, welchen ich für ihre Gastfreundschaft, ihr Interesse und ihre Unterstützung zu besonderem Dank verpflichtet bin.

Agradezco a mis amigos de América del Sur no solamente por la extraordinaria hospitalidad, con que me colmaron. Les agradezco especialmente por las interesantes y instructivas radiografías, que pusieron a mi disposición de una manera totalmente desinteresada, varias de las cuales he publicado en el presente libro.

Meinem I. Assistenten und langjährigen engsten Mitarbeiter Prof. Dr. L. PSENNER danke ich für die Durchsicht der Korrekturen.

Die Übersetzung der Legenden in Fremdsprachen besorgten in dankenswerter Weise Dr. M. EBERT und Dr. L. SZUR, London, Großbritannien, Dr. A. MÉAN, Neuchâtel, Schweiz, und Prof. Dr. L. G. MOSCA, Córdoba, Argentinien.

Dem Springer-Verlag Wien danke ich für das außerordentliche Entgegenkommen, insbesondere hinsichtlich des Bildmaterials und der fremdsprachigen Erläuterungen.

Wien, im Mai 1959

E. G. Mayer

Inhaltsverzeichnis

Einführung

Die vorliegende Abhandlung zur Röntgenologie des Schädels kann weder darauf Anspruch erheben, daß sie in erschöpfender Weise sämtliche am Schädel vorkommenden Erkrankungen bespricht, noch darauf, daß alles, was in derselben angeführt ist, auch tatsächlich richtig ist. Denn ihr liegt vorwiegend die persönliche Erfahrung zugrunde, welche nicht immer hinreichend ist. Die Tatsache, daß man wohl einige Erfahrung hat, aber doch vieles nicht sicher und manches gar nicht weiß, und die Tatsache, daß Ausnahmen von der Regel auch bei Erkrankungen im Bereiche des Schädels nicht selten sind, darf nicht davon abhalten, gewisse Regeln aufzustellen und auf Grund derselben zu versuchen, das Gerüst einer Röntgensymptomatologie der einzelnen Erkrankungen des Schädels aufzubauen, in der Hoffnung, daß sich dieses Gerüst auch anderen zum weiteren Ausbau derselben als brauchbar erweist. Wenn trotzdem vorläufig im folgenden zum Teil die Röntgensymptomatologie der einzelnen am Schädel vorkommenden Erkrankungen nicht der Reihe nach systematisch durchbesprochen wird, so hat dies seinen Grund darin, daß nach meiner Erfahrung die größte Schwierigkeit im richtigen Darstellen und im richtigen Sehen wesentlicher Details besteht und nicht in der richtigen Wertung deutlich erkannter Veränderungen. Um es dem mit der Materie nicht Vertrauten zu erleichtern, wurde daher als Richtlinie für die folgenden Ausführungen in erster Linie der Gedankengang genommen, welchem der Untersucher bei der Durchführung einer Untersuchung folgen soll. Die Besprechung wurde auf das Wichtigste beschränkt, um sich nicht im Uferlosen zu verlieren. Wenn trotzdem bisweilen seltene Fälle Erwähnung fanden, so geschah dies zum Teil als Beleg für Widersprüche mit anderen Literaturangaben, zum Teil aber dann, wenn solche Fälle geeignet waren, das systematische Ableiten eines Befundes besonders augenscheinlich zu demonstrieren. Die Ausführungen sollen den Untersucher veranlassen, die Untersuchung systematisch durchzuführen und nicht irgendwelche Röntgenbilder anzufertigen und sich mit dem zufrieden zu geben, was auf den erzielten Aufnahmen zufälligerweise zu sehen oder nicht zu sehen ist. Denn das Endergebnis der Untersuchung muß ein patho-anatomischer Befund sein, soweit sich ein solcher mit Hilfe der Röntgenstrahlen erheben läßt, und weder eine bloße Bildbeschreibung noch eine klinische Diagnose. Dazu ist aber eine systematische Untersuchung unerläßlich. Sie hat die Kenntnis dessen zur Voraussetzung, was im vorliegenden Falle möglicherweise gesehen werden kann, und wie die gegebenenfalls zu erwartenden Veränderungen zur Ansicht gebracht werden können. Die Schädelröntgenologie, worunter wir hier nur die Röntgenuntersuchung des Schädels ohne zu diagnostischen Zwecken eingeführte Kontrastmittel verstehen wollen, wird leider immer noch von vielen stiefmütterlich behandelt, teils vom Röntgenologen, weil er sich in Ermanglung einer systematischen Anleitung in der Schädelröntgenologie schwer zurecht findet, teils vom Kliniker, sei es aus demselben Grunde, sei es, weil er die gegebenen Möglichkeiten nicht kennt. So ist es z. B. eine praktische Erfahrung, daß die überwiegende Mehrzahl der Neuro-Chirurgen wohl in den Kontrastmittelmethoden erfahren ist, jedoch von dem, was das einfache Röntgenbild zu bieten vermag, bedauerlicherweise recht wenig weiß. Mit Recht hat aber TÖNNIS darauf hingewiesen, daß für den Erfolg der operativen Eingriffe die Frühdiagnose von größter Bedeutung ist, und daß dieselbe durch die einfache Röntgenuntersuchung gefördert werden kann und gefördert werden muß. Denn der Patient ist wohl immer bereit, sich einer einfachen Röntgenuntersuchung zu unterziehen. Er entschließt sich aber nur schwer zu einer Untersuchung unter Anwendung von Kontrastmitteln, solange subjektiv nur geringe Beschwerden bestehen.

Eine systematische Untersuchung muß — wie gesagt — mit der Überlegung beginnen, welche pathologischen, im einfachen Röntgenbild erkennbaren Veränderungen im vorliegenden Falle bestehen können und wie man diese Veränderungen zur Ansicht bringen kann. Daher beginnt auch das Denken bei einer röntgenologischen Untersuchung nicht mit der Betrachtung des angefertigten Röntgenbildes, sondern mit der Überlegung, wie im Einzelfalle die Unter-

suchung am zweckmäßigsten durchzuführen ist. Es ist nicht gut, wenn der Kliniker dem Röntgenologen diesen Teil seiner gedanklichen Arbeit dadurch ersparen will, daß er statt einer
röntgenologischen Organuntersuchung Röntgenbilder in einer bestimmten Projektionsrichtung
verlangt. Es ist besser, wenn er diesen Teil der Arbeit dem Röntgenologen dadurch erleichtert,
daß er dem Ersuchen um eine röntgenologische Organuntersuchung klinische Angaben beifügt,
die erkennen lassen, auf welchen Teil des Schädels bei der Untersuchung besonders zu achten
ist. Dazu genügt oft schon die Angabe der klinischen (Vermutungs-) Diagnose. Denn schließlich
ist der Röntgenologe ein Arzt, der bestrebt sein muß, nach medizinischen Gesichtspunkten zu
arbeiten, und nicht ein mechanisch arbeitender Photograph, der nur an der Qualität der Bilder
interessiert ist. Wenn — was meist der Fall ist — der Kliniker darüber nicht genau orientiert
ist, wie man röntgenologisch alle wesentlichen Details zur Darstellung bringen kann, so wird
man ihm daraus keinen Vorwurf machen können. Dem Röntgenologen aber kann man mit
Recht einen Vorwurf machen, wenn ihm die diesbezüglichen Kenntnisse fehlen. Auch muß er
natürlich darüber orientiert sein, was röntgenologisch bei den einzelnen klinischen Zustandsbildern erwartet werden kann. Kurz gesagt, auch der Röntgenologe muß und will bei seiner
Arbeit ärztlich denken, und dazu benötigt er entsprechende klinische Angaben. Es ist ein prinzipiell falsches Vorgehen, wenn der Röntgenologe bei Fehlen derselben selbst einen klinischen
Befund zu erheben bemüht ist. Denn er kann damit in der Mehrzahl der Fälle nicht zum Ziel
kommen. Röntgenologe und Kliniker werden das um so leichter einsehen, je klarer ihnen
bewußt ist, daß die Röntgenuntersuchung nicht dazu dient, ein klinisch erkennbares und erkann-
tes Zustandsbild auch röntgenologisch festzuhalten, sondern dazu, Veränderungen nachzuweisen,
welche klinisch nicht bzw. nicht restlos festgestellt werden können.

Das Röntgenbild entsteht nach physikalischen Gesetzen und entspricht daher immer den
tatsächlich vorhandenen Verhältnissen. Es kann infolgedessen nie „falsch" sein. Dem Irrtum
unterworfen können nur die Schlüsse sein, die aus einem Röntgenbild gezogen werden. Um
falsche Schlüsse aus technisch einwandfreien Röntgenbildern zu vermeiden, müssen 3 Voraussetzungen erfüllt sein:

1. Das zu untersuchende Organ muß in zweckentsprechender Projektion dargestellt sein.

2. Das im Röntgenbild Dargestellte muß auch bewußt gesehen werden.

3. Das im Röntgenbild Dargestellte und bewußt Gesehene muß richtig gewertet werden.

Das bewußte oder richtige Sehen, d. h. in der Praxis das rasche Herausgreifen der im Spezialfall wichtigen Einzelheiten aus der großen Zahl der im Röntgenbild dargestellten Details, ist
bis zu einem gewissen Grade Talent. Dieses Talent kann jedoch durch Übung und die Kenntnis,
worauf es im Spezialfall ankommt, weitgehend ersetzt werden. Das richtige Sehen lernt man
nur in der Praxis. Ein Buch kann nur eine Anleitung dazu geben, wie man bei der Betrachtung
der Bilder am besten vorgeht, um nichts zu übersehen, und muß sich im übrigen mit der zweck-
entsprechenden Darstellung und mit der richtigen Wertung des Dargestellten befassen. Im
folgenden wird die Kenntnis der Grundbegriffe der Röntgenologie, der Anatomie und Röntgenanatomie sowie der Patho-Anatomie vorausgesetzt. Es gibt zahlreiche Bücher, welche diese
Grundkenntnisse vermitteln, und es soll auf solche nur dort eingegangen werden, wo Unklar-
heiten bestehen oder wo solche Grundbegriffe erfahrungsgemäß gerne vernachlässigt werden.
Hier sei gleich auf die Erfahrung hingewiesen, daß nicht selten auf einen möglichst großen,
leistungsfähigen Apparat und einen möglichst kleinen (und infolgedessen weniger belastbaren)
Fokus mehr Wert gelegt wird als auf exakte Projektion, exakte Blendung, saubere Folien und
saubere Dunkelkammerarbeit. Letzteres ist aber doch entschieden nicht nur wichtiger, sondern
es erfordert auch weniger Geldaufwand. Die Röntgenuntersuchung des Schädels erfordert
keine wesentlichen Besonderheiten. Ein Röntgenapparat, der für die Untersuchung des übrigen
Skelets zweckentsprechend ist, genügt auch den Anforderungen einer gewöhnlichen Schädeluntersuchung. Der unbestrittene Vorteil spezieller Schädeluntersuchungsgeräte besteht nur bei
Untersuchungen unter Zuhilfenahme eines Kontrastmittels, vor allem bei der Arteriographie.
Die einfache Röntgenuntersuchung wird durch sie meist nicht erleichtert, im Gegenteil erschwert.

Wir sollen selbstverständlich immer bestrebt sein, „ideale" Röntgenaufnahmen zu erzielen, auch wenn dies in der Praxis keinesfalls immer möglich ist. Es ist z. B. schon deswegen nicht immer möglich, weil die Festlegung der optimalen Expositionsdaten im Einzelfall kein rein mathematisches Exempel ist, denn wir können zwar vor der Aufnahme den Durchmesser des Schädels in der Strahlenrichtung ermitteln und in Rechnung stellen, nicht aber die Dicke und Dichte der Schädelkapsel, die bei fast allen Aufnahmen von den Strahlen durchsetzt werden muß. Unbestritten ist eine Aufnahme dann als ideal zu bezeichnen, wenn sie möglichst viele der diagnostisch wichtigen Details erkennen läßt. Dazu sind zwei Dinge erforderlich, und zwar entsprechende photographische Qualität des Bildes und richtige Projektion.

Die gute photographische Qualität eines Röntgenbildes ist durch die Schärfe der Zeichnung und den entsprechenden Kontrast gegeben. Wenn auch in der Praxis oft zu wenig darauf geachtet wird, so sind die Voraussetzungen scharfer Zeichnung im Röntgenbild doch genügend bekannt, so daß es sich erübrigt, hier darüber zu sprechen. Nur über die Verwendung eines besonders kleinen Fokus sei eine Bemerkung eingefügt, weil von den röhrenerzeugenden Firmen dafür Propaganda gemacht wird. Diese Propaganda ist verständlich, weil solche Röhren eine kürzere Lebensdauer haben und ihre Verwendung daher im Interesse der Firma liegt. Ich betone nochmals: Ein Fokus, der für die Untersuchung des übrigen Skelets ausreichend ist, genügt auch den Anforderungen einer Schädeluntersuchung. Sehen und Denken spielen in der überwiegenden Mehrzahl der Fälle eine weit größere Rolle als ein extrem kleiner Fokus. Es gibt auch in der Schädelröntgenologie seltene Fälle, in welchen eine besonders scharfe Zeichnung erwünscht ist. Aber man kann sich in solchen Fällen damit helfen, daß man die entsprechende Aufnahme ausnahmsweise aus einer größeren Fokus–Filmdistanz macht. Gewiß ist das kein vollkommener Ersatz einer Röhre mit besonders kleinem Fokus. Aber eine solche Röhre hat im täglichen Gebrauch auch ihre Nachteile. Sich eine Röhre mit besonders kleinem Fokus allein zum Gebrauch für spezielle Zwecke anzuschaffen, scheint mir doch etwas zu kompliziert. Ich habe bisher auch keinen Fall gesehen, in welchem die richtige Diagnose nur mit Hilfe einer solchen Spezialröhre zu stellen gewesen wäre.

Auch jene Faktoren, welche den Kontrast beeinflussen, können als bekannt vorausgesetzt werden. Bezüglich des Kontrastes merkt man jedoch von einem Untersucher zum anderen gewisse Unterschiede, die man als individuelle Geschmacksrichtung bezeichnen könnte. Dabei zeigt sich, daß sich mancher nicht genügend Rechenschaft darüber gibt, wie die Kontraste eigentlich beschaffen sein sollen. Daher ist auch hier eine diesbezügliche Bemerkung gerechtfertigt. Sie richtet sich besonders an den in röntgenologischen Dingen meist weniger erfahrenen Kliniker. Macht man vom gleichen Objekt in der gleichen Projektionsrichtung verschiedene Aufnahmen in der Weise, daß man von Aufnahme zu Aufnahme nur die physikalischen Bedingungen ändert, um verschiedene Kontrastwirkung zu erzielen, so kann man feststellen, daß ein bestimmtes Detail des Bildes auf einer dieser Aufnahmen besser sichtbar ist als auf den übrigen. Eine andere Einzelheit des Bildes kann aber auf einer anderen Aufnahme besser zu sehen sein. Denn es gibt bekanntlich ein Kontrastoptimum, welches für viele Details verschieden ist. Da kein Organ, am wenigsten der Schädel, einheitlich gebaut ist, so ist es unmöglich, eine Aufnahme so herzustellen, daß für jedes einzelne Detail das entsprechende Kontrastoptimum besteht. Ein einfaches Beispiel: Man kann auf einer Übersichtsaufnahme des Thorax Lunge, Rippen und Wirbelsäule nicht gleichzeitig gleich gut zur Darstellung bringen. Es darf sich daher bei einer guten Röntgenaufnahme nicht darum handeln, daß besonders große Kontrastunterschiede erzielt werden, sondern darum, daß man möglichst nahe an das Kontrastoptimum möglichst *vieler* Details des darzustellenden Bereiches herankommt. Dies ist bei kontraststarken Aufnahmen nicht der Fall, besonders, wenn stark strahlendurchlässige Bereiche (z. B. lufthaltige Nasennebenhöhlen) dicht neben stark strahlenabsorbierenden Bereichen (z. B. Schädelbasis) gelegen sind. Denn das Unterscheidungsvermögen für die gleiche physikalisch festgelegte Schattenstufe ist im dunklen Bereich erheblich geringer als im hellen und wird noch geringer, wenn sich in unmittelbarer Nachbarschaft des dunklen Bereiches sehr helle Bereiche befinden, die blendend wirken. Man hüte sich daher vor zu starken Kontrasten. Das Röntgenbild wirkt dann zwar als Ganzes betrachtet — besonders für den Laien — schön, der Kontrastreichtum im Detail hat aber meist unter dem zu starken Kontrast des Gesamtbildes gelitten, und das soll man vermeiden.

Das photographisch beste Röntgenbild kann unbrauchbar sein, wenn die gewählte Projektionsrichtung nicht den zu stellenden Anforderungen entspricht, d. h., wenn die darzustellenden anatomischen Einzelheiten in der angewandten Projektionsrichtung nicht mit der erforderlichen Deutlichkeit erkennbar sind. Dagegen kann eine technisch minderwertige Aufnahme bei richtiger Projektion doch noch ausreichende Schlüsse zulassen. Die exakte Projektion bleibt daher immer die wesentlichste Voraussetzung eines erschöpfenden Röntgenbefundes. Die Zahl der möglichen Projektionen ist unendlich groß. Aus dieser unendlich großen Zahl möglicher Projektionen wurden im Laufe der Zeit auf Grund der praktischen Erfahrung bestimmte Projektionsrichtungen als „typische Röntgenaufnahmen" herausgegriffen und ihre Anordnung normalisiert. Bei der Auswahl dieser typischen Aufnahmen war maßgebend, daß mit ihrer Hilfe ein Maximum an diagnostisch wichtigen Details dargestellt werden konnte, also die praktische Erfahrung, wo bei bestimmten Krankheitsbildern am zu untersuchenden Organ Veränderungen erwartet werden können, und wie dieser Bereich am besten zur Darstellung gebracht werden kann. Diese typischen Aufnahmen genügen in der Mehrzahl der Fälle zur Erhebung eines genauen Röntgenbefundes. Gewiß benötigen wir manchmal auch atypische Projektionsrichtungen. Man soll aber im allgemeinen eine atypische Projektionsrichtung nicht schon zu Beginn der Untersuchung heranziehen. Vielmehr soll man eine atypische Projektionsrichtung unter Berücksichtigung dessen festlegen, was auf den typischen Aufnahmen zu sehen ist. Eine Ausnahme von dieser Regel wird nur bei einem lokalisierten Trauma oder einer klinisch erkennbaren, lokalisierten Veränderung der Schädelkapsel gemacht. In diesen Fällen ist prinzipiell schon zu Beginn der Untersuchung von der betreffenden Stelle eine tangentiale Aufnahme anzufertigen. Der Strahlengang richtet sich bei dieser Aufnahme jeweils nach der betreffenden Stelle und den vorliegenden Veränderungen. Der Erfahrene meidet atypische Projektionen, wenn sie im speziellen Fall nicht nötig sind und legt meist mehr Wert auf exakte Projektion als der wenig Erfahrene, von dem doch anzunehmen wäre, daß er sich in der atypischen Projektion schwerer zurechtfindet. Die Ursache liegt wohl darin, daß der wenig Erfahrene die Leistungsfähigkeit des typischen Bildes noch nicht genügend kennt. Es ist auch dem Erfahrenen unmöglich, mit der Unzahl aller möglichen Projektionen des Schädels vertraut zu sein. Die typischen Projektionsbilder zu kennen, ist jedoch nicht schwer. Die Vertrautheit mit dem typischen Bild ermöglicht es aber, geringe Abweichungen von der Norm schon frühzeitig zu erkennen. Das ist ein wesentlicher Vorteil des Arbeitens mit typischen Projektionsrichtungen.

Für die richtige Projektion ist der richtige Verlauf des Zielstrahles durch den Schädel ausschlaggebend. Der Zielstrahl entspricht meist dem Zentralstrahl, muß diesem aber nicht immer entsprechen, denn man kann auch mit einem peripher gelegenen Strahl zielen. Man macht bisweilen von dieser Möglichkeit Gebrauch. Dies ist allerdings nur dann leicht durchzuführen, wenn der Fokus im Drehungsmittelpunkt der Röhre gelegen ist. Bei allen mir bekannten europäischen Apparattypen ist dies der Fall. Ich sah jedoch amerikanische Typen, bei welchen der Fokus erheblich außerhalb des Drehungsmittelpunktes liegt, so daß bei Neigung der Röhre der Fokus seine Stellung zum Objekt ändert. Eine derartige Anordnung der Röhre am Stativ ist unzweckmäßig. Die Lage des Schädels zur Tisch- oder Kassettenebene und damit der Verlauf des Zentralstrahles zu diesen Ebenen ist gegenüber dem Verlauf desselben durch den Schädel von untergeordneter Bedeutung. Das heißt, daß die Anordnung einer Aufnahme immer nach anatomischen Gesichtspunkten geschehen muß. Es ist daher zwecklos, sich hinsichtlich des Verlaufes des Zentralstrahles Winkel einzuprägen, welche sich auf die Tisch- oder Kassettenebene beziehen, und sich nach Gradeinteilungen zu richten, die meist unnützerweise am Stativ angebracht sind. Natürlich bestehen normalerweise auch bestimmte Beziehungen des Zentralstrahles zur Tisch- oder Kassettenebene, da man bestrebt ist, bei der Anordnung der Aufnahmen den Patienten in eine Lage zu bringen, in welcher die Orientierungsebenen des Schädels in bestimmter Beziehung zur Tisch- oder Kassettenebene stehen. Dies ist aber nicht immer möglich, zumal wenn die gewünschte Lage dem Patienten Schmerzen bereitet. Es muß dann in der Relation Röhre-Patient-Kassette logischerweise die Röhre der nachgiebigere Teil sein und nicht der Kopf des Patienten. Wenn also der Patient die vorgesehene Lage nicht einnehmen kann oder diese Lage für ihn unangenehm oder schmerzhaft ist, so muß am richtigen Verhältnis der Röhre zum Kopf und nicht am üblichen Verhältnis der Röhre zur Tisch- oder Kassettenebene festgehalten werden. Die Anordnung der Aufnahmen muß also, wie schon betont, unter allen Umständen nach anatomischen Gesichtspunkten erfolgen. Denn besonders bei der Röntgenuntersuchung des Schädels kann, im Hinblick auf seinen komplizierten anatomischen Aufbau, eine geringe Änderung des Verhältnisses der Röhre zum Schädel und damit ein geänderter Verlauf des Zentralstrahles durch den Schädel schon eine erhebliche Änderung des Projektionsbildes bedeuten.

Zur Festlegung des Verlaufes des Zentralstrahles im Schädel bedient man sich im allgemeinen dreier Orientierungsebenen, die zueinander senkrecht stehen. Es werden nicht von allen Autoren die gleichen Orientierungsebenen verwendet, worauf beim Vergleich von Angaben über die Projektionsrichtung zu achten ist. Wir selbst verwenden folgende Orientierungsebenen:

1. Die Median-Sagittalebene des Schädels.

2. Die Deutsche Horizontalebene des Schädels, die senkrecht zur Median-Sagittalebene des Schädels durch die unteren Orbitaränder und die oberen Ränder der äußeren Gehörgänge gelegt wird.

3. Die Ohr-Vertikalebene des Schädels, die senkrecht zu den beiden erstgenannten Ebenen durch die Gehörgänge gelegt wird.

Wo es möglich und erforderlich ist, wird auch der Austrittspunkt des Zentralstrahles aus dem Schädel, seltener — weil meist nicht exakt fixierbar — der Eintrittspunkt des Zentralstrahles angegeben.

Da die Grundlagen der Projektion und der Röntgenanatomie des Schädels als bekannt vorausgesetzt werden, wollen wir im folgenden nicht von der typischen Projektion, sondern vom typischen Röntgenbild ausgehen, also davon, wie dasselbe bei richtiger Projektion hinsichtlich der projektivischen Lage der einzelnen Details zueinander beschaffen sein soll. Auch bei typischer Projektion wird das Röntgenbild diesbezüglich nicht immer gleich sein, weil die Konfiguration des Schädels nicht immer die gleiche ist. Es ist auch aus anderen Gründen keineswegs immer möglich, projektivisch ideale Aufnahmen zu erzielen, und solche sind auch nicht immer notwendig. Man muß aber die Abweichung von der idealen Projektion im vorliegenden Röntgenbild erkennen, um nötigenfalls eine Korrektur vornehmen zu können. Welche Korrektur im gegebenen Falle vorzunehmen ist, um die typische Projektion zu erzielen, wird sich aus der Besprechung der Projektionsvarianten ergeben. Auf die speziellen Aufnahmen zur Untersuchung der Zähne und des Unterkiefers wird hier nicht eingegangen, da dies den vorgesehenen Rahmen des Buches überschreiten würde.

Von speziellen Methoden der Untersuchung, die unter Umständen von Nutzen sein können, sind die stereoskopische und die tomographische Untersuchung zu erwähnen. Stereoskopische Röntgenaufnahmen erleichtern es dem wenig Erfahrenen außerordentlich, sich rasch in die anatomischen Einzelheiten des Schädels hineinzufinden. Ihr diagnostischer Wert wird aber vielfach überschätzt, denn dem Erfahrenen vermögen sie nur in seltenen Fällen weiterzuhelfen. Es ist eine dem Physiker bekannte Tatsache, daß eine zu kompliziert aufgebaute Kristallfigur nicht mehr stereoskopisch gesehen werden kann, weil es zum stereoskopischen Sehen notwendig ist, daß sich der Betrachtende eine beiläufige Vorstellung von dem Gebilde machen kann, welches er im stereoskopischen Bild räumlich sehen soll. Diese gleiche Erfahrung machen wir bei der Röntgenuntersuchung des Schädels. Liegen verhältnismäßig einfache Veränderungen vor, so kann man sie im stereoskopischen Bild sehr gut wahrnehmen, benötigt jedoch dann nicht stereoskopische Aufnahmen, um sie richtig zu erkennen. Liegt jedoch eine komplizierte Arrosion z. B. der Sella turcica vor, deren Analyse im einfachen Röntgenbild auch dem Erfahrenen nicht gelingen mag, so wird man oft die Beobachtung machen, daß sie auch im stereoskopischen Bild nicht gelingt. Ich kann dies auf Grund eigener Erfahrung behaupten, da ich oft den Versuch machte, dieser jedoch trotz eines guten stereoskopischen Sehvermögens nur äußerst selten von Erfolg begleitet war. Wenn jemand trotzdem darauf Wert legt, Untersuchungen am Schädel immer stereoskopisch durchzuführen, so sei für diesen betont, daß die Tatsache der Durchführung stereoskopischer Aufnahmen es nicht erlaubt, auf Projektionsrichtungen zu verzichten, die bei der einfachen Untersuchung nötig sind. Denn jede typische Projektionsrichtung läßt ja andere Einzelheiten erkennen. Im allgemeinen wird es sich daher als ausreichend erweisen, stereoskopische Aufnahmen nur als zusätzliche Untersuchungsmethode in Fällen heranzuziehen, die anders nicht zu klären sind.

Auch die Tomographie kommt selbstverständlich nur als zusätzliche Untersuchungsmethode in Frage. Die wichtigste Voraussetzung für ihre Anwendung ist eine entsprechende Indikationsstellung. Man muß sich daher im klaren sein, welche in der einfachen Röntgenaufnahme nicht erkennbaren Einzelheiten mit Hilfe derselben dargestellt werden sollen. Wenn man sich vor jeder tomographischen Untersuchung überlegt, wozu man sie machen will, wird man sehr bald darauf kommen, daß ihr Anwendungsbereich bei Schädeluntersuchungen außerordentlich beschränkt ist. Eine deutlich ausgesprochene Meningiomhyperostose z. B. wird natürlich auch im tomographischen Bild gut zur Ansicht zu bringen sein, doch ist sie ebensogut oder besser im gewöhnlichen Bild zu sehen. Bei der beginnenden Veränderung durch ein Meningiom, bei welcher im einfachen Röntgenbild noch Zweifel bestehen mögen, wird uns aber die Tomographie nicht weiterbringen. Denn in diesen Fällen ist — ebenso wie in Fällen einer ausgesprochenen, aber ihrer Natur nach unklaren, umschriebenen Hyperostose — für die richtige Diagnose die Knochenstruktur im verdächtigen Bereich ausschlaggebend. Tomographische Aufnahmen sind aber zur Darstellung von Strukturfeinheiten nicht geeignet. Handelt es sich, um ein anderes Beispiel zu nennen, um die Darstellung des Durchbruchs eines Mittelohrcholesteatoms in die mittlere oder hintere Schädelgrube oder in den äußeren Gehörgang, so ist ein solcher Durchbruch größeren Ausmaßes auch im einfachen Röntgenbild zu sehen. Die Darstellung eines kleinen Durchbruchs jedoch ist wegen seiner geringen räumlichen Ausdehnung auch bei Zuhilfenahme der Tomographie ein glücklicher Zufall. Wir können ja keine Schichtaufnahmen von Millimeter zu Millimeter machen. Die tomographische Untersuchungsmethode kann daher nicht systematisch zu solchen oder ähnlichen Zwecken herangezogen werden. Damit wird aber nicht geleugnet, daß sie in einem bestimmten Fall von Nutzen sein kann, wenn man sich vor der Durchführung der Schichtaufnahmen, auf Grund des klinischen Befundes und des in den gewöhnlichen Aufnahmen Gesehenen, genau überlegt, was zur Darstellung gebracht werden soll, wo und wie daher die Schnitte zu führen sind. Sieht man sich die diesbezügliche Literatur durch, so kommt man aber zu der Feststellung, daß viele Autoren etwas im tomographischen Bild zeigen, was im einfachen Röntgenbild leichter und besser festgestellt werden kann, eine Tatsache, die ihnen unbekannt zu sein schien.

Das Bestreben, spezielle Methoden anzuwenden, in dem Glauben, man könnte sich dadurch das Erwerben der Grundkenntnisse ersparen, bedeutet keinen Fortschritt. Es bringt statt Klärung Konfusion. Wer auf die Grundkenntnisse verzichtet, fischt im trüben. Um davon abzuhalten, ist dieses Buch in erster Linie der Erwerbung der Grundkenntnisse der Röntgenologie des Schädels, dem Ableiten eines patho-anatomischen Befundes an demselben mit Hilfe der Röntgenstrahlen bestimmt.

Die typischen Röntgenaufnahmen des Schädels[1]

I. Die sagittalen Aufnahmen des Schädels

Die sagittalen Röntgenaufnahmen des Schädels werden hier gemeinsam besprochen, weil es das Verständnis erleichtert, wenn die verschiedenen sagittalen Projektionsrichtungen von der am häufigsten zur Anwendung gelangenden, sagittalen-horizontalen Aufnahme, welche auch als Übersichtsaufnahme des Schädels Verwendung findet, abgeleitet werden.

Für die Darstellung von Einzelheiten im Bereiche der Schädelkapsel spielen meist geringe Unterschiede in der Projektionsrichtung keine große Rolle. Anders liegen jedoch die Verhältnisse bezüglich der Schädelbasis. Hier ist eine exakte Projektion erforderlich, um möglichst viele Details der Schädelbasis in einer Projektion festzuhalten. Ein Maximum an diagnostisch wichtigen Details der Schädelbasis kommt im sagittalen Bilde dann zur Darstellung, wenn die Pyramiden in die untere Hälfte der Augenhöhlen projiziert werden. Das ist in der überwiegenden Mehrzahl der Fälle dann zu erreichen, wenn der Zentralstrahl in der Schnittlinie der Median-Sagittalebene und der Deutschen Horizontalebene des Schädels verläuft. Bei der Beurteilung des erzielten Bildes wirft man zuerst einen Blick auf die Schädelkapsel und dann auf die Nasennebenhöhlen. Von den Nasennebenhöhlen sind die Siebbeinzellen zu beiden Seiten der Nase gut dargestellt, etwas weniger gut die Stirnhöhlen. Für die Beurteilung der Kieferhöhlen und der Keilbeinhöhlen ist diese Projektionsrichtung, abgesehen von Ausnahmefällen, nicht zu gebrauchen, da erstere von Teilen der Schädelbasis und der Halswirbelsäule, letztere von der Nase und dem Siebbeinlabyrinth überlagert werden.

Nachdem man die Schädelkapsel, den Schädelinhalt und die Nasennebenhöhlen einer Beurteilung unterzogen hat, sucht man die wesentlichen Konturen der Schädelbasis und beginnt mit dem oberen Kontur der Augenhöhlen (s. Abb. 1). Dieser entspricht dem tangential getroffenen, höchstgelegenen Teil des Orbitadaches. Im medialen Anteil entspricht er zugleich oft dem oberen Orbitarand. Im mittleren und lateralen Anteil jedoch ist der obere Orbitarand etwas tiefer gelegen, da das Orbitadach hier hinter dem oberen Orbitalrand ansteigt. Infolgedessen ist in diesem Bereiche der obere Orbitarand im Röntgenbild caudalwärts vom oberen Orbitakontur zu sehen. Der Teil des Orbitadaches, der im mittleren und lateralen Anteil als oberer Kontur der Orbita im Röntgenbild zur Darstellung kommt, liegt anatomisch, je nach der Konfiguration des Orbitadaches, 1 bis 2 cm hinter dem oberen Orbitarand. Außen-oben vom äußeren-oberen Orbitakontur sieht man die geschwungene

---

¹ Es werden im folgenden Bezeichnungen von Projektionsrichtungen nach Autoren vermieden. Damit soll das Verdienst der betreffenden Autoren keineswegs geschmälert werden. Es wurde hier vielmehr von der Bezeichnung von Projektionsrichtungen nach einem Autor deswegen abgesehen, weil vielfach die gleichen Projektionsrichtungen in verschiedenen Ländern nach verschiedenen Autoren bezeichnet werden, ohne Rücksicht darauf, wer diese Projektion tatsächlich zuerst angegeben und beschrieben hat. Es ist dies ein bedauerliches Zeichen mangelnder Kenntnis in der Weltliteratur. Es werden auch nur jene Projektionsrichtungen besprochen, die als „typisch" bei den üblichen Untersuchungen des Schädels Anwendung finden. Eine gewisse Willkür ist dabei natürlich nicht zu vermeiden, aber im Hinblick auf die notwendige Klärung und Vereinheitlichung erforderlich. Wenn ein Autor — nehmen wir z.B. die von STENVERS angegebene Schläfenbeinaufnahme — eine Projektion angegeben hat, die sich in der Praxis bestens bewährt, und ein anderer Autor glaubt, zeigen zu müssen, daß man die gleiche Projektion etwas schlechter auch in Seitenlage des Patienten machen kann, und ein dritter über die gleiche Projektion in Rückenlage des Patienten einen Artikel veröffentlicht, so ist es meiner Meinung nach unrichtig und verwirrend, derartige Notbehelfe als typische Aufnahmerichtungen mit Autorenbezeichnung in die Literatur eingehen zu lassen. Denn sie lenken nur vom Wesentlichen ab, davon, daß der Verlauf der Strahlen im Verhältnis zum Objekt das Ausschlaggebende ist, und daß man daran festhalten muß, auch wenn der Patient die ursprünglich vorgesehene Lage nicht einnehmen kann.

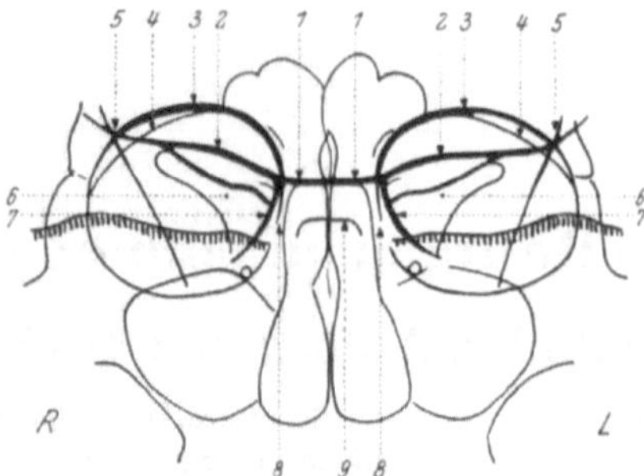

Abb. 1. Skizze des mittleren Bereiches einer sagittalen, posterior-anterioren Übersichtsaufnahme des Schädels. Legende: *1* Planum sphenoidale. *2* Vorderer-oberer Rand des kleinen Keilbeinflügels. *3* Oberer Orbitakontur, entsprechend dem tangential getroffenen, höchsten Teil des Orbitadaches, welcher meist etwa 1 cm hinter dem oberen Orbitarand gelegen ist. *4* Oberer Orbitarand, der im lateralen Anteil tiefer als der obere Orbitakontur gelegen ist, im medialen Anteil mit diesem zusammenfällt. *5* Überschneidung der Linea innominata, welche von hier schräg nach unten-medial durch die Orbita zieht, mit der Linie jener Leiste, welche sich am Zusammenschluß der Spitze des kleinen Keilbeinflügels, des großen Keilbeinflügels und des Stirnbeines bildet. Das Substrat der Linea innominata, die tangential getroffene tiefste Stelle der Schläfengrube, liegt anatomisch vor der letztgenannten Leiste. *6* Fissura orbitalis superior. *7* Hinterer Anteil der medialen Orbitawand entsprechend dem hinteren Anteil der Lamina papyracea oder — selten — dem vorderen Anteil der lateralen Wand der Keilbeinhöhle. *8* Vorderer Anteil der medialen Orbitawand meist vorwiegend vom Os lacrimale gebildet. Bei symmetrischer Projektion sollen der vordere und der hintere Anteil der medialen Orbitawand im Bilde auf beiden Seiten gleich weit voneinander entfernt sein. *9* Sellaboden. Der obere Kontur der Pyramide ist schraffiert.

Fig. 1. Sketch of the middle region of a sagittal, postero-anterior view of the skull. Legends: *1* Sphenoidal plane. *2* Antero-superior margin of lesser wing of the sphenoid bone. *3* Upper contour of the orbit which corresponds to the highest and tangentially viewed part of the roof of the orbit, and usually lies about 1 cm behind the upper edge of the orbit. *4* Upper orbital margin, which, in its lateral portion, lies deeper than the upper orbital outline, but joins up in its medial portion. *5* The crossing over of the innominate line, which from this point inclines in an infero-medial direction through the orbit, with the line of that crest, which is formed at the point of the junction of the tip of the lesser wing, the greater wing of the sphenoid and the frontal bone. The anatomical substratum of the linea innominata, corresponding to the tangentially projected lowest portion of the temporal fossa, is actually located in front of the previously mentioned crest. *6* Superior orbital fissure. *7* Posterior portion of the medial wall of the orbit which corresponds either to the posterior portion of the lamina papyracea or— rarely—to the anterior portion of the lateral wall of the sphenoidal sinus. *8* Anterior portion of medial wall of orbit which is mostly formed by the lacrimal bone. In a symmetrical projection both the anterior and posterior portions of the medial orbital wall should be at equal distances from one another, on both sides. *9* The floor of the sella. The upper outline of the petrous bone is hatched.

Fig. 1. Esquema de la zona media de una radiografia panorámica sagital postero-anterior del cráneo. Leyendas: *1* Plano esfenoidal. *2* Borde antero-superior del ala menor del esfenoides. *3* Contorno superior de la órbita correspondiente a la parte más alta del techo de la órbita tomado tangencialmente y que se encuentra generalmente a 1 cm por detrás del borde superior de la órbita. *4* Borde superior de la órbita que en su parte lateral está situado más profundamente que el contorno superior de la órbita y que, en su parte media, se superpone a este. *5* Cruzamiento de la línea innominada que desde aqui se dirije oblicuamente hacia abajo y adentro, a través de la órbita con la línea de aquela prominencia alargada que se forma por la union de la punta del ala menor del esfenoides, del ala mayor del esfenoides y del hueso frontal. El substratum de la línea innominada, la parte profunda de la fosa temporal tomada tangencialmente, está situada anatómicamente por delante dela prominencia alargada mencionada anteriormente. *6* Hendidura orbitaria superior. *7* Parte posterior de la pared interna de la órbita correspondiente a la parte posterior de la línea papirácea o — menos frecuentemente — a la parte anterior de la pared lateral del seno esfenoidal. *8* Parte anterior de la pared interna de la órbita formada generalmente en forma predominante por el hueso lacrimal. En la proyección simétrica, la parte anterior y posterior de la pared interna de la órbita debe encontrarse en la imagen de ambos lados a una misma distancia. *9* Suelo de la silla turca. El contorno superior del peñasco está rayado.

Fig. 1. Schéma de la région centrale d'une radiographie du crâne de face en incidence occipito-frontale. Légende: *1* Lame horizontale du sphénoïde. *2* Bord antérieur supérieur de la petite aile du sphénoïde. *3* Contour superieur de l'orbite correspondant à l'incidence tangentielle de la partie la plus élévée de la voûte de l'orbite, cette partie est généralement située à en-. viron 1 cm en arrière du bord supérieur de l'orbite *4* Bord supérieur de l'orbite dont la partie externe est située plus bas que le contour du bord supérieur de l'orbite, qui se confond avec lui dans sa partie interne. *5* Intersection de la ligne innominée — qui de là descend obliquement à travers l'orbite vers la région inféro-interne — avec la ligne de la crête formée par la convergence de l'extrémité de la petite alie du sphénoïde, de la grande aile du sphénoïde et du frontal. L'anatomie situe la constituante de la ligne innominée, la partie la plus basse de la fosse temporale sous une incidence tangentielle en avant de la crête décrite plus haut. *6* Fente sphénoïdale. *7* Partie postérieure de la paroi interne de l'orbite, qui correspond à la partie postérieure de la lame papyracée de l'ethmoïde ou plus rarement à la partie antérieure de la paroi externe du sinus sphénoïdal. *8* Partie antérieure de la paroi interne de l'orbite, elle est généralement formée en grande partie par l'unguis. En incidence symétrique les parties antérieures et postérieures de la paroi interne de l'orbite doivent être sur l'image équidistantes l'une de l'autre. *9* Plancher de la selle. Le contour supérieur du rocher est hachuré.

Schattenlinie einer an der Innenfläche des Schädels gelegenen Knochenleiste. Sie hat sich dort gebildet, wo anatomisch Stirnbein, Scheitelbein, großer und kleiner Keilbeinflügel zusammenstoßen. Man merke sich diese Leiste, welche in verschiedenen Projektionsrichtungen zur Darstellung kommt, als guten Orientierungspunkt im Röntgenbild. Hier liegt die Spitze des kleinen Keilbeinflügels, und von hier zieht im sagittalen Bild der obere und untere Kontur des kleinen Keilbeinflügels nach medial und etwas nach unten. Der im Röntgenbild obere Kontur des kleinen Keilbeinflügels entspricht anatomisch der vorderen-oberen Begrenzung desselben. Dieser Kontur der beiden kleinen Keilbeinflügel ist im Röntgenbild durch eine in den meisten Fällen horizontal verlaufende Linie verbunden, die dem Planum sphenoidale entspricht. Der untere Kontur des kleinen Keilbeinflügels entspricht anatomisch der hinteren-unteren Begrenzung desselben. Er bildet im Röntgenbild die obere Begrenzung der Fissura orbitalis superior und ist bis zu jener Stelle zu sehen, an welcher der Processus clinoideus anterior beginnt. Letzterer gelangt gewöhnlich nicht mehr zur Darstellung, da er vom Siebbeinlabyrinth überlagert wird. Im medial gelegenen Teil des kleinen Keilbeinflügels, unmittelbar an der medialen Wand der Orbita, ist häufig der Eingang zum Canalis opticus durch eine kleine Aufhellung markiert, die oben durch eine dichtere Schattenlinie begrenzt ist. Unterhalb der Linie des Planum sphenoidale ist oft innerhalb der Nase in einer Entfernung von etwa 1 cm vom Planum sphenoidale eine annähernd parallel verlaufende Linie zu sehen, die dem Boden der Sella turcica entspricht. Dieser gelangt aber nicht immer zur Darstellung. Innerhalb der Orbita ist unterhalb des kleinen Keilbeinflügels die durch die Fissura orbitalis superior hervorgerufene Aufhellung zu sehen. Ihre laterale Begrenzung wird vom orbitalen Rand des großen Keilbeinflügels gebildet. Lateral von diesem sieht man eine schräg von außen-oben nach innen-unten verlaufende Schattenlinie. Sie beginnt an dem Schatten oder in der Nähe des Schattens der vorhin erwähnten Knochenleiste, von der auch die Konturen des kleinen Keilbeinflügels ihren Ausgang nehmen. Sie beginnt im Röntgenbild oft dort, jedoch nur wegen projektivischer Überlagerung. Diese Linie wird als Linea innominata bezeichnet. Sie wird von jenem Teil des Schädelskelets gebildet, der im Bereiche der Schläfengrube von den Strahlen tangential getroffen wird. Das ist — im Bereiche der Orbita dargestellt — der tiefste Teil der Schläfengrube, gebildet vorwiegend vom großen Keilbeinflügel und darüber hinaus noch vom Stirnbein. Dieser Bereich liegt anatomisch vor der oben erwähnten Knochenleiste, in deren Bereiche Stirnbein, Scheitelbein, großer und kleiner Keilbeinflügel zusammenstoßen. Quer durch die Mitte der Orbita verläuft die nächste diagnostisch wichtige Linie, der obere Kontur des Felsenbeines. Unterhalb des Felsenbeines sieht man manchmal im unteren-medialen Anteil der Orbita eine kleine, runde Aufhellung, die dem Foramen rotundum entspricht. Damit hätten wir die wichtigsten Einzelheiten der Schädelbasis aufgezählt, welche in dieser Projektionsrichtung sichtbar sind. Es bleiben nur noch einzelne Konturen der Orbita zu besprechen. Den oberen Kontur der Orbita und den oberen Orbitarand haben wir schon erwähnt. In ihrer Fortsetzung ist der laterale Rand der Orbita leicht zu finden. Schwerer ist der untere Kontur der Orbita zu sehen, weil er nur als zarte Linie zur Darstellung kommt und von der Schädelbasis und der Kieferhöhle überlagert wird. Zu seiner Darstellung ist die vorliegende Projektionsrichtung nicht geeignet. Dagegen verdient die mediale Wand der Orbita erhöhte Beachtung. Sie wird von zwei (selten drei) Linien dargestellt. Die eine Linie ist sehr dünn, oft kaum sichtbar. Sie bildet die Verlängerung des oberen Orbitakonturs nach unten, verläuft im mittleren Anteil parallel zur Median-Sagittalebene und geht tiefer unten in den unteren Orbitakontur über. Diese Linie entspricht dem vorderen Anteil der medialen Orbitawand und wird meist zum größten Teil vom Os lacrimale gebildet. Etwas lateral davon ist eine zweite, stärkere und daher immer gut sichtbare Linie zu erkennen. Sie beginnt an jener Stelle, an welcher der vordere-obere Kontur des kleinen Keilbeinflügels in den Kontur des Planum sphenoidale übergeht und verläuft von hier etwas schräg nach unten-außen. Diese Linie verliert sich im Schatten, welcher vom Boden der Orbita und dem Boden der mittleren Schädelgrube hervorgerufen wird. Sie verläuft also nicht zum unteren Orbitarand, sondern endet höher oben, innerhalb der Orbita. Diese Linie wird vom hinteren Anteil der medialen Orbitawand in der Gegend der Spitze der Orbita gebildet und entspricht entweder dem hintersten Anteil der Lamina papyracea oder schon dem vordersten Anteil der Seitenwand des Keilbeinkörpers, jedenfalls der breitesten Stelle des pneumatischen Systems dieser Region, deren Lage je nach der Konfiguration dieses Bereiches etwas variieren kann. Daraus ergibt sich, daß das vordere Siebbeinlabyrinth in dieser Projektion lateralwärts nur bis zur medial gelegenen Linie reicht, die dem vorderen Anteil der medialen Orbitawand entspricht. Die pneumatischen Räume, welche lateral davon sichtbar sind und von der Linie begrenzt werden, welche vom hinteren Anteil der medialen Orbitawand gebildet wird, entsprechen dem hinteren Siebbeinlabyrinth und der dahinter gelegenen Keilbeinhöhle.

Nun kommen wir zur Feststellung der Blickrichtung im vorliegenden Röntgenbild, also der Richtung, in welcher der Schädel im Bilde tatsächlich gesehen wird. Die genaue Feststellung der Projektion muß immer aus dem Röntgenbild erfolgen. Zuerst ist die Frage zu beantworten, ob der Zentralstrahl tatsächlich in der Median-Sagittalebene des Schädels verlaufen ist, also eine symmetrische Projektion vorliegt oder nicht. Wegen der verschiedenen Möglichkeiten einer optischen Täuschung bei der Anordnung der Aufnahme wird eine exakt symmetrische Projektion bis zu einem gewissen Grade vom Zufall abhängen. Sie ist zur Erhebung des Befundes auch nicht immer unbedingt erforderlich. Aber man muß selbst geringe Abweichungen des Zentralstrahles von der Symmetrieebene im Röntgenbild erkennen können, weil die Feststellung der asymmetrischen Projektion unter Umständen wichtig sein kann. Vorläufig sei nur auf ein Beispiel hingewiesen, der Feststellung einer Seitenverschiebung der verkalkten Glandula pinealis. Schon durch eine geringe asymmetrische Projektion kann eine Verschiebung derselben vorgetäuscht werden. Man kann die Symmetrie der Projektion aus der Lage des Nasenseptums oder einer vorhandenen Crista frontalis zum Lambda beurteilen oder aus der gleichen Entfernung des äußeren Orbitarandes von den benachbarten und von den Strahlen tangential getroffenen Teilen der seitlichen Schädelwand oder ähnlichen Details. Es ist aber sehr schwer und oft auch unmöglich, allein auf Grund dieser Einzelheiten zu beurteilen, ob die Asymmetrie im Bilde durch asymmetrische Projektion oder durch einen asymmetrischen Schädel bedingt ist. Da wir aber aus der praktischen Erfahrung wissen, daß eine Asymmetrie der äußeren Konfiguration des Siebbeinlabyrinthes bzw. der medialen Orbitawand auch bei bestehender Asymmetrie der Schädelkapsel oder der Schädelbasis verhältnismäßig selten ist, und da wir außerdem die gleiche Projektion häufig zur Untersuchung der Nasennebenhöhlen verwenden und dann so ausblenden, daß die Schädelkapsel nicht mehr zur Gänze zur Darstellung gelangt, so bevorzuge ich zur Feststellung der Symmetrie der Projektion die Beachtung der folgenden Einzelheiten. Bei symmetrischer Projektion muß die Entfernung der beiden, die mediale Orbitawand kennzeichnenden Linien voneinander, also des Konturs des vorderen und hinteren Anteiles der medialen Orbitawand, im Röntgenbild beiderseits die gleiche sein. Besonders bei einer Untersuchung der Nasennebenhöhlen, bei welcher wir diese Projektion immer mit verwenden, spielt die Beachtung gerade dieses Details eine Rolle. So gelangen z. B. manchmal bei leicht asymmetrischer Projektion die äußeren Weichteile der Nase auf der einen Seite stärker zur Überlagerung mit dem Siebbeinlabyrinth als auf der anderen, wodurch ein Unterschied in der Schattendichte, also eine Verschattung dieses Bereiches zustande kommen kann, die nicht durch eine Erkrankung des Siebbeinlabyrinthes bedingt ist. Auch kann bei geringer Asymmetrie der Projektion der innere obere Orbitarand, der uns z. B. besonders bei der Diagnose einer Mucocele oder eines Tumors interessiert, verschieden deutlich zur Darstellung gelangen. Denn die Strahlen verlaufen dann nicht auf beiden Seiten in gleicher Weise tangential zu den betreffenden Skeletpartien. Die verschiedene Deutlichkeit dieses Konturs im Röntgenbild spricht dann nicht ohne weiteres für eine Knochenusur auf der Seite des undeutlichen Konturs. Es ist daher zweckmäßig, sich daran zu gewöhnen, die Symmetrie der Projektion nach der Lage der beiden Konturen der medialen Orbitawand auf beiden Seiten zu beurteilen. Ist die Entfernung dieser beiden Linien voneinander auf beiden Seiten verschieden groß, so stand der Fokus der Röhre nicht in der Median-Sagittalebene des Schädels, sondern außerhalb derselben auf jener Seite, auf welcher die Entfernung der beiden Linien voneinander kleiner ist (s. Abb. 2).

Die Lage des Fokus der Röhre im Verhältnis zur Deutschen Horizontalebene ergibt sich in einfacher Weise im Röntgenbild aus der Lage der Pyramiden zu den Augenhöhlen. Befand sich der Fokus der Röhre in der Deutschen Horizontalebene, so kommen in der überwiegenden

Mehrzahl der Fälle die Pyramiden in der unteren Hälfte der Augenhöhlen zur Ansicht. Abweichungen von dieser Regel kommen nur in seltenen Fällen einer atypischen Konfiguration der Schädelbasis vor. Da die Orbitaränder filmnahe gelegen sind und die Pyramiden filmferne, so wird sich eine Verschiebung des Fokus der Röhre im Verhältnis zur Deutschen Horizontalebene im Röntgenbild in der verschiedenen Lage der Pyramiden im Verhältnis zu den Augenhöhlen äußern. Bei Verschiebung des Fokus der Röhre aus der Deutschen Horizontalebene caudalwärts wandern die Pyramiden im Röntgenbild im Verhältnis zu den Augenhöhlen cranial-

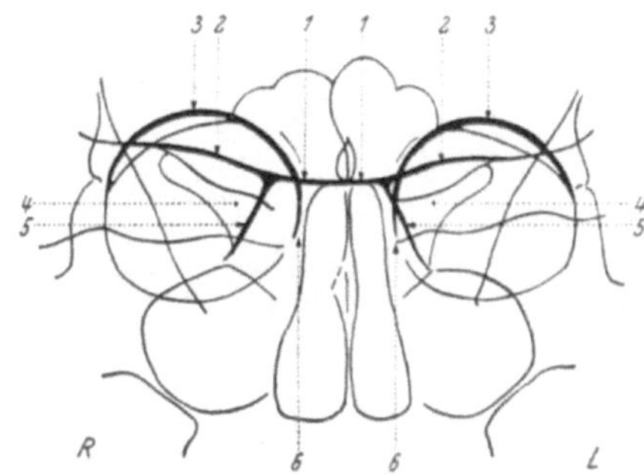

Abb. 2. Skizze des mittleren Bereiches einer sagittalen, posterior-anterioren, etwas asymmetrisch projizierten Übersichtsaufnahme des Schädels. Legende: *1* Planum sphenoidale. *2* Vorderer-oberer Rand des kleinen Keilbeinflügels. *3* Oberer Orbitakontur. *4* Fissura orbitalis superior. *5* Hinterer Anteil der medialen Orbitawand. *6* Vorderer Anteil der medialen Orbitawand. Die Entfernung dieser beiden Konturen voneinander ist rechts größer als links. Links überschneiden sie sich schon. Der Fokus der Röhre stand also etwas links von der Median-Sagittalebene des Schädels.

Fig. 2. Esquema de la parte media de una radiografía panorámica del cráneo, sagital, postero-anterior, proyectada algo asimétricamente. Leyendas: *1* Plano esfenoidal. *2* Borde antero-superior del ala menor del esfenoides. *3* Contorno superior de la órbita. *4* Hendidura orbitaria superior. *5* Parte posterior de la pared interna de la órbita. *6* Parte anterior de la pared interna de la órbita. La distancia entre estos dos contornos es mayor a la derecha que a la izquierda. A la izquierda se entrecruzan. El foco del tubo estaba situado por lo tanto algo a la izquierda del plano medio sagital del cráneo.

Fig. 2. Sketch of the middle region of a sagittal, postero-anterior, somewhat asymmetrically projected, picture of the skull. Legend for sketch: *1* Sphenoidal plane. *2* Upper anterior margin of the lesser wing of the sphenoid bone. *3* Upper orbital contour. *4* Superior orbital fissure. *5* Posterior portion of the medial orbital wall. *6* Anterior portion of the medial orbital wall. The distance between the two outlines is slightly greater on the right than on the left. On the left side they overlap already. The focus of the tube was therefore slightly to the left of the median sagittal plane of the skull.

Fig. 2. Schéma de la région centrale d'une radiographie du crâne de face en incidence occipito-frontale légèrement asymétrique. Légende: *1* Lame horizontale du sphénoïde. *2* Bord antérieur supérieur de la petite aile du sphénoïde. *3* Contour supérieur de l'orbite. *4* Fente sphénoïdale. *5* Partie postérieure de la paroi interne de l'orbite. *6* Partie antérieure de la paroi interne de l'orbite. La distance entre ces deux contours est à droite plus grande qu'à gauche. A gauche les contours s'entrecroisent déjà. Le foyer de l'ampoule se trouve ainsi un peu à gauche du plan sagittal médian du crâne.

wärts. Bei Verschiebung des Fokus der Röhre cranialwärts wandern die Pyramiden im Bilde caudalwärts. In der folgenden Besprechung wird vorausgesetzt, daß bei den verschiedenen Neigungen des Zentralstrahles zur Deutschen Horizontalebene dessen Austrittspunkt aus dem Schädel im wesentlichen unverändert bleibt.

Bei einer Verschiebung des Fokus um 10 bis 15° caudalwärts (s. Abb. 3) gelangen die Pyramiden im Röntgenbild zur Deckung mit der oberen Hälfte der Augenhöhlen. Eine solche Projektion ist im allgemeinen unbrauchbar, weil dann der obere Orbitarand, das Orbitadach, der kleine Keilbeinflügel, der große Keilbeinflügel, die Fissura orbitalis superior und die Pyramiden so übereinander projiziert werden, daß von diesen wichtigen Einzelheiten nichts mehr im Röntgenbild zu differenzieren ist. Man sieht aber diese, meist unbrauchbare Projektion leider recht häufig, besonders bei Aufnahmen des Schädels, welche am Bucky-Tisch gemacht wurden, weil nicht darauf geachtet wird, daß die Deutsche Horizontalebene des Schädels meist schräg zur Tischebene zu liegen kommt, wenn der Patient diesen mit Stirn und Nase berührt. Die Strahlen müssen dann natürlich bei anatomisch richtiger Einstellung nicht senkrecht, sondern etwas schräg zur Tischebene verlaufen, was gerne übersehen wird. Nur in einer Hinsicht zeigt diese atypische Projektion ein neues Detail, dessen diagnostischer Wert jedoch im allgemeinen gering ist. Es kommen in dieser Projektion knapp über dem inneren-oberen Orbitarand die Processus clinoidei anteriores und der zwischen ihnen liegende Teil des Keilbeinhöhlendaches zur Darstellung. Wer also in einem besonderen Fall die Darstellung dieser Details in sagittaler Richtung wünscht, muß den Fokus der Röhre aus der Deutschen Horizontalebene 10 bis 15° caudalwärts verschieben.

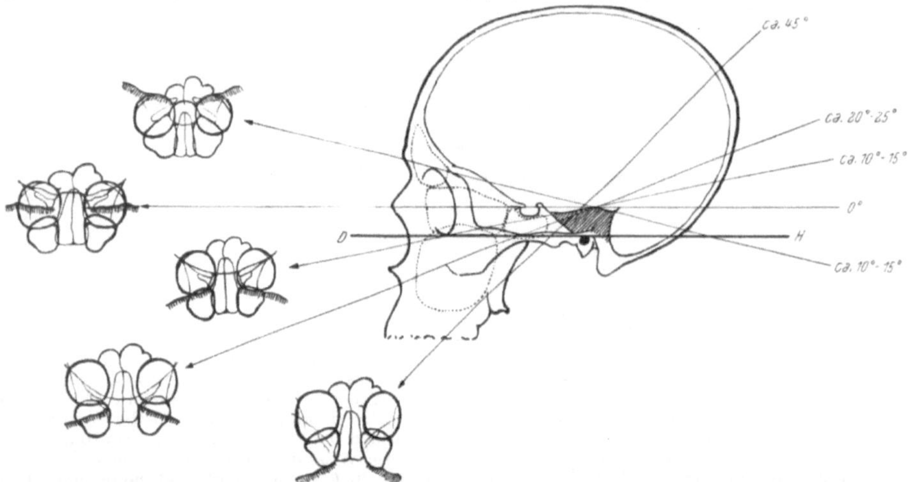

Abb. 3. Die Skizze zeigt die Lage der Pyramiden (schraffiert) zu den Augenhöhlen und Kieferhöhlen bei den verschiedenen sagittalen Projektionen. Der Einfachheit halber ist angenommen, daß die Strahlen parallel verlaufen. D-H ist die Deutsche Horizontalebene. Verlaufen die Strahlen in derselben und parallel zu ihr, so liegen die Pyramiden im Bilde in der unteren Hälfte der Augenhöhlen. Ist der Fokus der Röhre um etwa 10 bis 15° caudalwärts verschoben, so kommt die obere Pyramidenkante ungefähr zur Deckung mit dem oberen Orbitakontur. Wird der Fokus der Röhre im gleichen Ausmaß cranialwärts verschoben, so liegt der obere Pyramidenkontur ungefähr am unteren Orbitarand. Beträgt die Verschiebung des Fokus nach cranial etwa 20 bis 25°, so liegt der obere Pyramidenkontur unterhalb der Augenhöhlen, ungefähr in der Mitte der Kieferhöhlen, bei einer Verschiebung von etwa 45° am unteren Rande der Kieferhöhlen.

Fig. 3. El esquema muestra la situación de los dos peñascos (rayado) con respecto a las órbitas y senos maxilares en distintas proyecciones sagitales. Por razones de simplificación se supone que los rayos transcurren paralelamente. D-H es la línea horizontal alemana. Si los rayos inciden en esta y paralelamente a ella, los peñascos se ubican en la imágen en la mitad inferior de las cavidades orbitarias. Si el foco está desplazado en 10—15° en sentido caudal, el borde superior de los peñascos se cubre en la proyección con el borde superior de las órbitas. Si el foco del tubo se desplaza en sentido cefálico en la misma medida, el contorno superior del peñasco se sitúa aproximadamente a nivel del borde inferior de la órbita. Si el desplazamiento del foco en sentido cefálico es de 20 hasta 25°, el borde superior del peñasco está situado por debajo de las órbitas, aproximadamente a nivel de la parte media de los senos maxilares; si el desplazamiento es de 45°, a nivel del borde inferior de los senos maxilares.

Fig. 3. This sketch shows the position of the petrous bones (hatched) in relation to the orbits and the maxillary sinuses in different sagittal projections. For purposes of simplification it is presumed that the X-rays are parallel. D-H is the German horizontal plane. If the X-rays are directed parallel to, and in this plane, the petrous bones are in the lower half of the orbit. If the focus of the tube is shifted approximately 10 to 15° caudally, then the upper edge of the petrous bones coincides roughly with the upper orbital outline. If the focus of the tube is shifted to the same degree cranially, the upper outline of the petrous bone is approximately at the lower orbital edge. If the focus is shifted approximately 20 to 25° cranially, then the upper outline of the petrous bone lies below the orbit, approximately in the middle of the maxillary sinus; with approximately 45° shift at the lower edge of the sinus.

Fig. 3. Le schéma montre la situation des rochers (hachurés) par rapport aux orbites et aux sinus maxillaires sous différentes incidences dans le plan sagittal. C'est dans un but de simplification que l'on admet que les rayons sont parallèles. D-H: Deutsche Horizontale ou plan de Virchow. Si les rayons se trouvent dans ce plan et y sont parallèles, les rochers se trouvent sur l'image dans la moitié inférieure des orbites. Si le foyer de l'ampoule est déplacé d'environ 10 à 15° vers les pieds, la crête supérieure des rochers coïncide à peu près au bord supérieur de l'orbite. Par contre si le foyer de l'ampoule est déplacé de 10 à 15° en direction céphalique, le contour supérieur des rochers se trouve à peu près au niveau du bord inférieur de l'orbite. Si le déplacement en direction céphalique atteint 20 à 25° le contour supérieur des rochers se projette en-dessous des orbites environ au milieu des sinus maxillaires; avec un déplacement d'environ 45° le contour des rochers se projette sur le bord inférieur des sinus maxillaires.

Bei Verschiebung des Fokus der Röhre aus der Deutschen Horizontalebene cranialwärts wandern alle filmfernen Gebilde caudalwärts. Dies betrifft in erster Linie die Pyramiden, aber auch den großen und kleinen Keilbeinflügel mit der von ihnen gebildeten Fissura orbitalis superior und den hinteren Anteil der medialen Orbitawand. Man kann sich dabei im Falle eines Erwachsenen an folgende Regel halten: Bei einer Verschiebung des Fokus der Röhre um 10 bis 15° cranialwärts kommt der obere Rand der Pyramiden im Röntgenbild unmittelbar an den unteren Orbitarand zu liegen, so daß die Augenhöhlen von den Pyramiden nicht mehr überlagert werden. Bei einer Verschiebung des Fokus der Röhre um 20 bis 25° cranialwärts von der Deutschen Horizontalebene liegen die Pyramiden ungefähr in der Mitte der Kieferhöhlen, bei einer Verschiebung von 45° unmittelbar unterhalb der Kieferhöhlen. Die Einzelheiten der Schädelbasis kommen bei zunehmender Verschiebung des Fokus der Röhre aus der Deutschen Horizontalebene cranialwärts immer schlechter zur Darstellung. Nur das Foramen rotundum, das in der horizontalen Projektion nicht immer zu sehen ist, kommt durch eine geringe Verschiebung des Fokus nach cranial besser zur Ansicht. Es liegt im Röntgenbild jetzt innerhalb der Kieferhöhle. Trotz der schlechteren Darstellung der Einzelheiten der Schädelbasis benötigen wir häufig Aufnahmen mit cranialwärts verschobenem Fokus und zwar zur Untersuchung der Augenhöhlen und der Nasennebenhöhlen. Die Verschiebung von 10 bis 15° wenden wir dann an, wenn wir eine Überlagerung der Pyramiden mit den Augenhöhlen vermeiden wollen, also in erster Linie bei der Suche nach einem kleinen, intraokularen Fremdkörper, der durch Überlagerung mit dem dichten Pyramidenschatten im Röntgenbild unsichtbar sein könnte. Eine Verschiebung des Fokus um 20 bis 25° cranialwärts wenden wir dann an, wenn wir auf gute Darstellung der Orbitaränder Wert legen. Insbesondere der innere-obere Orbitarand, der zugleich dem Stirnhöhlenboden entspricht, kommt nun gut und ohne störende Überlagerung zur Ansicht, da das hintere Siebbeinlabyrinth und die Keilbeinhöhlen im Bilde nun schon tiefer unten liegen. Diese Projektion ergibt meist auch die beste sagittale Ansicht der Stirnhöhlen. Aber wir verwenden sie zur Untersuchung der Stirnhöhlen meist nur als ergänzende Aufnahme, wenn in der horizontalen und der folgenden schrägen Projektion etwas unklar bleibt. Denn in der Mehrzahl der Fälle interessieren bei der Untersuchung nicht nur die Stirnhöhlen, sondern auch die benachbarten Nebenhöhlen. Zur Darstellung dieser vorderen Nebenhöhlen der Nase (Nebenhöhlen I. Serie), das sind Stirnhöhlen, vordere Siebbeinzellen und Kieferhöhlen, benötigen wir die Schrägprojektion mit einer Verschiebung des Fokus um 45° cranialwärts von der Deutschen Horizontalebene (s. Abb. 4). Diese Projektion zeigt uns dann in idealer Weise die vorderen Nasennebenhöhlen und darüber hinaus noch Jochbein und Jochbogen. Bei Kindern muß die Verschiebung des Fokus geringer sein. Im ersten Lebensjahr genügen schon 15 bis 20°, um die Pyramiden knapp unter die Kieferhöhlen zu projizieren. Mit zunehmendem Alter muß die Verschiebung immer etwas größer sein, bis 45° bei einem Erwachsenen. Man achte bei dieser Projektion darauf, daß die Qualität des Bildes durch zu starke Schrägprojektion mehr leidet als durch etwas zu geringe Schrägprojektion. Im allgemeinen stört es weniger, wenn der unterste Teil der Kieferhöhlen noch etwas von den Pyramiden überlagert ist, als wenn die Pyramiden zu weit nach unten projiziert sind. Denn dann nimmt die Helligkeit auch normaler Kieferhöhlen im Röntgenbild rasch ab. Bei der sagittalen, horizontalen Projektion liegt der Kopf des Patienten meist mit Stirn und Nase der Kassette oder dem Aufnahmetisch an. Bei der cranial-exzentrischen, um 45° geneigten Aufnahme, welche wohl meist im Sitzen angefertigt wird, lagert man zweckmäßigerweise die Kassette so, daß die Stirn- und Kieferhöhlen gleich weit von ihr entfernt sind.

II. Die seitliche Aufnahme des Schädels

Da sich bei Erkrankungen des Hirnschädels erfahrungsgemäß pathologische Veränderungen besonders oft an der Sella turcica zeigen, muß das seitliche Schädelbild in erster Linie die Sella turcica in einwandfreier Weise zur Darstellung bringen. Liegt die Blickrichtung genau in der Querachse der Sella, so gelangen die paarweise symmetrischen Gebilde der Schädelbasis, besonders in unmittelbarer Nachbarschaft der Sella, wie z. B. die Processus clinoidei, zur Überlagerung und sind dann nicht einzeln sichtbar, was vermieden werden soll. Es soll die filmnahe Seite im

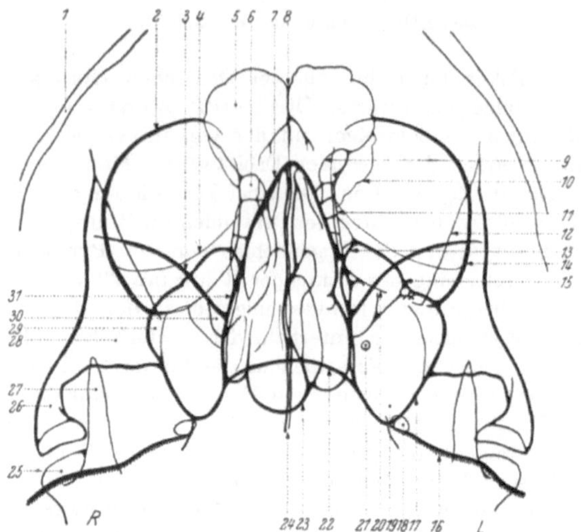

Abb. 4. Skizze einer posterior-anterioren, cranial-exzentrischen Aufnahme des Gesichtsschädels und der Nasennebenhöhlen I. Serie. Legende: *1* Schädeldach. *2* Oberer Orbitarand. *3* Unterer Rand des kleinen Keilbeinflügels. *4* Unterer Orbitarand. *5* Stirnhöhle. *6* Vorderes Siebbeinlabyrinth. *7* Nasenbein. *8* Septum interfrontale. *9* Grenzlamelle zwischen Stirnhöhle und Siebbeinlabyrinth. *10* Laterale Begrenzung einer orbitalen Bucht von der Stirnhöhle oder vom Siebbeinlabyrinth gebildet. *11* Vorderer Anteil der medialen Orbitawand. *12* Linea innominata. *13* Grenzlamelle zwischen Kieferhöhle und Siebbeinlabyrinth. *14* Lateraler Orbitarand. *15* Kieferhöhlendach. *16* Oberer Kontur der Pyramide. *17* Laterale Wand der Kieferhöhle. *18* Foramen ovale. *19* Alveolarbucht der Kieferhöhle. *20* Boden der Orbita. *21* Foramen rotundum. *22* Harter Gaumen. *23* Hinterer Rand der Keilbeinhöhlen. *24* Nasenseptum. *25* Kieferköpfchen. *26* Jochbogen. *27* Processus muscularis des Unterkiefers. *28* Jochbeinkörper. *29* Zygomaticusbucht der Kieferhöhle. *30* Fissura orbitalis superior. *31* Laterale Wand der Nasenhöhle.

Fig. 4. Esquema de una radiografía postero-anterior, cráneo-excéntrica, del macizo facial y senos paranasales I[era] serie. Leyendas: *1* Bóveda del cráneo. *2* Borde superior de la órbita. *3* Borde inferior del ala menor del esfenoides. *4* Borde inferior de la órbita. *5* Senos frontales. *6* Parte anterior del laberinto etmoidal. *7* Huesos de la nariz. *8* Tabique interfrontal. *9* Laminilla limitante entre seno frontal y laberinto etmoidal. *10* Limite lateral de una fosa orbitaria formada por el seno frontal o por el laberinto etmoidal. *11* Parte anterior de la pared orbitaria interna. *12* Línea innominada. *13* Laminilla límite entre seno maxilar y laberinto etmoidal. *14* Borde orbitario lateral. *15* Techo del seno maxilar. *16* Contorno superior del peñasco. *17* Borde lateral del seno maxilar. *18* Agujero oval. *19* Fosa alveolar del seno maxilar. *20* Suelo de la órbita. *21* Agujero redondo. *22* Paladar duro. *23* Borde posterior de los senos esfenoidales. *24* Tabique de la nariz. *25* Cabeza de la mandíbula. *26* Arco cigomático. *27* Apófisis muscular del maxilar inferior. *28* Cuerpo cigomático. *29* Fosa cigomática del seno maxilar. *30* Hendidura orbitaria superior. *31* Pared lateral de la cavidad nasal.

Fig. 4. Sketch of postero-anterior, cranially eccentric view of the facial bones and the nasal accessory sinuses of the first series. Legends: *1* Roof of skull. *2* Upper orbital margin. *3* Lower margin of the lesser wing of sphenoid. *4* Lower orbital margin. *5* Frontal sinus. *6* Anterior ethmoidal labyrinth. *7* Nasal bone. *8* Septum interfrontale. *9* Lamella lying between the frontal and ethmoidal sinuses. *10* Lateral border of an orbital recess which is formed by the frontal or the ethmoidal sinus. *11* Anterior part of the medial orbital wall. *12* Linea innominata. *13* Lamella between the maxillary and ethmoidal sinuses. *14* Lateral orbital margin. *15* Roof of maxillary sinus. *16* Upper outline of the petrous bone. *17* Lateral wall of maxillary sinus. *18* Foramen ovale. *19* Alveolar recess of maxillary sinus. *20* Floor of orbit. *21* Foramen rotundum. *22* Hard palate. *23* Posterior outline of sphenoidal sinus. *24* Nasal septum. *25* Mandibular condyle. *26* Zygomatic arch. *27* Coronoid process of lower jaw. *28* Body of malar bone. *29* Zygomatic portion of the maxillary sinus. *30* Superior orbital fissure. *31* Lateral wall of the nasal cavity.

Fig. 4. Schéma d'une radiographie du squelette de la face et des sinus paranasaux de premier ordre (Les sinus paranasaux de premier ordre comprennent les sinus frontaux, les cellules ethmoïdales antérieures et moyennes et les sinus maxillaires) en incidence postéro-antérieure, le rayon étant incliné en direction céphalique. Légende: *1* Voûte du crâne. *2* Bord supérieur de l'orbite. *3* Limite inférieure de la petite aile du sphénoïde. *4* Bord inférieur de l'orbite. *5* Sinus frontal. *6* Cellules ethmoïdales antérieures. *7* Os propre du nez. *8* Cloison médiane entre les sinus frontaux. *9* Lamelle osseuse entre le sinus frontal et les cellules ethmoïdales. *10* Limite externe d'une échancrure orbitaire formée par le sinus frontal ou les cellules ethmoïdales. *11* Partie antérieure de la paroi interne de l'orbite. *12* Ligne innominée. *13* Lamelle osseuse entre le sinus maxillaire et les cellules ethmoïdales. *14* Bord externe de l'orbite. *15* Voûte du sinus maxillaire. *16* Bord supérieur du rocher. *17* Paroi externe du sinus maxillaire. *18* Trou ovale. *19* Echancrure alvéolaire du sinus maxillaire. *20* Plancher de l'orbite. *21* Trou grand rond. *22* Palais. *23* Paroi postérieure des sinus sphénoïdaux. *24* Cloison nasale. *25* Condyle du maxillaire inférieur. *26* Arcade zygomatique. *27* Apophyse coronoïde du maxillaire inférieur. *28* Corps de l'os malaire. *29* Echancrure zygomatique du sinus maxillaire. *30* Fente sphénoïdale. *31* Paroi externe de la cavité nasale.

Röntgenbild knapp über der filmfernen Seite zur Ansicht kommen. Dies erzielt man am besten dadurch, daß der Zentralstrahl senkrecht zur Median-Sagittalebene des Schädels nicht durch die Sella turcica verläuft, sondern durch einen Punkt etwas oberhalb derselben. Dadurch wird die Sella turcica von etwas peripher gelegenen Strahlen in geringer Schrägprojektion dargestellt. Der Punkt an der äußeren Schädelwand, welcher in seitlicher Projektion der Sella turcica entspricht, schwankt natürlich etwas, je nach dem anatomischen Bau des Schädels. In der Mehrzahl der Fälle entspricht jedoch jener Punkt der Projektion der Sella auf die seitliche Schädelwand, der 1 cm oberhalb der Mitte der Verbindungslinie zwischen der Mitte des äußeren Orbitarandes und dem äußeren Gehörgang gelegen ist. Um nun die erforderliche Schrägprojektion zu erzielen, kann man den Zentralstrahl senkrecht zur Median-Sagittalebene des Schädels nicht durch diesen Punkt, sondern durch einen Punkt 2 cm oberhalb der Mitte der Verbindungslinie zwischen der Mitte des äußeren Orbitarandes und dem äußeren Gehörgang verlaufen lassen. Es ist selbstverständlich nötig, im Röntgenbild die filmnahe von der filmfernen Seite unterscheiden zu können, also feststellen zu können, was der rechten und was der linken Seite des Kopfes entspricht. Diese unbedingt nötige Orientierung wird erheblich erschwert, wenn sich die filmnahe und die filmferne Seite im Röntgenbild nicht durch einen geringen Unterschied in der Schärfe der Zeichnung unterscheiden. Das ist aber der Fall, wenn man die Aufnahme aus großer Distanz macht. Man soll daher Schädelaufnahmen — von speziellen Fragestellungen abgesehen — immer aus einer Fokus—Filmdistanz von weniger als 1 m machen, am besten aus einer Fokus—Filmdistanz von etwa 80 cm. Die Schwierigkeit bei der Orientierung im Röntgenbild infolge zu großer Fokus—Filmdistanz besteht nur im Seitenbild. Aber es ist unzweckmäßig, die verschiedenen Projektionen aus verschiedenen Fokus—Filmdistanzen zu machen, weswegen man sämtliche Aufnahmen aus der gleichen Fokus—Filmdistanz anfertigen soll. Mit zunehmender Fokus—Filmdistanz wird auch die exakte Anordnung der einzelnen Röntgenaufnahmen des Schädels, das genaue Zielen, erheblich schwieriger, ein weiterer Grund, warum die Fokus—Filmdistanz nicht zu groß genommen werden soll, wenn nicht besondere Gründe eine Fernaufnahme erfordern.

Auch bei der seitlichen Aufnahme des Schädels ist die exakte Anordnung für das Erkennen von Veränderungen an der Schädelbasis erheblich wichtiger als für den Nachweis von Veränderungen der Schädelkapsel. Die diagnostisch wichtigsten Linien der Schädelbasis, mit deren Aufsuchen man die Untersuchung derselben beginnen soll, sind folgende:

a) Die Linie des Planum sphenoidale, die sich nach rückwärts weiter über Tuberculum sellae — Sellaboden — Dorsum sellae bis zu der dem Clivus entsprechenden Linie verfolgen läßt (s. Abb. 5). Nach vorne zu läßt sich die Linie des Planum sphenoidale bisweilen in die Linie des Tegmens des Siebbeinlabyrinthes, die ungefähr in gleicher Richtung verläuft und in die Linie der Lamina scribrosa, die etwas tiefer liegt, verfolgen. Diese beiden Linien sind jedoch außerordentlich zart und daher oft schlecht, manchmal gar nicht sichtbar und infolgedessen diagnostisch nur selten von Bedeutung. Unterhalb der Linie des Planum sphenoidale und des Sellabodens sieht man die Keilbeinhöhle. Ihre hintere Wand ist als nach hinten konvexe Linie gut erkennbar. Der Boden der Keilbeinhöhle ist wegen seiner Überlagerung mit dem Boden der mittleren Schädelgrube kaum zu erkennen. Will man ihn sehen, ohne zur Tomographie zu greifen, so muß man eine stärkere Schrägprojektion zur Hilfe nehmen und den Fokus der Röhre etwas mehr cranialwärts verschieben, damit der Boden der beiden mittleren Schädelgruben stärker auseinanderprojiziert wird. Die vordere Wand der Keilbeinhöhle ist als nach vorne konvexe Linie oft erkennbar und kann leicht mit der vorderen Abgrenzung einer mittleren Schädelgrube verwechselt werden. Steht die vordere Keilbeinhöhlenwand etwas schräg zur Strahlenrichtung und ist sie dünn, so kann es sein, daß sie im Röntgenbild nicht erkennbar ist. Das Planum sphenoidale bildet oft, doch nicht immer, einen Teil des Daches der Keilbeinhöhle. Manchmal schiebt sich zwischen dasselbe und die Keilbeinhöhle ein dem hinteren Siebbeinlabyrinth angehörender pneumatischer Raum.

b) Der Kontur der beiden Orbitadächer, der sich nach hinten in den Kontur der kleinen Keilbeinflügel bzw. in den der beiden Processus clinoidei anteriores fortsetzt. Bei idealer Projektion soll der filmnahe Processus clinoideus anterior im Röntgenbild knapp über dem filmfernen zur Darstellung kommen, und ihre beiden Spitzen sollen in der Senkrechten liegen. Verfolgt man den unteren Kontur eines Processus clinoideus anterior, so kann man sehen, daß dieser etwas vor dem Tuberculum sellae nach unten umbiegt und sich in der Aufhellung der Keilbeinhöhle verliert. Dieser Kontur ist im Normalbild meist schlecht erkennbar, wird jedoch bei Vorliegen pathologischer Veränderungen oft wesentlich deutlicher und kann dann von Bedeutung

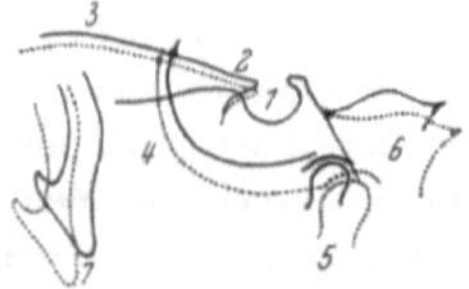

Abb. 5. Skizze des mittleren Bereiches einer seitlichen Übersichtsaufnahme des Schädels bei idealer Projektion. Die filmnahen der paarweise symmetrischen Gebilde sind ausgezogen, die filmfernen gestrichelt. Legende: *1* Sella turcica. Der Kontur ihres Bodens geht nach vorne über das Tuberculum sellae in den des Planum sphenoidale über, nach hinten in den des Dorsum sellae und des Clivus. *2* Processus clinoidei anteriores. *3* Orbitadächer. *4* Vordere Abgrenzung der mittleren Schädelgrube und Boden derselben (großer Keilbeinflügel). *5* Kieferköpfchen. *6* Pyramiden. *7* Lateraler Teil des Orbitaeinganges und seiner unmittelbaren Umgebung vorwiegend vom Jochbein dargestellt. Die hier angeführten Einzelheiten sind zweckmäßigerweise in jeder seitlichen Übersichtsaufnahme des Schädels in der gleichen Reihenfolge zur Orientierung über die Projektion aufzusuchen.

Fig. 5. Sketch of the middle portion of a lateral view of the skull given in ideal projection. The parts which are paired and symmetrical are shown by a continuous line when nearer the film, and by a broken line when away from the film. Legends: *1* Sella turcica. The outline of its floor merges anteriorly with the tuberculum sellae and the sphenoidal plane, and posteriorly with the dorsum sellae and clivus. *2* Anterior clinoid processes. *3* Roofs of the orbits. *4* Anterior border of middle fossa and its floor (greater wing of the sphenoid). *5* Mandibular condyles. *6* Petrous bones. *7* Lateral part of the orbital opening and its immediate surroundings which are formed by the malar bone. These details should always be looked for in the same sequence in every lateral view of the skull in order to identify the projection.

Fig. 5. Esquema de la parte media de una radiografía panorámica de perfil del cráneo en proyección ideal. Los bordes de los elementos pares simétricos, cercanos al film, han sido marcados, los situados lejos del mismo rayados. Leyendas: *1* Silla turca. El contorno del suelo de la misma va hacia adelante por el tubérculo de la silla turca al plano esfenoidal, hacia atrás por el dorso de la silla turca al clivus. *2* Apófisis clinoides anteriores. *3* Techos de las órbitas. *4* Límite anterior de la fosa cerebral media y suelo de la misma (ala mayor del esfenoides). *5* Cabeza del maxilar. *6* Peñascos. *7* Parte lateral de la órbita y sus inmediatas vecindades representadas predominantemente por el cigoma. Los elementos aquí mencionados deben ser buscados por razones prácticas en toda radiografía lateral panorámica del cráneo en el mismo orden de enumeración con fines de orientación de la proyección.

Fig. 5. Schéma de la région centrale d'une radiographie du crâne de profil en incidence idéale. Pour distinguer les formations symétriques bilatérales, celles proches du film sont encadrées, celles proches de l'ampoule sont hachurées. Légende: *1* Selle turcique: le contour du plancher de la selle se poursuit en avant par le tubercule pituitaire et la lame horizontale du sphénoïde et en arrière par la lame quadrilatère du sphénoïde et la gouttière basilaire. *2* Apophyses clinoïdes antérieures. *3* Voûtes des orbites. *4* Limite antérieure de l'étage moyen du crâne avec son plancher (grande aile du sphénoïde). *5* Condyle du maxillaire inférieur. *6* Rochers. *7* Partie externe de l'ouverture antérieure de l'orbite et son entourage immédiat constitués essentiellement par l'os malaire. Les détails mentionnés ici peuvent être retrouvés dans le même ordre sur chaque radiographie du crâne de profil, ils servent de guides pour l'incidence.

sein. Er entspricht der unteren Wurzel des kleinen Keilbeinflügels, die den Canalis opticus nach unten abgrenzt und markiert auch die Lage der A. carotis interna an dieser Stelle.

c) An der Grenze zwischen Orbitadach und kleinem Keilbeinflügel wird die diesen Gebilden entsprechende Schattenlinie von einem kleinen, spitzwinkeligen, mit der Spitze nach oben weisenden Schatten überragt, von dessen Spitze aus meist ein deutliches Gefäßband nach oben verläuft. Dieser spitzwinkelige Schatten entspricht der schon bei der sagittalen-horizontalen Aufnahme als Orientierungspunkt erwähnten Knochenleiste, in deren Bereich Stirnbein und Scheitelbein, großer und kleiner Keilbeinflügel zusammenstoßen. Von hier zieht eine bogenförmige Schattenlinie zuerst nach unten und dann nach hinten und geht unterhalb der Sella turcica in den dichten Schatten des Bodens der mittleren Schädelgrube über. Diese Schattenlinie entspricht der vorderen Wand der mittleren Schädelgrube, die vom großen Keilbeinflügel gebildet wird. Bei richtiger Anordnung der Aufnahme soll die der filmfernen Seite entsprechende Linie knapp vor der der filmnahen Seite entsprechenden zu liegen kommen. Die vordere Keilbeinhöhlenwand liegt knapp hinter diesen Linien und verläuft manchmal fast parallel zu denselben. Um eine Verwechslung zu vermeiden, bedenke man, daß die vordere Keilbeinhöhlenwand nur bis an das Planum sphenoidale reicht, während die vordere Wand der mittleren Schädelgrube dieses etwas überragt. Von dem das Niveau des Orbitadaches spitzwinkelig nach oben überragenden Schatten sieht man oft auch den hinteren Kontur des kleinen Keilbeinflügels bogenförmig zum Processus clinoideus anterior ziehen. Das Gefäßband, welches von dieser Stelle schräg nach oben zum Bregma verläuft, entspricht gewöhnlich der Furche des

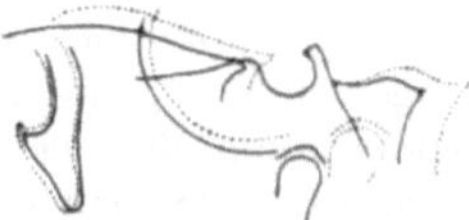

Abb. 6. Skizze des mittleren Bereiches einer seitlichen Übersichtsaufnahme des Schädels bei atypischer Projektion. Die filmnahen der paarweise symmetrischen Gebilde sind ausgezogen, die filmfernen gestrichelt. Die letzteren liegen nicht, wie bei richtiger Projektion (s. Abb. 5), im Bilde knapp unter den filmnahen und je nach ihrer Lage zum Zentrum, der Sella turcica, etwas weiter vorne oder hinten, sondern im allgemeinen hinten-oben von den filmnahen Gebilden und die beiden Orbitaränder sind einander genähert. Der Fokus der Röhre stand also bei dieser Projektion nicht, wie es sein sollte, etwas cranial von der frontalen Achse der Sella turcica, sondern caudal und ventral von derselben. Durch Beachtung dieser Einzelheiten läßt sich in der seitlichen Übersichtsaufnahme des Schädels die tatsächlich vorliegende Projektion erkennen. Denn es kommt, wenn man von der Sella turcica als Zentrum ausgeht, zu einer charakteristischen Verschiebung der Konturen der paarweise symmetrischen Gebilde zueinander, je nachdem in welche Richtung der Fokus der Röhre aus seinem idealen Standort bei richtiger Projektion verschoben wurde.

Fig. 6. Sketch of the middle part of a lateral view of the skull, in an atypical projection. The parts which are paired and symmetrical are shown by a continuous line when nearer the film, and by a broken line when away from the film. The latter are to be found in positions different from those in a true projection (see Fig. 5), where they lie immediately under the former, and in the same relative position to the centre, namely, the sella turcica. In this view, however, they are usually more posterior and superior in relation to the corresponding structures lying closer to the film. Furthermore, the outlines of the orbits lie closer to one another. The focus of the tube is not, therefore, directed in this projection as it would normally be—somewhat cranially to the frontal axis of the sella turcica, but more caudally and anteriorly to it. By observing these details it is possible to recognise in a lateral view of the skull the given type of projection. Taking therefore the sella turcica as the centre and noting the shift of the characteristic paired and symmetrical structures to one another, one can recognize the direction towards which the focus of the tube is deviated from its ideal position in a correct projection.

Fig. 6. Esquema de la parte media de una radiografía de perfil del cráneo en proyección atípica. Los elementos pares simétricos cercanos al film han sido marcados, los situados lejos del mismo rayados. Estos últimos no están ubicados como en una proyección correcta (véase Fig. 5). Inmediatamente por debajo de los elementos cercanos al film y, según su situación con respecto al centro de la silla turca, algo más hacia adelante o atrás, sino, en general, por detrás y arriba de los elementos situados cerca del film; los contornos de las dos órbitas están más cercanos. El foco no está situado en esta proyección, como debería ser, algo desplazado en sentido cefálico del eje de la silla turca sino en sentido caudal y ventral de la misma. Teniendo en cuenta estas particularidades se puede reconocer la verdadera proyección de una radiografía de perfil panorámica. Se origina en este caso, partiendo de la silla turca como centro, un desplazamiento característico del contorno de los elementos pares simétricos entre sí según cual sea el sentido del desplazamiento del foco desde su posición standard ideal de una proyección correcta.

Fig. 6. Schéma de la région centrale d'une radiographie du crâne de profil en incidence atypique. Les formations bilatérales symétriques proches du film sont encadrées, celles proches de l'ampoule sont hachurées. Ces dernières ne sont pas recouvertes sur le cliché par les formations proches du film comme avec l'incidence idéale (Fig. 5), un peu en avant ou en arrière selon leur situation par rapport au centre, la selle turcique, mais elles se trouvent en général un peu en-dessus et en arrière des formations proches du film et les contours des orbites sont rapprochés. Le foyer de l'ampoule pour cette incidence ne se trouve pas comme il devrait un peu au-dessus de l'axe frontal de la selle turcique, mais bien en-dessous et en avant de cet axe. Si l'on tient compte de ces données l'incidence exacte utilisée pour une radiographie du crâne de profil peut être déterminée. Car si la selle turcique représente un centre, il en résulte un déplacement caractéristique des contours des formations bilatérales symétriques les uns par rapport aux autres selon la direction dans laquelle le foyer de l'ampoule a été déplacé de sa position idéale pour une incidence correcte.

Sinus spheno-parietalis. Die hier erwähnten Linien entsprechen den diagnostisch wichtigsten Einzelheiten der Schädelbasis in dieser Projektionsrichtung.

Zur Feststellung der genauen Blickrichtung, also der tatsächlichen Projektion, die zur Orientierung über rechte und linke Seite im Bilde unerläßlich ist, sucht man sich im Röntgenbild noch die Konturen folgender Gebilde heraus: den oberen und hinteren Kontur der Pyramiden, die hinter der Sella turcica zu finden sind. Den Kontur der Kiefergelenkspfannen und der Unterkieferköpfchen. Diese müssen unten und etwas hinten von der Sella turcica zu finden sein, wobei sich die filmnahe Seite wegen der Überlagerung mit dem dichten Boden der mittleren

Schädelgrube meist schwieriger finden läßt. Der nächste Kontur ist der der äußeren Orbitaränder. Jede Seite ist hier gewöhnlich durch zwei parallele Linien markiert, von welchen die vordere tatsächlich dem äußeren Orbitarand entspricht, die hintere der vom Processus frontalis des Jochbeines gebildeten vorderen Abgrenzung der Schläfengrube. Die beiden Linien gehen nach unten in eine V-förmige Linie über. Diese wird von den tangential getroffenen Teilen jener Stelle des Gesichtsschädelskeletes gebildet, an welcher das Jochbein in den Oberkiefer übergeht. Das Zentrum der Projektion liegt bei richtiger Anordnung der Aufnahme etwas über der Sella turcica. Dementsprechend liegen im Röntgenbild die filmfernen Gebilde der Schädelbasis und des Gesichtsschädels im vorderen Anteil des Schädels weiter vorne, im unteren weiter unten, und im hinteren weiter hinten als die filmnahen Gebilde. Stand der Fokus der Röhre zu weit vorne, so rücken die vorderen Begrenzungslinien der mittleren Schädelgruben und die Linien der äußeren Orbitaränder zusammen, die Kieferköpfchen und Pyramiden auseinander. Stand der Fokus der Röhre zu weit hinten, so ist das Gegenteil der Fall. Stand er zu weit cranial, so rücken die Orbitadächer und mit ihnen die Processus clinoidei und der Boden der mittleren Schädelgruben sowie die übrigen, paarweise symmetrischen Gebilde der Schädelbasis weiter auseinander. Stand der Fokus der Röhre zu weit caudal, dann liegt im Röntgenbild die filmferne und nicht, wie gewünscht, die filmnahe Seite höher (s. Abb. 6). Sie überlagert dann die filmnahe Seite. Insbesondere diese Abweichung muß man erkennen, weil dann z. B. bei einer Aufnahme in rechter Seitenlage des Patienten nicht die rechte, sondern die linke Seite im Bilde höher zu liegen kommt und daher besser dargestellt ist. Diese letztere, atypische Projektion sieht man häufig, wenn die Aufnahme am Bucky-Tisch gemacht wird. Bei stärkeren Patienten, besonders mit dickem Hals, ist es dann schwer, den Kopf so zu lagern, daß die Median-Sagittalebene des Schädels parallel zur Tischebene gelegen ist. Der Kopf hängt meist über. Wenn dann die Aufnahme so gemacht wird, daß der Zentralstrahl senkrecht zur Tischebene verläuft, so steht der Fokus der Röhre im Verhältnis zum Schädel zu tief und, wegen ungenügender Drehung des Kopfes des Patienten in Bauchlage, oft auch etwas zu weit hinten. Ein anderer Grund einer ungewollten schrägen Projektion ist oft folgender: Es gibt viele Röntgenologen, welche auf Fixation des Kopfes des Patienten während der Aufnahme verzichten, weil die Expositionszeit ohnedies kurz ist. Gewiß kann man nicht absolut fixieren, weil alle Fixationsbehelfe an der Haut angreifen und die Haut auf ihrer Unterlage verschieblich ist. Trotzdem soll man nicht darauf verzichten, weil es die Fixation dem Patienten wesentlich erleichtert, in der gewünschten Lage ruhig zu verharren. Die exakte Seitenlage des Kopfes — Median-Sagittalebene des Schädels parallel zur Kassettenebene — ist eine ungewönliche Lage. Kein Mensch liegt so, wenn er ungezwungen auf der Seite liegt, weil sein Kopf dann auf dem Tuber parietale balanciert. Fehlt eine Fixation, und fordert man den Patienten unmittelbar vor der Exposition auf, völlig ruhig zu bleiben, so macht er oft im letzten Moment noch eine kleine Drehung, um in der normalen Lage, mit der Schläfe aufliegend, auch wirklich ruhig zu bleiben. Der Effekt dieser kleinen Drehung ist dann natürlich eine unerwartete Schrägprojektion.

Die seitliche Aufnahme des Schädels dient als „Übersichtsaufnahme" in erster Linie der Darstellung des Hirnschädels. Sie wird jedoch, entsprechend ausgeblendet, in gleicher Weise auch für die seitliche Darstellung der hinteren Nasennebenhöhlen und des hinteren Anteiles der Augenhöhlen, also des Bereiches der Orbitaspitze verwendet. Sollen die äußere Nase, die vorderen Nasennebenhöhlen oder der vordere Teil der Augenhöhlen in seitlicher Richtung dargestellt werden, so wählt man bei sonst gleicher Anordnung der Aufnahme die Nasenwurzel als Fußpunkt des Zentralstrahles. Wird eine Darstellung des Epipharynx oder der hinteren Wand der Kieferhöhle gewünscht, z. B. bei Verdacht auf einen Tumor daselbst, so verzichtet man zweckmäßigerweise auf die geringe Schrägprojektion, welche für die gute Darstellung der Sella und ihrer Umgebung erforderlich ist. Der Fokus der Röhre steht dann über der Mitte der Verbindungslinie zwischen der Mitte des äußeren Orbitarandes und dem äußeren Gehörgang und nicht 2 cm cranial von diesem Punkt, weil der Epipharynx dann besser zur Ansicht kommt.

III. Die axialen Aufnahmen des Schädels
A. Die axiale Aufnahme der Schädelbasis

Ob man die axiale Aufnahme der Schädelbasis in vertiko-submentaler Richtung oder in submento-vertikaler Richtung macht, ist — richtiger Verlauf des Zentralstrahles vorausgesetzt —

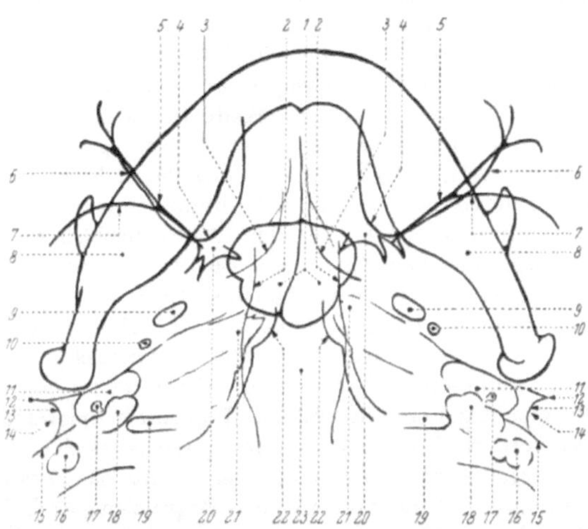

Abb. 7. Skizze des mittleren Bereiches einer axialen Aufnahme des Schädels in submento-vertikaler Projektion. Legende: *1* Keilbeinhöhlen. *2* Seitenwand des Pharynx. *3* Hinterer Rand der mittleren Nasenmuscheln. *4* Hintere Wand der Kieferhöhlen. *5* Laterale Wand der Orbita (großer Keilbeinflügel). *6* Seitliche Wand der Kieferhöhlen. *7* Vordere Begrenzung der mittleren Schädelgrube (großer Keilbeinflügel). *8* Unterkiefer. *9* Foramen ovale. *10* Foramen spinosum. *11* Paukenhöhle. *12* Vordere Gehörgangswand. *13* Äußerer Rand des Os tympanicum. *14* Äußerer Gehörgang. *15* Hintere Gehörgangswand. *16* Antrum mastoideum. *17* Gehörknöchelchen. *18* Schnecke. *19* Innerer Gehörgang. *20* Processus pterygoideus. *21* Pyramidenspitze, Bereich des Canalis caroticus. *22* Sulcus caroticus an der Seitenwand des Keilbeinkörpers. *23* Pars basilaris des Hinterhauptbeines.

Fig. 7. Sketch of the middle part of an axial view of the skull in a submento-vertical projection. Legends: *1* Sphenoidal sinuses. *2* Lateral wall of the pharynx. *3* Posterior rim of middle nasal turbinate. *4* Posterior wall of maxillary sinuses. *5* Lateral wall of the orbit (greater wing of sphenoid). *6* Lateral wall of the maxillary sinuses. *7* The anterior border of the middle fossa (greater wing of sphenoid). *8* Lower jaw. *9* Foramen ovale. *10* Foramen spinosum. *11* Tympanic cavity. *12* Anterior wall of the auditory canal. *13* Outer border of the tympanic bone. *14* External auditory canal. *15* Posterior wall of the auditory canal. *16* Mastoid antrum. *17* Auditory ossicles. *18* Cochlea. *19* Internal auditory canal. *20* Pterygoid process. *21* Tip of petrous bone, region of the carotid canal. *22* Carotid sulcus on the side wall of body of the sphenoid bone. *23* Pars basilaris of the occipital bone.

Fig. 7. Esquema de la parte media de una radiografía axial del cráneo en proyección submento-vertical. Leyendas: *1* Senos esfenoidales. *2* Pared lateral de la faringe. *3* Borde posterior de las conchas nasales medias. *4* Borde posterior de los senos maxilares. *5* Pared lateral de la órbita (ala mayor del esfenoides). *6* Pared lateral de los senos maxilares. *7* Límite anterior de la fosa cerebral media (ala mayor del esfenoides). *8* Maxilar inferior. *9* Agujero oval. *10* Agujero espinoso. *11* Oído medio. *12* Pared anterior del conducto auditivo. *13* Borde externo del hueso timpánico. *14* Conducto auditivo externo. *15* Pared posterior del conducto auditivo. *16* Antro mastoideo. *17* Huesecillos del oído. *18* Caracol. *19* Conducto auditivo interno. *20* Apófisis pterigoides. *21* Punta del peñasco, zona del canal carotídeo. *22* Surco carotídeo en la pared lateral del cuerpo del esfenoides. *23* Porción basilar del occipital.

Fig. 7. Schéma de la région centrale du crâne dans l'incidence submento-verticale. Légende: *1* Sinus sphénoïdaux. *2* Paroi latérale du pharynx. *3* Bord postérieur des cornets moyens. *4* Paroi postérieure des sinus maxillaires. *5* Paroi externe de l'orbite (grande aile du sphénoïde). *6* Paroi externe des sinus maxillaires. *7* Limite antérieure de l'étage moyen du crâne (grande aile du sphénoïde). *8* Maxillaire inférieur. *9* Trou ovale. *10* Trou petit rond. *11* Caisse du tympan. *12* Paroi antérieur du conduit auditif. *13* Bord externe de l'os tympanal. *14* Conduit auditif externe. *15* Paroi postérieure du conduit auditif. *16* Antre mastoïdien. *17* Osselets de l'ouïe. *18* Limaçon. *19* Conduit auditif interne. *20* Apophyse ptérygoïde. *21* Sommet du rocher, région du canal carotidien. *22* Gouttière carotidienne de la face latérale du corps du sphénoïde. *23* Apophyse basilaire de l'occipital.

für die diagnostische Ausbeutung der Aufnahme einerlei. Für den Patienten ist die vertiko-submentale Anordnung meist angenehmer. Bei der Untersuchung der Nasennebenhöhlen, wozu diese Projektionsrichtung auch verwendet wird und bei welcher zur Darstellung eines eventuell vorhandenen Flüssigkeitsniveaus ein horizontaler Strahlengang erforderlich ist, wird die Anordnung in submento-vertikaler Richtung meist leichter zu machen sein. Wesentlich ist in dieser Projektionsrichtung, daß der Unterkiefer so weit nach vorne projiziert wird, daß er keine der diagnostisch wichtigen Details überlagert und dadurch unkenntlich macht. Das erzielt man dadurch, daß der Zentralstrahl in der Median-Sagittalebene des Schädels senkrecht zur Deutschen Horizontalebene durch die Sella turcica verläuft. Die Aufnahme zeigt dann den Unterkiefer bei vertiko-submentaler Anordnung in natürlicher Größe und scharf begrenzt, bei submento-vertikaler Anordnung etwas größer und unschärfer begrenzt. Dorsal vom Unterkiefer sieht man in der Medianebene das Nasenseptum, welches sich nach hinten in das Septum der Keilbeinhöhlen fortsetzt (s. Abb. 7). An den Keilbeinhöhlen ist die vordere Wand meist, doch nicht immer, gut erkennbar. Sie steht manchmal schräg zur Projektionsrichtung und kann dann schlecht zu sehen sein. Dagegen ist die seitliche und hintere Begrenzung der Keilbeinhöhlen gut zu sehen. Der vordere Teil der Keilbeinhöhlen wird immer vom hinteren Ende der mittleren Nasenmuscheln überlagert. Vor den Keilbeinhöhlen sieht man, zum größten Teil ebenfalls von den Nasenmuscheln überlagert, die wabenartige Zeichnung des Siebbeinlabyrinthes. Die Aufnahme ist jedoch für die Beurteilung desselben nur von untergeordneter Bedeutung. Zu beiden Seiten des vorderen Anteiles der Keilbeinhöhlen kommen die in der Richtung ihrer Längsachse von den Strahlen getroffenen Processus pterygoidei in Form kurzer und etwas gebogener Schattenlinien zur Darstellung. Etwas weiter dorsal und lateral sind die beiden kleinen Aufhellungen des Foramen ovale und Foramen spinosum zu sehen. Dahinter liegt die Pyramide. Der vordere Teil der Pyramidenspitze ist strahlendurchlässiger, weil sich hier in der Pyramide der Canalis caroticus und an ihrer Grenze das Foramen lacerum befindet. Medial von der Pyramidenspitze ist meist die seitliche Begrenzung des Keilbeinkörpers zu sehen, und man sieht hier oft in der Verlängerung des Canalis caroticus eine feine Schattenlinie, die entweder bogenförmig nach vorne medial verläuft oder halbkreisförmig ist und der Furche entspricht, welche die A. carotis interna an der Seitenwand des Keilbeinkörpers bildet. Im mittleren Teil der Pyramide sind im dichten Schatten des Labyrinthkernes oft das Vestibulum und die Schnecke, ferner der innere Gehörgang, der senkrecht zur Median-Sagittalebene des Schädels verläuft, zu erkennen. Lateral vom Labyrinthkern kommt das pneumatische System des Warzenfortsatzes gut zur Darstellung. Vor demselben ist der äußere Gehörgang zu sehen und medial von diesem die Paukenhöhle. Vom äußeren Gehörgang sieht man die vordere und hintere Wand und den äußeren Rand des Os tympanicum. An der Paukenhöhle sieht man — abgesehen von ihrer Begrenzung — am Übergang zum äußeren Gehörgang eine hellere Stelle, innerhalb welcher ein kleiner Schatten zu erkennen ist. Diese Stelle entspricht dem Recessus epitympanicus (Attik) und der kleine Schatten innerhalb desselben den Gehörknöchelchen. Wenn diese Aufnahmerichtung im allgemeinen auch nicht zur Untersuchung des Ohres herangezogen wird, so kann sie doch manchmal in speziellen Fällen auch dazu gute Dienste leisten. Es ist daher zweckmäßig, sich in der Aufnahme auch diese für gewöhnlich unwesentlichen Einzelheiten des Ohres herauszusuchen. Im vorderen Anteil des Bildes ist eine Schattenlinie aufzusuchen, die vom Processus pterygoideus in einem nach vorne konvexen Bogen lateralwärts verläuft. Diese Linie entspricht nicht dem kleinen Keilbeinflügel, wie in der Literatur zum Teil angegeben ist, sondern der vorderen Wand der mittleren Schädelgrube und daher dem großen Keilbeinflügel. Sie gabelt sich ungefähr in ihrer Mitte, von wo eine Linie ziemlich geradlinig nach vorne-lateral verläuft. Dieser Ast entspricht dem vorderen Teil der lateralen Orbitawand und wird zum Teil ebenfalls vom großen Keilbeinflügel, zum geringen Teil vom Stirnbein gebildet. Fast an der gleichen Stelle wie die laterale Orbitawand, jedoch meist etwas bogig verlaufend, kommt die laterale Wand der Kieferhöhle zur Darstellung. Diese Linien durchsetzen den Schatten des Unterkiefers. Verfolgt man die Seitenwand der Kieferhöhle durch den Schatten des Unterkiefers weiter nach hinten medial, so sieht man, daß diese Linie medial vom Unterkiefer nach vorne umbiegt und dann parallel zur Median-Sagittalebene nach vorne verläuft. Die Umbiegungsstelle entspricht dem hinteren Pol der Kieferhöhle, die in sagittaler Richtung verlaufende Linie der medialen Wand derselben. Der zentrale Teil des Bildes ist gewöhnlich wesentlich heller als die seitlichen Partien. Dieser hellere Bereich ist beiderseits deutlich abgegrenzt. Die Grenzlinie verläuft vom Processus pterygoideus in annähernd sagittaler Richtung dorsalwärts. Diese stärkere Strahlendurchlässigkeit im mittleren Anteil des Bildes ist durch die Luft im Pharynx bedingt, und die seitliche Begrenzung dieser Aufhellung entspricht der von Weichteilen gebildeten Seitenwand desselben.

Die Symmetrie der Projektion beurteilt man bei dieser Aufnahme nach der symmetrischen Lage der Gebilde der Schädelbasis zum Unterkiefer. Ob der Zentralstrahl in der Median-Sagittalebene senkrecht oder schräg zur Deutschen Horizontalebene durch die Sella turcica verlaufen ist, wird ebenfalls aus der Lage des Unterkiefers zur Schädelbasis beurteilt. Stand bei vertiko-submentaler Projektion der Fokus der Röhre zu weit dorsal oder bei submentovertikaler Projektion zu weit ventral, so kommt der Unterkiefer im Röntgenbild im Verhältnis zur Schädelbasis zu weit dorsal zu liegen und kann dann wichtige Details unkenntlich machen. Nur diese atypische Stellung des Fokus ist von Bedeutung, weil nur sie zu einer erheblichen Verschlechterung des Projektionsbildes und seiner diagnostischen Ausbeute führen kann. Aber gerade diese atypische Stellung des Fokus ist nicht immer ganz zu vermeiden. Kann ein Patient den Hals nicht entsprechend strecken — und das ist besonders bei alten Leuten mit kurzem Hals der Fall — so würden die Strahlen bei strengem Festhalten am senkrechten Verlauf des Zentralstrahles zur Deutschen Horizontalebene sehr schräg zur Filmebene verlaufen, was wegen der dadurch hervorgerufenen Verzerrung nicht zweckmäßig ist. Man muß dann eben ein Kompromiß schließen und den Zielstrahl etwas schräg zur Deutschen Horizontalen verlaufen lassen. Die Verwendung einer gebogenen Kassette in solchen Fällen scheint mir keinen großen Vorteil zu bringen. Damit die Aufnahme diagnostisch brauchbar ist, muß der Unterkiefer im Bilde jedenfalls noch vor den Keilbeinhöhlen zu liegen kommen, so daß die Keilbeinhöhlen, die Processus pterygoidei, das parasellare Gebiet der mittleren Schädelgruben mit dem Foramen ovale und spinosum und die Pyramidenspitzen noch gut zu übersehen sind.

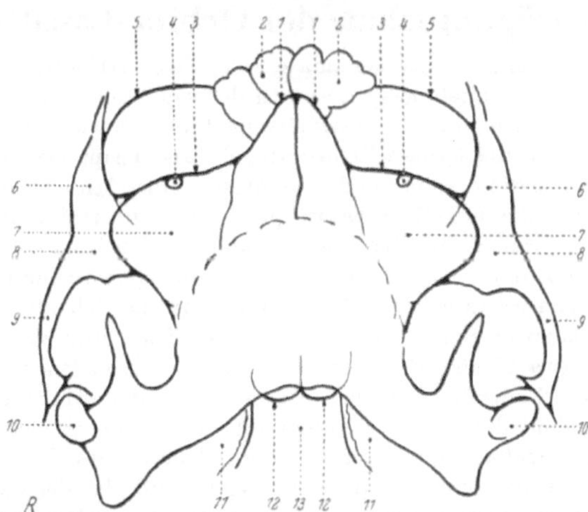

Abb. 8. Skizze einer axialen Aufnahme des Gesichtsschädels. Legende: *1* Nasenbeine. *2* Stirnhöhlen. *3* Vordere Wand der Kieferhöhlen. *4* Foramen infraorbitale. *5* Oberer Orbitarand. *6* Processus frontalis der Jochbeine. *7* Kieferhöhlen. *8* Jochbeinkörper. *9* Jochbögen. *10* Kieferköpfchen. *11* Pyramiden. *12* Hintere Wand der Keilbeinhöhlen. *13* Pars basilaris des Hinterhauptbeines.

Fig. 8. Sketch of axial view of facial skeleton. Legends: *1* Nasal bones. *2* Frontal sinuses. *3* Anterior wall of maxillary sinuses. *4* Infra-orbital foramen. *5* Upper orbital rim. *6* Frontal process of the malar bones. *7* Maxillary sinuses. *8* Body of malar bone. *9* Zygomatic arch. *10* Mandibular condyle. *11* Petrous bones. *12* Posterior wall of the sphenoidal sinuses. *13* Pars basilaris of the occipital bone.

Fig. 8. Esquema de una proyección axial del macizo facial. Leyendas: *1* Huesos de la nariz. *2* Senos frontales. *3* Pared anterior de los senos maxilares. *4* Agujero infraorbitario. *5* Borde superior de la órbita. *6* Apófisis frontal del cigoma. *7* Senos maxilares. *8* Cuerpo del cigoma. *9* Arco cigomático. *10* Cabeza del maxilar. *11* Peñasco. *12* Pared posterior de los senos esfenoidales. *13* Porción basilar del occipital.

Fig. 8. Schéma d'une radiographie du squelette de la face en incidence axiale. Légende: *1* Os propres du nez. *2* Sinus frontaux. *3* Paroi antérieure des sinus maxillaires. *4* Trou sous-orbitaire. *5* Bord supérieur de l'orbite. *6* Apophyse orbitaire de l'os malaire. *7* Sinus maxillaires. *8* Corps de l'os malaire. *9* Arcades zygomatiques. *10* Condyle du maxillaire inférieur. *11* Rochers. *12* Paroi postérieure du sinus sphénoïdaux. *13* Apophyse basilaire de l'occipital.

B. Die axiale Aufnahme des Gesichtsschädels

Um den Gesichtsschädel in axialer Richtung zur Ansicht zu bringen, bedienen wir uns einer kleinen Modifikation der axialen Aufnahme der Schädelbasis. Die Aufnahme wird in vertiko-submentaler Richtung gemacht und der Fokus etwas dorsalwärts so verschoben, daß der Zentral-strahl mit der Deutschen Horizontalebene einen Winkel von etwa 75⁰ bildet. Es wird also gerade das gemacht, was bei der axialen Aufnahme der Schädelbasis vermieden werden soll. Man wird die Aufnahme am besten so anordnen, daß der Hals nicht so stark gestreckt wird wie bei der axialen Aufnahme der Schädelbasis, nur so stark, daß die Deutsche Horizontalebene mit der Kassettenebene einen Winkel von etwa 15⁰ bildet. Der Zentralstrahl verläuft in der Median-Sagittalebene des Schädels senkrecht zur Kassettenebene, und der Fußpunkt des Zentral-strahles ist das Kinn. Im Bilde überdeckt dann der Unterkiefer die Keilbeinhöhlen (s. Abb. 8). Vor dem Unterkiefer sieht man die äußere Nase, die Kieferhöhlen, das Jochbein und den Joch-bogen. Die wesentlichste Indikation für diese Aufnahme ist die Darstellung der äußeren Nase in axialer Richtung und die Darstellung der vorderen Wand der Kieferhöhle. Die Aufnahme wird verhältnismäßig selten benötigt. Wir verwenden sie in erster Linie bei Verletzung des Gesichtsschädels als Ergänzungsaufnahme, wenn die zuerst angefertigte sagittale Schrägauf-nahme des Gesichtsschädels und der vorderen Nebenhöhlen mit 45⁰ Neigung des Zentralstrahles und die Seitenaufnahme der Nase nicht genügen. Zur Darstellung der Hinterwand der Stirn-höhlen wird eine submento-vertikale Aufnahme verwendet, bei welcher der Unterkiefer mög-lichst weit nach vorne projiziert wird.

Die Beurteilung der Projektion erfolgt in gleicher Weise wie bei der axialen Aufnahme der Schädelbasis.

IV. Die Schrägaufnahme der Orbita (Canalis opticus)

Die Längsachse des Canalis opticus verläuft so, daß ihre Verlängerung meist in der Gegend des unteren-äußeren Orbitawinkels gelegen ist. In der sagittalen-horizontalen Aufnahme, also der sagittalen Übersichtsaufnahme des Schädels, liegt der Canalis opticus — unsichtbar — medial vom sichtbaren Teil des kleinen Keilbeinflügels, also knapp medial vom inneren-oberen Anteil der Orbita. Damit die Strahlen in der Richtung seiner Achse verlaufen und der Canalis opticus in den unteren äußeren Teil der Orbita projiziert wird, muß man daher — ausgehend von der sagittalen-horizontalen Aufnahme des Schädels — den Kopf so stark drehen, daß der Canalis opticus nahe an den seitlichen Orbitarand projiziert wird, und muß mit dem Fokus der Röhre so weit cranialwärts gehen, daß er zugleich in die Nähe des unteren Orbitarandes projiziert wird. Um das zu erreichen, muß man den Kopf um etwa 30 bis 35⁰ drehen und den Fokus der Röhre um etwa 20 bis 25⁰ von der Deutschen Horizontalen cranialwärts verschieben, wobei als Fußpunkt des Zentralstrahles der untere-äußere Orbitawinkel genommen wird. Man sieht dann im Röntgenbild die rundliche Aufhellung des Canalis opticus innerhalb der Orbita in unmittelbarer Nachbarschaft des unteren-äußeren Orbitarandes. Man sieht aber wenig von seiner Umgebung, weil diese vom Orbitarand überlagert wird. Im allgemeinen ist es aber nicht wichtig, daß der Zentralstrahl genau in der Achse des Canalis opticus verläuft. Dagegen ist es meist notwendig, daß auch seine Umgebung entsprechend zur Darstellung gelangt. Das erreicht man durch geringere Drehung des Kopfes und geringere Neigung des Zentralstrahles im Ver-hältnis zur Deutschen Horizontalebene. Es genügt eine Drehung des Kopfes um 20 bis 25⁰ und eine Verschiebung des Fokus nach cranial um 10 bis 15⁰. Der Canalis opticus ist dann im Röntgen-bild nicht mehr unmittelbar am unteren-äußeren Orbitarand gelegen, sondern gelangt etwas mehr gegen die Mitte der Orbita zu mit seiner ganzen Umgebung zur Darstellung.

Im Röntgenbild sucht man sich zuerst die Konturen der Orbita (s. Abb. 9). Der obere Orbitakontur, der auch hier zum Teil dem Orbitadach, im medialen Teil dem oberen Orbita-rand entspricht, ist gut zu sehen. Auch der laterale Orbitakontur, der zum größten Teil dem lateralen Orbitarand entspricht — nur im obersten Teil der lateralen Orbitawand, knapp hinter dem äußeren Orbitarand —, ist leicht zu erkennen. Im Bereiche des äußeren-oberen Orbitawinkels liegt der Orbitarand etwas tiefer als der obere Orbitakontur. Der untere Kontur

der Orbita, entsprechend dem unteren Orbitarand, ist wegen Überlagerung mit der Kieferhöhle weniger deutlich sichtbar, aber doch nicht zu verfehlen. Der mediale Kontur der Orbita
gelangt wegen des schrägen Verlaufes der Strahlen zur medialen Orbitawand nicht zur Darstellung. Hat man die Konturen der Orbita festgestellt, so sucht man sich den Schatten der
als Orientierungspunkt wiederholt erwähnten Knochenleiste, in deren Bereiche Stirnbein,
Scheitelbein, großer und kleiner Keilbeinflügel zusammenstoßen. Der Schatten dieser Knochenleiste ist lateral vom äußeren-oberen Orbitawinkel zu sehen. Von dieser Stelle zieht schräg
nach unten-medial durch die Orbita der Kontur des vorderen-oberen Anteils des kleinen Keil-

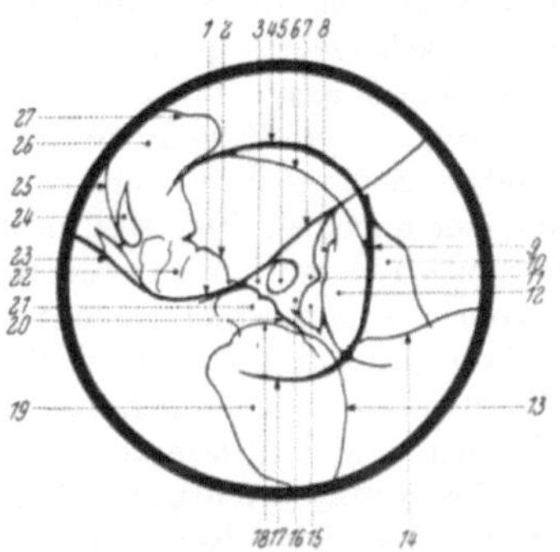

Abb. 9. Skizze einer Schrägaufnahme der Orbita (Orbitaspitze mit Canalis opticus). Legende: *1* Planum sphenoidale. *2* Obere Begrenzung der Siebbeinzellen. *3* Mediale Wurzel des kleinen Keilbeinflügels. *4* Oberer Orbitakontur, dem Orbitadach knapp hinter dem Orbitarand entsprechend. *5* Canalis opticus. *6* Oberer Orbitarand. *7* Obere Begrenzung des kleinen Keilbeinflügels.
8 Oberer Teil der Fissura orbitalis superior. *9* Lateraler
Orbitarand. *10* Processus frontalis des Jochbeines.
11 Bereich des Processus clinoideus anterior (nicht immer als solcher erkennbar). *12* Laterale Wand der
Orbita (großer Keilbeinflügel). *13* Seitliche Wand der
Kieferhöhle. *14* Oberer Kontur der Pyramidenspitze.
15 Medialer Teil der Fissura orbitalis superior. *16* Untere Wurzel des kleinen Keilbeinflügels. *17* Unterer
Orbitarand. *18* Dach der Kieferhöhle. *19* Kieferhöhle.
20 Laterale Wand der Keilbeinhöhle. *21* Keilbeinhöhle.
22 Siebbeinlabyrinth. *23* Oberer Kontur des kleinen
Keilbeinflügels der Gegenseite. *24* Crista galli. *25* Crista
frontalis. *26* Stirnhöhle. *27* Lateraler Rand der Stirnhöhle.

Fig. 9. Sketch of an oblique view of the orbit (Tip of
the orbit with optic canal). Legends: *1* Sphenoidal
plane. *2* Lateral margin of ethmoidal cells. *3* Medial
root of lesser wing of the sphenoid, *4* Upper outline of
the orbit. This corresponds to the roof of the orbit, a
short distance posterior to the orbital rim. *5* Optic
canal. *6* Upper orbital rim. *7* Upper border of the lesser wing of the sphenoid. *8* Upper part of superior orbital fissure. *9* Lateral margin of orbit. *10* Frontal process of malar bone. *11* The region of the anterior
clinoid process (not always recognizable as such).
12 Lateral wall of orbit (greater wing of sphenoid).
13 Lateral wall of maxillary sinus. *14* Upper margin
of tip of petrous bone. *15* Medial portion of superior
orbital fissure. *16* Lower root of lesser wing of sphenoid. *17* Lower orbital rim. *18* Roof of maxillary
sinus. *19* Maxillary sinus. *20* Lateral wall of the sphenoidal sinus. *21* Sphenoidal sinus. *22* Ethmoidal
labyrinth. *23* Upper margin of the opposite lesser wing
of the sphenoid. *24* Crista galli. *25* Crista frontalis.
26 Frontal sinus. *27* Lateral border of frontal sinus.

Fig. 9. Esquema de una radiografía oblicua de la órbita (vértice de la órbita con agujero óptico). Leyendas: *1* Plano esfenoidal. *2* Borde superior de las células
etmoidales. *3* Raíz interna del ala menor del esfenoides. *4* Contorno superior de la órbita correspondiente
al techo de la órbita inmediatamente detrás del borde de la órbita. *5* Agujero óptico. *6* Borde superior de
la órbita. *7* Límite superior del ala menor del esfenoides. *8* Parte superior de la hendidura orbitaria superior.
9 Borde lateral de la órbita. *10* Apófisis frontal del
cigoma. *11* Territorio de la apófisis clinoides anterior
(no siempre identificable como tal). *12* Pared lateral
de la órbita (ala mayor del esfenoides). *13* Pared lateral del seno maxilar. *14* Contorno superior de la punta
del peñasco. *15* Parte interna de la hendidura orbitaria
superior. *16* Raíz inferior del ala menor del esfenoides.
17 Borde inferior de la órbita. *18* Techo del seno maxilar. *19* Seno maxilar. *20* Pared lateral del seno esfenoidal. *21* Seno esfenoidal. *22* Laberinto etmoidal.
23 Contorno superior del ala menor del esfenoides del
otro lado. *24* Crista galli. *25* Cresta frontal. *26* Seno
frontal. *27* Borde lateral del seno frontal.

Fig. 9. Schéma d'une radiographie de l'orbite en incidence oblique (sommet de l'orbite avec trou optique).
Légende: *1* Lame horizontale du sphénoïde. *2* Limite
superieur des cellules ethmoïdales. *3* Racine interne de
la petite aile du sphénoïde. *4* Contour supérieur de l'orbite, la voûte se trouve exactement derrière le bord
de l'orbite. *5* Canal optique. *6* Bord supérieur de l'orbite. *7* Limite supérieure de la petite aile du sphénoïde.
8 Partie supérieure de la fente sphénoïdale. *9* Bord externe de l'orbite. *10* Apophyse orbitaire de l'os malaire.
11 Région de l'apophyse clinoïde antérieure (n'est pas
toujours reconnaissable comme telle). *12* Paroi externe
de l'orbite (grande aile du sphénoïde). *13* Paroi externe
du sinus maxillaire. *14* Contour supérieur du sommet du
rocher. *15* Partie interne de la fente sphénoïdale. *16* Racine inférieure de la petite aile du sphénoïde. *17* Bord
inférieur de l'orbite. *18* Paroi supérieure du sinus maxillaire. *19* Sinus maxillaire. *20* Paroi externe du sinus
sphénoïdal. *21* Sinus sphénoïdal. *22* Cellules ethmoïdales. *23* Contour supérieur de la petite aile du sphénoïde
du côté opposé. *24* Apophyse crista galli. *25* Crête frontale. *26* Sinus frontal. *27* Paroi externe du sinus frontal.

beinflügels. In seiner Verlängerung geht dieser Kontur in den des annähernd horizontal liegenden Planum sphenoidale über. Von der Stelle, an welcher der Kontur des kleinen Keilbeinflügels in den des Planum sphenoidale übergeht, zieht eine Linie etwas schräg nach unten lateral. Diese Linie entspricht der Seitenwand des Keilbeinkörpers. Unmittelbar lateral von der Stelle, an welcher sich die Konturen des kleinen Keilbeinflügels, des Planum sphenoidale und der Seitenwand des Keilbeinkörpers treffen, liegt die rundliche Aufhellung des Canalis opticus. Seine mediale Begrenzung wird von der lateralen Wand des Keilbeinkörpers gebildet, seine obere Begrenzung vom oberen, medialen Teil des kleinen Keilbeinflügels, welcher der medialen Wurzel desselben entspricht. Die untere Begrenzung des Canalis opticus ist von der unteren Wurzel des kleinen Keilbeinflügels gebildet, die laterale Begrenzung vom Körper desselben. Der Kontur des hinteren-unteren Randes des kleinen Keilbeinflügels liegt in der Projektion lateral vom Canalis opticus. Er beginnt dort, wo der obere Kontur des kleinen Keilbeinflügels im äußeren-oberen Orbitawinkel beginnt, und verläuft — die Fissura orbitalis superior oben-innen begrenzend — schräger als dieser, nach unten medial. Der Kontur des hinteren-unteren Randes des kleinen Keilbeinflügels geht oft fließend in den der unteren Wurzel des kleinen Keilbeinflügels über. Manchmal zeigt sich ein vom Processus clinoideus anterior hervorgerufener kleiner Vorsprung, wenn derselbe nicht vollkommen mit der unteren Wurzel des kleinen Keilbeinflügels zur Deckung gelangt. Lateral und unten vom kleinen Keilbeinflügel ist die Aufhellung der Fissura orbitalis superior zu erkennen. Sie wird lateral vom orbitalen Rand des großen Keilbeinflügels begrenzt. Soweit die diagnostisch wichtigsten Konturen dieser Aufnahme.

Die genaue Blickrichtung ist im vorliegenden Röntgenbild aus der Lage des Canalis opticus im Verhältnis zum Orbitarand leicht festzustellen, besonders wenn man den Skeletschädel zur Hand nimmt und ihn schräg von vorne-unten-außen in jener Richtung betrachtet, in welcher der Canalis opticus im Verhältnis zum Orbitarand an gleicher Stelle zu sehen ist wie im Röntgenbild. Wie gesagt, ist es meist erwünscht, daß der Canalis opticus im Röntgenbild etwas unten-lateral von der Mitte der Orbita zur Darstellung kommt und so auch seine Umgebung zu übersehen ist. War der Kopf zu stark gedreht, so liegt er im Bilde näher dem lateralen Orbitarand, war der Kopf zu wenig gedreht, so liegt er medial von der Mitte der Orbita. Stand der Fokus der Röhre zu weit cranial, so liegt der Canalis opticus im Bilde näher dem unteren Orbitarand, stand er weiter caudal, näher dem oberen Orbitarand.

V. Die halb-sagittale Aufnahme des Schläfenbeines

Die halb-sagittale Aufnahme des Schläfenbeines dient vorwiegend der Darstellung der Pyramide. Im sagittalen-horizontalen Bild des Schädels werden die Pyramiden zum großen Teil von den Augenhöhlen überlagert, und die Strahlen verlaufen in dieser Projektion schräg zur Längsachse der Pyramide. Die Längsachse der Pyramide bildet mit der Median-Sagittalebene des Schädels durchschnittlich einen Winkel von 45°. Wenn man also den Schädel aus der Lage, in welcher er sich bei der sagittalen Übersichtsaufnahme befindet, um 45° so dreht, daß die zu untersuchende Pyramide dem Film genähert wird, erreicht man damit einerseits, daß die Längsachse der Pyramide parallel zur Kassettenebene und der Zentralstrahl senkrecht zu dieser Längsachse verläuft, und andererseits, daß die Pyramide im Bilde neben die Orbita zu liegen kommt, also von dieser nicht mehr überlagert wird, sondern nur vom detailarmen und daher nicht störenden Bereich der Schläfe. Damit ergibt sich auch schon das Wesentlichste der Anordnung der Aufnahme. Der Kopf wird so gedreht, daß die Längsachse der Pyramide annähernd parallel zur Kassettenebene verläuft, was meist bei einer Drehung des Kopfes um 45° der Fall ist. Der Zentralstrahl verläuft senkrecht zur Längsachse der Pyramide durch die Mitte derselben. Um eine Überlagerung der Pyramide mit dem Boden der mittleren Schädelgrube möglichst zu vermeiden, beläßt man den Fokus der Röhre nicht in der Deutschen Horizontalebene, sondern verschiebt ihn ein wenig — um etwa 10 bis 12° — caudalwärts. In dieser Weise erhält man ein ideales Bild der Pyramide, welches meist auch die Warzenfortsatzspitze gut erkennen läßt (s. Abb. 10). Als einziges dichteres Gebilde überlagert die Crista occipitalis interna des Hinterhauptbeines die Pyramide. Bei richtiger Anordnung kreuzt sie im Bilde als bogenförmige

Schattenlinie den lateralen Teil der Pyramide. Die erste Orientierung im Bilde ist leicht, da oberhalb des vom Boden der hinteren und mittleren Schädelgrube hervorgerufenen Schattens die Pyramide, unten lateral davon die Warzenfortsatzspitze gut zu erkennen sind. Die Orbita liegt medial von der Pyramide, und ihre laterale Wand darf die Pyramidenspitze nicht mehr überlagern. Beim Aufsuchen der diagnostisch wichtigen Details geht man zweckmäßigerweise systematisch vor. Dadurch wird das Aufsuchen derselben bei Vorliegen pathologischer Veränderungen erleichtert. Zum Studium der normalen Verhältnisse ist es auch zweckmäßig, eine Aufnahme von einem Kinde mit heranzuziehen, weil diese besonders die Einzelheiten des Labyrinthes besser erkennen läßt als eine Aufnahme vom Erwachsenen. Ich empfehle beim Aufsuchen der einzelnen anatomischen Details im Röntgenbild folgendermaßen vorzugehen: Man sucht sich zuerst den oberen Kontur der Pyramide, der meist — beginnend an der seitlichen Schädelwand — zuerst leicht abfällt, dann zur Eminentia arcuata aufsteigt, wieder zur Gegend der Fossa subarcuata abfällt, dann wieder leicht ansteigt und endlich im Bereiche der Pyramidenspitze die Einsenkung der Incissura trigemini erkennen läßt. Wenn auch die verschiedenen

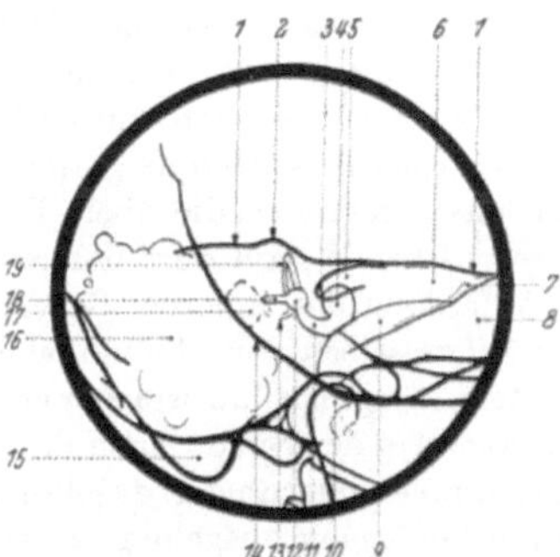

Abb. 10. Skizze einer halb-sagittalen Schläfenbeinaufnahme nach STENVERS. Legende: *1* Oberer Kontur der Pyramide. *2* Eminentia arcuata. *3* Canalis facialis. *4* Schnecke. *5* Innerer Gehörgang. *6* Pyramidenspitze. *7* Synchondrosis petro-occipitalis. *8* Pars basilaris des Hinterhauptbeines. *9* Canalis caroticus. *10* Kieferköpfchen. *11* Basalwindung der Schnecke. *12* Vestibulum. *13* Hinterer Bogengang. *14* Crista occipitalis interna. *15* Spitze des Processus mastoideus. *16* Pars mastoidea. *17* Antrum mastoideum. *18* Lateraler Bogengang. *19* Oberer Bogengang.

Fig. 10. Esquema de una radiografía semi-sagital del temporal según STENVERS. Leyendas: *1* Contorno superior del peñasco. *2* Eminencia arcuata. *3* Conducto del facial. *4* Caracol. *5* Conducto auditivo interno. *6* Punta del peñasco. *7* Sincondrosis petrooccipital. *8* Parte basilar del occipital. *9* Canal carotídeo. *10* Cabeza del maxilar. *11* Rampa basal del caracol. *12* Vestíbulo. *13* Conducto semicircular posterior. *14* Cresta occipital interna. *15* Punta de la apófisis mastoides. *16* Parción mastoidea. *17* Antro mastoideo. *18* Conducto semicircular lateral. *19* Conducto semicircular superior.

Fig. 10. Sketch of half-sagittal view of temporal bone —STENVERS' view. Legends: *1* Upper outline of the petrous bone. *2* Eminentia arcuata. *3* Facial canal. *4* Cochlea. *5* Internal auditory canal. *6* Tip of the petrous bone. *7* Petro-occipital synchondrosis. *8* Basillary part of occipital bone. *9* Carotid canal. *10* Mandibular condyle. *11* Basal whorl of cochlea. *12* Vestibule. *13* Posterior semicircular canal. *14* Crista occipitalis interna. *15* Tip of the mastoid process. *16* Mastoid process. *17* Mastoid antrum. *18* Lateral semicircular canal. *19* Upper semicircular canal.

Fig. 10. Schéma d'une radiographie du temporal en incidence occipito-zygomatique d'après STENVERS. Légende: *1* Crête supérieure du rocher. *2* Eminentia arcuata. *3* Aqueduc de Fallope. *4* Limaçon. *5* Conduit auditif interne. *6* Sommet du rocher. *7* Synchondrose sphéno-occipitale. *8* Apophyse basilaire de l'occipital. *9* Canal carotidien. *10* Condyle du maxillaire inférieur. *11* Rampe basale du limaçon. *12* Vestibule. *13* Canal semi-circulaire posterieur. *14* Crête occipitale externe. *15* Extrémité de l'apophyse mastoïde. *16* Portion mastoïdienne. *17* Antre mastoïdien. *18* Canal semi-circulaire externe. *19* Canal semi-circulaire supérieur.

Einzelheiten des oberen Pyramidenkonturs nicht immer gleich deutlich hervortreten, weil die anatomische Konfiguration der Pyramiden verschieden ist, so macht es doch nie Schwierigkeiten, sich den höchsten Punkt der Eminentia arcuata herauszusuchen und ihn als Ausgangspunkt für die weitere Suche zu wählen. Der obere Bogengang des Labyrinthes, dessen beide Schenkel bei idealer Projektion zur Deckung gelangen, und der als feiner, senkrechter Aufhellungsstreifen innerhalb des dichten Schattens sklerotischen Knochens im Bilde zu sehen ist, liegt nicht unter dem höchsten Punkt der Eminentia arcuata, sondern stets etwas spitzenwärts davon. Verfolgt man den oberen Bogengang nach abwärts, so gelangt man zu einer außerordentlich charakteristischen und daher oft auch im sagittalen Übersichtsbild des Schädels als solche erkennbaren, rundlichen Aufhellung, welche durch das Vestibulum hervorgerufen ist. Von hier zieht nach lateral im rechten Winkel zum oberen Bogengang das dem lateralen Bogengang entsprechende Aufhellungsband. Der hintere Bogengang ist nur unter Voraussetzungen erkennbar, die eine verminderte Schattendichte in seiner Umgebung bedingen, so in der Kindheit, bei seniler Atrophie, bei starker Pneumatisation, aber auch unter pathologischen Bedingungen. Er gelangt als fast kreisförmiges Aufhellungsband zur Ansicht, das lateral vom Vestibulum so gelegen ist, daß der laterale Bogengang ungefähr dem horizontalen Durchmesser dieses Kreisbogens entspricht. Unmittelbar medial von der Aufhellung des Vestibulum, von dieser durch eine schmale Zone dichten Knochenschattens getrennt, ist die längliche Aufhellung des inneren Gehörganges zu sehen, dessen Längsachse gewöhnlich etwas schräg nach oben-medial verläuft. Ihre obere, laterale und untere Begrenzung ist regelmäßig, scharf und deutlich. Spitzenwärts grenzt sich der innere Gehörgang meist nicht deutlich ab. Die Basalwindung der Schnecke ist gewöhnlich nicht gut zu sehen. Sie zieht vom Vestibulum schräg nach unten-medial. Dagegen ist in ihrer Verlängerung die Schnecke selbst als kreisrunde Aufhellung meist gut zu erkennen. Der obere Teil der Schnecke überlagert immer den unteren-lateralen Teil des inneren Gehörganges. Man findet also den inneren Gehörgang unmittelbar medial vom Vestibulum, von diesem nur durch eine schmale Zone dichten Knochenschattens getrennt, und oberhalb der Schnecke, diese zum Teil überlagernd. Man hüte sich davor, die obere Begrenzung der Schnecke, welche innerhalb des inneren Gehörganges zu sehen ist, mit dem unteren Rand des inneren Gehörganges zu verwechseln. Innerhalb der Aufhellung des inneren Gehörganges ist oft, knapp oberhalb der Schnecke und im lateralen Anteil desselben, eine kleine punktförmige Aufhellung zu sehen, die dem Canalis facialis an jener Stelle entspricht, an welcher er die Schnecke kreuzt und in den inneren Gehörgang eintritt. Man kann bei der Suche nach den einzelnen Details des Labyrinthes, die bei Vorliegen pathologischer Veränderungen daselbst nicht immer leicht ist, auch in umgekehrter Richtung vom inneren Gehörgang ausgehen. Soweit die wichtigsten Einzelheiten im Innern der Pyramide. Weniger wichtig, aber fallweise doch von Bedeutung, sind noch folgende Details: Die Lage des Antrum mastoideum, das normalerweise nicht deutlich erkennbar ist, läßt sich deswegen leicht feststellen, weil sich der laterale Bogengang in das Antrum mastoideum hinein verwölbt, also anatomisch gesehen an der entsprechenden Wand eine Vorwölbung bildet. Im Röntgenbild entspricht daher die Gegend unmittelbar lateral vom Scheitel des lateralen Bogenganges der Gegend des Antrum mastoideum. Die Paukenhöhle kommt knapp unterhalb des Vestibulum zu liegen. Besonders sind die Aufhellung des Recessus epitympanicus und innerhalb derselben die Schatten der kleinen Gehörknöchelchen nicht selten erkennbar. Die Paukenhöhle wird von der in der Strahlenrichtung hinter ihr liegenden Fossa jugularis und von dem vor ihr liegenden Kiefergelenk überlagert. Der untere Teil der Pyramidenspitze ist häufig strahlendurchlässiger, und dieser Bereich kann durch eine regelmäßige Linie begrenzt sein, die medial von der Paukenhöhle beginnt und von hier bogenförmig zur Pyramidenspitze verläuft. Diese Linie entspricht der oberen Wand des Canalis caroticus, durch welchen diese Aufhellung im Bereiche der Pyramidenspitze hervorgerufen wird. Die untere Begrenzung der Pyramidenspitze wird durch die unregelmäßige Aufhellungslinie der Synchondrosis petro-occipitalis gebildet.

Zur Feststellung der Blickrichtung ist es am zweckmäßigsten, die Lage des Schattens der Crista occipitalis interna des Hinterhauptbeines im Verhältnis zur Pyramide zu beachten. Bei richtiger Anordnung der Aufnahme kreuzt diese bogenförmige Schattenlinie die Pyramide unmittelbar lateral vom Labyrinth und liegt im weiteren, medianwärts gerichteten Verlauf im Bilde knapp unterhalb der Pyramide. War die Drehung des Kopfes zu stark, wodurch der Fokus der Röhre zu weit in der Richtung der entgegengesetzten Kopfseite stand und der Zentralstrahl mit der Median-Sagittalebene des Schädels einen Winkel von mehr als 45° gebildet hat, so liegt der Schatten der Crista occipitalis interna des Hinterhauptbeines näher der seitlichen Schädelwand. War die Drehung des Kopfes zu gering, stand daher der Fokus der Röhre der zu untersuchenden Seite des Schädels näher, und bildete dadurch der Zentralstrahl mit der Median-Sagittalebene des Schädels einen kleineren Winkel als 45°, so liegt der Schatten der

Crista occipitalis interna des Hinterhauptbeines im Röntgenbild über dem Labyrinth oder medial, also spitzenwärts vom Labyrinth. Stand der Fokus der Röhre in oder über der Deutschen Horizontalebene des Schädels, so wird der untere Teil der Crista occipitalis interna des Hinterhauptbeines von der Pyramide weg weiter nach unten projiziert. Stand der Fokus der Röhre zu weit caudalwärts, so wird dieser Teil der Crista occipitalis interna des Hinterhauptbeines der Pyramide genähert oder gelangt zusammen mit der knöchernen Umrahmung des großen Hinterhauptloches schon zur Überlagerung mit der Pyramidenspitze. Bei der Anordnung der Aufnahme bedenke man folgendes: Bei idealer Projektion sind im Röntgenbild sowohl die Pyramidenspitze als auch der Warzenfortsatz gut zu sehen. Aber eine ideale Projektion gelingt nicht immer, und es ist daher gut, sich vor Augen zu halten, welche Abweichung von der idealen Projektion im Einzelfall vermieden werden muß. Selten interessieren gleichzeitig die Pyramide und die Warzenfortsatzspitze. In der überwiegenden Mehrzahl der Fälle machen wir eine Aufnahme in dieser Projektion, um ein gutes Bild des inneren Gehörganges und der Pyramidenspitzen zu erhalten, z. B. bei klinischem Verdacht auf einen Kleinhirnbrückenwinkeltumor oder auf eine Petrositis. Dreht man den Kopf des Patienten zu wenig, so wird die Pyramide nicht zur Gänze aus der Orbita herausprojiziert, sondern die Spitze bleibt noch von der seitlichen Orbitawand überlagert, und die Aufnahme ist dadurch unbrauchbar. Stand der Fokus der Röhre zu weit caudalwärts, so können der untere Teil der Crista occipitalis interna des Hinterhauptbeines und die knöcherne Umrahmung des großen Hinterhauptloches schon zur Überlagerung mit der Pyramidenspitze kommen, und die Aufnahme ist wieder unbrauchbar. Also soll man zur Darstellung der Pyramidenspitze — natürlich immer im Bestreben, die ideale Projektion zu erzielen — den Kopf des Patienten lieber etwas zu stark als zu wenig drehen und lieber mit dem Fokus der Röhre in der Deutschen Horizontalebene bleiben, als ihn zu weit caudalwärts zu verschieben. Sollte man aber einmal diese Projektionsrichtung, z. B. bei einem Mittelohrprozeß, verwenden und die Warzenfortsatzspitze zuverlässig sehen wollen, dann drehe man den Kopf des Patienten lieber zu wenig als zu viel und gehe mit dem Fokus der Röhre lieber zu weit als zu wenig caudalwärts, denn bei zu starker Drehung des Kopfes und zu geringer Neigung des Zentralstrahles zur Deutschen Horizontalebene wird der Warzenfortsatz nicht mehr frei projiziert, sondern oft von den benachbarten Schädelpartien überlagert. Deswegen soll man immer schon vor Anordnung der Aufnahme überlegen, wozu sie gebraucht wird.

VI. Die anterior-posteriore, caudal-exzentrische Aufnahme der hinteren Schädelgrube

Diese Aufnahme dient zur Darstellung des vorderen Anteiles der hinteren Schädelgrube, also des Bereiches des Clivus, der vorderen Begrenzung des Foramen occipitale magnum, der Synchondrosis petro-occipitalis und des Foramen jugulare beiderseits. Die Anordnung der Aufnahme ist nicht schwer. Der Zentralstrahl verläuft in der Median-Sagittalebene des Schädels und zielt durch die Mitte des maximal geöffneten Mundes auf die Mitte der Verbindungslinie beider äußerer Gehörgänge. Diagnostisch brauchbar ist im Röntgenbild nur der Teil, welcher zwischen dem dichten Schatten der oberen und unteren Zahnreihe zur Darstellung kommt, weswegen darauf zu achten ist, daß der Mund auch tatsächlich möglichst stark geöffnet wird. Es zeigt sich dann im Bilde unmittelbar unter dem Schatten der oberen Zahnreihe der hintere Teil der Keilbeinhöhle mit ihrer hinteren Wand, tiefer unten, nahe der unteren Zahnreihe, die vordere Begrenzung des großen Hinterhauptloches (s. Abb. 11). Was dazwischen liegt, ist die Gegend des Clivus. Rechts und links der Keilbeinhöhle sieht man, schräg nach unten-außen verlaufend, eine unregelmäßige Aufhellungslinie, bedingt durch die Synchondrosis petro-occipitalis. Dieser Aufhellungslinie folgend, gelangt man zur großen, dem Foramen jugulare entsprechenden Aufhellung, dessen kleiner medialer Bereich dem nervösen Anteil desselben entspricht, während durch den großen lateralen Anteil der Sinus sigmoideus in die Vena jugularis übergeht. Damit ist schon alles aufgezählt, was diese Aufnahme zu bieten vermag. Ihr Hauptanwendungsgebiet ist die Darstellung des Foramen jugulare und der Pars basilaris des Hinterhauptbeines.

Die Symmetrie der Anordnung der Aufnahmen beurteilt man aus der symmetrischen Lage der Einzelheiten der Schädelbasis zum Ober- und Unterkiefer. Stand der Fokus der Röhre zu weit cranial, so verdecken die oberen Zähne, stand er zu weit caudal, die unteren Zähne jene Einzelheiten der Schädelbasis, die wir zu sehen wünschen. Bei nicht genügend geöffnetem Mund ist es zweckmäßig, den Zentralstrahl näher der unteren Zahnreihe verlaufen zu lassen. Sollten die Mahlzähne die Gegend des Foramen jugulare verdecken, was manchmal geschieht,

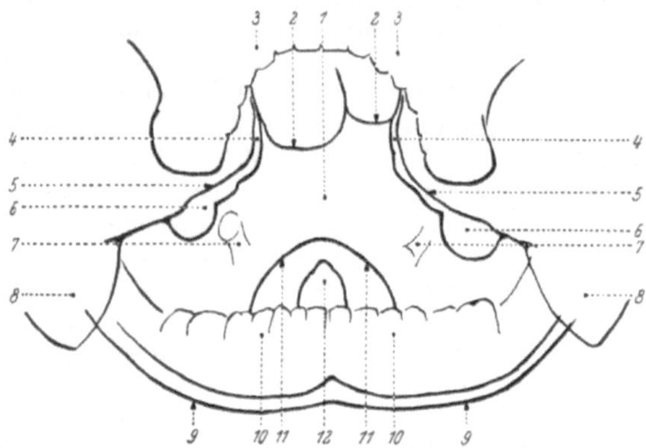

Abb. 11. Skizze einer anterior-posterioren, caudal-exzentrischen (peroralen) Aufnahme des Hinterhauptes. Legende: *1* Pars basilaris des Hinterhauptbeines. *2* Hintere Wand der Keilbeinhöhlen. *3* Zähne des Oberkiefers. *4* Synchondrosis petro-occipitalis. *5* Hintere Kante der Pyramide. *6* Foramen jugulare. *7* Foramen condyloideum. *8* Processus mastoideus. *9* Hinterhauptschuppe. *10* Zähne des Unterkiefers. *11* Vorderer Rand des Foramen occipitale magnum. *12* Dens epistrophei.

Fig. 11. Sketch of antero-posterior, caudally eccentric (through the mouth) view of occipital bone. Legends: *1* Basillary portion of occipital bone. *2* Posterior wall of the sphenoidal sinuses. *3* Upper teeth. *4* Synchondrosis petro-occipitalis. *5* Posterior edge of petrous bone. *6* Jugular foramen. *7* Condyloid foramen. *8* Mastoid process. *9* Squamous portion of the occipital bone. *10* Lower teeth. *11* Anterior margin of foramen magnum. *12* Dens epistrophei.

Fig. 11. Esquema de una radiografía antero-posterior, caudal-excéntrica (peroral) de la parte posterior del cráneo. Leyendas: *1* Porción basilar del occipital. *2* Pared posterior de las cavidades esfenoidales. *3* Dientes del maxilar superior. *4* Sincondrosis petro-occipital. *5* Borde posterior del peñasco. *6* Agujero yugular. *7* Agujero condíleo. *8* Proceso mastoideo. *9* Escama del occipital. *10* Dientes del maxilar inferior. *11* Borde anterior del agujero occipital mayor. *12* Apófisis odontoides.

Fig. 11. Schéma d'une radiographie de l'occipital en incidence antéro-postérieure, le rayon étant incliné vers les pieds (à travers la bouche). Légende: *1* Apophyse basilaire de l'occipital. *2* Paroi postérieure des sinus sphénoïdaux. *3* Dents de la mâchoire supérieure. *4* Synchondrose pétro-occipitale. *5* Crête postérieure du rocher. *6* Trou déchiré postérieur. *7* Trou condylien postérieur. *8* Apophyse mastoïde. *9* Ecaille de l'occipital. *10* Dents de la mâchoire inférieure. *11* Bord antérieur du trou occipital. *12* Apophyse odontoïde de l'axis.

und zwar besonders dann, wenn der Mund nicht weit genug geöffnet werden kann, so muß man auf den einzeitigen Vergleich beider Seiten verzichten und beide Seiten getrennt aufnehmen. Man macht dies in der Weise, daß man den Kopf bei der einen Aufnahme etwas nach rechts, bei der anderen etwas nach links dreht.

VII. Die anterior-posteriore, cranial-exzentrische Aufnahme der hinteren Schädelgrube

Die anterior-posteriore, cranial-exzentrische Aufnahme der hinteren Schädelgrube dient in erster Linie der Darstellung des hinteren Anteiles der hinteren Schädelgrube, also der Hinterhauptschuppe. Ausnahmsweise findet sie auch einmal Verwendung zur Darstellung der Pyramiden und des Mittelohres. Die Orientierung ist auch hier leicht (s. Abb. 12). Man sieht die ganze Hinterhauptschuppe in Aufsicht, im unteren Anteil, etwas schräg von außen-oben nach innen-unten verlaufend, den Schatten beider Pyramiden und zwischen den Spitzen derselben die Aufhellung des großen Hinterhauptloches mit dessen hinteren Rand. Innerhalb der Aufhellung des großen Hinterhauptloches sieht man oft den Schatten des Dorsum sellae und unterhalb desselben den Schatten des Atlasbogens. Innerhalb des Schläfenbeines sind die inneren Gehörgänge ziemlich undeutlich zu erkennen, weiter lateral das pneumatische System mit der Gegend des Antrum mastoideum, die obere Gehörgangswand und die untere Wand des äußeren Gehörganges und der Paukenhöhle. Man ordnet die Aufnahme so an, daß der Zentralstrahl, in der Median-Sagittalebene des Schädels verlaufend, auf das Foramen occipitale magnum zielt und mit der Deutschen Horizontalebene einen nach vorne-oben offenen Winkel von etwa 35⁰ bildet.

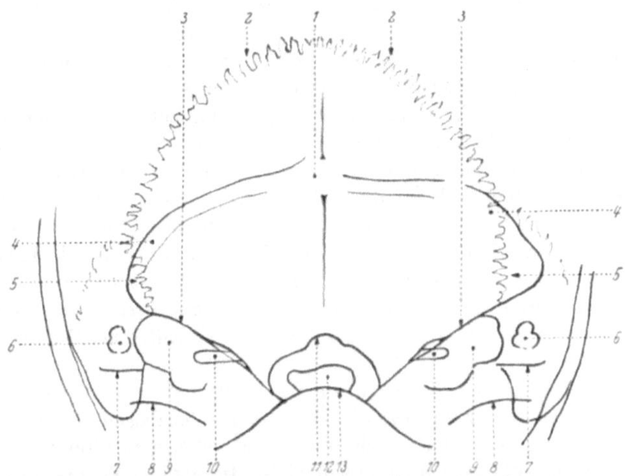

Abb. 12. Skizze einer anterior-posterioren, cranial-exzentrischen Aufnahme des Hinterhauptes. Legende: *1* Confluens sinuum. *2* Lambdanaht. *3* Oberer Kontur der Pyramiden. *4* Furche des Sinus transversus. *5* Sutura occipito-mastoidea. *6* Antrum mastoideum. *7* Obere Gehörgangswand. *8* Boden der Paukenhöhle und des äußeren Gehörganges (Os tympanicum). *9* Labyrinthkern. *10* Innerer Gehörgang. *11* Hinterer Rand des Foramen occipitale magnum. *12* Dorsum sellae. *13* Atlasbogen.

Fig. 12. Esquema de una radiografía antero-posterior, craneal-excéntrica de la parte posterior del cráneo. Leyendas: *1* Confluencia del seno. *2* Sutura del lambda. *3* Contorno superior del peñasco. *4* Surco del seno transverso. *5* Sutura occipito-mastoidea. *6* Antro mastoideo. *7* Pared superior del conductoau ditivo. *8* Suelo del oído medio y del conducto auditivo externo (hueso timpánico). *9* Núcleo del laberinto. *10* Conducto auditivo interno. *11* Pared posterior del agujero occipital mayor. *12* Dorso de la silla turca. *13* Arco del atlas.

Fig. 12. Sketch of antero-posterior cranially eccentric view of occipital bone. Legends: *1* Confluens sinuum. *2* Lambdoidal suture. *3* Upper outline of petrous bones. *4* Depression of the transverse sinus. *5* Occipito-mastoid suture. *6* Mastoid antrum. *7* Upper wall of auditory canal. *8* Floor of the tympanic cavity and the external auditory canal (tympanic bone). *9* Osseous labyrinth. *10* Internal auditory canal. *11* Posterior edge of foramen magnum. *12* Dorsum sellae. *13* Arch of atlas.

Fig. 12. Schéma d'une radiographie de l'occipital en incidence antéro-postérieure, le rayon étant incliné en direction céphalique. Légende: *1* Confluent des sinus. *2* Suture lambdoïde. *3* Contour supérieur du rocher. *4* Gouttière latérale. *5* Suture occipito-mastoïdienne. *6* Antre. *7* Paroi supérieure du conduit auditif. *8* Plancher de la caisse du tympan et du conduit auditif externe (os tympanal). *9* Noyau labyrinthique. *10* Conduit auditif interne. *11* Bord postérieur du trou occipital. *12* Lame quadrilatère du sphénoïde. *13* Arc postérieur de l'atlas.

Die Symmetrie der Anordnung der Aufnahme ergibt sich aus der Symmetrie der erzielten Röntgenaufnahme in einfacher Weise. Die Sagittalnaht des Schädels muß senkrecht über die Mitte des großen Hinterhauptloches zu liegen kommen. Die Pyramiden müssen beiderseits symmetrisch liegen. Bildet der Zentralstrahl mit der Deutschen Horizontalebene einen nach vorne-oben offenen Winkel von 35⁰, so wird das Dorsum sellae meist in das große Hinterhauptloch projiziert. Dieser Umstand ist allerdings von der Konfiguration des Schädels abhängig. War dieser Winkel kleiner, so liegt das Dorsum sellae im Bilde schon über dem Hinterhauptloch und ist dann ebenso wie das große Hinterhauptloch selbst schlechter zu erkennen. War der Winkel größer, so rückt das Dorsum sellae im Bilde nach abwärts und ist dann nicht mehr erkennbar. Dagegen kommen dann die oberen Halswirbel zur stärkeren Überlagerung mit dem großen Hinterhauptloch.

VIII. Die halb-seitliche Aufnahme des Schläfenbeines

Bei der seitlichen Ansicht des Schädels überlagern sich die Schläfenbeine beider Seiten vollkommen. Um diese Überlagerung zu vermeiden und annähernd eine Seitenansicht des Schläfenbeines zu erzeilen, verschiebt man den Fokus der Röhre cranialwärts und etwas nach hinten. Die Anordnung der Aufnahme erfolgt in der Weise, daß der Zentralstrahl in der Ohr-Vertikalebene des Schädels verläuft und, auf den äußeren Gehörgang der zu untersuchenden Seite zielend, mit der Deutschen Horizontalebene einen nach oben-lateral offenen Winkel von 25 bis 30° bildet. Die Deutsche Horizontalebene kann dabei senkrecht zur Kassettenebene stehen oder etwas caudalwärts geneigt sein, so daß von vorne gesehen, die filmferne Seite — bezogen auf den Körper des Patienten — tiefer steht als die filmnahe Seite. Sie darf aber niemals nach cranial geneigt sein, nie in der Weise, daß der Kopf des Patienten überhängt und dadurch die filmferne Seite des Schädels höher zu stehen kommt, als die filmnahe. Denn dann würde der Zentralstrahl bei anatomisch richtigem Verlauf im Verhältnis zum Schädel zu schräg auf die Kassette auftreffen. Die Ohrmuschel muß nach vorne geklappt werden, wobei es besonders darauf ankommt, daß auch der untere Teil der Ohrmuschel nach vorne geklappt wird. Es ist zweckmäßig, diese Aufnahme bei stark geöffnetem Mund zu machen, weil dadurch das Kieferköpfchen nach vorne gleitet und infolgedessen die Pyramide weniger vom Unterkiefer überlagert wird. Diese Aufnahme soll uns in erster Linie eine Übersicht über das pneumatische System des Schläfenbeines verschaffen und uns über das Verhalten des Tegmen und des Sulcus sigmoideus aufklären.

Zur Orientierung sucht man sich zuerst im Bilde die immer deutlich erkennbare Kiefergelenkspfanne (s. Abb. 13). Über ihr liegt die Wurzel des Jochbogens. Wir sprechen hier von einer vorderen und hinteren Wurzel des Jochbogens und nehmen als Grenzlinie zwischen beiden die Mitte der Kiefergelenkspfanne. Anatomisch zieht die vordere Wurzel des Jochbogens vor dem Kiefergelenk gegen die Schädelbasis zu, während die hintere Wurzel über den äußeren Gehörgang zieht und sich allmählich in der Schläfenbeinschuppe verläuft. Dorsalwärts vom Kiefergelenk sieht man eine kreisrunde von dichtem Knochenschatten umgebene Aufhellung. Bei idealer Projektion gelangen hier der äußere Gehörgang, die Paukenhöhle und der innere Gehörgang zur Überlagerung. Der dichte Knochenschatten, der diese Aufhellung umgibt, wird teils vom Labyrinthkern, teils vom Os tympanicum hervorgerufen. Die Bogengänge liegen — normalerweise nur beim Kinde erkennbar — hinten-oben von dieser Aufhellung, während die Schnecke sich nach vorne-unten projiziert und die Aufhellung zum Teil noch überlagert. Das Os tympanicum liegt caudalwärts von dieser Aufhellung und ist an der charakteristischen keilartigen Form seines Schattens leicht zu erkennen. Oberhalb und hinter dem beschriebenen Schatten sieht man in normalen Fällen die charakteristische, wabenartige Zeichnung des Zellsystems des Warzenfortsatzes. Hier sucht man sich nun, je nach der Entwicklung des pneumatischen Systems innerhalb desselben oder am hinteren-oberen Rande desselben, einen Punkt heraus, der hinten-oben von der durch äußeren Gehörgang, Paukenhöhle und inneren Gehörgang bedingten Aufhellung gelegen ist und von dem zwei charakteristische Linien ausgehen. Die eine Linie zieht im Bogen senkrecht nach abwärts und entspricht normalerweise der lateralen Begrenzung der hinteren Pyramidenfläche und zugleich der vorderen Wand der Furche des Sinus sigmoideus, die von den Strahlen tangential getroffen wird. Die zweite Linie zieht schräg nach vorne unten. Sie entspricht nicht der oberen Pyramidenkante, wie man glauben könnte, sondern der Gegend des Tegmen. Sie verliert sich nach vorne im Boden der mittleren Schädelgrube. Die obere Pyramidenkante ist im Röntgenbild nur in jenem Teil der Pyramide zu erkennen, welcher medial vom Labyrinth gelegen ist. Die Linie der oberen Pyramidenkante beginnt ungefähr über dem äußeren Gehörgang und verläuft etwas schräger als die Linie des Tegmen nach vorne-unten, das Kiefergelenk kreuzend. Verfolgt man diese Linie, so gelangt man zur Pyramidenspitze und kann von hier aus den annähernd horizontal verlaufenden unteren Pyramidenkontur wieder nach hinten verfolgen. Nun sucht man sich den Kontur des Warzenfortsatzes. Dieser beginnt im dichten Knochenschatten, welcher hinter der durch äußeren Gehörgang, Paukenhöhle und inneren Gehörgang bedingten Aufhellung gelegen ist. Der Kontur des Warzenfortsatzes zieht zuerst nach abwärts und dann von der Spitze des Warzenfortsatzes schräg nach hinten-oben. Zwischen dem Schatten des Warzenfortsatzes und dem des Os tympanicum ist oft eine längliche, quer gelagerte Aufhellung zu sehen, die dem Foramen jugulare entspricht. Sieht man über ihr eine kleine, fingerkuppenförmige, scharf begrenzte Aufhellung geringerer Intensität, so entspricht diese der Fossa jugularis, die von Fall zu Fall sehr verschieden tief ist und nur bei starker Ausbildung interessiert. Bezüglich des vorderen Konturs des Warzenfortsatzes ist für uns eine Sache wichtig. Der Kliniker wünscht oft die genaue anatomische

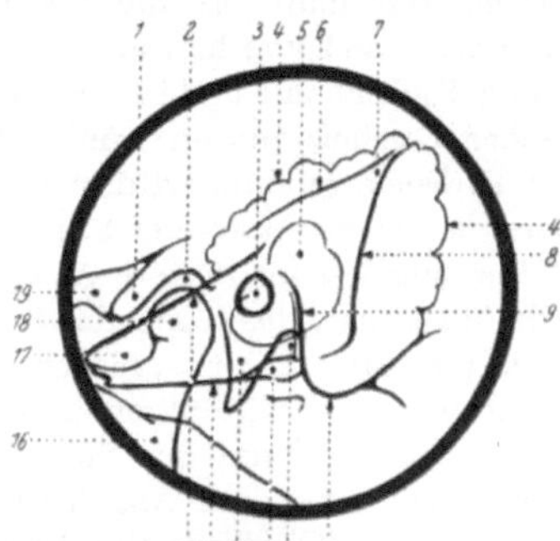

Abb. 13. Skizze einer halb-seitlichen Aufnahme des Schläfenbeines nach Schüller. Legende: *1* Vordere Zygomaticuswurzel. *2* Kiefergelenkspalt. *3* Äußerer Gehörgang, Paukenhöhle und innerer Gehörgang übereinanderprojiziert. *4* Grenze des pneumatischen Systems des Warzenfortsatzes. *5* Labyrinthkern. *6* Vordere Fläche der Pyramide in der Gegend des Tegmen. *7* Hinterer Petrosuswinkel (Angulus Citelli). *8* Hintere Begrenzung der Pyramide, zugleich vorderer Rand des Sulcus sigmoideus. *9* Vorderer Kontur des Warzenfortsatzes entsprechend dem äußeren Anteil der hinteren Gehörgangswand. *10* Warzenfortsatzspitze. *11* Fossa jugularis. *12* Foramen jugulare. *13* Os tympanicum. *14* Untere Begrenzung der Pyramide. *15* Obere Pyramidenkante. *16* Pyramide der Gegenseite. *17* Pyramidenspitze. *18* Kieferköpfchen. *19* Jochbogen.

Fig. 13. Sketch of a half-lateral view of the temporal bone—Schüller's view. Legends: *1* Anterior root of zygomatic bone. *2* Tempero-mandibular joint. *3* External auditory canal, tympanic cavity and the interior auditory canal—superimposed. *4* Border of the air cells of the mastoid process. *5* Osseous labyrinth. *6* Anterior plane of the petrous bone in the region of the tegmen. *7* Posterior petrous angle (Angulus Citelli). *8* Posterior border of petrous bone which is at the same time the anterior border of the sulcus sigmoideus. *9* Anterior outline of the mastoid process which corresponds to the external part of posterior wall of the auditory canal. *10* Tip of mastoid process. *11* Jugular fossa. *12* Jugular foramen. *13* Os tympanicum. *14* Lower margin of petrous bone. *15* Upper edge of petrous bone. *16* The opposite petrous bone. *17* Tip of petrous bone. *18* Mandibular condyle. *19* Zygomatic arch.

Fig. 13. Radiografía de una proyección semi-lateral del temporal según Schüller. Leyendas: *1* Raíz anterior del cigoma. *2* Hendidura articular del maxilar. *3* Conducto auditivo externo, oído medio y conducto auditivo interno superpuestos. *4* Límite del sistema neumático de la apófisis mastoides. *5* Núcleo del laberinto. *6* Plano anterior del peñasco en la zona del tegmen. *7* Angulo posterior del petroso (ángulo de Citelli). *8* Límite posterior del peñasco, al mismo tiempo borde anterior del surco sigmoideo. *9* Contorno anterior de la apófisis mastoides correspondiente a la zona externa de la pared posterior del conducto auditivo. *10* Apófisis mastoides. *11* Fosa yugular. *12* Agujero yugular. *13* Hueso tympánico. *14* Límite inferior del peñasco. *15* Borde superior del peñasco. *16* Peñasco del lado opuesto. *17* Punta del peñasco. *18* Cabeza del maxilar. *19* Arco cigomático.

Fig. 13. Schéma d'une radiographie du temporal en incidence temporo-tympanique d'après Schüller. Légende: *1* Racine transverse du zygoma. *2* Cavité de l'articulation temporo-maxillaire. *3* Conduit auditif externe, caisse du tympan et conduit auditif interne se projetant les uns sur les autres. *4* Limite des cellules pneumatisées de l'apophyse mastoïde. *5* Noyau labyrinthique. *6* Face antérieure du rocher dans la région du tegmen. *7* Angle postérieur du rocher (Angle Citelli). *8* Limite postérieure du rocher formant en même temps le bord antérieur de la gouttière latérale. *9* Bord antérieur de l'apophyse mastoïde, correspondant à la partie externe de la paroi postérieure du conduit auditif. *10* Extrémité de l'apophyse mastoïde. *11* Fosse jugulaire. *12* Trou déchiré postérieur. *13* Os tympanal. *14* Limite inférieure du rocher. *15* Crête supérieure du rocher. *16* Rocher du côté opposé. *17* Sommet du rocher. *18* Condyle du maxillaire inférieur. *19* Arcade zygomatique.

Lagebestimmung des Sinus sigmoideus im Verhältnis zur hinteren Gehörgangswand, und zwar zum äußeren Teil derselben. Er selbst benützt zur Orientierung die Spina supra meatum, die am Übergang der hinteren in die obere Gehörgangswand gelegen ist. Nun entspricht der hintere Rand der durch äußeren Gehörgang, Paukenhöhle und inneren Gehörgang hervorgerufenen Aufhellung auch dem hinteren Rande des äußeren Gehörganges, jedoch nicht im äußeren,

sondern im inneren Anteil desselben. Da die Strahlen meist nicht tangential zur hinteren
Gehörgangswand verlaufen, so liegt der äußere Teil der hinteren Wand des äußeren Gehörganges
etwas weiter hinten, im Bereiche des dichten hier gelegenen Knochenschattens. Man findet ihn,
indem man den vorderen Kontur des Warzenfortsatzes von der Spitze desselben nach oben
verfolgt. Im unteren Anteil ist dieser Kontur immer gut zu sehen, doch wird er nach oben zu
im dichten Knochenschatten undeutlich. Man kann ihn aber doch meist auch hier weiter verfolgen. Er ist durch eine feine Aufhellungslinie markiert, die dem Spalt zwischen Warzenfortsatz und Os tympanicum entspricht. Man muß also die Messung der Entfernung des Sinus
sigmoideus von der hinteren Gehörgangswand von hier aus vornehmen und nicht vom hinteren
Rande der durch äußeren Gehörgang, Paukenhöhle und inneren Gehörgang hervorgerufenen Aufhellung, weil dies zu einem falschen Ergebnis führen würde. Der Winkel, welcher von der
vorderen und hinteren Fläche der Pyramide gebildet wird und dessen Scheitel die obere Pyramidenkante darstellt, wird im Bereiche zwischen lateraler Schädelwand und Eminentia arcuata
als Petrosus-Winkel bezeichnet. Der laterale oder hintere Anteil dieses Winkels wird hinterer
Petrosus-Winkel oder Angulus Citelli genannt, deswegen durch einen eigenen Namen hervorgehoben, weil diese Gegend — wie wir später bei Besprechung der Erkrankungen des Ohres
sehen werden — von besonderem Interesse ist. Im Röntgenbild entspricht die Stelle, an welcher
die Linie des Tegmen und die der vorderen Wand des Sulcus sigmoideus zusammentreffen,
der Gegend des hinteren Petrosus-Winkels, oder des Angulus Citelli. Als letztes interessiert
uns noch die Lage des Antrum mastoideum. Ein normales Antrum mastoideum ist gegen die
Umgebung nicht deutlich abgegrenzt und dementsprechend im Röntgenbild nur undeutlich erkennbar. Die ungefähre Lage des Antrum mastoideum in dieser Projektion kann man in folgender Weise feststellen: man zieht von der Mitte der durch den äußeren Gehörgang, die Paukenhöhle und den inneren Gehörgang bedingten Aufhellung eine Linie zu jener Stelle, an welcher
die Linie des Tegmen mit der des Sulcus sigmoideus zusammentrifft. Dort, wo sich diese Linie
mit dem Kontur des dichtschattenden Labyrinthkernes schneidet, ist gewöhnlich die Gegend
des Antrum mastoideum.

Außer dem Umstand, daß bei einer Änderung der Projektionsrichtung der äußere Gehörgang, die Paukenhöhle und der innere Gehörgang nicht immer genau übereinander projiziert
werden, beachte man bei der genauen Feststellung der Projektionsrichtung folgendes: bei einer
Verkleinerung des Winkels, den der Zentralstrahl mit der Deutschen Horizontalebene bildet,
rücken die filmfernen Gebilde im Röntgenbild im Verhältnis zum Kiefergelenk und zum Warzenfortsatz der zu untersuchenden Seite nach aufwärts, bei Vergrößerung dieses Winkels nach
abwärts. Von den filmfernen Gebilden spielen hier die Pyramide der zu untersuchenden Seite,
die knöcherne Umrahmung des großen Hinterhauptloches und die Pyramide der Gegenseite
eine Rolle. Sie alle rücken bei einer zu geringen Neigung des Zentralstrahles im Bilde nach aufwärts. Dann kann es sein, daß die Pyramide der zu untersuchenden Seite schon die gleichseitige Zygomaticuswurzel überlagert, was nicht geschehen soll, weil hier bisweilen pathologische Veränderungen vorliegen. Ferner geschieht es dann, daß sich die knöcherne Umrahmung
des Hinterhauptloches und die Pyramide der Gegenseite schon auf den unteren Teil des Warzenfortsatzes der zu untersuchenden Seite projizieren, was ebenfalls vermieden werden muß. Es
ergibt sich daraus, daß eine zu geringe Neigung des Zentralstrahles, eine Neigung von weniger
als 25°, unter allen Umständen schlecht ist und vermieden werden soll. Eine etwas zu starke
Neigung des Zentralstrahles zur Deutschen Horizontalebene stört dagegen wenig. Es kommt
dadurch nur die Pyramide auch der zu untersuchenden Seite im Bilde etwas tiefer zu liegen,
mit dem Erfolg, daß das Kieferköpfchen von ihr weniger verdeckt wird und daß dann über
ihrer oberen Kante, oberhalb des äußeren Gehörganges der Recessus epitympanicus mit den
Gehörknöchelchen dargestellt sein kann. Stand der Fokus der Röhre zu weit ventral, so überlagert die dann verkürzte Pyramide stärker den Warzenfortsatz, was unzweckmäßig ist und
daher vermieden werden soll. Stand der Fokus der Röhre zu weit dorsal, so wird die im Bilde
dann verlängerte Pyramide weiter nach vorne projiziert, was weniger stört, ja manchmal sogar
erwünscht ist, weil dann der Warzenfortsatz etwas besser zu übersehen ist. Wir halten es diesbezüglich im allgemeinen folgendermaßen: in Fällen von chronischer Otitis, in welchen eine

exakte Feststellung der Lage des Tegmen und des Sinus sigmoideus und eine gute Darstellung des Tegmen und der knöchernen Sinusschale erwünscht ist, soll der Fokus der Röhre tunlichst genau in der Ohr-Vertikalebene des Schädels liegen. In Fällen von akuter Otitis, in welchen die Wichtigkeit dieser Details meist gegenüber einer möglichst übersichtlichen Darstellung des pneumatischen Systems zurücktritt, kann der Fokus der Röhre aus der Ohr-Vertikalebene des Schädels etwas dorsalwärts verschoben werden. Es ist unter allen Umständen zu vermeiden, daß der Fokus der Röhre zu weit ventral steht und die Neigung des Zentralstrahles zur Deutschen Horizontalebene zu gering ist.

IX. Die halb-axiale Aufnahme des Schläfenbeines

Diese Aufnahme soll uns in erster Linie die Gegend des Antrum mastoideum, den Recessus epitympanicus (Attik) und den äußeren Gehörgang zeigen. Um das zu erzielen, muß man den Zentralstrahl zur Deutschen Horizontalebene mehr neigen, als es bei der halb-seitlichen Aufnahme des Schläfenbeines der Fall ist. Schon dort erwähnten wir, daß bei stärkerer Neigung des Zentralstrahles der Recessus epitympanicus oberhalb der oberen Pyramidenkante zur Ansicht kommt. Um aber die störende Überlagerung mit der Pyramide ganz zu vermeiden, muß man außerdem den Kopf des Patienten mit dem Gesicht soweit von der Kassette wegdrehen, daß sich die Pyramide im Bilde vollkommen mit dem Warzenfortsatz deckt, also ihre Längsachse mit der des Warzenfortsatzes zusammenfällt. Bei der Anordnung der Aufnahme dreht man zu diesem Zwecke den Kopf des sich in Rückenlage befindlichen Patienten in der Weise um etwa 45°, daß — von oben gesehen — die Achse der Pyramide nun annähernd senkrecht zur Kassettenebene zu stehen kommt. Da die Längsachse der Pyramide meist durch den lateralen Orbitalrand der Gegenseite verläuft, so ist die Stellung des Kopfes dann richtig, wenn der äußere Orbitalrand der Gegenseite senkrecht über dem Warzenfortsatz der zu untersuchenden Seite steht. Man läßt dabei den Patienten das Kinn etwas anziehen. Der Zentralstrahl verläuft in der durch den Warzenfortsatz der zu untersuchenden Seite und den äußeren Orbitarand der Gegenseite gelegten Ebene, zielt auf den Warzenfortsatz und bildet mit der Deutschen Horizontalebene einen Winkel von 45°. Die Kassette kann dabei zur besseren Unterstützung des Kopfes des Patienten etwas schräg gelegt werden, doch ist dies nicht unbedingt erforderlich.

Im Röntgenbild sucht man wieder zuerst das Kiefergelenk und dann den vorderen und hinteren Kontur der Pyramide (s. Abb. 14). Der vordere Kontur wird folgendermaßen aufgesucht: man beginnt oberhalb des Kiefergelenkes mit der leicht gebogenen Linie, die von der Schläfenbeinschuppe im Bereiche des Kiefergelenkes gebildet wird. Sie geht, nur durch einen feinen Spalt unterbrochen, in den vorderen Kontur des Os tympanicum über, der seinerseits wieder ohne sichtbare Grenze in den vorderen Kontur der Pyramide übergeht. Auch der hintere Kontur der Pyramide beginnt im Bogen und verläuft dann in gerader Richtung annähernd parallel mit dem vorderen Kontur zur Pyramidenspitze. Dort, wo dieser Kontur einen nach vorne konvexen Bogen bildet, entspricht er ziemlich genau dem hinteren-lateralen Anteil der oberen Pyramidenkante, dann jedoch jener Gegend der hinteren Pyramidenfläche, die von den Strahlen tangential getroffen wird. Innerhalb der Pyramide erkennt man einen großen, dichten Knochenschatten und oberhalb desselben, im normalen Fall, die typische Zellzeichnung des pneumatischen Systems des Schläfenbeines. Der erwähnte dichte Schatten wird vorwiegend durch den Labyrinthkern hervorgerufen, in dessen Bereiche bei einem Erwachsenen keine wesentlichen Einzelheiten zu unterscheiden sind. Die Grenze gegen das pneumatische System wird von jenem Teil des Labyrinthkernes gebildet, in welchem sich die Bogengänge befinden. An der Grenze desselben sieht man im pneumatischen System eine hellere Stelle, die sich normalerweise gegen die Umgebung nicht deutlich abgrenzen läßt. Sie entspricht dem Antrum mastoideum. Eine zweite helle Zone liegt im Bilde vorne-unten vom Antrum mastoideum. Diese Aufhellung bedarf einer genauen Analyse. Ihre vordere Abgrenzung wird vom vorderen Kontur des Os tympanicum gebildet und entspricht der vorderen Gehörgangswand. Annähernd parallel zu dieser liegt, die hintere-obere Begrenzung der zu besprechenden Aufhellung bildend, eine zweite Linie, die von der hinteren Wand des äußeren Gehörganges gebildet wird. Diese

Linie beginnt außen mit einem kleinen Bogen, welcher der Stelle der Spina supra meatum entspricht und endet knapp vor dem dichten Schatten des kompakten Labyrinthkernes. Bei

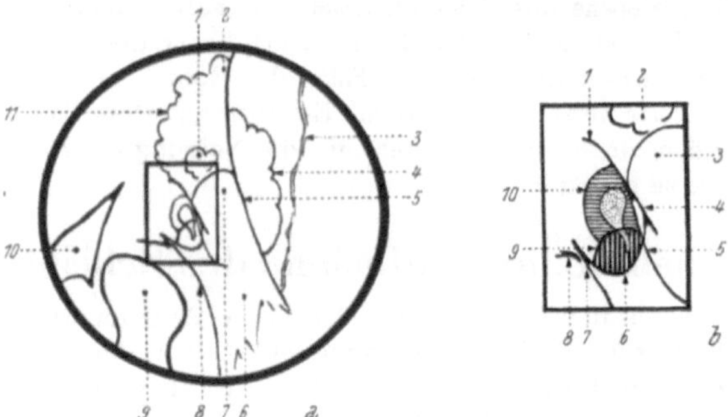

Abb. 14a und b. Skizze einer halb-axialen Aufnahme des Schläfenbeines nach MAYER. Die Skizze b ist eine vergrößerte Darstellung des eingerahmten Teiles der Skizze a. Legende zur Skizze a: *1* Antrum mastoideum. *2* Gegend des hinteren Petrosuswinkels (Angulus Citelli). *3* Sutura occipito-mastoidea. *4* Hintere Begrenzung der marginalen Zellen. *5* Hintere Begrenzung der Pyramide. *6* Pyramidenspitze. *7* Labyrinthkern. *8* Vordere Begrenzung der Paukenhöhle und der Pyramide. *9* Kieferköpfchen. *10* Vordere Zygomaticuswurzel. *11* Obere Begrenzung der Zellen des Warzenfortsatzes. Legende zur Skizze b: Die Gehörknöchelchen sind punktiert. Die laterale Wand des Attik (Recessus epitympanicus) ist waagrecht schraffiert. Senkrecht schraffiert ist der direkte Einblick durch den äußeren Gehörgang in die Paukenhöhle. *1* Äußerer Teil der hinteren Gehörgangswand entsprechend der Gegend der Spina supra meatum. *2* Antrum mastoideum. *3* Labyrinthkern. *4* Innerer Teil der hinteren Gehörgangswand. *5* Vorderer Kontur des Warzenfortsatzes. *6* Äußerer Rand der unteren Gehörgangswand (Os tympanicum). *7* Vordere Gehörgangswand (Os tympanicum). *8* Kiefergelenkspfanne (Schläfenbeinschuppe). *9* Oberer Teil des Anulus tympanicus. *10* Begrenzung des Attik (Recessus epitympanicus)

Fig. 14a and b. Sketch of a half-axial view of the temporal bone (MAYER's view). Sketch b is an enlargement of the framed part of sketch a. Legends for sketch a: *1* Mastoid antrum. *2* Region of posterior petrous angle (Angulus Citelli). *3* Occipito-mastoid suture. *4* Posterior border of the marginal cells. *5* Posterior border of the petrous bone. *6* Tip of petrous bone. *7* Osseous labyrinth. *8* Anterior border of the tympanic cavity and of the petrous bone. *9* Mandibular condyle. *10* Anterior zygomatic root. *11* Upper border of the mastoid cells. Legends for sketch b: The auditory ossicles are dotted. The lateral wall of the attic (recessus epitympanicus) is hatched horizontally. The direct view through the external auditory canal into the tympanic cavity is hatched vertically. *1* External portion of posterior wall of auditory canal, which corresponds to the region of spina suprameatum. *2* Mastoid antrum. *3* Osseous labyrinth. *4* Internal portion of posterior wall of auditory canal. *5* Anterior outline of the mastoid. *6* External rim of the lower wall of auditory canal (os tympanicum). *7* Tympanic bone. *8* Mandibular fossa (squamous portion of the temporal bone). *9* Upper portion of the anulus tympanicus. *10* Border of the attic (recessus epitympanicus).

Fig. 14a y b. Esquema de una radiografía semi-axial del temporal según MAYER. El esquema b es una reproducción ampliada de la parte encuadrada del esquema a. Leyendas del esquema a: *1* Antro mastoideo. *2* Región de la parte posterior del ángulo petroso (ángulo de Citelli). *3* Sutura occipito-mastoidea. *4* Límite posterior de las células marginales. *5* Límite posterior del peñasco. *6* Punta del peñasco. *7* Núcleo del laberinto. *8* Límite anterior del oído medio y del peñasco. *9* Cabeza del maxilar. *10* Raíz anterior del arco cigomático. *11* Límite superior de las células de la apófisis mastoides. Leyendas del esquema b: Los huesecillos del oído están marcados por puntos. La pared lateral del ático (receso epitimpánico) está rayada con rayas horizontales. Con rayas perpendiculares se marca la visión directa del oído medio a través del conducto auditivo externo. *1* Parte externa de la pared posterior del conducto auditivo correspondiente a la región de la espina suprameática. *2* Antro mastoideo. *3* Núcleo del laberinto. *4* Parte interna de la pared posterior del conducto auditivo. *5* Contorno anterior de la apófisis mastoides. *6* Límite externo de la pared inferior del conducto auditivo (hueso timpánico). *7* Pared anterior del conducto auditivo (hueso timpánico). *8* Superficie articular del maxilar (escama del temporal). *9* Parte superior del anillo timpánico. *10* Límite del ático (receso epitimpánico).

Fig. 14a et b. Schéma d'une radiographie du temporal en incidence fronto-mastoïdienne d'après MAYER. Le schéma b est un agrandissement de la région encadrée du schéma a. Légende du schéma a: *1* Antre mastoïdien. *2* Région de l'angle postérieur du rocher (Angle Citelli). *3* Suture occipito-mastoïdienne. *4* Limite postérieure des cellules marginales. *5* Limite postérieure du rocher. *6* Sommet du rocher. *7* Noyau labyrinthique. *8* Limite antérieure de la caisse du tympan et du rocher. *9* Condyle du maxillaire inférieur. *10* Racine transverse du zygoma. *11* Limite supérieure des cellules de l'apophyse mastoïde. Légende du schéma b. Les osselets de l'ouïe sont pointillés. La paroi externe de l'attique ou étage supérieur de la caisse du tympan est hachurée horizontalement. La vision directe dans la caisse du tympan à travers le conduit auditif externe est hachurée verticalement. *1* Partie externe de la paroi postérieure du conduit auditif correspondant à la région de l'épine sus-auriculaire. *2* Antre. *3* Noyau labyrinthique. *4* Partie interne de la paroi postérieure du conduit auditif. *5* Bord antérieur de l'apophyse mastoïde. *6* Bord externe de la paroi inférieure du conduit auditif (os tympanal). *7* Paroi antérieure du conduit auditif (os tympanal). *8* Cavité glénoïde de l'articulation temporo-maxillaire (écaille du temporal). *9* Portion supérieure du cercle tympanal. *10* Limite de l'attique ou de l'étage supérieur de la caisse du tympan.

idealer Projektion deckt sich die hintere Wand des äußeren Gehörganges vollkommen mit dem vorderen Kontur des Warzenfortsatzes, der im Bilde kaum zu erkennen ist, da er von der Pyramide vollkommen verdeckt wird. Denn die Längsachse der Pyramide soll sich mit der des Warzenfortsatzes decken. Die Abgrenzung der zwischen vorderer und hinterer Gehörgangswand liegenden Aufhellung in Richtung der Pyramidenspitze erfolgt durch dichten Knochenschatten, dessen Rand bogenförmig von der vorderen zur hinteren Gehörgangswand verläuft. Dieser Knochenschatten entspricht dem Os tympanicum und der bogenförmige Rand dem äußeren Rande desselben. In entgegengesetzter Richtung, also lateralwärts, ist die Aufhellung ebenfalls bogenförmig begrenzt, doch hier nach außen konvex. Diese Abgrenzung ist weniger deutlich. Die Aufhellung, welche nun im Bilde im wesentlichen durch die Linie der hinteren Wand des äußeren Gehörganges, des äußeren Randes des Os tympanicum und der vorderen Gehörgangswand begrenzt wird, ist nicht einheitlich. Diese Aufhellung ist in der Nachbarschaft des dichten Knochenschattens des Os tympanicum intensiver als im übrigen Bereich. Die Grenze zwischen dem hellen und dem weniger hellen Bereich bildet eine regelmäßige Linie, die in einem Bogen verläuft, der dem Bogen des äußeren Randes des Os tympanicum entgegengesetzt ist. Diese Linie entspricht dem oberen Rande des inneren Anteiles der oberen Gehörgangswand, mithin also dem oberen Teil des Anulus tympanicus. In diesem Bereiche intensiver Aufhellung, der auf der einen Seite vom äußeren Rande der unteren Gehörgangswand (Os tympanicum) begrenzt ist, auf der anderen Seite vom inneren Rand der oberen Gehörgangswand (Anulus tympanicus), sieht man gewissermaßen durch den äußeren Gehörgang direkt in einen Teil der Paukenhöhle. Auch im weniger hellen Bereich überlagern sich der äußere Gehörgang und der obere Teil der Paukenhöhle, der als Recessus epitympanicus oder Attik bezeichnet wird. Die Aufhellung ist jedoch hier von geringerer Intensität, weil zwischen dem äußeren Gehörgang und dem Recessus epitympanicus die laterale Attikwand gelegen ist, die anatomisch mit dem inneren Teil der hinteren-oberen Gehörgangwand identisch ist. Man sieht also hier im Röntgenbild die laterale Attikwand in Aufsicht. Innerhalb der der Paukenhöhle und dem Recessus epitympanicus entsprechenden Aufhellung sieht man einen kleinen Knochenschatten, welcher durch die Gehörknöchelchen, vorwiegend durch den Hammer, hervorgerufen ist.

Zur genauen Orientierung der im Röntgenbild vorliegenden Projektion ist folgendes zu beachten: bei richtiger Neigung des Zentralstrahles zur Deutschen Horizontalebene, bzw. zur Längsachse der Pyramide (und richtiger Lage der Kassette), soll die Länge der Pyramide im Röntgenbild ungefähr der natürlichen Länge derselben entsprechen. War die Neigung geringer, so ist die Pyramide im Röntgenbild verkürzt, war sie stärker, so ist sie verlängert. Bei zu geringer Neigung des Zentralstrahles kommt der Recessus epitympanicus (Attik) trotzdem ziemlich gut zur Darstellung, doch ist die Gegend des Antrum mastoideum dann schon so stark vom oberen Teil des Labyrinthkernes überlagert, daß Einzelheiten in der Gegend des Antrum mastoideum nicht mehr erkennbar sind. War die Neigung des Zentralstrahles zu groß, so kommt es zu starker Verzerrung im Röntgenbild, wodurch das Erkennen feinerer Einzelheiten erheblich beeinträchtigt wird. Ob der Fokus der Röhre zu weit frontalwärts oder zu weit parietalwärts stand, läßt sich auf Grund folgender Überlegung erkennen: der Warzenfortsatz befindet sich bei dieser Aufnahme unmittelbar an der Kassette und verändert daher seine Lage im Bilde bei einer Bewegung des Fokus der Röhre nach frontal oder parietal kaum. Dagegen steht die Pyramide senkrecht nach oben und wird daher bei einer Verschiebung des Fokus der Röhre frontalwärts nach hinten projiziert, so daß sich im Bilde der Warzenfortsatz nicht mehr vollkommen mit der Pyramide deckt, sondern vor derselben zu sehen ist. Stand der Fokus der Röhre zu weit parietal, so wird die Pyramide nach vorne projiziert und der Warzenfortsatz kommt im Bilde hinter ihr zur Ansicht. Wenn die Pyramide nach hinten projiziert wird, der Fokus der Röhre also zu weit frontal stand, so überlagert der Warzenfortsatz die Gegend des Recessus epitympanicus. Das muß man vermeiden. Es gilt daher bei dieser Aufnahme als Regel, daß unter allen Umständen vermieden werden muß, daß der Fokus der Röhre zu weit frontal steht und daß die Neigung des Zentralstrahles zur Deutschen Horizontalebene zu stark ist.

Damit haben wir nun sämtliche typischen Röntgenaufnahmen des Schädels besprochen. Sie zeigen alle diagnostisch wichtigen Einzelheiten desselben. Ihre Auswahl erfolgt im speziellen

Fall vorerst auf Grund der klinischen Fragestellung bzw. auf Grund des klinischen Befundes. Die Kenntnis des Normalbildes ist selbstverständliche Grundlage der Schädelröntgenologie. Nach meiner Erfahrung lernt man die normale Röntgenanatomie des Schädels am besten in der Weise, daß man jeweils Aufnahmen in der typischen Projektion herzustellen versucht, dann an Hand des Skeletschädels die hier angeführten wichtigsten Einzelheiten heraussucht und aus dem Bilde die tatsächlich vorliegende Projektionsrichtung, also die genaue Blickrichtung feststellt. In dieser Weise lernt man am raschesten den Schädel in der einzelnen Aufnahme nicht nur bildhaft, sondern räumlich sehen, eine unerläßliche Voraussetzung für das richtige Verständnis des Gesehenen.

Über „anatomische Varianten" und Anomalien, über die Grenzen des Normalen und Anfänge des Pathologischen

Spricht man von anatomischen Varianten, so weiß jeder, was damit gemeint ist, ohne daß man es erst genauer erklären müßte. Versucht man aber dessenungeachtet eine Erklärung, so stößt man auf unerwartete Schwierigkeiten, die im Bereiche des Schädels besonders groß zu sein scheinen. Selbst ein so einfacher Befund, wie eine Größendifferenz beider Stirnhöhlen, die nicht einmal als Ausnahme, sondern als Regel zu bezeichnen ist, kann nicht ohne weiteres als anatomische Variante angesehen werden, da wir wissen, daß die Ausdehnung der Nasennebenhöhlen oder einer der Nasennebenhöhlen auch von krankhaften Vorgängen außerhalb derselben beeinflußt sein kann. Es gibt im Bereiche des Schädels viele solcher Beispiele. Wenn daher im Titel anatomische Varianten unter Anführungszeichen erwähnt sind, so geschah dies deswegen, weil es mir nicht möglich war, eine einwandfreie Definition dessen zu geben, was wir — ohne viel zu überlegen — als anatomische Variante bezeichnen. Der Hauptgrund dieser Schwierigkeit scheint mir darin zu liegen, daß heute die Grenze zwischen „gesund" und „krank" immer undeutlicher wird und das Fehlen subjektiver oder objektiver Krankheitszeichen kein Beweis der Gesundheit ist, oder kein Beweis dafür, daß eine vorliegende Abweichung von der Norm nicht doch die Folge eines, vielleicht symptomlos abgelaufenen, krankhaften Prozesses ist. Wenn also im folgenden von anatomischen Varianten gesprochen wird, so geschieht dies einer alten Gepflogenheit entsprechend, doch im Bewußtsein, daß diese Bezeichnung nicht immer und unter allen Umständen einer Kritik standzuhalten vermag.

Wir wollen uns zuerst mit den Nasennebenhöhlen befassen und mit der überdurchschnittlichen Ausdehnung derselben beginnen. Die Angaben, welche wir in der Literatur über die Entwicklung der Nasennebenhöhlen finden, weichen voneinander stark ab, was seine Ursache vermutlich in der großen Verschiedenheit dieser Entwicklung haben dürfte. Sicher ist, daß die Kieferhöhlen und Siebbeinzellen schon früh entstehen und daher normalerweise bei einem Kleinkind schon erkennbar sind. Die Keilbeinhöhlen und Stirnhöhlen entwickeln sich wesentlich später, so daß sie im Röntgenbild häufig erst in der Zeit zwischen dem 6. und 10. Lebensjahr sichtbar werden. Daß die Hypophyse bei der Entwicklung der Nasennebenhöhlen eine Rolle spielt, ist kaum zu bezweifeln. Gehört doch zum typischen Bild des „akromegalen" Schädels auch die starke Ausbildung der Nasennebenhöhlen, besonders der Stirnhöhlen. Es ist aber nicht daran zu zweifeln, daß auch andere Faktoren zu einer abnorm starken Entwicklung der Nasennebenhöhlen führen können. Faktoren, welche zum Teil ihren Sitz in den Nebenhöhlen haben mögen, zum Teil jedoch sicher außerhalb derselben, in der Nachbarschaft. Im allgemeinen respektiert die Pneumatisation die anatomischen Grenzen des pneumatisierten Knochens und überschreitet die Nähte nicht. Ausnahmen von dieser Regel sind jedoch nicht selten. So kann die Stirnhöhle in die Nasenbeine vordringen und es kann sein, daß sie auf dem Wege einer großen orbitalen Bucht bis in die laterale Orbitawand gelangt und hier auf den obersten Teil des großen Keilbeinflügels übergreift. Auch beim Schläfenbein ist das Überschreiten der anatomischen Grenzen und damit der Nähte, als seltenes Ereignis bekannt. So gibt es hier

z. B. eine anatomische Variante, die als „Processus paramastoideus" bezeichnet wird. Dieser Processus paramastoideus befindet sich zwar in unmittelbarer Nachbarschaft des Mastoid, jedoch schon am Hinterhauptbein. Er kann manchmal pneumatisiert sein. Ich hatte auch Gelegenheit einen Fall zu sehen, in welchem der größte Teil der Hinterhauptschuppe pneumatisiert war, sicher eine Rarität, die aber ebenfalls zeigt, daß die Pneumatisation gegebenenfalls die Nähte überschreitet. Starke Pneumatisation führt nicht selten dazu, daß der betreffende Knochen etwas vergrößert ist und den Eindruck erweckt, als sei er durch die Pneumatisation aufgebläht. Immer führt starke Pneumatisation dazu, daß der Knochen dort, wo sie seinen Rand erreicht, eine dünne, scharf und regelmäßig begrenzte Corticalis zeigt. Daran zu denken kann unter Umständen nützlich sein. Es kann z. B. sein, daß man im sagittalen Übersichtsbild eine erhöhte Strahlendurchlässigkeit eines kleinen Keilbeinflügels oder einer Pyramidenspitze feststellt. Eine erhöhte Strahlendurchlässigkeit kann ihre Ursache auch in einer Knochenzerstörung durch einen krankhaften Prozeß haben. Sieht man jedoch, daß der Knochen in diesem Bereiche eine deutliche, feine, scharf begrenzte Corticalis aufweist, so besagt dieser Befund schon, daß die erhöhte Strahlendurchlässigkeit durch Pneumatisation und nicht durch krankhafte Knochenresorption bedingt ist und man kann sich weitere Aufnahmen zur Klärung der Ursache ersparen.

Ein häufiger Befund ist die Pneumatisation des Orbitadaches durch Bildung einer orbitalen Bucht. Im sagittalen Übersichtsbild des Schädels, also in der sagittalen-horizontalen Aufnahme, sieht man dann den unteren Teil der Stirnhöhlen erheblich heller und diesen helleren Bereich gegen den übrigen durch eine feine Schattenlinie mehr oder weniger abgegrenzt. Diese orbitale Bucht kann von der Stirnhöhle gebildet werden, die sich nach hinten in das Orbitadach hinein entwickelt hat, oder von den Siebbeinzellen, die seitwärts in das Orbitadach vordringen können. An einer großen orbitalen Bucht, welche nach hinten bis an den hinteren Rand des kleinen Keilbeinflügels reichen kann, sind meist sowohl die Stirnhöhle, als auch die Siebbeinzellen beteiligt. Die Grenze zwischen Stirnhöhle und Siebbeinlabyrinth ist nicht immer einwandfrei festzustellen. Einerseits kann eine zur Strahlenrichtung schräg liegende, dünne Grenzwand im Röntgenbild unsichtbar sein, andererseits kann ein Septum, auch wenn es nur als Leiste in den Hohlraum vorragt, als Trennungswand imponieren, falls es von den Strahlen tangential getroffen wird. Jedenfalls kommen die Grenzverhältnisse auf einer leicht geneigten Aufnahme, das heißt bei geringer Verschiebung des Fokus der Röhre nach cranial, besser zur Ansicht, als in der sagittalen-horizontalen Aufnahme. Die hinteren Siebbeinzellen oder die Keilbeinhöhle, bei welchen ebenfalls die Grenzverhältnisse im Röntgenbild oft nicht zu klären sind, können sich in den kleinen Keilbeinflügel hinein vorschieben. Durch die Pneumatisation desselben kann sich dann in der Schrägaufnahme der Orbita zur Darstellung des Canalis opticus ein eigenartiges Bild ergeben. Gewöhnlich tritt der Canalis opticus im Röntgenbild als rundliche, von Knochenschatten umgebene Aufhellung in Erscheinung. Wenn nun die Pneumatisation sowohl durch die mediale, als auch durch die untere Wurzel des kleinen Keilbeinflügels in diesen vordringt und der Knochen in der ganzen Nachbarschaft des Canalis opticus pneumatisiert ist, so kann dieser im Röntgenbild als weichteildichter Schatten im Bereiche des infolge der Pneumatisation sehr hellen Knochens in Erscheinung treten, besonders wenn die knöcherne Umrahmung des Canalis opticus durch die Pneumatisation stark verdünnt ist oder stellenweise sogar fehlt.

Eine überdurchschnittlich entwickelte Keilbeinhöhle kann in verschiedener Hinsicht zu einem ungewöhnlichen Bild führen. Wenn eine große Keilbeinhöhle besteht, sieht man bisweilen, daß auch das ganze Dorsum sellae pneumatisiert ist. Häufiger kann man jedoch in solchen Fällen beobachten, daß die Keilbeinhöhle nur in die Basis des Dorsum sellae hineinreicht und der Rest desselben insoferne ein atypisches Verhalten zeigt, als er klein, unregelmäßig und oft auch porotisch ist. Dieser Befund ist von Interesse, weil endocranielle Drucksteigerung ein, in gewisser Beziehung ähnliches Bild des Dorsum sellae bedingen kann. Man wird daher bei Vorliegen einer großen Keilbeinhöhle mit den Schlußfolgerungen aus einem etwas atypischen Bild des Dorsum sellae vorsichtig sein müssen. Eine große Keilbeinhöhle dringt oft auch in die Basis des Processus pterygoideus ein, bildet dort den Recessus pterygoideus und kann von hier aus weiter in den großen Keilbeinflügel vordringen. Sie gelangt dabei meist zwischen dem Foramen rotundum und Foramen ovale in den Boden der mittleren Schädelgrube und kann sich bis in den die laterale Orbitawand bildenden Teil des großen Keilbeinflügels vorschieben, also bis in die Nachbarschaft der Fissura orbitalis superior. Der Recessus pterygoideus der Keilbeinhöhle ist im Seitenbild gut erkennbar. Man sieht dann in dieser Projektion unterhalb des Schattens des Bodens der mittleren Schädelgrube im oberen Anteil des Processus pterygoideus das charakteristische Aufhellungsbild eines pneumatischen Raumes mit seiner regelmäßigen Begrenzung durch eine feine Schattenlinie, welche der dem pneumatischen Raum umgebenden Corticalis entspricht. Das Vordringen der Keilbeinhöhle in den Boden der mittleren Schädelgrube erkennt man in der axialen Aufnahme, meist aber noch besser in der sagittalen, cranial-exzentrischen Aufnahme, also in der Projektionsrichtung, die wir zur Untersuchung der vorderen Nebenhöhlen verwenden. Man sieht z. B. oft in der Aufnahme der Nasennebenhöhlen I. Serie im medialen und oberen Teil der Kieferhöhle eine kleine, runde, dem Foramen rotundum entsprechende Aufhellung und darunter eine große, lateralwärts bogig durch eine feine Verdichtungszone begrenzte Aufhellung. Diese letztere Aufhellung kommt nicht durch eine Bucht der Kieferhöhle zustande, sondern entspricht dem in die Kieferhöhle hineinprojizierten seitlichen Recessus der Keilbeinhöhle. Das Eindringen eines solchen Recessus in die laterale Orbitawand erkennt man am besten in einer Aufnahme mit etwas geringerer Neigung des Zentralstrahles (Pyramiden in den oberen Teil der Kieferhöhle projiziert, also Neigung des Zentralstrahles etwa 15 bis 20⁰ [s. Abb. 15]). Man sieht dann in dieser Projektionsrichtung lateral von der Fissura orbitalis superior, innerhalb des orbitalen Anteiles des großen Keilbeinflügels eine runde und scharf begrenzte, von einer feinen Verdichtungszone umgebene Aufhellung. Diese Abweichung von der Norm kann der durch ein Epidermoid bedingten Veränderung, über welche wir später noch ausführlich sprechen werden, täuschend ähnlich sein. Der Nachweis des Bestehens einer großen lateralen Bucht der Keilbeinhöhle in der axialen Aufnahme und in der Aufnahme der vorderen Nasennebenhöhlen wird uns vor einem Irrtum bewahren.

Ohne scharfe Grenzen ziehen zu können, gelangen wir von der normal großen Nasennebenhöhle über die große zu jener Nebenhöhle, bei welcher wir auf Grund ihrer Ausdehnung, Form oder Begrenzung zu der Ansicht gelangen müssen, daß ein abnormes Wachstum derselben vorliegt. Dieses abnorme Wachstum der betreffenden Nasennebenhöhle muß seine Ursache in einem pathologischen Geschehen haben, obwohl sich an dieser Nebenhöhle, abgesehen vom abnormen Wachstum, weder röntgenologisch, noch klinisch oder histologisch etwas Pathologisches nachweisen läßt. Es handelt sich um jene Fälle, in welchen wir von einem Pneumosinus dilatans sprechen. In diesen Fällen ist oft, doch keineswegs immer, die abnorme Größe des pneumatischen Raumes das Auffälligste und es kann manchmal auch die Begrenzung durch ihre Eigenart den Eindruck des Pathologischen erwecken. Meist ist jedoch die Begrenzung normal, so daß dann nur die abnorme Größe und Form und manchmal allein die Form der betreffenden Nebenhöhle bei genauer Betrachtung zur Annahme eines pathologischen Wachstums führt. Diese auffällige Form kommt dadurch zustande, daß das abnorme Wachstum meist nicht die ganze Nebenhöhle, sondern nur einen Teil derselben betrifft. Dabei scheinen bestimmte Stellen bevorzugt zu sein. Alle Fälle von Pneumosinus dilatans der Kieferhöhle, die ich bisher zu sehen bekam, betrafen den vorderen-inneren-oberen Anteil derselben, also die Gegend des inneren-unteren Orbitarandes. Klinisch bestand in diesen Fällen eine harte, sehr langsam wachsende Vorwölbung. Die darüber liegenden Weichteile waren normal. Dieser Befund hatte immer zur klinischen Vermutungsdiagnose eines Osteoms geführt. Röntgenologisch zeigte sich in der axialen Aufnahme des Gesichtsschädels, daß an der betreffenden Stelle kein Osteom, sondern eine abnorme Ausbuchtung der Kieferhöhle vorhanden war (s. Abb. 16). Die in diesen Fällen aus kosmetischen Gründen vorgenommene Operation ergab, abgesehen von der abnormen Ausbuchtung, an der Kieferhöhle und ihrer Schleimhaut auch histologisch nichts Auffälliges. An der Stirnhöhle zeigt sich das abnorme Wachstum meist im lateralen, oberen Anteil derselben. Hier ist bei Bestehen eines Pneumosinus dilatans bisweilen auch die Begrenzung auffällig, ein Verhalten, welches ich bisher an den übrigen Nebenhöhlen nicht beobachten konnte. Die Begrenzung kann an der betreffenden Stelle in eigenartiger Weise unregelmäßig sein (s. Abb. 17a und b). Es kann

aber auch sein, daß das abnorme Wachstum nur eine kleine Stelle der Vorder- oder Hinterwand
der Stirnhöhle betrifft und man dann im sagittalen Bild innerhalb einer normal großen Stirnhöhle nur einen Bereich von besonders großer Helligkeit sieht, der dadurch zustandekommt,
daß sich durch die lokale Ausbuchtung an dieser Stelle in der Strahlenrichtung mehr Luft
befindet und der Knochen hier dünner ist. Im Bereiche des hinteren Siebbeines und der Keilbeinhöhle führt der Pneumosinus dilatans zu dem sehr auffälligen Bild der Vorlagerung des

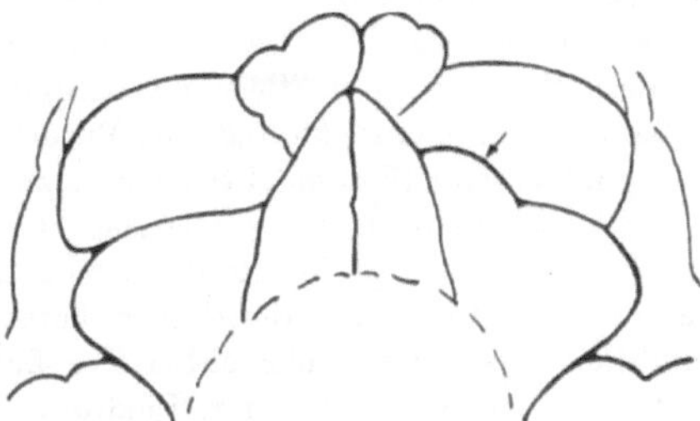

Abb. 16. Skizze einer axialen Aufnahme des Gesichtsschädels in einem Falle von Pneumosinus dilatans der
linken Kieferhöhle. Der Pfeil weist auf die Vorwölbung der Kieferhöhlenwand im inneren-oberen Anteil.

Fig. 16. Sketch of an axial view of the facial skeleton
in a case of pneumo-sinus dilatans of the left maxillary
sinus. The arrow points to the expansion of the wall
of the maxillary sinus in its inner-upper portion.

Fig. 16. Esquema de una radiografía axial del cráneo
facial en un caso de neumoseno dilatante del seno
maxilar izquierdo. La flecha señala la prominencia
de la pared del seno maxilar en su parte supero-
interna.

Fig. 16. Schéma d'une radiographie de l'os de la face
en incidence axiale dans un cas d'un pneumosinus dilatant du sinus maxillaire gauche. La flèche indique
le bombement de la paroi du sinus maxillaire dans sa
partie supérieure interne.

Planum sphenoidale nach oben, meist asymmetrisch, kombiniert mit einer Aufblähung eines
kleinen Keilbeinflügels (s. Abb. 18).

Wir erwähnten, daß ein Einfluß der Hypophyse auf die Entwicklung der Nasennebenhöhlen
anzunehmen ist. Es kann aber nicht angenommen werden, daß dieser Einfluß manchmal nur
an einer oder gar nur an einem Teil einer Nebenhöhle wirksam wird. Es muß daher auch andere
Umstände geben, die das Wachstum einer Nebenhöhle beeinflussen. Einer dieser Umstände
ist uns bekannt. Wir wissen, daß bei bestehender Hirnatrophie die den atrophischen Hirnpartien benachbarten Nasennebenhöhlen ein verstärktes Wachstum zeigen können. Das ist
in erster Linie an den Stirnhöhlen und den hinteren Siebbeinzellen und Keilbeinhöhlen zu
beobachten. Gehört doch die einseitig vergrößerte Stirnhöhle zum klassischen röntgenologischen
Bild der Hemiatrophia cerebri, auf welche wir später noch ausführlicher eingehen werden.
Auch die Pneumatisation des gleichseitigen Schläfenbeines kann in solchen Fällen verstärkt sein.
Wir haben hier ein typisches Beispiel dafür, daß die „anatomische Variante" eines Organs,
oder besser gesagt, die scheinbare anatomische Variante, durch eine krankhafte Veränderung
eines anderen Organes hervorgerufen wird. Derartige Erscheinungen sind im Bereiche des
Schädels nicht selten zu beobachten. Es muß aber noch andere Ursachen für die abnorme
Entwicklung einer Nebenhöhle geben, denn die bestehende Atrophie eines Teiles des Gehirns
kann nur die benachbarten Nebenhöhlen beeinflussen. Der Pneumosinus dilatans der Kieferhöhle muß daher eine andere, uns noch unbekannte Ursache haben, von der anzunehmen ist,
daß sie manchmal auch in anderen Nebenhöhlen wirksam wird. Der Pneumosinus dilatans
der Keilbeinhöhle und des hinteren Siebbeines verdient ein besonderes Interesse nicht nur deswegen, weil er nach meinen Erfahrungen am häufigsten zur Beobachtung kommt und weil
er manchmal der Ausdruck einer Atrophie der benachbarten Hirnteile sein kann, sondern deswegen, weil sich erfahrungsgemäß an seiner Wand, und zwar am Planum sphenoidale, oft ein
Meningiom entwickelt. Die Häufigkeit dieses Zusammentreffens ist viel zu groß, als daß sie
mit einem Zufall erklärt werden könnte. In der überwiegenden Mehrzahl der Fälle von Pneumosinus dilatans der hinteren Nebenhöhlen, welche ich zu sehen Gelegenheit hatte, bestand schon
zum Zeitpunkt der Untersuchung daselbst ein Meningiom. In einem Falle wurde röntgenologisch

das Bestehen eines Pneumosinus dilatans festgestellt und 12 Jahre später bestanden in diesem Falle auch Zeichen eines Meningioms. In einem Falle sah ich einen Pneumosinus dilatans der Keilbeinhöhle und des Siebbeinlabyrinthes einer Seite — das Siebbeinlabyrinth hatte auch eine abnorm große orbitale Bucht gebildet — zugleich mit einem ausgedehnten Hämangiom. Da es sich um eine angeborene Gefäßmißbildung handelte und der klinische Befund mit Sicherheit das Bestehen schwerer Veränderungen des Gehirns annehmen ließ, so besteht die Möglichkeit, daß der Pneumosinus dilatans in diesem Falle in erster Linie mit den bestehenden Gehirnveränderungen in Zusammenhang zu bringen war. Es dürfte daher das Zusammentreffen eines Pneumosinus dilatans mit einem Hämangiom in diesem vereinzelten Falle anders zu werten sein, als das wiederholt beobachtete Zusammentreffen des Pneumosinus dilatans mit einem Meningiom. Im Zusammenhang mit diesen Fällen möchte ich noch zwei Fälle von Veränderungen am Schläfenbein erwähnen, welche ich zu beobachten Gelegenheit hatte und die vielleicht in dieses Gebiet gehören. Obwohl beide Fälle operiert und einer auch obduziert wurde, blieben sie ungeklärt. In beiden Fällen bestand ein fast identischer röntgenologischer und klinischer Befund. Es hatte sich allmählich ohne wesentliche subjektive Beschwerden eine erhebliche Vergrößerung des Warzenfortsatzes entwickelt, die den Eindruck einer Aufblähung erweckte (s. Abb. 19). In beiden Fällen handelte es sich um junge Mädchen. Das Röntgenbild zeigte, daß der ganze Warzenfortsatz von einem großen, scharf begrenzten und mit einer dünnen Corticalis versehenen Hohlraum eingenommen war. Beide Fälle wurden operiert und in beiden Fällen fand sich ein großer, lufthältiger Hohlraum mit ganz geringer Menge freier Flüssigkeit. Eine Erklärung für das Zustandekommen dieses Hohlraumes konnte bei der Operation nicht gefunden werden. Der Operateur des einen Falles hatte den Eindruck eines Pneumosinus dilatans. Daß in diesem Falle die histologische Untersuchung eines entfernten Knochenstückchens einen Befund ergab, der nach Ansicht des Patho-Anatomen „ähnlich wie bei einem Meningiom" war, ist im Hinblick auf das Zusammentreffen von Pneumosinus dilatans und Meningiom am Keilbein von Interesse. Klinische bestand in diesem Falle keinerlei Anzeichen für das Bestehen eines Meningioms, was allerdings in Hinblick auf den erwähnten Fall, in welchem das Meningiom erst viele Jahre nach dem Nachweis des Pneumosinus dilatans auftrat, nicht viel besagen will. In der amerikanischen Literatur begegnete ich einem Falle, der, einer leider recht schlechten Reproduktion nach, einen ähnlichen Befund aufzuweisen scheint, wie die beiden von mir beobachteten Fälle. Er wurde als „fibröse Dysplasie" gedeutet. Es wäre immerhin denkbar, daß eine fibröse Knochenerkrankung zu einer Cystenbildung führt und sich diese Cyste nach Perforation in die Mittelohrräume entleert. Allerdings ist zu bedenken, daß verschiedene Autoren das Vorkommen echter Cysten bei fibröser Dysplasie bestreiten. Es müßte sich daher um eine Ostitis fibrosa und nicht um eine fibröse Dysplasie gehandelt haben. Ich selbst hatte im ersten Falle, welchen ich sah, an die Möglichkeit gedacht, daß es sich um ein von der hinteren Schädelgrube aus in den Warzenfortsatz hineingewachsenes Epidermoid handle, dessen verflüssigter Inhalt sich nach Perforation entleert habe. Aber die Operation ergab nichts, was diese Annahme hätte bestätigen können. Es ist fraglich, ob diese beiden, das Schläfenbein betreffenden Fälle überhaupt in das Gebiet des Pneumosinus dilatans gehören. Auf Grund der an den Nasennebenhöhlen beobachteten Fälle können wir auf jeden Fall sagen, daß das Zustandekommen eines Pneumosinus dilatans und sein Zusammenhang mit Tumorbildung ein noch ungelöstes Problem ist.

Wir wollen nun zum Gegenteil, zur abnorm geringen Entwicklung, bzw. zum Fehlen der Nasennebenhöhlen übergehen. Die Unterentwicklung oder das Fehlen einer Nebenhöhle kann ihre Ursache in einer in der Entwicklungsperiode abgelaufenen Entzündung haben, doch ist dies sicherlich nicht der alleinige Grund solcher Befunde. Das Fehlen einer oder beider Stirnhöhlen ist nicht selten. Interessant ist, daß die Supraorbitalneuralgie häufiger bei fehlender oder unterentwickelter Stirnhöhle zu finden sein soll. Sieht man in der Nachbarschaft des inneren-oberen Orbitawinkels nur einen kleinen pneumatischen Raum, so kann man röntgenologisch nicht feststellen, ob dieser einer kleinen Stirnhöhle oder einer — bei fehlender Stirnhöhle — vorgeschobenen Siebbeinzelle entspricht. Eine hochgradige Unterentwicklung oder ein völliges Fehlen ist bei den Keilbeinhöhlen seltener zu beobachten als bei den Stirnhöhlen, aber immerhin keine Rarität. Das Bild der nur wenig entwickelten oder ganz fehlenden Keilbeinhöhle kann mit dem einer Hyperostose, z. B. durch ein Meningiom, eine entfernte Ähnlichkeit aufweisen. Die normale Knochenstruktur im ersten Falle und die atypische Knochenstruktur im Falle einer sekundären Hyperostose wird dem Erfahrenen die Differentialdiagnose leicht machen. Das Fehlen des Siebbeinlabyrinthes ist ein seltenes Vorkommnis. Ich sah es einmal bei einem ausgedehnten, congenitalen Hämangiom, einmal in einem Falle von Meningocele und einige Male in Fällen von Hyperostose des Schädels verschiedener Genese. In den letzteren Fällen muß allerdings die Möglichkeit offen gelassen werden, daß das Siebbeinlabyrinth ursprünglich angelegt war, die pneumatischen Räume aber durch die Hyperostose wieder zum Verschwinden gebracht wurden. Nur ein einziges Mal sah ich ein Fehlen des Siebbeinlabyrinthes in einem Falle, in welchem der Schädel außer diesem Befund nichts Auffälliges aufwies. Ich hatte auf den, wegen der Unruhe des an Meningitis erkrankten Patienten technisch etwas minderwertigen, Aufnahmen eine Verschattung des Siebbeinlabyrinthes gesehen und daraus auf einen entzündlichen Prozeß daselbst geschlossen. Die Obduktion ergab aber ein von lockerem, spongiösem Knochen erfülltes Siebbein ohne jegliche Pneumatisation. Das völlige Fehlen einer oder beider Kieferhöhlen ist ebenfalls sehr selten. Es ist schon selten, daß die Kieferhöhle so klein ist, daß zwischen ihrer Wand und der äußeren Wand des Oberkiefers eine breite Zone spongiösen Knochens besteht.

Wir haben uns bisher vorwiegend mit der Besprechung jener Anomalien der Nasennebenhöhlen befaßt, die das Gesamtbild des Schädels beeinflussen und fallweise auch bei Bestehen einer endocraniellen Erkrankung von Interesse sein können. Der Einfachheit halber wollen wir gleich auch die Besprechung jener Anomalien der Nasennebenhöhlen anschließen, die nur bei einer Erkrankung der letzteren von Interesse sind. Ich erwähnte vorhin, daß man bisweilen in der Nachbarschaft des inneren-oberen Orbitawinkels einen kleinen pneumatischen Raum sieht, von welchem man röntgenologisch nicht feststellen kann, ob es sich um eine kleine Stirnhöhle oder um eine bei Fehlen der Stirnhöhle dorthin verschobene Siebbeinzelle handelt. Ich komme darauf zurück, weil manche Kliniker ein Interesse daran haben, zu wissen, ob es sich nun tatsächlich um eine kleine Stirnhöhle oder um eine vorgeschobene Siebbeinzelle handelt. Ich glaube, daß es selbst anatomisch nicht immer feststellbar ist, ob eine selbständige Stirnhöhle vorliegt, oder ob das, was als Stirnhöhle imponiert, eigentlich eine Siebbeinzelle ist. Wie wäre es sonst zu erklären, daß die Angaben über die Entstehung der Stirnhöhlen in den verschiedenen Büchern der Anatomie des menschlichen Körpers verschieden sind. In dem einen Buche können wir lesen, daß sich die Stirnhöhlen direkt von der Nase aus entwickeln, während in dem anderen zu lesen ist, daß sie sich vom Siebbein aus bilden. Auf Grund der röntgenologischen Erfahrung ist anzunehmen, daß beide Möglichkeiten bestehen. Die Grenzen zwischen Stirnhöhle und vorderem Siebbeinlabyrinth sind — so wie die Grenzen zwischen hinterem Siebbeinlabyrinth und der Keilbeinhöhle — sehr wechselnd und vielfach röntgenologisch nicht eindeutig feststellbar. Man sieht jedoch manchmal Bilder, welche unbedingt für die eine oder andere Entstehung der Stirnhöhlen sprechen, so daß wir annehmen müssen, daß sich die Stirnhöhle direkt von der Nasenhöhle aus bilden kann, daß jedoch das, was als Stirnhöhle imponiert, manchmal auch eine Siebbeinzelle sein kann, welche in das Stirnbein vorgedrungen ist und nun die Rolle einer Stirnhöhle spielt (s. Abb. 20). Eine Siebbeinzelle kann manchmal auch in eine schon vorhandene Stirnhöhle eindringen. Wir sprechen dann von einer Bulla frontalis des Siebbeines, im Gegensatz zu jener blasenförmigen Ausstülpung des Siebbeinlabyrinthes, die sich manchmal in die Nasenhöhle bzw. in die mittlere Nasenmuschel hinein entwickelt und von der Bulla ethmoidalis des Siebbeinlabyrinthes ausgeht. Man kann auch diese Anomalie in gewissem Sinne als einen Pneumosinus dilatans ansehen, der sich jedoch nicht nach außen, sondern nach innen in die Nasenhöhle oder in die benachbarte Stirnhöhle bildet. Die Bulla frontalis des Siebbeines kann ein Ausmaß erreichen, welches dem einer gut entwickelten Stirnhöhle entspricht (s. Abb. 21). Sie ist von einer Ausbuchtung der Stirnhöhle durch 2 Merkmale zu unterscheiden. Im sagittalen Bilde erscheint eine Ausbuchtung der Stirnhöhle heller als der übrige Bereich dieser Stirnhöhle, weil hier in der Strahlenrichtung mehr Luft vorhanden ist. Außerdem ist eine Ausbuchtung nicht durch eine feine, einer Corticalis entsprechenden Schattenlinie abgegrenzt. Dagegen ist die Stirnhöhle im Bereiche einer vorhandenen Bulla des Siebbeines, wegen der knöchernen Wand der letzteren, weniger hell als in der Umgebung der Bulla, und diese ist von der Stirnhöhle durch eine dünne, knöcherne Wand getrennt, welche im Röntgenbild als feine, knochendichte Schattenlinie den Bereich der Bulla gegen die übrige Stirnhöhle abtrennt. Das Vorhandensein einer Bulla frontalis des Siebbeinlabyrinthes innerhalb der Stirnhöhle kann für den Kliniker von Bedeutung sein. Es kann z. B. ein schweres Empyem der Stirnhöhle vorliegen, welches eine Operation erfordert. Nun kann die Bulla so gelegen sein, daß man bei der Operation an typischer Stelle in die kaum veränderte Bulla, nicht aber in die schwer erkrankte Stirnhöhle gelangt (s. Abb. 22). Der Operateur kann aber während der Operation der Form und Lage des pneumatischen Raumes nach überzeugt sein, die Stirnhöhle eröffnet zu haben und findet dort einen Befund, der mit dem auf Grund der klinischen Symptome erwarteten nicht übereinstimmt. Außerdem tritt natürlich der erwartete Erfolg der Operation nicht ein, da die außerhalb der Bulla gelegene, erkrankte Stirnhöhle gar nicht eröffnet wurde. Ich hatte schon Gelegenheit, dies zu beobachten, wobei ich die Röntgenaufnahme erst nach erfolglos durchgeführter Operation zur Beurteilung erhielt. Eine genaue Betrachtung des Bildes hätte die Lage schon vor der Operation geklärt.

Von weiteren Anomalien der Nasennebenhöhlen, die fallweise für den Kliniker von Interesse sein können, sind noch folgende zu erwähnen: liegt eine so hochgradige Asymmetrie der Stirnhöhlen vor, daß das Septum zwischen beiden bis nahe an einen Orbitarand verlagert ist, so soll man dies im Befund erwähnen. Auch das Fehlen eines Septum im Röntgenbild soll angeführt werden. Es kann tatsächlich fehlen, oder nur bindegewebig angelegt und dadurch im Röntgenbild nicht sichtbar sein. Daß es nur deswegen nicht erkennbar ist, weil es sehr dünn ist und schräg zur Strahlenrichtung steht, kommt in seltenen Fällen vor. Auch eine Pneumatisation der Crista galli ist in pathologischen Fällen erwähnenswert. Man erkennt sie daran, daß die Crista galli größer ist als gewöhnlich und eine dünne, scharf und deutlich hervortretende Corticalis aufweist. Auch Diploevenen, welche durch die Stirnhöhlenwand verlaufen, sollen erwähnt werden. Sie ziehen meist von unten-außen nach innen-oben und können unter Umständen das Entstehen einer Osteomyelitis und ihre Ausbreitung erleichtern. Bezüglich der Kieferhöhlen ist noch der seltene Befund einer doppelten Kieferhöhle auf einer Seite zu erwähnen. Es bestehen in diesen Fällen auch zwei getrennte Eingänge. Die Trennungswand zwischen diesen beiden Kieferhöhlen verläuft in frontaler Richtung und ist daher in erster Linie in der axialen Aufnahme der Schädelbasis und Nebenhöhlen gut zu sehen. Sie bedingt die Trennung in eine vordere und eine hintere Kieferhöhle. (Das Pferd zeigt regelmäßig auf jeder Seite zwei Kieferhöhlen. Infolge der anderen Kopfhaltung spricht man hier von einer oberen und unteren Kieferhöhle.) Im Falle der Erkrankung nur einer dieser Kieferhöhlen können röntgenologisch und klinisch atypische Symptome bestehen.

Wir gehen nun zur Besprechung der Schädelkapsel über, beschränken uns aber auf solche Anomalien, die von praktischer Bedeutung sind, sei es, weil sie ein ungewohntes Röntgenbild ergeben, oder weil sie unter Umständen auf einen krankhaften Zustand hinweisen und es sich also um Anomalien an der Grenze des Normalen handelt. Größen- und Formunterschiede, die sich noch im Rahmen des Normalen halten und vielfach rassisch bedingt sind, haben überwiegend nur wissenschaftliches Interesse. Auf die diesbezüglichen Grenzen des Normalen und Anfänge des Pathologischen werden wir im Kapitel über den Gesamteindruck der Übersichtsbilder des Schädels zurückkommen.

Die Dicke und Dichte der Schädelkapsel kann im Rahmen des Normalen sehr verschieden sein. Sie ist unter anderem auch von endokrinen Faktoren und vom Zustand des hämatopoetischen Systems abhängig. Die Schädelkapsel ist meist am Tuber parietale und oft auch am Tuber frontale am dicksten. Eine senile, praktisch bedeutungslose Veränderung der Form und Dicke der Schädelkapsel sei hier erwähnt, weil sie röntgenologisch ein eigenartiges Bild ergibt. Es ist dies der senile parietale und frontale Knochenschwund. In den Aufnahmerichtungen, in welchen der Tuber parietale von den Strahlen tangential getroffen wird, also in erster Linie in der sagittalen Übersichtsaufnahme des Schädels, zeigt sich im Bereiche desselben eine hochgradige, scharf und fast geradlinig begrenzte Knochenverdünnung. Der Knochenschwund betrifft die Lamina externa und Diploe, so daß ein Bild entsteht, als hätte man mit einem glatten, tangential geführten Messerschnitt den Tuber parietale bis zur Lamina interna entfernt. Am Tuber frontale ist dieser senile Knochenschwund selten. Es ist eigenartig, daß dieser Knochenschwund gerade dort auftritt, wo man am Schädel besonders oft eine Hyperostose antrifft. Dieser senile Knochenschwund kann auch in eigenartiger Weise mit einer Hyperostose kombiniert sein. Man sieht dann am Rande des verdünnten Bereiches eine aus sklerotischem Knochen gebildete, wallartige Knochenverdickung, die auch klinisch in Form einer fast ringförmigen Erhebung tastbar sein kann (s. Abb. 23). Das Seitenbild der Fälle mit parietalem Knochenschwund zeigt unter der Scheitelhöhe zwei breite Aufhellungszonen, von welchen die obere heller ist als die untere und deren Begrenzung regelmäßig, aber nicht sehr scharf ist. Diese Aufhellungen kommen durch den Knochenschwund zustande, wobei im oberen Teile die dünnen Stellen

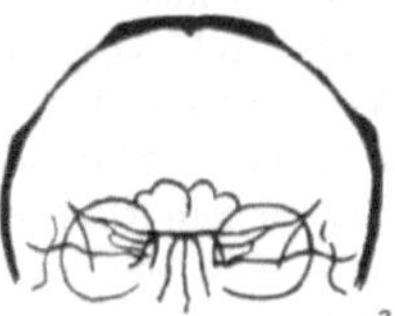 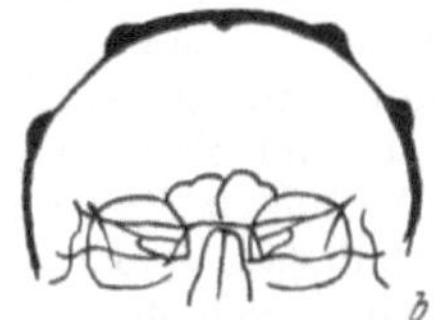

Abb. 23a und b. Beides sind Skizzen einer sagittalen Übersichtsaufnahme eines Schädels mit seniler, parietaler Knochenabsumption. Die Skizze a zeigt den Knochenschwund beiderseits in der Gegend des Tuber parietale bei intakter Lamina interna. Das Bild erweckt den Eindruck, als hätte man hier durch einen glatten, tangential geführten Schnitt den Knochen bis zur Lamina interna entfernt. Die Skizze b zeigt fast den gleichen Befund, doch besteht hier an den Rändern des parietalen Knochenschwundes eine wallartige Hyperostose.

Fig. 23a and b. Both are sketches of a sagittal view of the skull showing senile parietal thinning of bone. Sketch a shows bilateral thinning of the bone in the region of the tuber parietale, but an intact lamina interna. It gives the same impression as if the bone had been removed up to the lamina interna by a smooth tangential section. Sketch b shows almost the same findings, but here at the edges of the thinned parietal bone a borderlike hyperostosis is seen.

Fig. 23a y b. Ambos son esquemas de una radiografía sagital panorámica del cráneo con atrofia ósea parietal senil. El esquema a muestra la atrofia ósea en ambos lados, en la región del tuber parietal y lámina interna intacta. La imagen hace la impresión como si con un corte liso y tangencial se hubiera extirpado el hueso hasta la lámina interna. El esquema b muestra casi el mismo hallazgo si bien en este caso hay a nivel de los bordes de la atrofia ósea parietal una hiperostosis en aposición.

Fig. 23a et b. Deux schémas de radiographies du crâne de profil avec un amincissement pariétal sénil de la voûte. Le schéma a montre la résorption osseuse considérable des deux côtés dans la région des bosses pariétales avec une table interne intacte. L'image donne l'impression que l'on a effectué une coupe franche tangentielle enlevant l'os jusqu' à la table interne. Le schéma b présente les mêmes altérations, les bords de la résorption osseuse pariétale montrent par contre une hyperostose en forme de crête.

beider Seiten übereinander projiziert sind und die Aufhellungen dadurch hier stärker ist. Ein ähnlicher Knochenschwund, der nur die Lamina externa und Diploe betrifft, kann manchmal auch beim Sinus pericranii zur Beobachtung kommen. Er zeigt aber in diesen Fällen keine so regelmäßige, schnittartige Begrenzung und ist dann auch nicht nur auf den Tuber parietale oder auf den Tuber frontale beschränkt.

Eine wesentlich häufiger zu beobachtende senile Veränderung ist die senile Porose des Schädelskeletes. Sie ist der senilen Porose am übrigen Skelet analog. Die erste Stelle, an welcher sie sich zeigt, kann das Dorsum sellae sein. Sie führt zu einer erhöhten Strahlendurchlässigkeit des Schädelskeletes, die nicht immer gleichmäßig ist. Es können vielmehr auch Stellen von erhöhter Strahlenabsorption bestehen, sodaß der Schädel im Röntgenbild ein fleckiges Aussehen bekommt. Dies kommt insbesondere dadurch zustande, daß es im Alter, abgesehen von den erwähnten senilen Strukturveränderungen, manchmal — vielleicht als Folge einer bestehenden senilen Hirnatrophie — auch zur Knochenneubildung an den Juga cerebralia, also zu einer lokalisierten Hyperostose daselbst kommt. Diese verdickten Juga cerebralia bedingen dann im Röntgenbild dichtere Stellen, welche durch die Porose der Umgebung noch deutlicher hervortreten. Es kann aber auch in der Diploe zu stellenweiser Knochenverdichtung kommen. So kann ein Bild entstehen, welches eine sehr entfernte Ähnlichkeit mit Systemerkrankungen, wie Morbus Paget oder Morbus Recklinghausen haben kann, eine Ähnlichkeit, die aber nur den

Anfänger verwirren könnte. Die Ähnlichkeit ist mit manchen Formen des Morbus Reckling-hausen begreiflicherweise größer, da sich in beiden Fällen eine endokrine Dysfunktion am Schädel-skelet auswirkt. Wir wollen dies zum Anlaß nehmen, uns hier ausführlicher mit diesen beiden Erkrankungen zu befassen. Das typische Bild des vorgeschrittenen Morbus Paget kann als bekannt vorausgesetzt werden. Diesbezüglich sei nur erwähnt, daß in seltenen Fällen von vorgeschrittenem Morbus Paget vereinzelte rundliche Aufhellungszonen erkennbar sind, die dazu verleiten können, an das Bestehen von Cysten zu denken. Auch eine zweite Tatsache ist bemerkenswert. Wenn auch bei Morbus Paget in erster Linie und oft auch ausschließlich der Hirnschädel verändert ist, so gibt es doch auch Fälle, in welchen der Gesichtsschädel in Mitleidenschaft gezogen ist. Es kann geschehen, daß dann im Bereiche der Nase und der Nasen-nebenhöhlen eine intensive Knochenverdickung mit gleichmäßiger Sklerosierung besteht. Beide Umstände verleiten manchmal zu Fehldiagnosen. Was uns hier in erster Linie interessiert, das sind die Fälle beginnender, noch nicht zum klassischen Bild vorgeschrittener Erkrankung. Der Morbus Paget beginnt am Schädel nicht in der Weise, daß Stellen von erhöhter Strahlen-durchlässigkeit auftreten und gleichzeitig in diesem Bereiche Sklerosainseln entstehen. Er beginnt also nicht mit der allmählichen Entwicklung der für sein klassisches Bild charakteristi-schen „wattebausch“-ähnlichen Strukturveränderungen. Ein solches Verhalten können wir dagegen in manchen Fällen von Morbus Recklinghausen beobachten, einer Erkrankung, die zu recht verschiedenartigen Veränderungen im Bereiche des Schädels führen kann. Da mir bezüglich der letzteren Erkrankung noch manches unklar zu sein scheint, halte ich es für zweck-mäßig, im folgenden statt von Morbus Recklinghausen von Hyperparathyreoidismus zu sprechen, um Mißverständnisse zu vermeiden. Bei Morbus Paget zeigt sich im Beginn fast immer eine langsam wachsende Zone erhöhter Transparenz, deren bevorzugte Lokalisation die seitliche Schädelwand zu sein scheint. Diese Zone ist regelmäßig und meist auch deutlich gegen den noch unveränderten Knochen abgegrenzt. Die Abgrenzung kann aber in vereinzelten Fällen auch unscharf sein. In wieder anderen Fällen kann sie durch eine schmale Zone verstärkter Transparenz besonders betont sein (s. Abb. 24). Dieses Bild ist durch SCHÜLLERs erste Ver-öffentlichung über derartige Fälle als „circumskripte Osteoporose“ in die Literatur eingegangen. Diese Bezeichnung ist aber nicht zweckmäßig, da WEISS zeigen konnte, daß es sich in diesen Fällen fast ausnahmslos um das Anfangsstadium des Morbus Paget und daher nicht um eine Osteoporose im eigentlichen Sinne des Wortes handelt. Diese Zone erhöhter Transparenz ver-größert sich nur langsam. Ihr Rand wird nach WEISS im Jahr um ungefähr 1 cm vorgeschoben. Später kommt es zur Knochenverdickung und erst dann, viele Jahre nach Beginn der Erkran-kung, treten Sklerosaherde im umgebauten Knochen auf. Ein Morbus Paget, bei welchem schon Sklerosaherde bestehen, hat ein Alter von mindestens 5 Jahren. Der hier geschilderte Verlauf gilt nach WEISS nur für den Schädel, da es am übrigen Skelet infolge der funktionellen Bean-spruchung des Knochens viel früher, manchmal schon zu Beginn der Erkrankung, zur Neubil-dung dichten, zum Teil sklerotischen Knochens kommt. Aber auch am Schädel gibt es Aus-nahmen von dieser Regel. So sah ich einen Fall, welcher am übrigen Skelet das typische Bild eines Morbus Paget der sklerotischen Form aufwies, ein Befund, der mit dem Krankheitsverlauf und der klinischen Annahme in Übereinstimmung stand. Am Schädel bestanden nur im Bereiche der Scheitelhöhe Veränderungen. Hier waren große Sklerosaherde mit fast osteomartiger Knochenverdickung zu sehen, welche nur von einer schmalen Zone erhöhter Transparenz um-geben waren. Es war also hier die Hyperostose aus unbekannten Gründen viel früher einge-treten als gewöhnlich (s. Abb. 25). Ich sah diesen Fall in Brasilien, wo Lasten vielfach auf dem Kopf getragen werden. Vielleicht ist diese, bei uns ungewohnte Art der funktionellen Bean-spruchung der Kopfknochen die Ursache des atypischen Bildes gewesen. Es ist für die Differen-tialdiagnose wichtig, daß gewöhnlich bei einem Morbus Paget deutliche Sklerosaherde erst dann auftreten, wenn im erkrankten Bereich schon eine Verdickung des Knochens besteht. Diese Tatsache bewahrt uns vor einem Irrtum in manchen Fällen von Metastasen eines Pro-statacarcinoms oder gewissen Fällen von Hyperparathyreoidismus, die eine Ähnlichkeit mit einem Morbus Paget haben können. Die Metastasen eines Prostatacarcinoms treten manch-mal in Form verstreuter Sklerosainseln auf, die der Schädelkapsel auch eine „wattebausch“-

ähnliche Struktur verleihen können. Es fehlt aber in diesen Fällen die diffuse Verdickung der Schädelkapsel im erkrankten Bereich, es fehlt die Strukturveränderung an den nicht verdichteten Stellen (wenn nicht gleichzeitig osteolytische Metastasen bestehen) und es fehlt die bevorzugte Lokalisation der bestehenden Verdichtung an der Innenseite der Schädelkapsel, Veränderungen, die für Morbus Paget sprechen. Hyperparathyreoidismus kann, wie schon erwähnt, zu sehr verschiedenen Veränderungen im Bereiche des Schädels führen. Eine dieser Formen kann ein Bild ergeben, welches eine gewisse Ähnlichkeit mit Morbus Paget hat. Im Gegensatz zur Ansicht mancher Autoren, daß sich der Hyperparathyreoidismus am ganzen Skelet auswirken muß und nur zu diffusen Veränderungen führen kann, finden wir manchmal am Schädel nur eine große, gut und regelmäßig begrenzte Zone erhöhter Transparenz. Dieses Bild unterscheidet sich nur dadurch von dem der ,,circumskripten Osteoporose'', dem Anfangsstadium des Morbus Paget, daß in der Zone erhöhter Transparenz schon frühzeitig Sklerosainseln auftreten, die wieder zur ,,wattebausch''-ähnlichen Struktur führen (s. Abb. 26). Wir finden also diese Strukturveränderungen in gewissen Fällen von Hyperparathyreoidismus frühzeitig, ohne Verdickung der Schädelkapsel, in Fällen von Morbus Paget spät, nur bei gleichzeitigem Bestehen einer deutlichen Verdickung derselben. Im Gegensatz zum Morbus Paget, dessen Zustandsbilder ziemlich einheitlich sind und keine prinzipiellen Unterschiede aufweisen, sondern nur zwischen den beiden Extremen — der porotischen und der sklerotischen Form — schwanken, können wir bei Bestehen eines Hyperparathyreoidismus verschiedene Bilder beobachten, welche nicht als verschiedene Stadien oder verschiedene Grade der Erkrankung angesehen werden können. Außer der schon erwähnten Form sah ich einen Fall, in welchem nur größere Sklerosainseln bestanden, ohne eine Zone erhöhter Transparenz oder sonstigen Strukturveränderungen. Ein solcher Fall kann eine große Ähnlichkeit mit osteoplastischen Metastasen eines Prostatacarcinoms haben. Am häufigsten sind wohl jene Fälle, in welchen sich zuerst nur eine geringe Veränderung der Spongiosazeichnung zeigt, eine ,,Osteoporose'', die uncharakteristisch ist, da wir sie bei anderen endokrinen Störungen ebenfalls finden können, wie z. B. bei einem akromegalen Schädel oder auch als senile Osteoporose. Später werden die Veränderungen deutlicher und damit charakteristischer. Durch den Knochenumbau entstehen kleinste Aufhellungszonen, welche der Schädelkapsel ein granuliertes Aussehen verleihen. Dieses ist dann besonders auffällig, wenn neben diesen kleinen Aufhellungen auch eine Verdichtung des Knochens besteht. Ein ganz ähnliches Bild sah ich allerdings auch einmal in einem Falle gemischt osteolytischer und osteoplastischer Metastasen eines Prostatacarcinoms. Das gleichzeitige Auftreten cystenartiger Aufhellungen, welche Cysten oder Pseudocysten entsprechen können, erleichtert die richtige Diagnose wesentlich. Ich möchte hier noch auf eine andere Beobachtung hinweisen. Bei verschiedenen Erkrankungen, welche zu Strukturveränderungen am Schädel mit stellenweiser Hyperostose führen, findet man nicht selten eine Verdickung und Verdichtung der unteren Partien des Hinterhauptes bis zu einer osteomartigen Verbreiterung dieser Region nach außen. Ich sah dies bei Hyperparathyreoidismus, bei fibröser Dysplasie, bei Akromegalie, bei Metastasen eines Prostatacarcinoms und auch in Kombination mit seniler Osteoporose, aber bisher nie bei Morbus Paget. Die Differentialdiagnose zwischen Hyperparathyreoidismus, Morbus Paget und Metastasen eines Prostatacarcinoms wird in zweifelhaften Fällen selbstverständlich wesentlich erleichtert, wenn man das übrige Skelet in die Untersuchung mit einbezieht und diese nicht nur auf den Schädel beschränkt. Doch sah ich Metastasen eines Prostatacarcinoms, die ausschließlich am Schädel und nicht am übrigen Skelet nachweisbar waren. Ich sah auch einen Fall von Hyperparathyreoidismus, in welchem am Schädel schon ausgedehnte Veränderungen bestanden, während am übrigen Skelet kein eindeutig pathologischer Befund zu erheben war. Natürlich kann sich in einem solchen Fall eine geringe Osteoporose in Ermangelung einer Vergleichsmöglichkeit dem Nachweis entziehen. Daß sich der Schädel bei Hyperparathyreoidismus insoferne anders verhält als das übrige Skelet, als hier sklerotische Veränderungen häufig sind, ist bekannt. Daß aber am übrigen Skelet — wie manche Autoren glauben — nur Veränderungen auftreten, welche durch Schwund kalkhaltigen Knochens charakterisiert sind, ist nicht richtig. Ich sah einen Fall, bei welchem die klinischen Zeichen eines Hyperparathyreoidismus bestanden, bei der Operation ein Tumor der Parathyreoidea gefunden wurde, welcher sich histologisch als Adenom erwies und in welchem auch die Röntgenuntersuchung am Skelet im allgemeinen die charakteristischen Veränderungen des Hyperparathyreoidismus erkennen ließ, welche sich postoperativ auch weitgehend zurückbildeten. Es konnte also an der Diagnose Hyperparathyreoidismus nicht der geringste Zweifel bestehen. Als ungewöhnlich zeigte dieser Fall jedoch schon bei der ersten Untersuchung vor der Operation an einigen Lendenwirbeln und an einer Beckenhälfte Knochenverdichtung mit einer, einem Morbus Paget ähnlichen Struktur.

Die normale Spongiosazeichnung ist an der Schädelkapsel sehr verschieden ausgebildet. Es gibt Schädel, die an der Kapsel fast keine Spongiosazeichnung erkennen lassen und andere, bei welchen sie hier besonders deutlich ist. Das letztere ist naturgemäß dann der Fall, wenn gleichzeitig eine Hyperostose besteht. Besonders bei rachitischer Hyperostose kann im Bereiche der Schädelkapsel eine auffällig starke, grobmaschige Spongiosazeichnung zu sehen sein. Eine solche kann dazu führen, daß man mit der Abgrenzung des pneumatischen Systems des Warzenfortsatzes bei bestehender Verschattung der Zellen Schwierigkeiten hat, weil die grobmaschige Spongiosastruktur der Zellstruktur weitgehend ähnlich ist. Eine abnorme Spongiosazeichnung bei gleichzeitig bestehender Hyperostose zeigen auch bestimmte Fälle von Anämie. In diesen ist die Spongiosazeichnung regelmäßig und feinmaschig und die Veränderung betrifft den ganzen Schädel. Durch die starke Spongiosierung des Knochens kann die Corticalis verdünnt sein und dann als scharfe, dichte Linie hervortreten, was besonders an der Lamina interna auffällt. Dieses Bild sieht man bei der Mittelmeeranämie und bei der Sichelzellenanämie (s. Abb. 27). Die Oberfläche der Schädelkapsel zeigt manchmal statt der normalen, glatten Begrenzung eine feine, radiäre, strahlenförmige Zeichnung, durch feinste, regelmäßige Zackenbildung (Spicula). Hyperostose mit ungewöhnlich starker, aber regelmäßiger und feinmaschiger Spongiosazeichnung scheint auch bei verschiedenen anderen Bluterkrankungen vorkommen zu können. So können wir an der Schädelkapsel genau das gleiche Bild wie bei der Mittelmeeranämie, auch bei hämolytischem Ikterus finden. Es besteht nur der Unterschied, daß es sich bei letzterem meist um Erwachsene handelt und daß am übrigen Skelet keine deutlichen Veränderungen zu finden sind, während bei der Mittelmeer- und Sichelzellenanämie das ganze Skelet in gleicher Weise verändert ist wie der Schädel. Chlorom, Leukämie und Lymphogranulomatose führen bisweilen ebenfalls zu einer Veränderung der Spongiosazeichnung. In diesen Fällen betrifft die Veränderung jedoch nicht gleichmäßig den ganzen Schädel und sie erweist sich bei genauer Betrachtung guter Bilder als durch kleinste Destruktionsherde in der Diploe bedingt. In einem späteren Stadium können dann durch Konfluieren entstandene, größere, unregelmäßig begrenzte Destruktionsherde, wie bei den Metastasen eines malignen Tumors, vorhanden sein. Bei einem Lymphogranulom kann auch eine lokalisierte Knochenverdickung und manchmal nur eine Hyperostose ohne Destruktion bestehen.

Von hyperostotischen Veränderungen seien hier noch folgende angeführt: die frontalen Enostosen sind ein häufiger Befund und daher an erster Stelle zu erwähnen. Es ist aber nötig, den Begriff der frontalen Enostosen gegenüber anderen hyperostotischen Veränderungen am Stirnbein genau abzugrenzen. An den seitlichen Partien des Stirnbeins sieht man öfter, in gleicher Weise wie am Scheitelbein, einen nach oben ziehenden, länglichen, etwas verdickten und verdichteten Bereich ohne scharfe Grenzen, der gewissermaßen als Strebepfeiler im architektonischen Aufbau des Schädels anzusehen ist. Im Rahmen einer diffusen Hyperostose des Schädels ist natürlich auch eine Verdickung des Stirnbeines vorhanden. Oft beschränkt sich jedoch eine solche Hyperostose auf den Bereich des Tuber parietale und Tuber frontale. Außerdem kann es zur Hyperostose im Bereiche der Juga cerebralia kommen. Dieselbe hat ihre Ursache vermutlich in atrophischen Veränderungen des Stirnhirns. Durch diese Hyperostose sind die Juga cerebralia enostosenartig verdickt, behalten aber ihre eigenartige zugespitzte Form. Alle diese hyperostotischen Veränderungen des Stirnbeines haben mit frontalen Enostosen nichts zu tun, können aber gelegentlich gemeinsam mit diesen auftreten. Als frontale Enostose bezeichnen wir buckelartige Vorwölbungen an der Innenseite des Stirnbeines. Sie sind parasagittal gelegen und gehen von der Lamina interna aus, ohne die übrigen Teile des Stirnbeines wesentlich zu verändern. Im Seitenbild erwecken sie, von den Strahlen tangential getroffen, den Eindruck knöcherner Tumoren. Sie unterscheiden sich jedoch von Osteomen im Sinne benigner Neoplasmen des Knochens, welche auch am Stirnbein auftreten können, dadurch, daß ihre Begrenzung durch tiefe Gefäßfurchen gegeben ist. Dies ist im sagittalen Bild gut zu erkennen und trifft bei einem gewöhnlichen Osteom nicht zu. Die frontalen Enostosen sind bei Frauen jenseits des Klimakteriums häufig anzutreffen, erheblich seltener bei jüngeren Frauen und nur selten bei Männern. Als Ursache ihres Entstehens sind Störungen der inneren Sekretion, in erster Linie der Funktion der Hypophyse anzusehen. Wir haben keine Ursache anzunehmen, daß diese frontalen Enostosen selbst der Anlaß zu irgendwelchen subjektiven oder objektiven Krankheitserscheinungen sein können. Daß bisweilen gleichzeitig Kopfschmerzen bestehen, besagt nicht, daß sie die Ursache derselben sind, denn bei der Häufigkeit der Kopfschmerzen und der relativen Häufigkeit frontaler Enostosen ist ein gelegentliches Zusammentreffen selbstverständlich. Ihr Vorhandensein ist daher bei Frauen jenseits des Klimakteriums praktisch bedeutungslos und nur bei jüngeren Frauen beachtenswert, weil es dann das Bestehen einer endokrinen Störung wahrscheinlich macht.

Im Greisenalter sieht man öfter eine starke Verdickung und Verdichtung des Knochens im Bereiche der ganzen Temporalnaht, die als „Schuppenwall" bezeichnet wird. Sie ist bedeutungslos. Eine andere Form der Nahthyperostose zeigt sich in Form einer schmalen regelmäßigen Verdichtungszone, welche die Nähte begleitet. Sie betrifft gewöhnlich symmetrisch die Mehrzahl der Nähte, kann jedoch auch auf eine Naht beschränkt sein. Doch auch in diesem Falle sah ich sie nie einseitig, sondern immer symmetrisch. Die Nahthyperostose ist schon im Kindesalter zu finden. Eine pathologische Bedeutung kommt ihr nicht zu, insbesondere ist sie keineswegs mit einer prämaturen Nahtsynostose gleichbedeutend. Die Schädel, an welchen dieses atypische Verhalten der Nähte zu sehen ist, zeigen kein atypisches Wachstum. Eine Anomalie der Nähte können wir manchmal auch bei jenen Systemerkrankungen des Skeletes beobachten, welche mit einer Alteration der Epiphysenfugen einhergehen. Manchmal sieht man in solchen Fällen im Bereiche der Nähte zahlreiche kleine, rundliche, gut begrenzte Aufhellungen, welche vermutlich durch Knorpelbildung an diesen Stellen hervorgerufen sind. In anderen derartigen Fällen kann man ein starkes Klaffen der Nähte beobachten, welches sich jedoch von der Nahtdehiszenz infolge endocranieller Drucksteigerungen dadurch unterscheidet, daß die Zähne der Nähte fast ganz verschwunden sind und diese eine scharfe, wellenförmige Begrenzung zeigen.

Die Gefäßzeichnung, welche wir im Röntgenbild des Schädels sehen, wird zum größten Teil durch diploetische Gefäße hervorgerufen, zum Teil durch Gefäßfurchen an der Innenseite der Schädelkapsel und nur vereinzelt durch Gefäßfurchen an der Außenseite derselben. Die Kenntnis dieser Gefäßzeichnung ist deswegen wichtig, weil endocranielle Erkrankungen eine Veränderung derselben bedingen können. Da aber diese Gefäßzeichnung außerordentlich wechselnd ist, so ist bei ihrer Beurteilung Vorsicht geboten. Man kann sich die Kenntnis des Normalen auch hier nur dadurch erwerben, daß man sich eine möglichst große Anzahl von Aufnahmen des Schädels in Fällen, in welchen kein Anhaltspunkt für eine Erkrankung vorliegt, diesbezüglich ansieht. Selten zeigt ein Schädelbild keinerlei Gefäßzeichnung, oft ist diese jedoch stark entwickelt. Fast immer sieht man ein Gefäßband, welches im Seitenbild von der Spitze des kleinen Keilbeinflügels in der Verlängerung der, die vordere Wand der mittleren Schädelgrube kennzeichnenden Schattenlinie nach aufwärts in die Gegend hinter dem Bregma zieht. Merkwürdigerweise stößt man in der amerikanischen Literatur wiederholt auf die Angabe, daß dieses Gefäßband der Furche der Arteria meningea media entspricht. In den deutschen Lehrbüchern der Anatomie ist angegeben, daß sich in dieser Furche eine Vene, der Sinus sphenoparietalis befindet und die Arteria meningea media dieser innen anliegt. Das entgegengesetzte Verhalten — die Arterien in der Furche und die Vene innen anliegend — wird als die Ausnahme von der Regel bezeichnet. Diese anatomische Angabe stimmt mit dem überein, was man röntgenologisch zu sehen bekommt. Meist ist das Aufhellungsband breit und etwas geschlängelt und entspricht damit dem typischen Bild eines venösen Gefäßes. Nur selten findet man eine gestreckt verlaufende, schmale Furche mit regelmäßigen, astförmigen Verzweigungen, wie es einer Arterie entspricht. Es wäre überflüssig, sich darüber zu unterhalten, ob die Vene oder die Arterie in dieser Furche gelegen ist, zumal beide Gefäße sich unmittelbar benachbart sind. Doch finden sich in der Literatur Angaben über die Diagnose der Stauung in der Arteria meningea media durch einen Tumor, diagnostiziert aus dem einfachen Röntgenbild ohne Kontrastmittelanwendung. Eine solche Diagnose ist aber allein aus dem Bilde dieses Gefäßbandes meist unmöglich. Sie fußt auf der irrigen Annahme, daß sich in dieser Furche immer die Arterie befinde. Die Stauung in einer Arterie kann nur zu einer Verbreiterung ihrer Furche und zu einem geschlängelten Verlauf derselben führen. Beides entspricht dem typischen Bild der Furche eines venösen Gefäßes und dieses venöse Gefäß in der Furche ist eben die Regel und nicht die Ausnahme. Die Diagnose der Stauung in der Arteria meningea media wäre daher nur dann zu stellen, wenn die Möglichkeit zu einem Vergleich mit einer früheren Aufnahme bestünde und wenn diese frühere Aufnahme eine schmale, gestreckt verlaufende, arterielle Furche gezeigt hätte. Nur die Äste der Arteria meningea media, besonders die nach hinten verlaufenden, bilden häufig kleine Gefäßfurchen, welche im Röntgenbild gut erkennbar sind. Wenn auch diese Äste mit verändert sind, kann man die Diagnose der Stauung stellen. Diploevenen sind meist besonders stark am Scheitelbein ausgebildet, wo sie bisweilen am Tuber parietale eine sternförmige Zeichnung hervorrufen. Einen ähnlichen Venenstern kann man manchmal auch am Tuber frontale beobachten. Im Stirnbein verlaufen aber Venen auch öfter schräg vom oberen Orbitarand nach innen-oben und durchsetzen dabei nicht selten die Wand der Stirnhöhlen. Oft sieht man auch venöse Gefäße in konvexem Bogen durch die ganze seitliche Schädelwand in sagittaler Richtung verlaufen. Bestehen im Seitenbild parallel verlaufende Aufhellungsstreifen, so weist dies auf symmetrische Gefäße auf beiden Seiten des Schädels hin, die in der Projektion nebeneinander zu liegen kommen. Es ist durchaus möglich, daß die Gefäßzeichnung auch in normalen Fällen einseitig stärker ausgeprägt ist. Asymmetrie der Gefäßzeichnung ist daher für sich allein noch kein Beweis eines krankhaften Geschehens. Im hinteren Teil des Schädels sind bisweilen breite, venöse Gefäße zu sehen, die von der Gegend der Scheitelhöhe schräg nach abwärts zur hinteren Schädelgrube ziehen. Nebenbei sei hier erwähnt, daß ich eine größere Anzahl von Patienten einer Kontrolluntersuchung unterzog, bei welchen der Otologe Jahre vorher wegen beiderseitiger Sinusthrombose infolge Mittelohrentzündung beiderseits eine Unterbindung der Vena jugularis durchgeführt hatte. In keinem Falle war die Gefäßzeichnung auffällig. Eine Anomalie an der Grenze des Normalen, die sich sowohl an dipoetischen Venen, als auch an Venen an der Innenseite der Schädelkapsel zeigen kann und die besonderes Interesse beansprucht, sind lokale Erweiterungen der Gefäße nach Art von Varicen. Die Erweiterung ist durch lokale Verbreiterung des Gefäßkanals oder der Gefäßfurche leicht zu erkennen (siehe Abb. 28). Es kommt bisweilen vor, daß man nicht den ganzen Verlauf des Gefäßes im Röntgenbild erkennt. Nur an den Stellen der lokalen Gefäßerweiterungen, an welchen der Knochen stärker verdünnt ist, sind diese Verdünnungen dann im Röntgenbild in Form rundlicher Aufhellungen zu sehen. Rundliche Aufhellungen an der Schädelkapsel können jedoch mancherlei Ursachen haben, die unter Umständen weniger harmlos sind, worauf wir später noch zurückkommen werden. Ein einzelner, großer Varixknoten kann zu einer starken lokalen Verdünnung der Schädelkapsel führen, die ein auffälliges Bild ergibt, weil dann an dieser Stelle eine große, gut begrenzte Aufhellung besteht (s. Abb. 29). Das tangentiale Bild zeigt, daß die Ursache dieser Aufhellung eine tiefe Knochendelle an der Innenseite der Schädelkapsel ist. Ein Tumor kann ebenfalls zu einer lokalen Verdünnung der Schädeldecke führen, doch ist in diesem Falle die sich bildende Knochendelle immer viel flacher und daher auch nicht so deutlich gegen die Umgebung abgegrenzt. Eine Eindellung des Knochens, die tief, aber von verhältnismäßig kleinem Durchmesser und deutlicher Abgrenzung ist, spricht immer für ein Gefäß als Ursache dieser Veränderung. Eine solche Veränderung steht insofern an der Grenze des Normalen, als das Gefäß, welches diese Eindellung des Knochens bedingt, natürlich nicht normal ist, aber ohne klinische Krankheitszeichen bestehen kann. Dies bezieht sich auf eine beliebige Lokalisation mit Ausnahme der Lakunen, welche in der Gegend zwischen Bregma und Scheitelhöhe parasagittal gelegen sind. Hier finden sich oft lokale Verdünnungen des Knochens, meist multipel, beiderseitig und diese Einbuchtungen sind als durchaus normal anzusehen. Der Knochen kann hier bis zu einer feinen Knochenschale verdünnt sein, die sich manchmal auch in klinisch erkennbarer Weise nach außen vorwölbt. Bei gleichzeitig bestehender Hyperostose der Scheitelbeine kann diese Verdünnung im Röntgenbild besonders imposant sein (s. Abb. 30). Sie ist, wie gesagt, als normal zu werten, jedoch nur, wenn sie an jener Stelle vorhanden ist, an welcher sich die normalen Lacunen befinden. Zeigt sich röntgenologisch das gleiche Bild an einer anderen Stelle, z. B. weiter hinten gegen das Lambda zu, so ist dieser Befund als pathologisch anzusehen und spricht für das Bestehen einer Gefäßmißbildung. Aufhellungen, von meist rundlicher Form und sehr wechselnder Größe werden auch durch Pacchionische Gruben hervorgerufen, die vorwiegend, aber nicht ausschließlich im vorderen, paramedianen Teil der Schädelkapsel zu finden sind. Ihre Zahl, Form und Größe ist außerordentlich wechselnd und kann auch durch einen endocraniellen Prozeß beeinflußt werden. Meist sind die durch sie hervorgerufenen Aufhellungen im Röntgenbild klein, rundlich, ziemlich gut und regelmäßig begrenzt. Sie können aber auch groß sein und unregelmäßige Abgrenzung aufweisen, so daß die durch sie hervorgerufene Aufhellung den Eindruck eines Destruktionsherdes erwecken kann. Besonders bei atypischer Lokalisation und dem Vorhandensein kleiner, durch Phlebolythen in ihrem Bereich bedingter Schatten kam es schon öfter durch diesen Befund zur irrigen Diagnose einer Osteomyelitis (s. Abb. 31). Zur Vermeidung eines solchen Irrtums sei darauf hingewiesen, daß gerade zu großen Pacchionischen Gruben fast immer ein kleines, sichtbares Gefäß hinzieht und daß Phlebolythen die typische rundliche Form eines Konkrementes zeigen, während Sequester immer unregelmäßig begrenzt sind. Eine andere Verwechslungsmöglichkeit ist viel ernsterer Natur. Bekanntlich führt das Myelom und führen Carcinommetastasen oft zu kleinen, rundlichen Destruktionsherden in der Schädelkapsel, die dann im Röntgenbild ebenfalls als kleine, rundliche Aufhellungen in Erscheinung treten. Die Differentialdiagnose zwischen Myelom und Carcinommetastasen ist nicht immer mit Sicherheit zu stellen. Man kann nur sagen, daß zahlreiche kleine, hinsichtlich Form und Größe gleichartige Destruktionsherde wesentlich häufiger bei einem Myelom anzutreffen sind (s. Abb. 32). Carcinommetastasen sind dagegen meist hinsichtlich Form, Größe und Verteilung viel unregelmäßiger. Aber es kommen Ausnahmen von dieser Regel vor, insoferne, als manchmal beim Myelom unregelmäßige Destruktionsherde auftreten und dieselben manchmal beim Carcinom wesentlich gleichmäßiger sind als gewöhnlich (s. Abb. 33). Daß aber auch die Differentialdiagnose zwischen Destruktionsherden durch Myelom oder Carcinom einerseits und Pacchionischen Gruben oder kleinen Gefäßanomalien andererseits große Schwierigkeiten bereiten kann, wird oft nicht bedacht. In der Mehrzahl der Fälle wird die große Zahl der Aufhellungen die richtige Diagnose, daß ein destruktiver Prozeß vorliegt, ermöglichen. Aber zu Beginn sind auch in diesen Fällen weniger Aufhellungen im Bilde vorhanden und gleichartige können bisweilen auch durch Pacchionische Gruben und Ektasien von Venen in größerer Zahl hervorgerufen werden (s. Abb. 34). Es muß daher mit allen Nachdruck darauf hingewiesen werden, daß in Fällen vereinzelter, kleiner, rundlicher Aufhellungen im Bereiche der Schädelkapsel eine Differentialdiagnose zwischen Anomalie und pathologischem Prozeß vorerst unmöglich ist und nur die Kontrolluntersuchung einen solchen Fall zu klären vermag. Die Diagnose von Metastasen ist eine sehr ernste Diagnose und es kann nicht genug davor gewarnt werden, dieselbe leichtfertig wegen des Vorhandenseins einer größeren Anzahl von rundlichen Aufhellungen im Bereiche der Schädelkapsel zu stellen. Ich kenne z. B. einen Fall, in welchem der Chirurg durch einen solchen irrigen Befund von der Operation eines operablen Carcinoms abgehalten wurde. Wenn dies auch ein vereinzelter Fall ist, so ist die Diagnose von Schädelmetastasen doch ernst, so daß sie nicht gestellt werden darf, wenn wir uns dessen nicht sicher sind. Man kann in einem solchen Fall im Befund nur schreiben, daß einige Aufhellungen zu sehen sind, daß aber eine Entscheidung, ob sie harmloser Natur sind oder nicht, nur durch Kontrolluntersuchungen möglich ist. Die durch Carcinommetastasen bedingten Aufhellungen werden sich vergrößern und vermehren, die durch Gefäßanomalien oder Pacchionische Gruben bedingten Aufhellungen bleiben praktisch unverändert. Vermutlich nehmen diese — besonders wenn sie durch Gefäßanomalien bedingt sind — ebenfalls zu, jedoch nur in großen Zeiträumen. Wir können dies deswegen annehmen, weil sie um so häufiger zu finden sind, je älter das Individuum ist.

Es gibt übrigens noch eine andere Erkrankung, die im Röntgenbild zu multiplen, meist weniger deutlichen und etwas unschärfer begrenzten Aufhellungen führen kann, einem Bild, das auf den ersten Blick an der Grenze des Normalen zu sein scheint. Es ist dies die Osteoperiostitis luica. Bei genauer Betrachtung des Bildes wird man aber an den tangential getroffenen Teilen der Schädelkapsel feststellen können, daß hier die Aufhellungen durch kleine Resorptionsherde hervorgerufen sind, welche in erster Linie die Lamina externa und die Diploe betreffen (s. Abb. 35a und b). Dadurch wird die Diagnose gesichert. Dieses Bild der kleinen, zusammenhangslosen Destruktionsherde der Lamina externa und Diploe, ohne Reaktion des umgebenden Knochens, ist nach meiner Erfahrung das häufigste Bild der frischen Osteoperiostitis luica. Manchmal sind die Destruktionsherde größer und es kann sich in ihrem Innern auch ein größerer Sequester befinden. Über dieses Bild werden wir später noch ausführlicher sprechen. Nur ein einziges Mal sah ich die Usuren an der Innenseite der Schädelkapsel und in diesem Falle bebestand auch eine geringe Reaktion des umgebenden Knochens in Form einer Knochenverdichtung. Letzteres hat seinen Grund wohl darin, daß die Lamina interna nach unseren Beobachtungen ganz allgemein eine größere Tendenz zur Knochenneubildung hat, als die Lamina externa.

Als letzte Gefäßanomalie seien atypische Löcher in der Schädelkapsel angeführt, durch welche ein Gefäß zieht. Hier ist zuerst die seltene und harmlose, aber um so imposantere Anomalie der Foramina parietalia permagna zu erwähnen. Im hinteren Anteil der Scheitelbeine bestehen oft parasagittal, etwas oberhalb des Lambda zwei symmetrisch angeordnete, kurze Gefäßkanäle, durch welche eine Vene zieht. An dieser Stelle kann man bisweilen je ein Loch in der Schädelkapsel sehen, welches einen Durchmesser bis zu 2 cm und mehr aufweisen kann. Diese Löcher sind durch eine Bindegewebsplatte gedeckt und die sie durchsetzende Vene ist normal oder manchmal etwas erweitert. Der Befund ist bedeutungslos. Dagegen kann einem anderen kaum auffälligen Befund eines atypischen Gefäßes mehr Bedeutung zukommen. Wir sehen am Schädel, abgesehen von den vorhin erwähnten kleinen Gefäßkanälen am Scheitelbein, anatomisch fast nie einen Gefäßkanal, durch welchen man von außen in das Schädelinnere hineinsehen kann. Es gibt wohl viele Gefäßkanäle, welche eine Verbindung zwischen innen und außen herstellen, doch ist die Ein- und Austrittsstelle des Gefäßes fast nie an der gleichen Stelle gelegen, sondern durch einen schräg oder gewunden durch die Diploe verlaufenden Kanal verbunden oder die Kanäle sind so klein, daß sie kaum sichtbar sind. Wenn wir daher im Röntgenbild an irgendeiner Stelle der Schädeldecke eine kleine Aufhellung sehen, welche durch einen Gefäßkanal bedingt ist, der auf kürzestem Wege von außen nach innen führt, so haben wir Ursache zu der Annahme, daß dieser Gefäßkanal nicht normal ist. Zur Bildung eines solchen atypischen Gefäßkanales kann bisweilen eine Sinus pericranii führen, mit welchem wir uns gelegentlich der posttraumatischen Schädelveränderungen noch eingehender befassen werden. Auch bei einem raumfordernden endocraniellen Prozeß können wir einen derartigen, atypischen Gefäßkanal antreffen. In diesem Falle sehen wir ihn gewöhnlich in der Gegend des Konfluens sinuum am Hinterhauptbein, und sprechen dann von einem Emissarium occipitale.

Wir wollen nun zur Besprechung einzelner Anomalien des Schädelbasis übergehen und mit der allgemeinen Gestaltung der Schädelbasis beginnen. Hier ist zuerst der basilare Winkel zu beachten. Es ist dies jener Winkel, welcher von der Ebene des Planum sphenoidale und der Ebene des Clivus gebildet wird und welchen man im Seitenbild des Schädels sehen kann. Seine Größe ist ziemlich wechselnd und als Grenzen des Normalen können ungefähr 90 bis 130⁰ angesehen werden, wobei der Durchschnitt näher der oberen als der unteren Grenze gelegen ist. Die Größe des basilaren Winkels ist im Rahmen des Normalen insoferne von Interesse, als sie nach Ansicht mancher Autoren einen Einfluß auf die Entstehung und das Ausmaß einer endocraniellen Drucksteigerung haben kann. Der kleine Winkel, also die stärkere Knickung der Basis, soll diesbezüglich einen fördernden Einfluß haben. Ein zu kleiner basilarer Winkel kann eine Deformation des Epipharynx bedingen und dadurch die Durchführung einer Adenotomie erschweren. Er ist daher auch für den Rhinologen von Interesse. Einen zu großen basilaren Winkel sehen wir als Folge einer congenitalen Mißbildung des Hinterhauptes und der obersten Halswirbel, oder als Folge einer Knochenerkrankung. Es ist der Morbus Paget, bei welchem in vorgeschrittenen Fällen oft eine basilare Impression zu beobachten ist. Seltener sehen wir sie bei Rachitis. Infolge der Nachgiebigkeit des Knochens und des Druckes der Wirbelsäule werden die hinteren Partien der Schädelbasis gehoben und dadurch der basilare Winkel vergrößert. Es gibt aber auch eine Form der basilaren Impression, bei welcher man im Seitenbild keine wesentliche Vergrößerung des basilaren Winkels sieht, weil vorwiegend die Partie des Hinterhauptbeines gehoben ist, an welcher die Condylen sitzen. Man erkennt diese atypische Konfiguration ebenfalls im Seitenbild, und zwar sieht man den dichten Schatten der Schädelbasis sich hinter dem Schatten der Felsenbeine buckelig nach oben vorwölben. Man soll sich diese Form der basilaren Impression auch im sagittalen Bild ansehen, weil sie in diesem stärker ausgeprägt sein kann und in seltenen Fällen überhaupt nur einseitig vorhanden ist. Man benützt dazu die Aufnahme zur Darstellung des hinteren Anteiles der hinteren Schädelgrube und sieht in dieser Projektionsrichtung den sich buckelig vorwölbenden Teil der Schädelbasis, seitwärts vom Hinterhauptsloch, über den Pyramiden. Eine atypische Konfiguration der Schädelbasis besteht im Seitenbild auch bei den verschiedenen Formen der Craniostenose, welche eine Formveränderung des Schädels bedingen. Besonders oft ist dann die vordere Schädelgrube verkürzt mit steil aufsteigenden Orbitadächern und die mittlere Schädelgrube vertieft, wobei die Pyramiden ungewöhnlich hoch über ihrem tiefsten Punkt gelegen sind. Auch die Stellung der Pyramiden kann verschieden sein. Meist liegt ihre Längsachse im sagittalen Übersichtsbild des Schädels horizontal, sie kann aber auch schräg nach innen-oben oder nach innen-unten verlaufen. So wie an der Schädelkapsel, kann man auch an der Schädelbasis Asymmetrien beobachten, die nicht immer klinische Symptome bedingen müssen, jedoch fallweise von Bedeutung sein können. So kann z. B. die Längsachse der einen Pyramide im sagittalen Übersichtsbild horizontal liegen, die der anderen schräg verlaufen. Oder es kann die eine Pyramide höher stehen als die andere. Auch kann die obere Pyramidenkante auf beiden Seiten verschieden geformt sein. Wenn auch derartige kleine Abweichungen von der Norm nicht immer von Bedeutung sind, so muß man sich doch daran gewöhnen, sie alle automatisch zu verzeichnen, denn sie können einmal auch wichtig sein. Eine geringe Asymmetrie der Schädelkapsel z.B. mit geringem Dickenunterschied beider Seiten, eine Größendifferenz beider Stirnhöhlen, eine geringe Asymmetrie der Schädelbasis im Sinne eines Höherstehens einer Pyramide, besagen für sich allein nicht viel. Sehen wir aber in einem Falle eine solche geringe Asymmetrie der Schädelkapsel und auf der Seite der kleineren und etwas dickeren Schädelhälfte die Stirnhöhle stärker entwickelt und vielleicht auch das Schläfenbein dieser Seite stärker pneumatisiert und zugleich die Pyramide derselben Seite höherstehend, so haben wir das typische röntgenologische Bild der Hemiatrophia cerebri vor uns (s. Abb. 36). Dies besagt nicht, daß wir in jedem Falle von Hemiatrophia cerebri dieses Bild sehen. Wenn wir es aber sehen, so können wir daraus mit Sicherheit auf das Bestehen derselben schließen.

Gehen wir nun die Schädelbasis im einzelnen durch, so können wir zuerst feststellen, daß Form, Größe, Konfiguration und Begrenzung der kleinen Keilbeinflügel recht verschieden sein können und daß auch diesbezügliche Unterschiede zwischen beiden Seiten nicht selten sind. Der Canalis opticus ist nicht immer gleichmäßig rund. Bemerkenswert ist eine seltene Formveränderung desselben, welche durch die Arteria ophthalmica bedingt ist. Gewöhnlich verläuft die Arterie gemeinsam mit den Nerven durch den Canalis opticus. Es kann aber vorkommen, daß die Arterie durch einen eigenen Kanal zieht. Im Schrägbild der Orbita zur Darstellung des Canalis opticus sieht man dann neben demselben und zwar meist unterhalb, einen zweiten kleinen Kanal, welcher dem der Arterie entspricht. Besteht diese Anomalie einseitig, so ist der Canalis opticus auf der Seite der Anomalie meist etwas kleiner als auf der Gegenseite, während sonst Größendifferenzen zwischen beiden Seiten bei normal gebautem Schädel nicht zu beobachten sind. Manchmal bedingt der selbständige Verlauf der Arteria ophthalmica nur eine unregelmäßig, bogig begrenzte Ausbuchtung des Canalis opticus, wodurch an dieser Stelle an den Rändern desselben kleine Zacken vorhanden sein können (s. Abb. 37). Der große Keilbeinflügel weist mancherlei Anomalien auf. Wir wollen uns zuerst mit dem Teil befassen, welcher in der sagittalen-horizontalen Aufnahme des Schädels zur Ansicht kommt und im wesentlichen der lateralen Orbitawand entspricht. Hier sei zuerst eine seltene Anomalie erwähnt, die aber von Bedeutung ist, weil sie einer pathologischen Veränderung sehr ähnlich sein kann. Es ist dies das Fehlen eines Teiles oder der ganzen Linea innominata. Diese Anomalie kann einseitig oder beidseitig vorhanden sein (s. Abb. 38). Ihre Ursache liegt in einer atypischen Konfiguration der Schläfengrube Normalerweise besteht hier hinter dem Stirnfortsatz des Jochbeines im Bereiche des großen Keilbeinflügels eine tiefe Eindellung an der Außenseite des Schädels, deren Grund — von den Strahlen tangential getroffen — im Röntgenbild die Linea innominata ergibt. Ist nun diese Eindellung abnorm flach, so kann die Linea innominata im Röntgenbild ganz oder teilweise fehlen, ein Befund, welcher zur irrigen Annahme einer Knochenaffektion an dieser Stelle führen kann, wenn die Anomalie nur einseitig vorhanden ist. Die Weite der Fissura orbitalis superior ist von Fall zu Fall verschieden. Es kann auch eine erhebliche Größendifferenz zwischen beiden Seiten bestehen, doch ist diese Anomalie selten. Ein besonderes Interesse verdient der Teil des großen Keilbeinflügels, welcher der Fissura orbitalis superior benachbart ist, weil er sich sehr verschieden verhalten kann. Im unteren Anteil seines Randes besteht bisweilen eine Verdichtung des Knochens, manchmal auch ein spornartiger Vorsprung, welcher

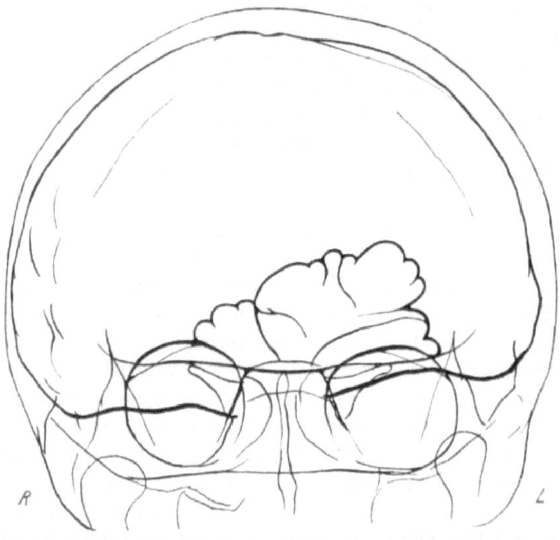

Abb. 36. Skizze einer sagittalen Übersichtsaufnahme des Schädels mit Zeichen einer Hemiatrophia cerebri. Die linke Schädelhälfte ist etwas kleiner als die rechte und die Schädelkapsel ist links dicker als rechts. Die linke Stirnhöhle ist erheblich größer als die rechte und die linke Pyramide steht höher als die rechte.

Fig. 36. Esquema de una radiografía panorámica sagital del cráneo con signos de una hemiatrofia del cerebro. La mitad izquierda del cráneo es algo menor que la derecha y la calota craneal es a la izquierda más gruesa que a la derecha. El seno frontal izquierdo es considerablemente mayor que el derecho y la pirámide izquierda es más alta que la derecha.

Fig. 36. Sketch of a sagittal view of the skull showing signs of cerebral hemi-atrophy. The left half of the skull is slightly smaller than the right and the vault is thicker on the left than on the right. The left frontal sinus is considerably larger than the right, and the left petrous bone is at a higher level than the right one.

Fig. 36. Schéma d'une radiographie du crâne de face dans un cas présentant des signes d'hémiatrophie cérébrale. La partie gauche du crâne est un peu plus petite que la droite, et la voûte du crâne à gauche plus épaisse qu'à droite. Le sinus frontal gauche est beaucoup plus développé que le droit et le rocher gauche se trouve plus haut situé que le droit.

der Ansatzstelle des Musculus rectus lateralis entspricht. Die dünne Knochenplatte, welche hier die mittlere Schädelgrube von der Orbita trennt, ist oft, besonders im höheren Alter, so außerordentlich dünn, daß sie im Röntgenbild nicht sichtbar ist. Infolgedessen fehlt dann einseitig oder beidseitig die Abgrenzung der Fissura orbitalis superior nach unten-lateral. Bisweilen bleibt der Knochen an der Muskelansatzstelle dichter und kann dann eine isolierte Verkalkung innerhalb der Orbita vortäuschen. Wichtiger ist jedoch, daß sich der sehr dünne mediale Teil deutlich absetzen kann, so daß dann hier im Röntgenbild ein atypischer Kontur besteht, der von der Spitze der Fissura orbitalis superior im nach außen konvexen Bogen nach abwärts verläuft (s. Abb. 39). Man kann dieses atypische Verhalten des großen Keilbeinflügels auch anatomisch an manchen Schädeln sehen, wenn man die Schädelbasis von vorne in der entsprechenden Richtung gegen starkes Licht betrachtet. Auch dann sieht man, wie sich der dünne mediale Anteil des großen Keilbeinflügels unvermittelt gegen den dickeren lateralen Teil abhebt. Das Auftreten dieses atypischen Konturs durch das Unsichtbarsein des verdünnten medialen Anteiles des großen Keilbeinflügels kann im Röntgenbild eine Usur desselben im Bereiche der Orbitaspitze vortäuschen. Die Ähnlichkeit kann so groß sein, daß eine Entscheidung, ob ein krankhafter Prozeß vorliegt oder nicht, aus der sagittalen-horizontalen Aufnahme des Schädels allein nicht möglich ist. Um zu einer Entscheidung zu kommen, muß man in einem solchen Falle eine Aufnahmerichtung als Ergänzung heranziehen, in welcher die Strahlen zur Seitenwand der Orbita schräger verlaufen. Man wählt daher zu diesem Zwecke die Schrägaufnahme der Orbita zur Darstellung des Canalis opticus und seiner Umgebung. Handelt es sich nur um eine Verdünnung des Knochens, so wird dieser nun doch sichtbar, weil ihn die schrägverlaufenden Strahlen in größerer Ausdehnung durchsetzen. Dadurch erkennt man nun den normalen Kontur der Fissura orbitalis superior. Liegt jedoch eine Usur des Knochens vor, so wird man jetzt deutlich die Verbreiterung der Fissura orbitalis superior erkennen. Andere interessante Anomalien am großen Keilbeinflügel zeigt die axiale Aufnahme der Schädelbasis.

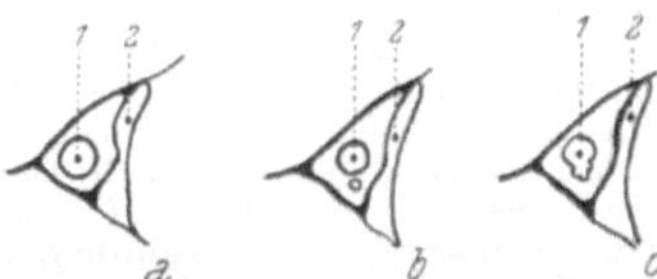

Abb. 37a bis c. Schematische Skizzen der Orbitaspitze entsprechend der Schrägaufnahme der Orbita zur Darstellung des Canalis opticus und seiner Umgebung. Die Skizzen zeigen das verschiedene Verhalten des Canalis opticus in Abhängigkeit von der A. ophthalmica. a zeigt die normalen Verhältnisse, wenn die A. ophthalmica zusammen mit dem Sehnerven durch den Canalis opticus verläuft. Bei b besteht unterhalb des Canalis opticus, der etwas kleiner ist, ein eigener Kanal für die A. ophthalmica. Bei c hat das atypische Verhalten der A. ophthalmica nur zu einer unregelmäßigen Ausbuchtung des Canalis opticus geführt. Legende: *1* Canalis opticus. *2* Fissura orbitalis superior.

Fig. 37a to c. Diagrammatic sketches of the tip of the orbit, which correspond to an oblique view of the orbit in order to demonstrate the optic canal and its surroundings. The sketches show the various positions of the optic canal in relation to the ophthalmic artery. In sketch a the normal condition is depicted when the ophthalmic artery and the optic nerve pass together through the optic canal. In sketch b there is a separate canal for the ophthalmic artery, which lies beneath the somewhat smaller optic canal. In c the atypical position of the ophthalmic artery has produced only an irregular outpouching of the optic canal. Legends for sketches: *1* Optic canal. *2* Superior orbital fissure.

Fig. 37a hasta c. Esquemas del vértice de la órbita correspondiente a la proyección oblicua de la órbita para la proyección del agujero óptico y sus zonas vecinas. Los esquemas muestran las diversas conductas del canal óptico de acuerdo al trayecto de la arteria oftálmica. a muestra la situación normal cuando la arteria oftálmica transcurre conjuntamente con el nervio óptico en el canal óptico. En b se visualiza, por debajo del canal óptico, que es un poco mas pequeño, un conducto propio para la arteria oftálmica. En c el comportamiento atípico de la arteria oftálmica ha determinado unicamente una saliencia irregular del conducto óptico. Leyendas de los esquemas: *1* Conducto óptico. *2* Hendidura orbitaria superior.

Fig. 37a à c. Schémas du sommet de l'orbite correspondant à l'incidence temporo-orbitaire oblique de l'orbite pour l'illustration du canal optique et de son voisinage. Les schémas montrent les diverses relations du canal optique avec l'artère ophthalmique. Le schéma a présente une image normale, l'artère ophthalmique accompagne le nerf optique à travers le canal optique. Sur le schéma b l'artère ophthalmique possède un canal particulier un peu en-dessous du canal optique, qui est un peu plus petit. L'artère ophthalmique dans le schéma c montre une variété de parcours, elle est logée dans une échancrure irrégulière du canal optique. Légende des schémas: *1* Canal optique. *2* Fente sphénoïdale.

Das Foramen ovale weist bisweilen im Vergleich beider Seiten einen deutlichen Größenunterschied auf, der in geringerem Ausmaß und seltener auch am Foramen rotundum (sichtbar im sagittalen Bild) und Foramen spinosum zu beobachten ist. Manchmal sieht man einen in das Lumen des Foramen ovale vorragenden Knochensporn, der sich häufiger an der vorderen, als an der hinteren Krümmung befindet. Anatomisch liegt er an der unteren Seite der Schädelbasis und wird nur in das Lumen des Foramen ovale hineinprojiziert. Seiner Existenz kommt keine pathologische Bedeutung zu. Manchmal kann es auch sein, daß das Foramen ovale einseitig oder beidseitig kaum erkennbar ist. Dies kann dann vorkommen, wenn seine Achse schräg nach vorne zieht und infolgedessen die Strahlen nicht in ihrer Richtung verlaufen. Daß das Foramen ovale auch deswegen nicht sichtbar sein kann, weil pathologische Veränderungen im Sinne einer Knochenusur oder Hyperostose vorliegen, ist selbstverständlich. Besonders

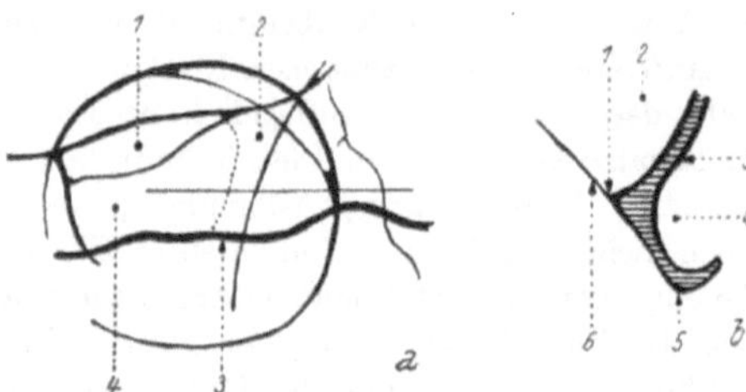

Abb. 39a und b. Die Skizze a entspricht dem Bilde der Orbita auf einer sagittalen Übersichtsaufnahme des Schädels in einem Falle, in welchem die äußere, vom großen Keilbeinflügel gebildete Begrenzung der Fissura orbitalis superior wegen starker Verdünnung dieses Teiles des großen Keilbeinflügels nicht sichtbar ist. Der dickere Teil desselben ruft dann einen atypischen Kontur hervor, der eine Erweiterung der Fissura orbitalis superior durch Knochenusur vortäuschen kann. Es handelt sich aber nur um eine anatomische Variante oder senile Veränderung. Legende zur Skizze a: *1* Kleiner Keilbeinflügel. *2* Großer Keilbeinflügel. Die punktierte Linie entspricht der Grenze zwischen dem dikken und dem dünnen Teil des großen Keilbeinflügels, die im Röntgenbild einen atypischen Kontur vortäuscht. *3* Oberer Kontur der Pyramide. *4* Fissura orbitalis superior. Die Skizze b zeigt einen schematischen, anatomischen Horizontalschnitt durch die laterale Orbitawand in der Höhe der horizontalen Linie oberhalb der Pyramide in Skizze a. Legende zur Skizze b: *1* Grenze zwischen dem dünnen und dem dicken Teil der lateralen Orbitawand entsprechend der punktierten Linie in Skizze a. *2* Mittlere Schädelgrube. *3* Schädelkapsel im Bereiche der Seitenwand der mittleren Schädelgrube. *4* Schläfengrube, deren von den Strahlen tangential getroffener tiefster Teil im sagittalen Röntgenbild die Linea innominata hervorruft. *5* Äußerer Orbitarand. *6* Laterale Wand der Orbita.

Fig. 39 a and b. Sketch a corresponds to the appearance of the orbit in a sagittal view of the skull in a case in which the outer margin of the superior orbital fissure, which is formed by the greater wing of the sphenoid is invisible. It is caused by the marked thinning of this part of the greater wing. Its thicker portion produces an atypical contour, which may be mistaken for enlargement of the superior orbital fissure by bone destruction. In fact it is only an anatomical variant or a senile change. Legend for sketch a: *1* Lesser wing of sphenoid. *2* Greater wing of the sphenoid. The dotted line corresponds to the border between the thicker and thinner portions of the greater wing of the sphenoid which simulates an atypical contour. *3* Upper margin of petrous bone. *4* Superior orbital fissure. Sketch b is a diagrammatic, anatomic horizontal section through the lateral orbital wall at the level of the horizontal line above the petrous bone in sketch a. Legends for sketch b: *1* Border between the thick and thin part of the lateral orbital wall corresponding to the dotted line in sketch a. *2* Middle cranial fossa. *3* Vault of the skull in the region of the lateral wall of the middle fossa. *4* Temporal fossa. The linea innominata in a sagittal view is formed by tangential rays falling on the deepest portion of the fossa. *5* Outer orbital margin. *6* Lateral wall of orbit.

Fig. 39a y b. El esquema a corresponde a la imagen de la órbita en una radiografía sagital panorámica del cráneo en un caso en el cual no es visible el límite externo de la hendidura orbitaria superior, formada por el ala mayor del esfenoides como consecuencia de considerable adelgazamiento del ala mayor del esfenoides. En esta situación, la zona más gruesa determina la aparición de un contorno atípico que puede aparentar un aumento de tamaño de la hendidura orbitaria por usura ósea. Pero, solamente se trata de una variante anatómica o de una alteración senil. Leyendas del esquema a: *1* Ala menor del esfenoides. *2* Ala mayor del esfenoides. La linea de puntos corresponde a la zona situada entre la parte gruesa y delgada del ala mayor del esfenoides que en la radiografía simula un contorno atípico. *3* Borde superior de la pirámide. *4* Fisura orbitaria superior. El esquema b muestra un corte horizontal esquemático, anatómico, a través de la pared lateral de la órbita correspondiente a la línea horizontal por encima del peñasco del esquema a. Leyendas del esquema b: *1* Límite entre la parte gruesa y delgada de la pared lateral de la órbita correspondienta a la línea de puntos del esquema a. *2* Fosa mediana del cráneo. *3* Calota craneal en la zona correspondiente a la pared lateral de la fossa cerebral media. *4* Fosa temporal cuya parte más profunda tomada tangencialmente en la radiografía sagital del cráneo provoca la aparición de la línea innominada. *5* Borde externo de la órbita. *6* Pared lateral de la órbita.

Fig. 39a et b. Le schéma a correspond à l'image de l'orbite sur une radiographie du crâne de face dans un cas où le bord externe de la fente sphénoïdale formée par la grande aile du sphénoïde est invisible en raison d'un amincissement important de cette portion du sphénoïde. La partie la plus épaisse de la grande aile du sphénoïde détermine un contour atypique, qui peut être confondu avec un élargissement de la fente sphénoïdale par une érosion. Il ne s'agit en réalité que d'une variété anatomique ou d'une modification sénile. Légende du schéma a: *1* Petite aile du sphénoïde. *2* Grande aile du sphénoïde. La ligne pointillée correspond à la limite entre la partie mince et la partie large de la grande aile du sphénoïde; elle semble montrer sur la radiographie un contour atypique. *3* Crête supérieure du rocher. *4* Fente sphénoïdale. Le schéma b montre une coupe anatomique schématique horizontale passant par la paroi externe de l'orbite au niveau de la ligne horizontale qui se trouve en-dessus du rocher sur le schéma a. Légende du schéma b: *1* Limite entre la partie mince et la partie épaisse de la paroi externe de l'orbite correspondant à la ligne pointillée du schéma a. *2* Etage moyen du crâne. *3* Voûte du crâne de la région latérale de l'étage moyen. *4* Fosse temporale, sa partie la plus profonde détermine sous une incidence tangentielle la ligne innominée de la radiographie. *5* Bord externe de l'orbite. *6* Paroi externe de l'orbite.

eine hochgradige endocranielle Drucksteigerung kann zu einer so starken Verdünnung des Bodens der mittleren Schädelgrube führen, daß hier die anatomischen Einzelheiten, vor allem das Foramen ovale, nicht mehr erkennbar sind, weil der verdünnte Knochen keinen genügenden Kontrast gibt. Bei bestehender Größendifferenz des Foramen ovale beider Seiten kann es sein, daß auf der Seite des größeren Foramen ovale dessen hinterer Kontur, also seine Abgrenzung gegen das Foramen lacerum, nicht erkennbar ist. Diese Knochenspange zwischen Foramen ovale und Foramen lacerum kann so dünn sein, daß sie im Röntgenbild nicht mehr zur Darstellung kommt und dann kann ein Bild vorliegen, welches dem einer Usur des Knochens in dieser Gegend, z. B. durch ein Carcinom des Epipharynx, sehr ähnlich ist. Wir werden aber später noch sehen, daß bei einem Carcinom des Epipharynx, welches hier zu einer Knochenusur geführt hat, auch schon andere, röntgenologisch erkennbare Veränderungen vorliegen müssen, so daß sich dadurch ein Irrtum vermeiden läßt. Da wir uns gerade mit der axialen Aufnahme der Schädelbasis befassen, so seien hier noch andere Anomalien erwähnt, welche in dieser Projektion sichtbar sein können, jedoch nicht den großen Keilbeinflügel betreffen. An der Pyramidenspitze kann die Impressio trigemini eine merkliche, nach hinten-medial konvex begrenzte Aufhellung hervorrufen, welche auf beiden Seiten verschieden stark ausgeprägt sein kann. Dies ist deswegen von Interesse, weil die Vertiefung der Impressio trigemini das erste, röntgenologische Symptom eines Neurinoms des Nervus trigeminus sein kann. Wir werden darüber später noch sprechen. Daß an der Seitenwand des Keilbeinkörpers meist die Furche der Arteria carotis interna zu erkennen ist und daß sich diese einmal in Form einer von der Pyramidenspitze in medial-konvexem Bogen nach vorne verlaufenden Linie, das andere Mal als fast kreisrunde, von einer feinen Schattenlinie begrenzten Aufhellung darstellt, wurde schon erwähnt. Auch der Canalis caroticus kann sich verschieden verhalten, was in der halb-sagittalen Aufnahme des Schläfenbeines zu erkennen ist. Er kommt hier an der Unterseite der Pyramidenspitze einmal deutlicher, einmal weniger deutlich und manchmal gar nicht zur Darstellung. Wesentlich ist, daß der Canalis caroticus manchmal innerhalb der Pyramide höher gelegen ist, seine obere Begrenzung also der oberen Pyramidenkante stärker genähert ist, als dies gewöhnlich der Fall zu sein pflegt. Dies kann einseitig der Fall sein und zugleich kann der Canalis caroticus dieser Seite weiter sein, so daß an der Unterseite der Pyramidenspitze eine ungewöhnlich starke Aufhellung vorhanden ist. Diese kann Ähnlichkeit mit einer Usur der Pyramidenspitze durch einen Epipharynxtumor haben. Doch zeigt die durch einen ungewöhnlichen Canalis caroticus bedingte Aufhellung meist eine scharfe, regelmäßige Begrenzung, was bei einem Epipharynxtumor nur ausnahmsweise vorkommt. Bei dieser Anomalie gelangt der Canalis caroticus im sagittalen-horizontalen Bild zur Überlagerung mit dem inneren Gehörgang, wodurch eine Erweiterung des letzteren vorgetäuscht werden kann. Man hüte sich daher vor der Beurteilung des inneren Gehörganges in dieser Projektion. Das Bild der Pyramide wird durch ihren verschiedenen strukturellen Aufbau stark beeinflußt. Einmal kann die Pyramide weitgehend sklerosiert sein, gewöhnlich befindet sich im medialen Teil viel Spongiosa und manchmal kann dieser Teil auch weitgehend pneumatisiert sein. Besteht nur eine teilweise Pneumatisation der Pyramidenspitze, so können Zellen entweder nur in der Umgebung der Tuben, also im unteren Anteil der Pyramidenspitze vorhanden sein, oder nur in dem Bereiche, welcher in der Gegend der Fossa subarcuata zwischen dem oberen Bogengang und dem inneren Gehörgang gelegen ist. Auch der Verlauf des oberen Pyramidenkonturs kann sehr wechselnd sein und Unterschiede auf beiden Seiten aufweisen. So fehlt manchmal die deutliche Ausprägung der Eminentia arcuata und der Incissura trigemini, so daß der obere Pyramidenkontur fast eben verläuft. Manchmal bildet er einen nach oben konvexen Bogen. Manchmal wieder verläuft er in der gewöhnlichen Weise bis zum oberen Bogengang, dann aber steil nach abwärts und gleich wieder horizontal, oder er verläuft in der Gegend des oberen Bogenganges an viel schräger nach abwärts zur Spitze, als gewöhnlich. Besonders bei etwas zu starker Drehung des Kopfes kann es in der halb-sagittalen Projektionsrichtung geschehen, daß der lateral gelegene Teil der oberen Pyramidenkante infolge einer etwas atypischen Konfiguration nicht sichtbar ist. Dieses Bild kann einer Usur daselbst ähnlich sein. Durch Verdickung der knöchernen Umrahmung des inneren Gehörganges im oberen Anteil kann es am lateralen Rand der Incisura trigemini zur Ausbildung eines wulstartigen Vorsprunges kommen. Wir haben hier das verschiedene Verhalten des oberen Konturs der Pyramide deswegen genauer besprochen, weil wir darauf bei Besprechung der Folgen endocranieller Drucksteigerung nochmals eingehen müssen. Die Größe des inneren Gehörganges ist von Individuum zu Individuum etwas verschieden. Größenunterschiede zwischen beiden Seiten sind jedoch im Rahmen des Normalen minimal. Jeder deutlich erkennbare Größenunterschied zwischen beiden Seiten muß als pathologisch angesehen werden. Die Weite der Bogengänge schwankt ebenfalls von Individuum zu Individuum, jedoch nur in engen Grenzen. Ein diesbezüglicher Unterschied zwischen beiden Seiten desselben Individuums kommt normalerweise nicht vor. Die Größe des Foramen jugulare ist nicht nur von Fall zu Fall sehr verschieden, sondern man findet hier auch erhebliche Größenunterschiede zwischen beiden Seiten. Dieser normalerweise zu beobachtende Größenunterschied betrifft aber fast ausschließlich den lateralen venösen Anteil des Foramen jugulare und nicht den medialen, nervösen Teil desselben. Die wechselnde Form und Dicke der Hinterhauptschuppe ist diagnostisch wenig interessant. Wenn es auch unter pathologischen Bedingungen zu einer erheblichen Verdünnung der Hinterhauptschuppe kommen kann, so ist dieser Befund doch meist diagnostisch wenig wertvoll, da auch normalerweise, besonders bei zunehmendem Alter, die Hinterhauptschuppe in den zentralen, Partien ihrer 4 Quadranten sehr dünn sein kann, so daß der Befund der Verdünnung nicht immer auf einen pathologischen Prozeß zu beziehen ist, es sei denn, daß er in auffälliger Weise nur einen Quadranten betrifft.

Wir kommen nun zu einem besonders wichtigen Absatz dieses Kapitels, zur Sella turcica und ihrer unmittelbaren Umgebung. Hier ist zuerst ein Umstand zu erwähnen, der sich allerdings nicht direkt auf die Sella turcica bezieht. Bekanntlich spielen Kalkschatten im Bereiche der Sella und ihrer unmittelbaren Umgebung in der Diagnose und Differentialdiagnose eine große Rolle. Nun sieht man bisweilen hier kalkdichte Schatten, die strichförmig sein können, ähnlich wie eine Verkalkung in der Wand der Arteria carotis interna. Oder sie haben rundliche Form und können dann Verkalkungen in einem Meningiom ähnlich sein. Manchmal sind sie auch mehr flächenhaft und können dadurch eine gewisse Ähnlichkeit mit einem verkalkten Aneurysma der Arteria carotis interna haben (s. Abb. 40). Aber das Substrat dieser Kalkschatten können etwas atypische Juga cerebralia der Schläfengegend sein, die sich auf den Bereich der Sella turcica und ihrer unmittelbaren Umgebung projizieren. Daran muß man immer denken, ehe man eine pathologische Verkalkung annimmt. So schwer die Unterscheidung im Einzelbild sein kann, so leicht ist sie, wenn wir die Seitenaufnahme der Sella mit etwas stärkerer Verschiebung des Focus cranialwärts wiederholen. Da die Sella turcica vom Film ziemlich weit entfernt ist, wird sich dann im Bilde infolge der stärkeren Schrägprojektion eine erhebliche Lageveränderung des Kalkschattens im Verhältnis zur Sella turcica ergeben, falls derselbe durch ein atypisches Jugum cerebrale hervorgerufen ist. Was die Größe der Sella turcica anbetrifft, so wollen wir hier nur erwähnen, daß sie von Fall zu Fall nicht unerhebliche Unterschiede aufweist und daß es schwer ist, die Grenzen des Normalen festzustellen. Wir kommen darauf nochmals zu sprechen, sobald wir uns mit den pathologischen Veränderungen der Sella turcica befaßt haben. Denn die Kenntnis derselben ist zum Verständnis der Grenzfälle, insbesondere zur Beurteilung der Sellagröße derselben, unbedingt erforderlich. Auch die Form der Sella turcica ist verschieden und wenn wir hier die runde, ballonförmige, die tiefe, napfförmige und die flache, schüsselförmige Sella erwähnen, so haben wir damit nur die wesentlichsten Hauptformen angeführt. Diese sind sicher bis zu einem gewissen Grade von der Gestaltung der Keilbeinhöhle abhängig. Die Form der Sella turcica kann auch etwas unregelmäßig sein, z. B. vorne oder hinten tiefer, ohne daß sie deswegen aus dem Rahmen des Normalen herausfällt. Am vorderen-unteren Rande des Sellabodens sieht man bisweilen einen kleinen Knochenvorsprung, den der Anatom als Processus clinoideus intermedius bezeichnet (s. Abb. 41). Die Sella turcica kann einen doppelten Kontur aufweisen. Wenn ein solcher nur im unteren Teil des Sellabodens besteht, so hat er seine Ursache meist in einer Asymmetrie der Keilbeinhöhlen. Die größere Keilbeinhöhle hat den Boden der Sella etwas hinaufgedrängt. Ein doppelter Kontur der Sella im ganzen Bereich derselben ist gewöhnlich dadurch bedingt, daß die Ränder derselben etwas erhöht sind. Dies kann durch grübchenförmige Vertiefung der Sella geschehen, oder durch Knochenneubildung an der Ansatzstelle der Bindegewebsplatte, welche die Sella seitlich abschließt. Der innere Kontur ist dann meist undeutlicher als der äußere (s. Abb. 42). Das Dorsum sellae kann sowohl hinsichtlich seiner Lage als auch hinsichtlich seiner Form und seines strukturellen Aufbaues Unterschiede aufweisen. Die Lage desselben ist von der Gesamtkonfiguration der Schädelbasis abhängig. So kann ein normal langes Dorsum sellae einmal mit seiner Spitze im Niveau des Planum sphenoidale gelegen sein, ein anderes Mal über oder unter diesem Niveau. Auch der Grad der Neigung des Dorsum sellae ist verschieden. Das Dorsum sellae ist in der frühen Kindheit dick und von der Form eines Keiles mit abgerundeter Spitze. Im späteren Leben wird es allmählich dünner und nimmt die Form einer Knochenplatte an, welche flach oder gekrümmt sein kann. Gleichzeitig entwickeln sich die Processus clinoidei posteriores. Wie schon erwähnt, kann das Dorsum sellae bei Bestehen einer sehr großen Keilbeinhöhle rudimentär entwickelt sein (s. Abb. 43). Am hinteren-oberen Rand des Dorsum sellae kommt es in späteren Jahren oft zu Osteophytenbildung. Die Processus clinoidei posteriores

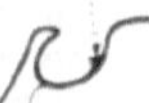

Abb. 41. Skizze einer seitlichen Ansicht der Sella turcica mit einem Processus clinoideus intermedius, auf welchen der Pfeil hinweist.

Fig. 41. Esquema de una radiografía de perfil de la silla turca con apófisis clinoides intermedia, señalada con una flecha.

Fig. 41. Sketch of a lateral view of the sella turcica showing an intermediate clinoid process (arrowed).

Fig. 41. Schéma d'une radiographie de la selle turcique de profil avec une apophyse clinoïde moyenne (flèche).

sind meist klein. Die Processus clinoidei anteriores zeigen sehr verschiedene Dicke. Sie sind etwa 5 mm seitlich der Sella turcica gelegen und gehören infolgedessen nicht mehr zu derselben. Manchmal zeigen sie an ihrer Oberfläche beiderseits in symmetrischer Weise eine fast osteomartige Verdickung. Es kommt auch vor, daß die Verlaufsrichtung der Processus clinoidei anteriores auf beiden Seiten verschieden ist. So sieht man als seltene anatomische Variante, daß ein Processus clinoideus anterior, wie gewöhnlich, mehr oder weniger horizontal gelegen ist, während der andere schräg noch oben zieht. Am Übergang der vorderen Wand der Sella turcica in das Planum sphenoidale verläuft der Knochenkontur im Seitenbild des Schädels fast immer konvex und nur selten konkav. Denn der Sulcus chiasmatis, welcher hier gelegen ist, ist meist nur schwach ausgeprägt und in der Median-Sagittalebene vielfach gar nicht sichtbar, sondern nur paramedian. Ist er in der Median-Sagittalebene ausnahmsweise doch deutlich erkennbar, dann sieht man im Seitenbild der Sella den Kontur oberhalb des Tuberculum sellae am Übergang in das Planum sphenoidale konkav und nicht konvex (s. Abb. 44). Vor der Stelle des Sulcus chiasmatis sieht man in seltenen Fällen einen Spalt nach vorne-unten verlaufen (s. Abb. 45). Er entspricht einer unvollständig verknöcherten Synchondrosis intersphenoidalis. Die Verschmelzung des Knochens soll hier schon zur Zeit der Geburt vollzogen sein. Die Synchondrosis occipito-sphenoidalis — hinten-unten von der Sella turcica gelegen — ist dagegen in den ersten Lebensjahren normalerweise immer sichtbar. Ihre letzten Reste verschwinden anatomisch durch Verknöcherung zwischen dem 16. und 18. Lebensjahr. Dementsprechend ist sie im Röntgenbild meist schon viele Jahre vorher nicht mehr erkennbar. Am hinteren Teil des Keilbeinkörpers kann man als seltene Variante eine auffallen starke Strahlendurchlässigkeit des Knochens beobachten. Ihre Ursache soll in einer abnormen Vascularisation dieser Knochenregion gelegen sein. Die Strahlendurchlässigkeit kann so hochgradig sein, daß am Clivus und im Bereiche des Dorsum sellae und des hinteren Anteiles des Sellabodens die Knochenkonturen nur undeutlich erkennbar sind (s. Abb. 46). Die Ähnlichkeit mit dem Bilde einer durch einen malignen Tumor bedingten Infiltration dieser Knochenregion kann weitgehend sein. Die Lage des Planum sphenoidale kann zur Sella turcica in ähnlicher Weise wechseln wie zum Dorsum sellae. Doch bestehen hier gewisse Unterschiede. Steht z. B. das Dorsum sellae im Verhältnis zum Planum sphenoidale hoch, so hat man im Seitenbild der Sella oft den Eindruck, als wäre diese in dem Sinne etwas gedreht, daß ihr Eingang nun nicht nach oben,

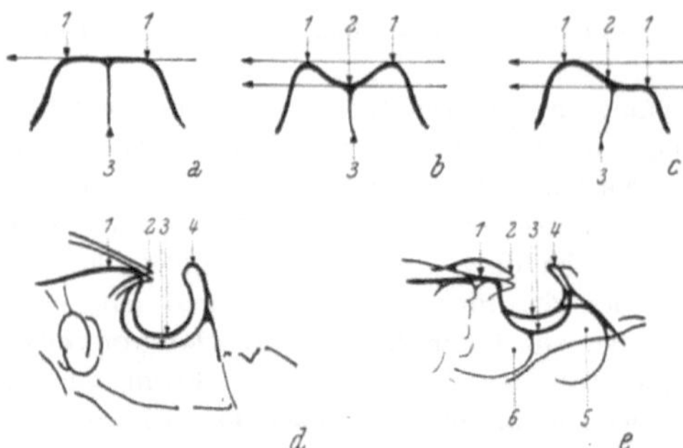

a   b   c
d   e

Abb. 42a bis e. Die Skizzen a bis c stellen einen schematischen Frontalschnitt durch den Boden der Sella turcica dar. Die Skizze a zeigt die gewöhnlichen Verhältnisse. Der Sellaboden verläuft in frontaler Richtung horizontal und die Ränder des Sellabodens (1) sind nicht erhöht. 3 entspricht dem Septum der Keilbeinhöhlen. Die Skizze b zeigt den Sellaboden (2) auch in frontaler Richtung muldenförmig eingesunken. Dadurch sind die Ränder derselben (1) überhöht. 3 entspricht auch hier dem Septum der Keilbeinhöhlen. In seitlicher Ansicht ergibt sich dann das Bild der Skizze d. Der Sellaboden ist im ganzen Bereich doppelt konturiert. Der innere Kontur entspricht dem Rande, der äußere der Mitte des Sellabodens. Legende zur Skizze d: 1 Planum sphenoidale. 2 Processus clinoidei anteriores. 3 Sellaboden. 4 Dorsum sellae. Die Skizze c zeigt einen Frontalschnitt durch eine asymmetrische Sella turcica, wie sie manchmal bei verschieden stark entwickelten Keilbeinhöhlen anzutreffen sind. Der Sellaboden (2) verläuft schräg, ein Rand (1) liegt höher als der andere. 3 entspricht wieder dem Septum der Keilbeinhöhlen. In seitlicher Ansicht ergibt sich jetzt das Bild der Skizze e. Der Sellaboden ist wieder doppelt konturiert, aber meist nur im mittleren Anteil, weil hier die größere Keilbeinhöhle den Sellaboden stärker hinaufdrückt. Legende zur Skizze e: 1 Planum sphenoidale. 2 Processus clinoidei anteriores. 3 Sellaboden. 4 Dorsum sellae. 5 Größere, 6 kleinere Keilbeinhöhle.

Fig. 42a hasta e. Los esquemas a, b y c reproducen un corte esquemático frontal a través del suelo de la silla turca. El esquema a muestra los elementos normales. El suelo de la silla turca transcurre, en proyección frontal, en dirección horizontal y los bordes del suelo de la silla turca (1) no están sobreelevados. 3 corresponde al tabique de los senos esfenoidales. El esquema b muestra el suelo de la silla turca (2) tambien en dirección frontal deprimido en escudilla. Como consecuencia, los bordes (1) están sobreelevados. 3 corresponde también al tabique de los senos esfenoidales. En proyección de perfil la imagen corresponde al esquema d. El suelo de la silla turca tiene doble contorno en toda su extensión. El contorno interno corresponde a la parte marginal y el externo a la mitad del suelo de la silla turca. Leyendas del esquema d: 1 Plano esfenoidal. 2 Apófisis clinoides anteriores. 3 Suelo de la silla turca. 4 Dorso de la silla turca. El esquema c muestra un corte frontal a través de una silla turca asimétrica, tal cual suele acontecer en casos en que los senos esfenoidales están desarrollados desigualmente. El suelo de la silla turca (2) transcurre oblicuamente, uno de los bordes (1) es más elevado que el otro. 3 corresponde nuevamente al tabique de los senos esfenoidales. En proyección de perfil se proyecta de acuerdo al esquema e. El suelo de la silla turca aparece nuevamente con doble contorno pero, generalmente, solo en su región media porque a este nivel el seno esfenoidal más voluminoso eleva en mayor proporción el suelo de la silla turca. Leyendas del esquema e: 1 Plano esfenoidal. 2 Apófisis clinoides anterior. 3 Suelo de la silla turca. 4 Dorso de la silla turca. 5 Seno esfenoidal grande y 6 seno esfenoidal pequeño.

Fig. 42a to e. Sketches a to c are diagrammatic frontal sections through the floor of the sella turcica. Sketch a shows the normal appearances. The floor of the sella runs horizontally in the frontal direction and the edges of the floor (1) of the sella are not elevated. 3 corresponds to the septum of the sphenoidal sinuses. In sketch b the floor (2) of the sella is depressed in a troughlike fashion also in the frontal direction. As a result of this its edges (1) are elevated. 3 corresponds here also to the septum of the sphenoidal sinus. Sketch d is the lateral view. The floor of the sella has a double outline throughout its whole extent. The inner outline corresponds to the edge, and the outer to the middle, of the floor of the sella. Legends for sketch d: 1 Sphenoidal plane. 2 Anterior clinoid processes. 3 Floor of the sella. 4 Dorsum sellae. Sketch c shows a frontal section through an asymmetric sella turcica. This is found sometimes with sphenoidal sinuses developed to different extents. The floor (2) of the sella runs obliquely, one edge (1) is higher than the other. 3 corresponds again to the septum of the sphenoidal sinuses. The lateral view results in sketch e. The floor of the sella again shows a double outline especially in its middle portion because the larger sphenoidal sinus displaces the floor of the sella upwards. Legends for sketch e: 1 Sphenoidal plane. 2 Anterior clinoid processes. 3 Floor of sella. 4 Dorsum sellae. 5 Larger sphenoidal sinus. 6 Smaller sphenoidal sinus.

Fig. 42a à e. Les schémas a à c montrent une coupe frontale schématique passant par le plancher de la selle turcique. Le schéma a montre une image normale. La face inférieure de la selle turcique est horizontale dans ce plan et ses bords (1) ne sont pas surélevés. 3 correspond à la cloison médiane des sinus sphénoïdaux. Le schéma b montre également le plancher de la selle turcique (2) avec une dépression vers le bas; il en résulte que ses bords (1) sont surélevés. 3 correspond ici également à la cloison médiane des sinus sphénoïdaux. L'examen de profil donne le schéma d. Le plancher de la selle présente un double contour sur toute son étendue. Le contour interne correspond au bord du plancher de la selle et le contour externe au milieu du plancher. Légende du schéma d: 1 Lame horizontale du sphénoïde. 2 Apophyses clinoïdes antérieures. 3 Plancher de la selle turcique. 4 Lame quadrilatère du sphénoïde. Le schéma c montre la coupe frontale d'une selle turcique asymétrique, comme elle se rencontre parfois avec des sinus sphénoïdaux irrégulièrement développés. Le plancher de la selle turcique (2) est oblique, l'un de ses bords (1) est plus haut que l'autre. 3 correspond à nouveau à la cloison médiane des sinus sphénoïdaux. La vue de profil est l'image du schéma e. Le plancher de la selle montre aussi un double contour, mais généralement seulement dans la région moyenne parce que le sinus sphénoïdal le plus grand y refoule davantage le plancher vers le bas. Légende du schéma e: 1 Lame horizontale du sphénoïde. 2 Apophyses clinoïdes antérieures. 3 Plancher de la selle. 4 Lame quadrilatère du sphénoïde. 5 Grand sinus sphénoïdal. 6 Petit sinus sphénoïdal.

sondern nach vorne-oben gerichtet ist. Dadurch entspricht dann im Bilde der tiefste Punkt des Sellabodens nicht der Mitte desselben, sondern einem weiter vorne gelegenen Punkt. Liegt jedoch das Planum sphenoidale im Verhältnis zur Sella turcica hoch, so macht das Seitenbild derselben nicht den Eindruck einer entgegengesetzten Drehung der Sella, sondern es ist nur die vordere Wand derselben höher als gewöhnlich, weil der ganze Höhenunterschied zwischen vorderer und mittlerer Schädelgrube größer ist. Wichtiger ist in der Praxis das Lageverhältnis des Planum sphenoidale zum oberen Kontur der kleinen Keilbeinflügel bzw. der Processus clinoidei anteriores. Gewöhnlich liegt das Planum sphenoidale im Seitenbild der Sella turcica knapp unter diesem Kontur, ungefähr 1—2 mm unter demselben. Es kann aber sowohl höher als auch tiefer liegen. Ein zu tief liegendes Planum sphenoidale kann der Ausdruck einer endocraniellen Drucksteigerung sein, ein zu hoch liegendes Planum sphenoidale der Ausdruck einer Mucocele der Keilbeinhöhle oder eines Pneumosinus dilatans, der, wie erwähnt, oft mit einem Tumor kombiniert ist. Ein bestimmtes Maß als Grenzwert des noch als normal anzusehenden Höhenunterschiedes läßt sich natürlich nicht angeben. Eine weitere erwähnenswerte Anomalie

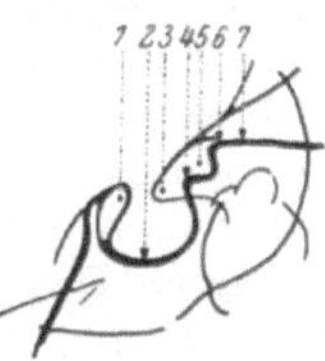

Abb. 44. Skizze einer seitlichen Aufnahme der Sella turcica mit stark ausgeprägtem Sulcus chiasmatis. Legende: *1* Dorsum sellae. *2* Sellaboden. *3* Processus clinoideus anterior. *4* Tuberculum sellae. *5* Sulcus chiasmatis. *6* Limbus sphenoidale. *7* Planum sphenoidale.

Fig. 44. Esquema de una radiografía de perfil de la silla turca con surco quiasmático muy desarrollado. Leyendas: *1* Dorso de la silla turca. *2* Suelo de la silla turca. *3* Apófisis clinoides anterior. *4* Tubérculo de la silla turca. *5* Surco quiasmático. *6* Limbo esfenoidal. *7* Plano esfenoidal.

Fig. 44. Sketch of a lateral view of the sella turcica with a markedly developed sulcus chiasmatis. Legends: *1* Dorsum sellae. *2* Floor of sella. *3* Anterior clinoid process. *4* Tuberculum sellae. *5* Sulcus chiasmatis. *6* Limbus sphenoides. *7* Sphenoidal plane.

Fig. 44. Schéma d'une radiographie de profil de la selle turcique avec une gouttière optique très développés. Légende: *1* Lame quadrilatère. *2* Plancher de la selle. *3* Apophyse clinoïde antérieure. *4* Tubercule de la selle. *5* Gouttière optique. *6* Limbus sphénoïdalis. *7* Lame horizontale du sphénoïde.

ist die einseitige oder beidseitige knöcherne Verbindung des Processus clinoideus anterior mit dem Processus clinoideus posterior, fallweise auch mit einem vorhandenen Processus clinoideus intermedius. Diese knöcherne Verbindung ist fast immer vollständig und nur selten durch einen feinen Spalt mit verdichteten Rändern unterbrochen. Im letzteren Falle handelt es sich dann nicht um eine Verschmelzung der Processus clinoidei anteriores und posteriores, sondern darum, daß die verlängerten Clinoidfortsätze aneinander stoßen. Die knöcherne Verbindung der Processus clinoidei anteriores und posteriores hat schon früh das Interesse der Untersucher erweckt und wird auch heute noch vielfach diskutiert. Mir scheint, daß über diese Anomalie mehr geschrieben wird, als ihrer Bedeutung zukommt. Da die Sella turcica im Seitenbild durch diese knöcherne Verbindung nach oben zu abgeschlossen, „überbrückt", erscheint, hat man ihr den irreführenden Namen „Sellabrücke" gegeben, welchen man wieder ausmerzen sollte, weil er falsch ist. Als „Sellabrücke" könnte man ausschließlich eine Verkalkung des Diaphragma sellae bezeichnen, da anatomisch nur dieses die Sella überbrückt. Eine Verkalkung des Diaphragma kommt manchmal unter krankhaften Bedingungen vor. Die Duraduplikatur, welche den Processus clinoideus anterior und posterior verbindet, manchmal verknöchert ist und in der Literatur dann als „Sellabrücke" bezeichnet wird, liegt jedoch anatomisch besonders im vorderen Anteil erheblich entfernt von der Sella, wird im Seitenbild nur auf den Sellaeingang projiziert und vom Anatomen richtig als „Sellageländer" benannt. Da aber die anatomischen und nicht die bildmäßigen Verhältnisse maßgebend sind, so ist es unrichtig und verwirrend, eine solche Verkalkung als Sellabrücke zu bezeichnen. Mit dem gleichen Recht könnten wir den Schatten eines Jugum cerebrale der Schläfenbeinschuppe, der sich im Seitenbild in die Sella projizieren kann, als intrasellare Verkalkung bezeichnen, ein Vorgehen, das gewiß niemand gutheißen könnte und welches da wie dort zu falschen Konsequenzen führen würde. Eine dieser falschen Schlußfolgerungen ist z. B. die von manchen Autoren vertretene Ansicht, daß die knöcherne Verbindung zwischen Processus clinoideus anterior und posterior die Entwicklung der Sella turcica und damit auch die Entwicklung der Hypophyse beeinträchtige. Schon theoretisch vermag man einem solchen Gedankengang nicht zu folgen. Wieso soll die Verknöcherung von Bändern, die seitlich und zum Teil erheblich entfernt von der Sella turcica gelegen sind, Einfluß auf deren Entwicklung haben? Aber sehen wir ganz davon ab, was berechtigt uns überhaupt anzunehmen, daß die Reaktion einer knöchernen Verbindung auf gegebene Erfordernisse in der Wachstumsperiode eine andere sei, als die einer bindegewebigen Verbindung? Wir stehen doch im allgemeinen auf dem Standpunkt, daß sich das Knochengewebe wegen seines ständigen Umbaues besonders gut gegebenen Erfordernissen anzupassen vermag. So wirkt diese Theorie wenig überzeugend und in der Praxis können wir sehen, daß selbst bei ausgedehntester, breiter knöcherner Verbindung der Processus clinoidei anteriores, posteriores und intermedii eine normal große, also in ihrer Entwicklung keineswegs gehemmte Sella turcica vorliegen kann (s. Abb. 47). Diese Verknöcherung, welche schon in der Kindheit beobachtet wird, ist vermutlich eine regressive Variante. Sie findet sich bei manchen Affen regelmäßig. So wie wir Abweichungen von der Norm — z. B. auch die Verknöcherung des Ligamentum stylohyoideum, die Sakralisation eines Querfortsatzes des 5. Lendenwirbels, die Spina bifida und anderes mehr — in Fällen abnormer Konstitution häufiger finden als in Normalfällen, so finden wir auch die Verknöcherung zwischen Processus clinoideus anterior und posterior in den Fällen abnormer Konstitution häufiger. Daß sie aber im Wege einer hypothetischen Entwicklungshemmung der Sella turcica die Hypophyse beeinträchtigen und damit gewissermaßen zur auslösenden Ursache einer abnormen Konstitution werden soll, das anzunehmen, scheint mir zu weit zu gehen. Ich glaube, daß bei einer konstitutionellen Beurteilung eines Falles das Verhalten des Dorsum sellae von größerer Bedeutung ist. Denn wenn wir z. B. eine Persistenz der kindlichen Form sehen, so können wir daraus mit Recht auf eine Entwicklungshemmung der Sella turcica schließen, die wieder eine Entwicklungshemmung der Hypophyse wahrscheinlich macht. Eine weitere Abweichung des Dorsum sellae von der Norm, bei welcher aber die Grenze des Normalen schon eindeutig überschritten ist, stellt das Dorsum elongatum dar. Wir müssen hier aber den Begriff genau festlegen. Die Diagnose eines langen, kurzen, dicken oder dünnen Dorsum sellae ist einfach. Aber die Diagnose eines verlängerten, verkürzten, verdickten oder verdünnten Dorsum sellae kann erhebliche Schwierigkeiten bereiten, weil weder ein absolutes Maß als normal festgelegt werden kann, noch ein geeigneter Beziehungspunkt zur Beurteilung vorhanden ist. Wir können daher nur dann die Diagnose eines Dorsum elongatum eindeutig stellen, wenn die normale Begrenzung des oberen Randes desselben im Röntgenbilde erkennbar ist und man darüber hinaus eine osteophytenartige Verlängerung des Dorsum sellae sieht (s. Abb. 48). Denn es kann z. B. ein normales Dorsum sellae in beträchtlichem Ausmaß die Ebene des Planum sphenoidale überragen und ein Dorsum elongatum einschließlich der abnormen Verlängerung zur Gänze unter dieser Ebene gelegen sein. Liegt tatsächlich ein Dorsum elongatum vor, so darf man sich nicht vorstellen, daß dieses einen Druck auf die darüber liegenden Weichteile ausübt und so zu einer Schädigung derselben führt. Man muß vielmehr annehmen, daß eine Anomalie der darüber liegenden Weichteile das abnorme Wachstum ermöglicht hat, also pathologische Verhältnisse oberhalb des Dorsum sellae vorliegen, auf welche das abnorme Längenwachstum desselben bzw. der das Dorsum sellae verlängernde Osteophyt, hinweist. Es wird sich dabei vielfach um eine Mißbildung dieser Weichteile handeln, oder um Veränderungen derselben, die sich schon in der Kindheit ausgebildet haben. Ob auch Veränderungen der Weichteile, welche erst infolge einer Erkrankung im späteren Leben aufgetreten sind, zur Entwicklung eines Dorsum elongatum führen können, ist ungewiß. Auf Grund meiner persönlichen Beobachtungen möchte ich diese Möglichkeit eher bejahen, ohne jedoch für das Bestehen dieser Möglichkeit einen eindeutigen Beweis zu haben.

Zum Abschluß sind noch jene Anomalien des Schläfenbeines zu besprechen, an welchen vorwiegend der Otologe interessiert ist. Das Operationsfeld innerhalb des Mastoids wird gewissermaßen vorne von der hinteren Gehörgangswand, oben vom Tegmen und hinten vom Sinus sigmoideus begrenzt. Wird das Operationsfeld durch eine abnorme Lage des Tegmens oder des

Sinus sigmoideus eingeengt, so hat der Operateur ein Interesse daran, dies schon vor der Operation zu wissen. Man bezieht die Lage des Tegmen zur oberen, die des Sinus sigmoideus zur hinteren Gehörgangswand. Die Beurteilung der Topographie erfolgt in erster Linie aus der halb-seitlichen Aufnahme des Schläfenbeines, doch müssen fallweise auch die anderen Spezialaufnahmen des Schläfenbeines zur Klärung herangezogen werden. Die Lage des Tegmen kann man mit praktisch genügender Genauigkeit in folgender Weise bestimmen. Man sucht den oberen Rand des Jochbogens, der ungefähr der Deutschen Horizontalen entspricht, und verlängert ihn nach hinten. Die Stelle, an welcher im Bereiche des Citelli-Winkels die Linie des Tegmen in der halb-seitlichen Aufnahme mit dem Kontur des Sulcus sigmoideus zusammenstößt, liegt normalerweise über dieser Verlängerung. Im vorderen Anteil liegt in dieser Projektion die schräg nach vorne-unten verlaufende Linie des Tegmen knapp unterhalb derselben. Liegt das ganze Tegmen unterhalb der Linie des oberen Konturs des Jochbogens, so liegt ein Tiefstand vor. Man erkennt den Tiefstand häufig auch aus einem anderen Detail. Normalerweise trifft sich die Linie des Tegmen mit dem Kontur des Sulcus sigmoideus an der Stelle der stärksten Krümmung des oberen Knies desselben. Liegt ein Tiefstand des Tegmen vor, so setzt die Linie desselben unterhalb der Krümmung am vertikalen Teil des Konturs des Sulcus sigmoideus an. Da sich das Tegmen aus 2 Knochenkernen bildet, so besteht die Möglichkeit eines teilweisen Tiefstandes. Den isolierten Tiefstand des Tegmen antri erkennt man daran, daß die Linie des Tegmen unterhalb der Krümmung des Sinus sigmoideus und unterhalb der Verlängerung des oberen Konturs des Jochbogens beginnt, dann aufsteigt und weiterhin normal verläuft. Bei einem isolierten Tiefstand des Tegmen tympani beginnt dagegen die Linie des Tegmen normal, verläuft jedoch über der Paukenhöhle plötzlich steil nach abwärts, statt allmählich nach vorne-unten zu ziehen (s. Abb. 49).

Bei Lageanomalien des Sinus sigmoideus kann es zur Anteposition oder Vorlagerung und zur Lateralposition kommen. Nicht selten sind beide Lageanomalien kombiniert. Bei der Anteposition oder Vorlagerung ist der Sinus sigmoideus der hinteren Gehörgangswand genähert. Im Extrem kann er derselben unmittelbar anliegen. Die normale Entfernung beträgt 1 cm und mehr. Bei der Lateralposition ist der Sinus sigmoideus der äußeren Corticalis genähert. In diesem Falle ist also der Knochen, welcher den Sinus sigmoideus von den äußeren Weichteilen trennt, verdünnt. Im seltenen Extrem können hier sogar Lücken im Knochen bestehen. In der halb-seitlichen Aufnahme des Schläfenbeines entspricht gewöhnlich der gut sichtbare, hintere Kontur der Pyramide auch dem vorderen Anteil der knöchernen Sinusschale. Es handelt sich also nur darum, die Entfernung dieses Konturs von der hinteren Gehörgangswand und zwar ihrem äußeren Anteil zu bestimmen. Bei Besprechung der normalen Anatomie dieser Projektion wurde schon erwähnt, daß es dazu nötig ist, den vorderen Kontur des Warzenfortsatzes aufzusuchen (s. S. 31). Eine Vorlagerung des Sinus sigmoideus ist bei schlecht ausgebildeter Pneumatisation des Warzenfortsatzes wesentlich häufiger, doch schließt gute Pneumatisation eine Vorlagerung nicht aus. Gewöhnlich betrifft die Vorlagerung den ganzen Sinus sigmoideus. Es kann jedoch auch sein, daß er — stark schräg verlaufend — nur im unteren Anteil vorgelagert ist oder, seltener, nur im oberen Anteil. Auch das soll im Befund vermerkt werden. Die Tatsache der Vorlagerung des Sinus sigmoideus fällt meist in der halb-seitlichen Ansicht des Schläfenbeines sofort dadurch auf, daß die ganze Basis der Pyramide verschmälert ist. Es gibt aber auch Fälle, in welchen eine solche Verschmälerung nicht vorhanden ist und sich der Sinus sigmoideus tief in die Basis der Pyramide eingräbt. In einem solchen Falle entspricht der hintere Kontur der Pyramide im Röntgenbild nicht auch dem vorderen Kontur des Sinus sigmoideus. Dieser liegt dann vielmehr weiter vorne innerhalb des Pyramidenschattens. Man sieht dann zwei fast parallel verlaufende Linien in diesem Bereiche, von welchen die vordere dem vorderen Kontur des Sinus sigmoideus entspricht, die hintere der lateralen Begrenzung der hinteren Pyramidenfläche. Sind Mastoid und Pyramide sklerotisch, so kann es geschehen, daß der Kontur des Sinus sigmoideus innerhalb des dichten Knochenschattens kaum oder nicht zu differenzieren ist und man die Sinusvorlagerung in dieser Projektion übersieht. Meist wird man jedoch am oberen Sinusknie erkennen, daß der dort noch sichtbare vordere Kontur des Sinus sigmoideus vor dem hinteren Kontur der Pyramide gelegen ist. Ist dies jedoch nicht der Fall, so muß man

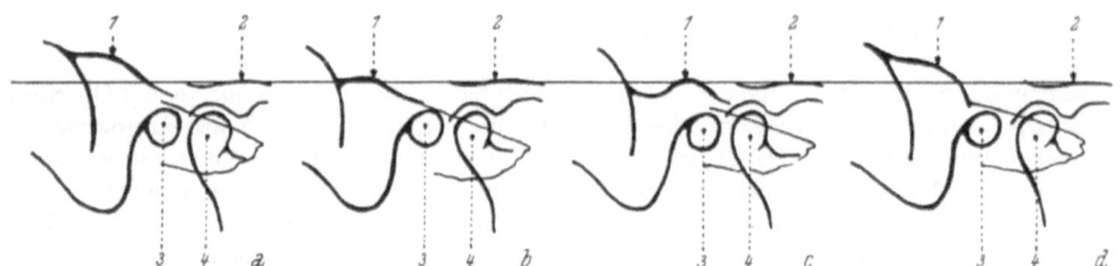

Abb. 49a bis d. Die vier schematischen Skizzen einer halb-seitlichen Aufnahme des Schläfenbeines sollen das verschiedene Verhalten des Tegmen veranschaulichen. Die durch alle Skizzen durchgezogene horizontale Linie entspricht der Verlaufsrichtung des oberen Konturs des Jochbogens, welcher meist annähernd in der Deutschen Horizontalebene gelegen ist, so daß diese Linie zur Orientierung herangezogen werden kann. Auf sämtlichen Skizzen entsprechen *1* dem Tegmen, *2* dem oberen Kontur des Jochbogens, *3* der durch den äußeren Gehörgang, die Paukenhöhle und den inneren Gehörgang hervorgerufenen Aufhellung, *4* dem Kieferköpfchen. Die Skizze a zeigt die normalen Verhältnisse. Die Linie des Tegmen trifft hinten die Linie des Sulcus sigmoideus im Bereiche des oberen Sinusknies oberhalb der Linie des oberen Randes des Jochbogens. Vorne kreuzt sie diese Linie etwa über dem äußeren Gehörgang. Die Skizze b zeigt einen Tiefstand des ganzen Tegmen. Es überragt die Linie des oberen Randes des Jochbogens nicht und trifft die Linie des Sulcus sigmoideus unter dem oberen Sinusknie. Die Skizze c zeigt den vorderen Teil des Tegmen in annähernd normaler Lage. Der hintere Teil liegt jedoch unter der Linie des oberen Randes des Jochbogens und trifft die Linie des Sulcus sigmoideus unter dem oberen Sinusknie. Es besteht also ein isolierter Tiefstand des Tegmen antri. Die Skizze d zeigt den hinteren Teil des Tegmen in normaler Lage. Nach vorne zu verläuft die Linie des Tegmen jedoch abnorm steil nach abwärts. Es liegt daher ein isolierter Tiefstand des Tegmen tympani vor.

Fig. 49a hasta d. Las 4 esquemas de una incidencia semilateral del temporal muestran el comportamiento variable del tegmen. La línea horizontal que cruza los esquemas corresponde al trayecto del contorno superior del arco cigomático que, generalmente, coincide con la horizontal alemana de tal manera que esta línea puede ser utilizada con fines de orientación. En todos los esquemas corresponde *1* al tegmen, *2* al borde superior del arco cigomático, *3* a la transparencia causada por el conducto auditivo externo, la caja del tímpano y el conducto auditivo interno, *4* a la cabeza del maxilar inferior. El esquema a muestra la situación normal. La línea correspondiente al tegmen encuentra por detrás la línea del surco sigmoideo en la zona correspondiente a la rodilla superior del seno por encima de la línea del borde superior del arco cigomático, por delante cruza esta línea aproximadamente a nivel del conducto auditivo externo. El esquema b muestra una situación baja de todo el tegmen. No sobrepasa la línea correspondiente al borde superior del arco cigomático y encuentra la línea del surco sigmoideo por debajo de la rodilla del seno. El esquema c muestra la parte anterior del tegmen en situación aproximadamente normal. La parte posterior está situada sin embargo por debajo de la línea correspondiente al borde superior del arco cigomático y encuentra la línea correspondiente al surco sigmoideo por debajo de la rodilla sinusal. En este caso existe, por lo tanto, una situación baja aislada del tegmen antral. El esquema d muestra la parte posterior del tegmen en situación normal. Sin embargo, hacia adelante la línea del tegmen transcurre en forma anormal hacia abajo. En este caso existe por lo tanto una situación baja aislada del tegmen timpánico.

Fig. 49a to d. The four diagrammatic sketches of a half-lateral view of the temporal bone demonstrate the different relations of the tegmen. The horizontal line, which runs through all diagrams corresponds to the direction of the upper contour of the zygomatic arch, which is almost always situated in the "German horizontal plane" (*DH*). This line can be used for orientation. In all diagrams the legends are: *1* Tegmen. *2* Upper contour of the zygomatic arch. *3* The area of translucency caused by the external auditory canal, the tympanic cavity and the internal auditory canal. *4* Mandibular condyle. Sketch a demonstrates the normal findings. The line of the tegmen meets posteriorly the line of the sigmoid sulcus in the region of the upper bend of the sinus, above the line of the upper margin of the zygomatic arch. Anteriorly it crosses this line somewhat above the external auditory canal. Sketch b shows the entire tegmen in a low position. It is not higher than the upper outline of the zygomatic arch and meets the line of the sigmoid sulcus below the upper bend of the sinus. Sketch c shows the anterior part of the tegmen in its almost normal position. However the posterior part is to be found below the upper outline of the zygomatic arch, and meets the line of the sigmoid sulcus below the upper bend of the sinus. Therefore this is a low position of the tegmen in the area of the mastoid antrum only (tegmen antri). Sketch d shows the posterior portion of the tegmen in its normal position. Anteriorly, however, the line of the tegmen is abnormally steep in a downward direction. Therefore this is a low position of the tegmen tympani only.

Fig. 49a à d. Les 4 schémas d'une radiographie du temporal en incidence temporo-tympanique doivent mettre en évidence les différentes situations du tegmen tympani. La ligne horizontale visible sur tous les schémas correspond à la direction du bord supérieur de l'arcade zygomatique, qui est généralement située à peu près dans le plan de Virchow, si bien que cette ligne peut être utile pour l'orientation. Légende de tous les schémas *1* Tegmen tympani. *2* Contour supérieur de l'arcade zygomatique. *3* Lacune due au conduit auditif externe, à la caisse du tympan et au conduit auditif interne. *4* Condyle du maxillaire inférieur. Le schéma a montre des rapports normaux. La ligne du tegmen tympani atteint en arrière la ligne de la gouttière sinusale dans la région du coude supérieur du sinus en-dessus de la ligne du bord supérieur de l'arcade zygomatique. Elle rejoint cette ligne un peu en avant à peu près à la hauteur du conduit auditif externe. Le schéma b montre un tegmen bas situé. Ce dernier ne dépasse pas la ligne du contour supérieur de l'arcade zygomatique et il atteint la ligne de la gouttière sinusale en-dessous du coude supérieur du sinus. Le schéma c montre que la situation de la partie antérieure du tegmen est à peu près normale, la partie postérieure par contre se trouve en-dessous de la ligne du contour supérieur de l'arcade zygomatique et atteint la gouttière sinusale en-dessous du coude supérieur. Seul le toit de l'antre est ainsi bas situé. Le schéma d montre que la partie postérieure du tegmen est en place; la partie antérieure montre une inclinaison très oblique vers le bas: Situation basse isolée du tegmen tympani.

die Lage des Sinus sigmoideus mit Hilfe der halbaxialen Projektion bestimmen. Daß der Sinus sigmoideus in seltenen Fällen dadurch der hinteren Gehörgangswand genähert sein kann, daß ein abnorm weiter äußerer Gehörgang mit Verlagerung der hinteren Gehörgangswand nach hinten vorliegt, sei nebenbei erwähnt. Manchmal ist anatomisch kein Sulcus sigmoideus vorhanden. Die hintere Pyramidenfläche geht dann kontinuierlich in die Seitenwand der hinteren Schädelgrube über. In einem solchen Falle ist auch im Röntgenbild der hintere Kontur der Pyramide nicht deutlich zu sehen. Da aber der vorgelagerte Sinus sigmoideus gewöhnlich den Sulcus vertieft und deutlicher sichtbar macht, so wird man in einem solchen Falle meist mit Recht annehmen können, daß der Sinus sigmoideus nicht vorgelagert ist, auch wenn man seine Lage im Röntgenbild nicht exakt bestimmen kann. Im hinteren, basalen Anteil der Pyramide können manchmal auch dann 2 Konturen vorhanden sein, wenn der Sinus sigmoideus nicht tief einschneidet. Es kommt bisweilen als anatomische Variante vor, daß die hintere Pyramidenfläche im lateralen Anteil eingedellt ist. Die mediale bzw. vordere Begrenzung dieser Eindellung, welche vorwiegend vom Labyrinthkern gebildet wird, ist dann im Röntgenbild innerhalb des Pyramidenschattens als nach vorne konvexer Kontur zu sehen, der eine Ähnlichkeit mit dem Kontur eines tief einschneidenden Sulcus sigmoideus haben kann (s. Abb. 50). Meist unterscheidet er sich jedoch von einem solchen schon dadurch, daß er im unteren Anteil wieder nach hinten verläuft, während der Kontur des Sulcus mehr nach unten zieht. Bleibt der Fall in der halb-seitlichen Projektion unklar, so muß man die halb-axiale Projektion zur Klärung heranziehen. In dieser Projektion erkennt man die Vorlagerung des Sinus sigmoideus daran, daß von der Gegend des Citelli-Winkels eine feine Schattenlinie im Bogen nach vorne-unten verläuft, das Antrum mastoideum durchsetzt, wo ihre Entfernung von der hinteren Gehörgangswand gut abzulesen ist und dann im Labyrinthschatten verschwindet (s. Abb. 51). Diese Linie entspricht ebenfalls dem Kontur des Sulcus sigmoideus. Obwohl seine Entfernung von der hinteren Gehörgangswand gut erkennbar ist, verwenden wir doch im allgemeinen diese Projektion nicht zur Lagebestimmung des Sinus sigmoideus, da er hier nur im oberen Anteil zu sehen ist. Eine Vorlagerung, welche den mittleren und unteren Anteil betrifft, würde sich in dieser Projektion der Wahrnehmung entziehen. Sie wird daher nur in jenen Fällen zur Lagebestimmung herangezogen, welche in der halb-seitlichen Ansicht nicht vollkommen zu klären sind. Die halb-sagittale Ansicht des Schläfenbeines läßt naturgemäß die Lage des Sinus sigmoideus nicht genau erkennen. Es ist aber notwendig zu wissen, daß eine Vorlagerung des Sinus sigmoideus in dieser Projektionsrichtung eine starke Aufhellung im Bereiche der Pars mastoidea bedingt, da der Knochen hier in der Strahlenrichtung durch die Vorlagerung des Sinus verdünnt ist. Meist zeigt diese Zone erhöhter Strahlendurchlässigkeit keine deutlichen Grenzen. Manchmal ist jedoch bei stark vertieftem Sulcus sigmoideus die Abgrenzung deutlich und durch eine feine Verdichtungszone, der Wand des Sulcus sigmoideus entsprechend, markiert. Mangelnde Erfahrung kann in einem solchen Falle an eine Cholesteatomhöhle denken lassen.

Die Lateralposition des Sinus sigmoideus, bei welcher sich dieser tiefer als normal in die seitliche Schädelwand eingräbt, wird im Röntgenbild in der halb-seitlichen Ansicht dadurch kenntlich, daß nun nicht nur, wie gewöhnlich, der obere und vordere Kontur des Sulcus sigmoideus zu sehen ist, sondern auch der hintere und untere Kontur deutlich hervortritt. Der Sulcus sigmoideus ist dadurch im Bilde als gut begrenztes, breites Aufhellungsband zu sehen. Anteposition und Lateralposition des Sinus sigmoideus ist, wie schon erwähnt, oft kombiniert. Es gibt Fälle, in welchen nicht der ganze Sinus sigmoideus lateralponiert ist, sondern nur ein Teil desselben. Meist findet man diese partielle Lateralposition am oberen Knie. Sie ist schlechter zu erkennen, weil dann der zweite Kontur, welcher die Lateralposition gewöhnlich charakterisiert, fehlen kann. Man sieht dann nur an dieser Stelle eine Aufhellung, die wohl nach vorneoben, dem Sinuskontur entsprechend, scharf begrenzt ist, nach hinten-unten zu jedoch eine unscharfe und undeutliche Begrenzung aufweist. Dadurch kann eine entfernte Ähnlichkeit mit einem Destruktionsherd entstehen. Außer der Anteposition und Lateralposition des Sinus sigmoideus gibt es im Bereiche der venösen Blutleiter am Schläfenbein noch andere Anomalien die jedoch kein besonderes Interesse haben. So findet man z. B. bisweilen eine umschriebene Erweiterung des Sinus sigmoideus oder transversus, die an der betreffenden Stelle auch am Knochen ihren Ausdruck findet. Am häufigsten findet man eine derartige Erweiterung in Form eines Blindsackes am oberen Sinusknie, wodurch die vordere Wand des Sinus sigmoideus an dieser Stelle nach vorne verlagert ist. Wesentlich seltener sieht man die Erweiterung weiter hinten oder weiter unten. Bei einem Hochstand des Bulbus venae jugularis ist die der Fossa jugularis entsprechende Aufhellung erheblich größer und deutlicher. Das sehr variable Emissarium mastoideum interessiert nur, wenn es durch einen vollkommen atypischen Verlauf an ungewohnter Stelle im Operationsbereich liegt. Auch der Sinus petro-squamosus, ein venöses Gefäß, welches am Boden der mittleren Schädelgrube das obere Sinusknie mit dem Sinus cavernosus verbindet, kann im Operationsbereich liegen, wenn er ausnahmsweise im Schläfenbeinbereich nicht endocraniell, sondern innerhalb des Knochens gelegen ist. Er kommt im Rönt-

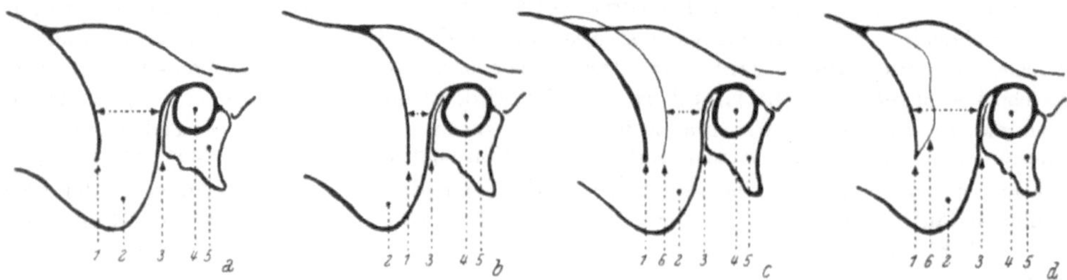

Abb. 50a bis d. Die vier schematischen Skizzen einer halb-seitlichen Aufnahme des Schläfenbeines sollen das verschiedene Verhalten des Sinus sigmoideus veranschaulichen. Auf sämtlichen Skizzen entsprechen 1 dem lateralen Rand der hinteren Pyramidenfläche, der in den meisten Fällen zugleich dem vorderen Rand des Sulcus sigmoideus entspricht, 2 der Warzenfortsatzspitze, 3 dem äußeren Teil der hinteren Gehörgangswand bzw. dem Spalt zwischen Warzenfortsatz und Os tympanicum an dieser Stelle, 4 der durch den äußeren Gehörgang, die Paukenhöhle und den inneren Gehörgang bedingten Aufhellung, 5 dem Os tympanicum. 6 entspricht auf der Skizze c dem vorderen Rand des Sulcus sigmoideus, auf der Skizze d einem atypischen Kontur, hervorgerufen durch Eindellung der hinteren Pyramidenfläche im lateralen Anteil. Die Skizze a zeigt die gewöhnlichen Verhältnisse. Der hintere Kontur der Pyramide und der vordere Kontur des Sulcus sigmoideus sind durch ein und dieselbe Linie dargestellt. Die Entfernung derselben von der hinteren Gehörgangswand beträgt über 1 cm. Der horizontale Pfeil zeigt die Stelle, an welcher gemessen werden soll. Zu messen ist vom äußeren und nicht vom inneren Anteil der hinteren Gehörgangswand, also vom vorderen Kontur des Warzenfortsatzes und nicht vom hinteren Rand der durch den äußeren Gehörgang, die Paukenhöhle und den inneren Gehörgang bedingten Aufhellung. Skizze b zeigt eine Verkleinerung dieser Entfernung als Ausdruck einer Verschmälerung der ganzen Basis der Pyramide mit Vorlagerung des Sinus sigmoideus. Skizze c zeigt die Basis der Pyramide normal breit. Der hintere Kontur der Pyramide fällt jedoch nicht mit dem vorderen Kontur des Sulcus sigmoideus zusammen. Dieser liegt vielmehr weiter vorne, innerhalb des Schattens der Pyramide, da der vorgelagerte Sinus sigmoideus tief in die Basis der Pyramide einschneidet. Der Kontur des vertieften Sulcus sigmoideus ist innerhalb des Pyramidenschattens bisweilen dadurch leichter zu finden, daß er manchmal im Bereiche des oberen Sinusknies die Linie des Tegmen überragt und hier besser sichtbar ist. Die Skizze d zeigt einen ähnlichen Kontur innerhalb der Pyramide wie bei Skizze c, doch ist dieser Kontur nur durch eine Eindellung der hinteren Pyramidenfläche hervorgerufen.

Fig. 50a to d. These four diagrammatic sketches of a half-lateral view of the temporal bone demonstrate the different relations of the sigmoid sinus. In all sketches 1 corresponds to the lateral margin of the posterior plane of the petrous bone which in most cases corresponds to the anterior margin of the sigmoid sulcus, 2 to the tip of the mastoid process, 3 to the outer portion of the posterior wall of the auditory canal, i.e. to the split in this part between the mastoid process and the os tympanicum, 4 to the translucency formed by the outer auditory canal, the tympanic cavity and the inner auditory canal, 5 to the os tympanicum. 6 corresponds in sketch c to the anterior margin of the sigmoid sulcus and in sketch d to an atypical contour which is formed by the depression of the posterior plane of the petrous bone in its lateral portion. Sketch a demonstrates the normal relations. The posterior contour of the petrous bone and the anterior contour of the sigmoid sulcus are represented by the same line. The distance of this line from the posterior wall of the auditory canal is more than 1 cm. The horizontal arrow shows the position from which one should measure. One should measure from the outer and not from the inner portion of the posterior wall of the auditory canal, i.e. from the anterior contour of the mastoid process and not from the posterior margin of the translucency which is formed by the external auditory canal, the tympanic cavity, and the internal auditory canal. Sketch b shows a diminution of this distance as a result of the narrowing of the whole base of the petrous bone because of the forward position of the sigmoid sulcus. Sketch c shows the base of the petrous bone of normal width. However the posterior contour of the petrous bone does not merge with the anterior contour of the sigmoid sulcus. The latter lies considerably more anteriorly within the density of the petrous bone, since the sigmoid sulcus, which extends anteriorly, grooves the base of the petrous bone. It is sometimes easier to find the contour of the sigmoid sulcus in its deeper position within the density of the petrous bone because it frequently crosses the line of the tegmen in the region of the upper bend of the sinus and is more clearly visible here. Sketch d shows a similar contour within the petrous bone as sketch c, yet this contour is indicated only by a depression in the posterior plane of the petrous bone.

genbild in diesen Fällen an der entsprechenden Stelle, nämlich dem Übergang der Basis der Pyramide in die Schläfenbeinschuppe, als typisches, venöses Gefäßband zur Darstellung.

Der Aufbau des pneumatischen Systems des Schläfenbeines zeigt auch bei klinisch ohrgesunden Menschen große Unterschiede. Bei den Abweichungen von der Norm spielen wohl auch hereditäre, konstitutionelle Momente eine große Rolle, doch wissen wir durch WITTMAACKs grundlegende Arbeiten, daß ihre letzte Ursache in der überwiegenden Mehrzahl der Fälle entzündliche Vorgänge sind, die sich in den Mittelohrräumen zur Zeit ihrer Entwicklung abgespielt haben. Die entzündlichen Erkrankungen des Mittelohres im späteren Leben sind nur verständlich, wenn man den Aufbau des normalen pneumatischen Systems und das Zustandekommen der Pneumationshemmung bzw. Pneumatisationsstörung kennt. Wir sprechen von einer Hemmung und einer Störung, weil eine atypische Pneumatisation nicht immer mit einer Unterentwicklung des pneumatischen Systems verbunden ist. Die Haupträume des Mittelohres, das sind die Paukenhöhle mit dem Recessus epitympanicus, der Aditus ad antrum und das Antrum mastoideum, entwickeln sich schon im intrauterinen Leben und sind ursprünglich mit embryonalem Bindegewebe ausgefüllt. Noch während des intrauterinen Lebens wird letzteres allmählich von Epithel verdrängt, welches vom Tubenkanal her in die Paukenhöhle einwächst und diese unter Bildung eines freien Lumen auskleidet. Im Laufe des ersten Lebensjahres erstreckt sich dieser Vorgang auch auf die übrigen Haupträume des Mittelohres, wobei das Antrum mastoideum

Fig. 50 a hasta d. Los 4 esquemas de una incidencia semi-lateral del temporal muestran el comportamiento variable del seno sigmoideo. En todos los esquemas *1* corresponde al borde lateral de la superficie posterior de la pirámide que, en la mayoría de los casos, corresponde al borde anterior del surco sigmoideo, *2* punta de la apófisis mastoides, *3* parte externa de la pared posterior del conducto auditivo, respectivamente, espacio situado entre apófisis mastoides y hueso timpánico en este sitio, *4* transparencia motivada por el conducto auditivo externo, caja del tímpano y el conducto auditivo interno, *5* hueso timpánico, *6* corresponde en el esquema c al borde anterior del surco sigmoideo, en el esquema d a un contorno atípico determinado por hundimiento de la superficie posterior de la pirámide producida en su zona lateral. El esquema a muestra la situación común. El contorno posterior de la pirámide y el contorno anterior del surco sigmoideo están representados por una misma línea. La distancia de la misma del conducto auditivo externo supera 1 cm. La flecha horizontal muestra el sitio que debe medirse. Hay que medir desde la parte externa y no desde la parte interna de la pared posterior del conducto auditivo, es decir desde el contorno anterior de la apófisis mastoides y no desde el borde posterior de la transparencia determinada por el conducto auditivo externo, caja del tímpano y conducto auditivo interno. El esquema b muestra un acortamiento de esta distancia como expresión de adelgazamiento de toda la base de la pirámide por desplazamiento hacia adelante del seno sigmoideo. El esquema c muestra la base de la pirámide de anchura normal. Sin embargo el contorno posterior de la pirámide no coincide el contorno anterior del surco sigmoideo. Este último está situado más adelante, dentro de la sombra de la pirámide ya que el seno sigmoideo desplazado hacia adelante invade profundamente la base de la pirámide. El contorno del surco sigmoideo de situación más profunda puede identificarse más fácilmente dentro de la sombra de la pirámide por el hecho que, a veces, supera, en el territorio correspondiente a la rodilla superior del sinus, la línea correspondiente al tegmen haciéndose aquí más visible. El esquema d muestra un contorno parecido dentro de la pirámide como en el esquema c pero este contorno es causada por una depresión a nivel de la superficie posterior de la pirámide.

Fig. 50 a à d. Les 4 schémas d'une radiographie du temporal en incidence temporo-tympanique doivent montrer les différentes situations du sinus sigmoïde. Légende des 4 schémas: *1* Bord externe de la face postérieure du rocher, il forme dans la plupart des cas le bord antérieur de la gouttière sinusale. *2* Extrémité de l'apophyse mastoïde. *3* Partie externe de la paroi postérieure du conduit auditif correspondant à la fente séparant l'apophyse mastoïde de l'os tympanal. *4* Lacune due au conduit auditif externe, à la caisse du tympan et au conduit auditif interne. *5* Os tympanal. *6* sur le schéma c: bord antérieur de la gouttière sinusale, sur le schéma d bord atypique dû à une empreinte de la partie externe de la face postérieure du rocher. Le schéma a montre des rapports normaux. Le bord postérieur du rocher et le bord antérieur de la gouttière sinusale sont représentés par la même ligne. La distance entre cette ligne et la paroi postérieure du conduit auditif dépasse un cm. La flèche horizontale indique l'endroit, qui doit être mesuré. Il faut mesurer à partir de la partie externe et non interne de la paroi postérieure du conduit auditif, c. à d, du contour antérieur de l'apophyse mastoïde et non du bord postérieur de la lacune due au conduit auditif externe, à la caisse du tympan et au conduit auditif interne. Le schéma b montre une réduction de cette distance correspondant à un amincissement de toute la base du rocher par suite de l'antéposition du sinus sigmoïde. Le schéma c montre que la largeur de la base du rocher est normale. Le bord postérieur du rocher ne coïncide toutefois pas avec le bord antérieur de la gouttière sinusale. Cette dernière se trouve beaucoup plus en avant à l'intérieur de l'ombre du rocher, car l'antéposition du sinus sigmoïde entaille profondément la base du rocher. Le bord de la gouttière sinusale creusée est ainsi facile à relever à l'intérieur de l'ombre du rocher, car elle dépasse parfois la ligne du tegmen dans la région du coude supérieur du sinus et elle y est mieux visible. Le schéma d montre un bord identique à l'intérieur du rocher que le schéma c, ce contour ne résulte toutefois que d'une empreinte sur la face postérieure du rocher.

allmählich eine wesentliche Ausweitung auf Kosten des Knochens erfährt. Von dieser 1. Entwicklungsperiode wollen wir festhalten, daß das Antrum mastoideum zu Beginn des 1. Lebensjahres klein ist, zu Ende des 1. Lebensjahres jedoch sehr geräumig. In der halb-axialen Aufnahme sieht man dann sehr gut das große Antrum mastoideum, welches zipfelförmig bis in den

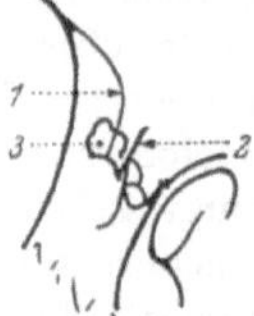

Abb. 51. Skizze einer halb-axialen Aufnahme des Schläfenbeines mit Vorlagerung des Sinus sigmoideus. Der Kontur des nach vorne verlagerten Sulcus sigmoideus ist innerhalb der Pars mastoidea und des Antrum mastoideum sichtbar. Legende: *1* Kontur des Sulcus sigmoideus. *2* Hintere Gehörgangswand. *3* Antrum mastoideum.

Fig. 51. Esquema de una radiografía semi-axial del temporal con desplazamiento hacia adelante del seno sigmoideo. El contorno del surco sigmoideo desplazado hacia adelante es visible dentro de la región mastoidea y antro mastoideo. Leyendas: *1* Contorno del surco sigmoideo. *2* Pared posterior del conducto auditivo. *3* Antro mastoideo.

Fig. 51. Sketch of a half-axial view of the temporal bone with an anteriorly displaced sigmoid sinus. The contour of the anteriorly displaced sigmoid sulcus is visible within the pars mastoidea and the mastoid antrum. Legends: *1* Contour of the sigmoid sulcus. *2* Posterior wall of auditory canal. *3* Mastoid antrum.

Fig. 51. Schéma d'une radiographie du temporal en incidence fronto-mastoïdienne avec une antéposition du sinus sigmoïde. Le contour de la gouttière sinusale en raison de l'antéposition est visible à l'intérieur de la portion mastoïdienne et de l'antre mastoïdien. Légende: *1* Contour de la gouttière sinusale. *2* Paroi postérieure du conduit auditif. *3* Antre mastoïdien.

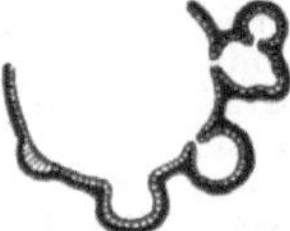

Abb. 52. Schematische Skizze zur Veranschaulichung der Zellbildung. Von links nach rechts sind immer weiter vorgeschrittene Stadien dargestellt. Zuerst ist nur eine seichte Knochenmulde ausgebildet. Dann ist die Knochenmulde vertieft und die Schleimhaut ist in dieselbe eingesunken. An den Rändern der Knochenmulde bilden sich Spangen, wodurch ein Hohlraum abgeschnürt wird, welcher nur durch eine kleine Öffnung mit dem ursprünglichen Hohlraum in Verbindung steht. Von der neugebildeten Zelle bilden sich in gleicher Weise neue Zellen.

Fig. 52. Esquema para la representación de la formación de las céldas neumáticas. De izquierda a derecha se han representado estadios cada vez más avanzados. Al principio solamente se ha formado una cavidad ósea poco profunda. Luego, la cavidad ósea es más profunda y la mucosa se ha introducido en la misma. En los bordes de la cavidad ósea se forman tabiques con lo cual se separa un espacio cavitario que se encuentra en comunicación solo por una pequeña abertura con la cavidad primitiva. La celda neoformada origina, a su vez, nuevas celdas.

Fig. 52. Diagrammatic sketch which illustrates the formation of cells. The stages of development are shown from left to right. Initially only a shallow bony trough is formed. Then the bony trough is deepened and the mucous membrane follows it. The edges of the bony trough become more pronounced and thus a cavity is formed which is connected with the original cavity only through a small opening. This new cell forms further new cells in a similar way.

Fig. 52. Esquisse schématique illustrant le développement des cavités mastoïdiennes. Les étapes du développement sont exposées en suivant les dessins de la gauche vers la droite. Au stade du début on ne distingue qu'une petite dépression osseuse. Celle-ci se creuse, et la muqueuse la tapisse. Sur les bords de la dépression apparaissent des formations qui recouvrent ainsi la cavité, qui n'est en contact avec la cavité originelle que par une petite ouverture. La nouvelle cavité développe de la même manière d'autres nouvelles cavités.

Citelli-Winkel reicht. Mit dem 2. Lebensjahr beginnt die Zellbildung. Man unterscheidet eine exzentrische und eine konzentrische Zellbildung. Die exzentrische Zellbildung geht in der Weise vor sich, daß z. B. vom Antrum mastoideum aus an verschiedenen Stellen mehrere Markräume zu einem einheitlichen Knochenraum zusammengeschmolzen werden, der nach Verdrängung des Knochenmarkes von subepithelialem Bindegewebe ausgefüllt wird. In die so entstandenen Knochennischen senkt sich nach Rückbildung des sie ausfüllenden subepithelialen Gewebspolsters das Epithel von der anliegenden Schleimhautoberfläche aus hinein und kleidet sie aus, so daß das ursprünglich glattwandig begrenzte Antrum jetzt zahlreiche Ausbuchtungen aufweist. Von den Rändern der letzteren wachsen erhalten gebliebene Knochenspangen weiter lumenwärts, verschmelzen zum Teil miteinander und führen so zur Bildung zahlreicher neuer Hohlräume, der pneumatischen Zellen, die untereinander und mit dem präformierten Hauptraum bzw. der „Mutterzelle" nur durch kleine Lücken in ihren Wänden in Verbindung bleiben (s. Abb. 52). Ist die Zellbildung so weit fortgeschritten, so kommt es zur Umwandlung des ursprünglich hohen Schleimhautpolsters in eine ganz niedere Schleimhautschicht. Die exzentrische Zellbildung führt zu größerer Ausdehnung des pneumatischen Systems. Dabei wird der größte Teil der Zellen vom Antrum aus gebildet. Ein kleiner Teil kann sich vom Recessus epitympanicus aus bilden. Die Zellen an der Vorderseite des Warzenfortsatzes und in der Warzenfortsatzspitze — ein Bereich, der entwicklungsgeschichtlich nicht dem Mastoid angehört — können von der Paukenhöhle aus gebildet sein (s. Abb. 53). Pneumatische Räume in der Pyramidenspitze sind entweder als peritubare, vorwiegend an der Unterseite der Pyramide gelegene Zellen von der Gegend des Tubenostiums der Paukenhöhle gebildet, oder als translabyrinthäre, im oberen Anteil, vorwiegend über dem inneren Gehörgang gelegene Zellen vom Antrum mastoideum aus (s. Abb. 54). Dabei kann es in den Grenzgebieten der einzelnen Pneumationsbereiche geschehen, daß derselbe einmal von dieser, das andere Mal von jener Seite her pneumatisiert ist. So kann die Warzenfortsatzspitze entweder von der Paukenhöhle oder vom Antrum her pneumatisiert sein, die Zygomaticuswurzel entweder vom Antrum oder vom Epitympanon her. Wichtig ist, daß normalerweise immer eine Kommunikation der Zellen mit dem Hauptraum besteht, von welchem aus sie gebildet wurden und daß diese Kommunikation im Falle einer Entzündung als Drainage wirkt. Infolgedessen wird z. B. bei einer Petrositis Eiter im Tubenostium der Paukenhöhle zu sehen sein, wenn peritubare Zellen eingeschmolzen sind, dagegen im Antrum, wenn translabyrinthär gebildete Zellen im oberen Teil der Pyramide eingeschmolzen sind. Unter konzentrischer Zellbildung versteht man die Unterteilung vorhandener, größerer Hohlräume durch Neubildung von Knochenspangen. So werden insbesondere von dem zu Beginn des 2. Lebensjahres sehr geräumigen Antrum durch Bildung von Knochenspangen Zellen abgeschnürt, wodurch das Antrum wieder wesentlich verkleinert wird. Die Entwicklung des pneumatischen Systems soll so erfolgen, daß spätestens im 5. Lebensjahr der ganze Warzenfortsatz pneumatisiert ist. Als Ausnahme von der Regel sah ich aber auch schon im 2. Lebensjahr ein großes, den ganzen Warzenfortsatz ausfüllendes Zellsystem. Von dieser 2. Entwicklungsperiode des pneumatischen Systems wollen wir uns vor allem merken, daß die Zellbildung gewissermaßen eine Funktion der Schleimhaut ist und daß das Antrum mastoideum in diesem Zeitraum wieder erheblich verkleinert wird. Als 3. Periode bezeichnet man den Pneumatisationsprozeß nach dem 5. Lebensjahr. Derselbe kommt nämlich während des ganzen Lebens nie völlig zum Stillstand. Diese weitere Pneumatisation, welche sich sowohl an der Peripherie als auch im Inneren des Warzenfortsatzes abspielt, geht jedoch so langsam vor sich, daß sie zu keiner wesentlichen Änderung des Strukturbildes des Warzenfortsatzes im späteren Leben führt. Der Umstand aber, daß die Pneumatisation nie vollkommen zum Stillstand kommt, ist wohl als Ursache dafür anzusehen, daß wir gelegentlich nach radikaler Entfernung des Zellsystems auch im höheren Alter eine weitgehende Neubildung des pneumatischen Systems sehen können. Bei Fehlregulierung kann es auch vom Mastoid aus, ähnlich wie bei einem Pneumosinus dilatans einer Nasennebenhöhle zu exzessiver Pneumatisation kommen, die weit in die Hinterhauptschuppe hineinreichen kann. Das Bild des idealen pneumatischen Systems des Warzenfortsatzes ist folgendes:

1. Vom 5. Lebensjahr an ist der ganze Warzenfortsatz mit Zellen ausgefüllt, ohne daß diese seine Grenzen wesentlich überschreiten.

2. Das pneumatische System ist gleichmäßig abgegrenzt.

3. Die Zellen sind regelmäßig, überwiegend von mittlerer Größe, an der Peripherie meist etwas größer als in den zentralen Partien.

4. Die Corticalis des Warzenfortsatzes ist dünn. Die Zellbälkchen sind zart. Die dem nicht pneumatisierten Knochen anliegende Wand der peripheren Zellen ist nach Art einer Corticalis verdichtet. Die Konturen der Zellen sind scharf.

5. Die Zellumina geben infolge ihres Luftgehaltes einen guten Kontrast zum Schatten des umgebenden Knochens.

Da die Zellbildung eine Funktion des die Hohlräume des Mittelohres auskleidenden Gewebes ist, muß eine dauernde Schädigung desselben in der Entwicklungsperiode zwangsläufig zu einer Störung der Pneumatisation führen. Als Ursache dafür kommen Entzündungen in Betracht,

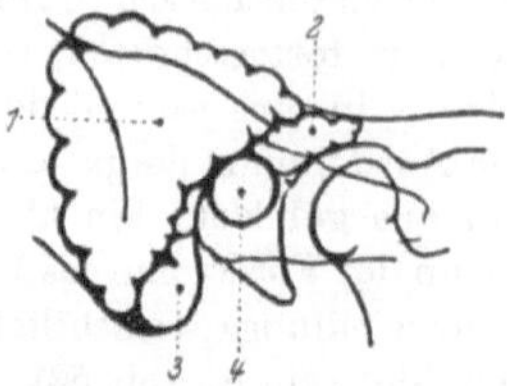

Abb. 53. Schematische Skizze einer halb-seitlichen Aufnahme des Schläfenbeines zur Veranschaulichung des verschiedenen Entstehungsortes der Zellen des pneumatischen Systems des Warzenfortsatzes. Legende zur Skizze: *1* Gegend des Antrum mastoideum und Komplex der von diesem aus gebildeten Zellen. *2* Hintere Zygomaticuswurzel mit Zellen, welche vom Epitympanon aus gebildet sind. *3* Warzenfortsatzspitze mit Zellen, welche an der Vorderseite des Warzenfortsatzes vom Hypotympanon aus gebildet sind. *4* Äußerer Gehörgang + Paukenhöhle + innerer Gehörgang.

Fig. 53. Esquema de una radiografía semi-lateral del temporal para representar los distintos sitios del origen de las celdas del sistema neumático de la apófisis mastoides. Leyendas del esquema: *1* Región del antro mastoideo y complejo de las celdas formadas por el mismo. *2* Raíz posterior del cigoma con celdas originadas por el epitímpano. *3* Punta de la mastoides con celdas formadas en la parte anterior de la apófisis mastoides por el hipotímpano. *4* Conducto auditivo externo + caja del tímpano + conducto auditivo interno.

Fig. 53. Diagrammatic sketch of a half-lateral view of the temporal bone which illustrates the various sites at which the cells of the air system of the mastoid process are formed. Legends: *1* The region of the mastoid antrum and the complex of its cells. *2* The posterior zygomatic root with cells which are formed by the epitympanon. *3* Tip of the mastoid process with cells which are formed from the hypotympanon in the anterior portion of the mastoid process. *4* External auditory canal plus tympanic cavity plus inner auditory canal.

Fig. 53. Schéma d'une radiographie du temporal en incidence temporo-tympanique pour illustrer les différents lieux d'origine des cavités pneumatiques de l'apophyse mastoïde. Légende du schéma: *1* Région de l'antre mastoïdien et système de ses cellules. *2* Racine longitudinale du zygoma avec les cellules formées par le récessus épitympanique. *3* Extrémité de l'apophyse mastoïde avec les cellules qui sont formées par le récessus hypotympanique dans la région antérieure de l'apophyse mastoïde. *4* Conduit auditif externe + caisse du tympan + conduit auditif interne.

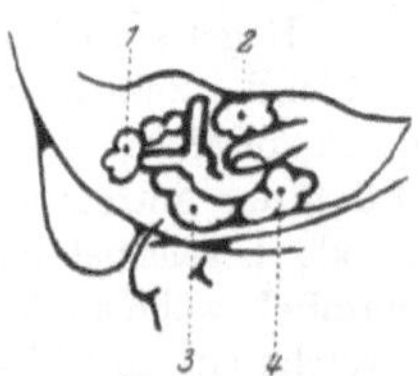

Abb. 54. Schematische Skizze einer Schläfenbeinaufnahme in halb-sagittaler Richtung zur Veranschaulichung der Zellbildung in der Pyramidenspitze. Legende: *1* Antrum mastoideum. *2* Translabyrinthär vom Antrum mastoideum aus gebildete, über dem inneren Gehörgang gelegene Zellen. *3* Paukenhöhle. *4* Peritubare, von der Paukenhöhle aus gebildete Zellen.

Fig. 54. Esquema de una radiografía del temporal en proyección semi-sagital pára representar la formación de las celdas en la punta de la pirámide. Leyendas: *1* Antro mastoideo. *2* Celdas translaberínticas formadas por el antro mastoideo, por encima del conducto auditivo interno. *3* Caja del tímpano. *4* Celdas peritubarias, formadas por la caja del tímpano.

Fig. 54. Diagrammatic sketch of a temporal bone. View taken in a half-sagittal direction which illustrates the cell formation in the tip of the petrous bone. Legends: *1* Mastoid antrum. *2* Trans-labyrinthine cells which are formed by the mastoid antrum, and which lie above the internal auditory canal. *3* Tympanic cavity. *4* Peritubar cells formed by the tympanic cavity.

Fig. 54. Schéma d'une radiographie du temporal en incidence occipito-zygomatique pour la mise en évidence des cellules du sommet du rocher. Légende: *1* Antre mastoïdien. *2* Vue à travers le labyrinthe des cellules formées par l'antre mastoïdien et situées en-dessus du conduit auditif interne. *3* Caisse du tympan. *4* Cellules du voisinage de la trompe formées par la caisse du tympan.

und zwar bakterielle, eitrige Entzündungen, oder aber abakterielle, katarrhalische infolge Aspiration von Fruchtwasser bei der Geburt oder von Mageninhalt beim Brechakt. Auch bakterielle oder abakterielle Entzündungen der Nase und ihrer Nebenhöhlen können die Schleimhaut des Mittelohres in Mitleidenschaft ziehen, weswegen Pneumatisationsstörungen des Warzenfortsatzes nach in früher Kindheit durchgemachten Entzündungen der Nase und ihrer Nebenhöhlen nicht selten sind. Bakterielle Entzündungen im Mittelohr können zur Schleimhautfibrose, katarrhalische Entzündungen zur Schleimhauthyperplasie führen. Je nach der Art der Entzündung, dem Grad der Schädigung und dem Zeitpunkt ihres Einsetzens kommen verschiedene Pneumatisationstypen zustande. Die durch eine akute Otitis hervorgerufene Schädigung der Schleimhaut im Sinne einer Schleimhautfibrose entwickelt sich ziemlich rasch und führt daher auch zu einer raschen Unterbrechung des Pneumatisationsvorganges. Das zu dieser Zeit bestehende Bild der Pneumatisation bleibt dann zeitlebens bestehen und wir haben im späteren Leben ein hinsichtlich Ausdehnung und Anordnung der Pneumatisation gewissermaßen normales Bild vor uns, welches nur mit dem Alter des Patienten nicht im Einklang steht. Der nicht pneumatisierte, spongiöse Knochen behält seine normale Struktur. Leichtere Grade der fibrösen Schleimhautumwandlung, welche nicht zum völligen Stillstand der Pneumatisation führen, äußern sich nur in einem langsameren Ablauf derselben. Die durch eine katarrhalische Entzündung hervorgerufene Schleimhauthyperplasie beeinträchtigt nicht die Arrosion der Markräume bzw. die Bildung der Knochennischen, welche den ersten Akt der Zellbildung darstellt. Dagegen kann die Einsenkung der Schleimhaut und die Rückbildung des subepithelialen Gewebspolsters mehr oder weniger stark gestört sein. Ist die Schädigung hochgradig, so bleibt damit eine weitere Bildung pneumatischer Hohlräume vollkommen aus. Der nichtpneumatisierte, ursprünglich spongiöse Knochen des Warzenfortsatzes erfährt dann allmählich eine durchgreifende Änderung seiner Struktur. Da die Umwandlung der Markräume in bindegewebig erfüllte Knochenhöhlen weiter fortschreitet, aber die Rückbildung des Bindegewebes und die Einsenkung der Schleimhaut ausbleibt, so kommt es in demselben zu regressiven Veränderungen mit allmählicher Knochenneubildung, die im Laufe der Zeit zur Sklerosierung führen kann. Bei frühem Einsetzen der Schädigung und entsprechend hochgradiger Hyperplasie der Schleimhaut kann jede Zellbildung unterbleiben. Da aber oft neben relativ stark hyperplastisch veränderten Bezirken auch solche mit etwas niedrigerem Schleimhautaufbau bestehen, von welchen aus die Pneumatisation weiter fortschreiten kann, so kommt es nicht selten zu ganz unregelmäßiger Abgrenzung des ganzen pneumatischen Systems, bisweilen auch zur Ausbildung weit vorgeschobener Ausstrahlungen. Da auch die interstitielle Pneumatisation gehemmt ist, so können die Wände der Hohlräume dick und manchmal auch dicht sein. Infolge ungleichartiger Beschaffenheit der Schleimhaut in den verschiedenen Bezirken des Mittelohres und besonders auch im Antrum, weichen die zur Entwicklung gekommenen Hohlräume in der Weite des Lumen vielfach erheblich voneinander ab. Besonders terminal (in der Warzenfortsatzspitze) und marginal (hinter dem Sulcus sigmoideus) finden sich oft sehr weite Endzellen, in welchen die Unterteilung durch Spangenbildung unterblieben ist. So sehen wir als das auffälligste Zeichen der Pneumatisationsstörung auf hyperplastischer Grundlage die Irregularität des Zellsystems sowohl hinsichtlich seiner Struktur, als auch hinsichtlich seiner Abgrenzung. Dabei können wir alle Übergangsbilder von der vollständigen Hemmung der Pneumatisation bis zur normalen Ausdehnung des pneumatischen Systems finden. Ja man hat sogar den Eindruck, daß eine Schleimhauthyperplasie leichten Grades zu ungewöhnlich starker Ausdehnung des Zellsystems führen könne, vielleicht bedingt durch den bei Schleimhauthyperplasie bestehenden größeren Gefäßreichtum des subepithelialen Gewebes. Doch bleibt auch dann als Zeichen der Störung die Irregularität der Pneumatisation. Nicht selten findet sich histologisch eine Kombination von hyperplastischer und fibröser Schleimhautumwandlung, z. B. dann, wenn sich in der Entwicklungsperiode ein akut entzündlicher Prozeß auf hyperplastischer Schleimhautgrundlage abgespielt hat. Das Strukturbild des Warzenfortsatzes ist in solchen Fällen ausschließlich von der hyperplastischen Komponente bestimmt und weist daher deren charakteristische Eigenschaften auf. Die fibröse Komponente kann sich nur in einer Verlangsamung oder in einer völligen Unterbrechung der Pneumatisation äußern, ein Moment, das aber deswegen nicht klar zum Ausdruck kommt, da es ja durch die bestehende Schleimhauthyperplasie bedingt sein kann. Vergleichen wir nun zum besseren Verständnis die röntgenologisch reinen Bilder der Schleimhautfibrose und Schleimhauthyperplasie, so kommen wir zu folgender Feststellung. War die Schleimhautschädigung hochgradig und hat sie zu Beginn des 1. Lebensjahres eingesetzt, so finden wir in beiden Fällen ein kleines Antrum und keinerlei Zellbildung. Beide Fälle werden sich aber dadurch unterscheiden, daß bei bestehender Schleimhautfibrose das Antrum infolge seines Luftgehaltes gut hell ist und der nicht pneumatisierte Knochen normale Spongiosazeichnung aufweist, während bei bestehender Schleimhauthyperplasie das Antrum durch die hyperplastische Schleimhaut verschattet sein kann und der nicht pneumatisierte Knochen oft unregelmäßige Sklerosierung zeigt. Hat eine entsprechende starke Schädigung der Schleimhaut zu Ende des 1. Lebensjahres oder zu Beginn des 2. Lebensjahres eingesetzt, so können wir die gleichen Verhältnisse finden, nur mit dem einzigen Unterschied, daß jetzt das Antrum zeitlebens groß sein wird. Hat die Schädigung später eingesetzt, oder war sie nicht so hochgradig, so finden wir bei der Schleimhautfibrose ein an sich normales pneumatisches System, welches nur hinsichtlich seiner Ausdehnung nicht dem Alter des Individuums entspricht. Bei der Schleimhauthyperplasie finden wir eine Pneumatisation, deren hervorstechendes Merkmal die Irregularität hinsichtlich Struktur und Ausdehnung ist und deren Ausdehnung je nach dem Grade der Schädigung zwischen wenigen Zellen in der Nachbarschaft der großen Mittelohrräume und exzessiver Entwicklung des Zellsystems gelegen sein kann. Dabei werden wir oft außer der Irregularität auch eine teilweise oder, bei geringer Ausdehnung, auch vollkommene Verschattung des pneumatischen Systems finden, bisweilen auch Zellen mit dicken, undeutlichen oder unscharf begrenzten Wänden (s. Abb. 55).

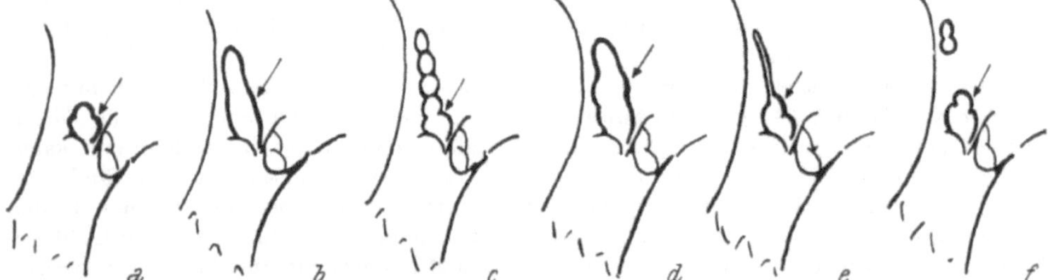

Abb. 56a bis f. Schematische Skizzen halb-axialer Aufnahmen des Schläfenbeines zur Veranschaulichung des Verhaltens des Antrum mastoideum bei normaler und bei gestörter Pneumatisation. Der Pfeil weist jeweils auf das Antrum mastoideum. Skizze a zeigt ein kleines Antrum mastoideum, wie es zu Beginn des 1. Lebensjahres besteht. Skizze b zeigt das große, in dieser Projektionsrichtung längsovale Antrum mastoideum, das bis in die Gegend des hinteren Petrosuswinkels reicht und zu Beginn des 2. Lebensjahres besteht. Skizze c zeigt, wie in den folgenden Jahren das Antrum mastoideum dadurch wieder kleiner wird, daß sich in demselben Spangen bilden, durch welche ein großer Teil des Antrum mastoideum in Form von Zellen abgeschnürt wird. Skizze d zeigt ein ähnliches Bild wie Skizze b, doch stammt Skizze d von einem Erwachsenen, Skizze b von einem Kinde. Infolge Pneumatisationsstörung ist die Verkleinerung des Antrum mastoideum durch Spangen- und Zellbildung unterblieben und es besteht nun zeitlebens ein großes und so geformtes Antrum mastoideum, wie es dem Beginn des 2. Lebensjahres entspricht. Skizze e zeigt eine andere Form der Pneumatisationsstörung, bei welcher ebenfalls die Verkleinerung des Antrum mastoideum durch Spangen- und Zellbildung unterblieben ist, dieses aber durch Knochenneubildung im hinteren Anteil stark eingeengt wurde, so daß das an sich jetzt kleine Antrum mastoideum einen zipfelförmigen Fortsatz zeigt, der bis in den hinteren Petrosuswinkel reicht. Skizze f zeigt, wie das Antrum mastoideum nicht durch regelmäßige Zellbildung verkleinert wurde, sondern durch Knochenneubildung, wobei ein Teil des Antrum mastoideum als isolierter Zellkomplex ohne Verbindung mit demselben im hinteren Petrosuswinkel verblieben ist.

Fig. 56a to f. Diagrammatic sketches of half-axial views of the temporal bone which illustrate the state of the mastoid antrum in conditions of normal and disturbed pneumatisation. The arrow always points at the mastoid antrum. Sketch a shows a small mastoid antrum as it is found at the beginning of the first year of life. Sketch b shows a large, and in this projection, longitudinally oval mastoid antrum, which extends into the region of the posterior petrosal angle. This is found in the second year. Sketch c shows how in the following years the mastoid antrum again becomes smaller, owing to septum formation within it, which divide a large portion of the mastoid antrum into cells. Sketch d shows a picture similar to sketch b, but sketch d is that of an adult, whilst sketch b is that of a child. As a result of a disturbance in pneumatisation, the diminution of the mastoid antrum by septum and cell formation has not taken place. A large mastoid antrum remains for life and is similar to that of the second year of life. Sketch e shows a different variety of disturbance of pneumatisation in which similarly the diminution of the mastoid antrum by septum and cell formation has not taken place. However in this case it has become markedly narrowed through new bone formation in its posterior part. The now small mastoid antrum shows a pointed extension, which reaches as far as the posterior petrous angle. Sketch f shows how the mastoid antrum has become smaller not by regular cell formation, but through new bone formation. In this way a portion of the mastoid antrum remains as an isolated cell complex, without connection with a similar cell complex in the posterior petrous angle.

Die Notwendigkeit der Kenntnis des Pneumatisationsvorganges und seiner Störung ergibt sich aus folgendem:

1. Die Pneumatisationsstörung ist die häufigste Ursache eines Fehlbefundes bei der röntgenologischen Beurteilung einer entzündlichen Mittelohrerkrankung. Die Schleimhauthyperplasie verändert ja auch den Knochen. Es ist nun nicht immer leicht zu erkennen, ob ein atypisches Verhalten des Knochens im Röntgenbild auf einen Entzündungsprozeß in der Entwicklungsperiode, also auf eine Pneumatisationsstörung zurückzuführen ist, oder auf eine zur Zeit der Untersuchung bestehende entzündliche Knochenaffektion. Und gerade das möchte ja der Kliniker meist vom Röntgenologen wissen. Da wir am übrigen Skelet keine analogen Verhältnisse haben, lassen sich auch Erfahrungen von dort nicht ohne weiteres auf den Bereich des Ohres übertragen. Die Reaktion des Knochens ist wohl auch hier die gleiche wie überall. Aber die enge Beziehung von Knochen und Schleimhaut besteht eben nur hier und in den Nasennebenhöhlen. Ein anderes Beispiel: Es ist nicht immer einwandfrei festzustellen, ob ein Antrum deswegen groß ist, weil es durch Knochenusur erweitert wurde — was für den Kliniker von wesentlichem Interesse sein kann —, oder deswegen, weil die bestehende Pneumatisationsstörung zu Ende des 1. Lebensjahres einsetzte — was von nebensächlicher Bedeutung ist (s. Abb. 56).

2. Da die Zellbildung eine Funktion der Schleimhaut ist, so ergibt sich zwangsläufig aus dem Nachweis der Pneumatisationsstörung im Röntgenbild der Schluß, daß die Schleimhaut der Mittelohrräume pathologisch verändert ist. Ein Schema soll dem mit dieser Materie weniger vertrauten Röntgenologen das Verständnis erleichtern. Bei normaler Schleimhaut und dementsprechender Pneumatisation heilt ein Entzündungsprozeß meist in kurzer Zeit wieder aus, und es kommt nur selten zu einer Komplikation im Sinne einer Mastoiditis. Die hypoplastische Schleimhaut mit dem fibrös veränderten, gefäßarmen subepithelialen Gewebe neigt nicht zu Erkrankungen entzündlichen Ursprungs. Wir sehen daher den rein fibrösen Typus der Pneu-

Fig. 56 a hasta f. Esquemas de radiografías semi-axiales del temporal para representar el comportamiento del antro mastoideo en la neumatización normal y alterada. La flecha señala el antro mastoideo. El esquema a muestra un antro mastoideo pequeño, tal cual aparece en el primer. año de vida. El esquema b muestra el antro mastoideo grande, en forma de ovoide alargado en esta proyección, que llega hasta la región del ángulo posterior del petroso y que se encuentra al iniciarse el 2do. año de vida. El esquema c muestra como, en los años siguientes el antro mastoideo se vuelve más pequeño por el hecho que se forman tabiques, proceso por el cual el antro mastoideo es dividido en celdas. El esquema d muestra un cuadro semejante como el del esquema b pero el esquema d es de un adulto y esquema b de un niño. Como consecuencia de un trastorno de la neumatización la disminución de volumen del antro mastoideo por formación de tabiques y celdas no se ha producido y en consecuencia persiste durante toda la vida un antro grande y de tal manera estructurado tal cual corresponde al 2do. año de vida. El esquema e muestra otra forma de alteración de la neumatización, caso en el cual la disminución de volumen del antro mastoideo por formación de tabiques y celdas tampoco se ha producido disminuyendo de extensión por neoformación de hueso en la parte posterior de tal manera que el antro mastoideo ahora de reducida extensión forma una prolongación en pico que llega hasta el ángulo posterior del petroso. El esquema f muestra un caso de antro mastoideo que no disminuyó de extensión por la formación regular de celdas sino por neoformación ósea circunstancia en la cual parte del antro mastoideo quedó como complejo celular aislado sin comunicación con el mismo en el ángulo posterior del petroso.

Fig. 56 a à f. Schémas de radiographies du temporal en incidence fronto-mastoïdienne pour illustrer l'état de l'antre mastoïdien avec une pneumatisation normale et une pneumatisation pathologique. La flèche montre chaque fois l'antre mastoïdien. Le schéma a montre un petit antre mastoïdien, comme il existe chez l'enfant au début de la première année. Le schéma b montre un grand antre mastoïdien — l'incidence lui donne une forme ovale allongée — qui s'étend jusqu'à la région de l'angle postérieur du rocher, il est caractéristique pour un enfant au début de la deuxième année. Le schéma c montre comment l'antre mastoïdien devient plus petit dans les années suivantes, le développement de cloisons transformant une grande partie de l'antre en cellules. Le schéma d montre la même image que le schéma b, mais il est celui d'un adulte alors que le schéma b est celui d'un enfant. Par suite d'une altération de la pneumatisation, la réduction de l'antre mastoïdien par la formation de cloisons et de cellules ne s'est pas produite et l'antre mastoïdien reste pour toute la vie avec la forme et les dimensions correspondantes à celles d'un enfant au début de sa deuxième année. Le schéma e montre une autre forme d'altération de la pneumatisation, la réduction de l'antre mastoïdien par la formation de cloisons et de cellules ne s'est également pas produite, l'antre est fortement rétréci dans sa partie postérieure par une formation osseuse, si bien que l'antre mastoïdien ainsi réduit présente un prolongement cunéiforme, qui s'étend jusqu'à l'angle postérieur du rocher. Le schéma f montre comment la réduction de l'antre mastoïdien n'a pas été due à une formation régulière de cellules mais à une formation osseuse si bien qu'une partie de l'antre mastoïdien constitue un ensemble de cellules isolées dans l'angle postérieur de la pyramide pétreuse sans communication avec le reste de l'antre.

matisationsstörung nur selten im Röntgenbild, da meist keine Indikation zur Untersuchung besteht. Je stärker die Schleimhauthyperplasie ist, um so oberflächlicher bleibt im ganzen die Entzündung, und um so größer ist die Neigung zum Übergang in eine chronische Entzündung. Dies ist der Grund, warum wir bei einer chronischen Mittelohrentzündung — von seltenen Ausnahmen abgesehen — immer eine hochgradige Pneumatisationshemmung vom hyperplastischen Typus sehen. Sie ist Voraussetzung und nicht Folge des chronischen Entzündungsprozesses. Ist jedoch die Hyperplasie geringer und das Schleimhautepithel niedriger — entsprechend einer normal ausgedehnten, aber irregulären Pneumatisation —, so dringt die Entzündung in die Tiefe und trifft hier auf ein gefäßreicheres Gewebe als normal. Daher neigen diese Fälle zur Komplikation im Sinne einer Mastoiditis. So kann der Pneumatisationstypus vom Kliniker bei der Beurteilung eines Falles mit verwertet werden.

Es ist sicher, daß die Wittmaacksche Lehre nicht in allen Punkten absolut zutreffend ist. So wissen wir z. B. heute, daß die Sklerosierung des Warzenfortsatzes ihre Ursache auch in einer spontan geheilten Mastoiditis haben kann und nicht immer Folge einer Schleimhauthyperplasie ist. Wir können auch sicher sein, daß endokrine Momente auf den strukturellen Aufbau des Warzenfortsatzes ebenso von Einfluß sind wie auf den des übrigen Schädels. Trotzdem bleibt die Tatsache bestehen, daß die Wittmaacksche Lehre in vielen Punkten zutreffend ist und uns — speziell auch dem Röntgenologen, welcher sich mit diesem Teilgebiet befassen muß — die entzündlichen Erkrankungen des Mittelohres dem Verständnis wesentlich näher bringt und die Beurteilung der Röntgenbilder erleichtert. Deswegen war es nötig, sich genauer mit ihr und den Pneumatisationsvorgängen im Warzenfortsatz zu beschäftigen. Es wird in den einschlägigen Kapiteln nötig sein, immer wieder darauf zurückzukommen.

Über den röntgenologischen Befund bei endocraniellen Erkrankungen und einigen anderen Erkrankungen des Hirnschädels

Wir haben dem röntgenologischen Befund bei alleiniger Erkrankung des Schädelskeletes aus verschiedenen Gründen kein eigenes Kapitel gewidmet. Das typische Bild verschiedener dieser Erkrankungen wie z. B. Morbus Paget, Myelom, Carcinommetastasen, Hand-Schüller-Christiansche Erkrankung wird als bekannt vorausgesetzt. Hier interessiert uns die beginnende Veränderung, weshalb wir im Rahmen der Grenzen des Normalen zum Teil schon über diese Erkrankungen gesprochen haben. Oder es interessiert uns die Differentialdiagnose in einem Falle, der nicht eindeutig ist. Diesbezüglich werden wir den betreffenden Erkrankungen in den einschlägigen Kapiteln wieder begegnen. Bei gewissen Erkrankungen wie z. B. der Osteomyelitis schien es mir zweckmäßig, sie im Anschluß an die Erkrankungen der Nasennebenhöhlen und des Ohres zu besprechen.

Für die Art und Weise der Durchführung der Röntgenuntersuchung bei Erkrankungen des Hirnschädels und bei endocraniellen Erkrankungen lassen sich keine so einfachen Regeln aufstellen wie bei den Erkrankungen der Nasennebenhöhlen, des Auges oder des Ohres. Es ist dies schon deswegen nicht möglich, weil die Art der Zuweisung des Patienten zur Röntgenuntersuchung oft wenig Anhaltspunkte bietet. Bedenken wir nur, wie oft ein Patient wegen Kopfschmerzen zur Röntgenuntersuchung des Schädels überwiesen wird, und wie verschiedenartig die Ursachen von Kopfschmerzen sein können. In vielen dieser Fälle sowie in Fällen von Epilepsie, von Erkrankungen des Skeletschädels usw. werden zwei Übersichtsaufnahmen des Schädels ausreichend sein. Nur möge man bei Bestehen oder bei Verdacht einer lokalisierten Veränderung an der Schädelkapsel nicht die tangentiale Aufnahme dieser Region vergessen. Aber bei endocraniellen Erkrankungen anderer Natur, insbesondere bei raumbeschränkenden Prozessen, ist dies oft nicht der Fall. Als allgemeine Regel läßt sich hier folgendes sagen: Ist nach dem klinischen Befund die Erkrankung in der vorderen Schädelgrube zu suchen, so werden meist die beiden Übersichtsaufnahmen zur Durchführung der Untersuchung genügen. Ist der krankhafte Prozeß in der mittleren Schädelgrube lokalisiert, so soll man außer den beiden Übersichtsaufnahmen auch die axiale Aufnahme der Schädelbasis anfertigen. Es wird aber oft nötig sein, auch den Canalis opticus mit seiner Umgebung in der Spezialaufnahme zur Ansicht zu bringen, wenn eine Sehstörung besteht. Auch die Spezialaufnahme der Pyramide kann sich als nötig erweisen, besonders wenn klinisch der Verdacht auf ein Neurinom des Nervus trigeminus, oder auf ein Aneurysma der Arteria carotis interna besteht. Bei Lokalisation des Prozesses in der hinteren Schädelgrube werden wir immer außer den beiden Übersichtsaufnahmen des Schädels und der axialen Aufnahme der Schädelbasis auch die Spezialaufnahmen der beiden Pyramiden anfertigen. Fallweise wird es nötig sein, die transbuccale Aufnahme des vorderen Anteils der hinteren Schädelgrube oder die cranial-exzentrische Aufnahme des hinteren Anteils derselben zur Ergänzung heranzuziehen. Man muß sich natürlich darüber im klaren sein, daß diese Richtlinien für die Durchführung der Röntgenuntersuchung nicht immer ausreichend sein können, weil z. B. ein Tumor der vorderen Schädelgrube indirekte Veränderungen in der hinteren Schädelgrube hervorrufen kann.

Man soll sich angewöhnen, bei einer Untersuchung nach einem gewissen Schema vorzugehen. Das soll keineswegs zu schematischer Arbeit verleiten, sondern das Schema soll es uns erleichtern, nichts zu übersehen und nichts zu vergessen. Sich gleich auf das zu stürzen, was im Röntgenbild das Auffälligste ist und daher das Wichtigste zu sein scheint, führt dazu, das Unscheinbare zu übersehen. Aber oft genug ist dieses Unscheinbare für den Endeffekt — den richtigen Befund — das Wichtigste.

Nach einem Blick auf die Nasennebenhöhlen, soweit diese in den Übersichtsbildern des Schädels zu sehen sind, wendet man sich zuerst der Schädelkapsel zu und beachte hier folgende sieben Punkte:

1. Schädelgröße (z. B. hydrocephale Erweiterung, Mikrocephalie);
2. Schädelform (z. B. Deformation bei Craniostenose, bei Morbus Paget);
3. Dicke der Schädelkapsel (z. B. diffuse oder lokalisierte Verdickung oder Verdünnung). Hier achte man immer darauf, daß das seitliche Übersichtsbild des Schädels oft die Dicke der Schädelkapsel nicht einwandfrei beurteilen läßt, weil die im Röntgenbild sichtbare innere Grenzlinie der Kalotte meist dem Rande der Crista sagittalis entspricht;
4. Struktur der Schädelkapsel (z. B. Aufhellung durch Knochenresorption, oder Verdichtung durch Knochenneubildung);
5. Nähte (z. B. Nahtsynostose, Nahtdehiszenz);
6. Gefäßzeichnung und Pacchionische Gruben (atypisches Verhalten derselben);
7. Schädelinnenfläche (z. B. Vermehrung und Vertiefung der Impressiones digitatae und Verstärkung der Juga cerebralia).

Als nächstes kommt die Schädelbasis an die Reihe. Zuerst achte man auf ihre allgemeine Konfiguration und eine allenfalls vorhandene Asymmetrie. Bei der Suche nach diagnostisch wichtigen Einzelheiten im Sinne einer Usur oder einer Hyperostose halte man sich an die bei Besprechung der Normalaufnahmen angeführten wichtigsten Details und suche diese einzelnen Konturen unter Beachtung des benachbarten Knochens in der angegebenen Reihenfolge zuerst in den Übersichtsaufnahmen und dann in eventuell vorhandenen Spezialaufnahmen.

Dann achte man auf das Schädelinnere. Schatten können auf endocranielle Verkalkungen hinweisen, eine Aufhellung z. B. auf Lufteintritt im Anschluß an eine Verletzung.

Bei bestehendem Verdacht auf eine endocranielle Erkrankung soll man sich nie mit Spezialaufnahmen begnügen, sondern prinzipiell auch Schädelübersichtsaufnahmen anfertigen. Es ist unrichtig, wenn z. B. der Kliniker — was so häufig geschieht — bei Verdacht auf einen Kleinhirnbrückenwinkeltumor nur „Schläfenbeinaufnahmen nach STENVERS" oder bei Verdacht auf eine Veränderung der Hypophyse nur eine „seitliche Aufnahme der Sella" verlangt. Denn in vielen Fällen ist eine sachgemäße Beurteilung allein aus diesen Spezialaufnahmen nicht möglich, auch wenn sie natürlich die für die Durchführung der Untersuchung meist wichtigsten Projektionen sind.

Das Bestehen einer endocraniellen Erkrankung kann im einfachen Röntgenbild durch *Fernsymptome* und durch *Lokalsymptome* zu erkennen sein. Wir sprechen von einem Fernsymptom, wenn sich eine Veränderung entfernt vom Sitz der Erkrankung zeigt. Wenn z. B. ein Tumor der hinteren Schädelgrube durch endocranielle Drucksteigerung zu einer Zerstörung der Sella turcica führt, so ist diese letztere ein Fernsymptom. Besteht dagegen z. B. eine röntgenologisch nachweisbare Verkalkung in einem Tumor, so stellt der dadurch bedingte Schatten, welcher die Stelle der Erkrankung direkt anzeigt, ein Lokalsymptom dar.

I. Die röntgenologischen Fernsymptome endocranieller Erkrankungen

A. Die Verschiebung der Glandula pinealis

Die Verschiebung der Glandula pinealis aus ihrer normalen Lage ist eines der am längsten bekannten Symptome einer endocraniellen Erkrankung. Die Glandula pinealis ist oft verkalkt und dadurch im Röntgenbild sichtbar — ein an sich harmloser Befund. Sie kann manchmal schon in der Jugend verkalkt sein und wird mit zunehmendem Alter immer häufiger verkalkt gefunden. Ihre Verschiebung aus der normalen Lage kann sowohl durch Druck, z. B. eines Tumors, als auch durch Zug bei narbigen Veränderungen nach einer schweren Schädelverletzung erfolgen. Die Verschiebung aus der Median-Sagittalebene des Schädels ist unter der Voraussetzung leicht zu erkennen, daß die sagittale Übersichtsaufnahme symmetrisch angeordnet war. Da die Glandula pinealis bei dieser Aufnahme ziemlich weit vom Film entfernt ist, genügt aber schon eine geringe Asymmetrie der Projektion, um sie im Röntgenbild außerhalb der Median-Sagittalebene erscheinen zu lassen. Allerdings kann dies nur bei oberflächlicher Betrachtung des Bildes zu einem falschen Schluß führen, da man sich selbstverständlich genau über die tatsächlich vorliegende Projektion orientieren muß, ehe man den Befund einer Verschiebung verzeichnet. Zur Erleichterung empfiehlt LORENZ, die beiden Warzenfortsatzspitzen durch eine Linie zu verbinden und in der Mitte derselben eine Senkrechte zu errichten. Diese soll die normal gelegene Glandula pinealis auch dann treffen, wenn die Aufnahme etwas asymmetrisch ist. Man kann auch einfach die Entfernung der Glandula pinealis von beiden Warzenfortsatzspitzen messen. Im Normalfall soll sie auf beiden Seiten gleich sein. Diese Methode gibt ein für die Praxis hinreichend genaues Resultat. Man muß sich aber dessen bewußt sein, daß sie nicht auf den Millimeter genau sein kann. Denn abgesehen davon, daß die Größe der Warzenfortsätze in Abhängigkeit von dem verschiedenen Ausmaß ihrer Pneumatisation verschieden sein kann und auch eine bestehende Asymmetrie des Schädels die Messung beeinflussen kann, sind auch die projektivischen Voraussetzungen nicht unter allen Umständen zutreffend. Erheblich schwieriger ist es, im seitlichen Übersichtsbild des Schädels eine Verschiebung der Glandula pinealis nach oben, unten, vorne oder hinten zu erkennen. Die große Zahl der Arbeiten, welche sich mit diesem Thema befassen, weist schon auf die bestehenden Schwierigkeiten hin. Denn die Lage der Glandula pinealis schwankt in Abhängigkeit von der Konfiguration des Schädels nicht unerheblich im Verhältnis zu irgendwelchen Fixpunkten desselben. Sie liegt z. B. bei Kurzschädeln verhältnismäßig höher und weiter vorne, bei Langschädeln weiter hinten und unten. Von den verschiedenen Methoden der Messung, die bis in die jüngste Zeit hinein angegeben wurden, scheint mir immer noch die in der ersten Publikation über dieses Thema von SCHÜLLER gemachte Angabe zur ungefähren Orientierung und die Methode von VASTINE und KINNEY die zweckmäßigste. Nach SCHÜLLER liegt die Glandula pinealis durchschnittlich 4,5 cm über der Deutschen Horizontalebene und 1 cm hinter der Ohr-Vertikalebene. Die Art der Messung von VASTINE und KINNEY zeigt die Abb. 57. ASENJO empfiehlt, sich auf einem durchsichtigen Blatt, von der Horizontalen ausgehend, Winkel von 8, 11, 13 und 17° einzuzeichnen. Man kann dann am seitlichen Übersichtsbild des Schädels die Lage der Glandula pinealis in folgender Weise bestimmen: Diese muß sich hinter der Verbindungslinie des hinteren Randes des großen Hinterhauptloches mit dem Bregma innerhalb des Winkels von 8° befinden. Verbindet man das Tuberculum sellae mit dem Lambda, so muß die normal gelegene Glandula pinealis über dieser Linie innerhalb eines Winkels von 11° liegen. Zieht man eine Linie vom vorderen Rand der vorderen Schädelgrube über den oberen Rand der Felsenbeine, so soll die

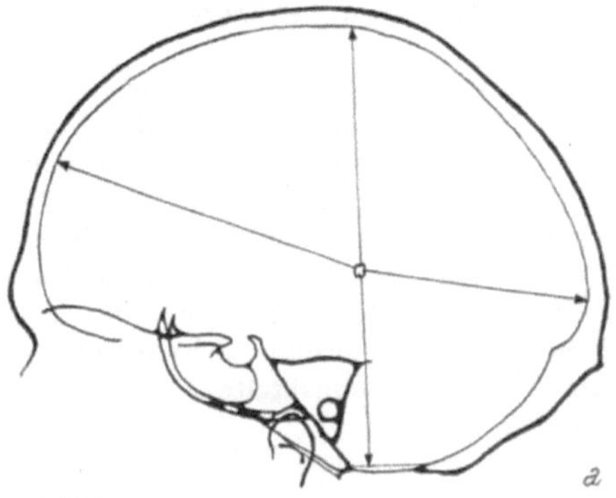

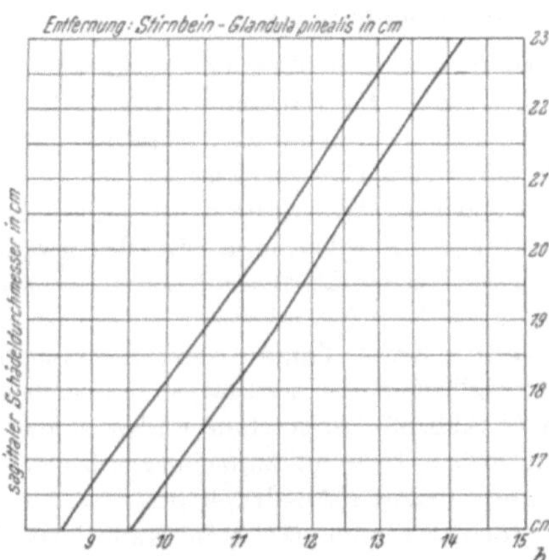

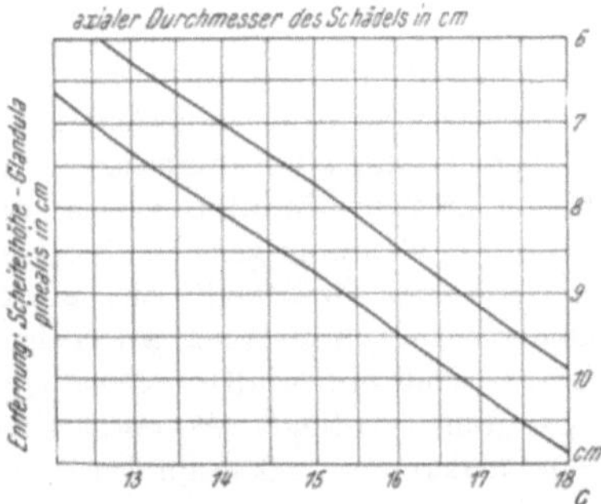

Abb. 57a bis c. Schemen der Messung der Lage der Glandula pinealis nach VASTINE und KINNEY [Amer. J. Radiol. 17 (1927)]. Die Skizze a zeigt die Art und Weise, wie die Lage der Glandula pinealis gemessen wird. In sagittaler Richtung wird die größte Distanz der Glandula pinealis von der Lamina interna des Stirnbeines und des Hinterhauptbeines gemessen. Diese Distanz, Stirnbein-Glandula pinealis-Hinterhauptbein, wird auf der Skizze b in der Senkrechten eingetragen. In der Waagrechten wird hier die Entfernung der Glandula pinealis von der Tabula interna des Stirnbeines eingetragen. In axialer Richtung wird der axiale (senkrechte) Durchmesser des Schädels in der Höhe der Glandula pinealis gemessen und auf der Skizze c in der Horizontalen eingetragen. In der Senkrechten wird hier die Entfernung der Glandula pinealis von der Tabula interna des Scheitelbeines eingetragen. Befindet sich die Glandula pinealis auf den Schemen b und c noch in dem durch die schrägen Linien bezeichneten Bereich, so ist ihre Lage normal.

Fig. 57a hasta c. Esquema de la medición de la localización de la glándula pineal según VASTINE y KINNEY [Amer. J. Radiol. 17 (1927)]. El esquema a muestra la forma como debe medirse la situación de la glándula pineal. En dirección sagital se mide la máxima distancia de la glándula pineal de la lámina interna del hueso frontal y del occipital. Esta distancia, frontal — glándula pineal — occipital, se traza en el esquema b en la perpendicular. En la horizontal se marca la distancia de la glándula pineal de la tabla interna del frontal. En dirección axial el diámetro perpendicular del cráneo a la altura de la glándula pineal se mide y se marca en la horizontal del esquema c. En la perpendicular se marca la distancia de la glándula pineal de la tabla in terna del parietal. Cuando la glándula pineal de los esquemas b y c se encuentra todavía en la zona señalada por líneas oblicuas, su situación es normal.

Fig. 57a to c. Scheme for measuring the position of the pineal gland according to VASTINE and KINNEY [Amer. J. Radiol. 17 (1927)]. Sketch a shows the way in which the position of the gland can be measured. In the sagittal direction the largest distance is measured from the gland to the lamina interna of the frontal bone and the occipital bone. In sketch b this distance, frontal bone—pineal gland—occipital bone, is given vertically. The distance from the pineal gland to the tabula interna of the frontal bone is given horizontally. The axial (vertical) diameter of the skull is measured in the axial direction at the level of the pineal gland and is given horizontally in sketch c. The distance from the pineal gland to the tabula interna of the parietal bone is given vertically. The position of the pineal gland is normal if it is found within the oblique lines in sketches b and c.

Fig. 57a à c. Schémas de mesure de la situation de l'épiphyse selon VASTINE et KINNEY [Amer. J. Radiol. 17 (1927)]. Le schéma a montre la manière de déterminer la situation de l'épiphyse. Mesure dans le plan sagittal de la plus grande distance entre l'épiphyse et la table interne du frontal et de l'occipital. Cette distance frontal—épiphyse—occipital est reportée en ordonnée sur le schéma b. La distance entre l'épiphyse et la table interne du frontal est portée en abscisse. Le diamètre vertical du crâne passant par l'épiphyse est mesuré et porté en ordonnée sur le schéma c. La distance entre la glande pinéale et la table interne du pariétal est portée en abscisse. Si l'épiphyse se trouve sur les schémas b et c à l'intérieur du cadre formé par les lignes obliques, sa situation est normale.

Glandula pinealis zwischen den Winkeln von 13 und 17° gelegen sein. Asenjo hat seine Methode teils von Lorenz, teils von Fray entlehnt und glaubt mit diesen Methoden zu einem besseren Resultat kommen zu können. Es ist jedoch wesentlich, daß die Punkte, von welchen man bei einer Messung ausgeht, im Röntgenbild immer zweifelsfrei festzustellen sind. Aber gerade das macht bei dieser Methode nur demjenigen kein Kopfzerbrechen, der auf Exaktheit keinen Wert legt. Soll eine solche nicht vorgetäuscht werden, so kann man sich damit abfinden. Denn es gibt eben keine genaue Methode zur Feststellung einer geringen Lageverschiebung der Glandula pinealis im seitlichen Röntgenbild, da die normale Schwankungsbreite erheblich ist. So ist z. B. die von Asenjo angegebene Schwankungsbreite zwischen 13 und 17° sicher zu gering bemessen, was Lorenz schon betont hatte.

B. Die Veränderung der Gefäßzeichnung

Eine Veränderung der Gefäßzeichnung finden wir fast ausschließlich bei Meningiomen und Hämangiomen bzw. bei Gefäßmißbildungen und nur selten bei Sarkomen und Metastasen. Meist sieht man ein abnorm ausgebildetes Gefäß oder mehrere Gefäße, die in die Richtung des Tumors hinführen (s. Abb. 58). Es ist daher hier keine scharfe Grenze zwischen der abnormen Gefäßzeichnung als Fern- und als Lokalsymptom zu ziehen. Wir werden deswegen bei Besprechung der Lokalsymptome nochmals ausführlich darauf zurückkommen. Bei den erwähnten Tumoren kann es auch vorkommen, daß allmählich eine verstärkte Gefäßzeichnung auftritt, die nicht nur einen bestimmten Bereich der Schädelkapsel betrifft, und die nicht offensichtlich nach dem Sitz des Tumors gerichtet ist. Sie besteht entfernt vom Tumor, ohne im Röntgenbild in klarer Weise einen direkten Zusammenhang mit demselben erkennen zu lassen, und manchmal mehr oder weniger symmetrisch auf beiden Seiten (s. Abb. 59). In solchen Fällen ist die Veränderung nur dann einwandfrei als pathologisch zu erkennen, wenn zum Vergleich eine Aufnahme von früher vorliegt. Atypische Gefäße können auch der Ausdruck einer Stauung bei einem raumfordernden endocraniellen Prozeß sein, worüber wir im nächsten Kapitel sprechen werden.

C. Die röntgenologischen Zeichen endocranieller Drucksteigerung

Die Steigerung des endocraniellen Druckes ist in mancher Hinsicht ein Problem und auch röntgenologisch harrt vieles diesbezüglich noch einer Klärung. Da sich der röntgenologische und der klinische Begriff einer endocraniellen Drucksteigerung nicht immer decken, was bei der Betrachtung des gleichen Problems von zwei verschiedenen Gesichtspunkten aus verständlich ist, so ist es nötig, zuerst genau festzulegen, unter welchen Umständen wir auf Grund des Röntgenbildes von einer endocraniellen Drucksteigerung sprechen. Es ist dann der Fall, wenn im Röntgenbild Veränderungen vorhanden sind, welche dafür sprechen, daß ein Mißverhältnis zwischen dem Fassungsvermögen des Hirnschädels und dem Volumen seines Inhalts im Sinne einer Vermehrung dieses Volumens besteht. Dies ist keineswegs immer mit jenem Zustandsbild gleichbedeutend, welches der Kliniker als endocranielle Drucksteigerung zu bezeichnen pflegt. Die Zeichen gesteigerten endocraniellen Druckes sind im Röntgenbild zahlreich und außerordentlich verschiedenartig. Der Grund dieser Verschiedenartigkeit ist nur zum Teil bekannt, zum Teil können wir ihn vermuten, zum Teil wissen wir ihn nicht. Auch die Beziehungen des röntgenologischen zum klinischen Bild kennen wir nicht genau.

Das häufigste Zeichen eines Mißverhältnisses zwischen dem Fassungsvermögen des Hirnschädels und dem zu großen Volumen seines Inhalts ist die Vermehrung und Vertiefung der Impressiones digitatae und das dadurch bedingte verstärkte Hervortreten der Juga cerebralia. Impressiones digitatae und Juga cerebralia sind anatomisch an der Innenfläche des Schädels, besonders in der Gegend der Schläfe, immer vorhanden. Sie sind aber normalerweise bei einem Erwachsenen so wenig ausgeprägt, daß sie im Röntgenbild kaum in Erscheinung treten. Ihr deutliches Hervortreten im Röntgenbild ist als nicht normal anzusehen. Die vertieften Impressiones digitatae bedingen vorwiegend im Seitenbild des Schädels größere fleckenförmige, fast immer unscharf begrenzte Aufhellungen innerhalb der Schädelkapsel, die meist über den ganzen Bereich derselben verteilt sind. Die stärker hervortretenden Juga cerebralia sind an den mehr oder weniger tangential getroffenen Stellen der Schädelkapsel, besonders im sagittalen Übersichtsbild, in Form wellenartiger Schattenlinien zu erkennen. Dieses verstärkte Hervortreten der Impressiones digitatae und Juga cerebralia ist nur in einem verhältnismäßig geringen Prozentsatz der Fälle Ausdruck einer bestehenden, endocraniellen Erkrankung. Ihre häufigste Ursache ist ein Mißverhältnis zwischen dem Wachstum des Hirnschädels und dem des Gehirns, meist infolge einer prämaturen Nahtsynostose. Ein zu früher Nahtschluß kann absolut zu früh eintreten, also zu einer Zeit, da die Nähte normalerweise noch nicht geschlossen sind. Er kann auch relativ zu früh auftreten im Verhältnis zu einem verstärkten Wachstum des Gehirns. Über den Zeitpunkt, zu welchem sich die Nähte normalerweise schließen, sind wir allerdings nicht genau orientiert. Dieser Zeitpunkt scheint von Fall zu Fall sehr verschieden zu sein. Jedenfalls beginnt die knöcherne Verschmelzung der Nähte unter normalen Umständen an der Pfeilnaht schon im 4. Dezennium, während sie an den übrigen Nähten meist erheblich später einsetzt. Es kommt dem Befund des verstärkten Hervortretens der Impressiones digitatae und Juga cerebralia gewöhnlich nur eine geringe Bedeutung zu. Ihn als ganz nebensächlich zu bezeichnen, halte ich jedoch nicht für richtig. Wir wissen aus der praktischen Erfahrung, daß Leute mit vermehrten und vertieften Impressiones digitatae meist nervöser sind als andere und insbesondere zu Kopfschmerzen neigen. So ist dieser Befund oft geeignet, bestehende Kopfschmerzen zu erklären. Auch bei der gleichen mit Kopfschmerzen einhergehenden Erkrankung, wie z. B. einer Stirnhöhlenentzündung, pflegt derjenige, bei welchem gleichzeitig eine Vermehrung und Vertiefung der Impressiones digitatae besteht, stärker und länger unter Kopfschmerzen zu leiden, als derjenige, bei welchem diesbezüglich normale Verhältnisse vorliegen.

Im Sinne einer bestehenden endocraniellen Erkrankung ist die Vermehrung und Vertiefung der Impressiones digitatae nur dann zu werten, wenn diese Veränderung hochgradig ist, ohne daß Zeichen einer prämaturen Nahtsynostose bestünden, oder wenn die deutliche Vermehrung und Vertiefung der Impressiones digitatae bei symmetrischem Schädel nur einseitig besteht, wobei zu beachten ist, daß eine geringe Differenz zwischen beiden Seiten, zumal in der Schläfengegend, durch asymmetrische Projektion vorgetäuscht werden kann. Die Vermehrung und Vertiefung kann dabei aus einem Grunde, auf welchen wir gleich zu sprechen kommen werden, auf der Seite des Tumors oder auf der entgegengesetzten Seite vorhanden sein. Bei Kindern kann die Vermehrung und Vertiefung der Impressiones digitatae zu einem so starken Knochenschwund führen, daß in ihrem Bereiche stellenweise der Knochen vollkommen verschwindet und Lücken entstehen, ein Zustandsbild, welches von den ersten Beobachtern als „Lückenschädel" bezeichnet wurde. Die Bezeichnung Lückenschädel wird aber in der neueren Literatur zum Teil auch bei Defektbildungen anderer Genese angewendet, was nicht zweckmäßig ist. Beim Kinde können, im Gegensatz zum Erwachsenen, die vertieften Impressiones digitatae ziemlich scharfe Begrenzung aufweisen. Bei andauernder, starker endocranieller Drucksteigerung werden auch die zu Beginn verstärkt vorspringenden Juga cerebralia allmählich abgebaut und verschwinden wieder im Röntgenbild. Die Schädelinnenfläche wird dadurch wieder eben. Gleichzeitig kommt es aber zu einer Verdünnung der Schädelkapsel. Dies ist der Grund, warum die Vermehrung und Vertiefung der Impressiones digitatae auf der Seite des Tumors oder auf der Gegenseite beobachtet werden kann. Denn wir finden z. B. bei einem Tumor infolge der durch ihn bedingten lokalen Drucksteigerung zuerst die Vermehrung und Vertiefung der Impressiones digitatae und die dadurch stärker vorspringenden Juga cerebralia gewöhnlich auf der Seite dieses Tumors. Bei zunehmender Drucksteigerung verschwinden die verstärkten Juga cerebralia jedoch wieder unter gleichzeitiger Verdünnung der Schädelkapsel in diesem Bereiche. Zur selben Zeit kann sich nun die zunehmende Drucksteigerung auch auf der Gegenseite bemerkbar machen. Dadurch kommt es nun hier zu einer Vermehrung und Vertiefung der Impressiones digitatae mit verstärktem Vorspringen der Juga cerebralia. Ob man diese also auf der Seite des Tumors oder auf der Gegenseite findet, hängt vom Zeitpunkt der Untersuchung ab. Die Verhältnisse liegen aber nicht immer so einfach. Denn es kann auch sein, daß der der Schädelkapsel anliegende Tumor, z.B. ein Meningiom, an Ort und Stelle eine Vermehrung und Vertiefung der Impressiones digitatae verhindert und diese dann bei zunehmender Drucksteigerung nur an der Gegenseite in Erscheinung tritt.

Ein weiteres Symptom gesteigerten endocraniellen Druckes ist die hydrocephale Erweiterung des Schädels, die sich natürlich nur im Kindesalter entwickeln kann. Sie ist in Abhängigkeit vom bestehenden Druck gewöhnlich um so hochgradiger, je jünger das Kind ist. Meist wird man auch eine Dehiszenz der Nähte finden, womit wir zum nächsten Symptom der endocraniellen Drucksteigerung kommen.

Die Nahtdehiszenz oder Sprengung der Nähte ist naturgemäß unter sonst gleichen Umständen im jugendlichen Alter wesentlich häufiger und deutlicher zu sehen. Der älteste Patient, bei welchem ich noch eine deutliche Nahtdehiszenz sehen konnte, war aber immerhin schon in einem Alter von 45 Jahren. Das ist gewiß eine Seltenheit, weil in diesem Alter gewöhnlich der Nahtschluß schon so weit fortgeschritten ist, daß die endocranielle Drucksteigerung nicht mehr eine Dehiszenz der Nähte hervorrufen kann. Bei einem Erwachsenen zeigt sich die Sprengung der Naht nur in der Weise, daß die Naht infolge ihrer geringen Verbreiterung im Röntgenbild deutlicher hervortritt, als es in diesem Alter normalerweise der Fall ist (s. Abb. 60). Nur in der Gegend des Bregma kann das Klaffen der Naht im Seitenbild deutlicher zu erkennen sein. Bei Kindern kann die Dehiszenz der Nähte ein erhebliches Ausmaß erreichen. Das erste Zeichen einer beginnenden Nahtdehiszenz kann im Kindesalter darin bestehen, daß die Zähne der Nähte regelmäßiger begrenzt und durch den einwirkenden Zug verlängert sind. Der Grad der Nahtdehiszenz hängt nicht nur vom Zustand der Nähte und der Höhe des Druckes ab, sondern auch vom Zeitraum, innerhalb welchem sich die Drucksteigerung entwickelt hat. So sehen wir manchmal beim Kleinkind einen beachtlichen Hydrocephalus ohne Nahtdehiszenz, ja in seltenen Fällen sogar mit Nähten, welche schmäler sind, als dem Alter entsprechen würde. Dieser eigenartige Befund dürfte wohl damit zu erklären sein, daß bei einer sich nur langsam entwickelnden Drucksteigerung der im Bereiche der Nähte wirkende Zug zu verstärkter Knochenneubildung führt, eine Tatsache, die uns ja von anderen Knochenregionen her bekannt ist, wo sie vom Orthopäden auch manchmal therapeutisch ausgenützt wird. Bei Systemerkrankungen des Skeletes, bei welchen auch die Epiphysenfugen in Mitleidenschaft gezogen sind, findet man interessanterweise bisweilen auch ein mitunter starkes Klaffen der Nähte, welches aber nicht auf eine bestehende endocranielle Drucksteigerung zurückzuführen ist. In diesen Fällen sind die Zähne der Nähte nicht nur nicht verlängert, sie fehlen vielmehr fast vollkommen. Die verbreiterte Naht ist dann durch eine etwas wellenförmige, scharfe Linie begrenzt. Durch diesen Unterschied läßt sich die Differentialdiagnose stellen.

Als seltener Befund ist das Auftreten atypischer Emissarien bei endocranieller Drucksteigerung zu erwähnen. Noch am häufigsten sieht man sie im mittleren Anteil der Hinterhauptschuppe, in der Nachbarschaft des Confluens sinuum. Schon normalerweise erkennt man dort oft kleinste Gefäßkanäle, die infolge der Drucksteigerung erheblich erweitert sein können, so daß sie dann nicht nur anatomisch als Löcher von größerem Durchmesser, sondern auch röntgenologisch als runde Aufhellungen zu sehen sind, zu welchen bisweilen ein kurzes, breites Gefäßband zieht. Meist findet man nur einen solchen Kanal und spricht dann von einem Emissarium occipitale. Gewöhnlich handelt es sich dabei um einen raumfordernden und zu Stauung führenden Prozeß im Occipitalbereich. Auch die Pacchionischen Gruben können infolge endocranieller Drucksteigerung verändert sein. Es kann zu einer Vermehrung und Vertiefung derselben kommen. Im Hinblick darauf, daß die Pacchionischen Gruben von Fall zu Fall sehr verschieden ausgeprägt sind, kommt diesem Befund nur eine geringe diagnostische Bedeutung zu, denn es ist schwer, hier die Grenze des Normalen zu ziehen.

Die kleinen Aufhellungen an der Schädelkapsel, welche wir als Pacchionische Gruben anzutsprechen gewohnt sind, und welche bei bestehender endocranieller Drucksteigerung vermehre und vergrößert sein können, können auch Hirnhernien entsprechen (s. Abb. 61). Diese Diagnos läßt sich allerdings an der Schädelkapsel wegen der Ähnlichkeit mit gewöhnlichen Pacchionischen Gruben und auch deswegen, weil sich Hirnhernien gerade im Bereiche der Pacchionischen Gruben entwickeln, röntgenologisch nicht stellen. An der Schädelbasis sehen wir dagegen röntgenologisch keine Pacchionischen Gruben, obwohl sie auch hier vereinzelt vorhanden sind. Wenn wir daher im Röntgenbild an der Schädelbasis kleine, rundliche Aufhellungen nach Art der Pacchionischen Gruben sehen, so können wir daraus den Schluß auf das Bestehen von Hirnhernien daselbst ziehen (s. Abb. 62). Seltener führt eine Hirnhernie zu einem größeren Defekt. Ich sah einmal im sagittalen Übersichtsbild des Schädels am großen Keilbeinflügel unmittelbar lateral der Fissura orbitalis superior eine große, scharf und bogig begrenzte Aufhellung, als deren Ursache die Obduktion eine Hirnhernie daselbst ergab (s. Abb. 63). Das häufigere Bild der Hirnhernien sind jedenfalls die multiplen, kleinen rundlichen Aufhellungen. Hirnhernien bestehen wesentlich häufiger, als sie röntgenologisch diagnostizierbar sind.

Die Veränderungen an der Schädelbasis, hervorgerufen durch endocranielle Drucksteigerung, sind sehr zahlreich und verschiedenartig. Es ist zweckmäßig, hier die einzelnen Schädelgruben der Reihe nach durchzugehen.

Die vordere Schädelgrube zeigt am Orbitadach immer mehr oder weniger deutlich ausgeprägte Impressiones digitatae und Juga cerebralia. Besteht eine Druckerhöhung in der vorderen Schädelgrube, so kann es auch hier wie an der Schädelkapsel zu einer Vermehrung und Vertiefung der Impressiones digitatae und dadurch zu einem stärkeren Hervortreten der Juga cerebralia kommen. Wir sehen dann auch hier das gleiche Bild wie an der Schädelkapsel, nämlich kurze, wellenförmige Schattenlinien am Orbitadach. Die diagnostische Bedeutung dieses Befundes ist hier die gleiche wie die des analogen Befundes an der Schädelkapsel. Durch Drucksteigerung in der vorderen Schädelgrube kann es ferner zu einer erheblichen Verdünnung der kleinen Keilbeinflügel kommen, wobei ihre Begrenzung unverändert scharf bleibt (s. Abb. 64). Das Tegmen des Siebbeines und die Lamina scribrosa können usuriert werden und dadurch im Röntgenbild verschwinden. Diesem Befund kommt jedoch eine geringere Bedeutung zu, da diese anatomischen Details auch normalerweise röntgenologisch schlecht sichtbar sein können. Erheblich wichtiger sind die am Planum sphenoidale auftretenden Veränderungen, doch wollen wir diese in Zusammenhang mit den Druckveränderungen der Sella turcica besprechen. Der Canalis opticus kann durch endocranielle Drucksteigerung eine regelmäßige Erweiterung erfahren.

Die mittlere Schädelgrube ist durch endocranielle Drucksteigerung am häufigsten in Mitleidenschaft gezogen, und die Veränderungen sind hier am zahlreichsten. Die kleinen Keilbeinflügel können auch bei Drucksteigerung in der mittleren Schädelgrube Veränderungen zeigen. Diese sind jedoch von jenen, welche durch Druck in der vorderen Schädelgrube hervorgerufen werden, verschieden. Die Drucksteigerung in der mittleren Schädelgrube führt zuerst dazu, daß der hintere Kontur des kleinen Keilbeinflügels undeutlich wird. Allmählich verschwindet dieser Kontur im mittleren Anteil vollkommen. Im sagittalen-horizontalen Bild des Schädels sind dann nur mehr die Spitze des kleinen Keilbeinflügels und dessen medialer Anteil zu erkennen, während der mittlere Anteil fehlt (s. Abb. 65). Im seitlichen Übersichtsbild des Schädels zeigt sich diese Veränderung ebenfalls. Die Linie des Orbitadaches geht dann in dieser Projektion nicht mehr kontinuierlich in die obere Begrenzung des kleinen Keilbeinflügels und des Processus clinoideus anterior über. Der Kontur ist im Bereiche des kleinen Keilbeinflügels unterbrochen, so daß der Processus clinoideus anterior isoliert erscheint und sein Zusammenhang mit dem Orbitadach fehlt (s. Abb. 66). Eine Erweiterung der Fissura orbitalis superior oder eine Usur der benachbarten lateralen Orbitawand durch endocranielle Drucksteigerung ist wohl ein sehr seltenes Ereignis, weil vermutlich der darüberliegende, ziemlich massive kleine Keilbeinflügel diesbezüglich einen gewissen Schutz gewährt. Dagegen kann das Foramen rotundum, spinosum oder ovale — und zwar insbesondere das letztere — erweitert werden. Die Erweiterung des Foramen ovale, welche am häufigsten zu beobachten ist, wird meist durch eine Hirnhernie daselbst hervorgerufen, während für die Erweiterung des Foramen spinosum gewöhnlich eine Stauung in der Arteria meningea media verantwortlich zu machen ist. Bei hochgradiger Drucksteigerung kann der ganze Boden der mittleren Schädelgrube so stark verdünnt werden, daß die einzelnen anatomischen Details hier nicht mehr zu erkennen sind. Zuerst verschwindet gewöhnlich das Foramen ovale im axialen Röntgenbild. Eine besondere Beachtung verdient die Druckusur der Sella turcica. Der anatomische Aufbau der Sella turcica und ihre Beziehungen zur Nachbarschaft lassen es begreiflich erscheinen, daß an ihr Veränderungen durch gesteigerten endocraniellen Druck besonders oft zur Beobachtung kommen und sehr verschiedenartig sein können. Die Ursachen dieser Verschiedenartigkeit sind allerdings noch keineswegs restlos

geklärt. Als häufigste Ursache einer Veränderung der Sella turcica durch endocranielle Drucksteigerung ist wohl die Erweiterung des dritten Ventrikels anzusehen, dessen vorderer Teil
über der Sella gelegen ist. Im Falle einer Erweiterung durch Liquorstauung übt er von oben
her einen Druck auf die Sella aus. Bei starker Erweiterung kann er schließlich in die Sella eindringen, wobei die Hypophyse an die Wand gedrückt wird. Eine Liquorstauung kann auch
in den basalen Cysternen, welche oberhalb der Sella turcica gelegen sind, eintreten, wodurch
ebenfalls eine Druckusur der Sella hervorgerufen werden kann. Eine dritte Möglichkeit ist
dadurch gegeben, daß die Arteria carotis interna durch die bestehende Drucksteigerung in die
Sella turcica hineingedrückt werden kann und dadurch eine Usur derselben zustande kommt.
Es ist sehr wahrscheinlich, daß eine Stauung in dem die Sella turcica umgebenden Venengeflecht,
welches ja auch in die Sella hineinzieht, ebenfalls zu Veränderungen an derselben führen kann,
doch wissen wir darüber nichts Genaueres. Daß benachbarte Hirnteile bei Bestehen eines Ödems
oder einer Verschiebung des Gehirns einen direkten Druck auf die Sella turcica ausüben können,
ist wohl auch in Betracht zu ziehen. Dies dürfte jedoch nur selten und unter besonderen Bedingungen zustande kommen, da ja über der Sella die basalen Cysternen wie ein Polster liegen
und auch die Arteria carotis interna zwischen Gehirn und Sella gelegen ist, so daß eine Usur
in erster Linie durch diese Gebilde hervorgerufen werden dürfte. Außer den verschiedenen,
letzten Ursachen der Druckusur der Sella turcica, sind auch andere Umstände für die Verschiedenartigkeit der zustande kommenden Bilder verantwortlich zu machen. So spielen sicher die
anatomischen Verhältnisse im Einzelfall eine Rolle. Abgesehen davon, daß die Lage des dritten
Ventrikels zur Sella turcica durch eine bestehende Verschiebung des Gehirns verändert sein
kann, dürfte sie wohl auch normalerweise in gewissen Grenzen schwanken. Auch das Verhalten
der Keilbeinhöhle ist von Bedeutung. Da ein wenig durchbluteter Knochen auf eine Änderung
der Verhältnisse langsamer reagiert als ein gut durchbluteter Knochen, so ist es verständlich,
daß eine Reaktion dort früher zu sehen ist, wo der Sella turcica spongiöser Knochen benachbart
ist, als dort, wo sie von der dichten Corticalis der Keilbeinhöhlenwand begrenzt wird. Daher
ist auch die Größe der Keilbeinhöhle von Einfluß auf das röntgenologische Bild der Druckusur
der Sella turcica. Wenn z. B. die Keilbeinhöhle nur bis zur Mitte des Sellabodens reicht und
infolgedessen dem hinteren Teil des Sellabodens spongiöser Knochen benachbart ist, so ist —
unter sonst gleichen Bedingungen — hier ein früheres Auftreten der Reaktion zu erwarten,
als im vorderen Anteil des Sellabodens. Außerdem spielen natürlich für das Zustandekommen
der verschiedenartigen Bilder insbesondere der Grad der Drucksteigerung, ihre Dauer und
auch der Zeitraum, innerhalb welchem es zu dieser Drucksteigerung gekommen ist, eine Rolle.
Denn es ist naheliegend, daß eine rasch ansteigende, akute Drucksteigerung ein anderes Bild
hervorrufen kann, als eine langsam ansteigende, chronische Drucksteigerung. Es sind daher
nicht nur der Grad, sondern auch die Dauer der Drucksteigerung und der Zeitraum, in welchem
sie sich entwickelt hat, auf das entstehende Bild von Einfluß. Wir müssen bei den Druckveränderungen der Sella turcica zwei Gruppen von Bildern unterscheiden. Die erste Gruppe ist dadurch
charakterisiert, daß es zu einer Osteoporose eines Teiles der Sella kommt. Der Kontur des
Knochens wird an der betreffenden Stelle undeutlich und kann letzten Endes vollkommen verschwinden. Im weiteren Verlauf kann sich ein ausgesprochener Knochendefekt entwickeln.
Dabei ist wesentlich, daß der veränderte Bereich gegen die noch normale Umgebung nicht deutlich abgegrenzt ist. In diesen Fällen handelt es sich durchwegs um eine akute Drucksteigerung.
Unter ihrem Einfluß wird der Knochen abgebaut, ohne daß genügend Zeit zu neuerlichem,
röntgenologisch erkennbarem Knochenanbau geblieben wäre. In der zweiten Gruppe sehen
wir eine Usur des Knochens mit deutlicher Abgrenzung derselben gegen die normale Umgebung
oder eine Verlagerung des Knochens. Eine solche Verlagerung des Knochens erfolgt natürlich
meist nicht rein mechanisch, sondern auch durch Knochenabbau und Knochenanbau infolge
des einwirkenden Druckes, wobei jedoch der Anbau mit dem Abbau Schritt halten kann. In
den Fällen dieser Gruppe kann es sich um akute oder chronische Drucksteigerung handeln. Wir
sind in diesen Fällen nicht ohne weiteres imstande, eine Differentialdiagnose zu stellen. Selbstverständlich kommen auch Mischformen vor, und es ist nicht selten, daß in der Gruppe mit
vorwiegender Verdünnung und Verdrängung des Knochens auch eine leichte Porose des Dorsum

sellae besteht. Eine Erweiterung der Sella kommt in beiden Gruppen vor, da auch bei bestehender Osteoporose Teile des Knochens im Röntgenbild vollkommen verschwinden und dadurch die Sella erweitert sein kann. Das Vorhandensein einer Porose spricht auch in der zweiten Gruppe für eine akute Drucksteigerung. Das bekannteste Bild der ersten Gruppe ist die Osteoporose des Dorsum sellae. Das Dorsum sellae wird auffallend strahlendurchlässig, letzten Endes so sehr, daß es im Röntgenbild fast ganz verschwindet. Die Osteoporose beginnt manchmal im oberen Teil des Dorsum sellae und schreitet von hier ohne scharfe Grenze gegen den noch normalen Knochen nach unten zu fort. Manchmal beginnt sie auch an der vorderen Fläche des Dorsum sellae. Eventuell vorhandene Osteophyten an der Ansatzstelle des Ligamentum petroclinoideum können dicht bleiben. Diese Druckveränderung des Dorsum sellae ist der senilen Porose desselben weitgehend ähnlich. Die Porose allein soll daher nur dann auf eine endocranielle Drucksteigerung bezogen werden, wenn eine senile Porose noch nicht in Frage kommt. Altersveränderungen können aber verhältnismäßig früh auftreten. Jenseits des 45. Lebensjahres kann der Befund der Porose des Dorsum sellae nicht mehr mit Sicherheit auf endocranielle Drucksteigerung bezogen werden, wenn nicht auch andere Symptome dafür sprechen. Daß das Dorsum sellae auch bei sehr großen Keilbeinhöhlen manchmal wenig dicht ist, sei an dieser Stelle nochmals erwähnt. Auch in diesen Fällen ist Vorsicht bei der Wertung des Befundes geboten. Man halte sich überhaupt vor Augen, daß eine erhöhte Strahlendurchlässigkeit des Knochens allein noch kein Beweis einer Osteoporose ist. Besonders am Dorsum sellae und auch am Sellaboden sieht man nicht selten eine erhöhte Strahlendurchlässigkeit, welche ihre Ursache nur in einer stärkeren Schrägprojektion hat. So ist z. B. das Dorsum sellae heller, wenn es die bildgebenden Strahlen schräg von vorne oder hinten durchsetzen, und dichter, wenn die Strahlen tangential zu seiner Oberfläche verlaufen. Man beachte, daß bei Osteoporose durch endocranielle Drucksteigerung in erster Linie der Kontur der betreffenden Skeletpartie aufgehellt und unscharf wird. Scharfe Konturierung spricht daher bei bestehender Porose mit großer Wahrscheinlichkeit gegen eine Druckfolge. Schmale Entkalkungszonen unterhalb der Corticalis, wie sie z. B. in der Literatur als Druckfolge beschrieben sind, gibt es nicht. Eine solche Annahme würde unseren Vorstellungen von der Physiologie des Knochens vollkommen widersprechen. Derartige helle Zonen erweisen sich immer als Folge eines etwas atypischen anatomischen Aufbaus des Knochens oder als Folge einer atypischen Projektion. Im typischen Fall wird bei einer Osteoporose des Dorsum sellae durch endocranielle Drucksteigerung zuerst der Kontur an einer Stelle unscharf und dann der übrige Knochen aufgehellt, bei der senilen Osteoporose zuerst der Knochen aufgehellt und dann der Kontur undeutlich. In vorgeschrittenen Fällen, in welchen schon das ganze Dorsum sellae kaum mehr erkennbar ist, kann eine Unterscheidung unmöglich sein, wenn nicht das gleichzeitige Bestehen anderer Symptome eine solche ermöglicht. Das typische Bild der Drucksella kann auch dadurch beeinträchtigt werden, daß der drucksteigernde Prozeß auch die Blutgefäße dieser Region in Mitleidenschaft zieht, was seinen Ausdruck ebenfalls im Bilde des Knochens finden kann. Wir haben allerdings allen Grund zu der Annahme, daß das, was wir an einer „Drucksella" sehen, in erster Linie tatsächlich durch den auf der Sella lastenden, pulsierenden Druck bedingt ist und nur zum geringen Teil durch Stauung im Venengeflecht zustandekommt. Kehren wir nun nach dieser zur Klärung nötigen Auseinandersetzung wieder zur Besprechung der einzelnen Bilder der Drucksella zurück. Eine andere Stelle der Sella turcica, an der eine Porose als erstes Zeichen einer endocraniellen Drucksteigerung auftreten kann, ist der hintere-untere Teil des Sellabodens. Wir finden die Veränderung hier fast ausschließlich in jenen Fällen, in welchen der hintere Teil des Keilbeinkörpers nicht pneumatisiert ist und sich daher an dieser Stelle spongiöser Knochen befindet. Die Veränderung beginnt damit, daß der Kontur des Sellabodens im hinteren-unteren Anteil undeutlich und unscharf wird (s. Abb. 67). Von hier aus dehnt sich die Porose im spongiösen Teil des Keilbeinkörpers allmählich aus. Es kommt zum völligen Verschwinden des Knochens, so daß als Endeffekt ein Bild entstehen kann, in welchem der vordere Teil des Sellabodens, soweit er der Keilbeinhöhle benachbart ist, normal ist, der hintere-untere Teil des Sellabodens jedoch verschwunden ist und sich hier eine beträchtliche Excavation mit unscharfen Grenzen ausgebildet hat (s. Abb. 68). Es ist sicher, daß am Zustandekommen dieses Bildes die Arteria carotis interna oft wesentlich beteiligt ist. Denn wir wissen, daß ein ähnliches Bild durch Elongation oder Dilatation dieser Arterie hervorgerufen werden kann. Selten finden wir die Defektbildung im hinteren Anteil des Sellabodens auch bei stark entwickelter Keilbeinhöhle, also auch dann, wenn dem Sellaboden hier kein spongiöser Knochen benachbart ist. In diesen Fällen dürfen wir die hineingedrückte Arteria carotis interna wohl mit Sicherheit als Ursache des Defektes ansehen. In anderen Fällen greift die Porose auch auf jenen Teil des Sellabodens über, welcher der Keilbeinhöhle benachbart ist. Manchmal kann von Anfang an der ganze Sellaboden gleichmäßig porotisch werden (s. Abb. 69). In Fällen hochgradiger endocranieller Drucksteigerung bleibt die Porose nicht auf den Sellaboden beschränkt, sondern erstreckt sich auch auf das Tuberculum sellae und das Planum sphenoidale. Letzten Endes ist dann der Knochen im Bereiche des Planum sphenoidale, des Tuberculum sellae und des Sellabodens im Röntgenbild fast vollkommen verschwunden. Es fehlt dann zwischen den endocraniellen Weichteilen und der Luft der pneumatischen Räume die normalerweise vorhandene, knochendichte Grenzlinie. Nur unterhalb des Tuberculum sellae bleibt oft ein kleiner Knochenrest nachweisbar (s. Abb. 70). Bei einer Porose des Dorsum sellae werden auch die Processus clinoidei posteriores porotisch und verschwinden im Röntgenbild oft schon frühzeitig. Eine Osteoporose der Processus clinoidei anteriores ist wesentlich seltener zu beobachten und nie sehr hochgradig. Bei der zweiten Gruppe der Sellaveränderungen durch endocranielle Drucksteigerung, welche durch umschriebene Defektbildung oder Knochenverdünnung oder Knochenverschiebung charakterisiert ist, muß zuerst mit allem Nachdruck hervorgehoben werden, daß es in dieser Gruppe Fälle gibt, bei welchen es ausschließlich zu einer gleichmäßigen Excavation der Sella turcica kommt. Diese kann der durch einen intrasellaren Tumor bedingten Erweiterung weitgehend ähnlich, ja mit einer solchen völlig identisch sein. Auf differentialdiagnostisch wichtige Einzelheiten wollen wir hier nicht eingehen, sondern uns damit erst nach Besprechung der Tumoren der Sellaregion befassen. Manchmal ist die Excavation der Sella im hinteren Anteil stärker ausgesprochen. Interessanterweise gibt es aber auch Fälle, in welchen die Excavation nur nach unten erfolgt, also der sagittale Durchmesser der Sella normal bleibt und nur der axiale Durchmesser vergrößert ist. Und im Gegensatz dazu können wir manchmal sehen, daß nur der sagittale Durchmesser der Sella vergrößert ist, der axiale dagegen unverändert bleibt, so daß die Sella nur im sagittalen Durchmesser erweitert ist. Der Sellaboden kann infolge des zur Excavation führenden Druckes stark verdünnt werden und letzten Endes auch in diesen Fällen im Röntgenbild ganz verschwinden. Meist wirkt sich der Druck zuerst in der Mitte des Sellabodens aus, während die Ränder der Sella länger dem Druck standhalten. Infolgedessen kommt es zuerst in der Mitte zur Zerstörung des Sellabodens und im weiteren Verlauf hier zum prolapsartigen Vordringen der intrasellaren Weichteile in die Keilbeinhöhle. Das Röntgenbild zeigt dann den Kontur des Sellarandes mehr oder weniger deutlich und unterhalb desselben einen schmalen, scharf begrenzten Weichteilschatten, der den in die Keilbeinhöhle vordringenden intrasellaren Weichteilen entspricht (s. Abb. 71). Im Anfangsstadium ist natürlich die Diagnose dieses prolapsartigen Durchtretens der intrasellaren Weichteile in die Keilbeinhöhle schwierig. Zur Erleichterung derselben halte man sich vor Augen, daß durch das Vordringen der intrasellaren Weichteile in die Keilbeinhöhle im Bereiche des Sellabodens ein doppelter Kontur zustande kommt. Einen doppelten Kontur des Sellabodens erwähnten wir schon gelegentlich der Besprechung der anatomischen Varianten. Ein durch Asymmetrie der Keilbeinhöhlen bedingter doppelter Kontur besteht gewöhnlich nur im tiefsten Bereich des Sellabodens. In diesem Falle sind beide Konturen gleich dicht und scharf gegen die Umgebung abgegrenzt. Besteht an gleicher Stelle ein doppelter Kontur infolge endocranieller Drucksteigerung, so ist der obere Kontur wohl ebenfalls dicht, doch meist nicht so scharf begrenzt. Dem unteren Kontur fehlt jedoch die Knochendichte, weil hier nur Weichteile an Luft grenzen. Besteht der doppelte Kontur fast im ganzen Bereich der Sella, so ist bei der anatomischen Variante der äußere Kontur dichter und deutlicher als der innere. Denn die Verknöcherung des Bindegewebes am Sellarand ist gewöhnlich nicht scharf abgegrenzt und vor allem weniger dicht. Bei der Druckusur der Sella ist dagegen der innere Kontur dichter, weil er dem Knochen am Sellarand entspricht, während der äußere Kontur nur von den in die Keilbeinhöhle vordringenden Weichteilen gebildet wird. Ein anderer Umstand kann die Diagnose im Anfangsstadium ebenfalls erleichtern. Die hinteren Wände der beiden Keilbeinhöhlen, die bei Bestehen einer Größendifferenz getrennt sichtbar sind, oder Leisten an der Seitenwand der Keilbeinhöhlen ziehen im Seitenbild der Sella turcica als feine, dichte Schattenlinien nach oben gegen den Sellaboden. Sie gehen, eine Kurve bildend, allmählich in den Kontur des Sellabodens über. Wird nun durch eine akute Drucksteigerung der Sellaboden usuriert und die Sella erweitert, so verschwinden sehr bald infolge der Usur auch diese Kurven, und die Linien treffen nun ohne die gewohnte Krümmung mehr oder weniger senkrecht auf den Kontur des Sellabodens auf (s. Abb. 72). Eine Verlagerung bzw. eine Verschiebung des Knochens sehen wir nicht nur im Bereiche des Sellabodens in Form einer Sellaexcavation. Auch das Tuberculum sellae kann durch den auf ihn einwirkenden Druck verlagert werden. Wir sprechen dann von einer Depression des Tuberculum sellae (s. Abb. 73). Normalerweise geht der Kontur des Sellabodens über das Tuberculum sellae in konvexem Bogen in den Kontur des Planum sphenoidale über. Die beginnende Depression zeigt sich in einem konkaven Verlauf dieses Konturs in der Gegend des Tuberculum sellae und Sulcus chiasmatis, der mit zunehmender Depression immer ausgesprochener wird. Die Depression kann so hochgradig sein, daß der Knochen hier bis in das Niveau des Sellabodens hinuntergedrückt wird, so daß dadurch eine Erweiterung der Sella nach vorne entsteht. Einen analogen Vorgang können wir auch im Planum sphenoidale beobachten. Auch dieses kann durch endocranielle Drucksteigerung tief hinuntergedrückt werden. Sehr verschieden verhält sich das Dorsum sellae in Fällen endocranieller Drucksteigerung. Einmal finden wir es verdünnt, doch nicht verkürzt, dann wieder verkürzt, doch nicht verdünnt und in manchen Fällen sowohl verdünnt, als auch verkürzt. Ein verdünntes, nach hinten konvex gebogenes Dorsum sellae kann in seltenen Fällen der Ausdruck endocranieller Drucksteigerung sein. Sein gelegentliches Vorkommen ist wichtig, weil dadurch ein dem Hypophysentumor weitgehend ähnliches Bild entstehen kann. Wesentlich häufiger findet man bei endocranieller Drucksteigerung ein verdünntes, gerades, bisweilen langes Dorsum sellae, welches spießartig an der Schädelbasis aufragt. Es ist oben spitz und meist etwas porotisch. Die Porose kann jedoch auch fehlen. Osteophyten an der Ansatzstelle des Ligamentum petro-clinoideum können unverändert bestehenbleiben (s. Abb. 74). Wenn ein verkürztes Dorsum sellae zu sehen ist, so muß man die Verlaufsrichtung der oberen Abgrenzung beachten. Die Abgrenzung kann horizontal sein, oder schräg nach vorne oder schräg nach hinten verlaufen (s. Abb. 75, 76, 77). Die Processus clinoidei posteriores verschwinden im Röntgenbild bei bestehender endocranieller Drucksteigerung oft schon frühzeitig. Die Processus clinoidei anteriores sind oft verdünnt. Da sie sich aber normalerweise hinsichtlich ihrer Dicke sehr verschieden verhalten, so kommt diesem Umstand nur eine geringe diagnostische Bedeutung zu. Selbstverständlich findet man oft eine Kombination der hier einzeln angeführten Veränderungen der Sella turcica durch endocranielle Drucksteigerung. So kann z. B. eine Depression des Tuberculum sellae allein vorhanden sein oder kombiniert mit anderen Veränderungen der Sella auftreten. Wir haben schon erwähnt, daß wir sehr wenig davon wissen, warum die Veränderungen an der Sella turcica bei endocranieller Drucksteigerung so verschiedenartig sein können. Dementsprechend ist es bisher auch kaum möglich, aus dieser Verschiedenheit differentialdiagnostische Schlüsse zu ziehen. Nur die Folgerung, daß es sich um einen akuten Prozeß handelt, ist oft möglich. Um eine Anregung zu weiterer Beobachtung zu geben, erwähne ich, daß ich das lange, dünne steilstehende Dorsum sellae bisher nur bei Tumoren der hinteren Schädelgrube sah. Allerdings kann bei diesen manchmal auch ein verkürztes Dorsum sellae gefunden werden. Ein verkürztes, nach hinten abgeschrägtes Dorsum sellae scheint besonders bei Tumoren vorzukommen, welche hinten-oben von der Sella turcica in einiger Entfernung von derselben gelegen sind, also in dem Raume hinter der Sella-Vertikalen und über dem Tentorium. Die von manchen Autoren gemachte Angabe, daß die vorwiegende Vergrößerung des sagittalen Durchmessers der Sella turcica für den frontalen Sitz des Tumors spricht und die vorwiegende Vergrößerung des axialen Durchmessers für den occipitalen Sitz, halte ich nicht für zutreffend. Ich halte es auch für zu weitgehend, wenn man aus der Art der Druckveränderungen an der Sella turcica Rückschlüsse auf die Natur des vorliegenden Prozesses bzw. Tumors ziehen will (s. Abb. 78). Da wir nie genau sagen können, wann eine endocranielle Drucksteigerung begonnen hat, so ist es auch unmöglich festzustellen, wie lange es dauert, bis an der Sella turcica Veränderungen durch dieselbe hervorgerufen werden bzw. an ihr im Röntgenbild sichtbar werden (s. Abb. 79 und 80a und b). Nach der Beobachtung weniger Fälle, in welchen eine diesbezügliche Schlußfolgerung bis zu einer gewissen Grenze möglich war, kann ich mit Sicherheit sagen, daß Veränderungen in zwei Wochen deutlich sichtbar sein können und vermute ich, daß sie in besonderen Fällen schon in einem kürzeren Zeitraum feststellbar sein können. Dies hängt natürlich ganz von den Verhältnissen im Einzelfall ab. Der Kliniker vermag uns bei diesen Untersuchungen nicht zu helfen, da er uns ja nur sagen kann, wann klinische Symptome einer endocraniellen Drucksteigerung aufgetreten sind und nicht, wann diese tatsächlich begonnen hat. Wir wissen, daß röntgenologisch feststellbare Veränderungen schon zu einem Zeitpunkt vorhanden sein können, zu welchem klinisch noch keine Zeichen einer endocraniellen Drucksteigerung bestehen. Andererseits ist es aber nicht selten, daß klinisch diesbezügliche Symptome bestehen, röntgenologisch jedoch keine Veränderungen zu finden sind. Es ist auch bemerkenswert, daß sich röntgenologisch Veränderungen nicht immer gleichzeitig an der Schädelkapsel und der Schädelbasis finden. Sie können besonders beim chronischen Druck nur an der Schädelkapsel zu finden sein. Es kann aber auch geschehen, daß nur die Schädelbasis eine Druckusur erkennen läßt und insbesondere, daß einzig und allein die Sella turcica diesbezügliche Veränderungen aufweist. Wie schon wiederholt betont, ist hier noch vieles unklar. Druck in der mittleren Schädelgrube kann auch zu Veränderungen an der Pyramide führen. Der Verlauf des oberen Pyramidenkonturs kann in zweifacher Hinsicht verändert werden. Von der seitlichen Schädelwand bis zur Gegend des oberen Bogenganges bleibt er normal. Von hier aus verläuft er in manchen Fällen von Drucksteigerung abnorm schräg nach abwärts. In anderen Fällen sehen wir, daß er unmittelbar spitzenwärts vom oberen Bogengang plötzlich nach unten umbiegt und dann mehr oder weniger horizontal weiterverläuft. Es entsteht also in diesen Fällen in der Gegend der Fossa subarcuata ein annähernd rechtwinkeliger Defekt, der lateral vom kompakten Knochen des oberen Bogenganges, unten von jenem des oberen Randes des inneren Gehörganges begrenzt wird. Eine weitere Veränderung, die man bisweilen an der Pyramide beobachten kann, ist die Erweiterung des Canalis caroticus. In diesem Falle ist der untere Teil der Pyramidenspitze auffallend strahlendurchlässig. Die obere Wand des Canalis caroticus kann eine scharfe Begrenzung dieser Aufhellung nach oben herbeiführen, doch ist dies nicht immer der Fall. Eine solche Erweiterung des Canalis caroticus kommt vermutlich dadurch zustande, daß der drucksteigernde Prozeß zu einer Stauung der Arterie führt, ein Mechanismus, der wahrscheinlich auch bei einer auftretenden Erweiterung des Foramen spinosum wirksam ist (s. Abb. 81).

Auch Drucksteigerung in der hinteren Schädelgrube kann zu Veränderungen an der Pyramide führen. Am bekanntesten ist die bisweilen auftretende Erweiterung des inneren Gehörganges. Sie ist vermutlich auf Liquorstauung in der hier befindlichen Cysterne zurückzuführen. Weniger bekannt ist, daß sich die Drucksteigerung manchmal in einer Usur der Pyramidenspitze äußern kann. Dadurch verschwinden im Röntgenbild der mediale und der untere Kontur der Pyramidenspitze, entsprechend jenem Teil derselben, welcher das Foramen lacerum nach hintenoben abgrenzt. Die Abgrenzung der Usur ist meist unscharf und undeutlich, seltener ziemlich scharf und dann auch deutlicher sichtbar. Die schon normalerweise zu beobachtenden, erheblichen Schwankungen in der Größe des Foramen jugulare machen es unmöglich, hier eine durch Druck bedingte Erweiterung zu erkennen. Auch die schwankende Dicke der Hinterhauptschuppe erschwert die Feststellung einer durch endocranielle Drucksteigerung bedingten Verdünnung. Eine lokalisierte Verdünnung, z. B. nur im Bereiche eines Quadranten, wird eher als Lokalsymptom zu werten sein. Wenn die Nähte noch entsprechend nachgiebig sind, also in der Kindheit, kann eine Drucksteigerung in der hinteren Schädelgrube zu einer Erweiterung der letzteren führen. In diesen Fällen ist die Richtung, in welcher diese Erweiterung erfolgt, zu beachten. Sie ist an der Lage der Protuberantia occipitalis zu erkennen. Bei einer Erweiterung in vertikaler Richtung steht diese hoch, bei einer Erweiterung in sagittaler Richtung tief. Letzteres soll für eine Stenose des Aquaeductus Sylvii sprechen.

Damit hätten wir die Veränderungen durchbesprochen, welche am Schädel auftreten können, wenn ein Mißverhältnis zwischen der Kapazität des Hirnschädels und dem Volumen seines

Inhalts im Sinne eines zu großen Volumens besteht. Aber es bleibt noch ein wichtiger Umstand zu erörtern. Fast alle hier angeführten Veränderungen können auch als „anatomische Varianten", also als Abweichungen von der Norm in Fällen ohne pathologischen Befund und ohne subjektive Beschwerden zur Beobachtung kommen. Dadurch ergibt sich zuerst die naheliegende Frage, wieso wir dann überhaupt wissen, daß diese Veränderungen oder Abweichungen von der Norm auch Ausdruck einer endocraniellen Drucksteigerung sein können. Dieses Wissen stammt zum

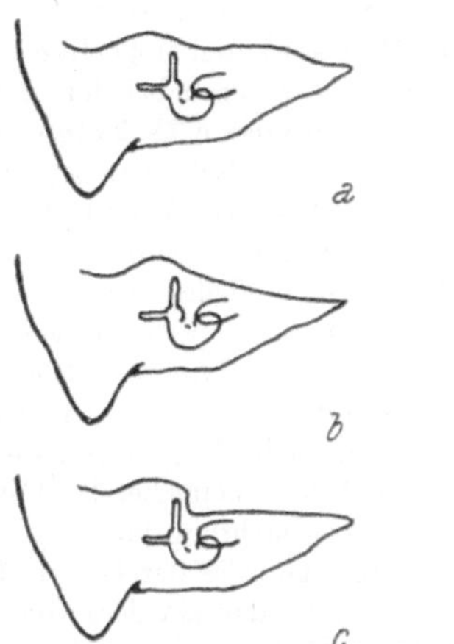
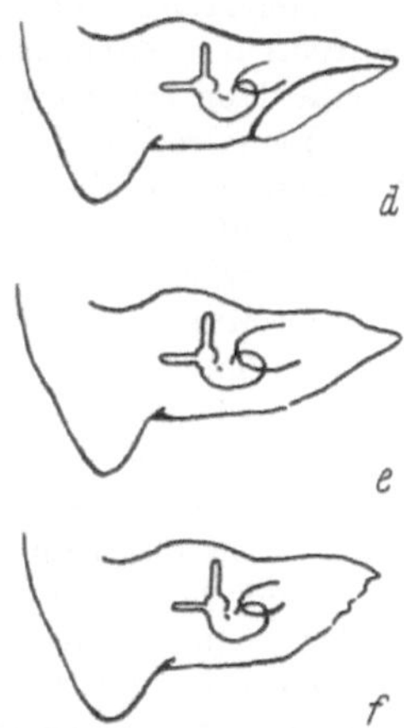
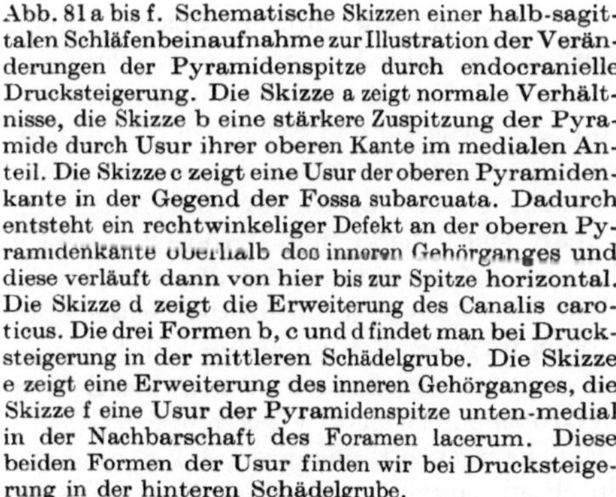

Abb. 81a bis f. Schematische Skizzen einer halb-sagittalen Schläfenbeinaufnahme zur Illustration der Veränderungen der Pyramidenspitze durch endocranielle Drucksteigerung. Die Skizze a zeigt normale Verhältnisse, die Skizze b eine stärkere Zuspitzung der Pyramide durch Usur ihrer oberen Kante im medialen Anteil. Die Skizze c zeigt eine Usur der oberen Pyramidenkante in der Gegend der Fossa subarcuata. Dadurch entsteht ein rechtwinkeliger Defekt an der oberen Pyramidenkante oberhalb des inneren Gehörganges und diese verläuft dann von hier bis zur Spitze horizontal. Die Skizze d zeigt die Erweiterung des Canalis caroticus. Die drei Formen b, c und d findet man bei Drucksteigerung in der mittleren Schädelgrube. Die Skizze e zeigt eine Erweiterung des inneren Gehörganges, die Skizze f eine Usur der Pyramidenspitze unten-medial in der Nachbarschaft des Foramen lacerum. Diese beiden Formen der Usur finden wir bei Drucksteigerung in der hinteren Schädelgrube.

Fig. 81a hasta f. Esquemas de una radiografía semisagital del temporal para ilustrar las alteraciones de la punta del peñasco como consecuencia de hipertensión endocraneana. El esquema a muestra condiciones normales. El esquema b, un afilamiento mayor de la punta del peñasco como consecuencia de usura del canto superior en su parte interna. El esquema c muestra una usura del borde superior del peñasco en la región correspondiente a la fosa subarcuata. De esta manera se ha originado un defecto en ángulo recto en el borde superior del peñasco, por encima del conducto auditivo interno, y este transcurre desde aquí, hasta la punta, horizontalmente. El esquema d muestra la dilatación del canal carotídeo. Las tres formas b hasta d se encuentran en hipertensiones en la fosa cerebral media. El esquema e muestra una dilatación del conducto auditivo interno, el esquema f una usura de la punta del peñasco por debajo y en la parte interna, en las vecindades del agujero rasgado. Estas dos formas de usura se encuentran en hipertensiones en la fosa cerebral posterior.

Fig. 81a to f. Diagrammatic sketches of half-sagittal views of the temporal bone, illustrating the changes in the tips of the petrous bones caused by increased intracranial pressure. Sketch a shows normal findings. Sketch b an increased pointing of the petrous bone due to erosion of the upper edge in the medial portion. Sketch c shows erosion of the petrous ridge in the region of the fossa subarcuata. As a result, a rectangular defect has been created in the petrous ridge above the internal auditory canal. The edge then runs from this situation horizontally towards the tip. Sketch d shows widening of the carotid canal. The three types b to d are found with an increase in pressure in the middle cranial fossa. Sketch e shows enlargement of the internal auditory canal, sketch f erosion of the tip of the petrous bone infero-medially in the neighbourhood of the foramen lacerum. These two types of erosion are found with increased pressure in the posterior cranial fossa.

Fig. 81a à f. Schémas d'une radiographie du temporal en incidence occipito-zygomatique pour l'illustration des altérations de la pointe du rocher par une hypertension intracrânienne. Le schéma a montre un état normal. Le schéma b une accentuation du sommet du rocher par une érosion de sa crête supérieure dans sa partie interne. Le schéma c montre une érosion de la crête supérieure du rocher dans la région de la fossa subarcuata. Il en résulte un défaut de substance à angle droit de la crête supérieure du rocher en-dessus du conduit auditif interne, bord qui présente de là un parcours horizontal jusqu'au sommet. Le schéma d montre un élargissement du canal carotidien. Les formes b à d se rencontrent avec une hypertension de l'étage moyen du crâne. Le schéma e montre un élargissement du conduit auditif interne, le schéma f une érosion du sommet du rocher dans la partie inférieure interne au voisinage du trou déchiré antérieur. Ces deux formes d'érosion se rencontrent avec une hypertension de l'étage postérieur du crâne.

größten Teil aus der Zeit, in welcher es noch keine Neuro-Chirurgie im heutigen Sinne gab. Damals hatte man viel häufiger Gelegenheit, einen Fall, z. B. mit einem Tumor, Monate oder sogar Jahre hindurch zu beobachten und zu sehen, was sich bei den periodischen Kontrolluntersuchungen im Röntgenbild änderte. Auf diese Weise konnte man feststellen, daß manches, was man als anatomische Variante kannte, auch unter dem Einfluß der bestehenden und am Ende durch Obduktion sichergestellten Erkrankung zustande kommen konnte. Es ergibt sich dann die weitere Frage, wie derartige Abweichungen von der Norm als Ausdruck einer bestehenden endocraniellen Drucksteigerung gewertet werden können, wenn es sich bei ihnen doch auch um anatomische Varianten handeln kann. Hier sind zwei Möglichkeiten einer Differentialdiagnose gegeben. Die eine Möglichkeit erwähnten wir schon bei der Besprechung des röntgenologischen Bildes der Hemiatrophia cerebri. Anatomische Varianten treten vereinzelt auf. Finden wir scheinbare anatomische Varianten gehäuft, besonders in einem umschriebenen Bereich des Schädels, so handelt es sich nicht um anatomische Varianten, sondern um pathologische Veränderungen. Es ist wichtig, sich dies vor Augen zu halten, weil bisweilen scheinbare anatomische Varianten eine röntgenologische Diagnose in Fällen ermöglichen, in welchen keine anderen Veränderungen im Röntgenbild vorliegen. Und gerade deswegen ist es auch wichtig, geringfügige und scheinbar bedeutungslose Abweichungen von der Norm zu beachten, weil ihnen eben manchmal doch eine Bedeutung zukommt (s. Abb. 82). Die zweite Möglichkeit ist dann gegeben, wenn die Abweichung von der Norm so hochgradig ist, daß sie mit Sicherheit als pathologisch angesprochen werden kann, weil derart weitgehende Abweichungen von der Norm nicht mehr als anatomische Varianten zur Beobachtung kommen. Überschreitet z. B. der Größenunterschied der beiden inneren Gehörgänge oder der beiden Foramina ovalia ein bestimmtes Maß, so können wir mit Sicherheit sagen, daß ein derartiger Größenunterschied pathologisch ist. Es ist dann nur mehr die Frage zu klären, ob es sich um ein Fernsymptom, z. B. hervorgerufen durch Steigerung des endocraniellen Druckes, oder um ein Lokalsymptom, also eine direkte Usur durch einen Tumor handelt. Um eine derartige Abweichung von der Norm als pathologisch ansprechen zu können, ist es nötig, die normale Variationsbreite genau zu kennen, so wie ja immer die genaue Kenntnis des Normalen die Grundlage für das Erkennen des Pathologischen bildet. Ich will daher noch eine kurze Zusammenstellung hinsichtlich der symmetrischen Öffnungen der Schädelbasis bringen, soweit dies meiner eigenen Erfahrung entspricht. Am normalen, symmetrisch gebauten Schädel findet man einen merklichen Größenunterschied zwischen den beiden Canales optici nur dann, wenn sich auf der einen Seite die Arteria ophthalmica einen eigenen Weg gebahnt hat. Die Fissura orbitalis superior beider Seiten kann einen beträchtlichen Größenunterschied aufweisen, doch ist dieser Befund selten. Rechtes und linkes Foramen rotundum, spinosum oder ovale können verschieden groß sein und ein solcher Befund ist, insbesondere bei letzterem, keine Seltenheit. Ein Größenunterschied zwischen beiden Canales carotici kann erheblich sein, doch ist er sehr selten. Man kann auch beobachten, daß der Canalis caroticus auf einer Seite höher steht und er nur dadurch auf einer Seite im Bilde besser sichtbar ist. Das Foramen jugulare zeigt oft einen erheblichen Größenunterschied zwischen beiden Seiten, der sich aber hauptsächlich auf den venösen Anteil desselben beschränkt. Dagegen zeigen die inneren Gehörgänge normalerweise keine deutliche Größendifferenz. Eine Größendifferenz von 1 mm und mehr ist meiner Meinung nach schon als pathologisch anzusehen. Ich betone dies besonders, weil vor einiger Zeit eine amerikanische Arbeit von durchaus ernst zu nehmender Seite erschien, in welcher festgestellt wurde, daß am inneren Gehörgang auch normalerweise erhebliche Größenunterschiede bestehen können. Ich halte das für irrig und die Art und Weise, wie es zu dieser Feststellung kam, für nicht beweisend. Bei den der Arbeit zugrunde liegenden Fällen wurde der Vergleich in der sagittalen-horizontalen Aufnahme des Schädels, oder der anterior-posterioren, cranial-exzentrischen Aufnahme der hinteren Schädelgrube durchgeführt. Diese beiden Projektionsrichtungen sind nach meiner Erfahrung für einen exakten Vergleich der inneren Gehörgänge nicht geeignet. Ich selbst kam auch einmal auf Grund einer sagittalen-horizontalen Aufnahme des Schädels zu der Annahme, daß auf der einen Seite eine Erweiterung des inneren Gehörganges vorliege. Die halb-sagittale Spezialaufnahme der Pyramiden zeigte jedoch, daß diese Annahme falsch war. Der innere Gehörgang war beiderseits gleich. Verschieden war jedoch der Canalis caroticus, welcher auf einer Seite höher hinaufreichte und so durch Überlagerung mit dem inneren Gehörgang in der sagittalen-horizontalen Projektionsrichtung eine Erweiterung desselben vortäuschte. Ich habe seinerzeit einen einschlägigen Fall in meinem Buche über „Otologische Röntgendiagnostik" abgebildet[1]. In der anterior-posterioren, cranial-exzentrischen Projektion ist es dagegen eine teilweise Pneumatisation der Pyramidenspitzen, welche eine Erweiterung des inneren Gehörganges vortäuschen kann. Zum Vergleich der inneren Gehörgänge muß daher immer die halb-sagittale Spezialaufnahme der Pyramiden herangezogen werden, was in den in der erwähnten Arbeit angeführten Fällen nicht geschehen ist. Ich halte daher die dort gemachten Angaben nicht für beweisend. Ich selbst habe in über 30jähriger, intensiver Beschäftigung mit der Schädelröntgenologie nie einen deutlichen Größenunterschied beider inneren Gehörgänge gesehen, der auf Grund der übrigen Symptome nicht als pathologisch anzusehen gewesen wäre, habe allerdings nie auf die Spezialaufnahme verzichtet.

D. Sekundäre Veränderungen der Nasennebenhöhlen

Der Einbruch eines den Nasennebenhöhlen benachbarten basalen Tumors in dieselben ist kein allzu seltenes Ereignis, doch sind die diesbezüglichen Veränderungen der Nasennebenhöhlen als Lokalsymptom zu werten. Als Fernsymptom können jedoch entzündliche Veränderungen der Nasennebenhöhlen gewertet werden, die ihre letzte Ursache in einem basalen Tumor haben. Es gibt hier zwei Möglichkeiten. Die eine Möglichkeit ist die, daß bei einem direkten Einbruch des Tumors in die Nasennebenhöhlen allmählich sekundäre, entzündliche Veränderungen dazu kommen, die dann nicht auf die unmittelbare Umgebung des Tumors beschränkt bleiben müssen, sondern sich weiter ausdehnen und letztes Endes zu einem sekundären Empyem derselben führen können. Die andere Möglichkeit ist dadurch gegeben, daß der venöse Blutabfluß aus dem Siebbeinlabyrinth nach hinten in den Sinus cavernosus erfolgt. Ein parasellarer Tumor kann nun bei unzureichender Ausbildung von Anastomosen diesen Blutabfluß behindern und dadurch zu einer Stauungshyperämie im Siebbeinlabyrinth führen. Durch diese kann schon eine leichte Verschattung desselben im Röntgenbild zustande kommen. Besteht diese Stauungshyperämie längere Zeit, so kommen mit Sicherheit auch entzündliche Veränderungen dazu, die hier letzten Endes ebenfalls zu einem sekundären Empyem der Nasennebenhöhlen führen können. Dadurch ergibt sich dann im Röntgenbild eine intensivere Verschattung, die nicht auf das Siebbeinlabyrinth beschränkt bleiben muß, sondern sich auch auf die benachbarten Nebenhöhlen ausdehnen kann. Wir werden später noch sehen, daß dieser Möglichkeit in bestimmten Fällen eine besondere Bedeutung zukommt.

II. Die röntgenologischen Lokalsymptome endocranieller Erkrankungen

Als röntgenologische Lokalsymptome einer endocraniellen Erkrankung sind folgende Veränderungen anzusehen: 1. Verkalkungen im Bereiche der Erkrankung; 2. atypische Gefäßbildung in unmittelbarer Nachbarschaft oder im Bereiche der Erkrankung; 3. Knochenabbau oder Knochenanbau im Bereiche der Erkrankung.

A. Über endocranielle Verkalkungen

Um eine vorhandene endocranielle Verkalkung als Ausdruck einer bestehenden endocraniellen Erkrankung werten zu können, ist es nötig, jene endocraniellen Verkalkungen zu kennen, welche als normal oder zumindest als harmlos anzusehen sind. Über eine harmlose und häufige endocranielle Verkalkung, und zwar über die der Glandula pinealis, haben wir schon eingehend gesprochen. Eine weitere, meist bedeutungslose endocranielle Verkalkung ist die des Plexus chorioideus der Seitenventrikel. Sie ist weniger häufig als die Verkalkung der Glandula pinealis,

---

[1] MAYER, E. G.: Otologische Röntgendiagnostik. In: Handbuch der theoretischen und klinischen Röntgenkunde, herausgegeben von G. HOLZKNECHT, Band II. Wien: Springer. 1930.

jedoch nicht selten. Meist sehen wir sie in Form multipler kleiner Kalkschatten in einem umschriebenen Bereich, welcher dem hinteren Anteil des Plexus chorioideus entspricht. Eine Verkalkung des Plexus chorioideus in großer Ausdehnung ist nur sehr selten zu sehen. Die Verkalkung ist fast immer beiderseitig vorhanden, nur selten einseitig und gelangt im sagittalen Übersichtsbild ungefähr über der Mitte des oberen Orbitakonturs zur Ansicht. Im seitlichen Übersichtsbild liegt der Schatten der Verkalkung des Plexus chorioideus nahe jenem Bereiche, in welchem die verkalkte Glandula pinealis zur Darstellung kommt. Er liegt meist etwas hinter der Glandula pinealis und manchmal etwas höher oder etwas tiefer. Nicht selten sind im Röntgenbild Falxosteome zu sehen. Das typische Falxosteom ist medial flach, lateral dagegen buckelig vorgewölbt. Oft sind die Osteome symmetrisch angeordnet, und man sieht dann bei exakter Anordnung der Aufnahme einen feinen, der Falx entsprechenden Spalt, welcher die beiden Osteome voneinander trennt. Die Falxosteome liegen fast immer im vorderen, viel seltener im hinteren Anteil der Falx. Da sie häufig zum größten Teil aus lockerem, spongiösem Knochen bestehen, kann es sein, daß sie im Seitenbild schlecht sichtbar sind. Die Natur dieser Osteome ist unbekannt. Manche Autoren glauben, daß sie auf Traumen in der frühen Kindheit zurückzuführen seien, welche zur Bildung eines Hämatoms führten, das später verknöcherte. Ich halte die Ansicht für wenig wahrscheinlich und glaube, daß es sich auch hier um eine regressive Variante handelt. Bei manchen Tieren, so z. B. bei Hunden und beim Schnabeltier, soll eine Verknöcherung der Falx besonders häufig vorhanden sein. Sicher ist nur, daß diesen Falxosteomen keine wesentliche Bedeutung zukommt, und daß sie nicht als Ursache irgendwelcher subjektiver Beschwerden oder objektiver klinischer Symptome angesehen werden können. Häufig sind auch Verkalkungen und Verknöcherungen der Falx dort zu beobachten, wo sie an der Schädelkapsel ansetzt. Im vorderen Anteil kann die Crista frontalis dadurch stärker hervortreten, und man sieht dann im sagittalen Übersichtsbild im Bereiche des Stirnbeines eine median gelegene, senkrecht verlaufende Schattenlinie. Öfter sind die Verkalkungen im oberen Teil des Falxansatzes zu beiden Seiten des Sinus longitudinalis zu sehen. Das sagittale Übersichtsbild zeigt dann knapp unter der Schädeldecke zu beiden Seiten des Sinus longitudinalis flügelförmige Kalkschatten. Im Seitenbild können sie in Form kleiner Kalkplatten im Bereiche des ganzen Sinus longitudinalis zu sehen sein oder nur in der Gegend des Bregma. Ein häufiger Befund ist auch eine Verkalkung des Ligamentum petro-clinoideum, die im sagittalen Übersichtsbild innerhalb der Orbita als kalkdichtes Band zu sehen ist, welches vom oberen Pyramidenkontur, und zwar vom lateralen Rand der Incissura trigemini schräg nach oben medial verläuft und den medialen Teil der Fissura orbitalis superior kreuzt. Im seitlichen Bild sieht man die Verkalkung hinter dem Dorsum sellae von dessen Spitze zur Pyramide ziehen. Manchmal können die Verkalkungen hier das Aussehen großer, dichter Steine annehmen. Viel seltener sind Verkalkungen im Tentorium cerebelli. Man sieht sie hier meist an der Spitze desselben, und auch diese können ein konkrementartiges Aussehen erreichen. Auch im Bereiche der Falx kann man unregelmäßige Verkalkungen beobachten, die bis zur Konkrementform anwachsen können, und die, wie mir scheint, vom typischen Falxosteom abzutrennen sind. Sie unterscheiden sich vom typischen Falxosteom dadurch, daß sie immer sehr dicht sind, unregelmäßige Form zeigen und nicht bevorzugt im vorderen Anteil der Falx auftreten, sondern im ganzen Bereich der Falx und auch des Tentorium zur Beobachtung kommen können. Auch bezüglich dieser Verkalkungen der Falx, des Tentorium und des Ligamentum petro-clinoideum besteht hinsichtlich der Ursache derselben keine einheitliche Auffassung. Die von manchen Autoren vertretene Ansicht, daß Verkalkungen im Ligamentum petro-clinoideum Folgeerscheinungen einer „Perisinusitis profunda" seien und ihre Ursache in einer Entzündung der Keilbeinhöhle hätten, scheint mir zu weitgehend und nur als Ausnahme von der Regel zutreffend. Wir sehen diese Verkalkungen vorwiegend im höheren Alter und können sie hier als harmlosen Befund betrachten. Daß sie sich hauptsächlich im höheren Alter finden, unterscheidet sie prinzipiell von der Verkalkung oder Verknöcherung der die Processus clinoidei anteriores und posteriores verbindenden Duraduplikatur, welche schon in der Kindheit vorhanden ist. Die hier zuletzt besprochenen Verkalkungen sind bei Frauen häufiger als bei Männern und auch bei Schädeln, welche eine Tendenz zur Hyperostose zeigen, häufiger zu finden. Meiner Ansicht nach ist ihre Ursache meist eine endokrine Störung, in erster Linie eine Dysfunktion der Hypophyse, also die gleiche Ursache, die wir für das Auftreten frontaler Enostosen verantwortlich machen. Daß der Hypophyse ein Einfluß auf die Verkalkung von Ligamenten zukommt, sehen wir ja auch im klassischen Bild des akromegalen Beckens. Wenn nun diese Verkalkungen des Ligamentum petro-clinoideum, des Falxansatzes, seltener der Falx selbst (ausgenommen das typische Falxosteom) und auch des Tentorium im höheren Alter als harmlose Alterserscheinung und als Ausdruck einer schon bestehenden endokrinen Dysfunktion anzusehen sind, so sind sie doch in jüngeren Jahren nicht als ganz belanglos zu betrachten. Meiner Meinung nach spricht ihr Vorhandensein in jüngeren Jahren oder in auffallend großer Zahl in den meisten Fällen für das Bestehen einer endokrinen Störung (s. Abb. 83). Das schließt allerdings nicht aus, daß einmal ihre Ursache auch ein entzündlicher Prozeß oder eine Blutung sein kann, worauf wir später noch zu sprechen kommen werden. Aber ich halte dies eben für die Ausnahme und nicht für die Regel. Denn das häufige Vorhandensein solcher Verkalkungen im hohen Alter läßt sich nicht allein mit Trauma oder Entzündung erklären. Übrigens ist beim Hunde der dem menschlichen Ligamentum petro-clinoideum entsprechende Bereich regelmäßig verknöchert, so daß die Pyramidenspitze hier ein Loch für den Nervus trigeminus aufweist.

Im hohen Alter sehen wir bisweilen zarte, flächenhafte Kalkschatten an der Oberfläche des Gehirns, von welchen wir annehmen können, daß sie die Folge wiederholter, kleiner Blutungen mit anschließender Kalkablagerung daselbst sind, die Folge einer Pachymeningosis haemorrhagica interna auf Basis einer Arteriosklerose (s. Abb. 84). Ähnliche Verkalkungen finden wir bisweilen auch bei jüngeren Individuen längere Zeit nach einem Kopftrauma. Da sie ganz oberflächlich im Schädelinnern gelegen sind und ihrer Zartheit und flächenhaften Ausdehnung wegen nur ganz geringen Kontrast geben, können diese Verkalkungen im Röntgenbild leicht übersehen werden. Es ist nicht daran zu zweifeln, daß es sich auch hier um Verkalkungen nach kleinen, oberflächlichen Blutungen handelt. Zu deutlich sichtbaren und sehr charakteristischen Veränderungen führt die Verkalkung eines ausgedehnten, subduralen Hämatoms. Man sieht dann über ausgedehnten Teilen des Gehirns eine flächenhafte, schleierartige Verschattung, welche dort besonders deutlich ist, wo die Strahlen die oberflächliche Verkalkung mehr oder weniger tangential treffen. Sie gehen meist auf ein Trauma zurück. Denn die Pachymeningitis oder Pachymeningosis haemorrhagica interna führt gewöhnlich zu kleineren, multiplen flächenhaften Verkalkungen oder zu mehr rundlichen Verkalkungen in Gestalt eines flachen Kiesels. Auch intracerebrale Hämatome können verkalken und bedingen im Röntgenbild einen dichten, konkrementartigen Kalkschatten meist von erheblicher Größe. Es handelt sich in solchen Fällen durchwegs um die Folge von Traumen in der frühesten Kindheit, meist um Geburtstraumen bei Zangengeburten. Wir werden über diese Fälle noch ausführlich im Kapitel über alte traumatische Veränderungen am Schädel sprechen. Interessanterweise ist bisher kein Fall bekanntgeworden, in welchem es bei einem Erwachsenen zu einer Verkalkung eines intracerebralen Hämatoms gekommen wäre. Ich sah allerdings bei einem älteren Manne zwei Jahre nach einem schweren Schädeltrauma intracerebral einen zarten Kalkschatten in der Größe eines kleinen Apfels, doch wurde dieser Fall nicht geklärt, und das Bestehen eines Tumors war nicht auszuschließen. Dagegen kann man sowohl bei Erwachsenen als auch bei Kindern bisweilen einen, seltener zwei oder drei kleine intracerebrale Kalkschatten finden, welche verkalkten Narben im Gehirn entsprechen. Diese Kalkschatten können klein, rundlich und regelmäßig begrenzt oder auch etwas größer, unregelmäßig in Form und Begrenzung sein. Letztere, also größere, unregelmäßig begrenzte Kalkschatten, welche bisweilen auch zu zweit oder zu dritt zu sehen sind, sprechen mit einiger Wahrscheinlichkeit für eine entzündliche Genese. Die kleinen, rundlichen, solitären Kalkschatten lassen eher an eine überstandene Blutung denken (s. Abb. 85 und 86). Man begegnet diesem Bild meist in Fällen, in welchen die Untersuchung wegen einer bestehenden Epilepsie durchgeführt wird. Es spricht dann natürlich gegen das Bestehen angeborener Gehirnveränderungen als Ursache der Anfälle. Manchmal findet man jedoch solche Kalkschatten multipel und im ganzen Schädelbereich verstreut. Ein solcher Befund spricht für das Vorhandensein verkalkter Parasiten, wobei wir in erster Linie an verkalkte Cysticercen denken müssen. Sie sind meist alle intracerebral gelegen, doch fand ich sie einmal nur in der

Falx. Es ist erwähnenswert, daß in den Fällen von Cysticercose meiner Beobachtung, in welchen endocranielle Verkalkungen bestanden, sich keine Verkalkungen in den übrigen Weichteilen des Körpers fanden und daß sich in jenen Fällen, in welchen die verkalkten Parasiten in den Weichteilen des übrigen Körpers nachweisbar waren, solche im Endocranium nicht zu erkennen waren. In den Fällen von Cysticercose sind die kleinen Kalkschatten meist von ziemlich regelmäßiger, rundlicher, zum Teil etwas länglicher Form (s. Abb. 87). Die Fälle von Toxoplasmose, welchen ich in Brasilien öfter begegnete, zeigten meist einen ähnlichen Befund, doch bestand insoferne ein Unterschied, als die Verkalkungen bei Toxoplasmose sowohl hinsichtlich der Größe als auch hinsichtlich der Form unregelmäßiger waren (s. Abb. 88). Auch sieht man Fälle von Toxoplasmose, in welchen die Verkalkungen viel weniger zahlreich, größer und unregelmäßiger sind, so daß sie, wenn sie nur in geringer Zahl vorhanden sind, Ähnlichkeit mit verkalkten Narben nach einem entzündlichen Prozeß haben können.

Bei alten Leuten begegnen wir häufig einer Verkalkung der A. carotis interna. Verlaufen im sagittalen Übersichtsbild des Schädels die Strahlen in der Achse der Arterie, so kommt diese Verkalkung als kreisrunde Schattenlinie zur Ansicht, welche zum größten Teil im medialen Abschnitt der Fissura orbitalis superior gelegen ist und zum Teil vom benachbarten Siebbeinlabyrinth überlagert wird. Sie ist auch dann als solche gut erkennbar, wenn sie zur Gänze vom Siebbeinlabyrinth überlagert wird, weil Siebbeinzellen nicht die regelmäßige, runde Form zeigen, welche der Verkalkung der A. carotis interna eigen ist. Nur die Bulla ethmoidalis kann in seltenen Fällen in dieser Projektionsrichtung eine fast kreisförmige Schattenlinie hervorrufen. Ebenfalls nur in seltenen Fällen kann die Verkalkung dieser Arterie innerhalb der Stirnhöhlen zur Ansicht kommen. Das ist jedoch — abgesehen von atypischer Projektion — nur bei atypischer Konfiguration der Schädelbasis der Fall. Verlaufen die Strahlen nicht in der Achse, was nur ausnahmsweise vorkommt, so kann die Verkalkung derselben auch als Schattenband zur Ansicht kommen, welches in der sagittalen Übersichtsaufnahme des Schädels im medialen Teil der Fissura orbitalis superior gelegen ist und fast parallel zur medialen Orbitawand etwas schräg von unten nach oben verläuft. Dieser Kalkschatten ist dem eines verkalkten Ligamentum petro-clinoideum ähnlich, doch verläuft letzterer meist etwas schräger. Die Unterscheidung ist im Seitenbild leicht zu treffen. Das Ligamentum petro-clinoideum liegt in dieser Projektion immer hinter dem Dorsum sellae, während sich die verkalkte A. carotis interna immer auf die Sella turcica projiziert. Die Verkalkung betrifft fast immer nur den extraduralen Anteil der A. carotis interna und endet meist genau an der Durchtrittsstelle der Arterie durch die Dura. Ich habe nur selten eine Verkalkung auch im intraduralen Anteil sehen können. Es ist selten, daß der ganze Siphon der Carotis verkalkt ist. In den meisten Fällen ist nur die hintere Krümmung desselben verkalkt. Man sieht dann einen bogenförmigen, nach oben konvexen Kalkschatten, welcher sich auf den hinteren Teil der Sella turcica und das Dorsum sellae projiziert. Manchmal ist der Schatten bandförmig, oft sieht man jedoch nur zwei parallel verlaufende, bogenförmige Schattenlinien. Auch in der halb-sagittalen Aufnahme des Schläfenbeines kann der kreisförmige Schatten der verkalkten Carotis gut zu sehen sein. Man findet ihn innenoben von der Pyramidenspitze in der Gegend des äußeren-oberen Orbitarandes. Die Verkalkung einer sonst normalen A. carotis interna interessiert fast ausschließlich den Ophthalmologen. Ihn interessiert auch das Bestehen einer Verkalkung der A. ophthalmica. Sie ist im Schrägbild der Orbita zur Darstellung des Canalis opticus zu sehen. Man findet hier gegebenenfalls zwei feine, parallel verlaufende, gekrümmte Schattenlinien, welche vom Canalis opticus lateralwärts ziehen.

So wenig interessant im allgemeinen der Befund einer Verkalkung der A. carotis interna ist, so wichtig kann er für die röntgenologische Feststellung des Vorhandenseins eines Aneurysma im Bereiche derselben oder ihrer Verzweigungen sein. Natürlich wird ein Aneurysma vielfach früher und leichter durch eine Arteriographie erkennbar sein. Aber trotzdem sind die Zeichen eines Aneurysma im einfachen Röntgenbild von Interesse. Denn der Patient geht ja doch gewöhnlich nicht direkt zum Neurologen bzw. Neuro-Chirurgen zur Durchführung einer Arteriographie, sondern zuerst zu einem praktischen Arzt oder Facharzt, der meist vorerst die Durchführung einer einfachen Röntgenuntersuchung verlangt. Diese soll aber erschöpfend sein und alles feststellen, was in der einfachen Röntgenaufnahme feststellbar ist. Damit kann man schon zur Diagnose eines Aneurysma gelangen, welches nach meiner Erfahrung klinisch oft genug nicht als solches diagnostizierbar war. Ich habe auch schon gesehen, daß ein im einfachen Röntgenbild einwandfrei diagnostizierbares Aneurysma der A. carotis interna auf Grund des Arteriogramms abgelehnt wurde und bei der Operation oder Obduktion tatsächlich das Aneurysma gefunden wurde. Wir alle können uns irren, doch zeigt dieses Beispiel wieder, daß es nicht zweckmäßig ist, die einfache Röntgenuntersuchung ganz zu vernachlässigen. Ein Aneurysma kann als solches im Röntgenbild einerseits durch eine charakteristische Verkalkung, andererseits durch eine typische Knochenusur erkennbar sein. Wir wollen uns zum besseren Verständnis der letzteren nochmals ins Gedächtnis rufen, wo im einfachen Röntgenbild der Verlauf der A. carotis interna zu erkennen sein kann. Die durch den Canalis caroticus bedingte Aufhellung innerhalb der Pyramidenspitze ist in der axialen Aufnahme der Schädelbasis und oft auch in der halb-sagittalen Aufnahme des Felsenbeines, selten in der sagittalen-horizontalen Aufnahme des Schädels zu erkennen. Der Canalis caroticus scheint jedoch bei Bestehen eines Aneurysma nur äußerst selten verändert zu sein. Ich selbst sah nie einen solchen Fall und kenne auch in der Literatur nur einen einzigen diesbezüglichen Befund, bei welchem die gemachten Angaben jedoch etwas unklar sind. Trotzdem wir am Canalis caroticus kaum Veränderungen erwarten können, verwenden wir die halb-sagittale Aufnahme und die axiale Aufnahme mit zur Untersuchung, weil die erstere bisweilen eine Usur der Pyramidenspitze erkennen läßt und auch die Verkalkungen in der Wand des Aneurysma oft besonders deutlich zeigt und weil die letztere in der Verlängerung des Canalis caroticus an der Seitenwand des Keilbeinkörpers den Sulcus caroticus zeigt. Die Linie des Sulcus caroticus finden wir im axialen Bild am Keilbeinkörper in unmittelbarer Nachbarschaft des vorderen Teiles der Pyramidenspitze. Verlaufen die Strahlen hier in der Achse der A. carotis interna, so bildet die Wand des Sulcus caroticus im Röntgenbild einen fast geschlossenen Kreis, der in Form einer feinen dichten Schattenlinie eine Aufhellung umschließt. Verlaufen die Strahlen jedoch schräg zur Achse der A. carotis interna, so sieht man an der gleichen Stelle eine feine Schattenlinie, die von der Spitze der Pyramide im Bereiche des Keilbeinkörpers bogenförmig nach vorne-medial verläuft. Liegt diese Linie einseitig weiter medial und gelangt sie eventuell bis zur Median-Sagittalebene, so spricht dies für eine Vertiefung des Sulcus caroticus, welche aber ihre Ursache nicht immer in einem Aneurysma haben muß, sondern auch allein durch eine Elongation der Carotis bedingt sein kann. Im Seitenbild des Schädels sehen wir bisweilen an der Basis des Dorsum sellae, und zwar im vorderen Anteil derselben eine Aufhellung, welche hinten durch einen nach hinten konvexen Bogen begrenzt ist und vorne bis an den Sellakontur reicht. Diese Aufhellung kommt dadurch zustande, daß sich die A. carotis interna hier etwas stärker in den Knochen eingegraben hat. Der Befund ist im allgemeinen bedeutungslos, zeigt jedoch am Normalbild jene Stelle, an welcher die pathologisch veränderte Carotis die Sella turcica manchmal in Mitleidenschaft zieht. Im Seitenbild ist die Lage der A. carotis interna weiterhin durch die untere Wurzel des kleinen Keilbeinflügels markiert, welcher die Arterie hinten unmittelbar anliegt. Die Linie der unteren Wurzel des kleinen Keilbeinflügels zieht vom unteren Kontur des Processus clinoideus anterior nach abwärts und verschwindet — normalerweise nur undeutlich erkennbar — im Bereiche der Keilbeinhöhle, von welcher sie überlagert wird. Ist dieser Kontur besonders deutlich sichtbar und läßt er sich nach hinten bis unter den Sellaboden verfolgen, so spricht auch dies für eine Vertiefung des Sulcus caroticus, dessen Ursache auch hier sowohl in einer Elongation der Arterie als auch in einem Aneurysma gelegen sein kann (s. Abb. 89). Auch bei Bestehen einer sehr großen Keilbeinhöhle ist dieser Kontur manchmal stärker ausgeprägt, weil dann der Sulcus caroticus infolge der stark entwickelten Keilbeinhöhle tiefer sein kann. Die Schrägaufnahme der Orbita zur Darstellung des Canalis opticus zeigt uns als untere Begrenzung desselben wieder die untere Wurzel des kleinen Keilbeinflügels und damit wieder jene Stelle, an welcher in dieser Projektion die A. carotis interna gelegen ist. Die Diagnose eines Aneurysma der A. carotis interna auf Grund einer bestehenden Verkalkung ist im allgemeinen leicht, weil sich an Hand derselben entweder der Durchmesser der erweiterten Arterie direkt messen läßt oder bei nur teilweiser, schalenförmiger Verkalkung der Wand des Aneurysma eben diese Art der Verkalkung auf das Bestehen eines

Aneurysma hinweist (s. Abb. 90a und b). Dieser letztere Befund ist bei großen Aneurysmen häufig, während kleine Aneurysmen öfter eine vollständige Wandverkalkung zeigen. Bei einer nur teilweisen Verkalkung in Form eines Kreissegmentes besteht allerdings — vorwiegend im sagittalen Bild — eine Irrtumsmöglichkeit, an welche man denken muß. Besteht eine Elongation der A. carotis interna mit verstärkter Krümmung derselben, so kann es geschehen, daß die im Bilde sichtbare schalenförmige und segmentartige Verkalkung nicht dem durch axial verlaufende Strahlen abgebildeten Querschnitt der Carotis entspricht, sondern einer Wandverkalkung, welche durch Strahlen abgebildet wurde, die senkrecht zur Achse der abnorm gekrümmten, aber nicht wesentlich erweiterten Carotis verlaufen sind (s. Abb. 91a und b). Bei thrombosierten Aneurysmen kann außer der Wandverkalkung noch eine unregelmäßige, bisweilen streifenförmige Verkalkung innerhalb des Thrombus vorhanden sein. Nebenbei sei erwähnt, daß bei ungenauer Projektion die Ohrmuschel in der Nähe der Sella turcica zur Abbildung gelangen kann. Wenn zufällig eine Verkalkung des Ohrknorpels vorhanden ist, so kann diese bogenförmige Verkalkung im seitlichen Röntgenbild der Verkalkung eines Aneurysma der A. carotis interna ähnlich sein. Derartige Verkalkungen des Ohrknorpels sind nach Traumen oder nach Erfrierungen häufig zu beobachten. Besonders wichtig ist die Knochenusur, welche ein größeres Aneurysma häufig hervorruft, wichtig, weil sie ebenso charakteristisch sein kann, wie die durch ein Aneurysma der Aorta hervorgerufene Wirbelusur. Sie ist ferner deswegen besonders wichtig, weil Aneurysmen auch als Gefäßmißbildung auftreten und daher schon bei Jugendlichen zu sehen sein können. In solchen Fällen fehlt jedoch meist die Verkalkung, welche in anderen Fällen auf das Bestehen eines Aneurysma hinweist und die Diagnose desselben erleichtert. In der Literatur finden sich etliche Angaben über die Usur oder Zerstörung der Sella turcica durch ein Aneurysma. Eine solche Usur ist verhältnismäßig selten. Ein Aneurysma der A. carotis interna kann zu einer Excavation der Sella turcica mit Verdünnung des Dorsum sellae und vollkommen scharfer Begrenzung der Sella führen. Die Excavation kann gleichmäßig sein und dadurch ein Bild hervorrufen, welches dem eines intrasellaren Tumors ähnlich ist. In anderen Fällen erfolgt jedoch die Excavation atypisch, z. B. vorwiegend im sagittalen Durchmesser. Dann wird diese atypische Excavation zur Vorsicht bei der Diagnosestellung mahnen (s. Abb. 92). In wieder anderen Fällen finden wir die Usur der Sella turcica vorwiegend im hinteren-unteren Anteil. In diesen Fällen zeigt die Usur meist unscharfe Grenzen (s. Abb. 93). Ist die Usur nicht sehr hochgradig, so ermöglicht sie in beiden Fällen noch nicht mit Sicherheit die Diagnose eines Aneursyma, da sowohl eine Excavation der Sella turcica als auch eine Usur derselben im hinteren-unteren Anteil, allein durch Elongation der Arterie hervorgerufen werden kann (s. Abb. 94a bis c). Es ist notwendig, sich an diese Tatsache zu erinnern, wenn man bei einem alten Individuum eine excavierte Sella turcica findet. Denn man könnte sonst leicht verleitet sein, aus diesem Befund den irrigen Schluß auf das Bestehen eines Hypophysentumors zu ziehen. Nach meiner Erfahrung führt das Aneurysma der A. carotis interna viel häufiger in der Nachbarschaft der Sella turcica, als an dieser selbst zu einer Knochenusur. Zur Darstellung derselben benötigen wir in erster Linie die Schrägaufnahme der Orbita, welche uns den Canalis opticus und seine Umgebung zeigt. Im typischen Falle sehen wir in dieser Projektionsrichtung eine Usur des kleinen Keilbeinflügels im medialen und hinteren Anteil desselben und meist gleichzeitig eine Zerstörung seiner unteren Wurzel (s. Abb. 95). Häufig besteht außerdem eine Erweiterung der Fissura orbitalis superior, die nicht nur durch Usur des kleinen Keilbeinflügels, sondern meist auch durch Usur des orbitalen Randes des großen Keilbeinflügels bedingt ist. In Fällen eines großen Aneurysma kann der kleine Keilbeinflügel manchmal auch zur Gänze zerstört sein. Es ist differentialdiagnostisch wichtig, daß besonders im Anfangsstadium die Usur des kleinen Keilbeinflügels gewöhnlich eine etwas unregelmäßige Begrenzung aufweist und der Knochen am Rande der Usur manchmal auch etwas verdichtet ist. Die axiale Aufnahme kann uns eine Eindellung der lateralen Keilbeinhöhlenwand zeigen. Manchmal finden wir bei großen Aneurysmen in dieser Projektion auch eine erhebliche Verdünnung des Bodens der mittleren Schädelgrube im parasellaren Gebiet, so daß die hier normalerweise sichtbaren anatomischen Details nicht mehr genau erkennbar sein können. In seltenen Fällen kommt es sogar zu ausgedehnter Defektbildung daselbst (s. Abb. 96). Die halb-sagittale

Aufnahme der Pyramide kann bei großen Aneurysmen eine Usur der Pyramidenspitze zeigen, und zwar besonders im oberen Anteil derselben (s. Abb. 97 und 98). Der röntgenologisch zu erhebende Befund ist meist eindeutig. Es können zwar bisweilen Tumoren, wie z. B. Meningiome oder Neurinome des Nervus trigeminus, ähnliche Usuren des Knochens bedingen, doch ist die Differentialdiagnose, auf welche wir bei Besprechung dieser Tumoren noch zurückkommen werden, fast immer möglich. In der einfachen Röntgenaufnahme erkennbare Aneurysmen anderer Arterien sind erheblich seltener. Doch kann es auch in diesen Fällen sein, daß das Bestehen einer charakteristischen, schalenförmigen Wandverkalkung die Diagnose ermöglicht. Thrombosierte Aneurysmen können außer Wandverkalkungen auch unregelmäßige Verkalkungen im Thrombus aufweisen. Es ist wichtig, daran zu denken, daß die so außerordentlich charakteristischen Wandverkalkungen eines Aneurysma bei jungen Individuen, bei welchen ja auch Aneurysmen auf Basis einer Gefäßmißbildung vorkommen, vollkommen fehlen können (s. Abb. 99a und b).

Von weiteren endocraniellen Verkalkungen sind seltene, symmetrisch gelegene, intracerebrale Verkalkungen im Großhirn oder Kleinhirn beschrieben, welche wohl auf degenerative Vorgänge im Gehirn zurückzuführen sind und an deren Zustandekommen Störungen der Funktion endokriner Drüsen maßgeblich beteiligt sein dürften. Sie sind am häufigsten im Bereiche des Corpus striatum gefunden worden.

Eine sehr auffällige Art der Verkalkung sehen wir bei der Sturge-Weberschen Erkrankung. Bei dieser finden wir im Röntgenbild, anscheinend bevorzugt im Occipitalbereich des Großhirns, vorwiegend Schattenlinien, die vielfach parallel angeordnet sind und etwas geschlängelt verlaufen. Da die Sturge-Webersche Erkrankung mit Gefäßmißbildungen einher geht, war man ursprünglich der Ansicht, daß die im Röntgenbilde sichtbaren Schattenlinien verkalkten Gefäßen entsprächen. Tatsächlich handelt es sich aber um Verkalkungen im Bereiche der Capillaren der Hirnrinde und die parallelen Schattenlinien kommen dort zustande, wo die Strahlen in den Hirnfurchen tangential zur Hirnrinde verlaufen. Die Verkalkungen können manchmal große Gehirnpartien betreffen und bisweilen auch so dicht sein, daß sie im Röntgenbild nicht nur als Schattenlinien, sondern auch als flächenhafte Schatten in Erscheinung treten.

Auch bei tuberöser Sklerose kann man intracerebrale Kalkschatten finden. Sie sind gewöhnlich multipel, manchmal bis über kirschengroß und rundlich mit unregelmäßiger Begrenzung. Im frühen Stadium sind sie zart und wenig deutlich, können später aber sehr dicht, steinartig werden. Auch Tuberkel im Gehirn findet man nicht selten verkalkt. Das Tuberkulom zeigt meist intracerebral einen größeren, mäßig dichten, ungleichmäßigen und etwas unregelmäßig begrenzten Kalkschatten. In seltenen Fällen kann dieser Kalkschatten außerordentlich dicht sein. Er ist in keiner Weise charakteristisch, denn eine gleichartige Verkalkung kann auch bei Tumoren verschiedener Natur zu finden sein. Manchmal findet man im Bereiche des Tuberkuloms multiple, kleine, rundliche und dichte Kalkschatten. Syphilome können ebenfalls in ähnlicher Weise verkalken.

Man darf sich nicht dazu verleiten lassen, aus der Art der Verkalkung allzu weit gehende Schlüsse auf die Art der Erkrankung oder die Natur eines vorliegenden Tumors zu ziehen. Ich kann auf Grund meiner Erfahrung den in dieser Hinsicht von manchen Autoren geäußerten Optimismus nicht teilen. Wenn es auch gewiß manche typische Verkalkung gibt, so sind doch andererseits jene Fälle, in welchen man nur aus der Art der Verkalkung einen sicheren Schluß auf die Natur der Erkrankung bzw. des Tumors ziehen kann, selten und um so seltener, je sorgfältiger man untersucht, und je frühzeitiger man daher die Verkalkung feststellt. Denn begreiflicherweise ist sie zu Beginn am wenigsten charakteristisch. Man halte sich nur vor Augen, wie außerordentlich verschieden die Verkalkung eines Meningioms sein kann. Wir können hier alle Bilder sehen, angefangen von feinster, sandförmiger, kaum erkennbarer Verkalkung über den solitären, regelmäßig geformten Stein oder multiple derartige Steine, oder multiplen, unregelmäßigen Verkalkungen bis zur schalenförmigen Kalkablagerung oder einer großen, regelmäßigen fast homogenen, mäßig dichten Verkalkung oder endlich einer großen, sehr dichten, etwas unregelmäßigen Verkalkung. Betrachten wir diese verschiedenen Arten der Verkalkung eingehender, so können wir folgendes feststellen. Eine sandförmige Verkalkung können wir bei allen Erkrankungen oder Tumoren antreffen, die zur Verkalkung neigen. Sie ist bisweilen so zart, daß sie auch durch Staubkörnchen auf der Verstärkungsfolie vorgetäuscht werden kann. Bestehen Zweifel, so wiederhole man die Aufnahme mit einer anderen Verstärkungsfolie. Wenn derartige Verkalkungen auch am häufigsten bei Gliomen, an zweiter Stelle bei Meningiomen und Tuberkulomen oder Craniopharyngiomen zu sehen sind, so sei doch darauf hingewiesen, daß sie auch bei Hämangiomen vorkommen, wo diese Art der Verkalkung meist nicht erwartet wird. Der relativ kleine, gut begrenzte, dichte, solitäre Kalkstein ist verhältnismäßig selten. Ich habe ihn aber auch bei einem Meningiom in gleicher Weise gesehen wie bei einem Gliom, und er kann sich in Form eines Phlebolithen sicher auch einmal bei einem Hämangiom finden. Häufiger sind multiple, kleine, steinartige Verkalkungen bei einem Meningiom anzutreffen. Sie sind dann in ihrer Größe untereinander verschieden. Demgegenüber sind die multiplen kleinen Steine, die man manchmal bei einem Hämangiom antreffen kann, hinsichtlich ihrer Größe meist ziemlich gleich. Multiple, kleine, unregelmäßig geformte Verkalkungen kann man bei allen zu Verkalkung neigenden Prozessen finden. Sie sind jedoch meiner Erfahrung nach beim Gliom am häufigsten anzutreffen. Das am häufigsten verkalkte Oligodendrogliom zeigt bisweilen auch Kalkablagerungen in Form geschlängelter Linien. Diese Art der Verkalkung ist im typischen Fall charakteristisch, kann jedoch manchmal der Verkalkung bei der Sturge-Weberschen Erkrankung ähnlich sein. Denn es können auch beim Oligodendrogliom parallel verlaufende, etwa geschlängelte Schattenlinien im Röntgenbild zu sehen sein. Diese fallweise auftretende Ähnlichkeit erklärt sich daraus, daß beim Oligodendrogliom Verkalkungen im Bereiche der Capillaren in ähnlicher Weise wie bei der Sturge-Weberschen Erkrankung auftreten können. Meist sind aber die Schattenlinien bei einem Oligodendrogliom derber und unregelmäßiger, wodurch eine Artdiagnose ermöglicht wird. Weniger derbe, unregelmäßige, streifige Verkalkungen treten bisweilen auch bei Gefäßgeschwülsten auf. Eine schalenförmige Verkalkung spricht oft für Verkalkungen in der Wand eines cystischen Gebildes. Man darf aber nicht übersehen, daß periphere, schalenförmige Verkalkungen auch bei soliden Tumoren verschiedener Genese vorkommen können. Sie spricht daher ebenso wenig mit Sicherheit für ein cystisches Gebilde, wie der solitäre Kalkstein nicht unbedingt gegen das Bestehen einer Cyste spricht. Denn es kann vorkommen, daß sich in der sonst nicht verkalkten Wand einer Cyste ein größerer solitärer Kalkstein vorfindet. Das kann z. B. bei einem Gliom vorkommen, wenn sich der größte Teil des Tumors in eine Cyste umgewandelt hat und der Rest vollständig verkalkte. Verkalkungen in der Wand eines cystischen Gebildes, welche die Form von Kalkschollen haben, können im Röntgenbild in verschiedener Weise zur Darstellung gelangen. Wird eine Kalkschale von den Strahlen tangential getroffen, so sieht man im Röntgenbild einen strichförmigen, im Bogen verlaufenden Kalkschatten. Je feiner und regelmäßiger diese Schattenlinie ist, desto größer ist die Wahrscheinlichkeit, daß es sich um eine Wandverkalkung eines cystischen Gebildes handelt. Denn die periphere schalenförmige Verkalkung eines soliden Tumors ist meist etwas derber und unregelmäßiger. Es handelt sich aber hier nur um eine grobe Regel, deren Anwendung für die Differentialdiagnose Grenzen gesetzt sind. Bei einem Lipom, welches bekanntlich auch eine schalenförmige Verkalkung aufweist, kann unter günstigen Umständen die erhöhte Strahlendurchlässigkeit des Fettgewebes auf die Natur des Tumors hinweisen. Werden kleinere, schollige Verkalkungen in der Wand eines cystischen Gebildes von den Strahlen mehr oder weniger senkrecht zu ihrer Oberfläche getroffen, so erscheinen sie im Röntgenbild als krümelige Kalkschatten, ähnlich jenen, welche man manchmal im Innern solider Tumoren erkennen kann. Ein ziemlich großer, mäßig dichter, fast homogen erscheinender Kalkschatten von regelmäßiger Abgrenzung ist selten anzutreffen und ebenfalls für irgendeine Art von Tumor nicht charakteristisch. Auch bei der großen, massiven, etwas unregelmäßig begrenzten Verkalkung können differentialdiagnostisch Schwierigkeiten bestehen. Daß man eine derartige intensive, fast steinartige Verkalkung als Ausdruck eines verkalkten intracerebralen Hämatoms findet, ist weniger interessant, weil es sich in diesen Fällen um Geburtstraumen oder um schwere Traumen in der frühesten Kindheit handelt, welche entsprechende klinische Symptome hinterlassen. Wichtiger ist, daß man eine solche massive Verkalkung in gleicher Weise, ohne Möglichkeit einer Differentialdiagnose nur aus der

Art der Verkalkung, außer bei einem Craniopharyngiom und einem Meningiom auch bei einem Tuberkulom oder Teratom und selbst bei einem Gliom finden kann. Auch bei der tuberösen Sklerose kann man eine derart intensive Verkalkung finden und in der amerikanischen Literatur ist sogar ein Fall einer endocraniellen Carcinommetastase verzeichnet, welche intensivste Verkalkung aufwies. Auch darüber besteht noch keine Klarheit, bei welchen Tumoren überhaupt Verkalkungen auftreten können. So wird z. B. in der Literatur angeführt, daß das Glioblastoma multiforme keine Verkalkungen zeige. Trotzdem sah ich einen Fall, welcher sowohl nach dem klinischen Verlauf als auch nach dem Operationsbefund und dem histologischen Befund als Glioblastoma multiforme anzusprechen war, und bei welchem im Röntgenbilde deutliche multiple Verkalkungen vorhanden waren. Es ist gewiß richtig, daß maligne Tumoren — und als solcher wird ja auch das Glioblastoma multiforme betrachtet — seltener verkalken. Aber abgesehen von dem erwähnten Beispeil der gewiß seltenen Verkalkung einer Carcinommetastase sei darauf hingewiesen, daß Verkalkungen bei Sarkomen im übrigen Körperbereich doch nicht allzu selten sind. Es sei daher nochmals davor gewarnt, allein aus der Art einer vorliegenden Verkalkung zu weitgehende Schlüsse auf die Natur des Prozesses zu ziehen. Denn jenen Fällen, in welchen ein solcher Schluß tatsächlich möglich ist, stehen doch viele Fälle gegenüber, in welchen allein aus der Art der Verkalkung nicht auf die Natur des krankhaften Prozesses geschlossen werden kann.

B. Über atypische Gefäße als Lokalsymptom

Daß man bei Vorliegen einer atypischen Gefäßbildung nicht immer eine deutliche Grenze zwischen Lokalsymptom und Fernsymptom ziehen kann, weil diese atypischen Gefäße oft aus größerer Entfernung in die Richtung des Tumors ziehen, wurde schon erwähnt. Atypische Gefäßbildung finden wir besonders bei Gefäßmißbildungen bzw. Hämangiomen und bei jener Gruppe von Meningiomen, welche mit starker Gefäßneubildung einhergehen. Bei Meningiomen kann man bisweilen am Sitz des Tumors kleine, gut begrenzte, rundliche, seltener strichförmige Aufhellungen sehen, welche kleinen Kanälen erweiterter oder neu gebildeter Gefäße entsprechen, die an der Schädelkapsel in kurzem Wege von innen nach außen führen. Aber auch bei Meningiomen der Basis kommen sie vor, und es ist zweckmäßig, auf sie zu achten, weil sie die Differentialdiagnose erleichtern können. Auch das Emissarium occipitale, welches wir manchmal bei Meningiomen im hinteren Sinusdrittel beobachten, ist dann wohl als lokales Gefäßsymptom zu werten. Im Gegensatz dazu sieht man an der Schädelkapsel bisweilen an der Stelle des Tumors ein Konvolut kleiner, geschlängelter Gefäßbänder (s. Abb. 100). Bei Meningiomen der Konvexität sieht man häufig — bei Meningiomen der Basis nur selten — Gefäßfurchen oder Gefäßkanäle in die Richtung des Tumors ziehen. Es läßt sich dann im einfachen Röntgenbild nicht immer feststellen, ob es sich im einzelnen um ein venöses oder arterielles Gefäß handelt, was jedoch nicht von wesentlicher Bedeutung ist. Im allgemeinen wird das stärkere und oft auch weniger geschlängelte Gefäßband dem zuführenden Gefäß entsprechen. Es ist naheliegend, daß infolge der Gefäßneubildung, welche bei einem Meningiom vorkommen kann, mitunter differentialdiagnostische Schwierigkeiten zwischen dieser durch ein Meningiom hervorgerufenen Gefäßneubildung und einer solchen infolge eines Hämangioms oder einer Gefäßmißbildung bestehen können. Ein Umstand, auf welchen hier hingewiesen wird, mag die Differentialdiagnose erleichtern. Bei Vorliegen eines Meningioms fällt die regionäre Vermehrung der Gefäßzeichnung auf, allenfalls die Verbreiterung und ein stärker geschlängelter Verlauf der Gefäßfurchen oder Gefäßkanäle und oft auch die Tatsache, daß ein oder mehrere breite Gefäßbänder in atypischer Weise in eine bestimmte Richtung, eben zum Sitz des Tumors, verlaufen. So sieht man z. B. öfter, daß das breite Gefäßband, welches normalerweise dem Sinus spheno-parietalis entspricht, nicht in gewohnter Weise nach oben in die Gegend der Lacunen verläuft, sondern mit dem Hauptast nach vorne oder nach hinten in die Richtung des Tumors zieht. Dieser entspricht dann meist der erweiterten Arterie. Die Gefäßbänder an sich erscheinen jedoch im Röntgenbild kaum verändert, nur vermehrt, fallweise atypisch verlaufend, etwas verbreitert und stärker geschlängelt. Die vermehrte Gefäßzeichnung bei Gefäßgeschwülsten macht dagegen oft schon auf den ersten Blick einen pathologischen Eindruck. Dieser pathologische Eindruck wird durch lokalisierte, meist rundliche Verbreiterungen des Gefäßbandes hervorgerufen, oder dadurch, daß der Verlauf desselben ein vollkommen regelwidriger ist (s. Abb. 101). Natürlich handelt es sich auch hier nur um eine grobe Regel, aber in vielen Fällen läßt sich schon in dieser Weise entscheiden, ob die atypische Gefäßbildung auf ein Meningiom oder auf eine Gefäßmißbildung bzw. ein Hämangiom zurückzuführen ist. Vielfach werden noch andere Umstände dazu beitragen, die Differentialdiagnose zu erleichtern. Bei Gefäßgeschwülsten treten oft Knochenusuren auf, welche durch die krankhaft veränderten Gefäße hervorgerufen werden und ein sehr charakteristisches Aussehen zeigen. Die bestehenden Gefäßknoten führen zu einer Knochenusur, welche im Röntgenbild in Form kleiner, rundlicher Aufhellungen zu Tage tritt. Diese Aufhellungen liegen zum Teil im Verlaufe eines Gefäßbandes. Vielfach treten sie jedoch vorerst isoliert in einem umschriebenen Bereich, ohne Zusammenhang mit einem sichtbaren Gefäß auf (s. Abb. 102). Später verschmelzen sie miteinander, und es entstehen große, bogig und zum Teil scharf, zum Teil unscharf begrenzte Defekte, je nachdem die Strahlen zum Rande des Defektes tangential oder schräg verlaufen. Innerhalb des Defektes bleiben Knochenreste bestehen, deren Aussehen außerordentlich charakteristisch ist. Sie gleichen Resten einer Wabenstruktur, sind also strichförmig mit unregelmäßigem, bogigem Verlauf, einmal rechts, einmal links konvex (s. Abb. 103). Im Bereiche der Knochenusur kann es zu periostaler Knochenneubildung kommen, wodurch sich über dem Hämangiom eine neue Knochenschale bilden kann, von der aus manchmal Septen in den Tumor hineinragen (s. Abb. 104). Die Knochenschale ist meist etwas unregelmäßig und stellenweise unterbrochen. Dieses Bild sehen wir manchmal bei großen Gefäßgeschwülsten. Wir werden aber später noch sehen, daß es auch Hämangiome mit einer feinen, regelmäßigen Knochenschale gibt, Hämangiome, die ihren Ursprung wohl meist im Knochen selbst haben. Kongenitale Hämangiome können abgesehen von atypischer Gefäßbildung und Knochenusur auch zur Deformation des Schädels führen. In einem solchen Falle fand ich die ganze linke Schädelhälfte schwer verändert, die rechte normal mit scharfer Abgrenzung der Veränderungen in der Median-Sagittalebene. Nur die Nasennebenhöhlen fehlten beiderseits. So leicht die Diagnose der Hämangiome, unter welchen Begriff auch die Gefäßmißbildung fällt, bei Vorliegen ausgedehnter Veränderungen ist, so schwer kann sie aus dem einfachen Röntgenbild zu stellen sein, wenn nur geringe Veränderungen vorhanden sind. Es kann im Anfangsstadium sein, daß ein atypisches Gefäßband vorliegt, welches nur einen Verdacht erregt, aber noch nicht eindeutig als pathologisch angesprochen werden kann. Eine kleine, rundliche Erweiterung des Gefäßbandes kann einer harmlosen Venektasie entsprechen. Eine größere derartige Aufhellung wird den Verdacht verstärken, daß eine Gefäßgeschwulst vorliegt (siehe Abb. 105). Ein anderes Mal kann es sein, daß sich als erster Ausdruck der lokalen Knochenusur im einfachen Röntgenbild nur kleine, rundliche Aufhellungen zeigen. Diese Aufhellungen können Pacchionischen Gruben gleichen, und nur ihre größere Anzahl in einem umschriebenen Bereich kann an die Möglichkeit eines Hämangioms denken lassen. In solchen Fällen ist Vorsicht geboten, da die Pacchionischen Gruben an Zahl, Größe und Lokalisation sehr verschieden sein können und oft auch zu ihnen im Röntgenbild sichtbare Gefäße ziehen (s. Abb. 106). Ein ganz ähnliches Bild, nämlich das Bild in einem umschriebenen Bereich vermehrter und vertiefter Pacchionischer Gruben mit etwas verstärkter Gefäßzeichnung, können wir auch bei Bestehen einer chronischen Arachnitis beobachten. Im Anfangsstadium kann daher aus dem einfachen Röntgenbild die Differentialdiagnose zwischen atypischen Pacchionischen Gruben, chronischer Arachnitis und beginnender Usur durch eine Gefäßgeschwulst unmöglich sein (s. Abb. 107a und b).

C. Über lokale Veränderungen des Knochens

Zur besseren Übersicht und zum besseren Verständnis wollen wir die bei Bestehen eines Tumors gegebenen Möglichkeiten einer lokalen Veränderung des Knochens, abgesehen von den eben besprochenen, gefäßbedingten Veränderungen desselben, zuerst zusammenfassen.

1. Bei allen Arten endocranieller Geschwülste können Knochenveränderungen im Röntgenbild fehlen. In einem solchen Falle liegt der Tumor entfernt vom Knochen, oder er liegt dem Knochen an, ohne an ihm röntgenologisch erkennbare Veränderungen zu setzen. Der Tumor

ist dann nur diagnostizierbar, wenn Verkalkungen in demselben vorhanden sind, oder wenn er zu atypischer Gefäßbildung geführt hat.

2. Der Tumor kann den ihm benachbarten Knochen verdünnen. Diese Art der Veränderung kann sich bei jedem Tumor finden, der dem Knochen anliegt. Doch kann eine derartige Usur auch als Fernsymptom auftreten, wie wir schon bei Besprechung der Zeichen endocranieller Drucksteigerung ausgeführt haben.

3. Ein Tumor kann den benachbarten, zuerst verdünnten Knochen im weiteren Verlaufe auch aus seiner normalen Lage verdrängen. Diese Knochenverdrängung kommt im allgemeinen nicht rein mechanisch, sondern durch Knochenabbau, Verlagerung des knochenbildenden Gewebes und gleichzeitigen Knochenanbau zustande. Auch diese Art der Knochenveränderung ist unspezifisch. Wir sehen sie zwar am häufigsten an der Sella turcica bei Bestehen eines intrasellaren Tumors, können sie aber z. B. auch am Orbitadach oder an der Schädelkapsel beobachten (s. Abb. 65 und 108). An letzterer kann es zu einer uhrglasartigen, bisweilen auch klinisch erkennbaren Vorwölbung des verdünnten Knochens an der Stelle des Tumors kommen.

4. Der Tumor führt zu einer Infiltration des Knochens ohne umschriebene Defektbildung. Im Röntgenbilde sieht man dann eine Aufhellung des Knochens im entsprechenden Bereich ohne deutliche Abgrenzung. Ein derartiger Befund ist bei primär endocraniellen Geschwülsten selten. Ich habe ihn ausschließlich bei Meningiomen beobachten können, und zwar nur in vereinzelten Fällen von Meningiom der Schädelbasis. An der Schädelkapsel konnte ich ein derartiges Verhalten eines Meningioms bisher nicht feststellen. Daß man ein analoges Bild bei malignen Tumoren beobachten kann, die von außen oder vom knöchernen Schädelskelet auf das Schädelinnere übergreifen, ist natürlich. Als Beispiel sei das median gelegene, die Schädelbasis durchwuchernde Epipharynxcarcinom genannt, ferner die Carcinommetastase und auch das Chordom.

5. Der Tumor führt zu einer Defektbildung des Knochens durch vollkommene Zerstörung desselben in seinem Bereiche. Natürlich wird man diesen Befund am häufigsten bei Bestehen eines malignen Tumors sehen, wobei die Knochenmetastase im Vordergrund steht. Aber auch benigne Tumoren endocraniellen Ursprungs können zur Defektbildung führen. Über die durch Gefäßgeschwülste hervorgerufenen Defekte haben wir zum Teil schon gelegentlich der Besprechung lokaler Gefäßveränderungen gesprochen. Auch das Meningiom kann, soweit dies im Röntgenbild erkennbar ist, zur ausschließlichen Defektbildung führen. Ein derartiger Befund ist bei einem Meningiom der Konvexität selten, bei einem solchen der Schädelbasis wesentlich häufiger. Es können auch andere endocranielle Tumoren zu einer Defektbildung führen.

6. Der Tumor führt an der Stelle seines Sitzes zu einer Hyperostose. Diese Hyperostose kann sehr verschiedenartig sein. Sie kann in der Form auftreten, daß eine Verdickung des Knochens nur nach innen oder nach innen und außen vorhanden ist, ein Befund, den man am häufigsten bei Bestehen eines Meningioms erhebt. Es kann aber auch sein, daß der Knochen nur eine feine Verdichtungszone in unmittelbarer Nachbarschaft des Tumors aufweist. Endlich kann es zur Knochenneubildung in Form von Spicula kommen.

Die in den vorstehenden Punkten angeführten wesentlichsten Knochenveränderungen treten häufig kombiniert auf, so daß man z. B. gleichzeitig Knochenusur und Hyperostose beobachten kann. Selbstverständlich sind sie oft auch mit den übrigen Lokalsymptomen wie z. B. pathologischen Verkalkungen und atypischer Gefäßbildung kombiniert.

1. Die Tumoren der Konvexität

Die lokale Verdünnung des Knochens oder lokale Verdünnung und Vorwölbung des Knochens ist an der Schädelkapsel verhältnismäßig selten zu beobachten und uncharakteristisch, denn sie kann sich, wie schon erwähnt, bei ganz verschiedenartigen Tumoren finden. Es erübrigt sich daher, weiter auf dieselbe einzugehen, nur muß nochmals betont werden, daß eine umschriebene Verdünnung des Knochens oder eine Verdünnung und geringe Vorwölbung desselben auch ein Fernsymptom sein kann, das wir — ziemlich selten — im Bereiche der Schläfe oder — noch seltener — im Bereiche des Hinterhauptes beobachten können. Da ich ferner bisher eine Infiltration des Knochens der Schädelkapsel bei Bestehen eines endocraniellen Tumors nicht beobachten konnte, so wollen wir mit der lokalen Zerstörung des Knochens im Sinne einer Defekt-bildung und den sich daraus ergebenden differentialdiagnostischen Erwägungen beginnen. Ein einzelner Knochendefekt am Schädeldach mit mehr oder weniger unscharfer Begrenzung und ohne deutliche Zeichen einer Reaktion des umgebenden Knochens macht differentialdiagnostisch oft erhebliche Schwierigkeiten. Betrachten wir nur die häufigsten Ursachen eines solchen Defektes, so müssen wir an folgende Möglichkeiten denken: primärer maligner Tumor dieser Region (z. B. Sarkom des Knochens oder von den unmittelbar benachbarten Weichteilen aus-gehendes Carcinom), solitäre Metastase, solitäres Myelom, eosinophiles Granulom, entzündlicher Knochenprozeß, Epidermoid, Gefäßgeschwulst und Meningiom (s. Abb. 109a, b und c). Prozesse, welche von den äußeren Weichteilen auf den Knochen übergreifen, interessieren weniger, weil in diesen Fällen der klinische Befund meist eindeutig ist. Es sei nur erwähnt, daß ein unscharf begrenzter Knochendefekt manchmal seine Ursache in einer malign entarteten Balggeschwulst haben kann. Die Differentialdiagnose zwischen einem primären Knochenprozeß und einer Gefäßgeschwulst oder einem Meningiom kann leicht sein, wenn ein atypisches Gefäß zur Stelle der Destruktion führt. Ein solcher Befund spricht für die beiden letzteren Möglichkeiten und gegen einen primären Knochenprozeß. Denn nur bei großen Sarkomen mit schon ausgedehnter Destruktion sieht man manchmal auch eine etwas atypische, vermehrte Gefäßzeichnung in die Richtung der Geschwulst ziehen. Bei Sarkomen von noch geringerer Ausdehnung und dem-entsprechend nur kleinerem Knochendefekt ist ein solcher Befund kaum zu erwarten. Dagegen kann man manchmal bei einer Hypernephrommetastase kleineren Umfangs infolge des Gefäß-reichtumes dieser Tumoren schon eine atypische Gefäßzeichnung im Röntgenbild finden, doch beschränkte sie sich in den von mir beobachteten Fällen auf die unmittelbare Umgebung des Defektes. Es bestand also in diesen Fällen im Gegensatz zum Meningiom oder zur Gefäßge-schwulst und allenfalls zum Sarkom kein Gefäßband, welches aus größerer Entfernung zum Defekt im Knochen verlief. Die Differentialdiagnose zwischen Gefäßgeschwulst und Meningiom kann im Falle eines solitären Defektes mit Gefäßbändern, welche zu ihm hinführen, schwierig, unter Umständen fast unmöglich sein. Denn in beiden Fällen kann die Begrenzung des Defektes etwas bogig verlaufen. Diese Ähnlichkeit ist verständlich, da bei Meningiomen, welche mit starker Gefäßneubildung einhergehen, die Knochenusur zum Teil auch durch diese Gefäße hervorgerufen werden kann. Die bei der Besprechung der Gefäßgeschwülste erwähnten, für diese charakteristischen Knochenreste innerhalb des Defektes sind aber erst bei Destruktionen größeren Ausmaßes zu sehen. So kann eben die Differentialdiagnose zwischen Gefäßgeschwulst und Meningiom unmöglich sein, wenn nur ein kleinerer Defekt an der Schädelkapsel besteht, zu welchem ein atypisches Gefäß hinzieht, und wenn weitere Symptome, welche differential-diagnostisch verwertbar sind, fehlen. Sieht man allerdings in der Nachbarschaft des Defektes kleine, rundliche Aufhellungen, wie wir sie bei den Gefäßgeschwülsten beschrieben haben, so ist die Annahme einer solchen berechtigt. Sonst kann man nur den Umstand in Rechnung stellen, daß knochenzerstörende Gefäßgeschwülste an der Schädelkapsel erheblich häufiger sind als Meningiome dieser Region, welche im Röntgenbild nur Knochenzerstörung erkennen lassen. Fehlt auch ein zum Defekt hinziehendes, atypisches Gefäßband, so kann die Differentialdiagnose besonders schwierig sein. Eine etwas bogige und verhältnismäßig gute Abgrenzung des Defektes können wir, außer bei den schon erwähnten Geschwülsten, auch bei einem Epidermoid, einem eosinophilen Granulom und vor allem auch bei gewissen Carcinommetastasen sehen. Besonders die Metastasen des Thyreoideacarcinoms sind dafür bekannt, daß sie nicht selten ein verhältnis-mäßig benignes Bild zeigen. Bisweilen besteht in solchen Fällen sogar ein Defekt mit scharfer Begrenzung, einer feinen Verdichtungszone am Rande und einer Vorwölbung des Knochens, ein Bild, welches dem einer Knochencyste ähnlich sein kann. Die Art der Begrenzung eines Defektes, welcher im Knochen durch eine Carcinommetastase gesetzt wird, ist weitgehend von der Aggressivität des Tumors abhängig. Da die Aggressivität des Carcinoms nicht nur von der Art desselben abhängig ist und wir auch bei im übrigen gleichartigen Carcinomen verschiedene Grade der Aggressivität finden, so kann es vorkommen, daß wir z. B. bei einer Metastase eines Carcinoms der Mamma einem verhältnismäßig gut begrenzten Defekt begegnen, der manch-mal auch bogige Konturen aufweisen kann. Ebenso sah ich bei einer Metastase eines Ovarialcarcinoms einmal einen derartigen Befund. Infolgedessen kann z. B. das Bild eines eosinophilen Granuloms und das einer Carcinommetastase eine so weitgehende Ähnlichkeit aufweisen, daß allein das Alter des Patienten für die zu stellende Vermutungsdiagnose maßgebend bleibt. Bei älteren Individuen werden wir eher an die Metastase denken, während bei jüngeren Individuen das eosinophile Granulom wahrscheinlicher ist. Das Epidermoid führt im typischen Fall zu einem muldenförmigen Defekt an der Innenseite der Schädelkapsel. Der Defekt zeigt eine scharfe bogige Begrenzung, wobei die Bogen verhältnismäßig groß sind. Außerdem besteht in unmittelbarer Nachbarschaft des Defektes eine feine lineare Verdichtungszone. In seltenen Fällen besteht ein penetrierender Knochendefekt, und gerade in diesen atypischen Fällen ist oft auch die Randsklerose weniger deutlich ausgesprochen, so daß die röntgenologische Diagnose, welche im klassischen Falle leicht ist, erheblich schwieriger sein kann. Für die Differentialdiagnose ist von Interesse, daß ein penetrierender Defekt nur bei einem großen Epidermoid zu erwarten ist und — da die Usur muldenförmig an der Innenfläche der Schädelkapsel zu beginnen pflegt — daher bei einem kleinen penetrierenden Defekt ein Epidermoid unwahrscheinlich ist. Ferner sind die Bogen, welche die Begrenzung des Defektes bilden, bei einem Epidermoid verhältnismäßig groß, bei einem bogig begrenzten eosinophilen Granulom oder einer bogig begrenzten Carcinommetastase dagegen klein und bei der Gefäßgeschwulst oder einem Meningiom auch verhältnismäßig klein. Nur bei Metastasen des Thyreoideacarcinoms konnte ich ebenfalls große Bogen der Begrenzungslinie beobachten. Zusammenfassend können wir also sagen, daß bei Vorhandensein eines solitären Defektes und Fehlen eines zuführenden Gefäßbandes das Bild einer Gefäßgeschwulst, eines Meningioms, eines eosinophilen Granuloms und einer Carcinommetastase, ja selbst eines Epidermoids unter Umständen eine große Ähnlichkeit zeigen kann. Die Differentialdiagnose gegenüber einem entzündlichen Prozeß wird meist geringere Schwierigkeiten bieten. Ein solitärer Defekt auf luischer oder tuberkulöser Basis ist recht selten. Bei einer bestehenden Osteoperiostitis luica sehen wir meist das Bild disseminierter, kleiner Destruktionsherde, worüber wir schon gesprochen haben. Auch am solitären Defekt auf luischer Basis fällt — ebenso, wie bei den multiplen Defekten gleicher Genese — die stärkere Beteiligung der Lamina externa auf. Tuberkulöse Destruktionsherde sind zwar meist nicht so verstreut und zahlreich, wie es bei Lues der Fall zu sein pflegt, doch sind auch bei Tuberkulose die multiplen Destruktionsherde häufiger als der solitäre Herd. Sowohl bei Tuberkulose als auch bei Lues kann es zur Bildung eines größeren Sequesters kommen, ein Befund, welcher gegen die Annahme eines Tumors spricht. Allerdings sah ich vor kurzem ein osteolytisches Meningiom an der Schädelkapsel, bei welchem zentral, vom übrigen Knochen durch eine breite Aufhellung getrennt, ein großes, porotisches Knochenstück erhalten geblieben war. Das Bild wäre — hätten nicht atypische Gefäße bestanden — in gewisser Beziehung einer tuberkulösen Sequestration ähnlich gewesen. Es gibt eben immer wieder seltene Ausnahmen von der Regel (s. Abb. 110). Die Sequesterbildung scheint bei Lues seltener als bei Tuberkulose zu sein. Auch die unspezifische Osteomyelitis, auf welche wir später noch eingehender zu sprechen kommen werden, führt selten zu einem solitären Defekt. Sie zeigt außerdem meist multiple, kleine Sequester und frühzeitig schon Knochenneubildung, ein Befund, der gegen das Bestehen eines Tumors spricht. Die Begrenzung des Defektes pflegt bei allen entzündlichen Prozessen unscharf und unregelmäßig zu sein, doch kann der Grad dieser Unschärfe und Unregelmäßigkeit auch bei der gleichen Affektion recht verschieden sein. Bei einem älteren tuberkulösen Herd und bei Bestehen einer Mischinfektion infolge Fistelbildung findet man manchmal scharfe Grenzen. Die unscharfe Begrenzung entzündlicher Defektbildungen läßt eher Schwierigkeiten in der Differentialdiagnose gegenüber einer solitären Metastase oder gegenüber dem solitären Myelom entstehen als gegenüber einem primär endocraniellen Tumor. Hier ist die Sequesterbildung und die reaktive Knochenneubildung, welche bei Metastase und Myelom meist fehlen, das differentialdiagnostisch wichtigste Moment. Allerdings muß darauf hingewiesen werden, daß auch bei der Metastase sequesterähnliche Bilder dadurch entstehen können, daß bei unregelmäßiger Oberfläche des Knochens im Bereiche der Destruktion Reste erhabener Teile, wie z. B. der Juga cerebralia, bestehen bleiben können, welche dann sequesterähnliche Bilder hervorzurufen vermögen. Eine unscharfe Begrenzung des Defektes mit ganz unregelmäßigen Konturen ist bei Bestehen einer

Gefäßgeschwulst oder eines Meningioms unwahrscheinlich, doch gibt es auch hier Grenzfälle, die Schwierigkeiten bereiten können. Ein Epidermoid kommt bei derartiger Defektbildung nicht in Frage.

Die differentialdiagnostische Wertung der Knochenneubildung ist im allgemeinen wesentlich einfacher, als die der Knochenzerstörung. Eine Knochenneubildung an der Stelle des Tumors sehen wir bei weitem am häufigsten bei einem Meningiom. Man kann daher die grobe Regel aufstellen, daß — abgesehen von den endokrin bedingten, frontalen Enostosen — eine umschriebene Hyperostose im Bereiche des Hirnschädels meist durch ein Meningiom hervorgerufen ist, weswegen in einem entsprechenden Falle in erster Linie an dieses zu denken ist. Selbst das Osteom eines Schädels ist wesentlich seltener als die Meningiomhyperostose. Diese betrifft manchmal nur die Tabula interna. Wir sehen dann an der betreffenden Stelle an der Innenseite der Schädelkapsel, besonders gut im tangentialen Bild, eine buckelige, unregelmäßige Vorwölbung, deren Durchmesser meist nur wenige Zentimeter beträgt (s. Abb. 111). Wesentlich häufiger betrifft jedoch die Hyperostose den ganzen Querschnitt des Knochens im Bereiche des Tumors und führt damit zu einer auch äußerlich sichtbaren Vorwölbung, wobei die Knochenneubildung an der Außenseite des Schädels jene an der Innenseite desselben oft erheblich überwiegt. Diese Hyperostose kann große Ausdehnung erreichen und trotzdem können die klinischen Symptome gering sein. Nach meinen Erfahrungen kann man es sogar als Regel betrachten, daß die klinischen Symptome um so weniger ausgeprägt sind, je mächtiger die Hyperostose entwickelt ist. In solchen Fällen wächst der Tumor an der Innenseite der Schädelkapsel zum größten Teil rasenförmig, wölbt sich daher nur wenig nach innen vor und beeinträchtigt dementsprechend auch das Gehirn verhältnismäßig wenig. In allen Fällen, in welchen durch die Knochenneubildung auch die Tabula externa verändert ist, müssen wir auf die Beschaffenheit der Oberfläche dieser Stelle achten und sie daher in tangentialer Richtung zur Ansicht bringen. Die Oberfläche einer durch ein Meningiom hervorgerufenen Hyperostose ist oft etwas unregelmäßig und zeigt meist feine Zackenbildung. Daß der durch ein Meningiom veränderte Knochen der Schädelkapsel eine glatte, regelmäßige Oberfläche aufweist, ist recht selten. Es scheint dies besonders — aber sicher nicht ausschließlich — bei jenen seltenen Meningiomen vorzukommen, welche in atypischer Weise innerhalb des Knochens entstehen. Die Zackenbildung an der Oberfläche tritt je nach der Dichte der Hyperostose verschieden in Erscheinung. Ist die Hyperostose sehr dicht, so erkennt man an ihrer Oberfläche nur eine feine, strahlenförmige, radiäre Zeichnung. Je weniger dicht die Hyperostose ist, desto deutlicher treten die regelmäßig und radiär angeordneten, strahlenförmigen Knochenzacken in Erscheinung. Die Bildung von Knochenzacken, welche wir als „Spicula" bezeichnen, ist eine spezielle Reaktionsart des Knochens, deren Ursache wir nicht genau kennen und die fallweise verschieden sein dürfte. Die Spiculabildung geht anscheinend vorwiegend vom Endost aus und ist nicht für bestimmte Erkrankungen charakteristisch. Wir wissen nur aus der praktischen Erfahrung, daß wir bei einem Vorhandensein von Spicula am Skelet des Körperstammes und der Extremitäten in erster Linie an ein Sarkom denken müssen, daß in seltenen Fällen jedoch eine solche Spiculabildung auch bei Carcinommetastasen und anderen Tumoren und selten auch bei entzündlichen Erkrankungen zu beobachten ist. Am Schädel liegen die Verhältnisse anders. Hier kommt bei einem solchen Befund in erster Linie ein Meningiom in Frage. An zweiter Stelle kommt, schon viel seltener, der Häufigkeit nach die Gefäßgeschwulst. Erst an dritter Stelle kommt das Sarkom und zum Schluß die Carcinommetastase und die ganz seltene Spiculabildung bei entzündlichen Erkrankungen. Daher steht auch hier wieder die Differentialdiagnose zwischen Meningiom und Hämangiom an erster Stelle, wobei der Häufigkeit nach bei bestehenden Spicula das Meningiom wesentlich wahrscheinlicher ist. Abgesehen davon ist dazu noch folgendes zu sagen: Das tangentiale Bild zeigt bei einem Meningiom zahlreiche, regelmäßig angeordnete Spicula. Diese sind bei einem Hämangiom meist nicht so dicht und regelmäßig. Während die Spicula des Meningioms radiär angeordneten Strahlen gleichen, erinnern die der Gefäßgeschwulst mehr an etwas unregelmäßige Spongiosabälkchen. Der diesbezügliche Unterschied ist jedoch im tangentialen Bild keineswegs immer überzeugend. Wenn in der Literatur, z. B. im Lehrbuch von SCHINZ, die Spicula des Hämangioms mit Lichtstrahlen verglichen

werden, so ist demgegenüber mit Nachdruck zu betonen, daß die Regelmäßigkeit der Spiculabildung des Meningioms diesen Vergleich viel mehr rechtfertigen würde. Das Regelmäßige
und Strahlenartige der Spicula spricht daher in erster Linie für das Meningiom und nicht für
das Hämangiom. Das Sarkom zeigt viel weniger und ganz unregelmäßige Knochenzacken,
noch weniger die Carcinommetastase. Bei einem Sarkom kann es auch geschehen, daß die
Knochenneubildung nicht in Form unregelmäßiger Zacken oder Bälkchen erfolgt, sondern in
Form derber Wucherungen, die eine verhältnismäßig gute, im tangentialen Bilde hahnenkamm-
artige Begrenzung zeigen können. Diese Art der Knochenwucherung charakterisiert anscheinend
das Retothelsarkom. Das tangentiale Bild zeigt bei einem Hämangiom bisweilen oberhalb
der Spicula eine feine, regelmäßige Knochenschale. Die schalenartige Verdünnung des Knochens
und seine Vorwölbung ist dagegen bei einem Meningiom sehr selten und anscheinend bisher nur
bei den schon erwähnten, vom Knochen ausgehenden Meningiomen beobachtet worden. In diesen Fällen kann sich ein röntgenologischer Befund, ähnlich wie bei einer Knochencyste finden.
Daß auch die Metastase eines Thyreoideacarcinoms zu einem cystenähnlichen Befund führen
kann, wurde ebenfalls schon angeführt. Es bleibt nur noch zu erwähnen, daß ein analoges Bild
auch durch eine Ostititis fibrosa cystica bzw. eine fibröse Dysplasie und durch ein altes Knochenhämatom hervorgerufen werden kann. Wir sehen daraus, daß bei einem „cystenähnlichen"
Bild viele Möglichkeiten bestehen, die nicht immer auseinandergehalten werden können.
Spiculabildung bei gleichzeitigem Bestehen einer Knochenschale über den Spitzen der Knochenzacken scheint dem Hämangiom und ganz seltenen Meningiomfällen vorbehalten zu sein,
wobei das Hämangiom um so wahrscheinlicher ist, je deutlicher die Knochenschale in Erscheinung tritt. Bei einem „cystenähnlichen" Bild fehlen natürlich die Spicula, doch sind
bisweilen Septen vorhanden, die von der Peripherie in das Innere des Hohlraumes einstrahlen.
Dies ist wohl bei einem cystenähnlichen Meningiom nicht zu beobachten, jedoch bei den übrigen
Affektionen, welche zu dem erwähnten, cystenähnlichen Bild führen können, insbesondere
manchmal auch bei einem Hämangiom. Denn ein großes Hämangiom bildet manchmal auch
eine derbe, unregelmäßige Knochenschale, von welcher aus ebenso derbe Septen in das Innere
vorspringen. In dem Bemühen, zu einer Differentialdiagnose zu gelangen, darf man sich natürlich nicht nur auf jene Veränderungen beschränken, welche das tangentiale Bild zeigt. Die Aufsicht auf das veränderte Gebiet ist bisweilen aufschlußreicher als die tangentiale Ansicht, was
aber nicht dazu verleiten darf, die tangentiale Projektion zu unterlassen. In Aufsicht zeigt die
Gefäßgeschwulst meist einen Defekt und innerhalb desselben eine Knochenstruktur, welche
einer, meist vergröberten, Spongiosazeichnung weitgehend ähnlich sein kann. Das Meningiom
zeigt dagegen in der Aufsicht gewöhnlich keinen Defekt, sondern eine Hyperostose und innerhalb
derselben unregelmäßige Aufhellungen, welche teils durch Gefäße, teils durch Knochenzerstörung
bzw. durch neugebildeten, noch nicht kalkhaltigen Knochen bedingt sind. Aber auch hier kann
es natürlich in den Grenzfällen Schwierigkeiten geben. Einerseits kann es vorkommen, daß
ausnahmsweise bei einem Hämangiom so starke Knochenneubildung auftritt, daß kein sichtbarer Defekt vorhanden ist, sondern nur eine Hyperostose, die klinisch und dem weniger Erfahrenen auch röntgenologisch als Exostose imponiert. Andererseits kann das Meningiom einen
Defekt verursachen, in dessen Bereich es zu spiculaartigen Knochenneubildungen kommt,
die allerdings in Aufsicht strahlenartig angeordnet zu sein pflegen. Daß aber zwischen dieser
„mehr strahlenartigen" Zeichnung des Meningioms und der „mehr spongiosaartigen" Knochenzeichnung des Hämangioms nicht immer eine scharfe Grenze besteht, ist naheliegend. Wenn
wir daher meist die Differentialdiagnose zwischen Meningiom mit Knochenneubildung und
Hämangiom mit Knochenneubildung zu stellen vermögen, so bleiben doch seltene Grenzfälle,
in welchen diese Differentialdiagnose auf Schwierigkeiten stößt. Die Differentialdiagnose gegenüber dem seltenen Sarkom wird kaum wesentliche Schwierigkeiten bereiten. Bei einem Sarkom
kann man in Aufsicht alle Übergänge sehen, angefangen vom deutlich umschriebenen Knochendefekt bis zur diffusen Strukturveränderung des Knochens, hervorgerufen durch Knochenzerstörung und gleichzeitige Knochenneubildung. Diese Bilder zeigen aber meist wenig Ähnlichkeit mit denen eines Meningioms oder Hämangioms. Vor allem ist bei einem Sarkom
keine so regelmäßige, spongiosaartige Zeichnung innerhalb eines vorhandenen Defektes zu er-

warten, wie sie bei einem Hämangiom vorhanden zu sein pflegt. Die Differentialdiagnose wird bei allen diesen Tumorarten meist auch durch die Kombination der verschiedenen, bei den einzelnen Tumoren vorkommenden Symptomen erleichtert (s. Abb. 112 bis 120).

Zu jenen endocraniellen Tumoren, welche nicht selten Knochenveränderungen hervorrufen — und zwar ebenfalls gleichzeitig Knochenusur und Hyperostose —, gehören auch die epiduralen Cholesteatome, die heute allgemein als Epidermoide bezeichnet werden. Sie können im ganzen Schädelbereich vorkommen und geben im einfachen Röntgenbild einen sehr charakteristischen Befund. Ich sah sie am häufigsten in jenem Bereiche des Schädels, in welchem der Boden der einzelnen Schädelgruben in die seitliche Schädelwand übergeht. Sie kommen aber auch an anderen Stellen der Schädelkapsel vor. An der Schädelbasis setzen sie seltener direkte Knochenveränderungen, am häufigsten noch am Keilbein und in der Nachbarschaft des Kleinhirnbrückenwinkels. Wie schon erwähnt, führen sie zuerst durch Usur des Knochens zu einer lokalen Verdünnung desselben und zwar gewöhnlich zu einer muldenartigen Vertiefung an der Innenseite der Schädelkapsel, wodurch an der betreffenden Stelle eine erhöhte Strahlendurchlässigkeit zustande kommt. Die Begrenzung der Usur ist scharf, oft bogig, und es besteht fast immer am Rande des Defektes eine feine Verdichtungszone, so daß der Rand desselben durch eine feine, in großen Bögen verlaufende Schattenlinie besonders hervorgehoben ist (s. Abb. 121). Manchmal sieht man Knochenleisten, die gegen das Zentrum des Tumors vorspringen. Bisweilen sieht man auch eine Verdrängung des verdünnten Knochens. So sah ich z. B. einmal eine Verdrängung des die laterale Orbitawand bildenden Teiles des großen Keilbeinflügels nach vorne, ein anderes Mal eine Verlagerung des Orbitadaches nach unten, und auch die Tabula externa der Schädelkapsel kann uhrglasartig nach außen gewölbt sein. Große Epidermoide können auch zu penetrierenden Defekten führen, wobei am Rande des Defektes Knochenverdichtung und Knochenverdrängung bestehen kann (s. Abb. 122). Ein gleiches Bild wie ein Epidermoid kommt auch durch ein Dermoid zustande. Die Unterscheidung zwischen Epidermoid und Dermoid ist röntgenologisch nicht immer möglich. Die größere Häufigkeit des Epidermoids und seine epidurale Lokalisation werden in den meisten Fällen zur richtigen Annahme führen. Daß manchmal ein Pneumosinus dilatans der Stirnhöhle ein ähnliches Bild wie ein Epidermoid des Stirnbeines hervorrufen kann, sei hier nur nebenbei erwähnt. Gelegentlich der Besprechung der Nebenhöhlen werden wir darauf noch zurückkommen

Zum Schluß wollen wir noch einmal jene lokalen Symptome, welche bei einem endocraniellen, doch nicht basalen Tumor am Schädel erkennbar sein können, an Hand der im nativen Röntgenbild am häufigsten erkennbaren Tumoren kurz zusammenfassen.

Alle endocraniellen Tumoren, die in nächster Nachbarschaft der Schädelkapsel ihren Sitz haben, können zu einer lokalen Verdünnung derselben und eventuell zu einer Vorwölbung des Knochens führen. Diese Art der Knochenveränderung ist zwar uncharakteristisch, doch begegnen wir ihr am häufigsten bei den *Gliomen*. Gliome sind manchmal auch durch Kalkeinlagerungen erkennbar, die häufig uncharakteristisch sind, manchmal aber doch durch ihre Besonderheit eine Artdiagnose ermöglichen.

Auch bei *Hämangiomen* können Verkalkungen vorhanden sein, welche häufig ebenfalls uncharakteristisch sind. Manchmal findet man jedoch multiple kleine, rundliche Kalkschatten, welche untereinander keine erhebliche Größendifferenz aufweisen und zu der berechtigten Annahme führen, daß es sich um Phlebolithen handelt. Häufiger ist die Gefäßgeschwulst durch eine atypische Gefäßbildung erkennbar, die entweder dadurch einen pathologischen Eindruck macht, daß der Verlauf des Gefäßbandes ein ganz regelwidriger ist, oder dadurch, daß im Verlaufe atypischer Gefäße oder in ihrer unmittelbaren Nachbarschaft kleine rundliche Aufhellungen bestehen, welche Knochenusuren durch Gefäßknoten entsprechen. Es kann auch sein, daß ein atypisches Gefäßband fehlt und zuerst nur diese kleinen rundlichen Aufhellungen, die Pacchionischen Gruben ähnlich sehen, durch ihr Auftreten in einem umschriebenen Bereich, auf das Bestehen einer Gefäßgeschwulst hinweisen. Durch das Wachstum des Tumors konfluieren allmählich diese sich langsam vergrößernden rundlichen Aufhellungen zu einem größeren Defekt. Dieser Defekt zeigt dann zum Teil scharfe und bogige Begrenzung und zwar an jenen Stellen, an welchen die Strahlen zum Rande der Usur tangential verlaufen. Im Innern des Defektes bleiben lange Zeit Knochenreste erhalten, die durch ihre Form charakteristisch sind. Sie imponieren als Reste einer groben, wabigen Struktur. Das Hämangiom kann auch zur Knochenneubildung führen, wobei es zur Spiculabildung kommen kann. Diese Spicula sind im tangentialen Bild etwas unregelmäßig, und manchmal ist in demselben oberhalb der Spicula eine regelmäßige, feine Schalenbildung zu erkennen. In der Aufsicht sieht man meist einen Defekt und innerhalb desselben eine Knochenzeichnung, welche der einer Spongiosa meist um so ähnlicher ist, je kleiner der Tumor ist. Die Gefäßgeschwulst kann auch zu einer derben, unregelmäßigen und dann meist unvollständigen Schalenbildung führen, wenn sie entsprechend groß ist. Dann sind zwar keine Spicula zu sehen, doch können Knochenleisten vorhanden sein, die von der Schale nach innen vorspringen. Selten kann man bei vom Knochen ausgehenden Gefäßgeschwülsten so intensive Knochenneubildung sehen, daß an der Stelle des Tumors kein Defekt, sondern eine osteomartige Knochenverdickung vorhanden ist, die ebenfalls spongiosaartige Zeichnung und an der Oberfläche feine Spiculabildung aufweist.

Die Kalkeinlagerungen bei einem *Meningiom* können sehr verschiedenartig sein. Am häufigsten sieht man einen oder mehrere, mittelgroße, steinartige Kalkschatten, die oft eine scharfe Begrenzung aufweisen. Ist ein Bereich der Dura in den Tumor mit einbezogen, in welchem auch sonst des öfteren Verkalkungen zu beobachten sind, so pflegen die Kalkeinlagerungen an dieser Stelle besonders groß zu sein. Daß es bei einem Meningiom zur Ausbildung eines solitären, großen Konkrementes kommt, welches durch seine Größe und Dichte an ein verkalktes Hämatom nach Geburtstrauma erinnert, ist selten. Bisweilen bestehen sandförmige Kalkeinlagerungen, welche leicht übersehen werden können. Sehr selten kommt eine zarte, diffuse und homogene Verkalkung des ganzen Tumors vor. Im Gegensatz dazu kann es ausnahmsweise auch zu einer schalenförmigen Verkalkung nur in der Peripherie des Tumors kommen. Die atypische Gefäßbildung äußert sich entweder in der Weise, daß ein großes atypisches Gefäßband, welches gewöhnlich dem zuführenden Gefäß entspricht, aus der Entfernung zum Sitz des Tumors hinführt, wobei nicht selten auch die abführenden Gefäße im Röntgenbild eine vermehrte Gefäßzeichnung hervorrufen, welche über den Bereich des Tumors weit hinausgeht. Oder man findet am Sitz des Tumors zahlreiche kleine Gefäße entweder in Form eines Konvolutes von Gefäßbändern oder in Form kleiner Gefäßkanäle (selten eines einzelnen Kanales), welche die Schädelkapsel senkrecht durchsetzen. Die Kombination beider Arten atypischer Gefäßbildung ist häufig und fast als Regel zu bezeichnen. Das Meningiom führt in seltenen Fällen zu einer vollkommenen, penetrierenden Defektbildung an der Schädelkapsel. Selten kommt auch ein Bild zur Beobachtung, welches dem einer Knochencyste ähnlich ist, oder eine defektartige Bildung in deren Zentrum ein sequesterähnlicher Knochenschatten bestehen blieb. Am häufigsten sieht man Usur und Hyperostose kombiniert. Zu Beginn kann nur eine gewisse Unregelmäßigkeit der Knochenstruktur auf das Vorhandensein eines Meningioms hinweisen. Später kann die Hyperostose stark ausgesprochen sein. Betrifft sie nur die Lamina interna, so ist sie auf einen kleinen Bereich beschränkt. Betrifft sie auch die Lamina externa, so kann sie eine große Ausdehnung oder eine beträchtliche Dicke erreichen. Die Oberfläche der Hyperostose ist nur selten glatt. In der Regel besteht an ihr deutliche Spiculabildung. Diese Spicula sind um so zarter, je dichter die Hyperostose ist. Sehr selten begegnet man einem Defekt mit spiculaartiger Knochenneubildung innerhalb des Defektes in Form radiärer Strahlen, welche vom Zentrum ausgehen.

Das *Epidermoid* zeichnet sich durch einen an der Innenseite der Schädelkapsel gelegenen, muldenförmigen Defekt aus. Dieser Defekt zeigt eine scharfe und bogige Begrenzung, und sein Rand ist durch eine feine Zone von Hyperostose deutlich markiert. Bei großen Epidermoiden kann es auch zu einem penetrierenden Defekt kommen, welcher die gleichen Charakteristika aufweist. In seltenen Fällen treten unregelmäßige Verkalkungen auf.

2. Die Tumoren der Schädelbasis

Bei Besprechung der Tumoren der Schädelbasis ist es zweckmäßig, diese in vier Gruppen zusammenzufassen und jede dieser Gruppen einzeln zu besprechen. Diese Gruppen sind: a) die Meningiome des Keilbeins, b) die Tumoren des Kleinhirnbrückenwinkels, c) die Neurinome des

Trigeminus, d) die Tumoren der Sellaregion. Diese Einteilung ist natürlich willkürlich, und es wird an ihr auch nicht durchwegs genau festgehalten, weil z. B. bei Besprechung der Tumoren der Sellaregion auch parasellare und suprasellare Meningiome aufscheinen müssen. Dagegen werden die Neurinome des Trigeminus im Anschluß an die Kleinhirnbrückenwinkeltumoren besprochen — obwohl man sie zu den parasellaren Tumoren rechnen könnte — weil sie die wesentlichsten Veränderungen an der Pyramidenspitze setzen. Maßgebend war für diese etwas willkürliche Gruppierung die beste Möglichkeit, die röntgenologische Differentialdiagnose zu besprechen.

a) Die Meningiome des Keilbeins

Wie wir schon früher erwähnten, finden wir bei den Meningiomen der Schädelbasis viel häufiger als bei jenen der Konvexität nur Defektbildung am Knochen, in seltenen Fällen nur Infiltration desselben und oft — besonders häufig bei den Meningiomen des Keilbeins — Hyperostose. Der Sitz der Meningiome des Keilbeins ist verschieden. Sie liegen teils in der Median-Sagittalebene am Planum sphenoidale und vor demselben oder am kleinen oder großen Keilbeinflügel. Die parasellaren und suprasellaren Meningiome sollen zum Teil auch zusammen mit den Tumoren der Sellaregion besprochen werden. Bei den Meningiomen am Planum spheno- idale und in der Olfactoriusrinne zeigt sowohl das Seitenbild, als auch die sagittale-horizontale Aufnahme, also das sagittale Übersichtsbild, meist als das Auffälligste eine Hyperostose, seltener nur eine Usur des Knochens im Bereiche des Tumors. Die Hyperostose kann außerordentlich dicht sein (s. Abb. 123). Sie ist in einzelnen Fällen auch gleichmäßig und zeigt oft, wenigstens zum Teil, an der dem Schädelinnern zugekehrten Seite eine scharfe Begrenzung. Gegen die Nase und die Nasennebenhöhlen ist die Abgrenzung der Hyperostose erheblich unregelmäßiger und unschärfer und dadurch undeutlicher. Die Hyperostose hat keine so umschriebene Tumor- form wie ein Osteom, sondern ist flacher und weniger deutlich gegen die Umgebung abgegrenzt. Wir haben schon erwähnt, daß sich hier ein Meningiom öfter zusammen mit einem Pneumo- sinus dilatans der Keilbeinhöhle bzw. des hinteren Siebbeins findet. Ein Pneumosinus dilatans zeigt wie jeder große pneumatische Raum normalerweise eine dünne, regelmäßige Wand (s. Abb. 124). Ist diese dicker, als einem großen pneumatischen Raum entspricht, und zeigt sie vor allem keine gleichmäßige Dichte, sondern eine etwas unregelmäßige Struktur, so spricht dies für das Vorhandensein eines Meningioms über dem Pneumosinus dilatans (s. Abb. 125 bis 128). Auch am kleinen Keilbeinflügel können wir bei einem Meningiom dieser Region alle Übergänge von der alleinigen Usur, über die Usur in Kombination mit Hyperostose bis zur alleinigen Hyperostose beobachten, wobei auch hier die Fälle mit Hyperostose überwiegen. Liegen ausgeprägte Veränderungen vor, so ist es nicht schwer, dieselben zu erkennen, da im sagittalen-horizontalen Bild immer die Möglichkeit eines Vergleiches mit der Gegenseite ge- geben ist (s. Abb. 129). Das Erkennen der beginnenden Veränderung kann selbstverständlich Schwierigkeiten bereiten, da Größendifferenzen der beiden kleinen Keilbeinflügel auch als anatomische Variante vorkommen. Nicht nur in diesen Fällen, sondern selbst dann, wenn die Größendifferenz so erheblich ist, daß schon sie allein als pathologisch erkannt werden kann, kommt es bei der Differentialdiagnose in erster Linie auf den Nachweis der atypischen, für das Meningiom charakteristischen Knochenstruktur an. Diesbezüglich leistet uns meist die Schräg- aufnahme der Orbita zur Darstellung des Canalis opticus und seiner Umgebung besonders gute Dienste, und man soll es bei Meningiomen des Keilbeins auch im Falle des bloßen Ver- dachtes nie unterlassen, diese Projektionsrichtung zur Untersuchung mit heranzuziehen (siehe Abb. 130). Es ist selten, daß ein Meningiom zu einer völligen und gleichmäßigen Sklerosierung des kleinen Keilbeinflügels führt. Meist ist die Hyperostose ungleichmäßig und der verdickte Knochenbereich zeigt außer Verdichtung auch kleine, größtenteils unscharf, teils aber auch scharf begrenzte Aufhellungen. Diese kleinen Aufhellungen sind zum Teil durch Zerstörung des kalkhaltigen Knochens, zum Teil aber wohl auch, soweit sie scharfe Begrenzung aufweisen, durch Gefäße bedingt. Manchmal zeigt der Knochen auch eine streifige Struktur, besonders in Fällen einer erst beginnenden Hyperostose. Sind die Veränderungen noch nicht deutlich ausgesprochen, so achte man besonders auf die knöcherne Begrenzung der in dieser Region gelegenen pneumatischen Räume, weil die beginnende Strukturveränderung des Knochens meist an der normalerweise gleichmäßig dichten und feinen Wand eines pneumatischen Raumes besser zu erkennen ist als dort, wo der Corticalis spongiöser Knochen benachbart ist und dieselbe daher im Bilde durch keine so scharf gezeichnete Linie dargestellt wird. Die Möglichkeit, Veränderungen an der Wand eines benachbarten pneumatischen Raumes zu finden, besteht fast immer, weil einerseits das Meningiom des kleinen Keilbeinflügels oft auch auf das Planum sphenoidale übergreift, andererseits die pneumatischen Räume nicht selten in den kleinen Keilbeinflügel eindringen. Am großen Keilbeinflügel findet man bei Vorhandensein eines Meningioms am häufigsten eine intensive Verdichtung und nur selten eine ausschließliche Zerstörung des Knochens (s. Abb. 131, 132). Aber auch hier findet man gewöhnlich die Sklerosierung nicht vollkommen homogen, sondern es zeigen sich innerhalb derselben vereinzelte kleine, hellere Stellen. Bei einem Meningiom des großen Keilbeinflügels ist meist auch die axiale Aufnahme der Schädelbasis sehr aufschlußreich. Es fehlt dann in dieser Projektionsrichtung die Linie der vorderen Wand der mittleren Schädelgrube und der Seitenwand der Orbita. An ihrer Stelle ist eine breite hyperostotische Zone zu erkennen (s. Abb. 133). Eine Hyperostose des Keilbeinkörpers infolge eines parasellar gelegenen Meningioms ist seltener zu beobachten. Man erkennt sie am besten im Seitenbild. Sie kann geringfügig sein, so daß die Unregelmäßigkeit der Knochenstruktur stärker auffällt als ihre Verdichtung. Doch kann die Hyperostose auch hier in manchen Fällen sehr intensiv sein. Es kann dann geschehen, daß infolge derselben die Keilbeinhöhle im Röntgenbild nicht mehr differenzierbar ist. Meningiome, besonders des großen Keilbeinflügels, führen nicht selten zu einem Exophthalmus. Sehen wir von diesem Spezialfall ab, so ist es bei Meningiomen der Schädelbasis wesentlich seltener als bei Meningiomen der Konvexität, daß sie sich in einem erheblichen Ausmaß nach außen entwickeln. Ich sah ein einziges Mal einen Fall — es handelte sich um einen jungen Mann — in welchem das Meningiom klinisch als Epipharynxtumor imponierte. Röntgenologisch bestand außer einer unregelmäßigen Hyperostose des Keilbeins und der Pyramide auf der Seite des Tumors, einer Hyperostose, welche schon die richtige Diagnose ermöglichte, eine Druckusur des kleinen Keilbeinflügels im inneren Anteil der Fissura orbitalis superior, eine Usur am Boden der mittleren Schädelgrube und auch eine Usur des Processus pterygoideus dieser Seite. Ein solches atypisches Verhalten eines Meningioms ist eine Seltenheit. Häufiger ist ein Einbruch in die Nasennebenhöhlen, besonders bei Meningiomen der Olfactoriusrinne, doch erreicht er auch hier selten ein so erhebliches Ausmaß, daß der Tumor rhinoskopisch erkennbar wird. Auch in anderer Beziehung verhalten sich die Meningiome der Basis anders, als jene der Konvexität. So sah ich z. B. ein einziges Mal bei einem basalen Meningiom als Fernsymptom ein atypisches Gefäßband (s. Abb. 134). Lokale, kleine atypische Gefäßkanäle sind dagegen auch hier bei genauer Untersuchung oft zu finden. Verkalkungen im Tumor sehen wir besonders bei medianem oder parasellarem Sitz desselben. Ich fand sie bei Meningiomen des kleinen Keilbeinflügels seltener. Bei Meningiomen des großen Keilbeinflügels sah ich sie fast nie.

Bezüglich der Differentialdiagnose bei Vorhandensein einer Hyperostose gilt vor allem, auch für die Schädelbasis, die schon bei der Schädelkapsel erwähnte Regel, daß bei Vorhandensein einer umschriebenen Hyperostose im Schädelbereich, allein schon der Häufigkeit nach, ein Meningiom die wahrscheinlichste Ursache derselben ist. Man soll daher in einem solchen Fall nicht nach Zeichen suchen, welche für ein Meningiom, sondern nach solchen, welche gegen ein Meningiom sprechen. Denn in der überwiegenden Mehrzahl der Fälle einer lokalisierten Hyperostose im Bereiche des Schädels handelt es sich eben um ein Meningiom. Ein Osteom ist an der Schädelbasis sehr selten und wird meist keine differentialdiagnostischen Schwierigkeiten bereiten. Die tumorartige Form und Begrenzung, die normale Knochenstruktur und die regelmäßige und deutliche Abgrenzung gegen den benachbarten Knochen wird in der Mehrzahl der Fälle die Diagnose leicht machen, um so mehr, als diese Osteome oft ihren Ursprung in pneumatischen Räumen der Nase haben und erst sekundär auf die Schädelbasis übergreifen, wofür ihre überwiegende Ausdehnung innerhalb der Nasennebenhöhlen spricht. Selten, jedoch häufiger als am übrigen Skelet, begegnet man am Schädel und auch an der Schädelbasis einem parossalen Osteom. Es ist dadurch charakterisiert, daß der knöcherne Tumor vom unveränderten, normalen Skelet durch einen feinen Spalt, welcher dem Periost entspricht, getrennt ist (s. Abb. 135). Größere Schwierigkeiten kann das ebenfalls seltene Osteochondrom bereiten, weil seine Struktur und Abgrenzung nicht so einheitlich ist. Aber die tumorartige Form des Knochenauswuchses wird auch hier meist die richtige Diagnose ermöglichen. Die Osteochondrome findet man an der Schädelbasis am häufigsten in der Gegend des Tuberculum sellae oder parasellar am großen Keilbeinflügel (s. Abb. 136). Auch die Osteome der Schädelbasis scheinen das Keilbein zu bevorzugen. Ebenfalls selten ist die sogenannte idiopathische, sklerosierende Hyperostose. Sie ist dadurch charakterisiert, daß es zu einer intensiven Verdickung und Verdichtung eines einzelnen Knochens oder eines Teiles eines Knochens kommt, welche sich oft auf einen anatomisch definierten Bereich beschränkt, der sich aus einem oder mehreren Knochenkernen entwickelt hat. Es handelt sich um eine Osteosklerose, wie wir sie in ähnlicher Weise bei der Albers-Schoenbergschen Marmorknochenerkrankung am ganzen Skelet finden und manchmal schon beim Kleinkind aus unbekannter Ursache auf den Schädel beschränkt. Der Unterschied ist nur der, daß die Veränderungen bei der idiopathischen, sklerosierenden Hyperostose im typischen Fall nur auf einen einzelnen Knochen oder Knochenteil beschränkt ist. Am häufigsten begegnet man dieser Erkrankung am Oberkiefer, wo sie vom Kliniker fälschlicherweise gerne als Osteom angesprochen wird. Schon wesentlich seltener sieht man sie am Keilbein. Einmal sah ich sie am Scheitelbein und einmal am Schläfenbein lokalisiert. Die Veränderung scheint schon in frühester Kindheit zu beginnen. Die idiopathische, sklerosierende Hyperostose interessiert uns differentialdiagnostisch besonders dann, wenn sie den großen Keilbeinflügel betrifft, weil sie dann weitgehende Ähnlichkeit mit der durch ein Meningiom an dieser Stelle hervorgerufenen Hyperostose aufweisen kann (s. Abb. 137, 138, 139). Bezüglich der Differentialdiagnose ist folgendes zu beachten: 1. Die idiopathische, sklerosierende Hyperostose ist viel seltener als die Meningiomhyperostose. 2. Erstere führt immer zu einer vollkommen gleichmäßigen Eburneisierung des Knochens, was bei einem Meningiom selten ist. Hier finden sich im verdichteten Bereiche fast immer auch einzelne kleine hellere Stellen. 3. Die Abgrenzung der idiopathischen sklerosierenden Hyperostose ist eine deutliche und entspricht im typischen Fall den anatomischen Knochengrenzen. Es gibt allerdings auch Fälle von idiopathischer, sklerosierender Hyperostose, in welchen sich die Knochenverdickung und Knochenverdichtung nicht streng an die anatomischen Grenzen des Knochens hält. Die Hyperostose eines Meningioms entspricht nicht den anatomischen Grenzen des Knochens, und es besteht keine so deutliche Abgrenzung. Man sieht vielmehr nicht selten, daß die Verdichtungszone feine, strahlenförmige Ausläufer in die benachbarte Diploe hinein sendet, so daß ein Bild entsteht, welches an die Spicula-Bildung an der Oberfläche einer Meningiomhyperostose erinnert (s. Abb. 140).

Es ist möglich, daß die Fälle von idiopathischer, sklerosierender Hyperostose dem Formenkreis der fibrösen Dysplasie zugehören. Mit Sicherheit können wir dies allerdings nicht behaupten und es gibt auch manches, was gegen diese Annahme spricht. Das Bild der fibrösen Dysplasie kann sehr verschieden sein, besonders je nach dem Grade der bestehenden Knochenneubildung. Es ist nicht daran zu zweifeln, daß es eine fibröse Dysplasie als selbständige Erkrankung unbekannter Ätiologie gibt. Aber ich glaube doch, daß die Ursache dessen, was als lokalisierte, fibröse Dysplasie angesprochen wird, recht verschieden sein kann. Bei einer „posttraumatischen, fibrösen Dysplasie" wird z. B. die Möglichkeit sehr nahe liegen, daß wir ein altes, in Ossifikation begriffenes Knochenhämatom vor uns haben, von dem ich annehme, daß es auch histologisch einen der fibrösen Dysplasie sehr ähnlichen Befund hervorrufen kann. Wir werden gelegentlich der Besprechung posttraumatischer Schädelveränderungen noch ausführlicher darauf zu sprechen kommen. Die typische fibröse Dysplasie wird nur selten zu differentialdiagnostischen Schwierigkeiten gegenüber einer Meningiomhyperostose führen. Da die fibröse Dysplasie am Schädel klinisch meist symptomarm ist, findet man bei Bestehen klinischer Symptome gewöhnlich im Röntgenbild schon ausgedehnte Veränderungen, ein Umstand, welcher die Differentialdiagnose erheblich erleichtert. Es ist verhältnismäßig selten, daß ein Patient nur wegen einer eng umschriebenen, palpablen, flachen Prominenz an der Schädelkapsel zur Untersuchung kommt und man nur an der betreffenden Stelle Strukturveränderungen des Knochens findet, welche meist eine Unterscheidung zwischen einer fibrösen Dysplasie und einem Knochenfibrom nicht ermöglicht. Man sieht dann den Knochen hier verdickt. Die Vorwölbung ist flacher als bei einem Osteom und erfolgt sowohl nach außen als auch nach innen, während ein Osteom sich gewöhnlich nur nach einer Seite entwickelt. Im Zentrum der Vorwölbung besteht eine hochgradige Veränderung der Knochenstruktur, wodurch es zu einer starken Aufhellung dieses Bereiches kommt. Die Begrenzung dieser Aufhellung kann im frühen Stadium ziemlich scharf und kleinbogig sein und tritt durch geringe Verdichtung des benachbarten Knochens deutlicher hervor. Innerhalb der Aufhellung sieht man als unregelmäßige Schatten Reste kalkhaltigen Knochens, selten rundliche Kalkperlen. Die Knochenschale, welche im tangentialen Bild diese helle Zone außen und innen umgibt, ist ziemlich dick. Es sind in der Literatur allerdings auch Fälle beschrieben, in welchen diese Knochenschale dünn und regelmäßig und die zentrale Partie strukturlos ist, so daß ein Bild entsteht, welches dem einer Knochencyste gleicht. In der überwiegenden Mehrzahl der Fälle bestehen zum Zeitpunkt der Untersuchung schon ausgedehnte Veränderungen sowohl an der Schädelbasis als auch an der Schädelkapsel (s. Abb. 141). Gleichzeitige, lokale Veränderungen an der Schädelkapsel und der Schädelbasis finden wir aber nur gelegentlich bei einem großen frontalen Meningiom oder einem solchen der Olfactoriusrinne. Bei einer fibrösen Dysplasie dieser Lokalisation ist es nicht selten, daß es zu einer mächtigen, osteomartigen Neubildung sklerotischen Knochens innerhalb der benachbarten Nebenhöhlen, und zwar in erster Linie des Siebbeinlabyrinthes und eventuell der Keilbeinhöhle, und auch innerhalb der Nasenhöhle kommt. Eine derartige Knochenneubildung ist bei einem Meningiom nicht zu sehen und ermöglicht oft schon in Kombination mit den hyperostotischen Veränderungen des benachbarten Knochens die Diagnose einer fibrösen Dysplasie. Denn die Hyperostose ist wie bei einem Osteom gegen die pneumatischen Räume deutlich abgegrenzt, während die Meningiomhyperostose gerade hier keine deutliche Abgrenzung erkennen läßt. Am wichtigsten ist jedoch für die Differentialdiagnose die Struktur des Knochens im hyperostotischen, aber nicht sklerotischen Bereich, die bei der fibrösen Dysplasie von der einer Meningiomhyperostose wesentlich verschieden zu sein pflegt (s. Abb. 142). Bei der fibrösen Dysplasie sehen wir oft die zentrale Partie des verdickten Knochens aufgehellt und nur an der Peripherie eine ausgesprochene Verdichtung. Dadurch erscheint der Knochen im tangentialen Bild schalenförmig aufgetrieben, ein Befund, welcher bei einem Meningiom nur als ganz seltene Ausnahme zu erheben ist. Außerdem ist im tangentialen Bild die Oberfläche des Knochens bei der fibrösen Dysplasie glatt und regelmäßig, was bei der Meningiomhyperostose ebenfalls nur in seltenen Ausnahmefällen zur Beobachtung kommt. Auch in der Aufsicht erweisen sich die zentralen Knochenpartien als stärker strahlendurchlässig. Diese helle Zone ist oft etwas unscharf und manchmal bogig begrenzt und von einer Zone verdichteten Knochens umgeben, die sowohl nach innen als auch nach außen keine sehr scharfe Abgrenzung aufweist. Sowohl in Aufsicht als auch im tangentialen Bilde sieht man im Innern des aufgehellten Bereiches häufig zahlreiche kleine, rundliche Kalkschatten, die wie Kalkperlen aussehen. Auch das ist ein Befund, welchen wir bei einem Meningiom nicht erheben können. Die Gefahr der Verwechslung einer fibrösen Dysplasie mit einer Meningiomhyperostose ist daher nicht groß und um so geringer, als nur selten zu erwarten ist, daß man einer fibrösen Dysplasie begegnet, die nur auf einen kleinen Bereich der Schädelbasis beschränkt ist. In diesem Falle kann allerdings die Differentialdiagnose erheblich schwieriger sein.

Zwei andere Erkrankungen dagegen können bei ihrer innerhalb der Schädelbasis bevorzugten Lokalisation im Keilbeinkörper manchmal differentialdiagnostische Schwierigkeiten gegenüber einer durch ein Meningiom bedingten Hyperostose bereiten, da auch sie zu einer intensiven Verdichtung des Knochens führen können. Es sind dies die Lues und die Metastase des Prostatacarcinoms (s. Abb. 143a bis c). Beide können zwar zu einer intensiven Verdichtung und eventuell auch Verdickung des Keilbeinkörpers führen, die jedoch so eigenartig ist, daß dem Erfahrenen die Differentialdiagnose meist nicht schwerfällt. Da es sich bei Lues fast immer um eine primäre Erkrankung der Keilbeinhöhle handelt, in deren Verlaufe es zur Sklerosierung des benachbarten Knochens kommt, sehen wir die Verdichtung vorwiegend im vorderen Anteil des Keilbeinkörpers, und sie grenzt sich nach hinten zu gegen den benachbarten spongiösen Knochen deutlich ab. Die intensive, gleichmäßige Verdichtung, beschränkt auf die Nachbarschaft der Keilbeinhöhle, und die ziemlich deutliche Abgrenzung dieser Verdichtung gegen den noch normalen, spongiösen Knochen werden zur richtigen Diagnose führen. Die Meningiomhyperostose ist meist unregelmäßiger. Ferner ist es nicht wahrscheinlich, daß sie auf die Umgebung der Keilbeinhöhle beschränkt bleibt, und vor allem grenzt sie sich nicht deutlich gegen den noch unveränderten spongiösen Knochen ab. Das Carcinom der Prostata ist nach unserer bisherigen Erfahrung das einzige Carcinom, dessen Metastasen im Bereiche des Schädels zu Knochenneubildung mit intensiver Sklerosierung führen können. PSENNER beschrieb eine Seminommetastase im Keilbeinkörper mit erheblicher Knochenneubildung und eine Mammacarcinommetastase gleicher Lokalisation, bei welcher die Knochenneubildung weniger eindrucksvoll war. In beiden Fällen bestand also keine intensive Sklerosierung, und andere Fälle von Knochenneubildung bei Metastasen — außer jenen eines Prostatacarcinoms — sind mir aus der Literatur nicht bekannt. Metastasen eines Carcinoms haben ihren Sitz in der Schädelbasis aus unbekannten Gründen fast immer im Keilbeinkörper, wesentlich seltener in der Pyramidenspitze oder im lateralen Anteil der vorderen Wand der mittleren Schädelgrube. Eine andere Lokalisation innerhalb der Schädelbasis ist sehr selten. Wir sehen daher des öfteren auch Metastasen eines Prostatacarcinoms im Keilbeinkörper. Diese Metastase kann die einzige im Bereiche des Schädels sein. Auch sie macht meist ein sehr charakteristisches Bild. Wir finden eine ziemlich gut abgegrenzte Eburneisierung des Knochens im hinteren Anteil des Keilbeinkörpers, wobei der Knochen auch verdickt sein und buckelige Konturen aufweisen kann. In allen einschlägigen Fällen, welche ich bisher sah, war das Dorsum sellae in die Hyperostose mit einbezogen, und in einzelnen Fällen beschränkte sich die Veränderung auf dasselbe. Dieser Befund des elfenbeindichten, manchmal auch verdickten und scharf begrenzten Dorsum sellae ist so auffällig, daß jemandem, der dies einmal gesehen hat, die Diagnose der Metastase eines Prostatacarcinoms nicht schwerfallen wird. Das Meningiom führt zu keiner so intensiven, regelmäßigen und umschriebenen Knochenverdichtung. Allerdings kann das Prostatacarcinom manchmal zu einer weniger dichten und weniger gleichmäßigen Hyperostose im Bereiche des Keilbeinkörpers führen. Dann kann die Differentialdiagnose Schwierigkeiten bereiten. Bemerkenswert ist, daß — im Gegensatz zu anderen Metastasen dieser Gegend — die Keilbeinhöhle oft normal hell gefunden wird, selbst dann noch, wenn sich die knochenbildende Metastase schon sichtbar in die Keilbeinhöhle hinein vorwölbt. In diesem Falle kann sich der weitere auffällige Befund ergeben, daß die hintere Wand der Keilbeinhöhle nicht wie normal nach hinten konvex verläuft, sondern infolge der von hinten eindringenden knochendichten Metastase nach vorne konvex verläuft. Es ist wichtig, daß im Falle der knochenneubildenden Prostatacarcinommetastase der gute Luftgehalt der Keilbeinhöhle nicht gegen die Möglichkeit einer Metastase spricht. Natürlich werden sich in vielen Fällen auch die charakteristischen Metastasen im übrigen Skelet finden. Ich habe aber schon wiederholt beobachtet, daß die Metastase an der Schädelbasis die einzige nachweisbare Metastase gewesen ist. Die knochenneubildende Metastase des Prostatacarcinoms ist nach meiner Beobachtung im Bereiche des Keilbeinkörpers wesentlich häufiger als die osteolytische Metastase dieses Carcinoms und auch häufiger als die gemischte Metastase, bei welcher es sowohl zur Knochenneubildung als auch zur Knochenzerstörung kommt. Vorwiegend die letztere dürfte manchmal differentialdiagnostische Schwierigkeiten gegenüber der Meningiomhyperostose bereiten, denn sie führt im Anfangsstadium nur zu einer etwas unregelmäßigen Struktur im spongiösen Teil des Keilbeinkörpers, später zu geringer, unregelmäßiger Verdichtung.

b) Die Tumoren des Kleinhirnbrückenwinkels

Die wesentlichsten Tumoren des Kleinhirnbrückenwinkels sind die Neurinome des Nervus acusticus. Das klassische, röntgenologische Bild derselben ist die gleichmäßige Ausweitung des inneren Gehörganges. Wenn dieses Bild als klassisch bezeichnet wird, so ist es doch nicht pathognomonisch, da eine Ausweitung des inneren Gehörganges auch durch endocranielle Drucksteigerung zustande kommen kann. Nicht jedes Neurinom des Nervus acusticus führt zu einer

Ausweitung des inneren Gehörganges oder zu sonstigen Veränderungen an der Pyramidenspitze. Naturgemäß findet man sie bei dem lateral gelegenen Neurinom häufiger als bei dem medial gelegenen. Bei letzterem kann es wieder leichter geschehen, daß es durch Druck auf die benachbarten Hirnpartien zu einer Drucksteigerung auch in der gegenüberliegenden hinteren Schädelgrube führt, wobei der Behinderung der Liquorzirkulation durch die Verschiebung des Gehirnes eine wesentliche Rolle zukommen dürfte. Wie immer es auch zur Drucksteigerung auf der Gegenseite kommen mag — wesentlich ist der Umstand, daß der Tumor auf der Seite seines Sitzes zu keinen Veränderungen an der Pyramide führen muß, die durch ihn bedingte Drucksteigerung jedoch die Erweiterung des inneren Gehörganges auf der gegenüberliegenden Seite bedingen kann. Man findet dann also den inneren Gehörgang auf der Seite des Tumors unverändert und den kontralateralen erweitert. Es kann auch sein, daß es auf der gegenüberliegenden Seite nicht zur Erweiterung des inneren Gehörganges kommt, sondern zu der, gelegentlich der Besprechung der Druckveränderungen, schon erwähnten Usur der Pyramidenspitze im medialen unteren Anteil. Das Fehlen einer Veränderung auf der Seite des Tumors und das Bestehen einer Druckusur auf der Gegenseite sind selten. Es finden sich vereinzelte diesbezügliche Angaben in der Literatur und ich selbst konnte einige wenige Fälle dieser Art beobachten. Die Erweiterung des inneren Gehörganges durch ein Neurinom und die durch endocranielle Drucksteigerung können besonders zu Beginn völlig gleichartig sein. Es ist dann unmöglich, aus dieser Veränderung allein eine Differentialdiagnose zu stellen. Ein anderer Umstand scheint mir jedoch bisweilen eine Differentialdiagnose auch dann aus dem Röntgenbild möglich zu machen. Bei einem Tumor des Kleinhirnbrückenwinkels sehen wir manchmal als Fernsymptom eine Erweiterung des Foramen ovale der entgegengesetzten Seite. Eine Erweiterung des Foramen ovale der gleichen Seite habe ich nie beobachtet und ihr Zustandekommen wäre auch schwer verständlich. Findet man daher das Foramen ovale und den inneren Gehörgang auf der gleichen Seite erweitert, so spricht das gegen einen Tumor des Kleinhirnbrückenwinkels dieser Seite. Am wahrscheinlichsten ist es dann, daß es sich bei beiden Veränderungen um Fernsymptome eines Tumors der Gegenseite handelt, der aber z. B. auch frontal gelegen sein kann. Es besteht auch die Möglichkeit, daß die Erweiterung des Foramen ovale lokal durch einen Tumor der mittleren Schädelgrube bedingt ist und daß der Tumor in der dahinter liegenden, hinteren Schädelgrube zu einer Liquorstauung und dadurch zu einer Ausweitung des inneren Gehörganges daselbst geführt hat. Wir sehen hier wieder, daß es nützlich sein kann, nicht nur auf Lokalsymptome, sondern auch auf Fernsymptome zu achten. Bei einer basalen Neurofibromatose besteht meist auf beiden Seiten ein Acusticustumor und dementsprechend im Röntgenbild eine Ausweitung des inneren Gehörganges auf beiden Seiten. Die Erweiterung des inneren Gehörganges durch ein Neurinom des Nervus acusticus ist meist gleichmäßig, kann jedoch manchmal auch unregelmäßig sein. Eine solche unregelmäßige Usur kann zur irrigen Annahme einer Metastase führen (s. Abb. 144). Besteht schon eine vorgeschrittene Usur im Bereiche des inneren Gehörganges und seiner Umgebung durch ein Neurinom des Nervus acusticus, so fällt oft auf, daß die Schnecke des Labyrinthes noch erhalten ist und in den Defekt hineinragt (s. Abb. 145). Es ist nämlich selten, daß ein Neurinom des Nervus acusticus zu einer im Röntgenbild erkennbaren Usur des Labyrinthes führt. Dieser Umstand kann mit entsprechender Vorsicht für die Differentialdiagnose verwertet werden. Eine in seltenen Fällen zu beobachtende Erweiterung des Vestibulum und allenfalls auch der Bogengänge dürfte ihre Ursache in einer begleitenden Labyrinthitis haben. Ein großer Defekt der Pyramidenspitze spricht für das Vorhandensein eines großen Tumors. Da aber ein medial gelegenes Neurinom vorhanden sein kann, ohne Veränderungen an der Pyramidenspitze oder dem inneren Gehörgang zu setzen, so spricht eine nur geringe Usur am inneren Gehörgang nicht gegen das Bestehen eines großen Tumors. Denn es kann sich um ein medial entstandenes Neurinom handeln, das bei entsprechendem Wachstum eben bis an den inneren Gehörgang heranreicht. Man findet bisweilen nur den Eingang des inneren Gehörganges etwas arrodiert, und eine solche Usur ist schwer und nur durch den exakten Vergleich beider Seiten zu erkennen. Der innere Gehörgang kann durch die Erweiterung seines Einganges eine flaschenförmige Gestalt annehmen. Manchmal ist aber seine obere und untere Begrenzungslinie im Vergleich zur gesunden Seite nur verkürzt. In anderen Fällen wieder wird die Begrenzungslinie spitzenwärts nur unregelmäßig (s. Abb. 146 und 147). Wir erwähnten eben, daß eine unregelmäßige Usur den Verdacht einer Metastase erwecken kann und sprachen auch schon davon, daß die Pyramidenspitze hinsichtlich der Häufigkeit der Lokalisation einer Carcinommetastase im Knochen der Schädelbasis nach dem Keilbeinkörper an zweiter Stelle steht. Es kommt in seltenen Fällen vor, daß die Metastase eines Carcinoms im inneren Gehörgang, also außerhalb des Knochens lokalisiert ist. Meist sitzt sie jedoch im Knochen der Pyramidenspitze. Die durch eine solche Metastase gesetzte Veränderung hat wenig Ähnlichkeit mit einer Usur durch ein Neurinom des Nervus acusticus. Denn die Metastase führt zuerst zu einer zentralen Aufhellung in der Pyramidenspitze. Bei fortschreitendem Wachstum kommt es zur Zerstörung der Pyramidenspitze, wobei aber der innere Gehörgang lange Zeit unverändert bleibt (s. Abb. 148). Ein solches Verhalten ist bei einem Neurinom des Nervus acusticus wenig wahrscheinlich, weil dieses in erster Linie den inneren Gehörgang verändert. Differentialdiagnostische Schwierigkeiten können in solchen Fällen von Carcinommetastasen besonders gegenüber dem Meningiom bestehen, denn auch das Meningiom kann eine Zerstörung der Pyramidenspitze bewirken, ohne den inneren Gehörgang wesentlich zu verändern. Solange die Metastase noch zu keiner ausgedehnten Zerstörung der Pyramidenspitze geführt hat, wird ihr primärer Sitz in der Pyramidenspitze im Gegensatz zum Meningiom, welches von außen auf dieselbe übergreift, die Differentialdiagnose ermöglichen. Die Schwierigkeit liegt hier vorwiegend im Technischen, denn es ist nicht immer leicht, eine im Bereiche der Pyramidenspitze festgestellte Aufhellung genau zu lokalisieren und damit ihre Ursache klarzustellen. Das infiltrative Wachstum der Metastase gibt sich oft dadurch zu erkennen, daß diese den dichten, widerstandsfähigeren kompakten Labyrinthkern längere Zeit schont und über und unter demselben lateralwärts vordringt, wobei im Gegensatz zum Neurinom auch die dichten Wände des inneren Gehörganges lange geschont werden. Eine osteoblastische Metastase habe ich bisher im Bereiche der Pyramidenspitze auch bei einem Prostatacarcinom nicht beobachten können. Das Bild des Meningioms an der Pyramidenspitze kann recht verschieden sein. Der häufigste Befund ist die Usur oder Zerstörung derselben ohne deutliche Zeichen einer Knochenneubildung und ohne wesentliche Beeinträchtigung des inneren Gehörganges. Es ist verhältnismäßig selten, daß die ganze Pyramidenspitze restlos zerstört wird. Meist bleiben besonders im Bereiche der eigentlichen Spitze kleine Knochenreste lange Zeit hindurch erkennbar (s. Abb. 149). Das Erkennen der beginnenden Usur kann recht schwierig sein. Man beachte zu diesem Zwecke ganz besonders die hintere und die obere Kante der Pyramide, weil des öfteren die erste Usur im Bereiche derselben in Erscheinung tritt (s. Abb. 150 und 151). Ein rein infiltratives Wachstum des Meningioms ist selten. Dieses gibt sich im Röntgenbild dadurch zu erkennen, daß bei erhaltenen Konturen eine erhöhte Strahlendurchlässigkeit des Knochens im Bereiche der Pyramidenspitze besteht, welche sich gegen den noch normalen Knochen nicht deutlich abgrenzen läßt (s. Abb. 152). Bisweilen kommt es neben Knochenzerstörung auch zu Knochenneubildung, wodurch die Knochenstruktur der Pyramidenspitze verändert wird. Sie wird undeutlich und unregelmäßig und dadurch können die Einzelheiten, insbesondere auch die Konturen des inneren Gehörganges, schlecht erkennbar sein. Eine durch ein Meningiom des Kleinhirnbrückenwinkels bedingte, intensive Knochenneubildung an der Pyramide ist selten (s. Abb. 153). Unter den fallweise im Röntgenbild erkennbaren Kleinhirnbrückenwinkel-Tumoren sind auch die Epidermoide anzuführen. Sie sind ebenfalls selten und können hier die gleichen Charakteristika zeigen, wie an anderen Stellen des Schädels. Auch hier führen sie zu einer scharf begrenzten Usur mit einer feinen Verdichtungszone am Rande derselben (s. Abb. 154). Es ist bemerkenswert, daß bei Tumoren des Kleinhirnbrückenwinkels keine Kalkeinlagerungen vorzukommen pflegen. Sieht man daher Kalkschatten in diesem Bereiche, so soll man an die Möglichkeit eines Aneurysma der A. basilaris, oder einer Gefäßgeschwulst denken (s. Abb. 155). Daß bei Tumoren im Kleinhirnbrückenwinkel bisweilen eine Eindellung am Clivus zu sehen ist und daß das verdünnte Dorsum sellae nach vorne geneigt sein kann, sei der Vollständigkeit halber noch erwähnt. Diese beiden Lokalsymptome sind jedoch selten.

c) Das Neurinom des Nervus trigeminus

Die Neurinome des Nervus trigeminus zeigen meist ein so charakteristisches Bild, daß die Diagnose oft schon auf den ersten Blick aus dem sagittalen Übersichtsbild gestellt werden kann. Der Tumor führt zu einer Vertiefung der Incisura und Impressio trigemini. Letztere ist im halb-sagittalen Bilde nur als Aufhellung der Pyramidenspitze zu sehen, doch ist sie im axialen Bild der Schädelbasis gut als solche erkennbar (s. Abb. 156 und 157). Die charakteristische Vertiefung der Incisura trigemini durch den Tumor geht bei fortschreitender Usur in einen scharf begrenzten Defekt der Pyramidenspitze über, der wieder in charakteristischer Weise durch eine Linie begrenzt wird, welche an der Pyramide von außen-oben nach innen-unten verläuft (s. Abb. 158). Bei größerer Ausdehnung des Tumors besteht oft auch eine asymmetrische Usur der Sella turcica. Sie kann jedoch selbst dann noch fehlen, wenn der Tumor nach vorne schon in die Orbita eingebrochen ist, was nicht selten vorkommt. Hier im Bereiche der Orbitaspitze führt der Tumor zu einer Usur, die jener sehr ähnlich sein kann, welche ein Aneurysma der A. carotis interna an dieser Stelle hervorruft. Wie bei diesem finden wir eine Usur der unteren Wurzel des kleinen Keilbeinflügels, also der unteren Wand des Canalis opticus, eine Usur auch der lateralen Wand desselben und der angrenzenden Partien des kleinen Keilbeinflügels und dadurch und auch durch eine Usur der entsprechenden Region des großen Keilbeinflügels eine Erweiterung der Fissura orbitalis superior. Da ein Aneurysma der A. carotis interna auch zu einer Usur der Sella turcica und der Pyramidenspitze führen kann, so kann die Ähnlichkeit mit einem Neurinom des Nervus trigeminus weitgehend sein. Folgende Umstände sind bei der Differentialdiagnose zu berücksichtigen: die Aneurysmen der A. carotis interna älterer Individuen zeigen fast immer Wandverkalkungen, während solche bei den Neurinomen des Nervus trigeminus fehlen. Aneurysmen der A. carotis interna bei jüngeren Personen, also Aneurysmen, welche entweder traumatisch bedingt sind oder ihre Ursache in einer Gefäßmiß-bildung haben, zeigen allerdings oft ebenfalls keine Kalkeinlagerungen. Für das Neurinom des Nervus trigeminus ist ferner die konkav und scharf begrenzte Usur an der Pyramidenspitze außerordentlich charakteristisch. Die Usur sowohl an der Pyramidenspitze als auch am kleinen Keilbeinflügel zeigt bei Bestehen eines Aneurysma meist nicht die scharfe Begrenzung wie die Usur durch ein Neurinom. Besonders an der Pyramidenspitze ist der Unterschied in der Schärfe der Begrenzung sehr auffällig. Aber auch am kleinen Keilbeinflügel zeigt die Grenzlinie der Usur durch ein Aneurysma oft kleine Unregelmäßigkeiten, und es besteht bisweilen auch eine geringe Verdichtung des Knochens in unmittelbarer Nachbarschaft des Defektes, ein Befund, dem wir bei einem Neurinom nicht begegnen. Es ist auch zu bedenken, daß sich die Knochen-usur bei einem Neurinom des Nervus trigeminus immer zuerst an der Pyramidenspitze findet, während die erste Usur bei einem Aneurysma der A. carotis interna gewöhnlich am Canalis opticus auftritt und die Usur der Pyramidenspitze in diesen Fällen ein relativ seltenes Ereignis ist. Beachtet man diese Unterschiede, so wird die röntgenologische Differentialdiagnose nur selten auf Schwierigkeiten stoßen.

d) Die Tumoren der Sellaregion

Zeigt das Röntgenbild eine Veränderung der Sella turcica, welche auf eine bestehende Erkrankung hinweist, so ist zuerst die Frage zu entscheiden, ob diese Veränderung als Fernsymptom anzusehen ist, oder ob es sich um ein lokales Symptom eines Tumors der Sellaregion handelt. Sprechen die vorliegenden Veränderungen für die letztere Annahme, so ist weiter zu entscheiden, wo der primäre Sitz des Tumors anzunehmen ist. Hier sind folgende Möglichkeiten ins Auge zu fassen: 1. intrasellar, 2. suprasellar, 3. infrasellar, 4. parasellar.

Zwei mögliche Lokalisationen, der präsellare und der retrosellare Sitz des Tumors, sind hier aus folgendem Grunde nicht angeführt: Vor und unter der Sella turcica liegt gewöhnlich die Keilbeinhöhle. Geht ein Tumor von ihr aus, so ist eine Unterscheidung zwischen prä- und infrasellarem, primärem Sitz nicht möglich und praktisch auch bedeutungslos. Greift der Tumor dagegen von der Nase oder dem hinteren Siebbeinlabyrinth auf den Keilbeinkörper über, so liegen so eindeutige Veränderungen auch in der Nase oder im Siebbeinlabyrinth vor, daß die richtige Diagnose nicht auf Schwierigkeiten stößt. Die Besprechung dieser Tumoren wird zweckmäßiger im Rahmen der Tumoren der Nase und der Nasennebenhöhlen erfolgen. Ein retrosellar gelegener Tumor kommt praktisch deswegen differentialdiagnostisch nicht in Frage, weil ein Tumor dieses Sitzes frühzeitig zu endocranieller Drucksteigerung führt und es daher immer schon zu einer indirekten Zerstörung der Sella turcica gekommen ist, ehe der Tumor selbst in dieselbe hineinwachsen konnte.

Das klassische Bild des intrasellaren Tumors ist die gleichmäßige, ballonförmige Erweiterung der Sella turcica. Da aber das klassische Bild hier wie in der ganzen Medizin verhältnismäßig selten ist, so muß man auf alle differentialdiagnostisch interessanten Einzelheiten achten, die bei einem intrasellaren Tumor in Erscheinung treten können. Bei der ballonförmigen Erweiterung der Sella turcica ist die Verdrängung oder die Zerstörung des Sellabodens meist stärker ausgesprochen als die Erweiterung des Sellaeingangs, wobei erfahrungsgemäß das chromophile Adenom den Sellaeingang weniger erweitert als das chromophobe (s. Abb. 159 und 160). Es ist wichtig, dies zu beachten. Denn der suprasellare Tumor führt meist zu einem Bilde, in welchem die Erweiterung des Sellaeinganges stärker im Vordergrunde steht als die Veränderung des Sellabodens. Eine hochgradige Beeinträchtigung des Sellabodens bei normalem Sellaeingang ist dagegen für den infrasellaren Tumor charakteristisch. Abweichungen vom Bilde der gleichmäßigen, ballonförmigen Erweiterung der Sella turcica sind häufig, und zwar nicht nur infolge einer asymmetrischen Usur, über die wir später noch ausführlicher sprechen werden. Es kommt aus unbekannten Gründen auch vor, daß die Erweiterung nur oder fast nur im sagittalen oder axialen Durchmesser erfolgt. Auch kann es sein, daß die Excavation im vorderen oder hinteren Anteil der Sella stärker ausgesprochen ist und diese dadurch eine ungewöhnliche Form erhält. Solche atypische Formen der Sellaexcavation sind sicher nicht durch die Ausdehnung der Keilbeinhöhle bedingt, und es ist keineswegs richtig, daß eine stark entwickelte Keilbeinhöhle dem vordringenden Tumor besonderen Widerstand entgegensetzt. Sehen wir doch bisweilen ein chromophiles Hypophysenadenom nach Zerstörung des Sellabodens von oben wie eine große Beere in die sonst unveränderte, stark entwickelte Keilbeinhöhle hineinhängen. Verkalkungen im Tumor sind beim intrasellaren Hypophysenadenom verhältnismäßig selten. Beim intrasellaren Tumor handelt es sich gewöhnlich um solche Adenome, und in diesen finden sich Kalkablagerungen meist nur, wenn kleine Nekrosen vorliegen. Daher sind die im Röntgenbild vereinzelt sichtbaren Kalkschatten klein und zart und nur selten konkrementartig. In seltenen Fällen kann ein Craniopharyngiom, welches sehr zu Kalkablagerung neigt, intrasellar entstehen und dadurch auch einmal ein intrasellar entstandener Tumor eine massive Verkalkung bedingen. Der intrasellare Tumor führt allmählich nicht nur zur Verdrängung, sondern oft auch zur Zerstörung des Sellabodens. Dann ist, ähnlich wie bei der Druckusur der Sella durch endocranielle Drucksteigerung, keine knöcherne Abgrenzung der intrasellaren Weichteile gegen die Luft der Keilbeinhöhle zu sehen. Auch das Dorsum sellae wird verdünnt und ist im klassischen Bild nach hinten konvex gekrümmt. Nur selten ist das verdünnte Dorsum sellae gerade und nicht nach hinten durchgebogen. Wie eigenartig und in ihrer Entstehung bisweilen schwer verständlich die Veränderungen sein können, beweist der Umstand, daß ich einmal bei einem Adenom der Hypophyse ein verdünntes und nach vorne konvexes Dorsum sellae sah (s. Abb. 161). Die Erklärung für einen solchen seltenen Befund ist folgende: Das chromophobe Adenom der Hypophyse unterscheidet sich im Röntgenbild vom chromophilen meist dadurch, daß es den Sellaeingang verhältnismäßig stärker erweitert, da diese Adenome die größere Tendenz haben, aus der Sella heraus und vorwiegend nach oben zu wachsen. Dadurch kann es geschehen, daß der oberste Teil des verdünnten Dorsum sellae nach hinten verdrängt wird und dadurch das ganze Dorsum sellae nach vorne konvex erscheint. In den typischen Fällen wird vorwiegend der mittlere Teil des verdünnten Dorsum sellae durch den Druck des Tumors allmählich nach hinten verschoben. Diese Verschiebung erfolgt wohl in erster Linie durch Knochenumbau und nicht rein mechanisch. Letzteres kann nur dann angenommen werden, wenn vom Dorsum sellae nur mehr eine kleine dünne Knochenplatte vorhanden ist. Daß das Dorsum sellae durch einen intrasellaren Tumor restlos zerstört ist, kommt nur selten vor. Bei genauer Betrachtung des Bildes wird man fast immer noch einen kleinen nach hinten-oben verlagerten Rest desselben entdecken können. Der Winkel, welchen das Planum sphenoidale in der Gegend des Tuberculum sellae mit der Vorderwand der Sella turcica bildet, wird beim intrasellaren Tumor im typischen Fall zugespitzt. Die Zuspitzung dieses Winkels erfolgt teils dadurch, daß die Vorderwand der Sella turcica nach vorne gedrängt wird, teils jedoch dadurch, daß sich in der Gegend des Tuberculum sellae, an der Ansatzstelle des Diaphragma sellae Osteophyten bilden. Ein stumpfer Winkel in der Gegend des Tuberculum sellae spricht aber nicht gegen den intrasellaren Ursprung eines bestehenden Tumors, doch ist er die Ausnahme von der Regel, die sich nicht nur beim chromophoben, sondern auch beim chromophilen Adenom finden kann (s. Abb. 162). Die Osteophytenbildung ist ebenfalls ein differentialdiagnostisch wichtiges Symptom, da die Osteophyten durch ihre Lage und Form meist die Richtung des Druckes anzeigen, der vom Tumor ausgeübt wird (s. Abb. 163). Außer am Tuberculum sellae ist Osteophytenbildung des öfteren auch an den Processus clinoidei posteriores zu beobachten. Beim intrasellaren Tumor sind diese Osteophyten nach oben konvex (s. Abb. 164). Selten sieht man bei diesen Tumoren eine Verkalkung des ganzen Diaphragma sellae und sehr selten Osteophytenbildung an den Processus clinoidei anteriores (s. Abb. 165). Eine Usur der Processus clinoidei anteriores und posteriores im Sinne einer Verdünnung derselben ist bei intrasellaren Tumoren häufig zu beobachten, jedoch nur von geringem diagnostischem Interesse, da die Form und Dicke dieser Fortsätze erfahrungsgemäß sehr variabel ist. Asymmetrisches Wachstum ist bei intrasellaren Tumoren ein häufiges Ereignis und führt zu einer asymmetrischen Usur der Sella turcica. Man sieht dann zwei Sellakonturen, wobei zu Beginn ein Kontur noch der Norm entsprechen kann. Um eine solche asymmetrische Usur der Sella im Anfangsstadium nicht zu übersehen, achte man auf folgendes: Zwei Konturen des Sellabodens können auch durch Schrägprojektion zustande kommen. Man vergleiche daher immer im Seitenbild die Entfernung der beiden oberen Konturen der beiden kleinen Keilbeinflügel voneinander mit der der beiden Konturen des Sellabodens. Die Entfernung der beiden oberen Konturen der kleinen Keilbeinflügel voneinander muß bei Schrägprojektion im Bilde größer sein als die Entfernung der beiden Konturen des Sellabodens. Ist das Gegenteil der Fall, so ist die Sella asymmetrisch, da anatomisch die Entfernung zwischen beiden Konturen der kleinen Keilbeinflügel größer ist als die zwischen den beiden Rändern der Sella turcica. Auch soll man es nie unterlassen, im sagittalen Bild nach der Linie des Sellabodens zu suchen, da auch in dieser Projektion die Asymmetrie der Sella meist gut erkennbar ist (s. Abb. 166). Liegt schon eine höhergradige, asymmetrische Usur der Sella vor, so ist dies im Seitenbild häufig schon auf den ersten Blick an folgendem zu erkennen. Der untere Kontur des Processus clinoideus anterior setzt sich auf der Seite der geringeren Usur in den jetzt deutlicher sichtbaren Kontur der unteren Wurzel des kleinen Keilbeinflügels fort und geht weiter nach hinten in einen atypischen Kontur über, der meist von einer Keilbeinhöhlenwand gebildet wird. Aus diesem ungewöhnlichen Bild ist die asymmetrische Erweiterung der Sella im Falle einer bestehenden größeren Zerstörung leicht zu erkennen (s. Abb. 167). Ein großer intrasellarer Tumor kann auch zu einer Usur der Pyramidenspitze führen. Wird sie durch den Tumor direkt hervorgerufen, so ist meist der obere Teil der Pyramidenspitze stärker usuriert, weil das Niveau des Tumors verhältnismäßig hoch gelegen ist. Ist jedoch die Ursache der Arrosion eine durch den großen Hypophysentumor bedingte Liquorstauung in der hinteren Schädelgrube, dann kann sie die medialen und unteren Teile der Pyramidenspitze betreffen, oder es kann zu einer Erweiterung des inneren Gehörganges kommen, wie wir es bei der Besprechung der Drucksteigerung in der hinteren Schädelgrube beschrieben haben. Ein Einbruch eines Hypophysentumors durch die Fissura orbitalis superior in die Orbita scheint selten zu sein. Ich sah dies nur dreimal. In solchen Fällen kommt es zur Erweiterung der Fissura orbitalis superior durch scharfrandige Usur des großen und kleinen Keilbeinflügels.

Als das klassische Bild des suprasellaren Tumors wird die starke Erweiterung des Sellaeinganges bei verhältnismäßig geringer Verschiebung des Sellabodens nach abwärts angesehen (s. Abb. 168). Dabei kommt es in der Gegend des Tuberculum sellae gewöhnlich zur Ausbildung eines stumpfen Winkels im Gegensatz zum spitzen Winkel beim intrasellaren Tumor. Diese Ausbildung eines stumpfen Winkels in der Gegend des Tuberculum sellae kann allmählich in eine regelrechte Depression dieses Bereiches mit nach hinten-oben konkavem Kontur übergehen (s. Abb. 169). Eine asymmetrische Sellaexcavation findet sich hier seltener als bei einem intrasellar entstandenen Tumor. Das Verhalten des Dorsum sellae kann recht verschieden sein. Bisweilen scheint es kaum verändert zu sein. Manchmal ist es erheblich verdünnt, in anderen Fällen wieder nur verkürzt, wobei die obere Begrenzung horizontal oder schräg nach vorne verlaufen kann. Manchmal ist es auch vollkommen zerstört, ohne daß — wie bei einem intrasellar entstandenen Tumor — bei genauer Betrachtung noch ein kleiner, dislozierter Rest desselben zu entdecken wäre. Man findet dann entsprechend der Basis des Dorsum sellae nur einen kleinen, scharf begrenzten, nach oben gerichteten Sporn. Osteophyten, welche gegebenenfalls an den Processus clinoidei posteriores vorhanden sein können, sind nach oben konkav und nicht konvex, wie bei einem intrasellaren Tumor (s. Abb. 170). Das Bild und seine Wertung wird aber nicht nur dadurch beeinträchtigt, daß suprasellar ganz verschiedene Tumoren sitzen können, sondern auch durch den Umstand, daß der erweiterte 3. Ventrikel ebenfalls, wie ein Tumor, von oben her einen Druck auf die Sella turcica ausüben und so zu ähnlichen Veränderungen führen kann. Die Differentialdiagnose wird dadurch erheblich erleichtert, daß die suprasellaren Tumoren verhältnismäßig oft Kalkeinlagerungen aufweisen. Dies gilt vor allem für die Craniopharyngiome, aber es können auch Meningiome, Epidermoide und Gliome dieser Lokalisation Verkalkungen aufweisen. Bei Craniopharyngiomen sieht man bisweilen ohne weitere Veränderung der Sella nur ein verkürztes oder verbildetes Dorsum sellae und darüber einen intensiven, unregelmäßigen Kalkschatten. Die Verbildung des Dorsum sellae, welche sich meist darin äußert, daß das verkürzte Dorsum sellae nach vorne geknickt erscheint und sein vorderer Kontur dadurch mit dem Sellaboden einen Winkel bildet, spricht dafür, daß der Tumor schon in der ersten Wachstumsperiode bestanden hat und sich das Dorsum sellae daher nicht entsprechend entwickeln konnte (s. Abb. 171). Die Verkalkung eines Craniopharyngioms ist nicht selten außerordentlich dicht und ausgedehnt. Man findet aber auch des öfteren schalenförmige Verkalkungen, weil das Craniopharyngiom häufig cystisch verändert ist. Da die cystische Veränderung nur Teile des Tumors betreffen kann, können gleichzeitig massive und schalenförmige Verkalkungen vorhanden sein (s. Abb. 172). Der suprasellare Tumor kann aber auch ein anderes „klassisches" Bild, als das eben beschriebene, zeigen. Ohne wesentliche Veränderung der übrigen Sella finden wir des öfteren eine Zerstörung der Gegend des Tuberculum sellae. Wir sprechen in einem solchen Falle von einem „Chiasma-Tumor". Es kann sich auch hier um ein Craniopharyngiom handeln. Ein Gliom oder Meningiom ist jedoch bei dieser Art der Usur wahrscheinlicher. Auch Epidermoide kommen an dieser Stelle vor. Das Seitenbild zeigt in solchen Fällen einen außerordentlich auffälligen Befund, da der Übergang vom normalen Kontur des Planum sphenoidale zum ebenfalls normalen Kontur des Sellabodens fehlt (s. Abb. 173). Vorwiegend das Gliom kann auch zu einer Erweiterung des Canalis opticus führen. Hier kann eine Usur außer bei einem Tumor auch bei einer Arachnitis optico-chiasmatis beobachtet werden. Ein Meningiom am Tuberculum sellae kann — wie schon früher erwähnt — daselbst auch zu einer Hyperostose führen. Ein seltener Befund, der meist zu einer Fehldiagnose führt, ist das Osteochondrom oder Osteom am Tuberculum sellae. Ich sah das Osteochondrom im Bereiche der Schädelbasis meist am Tuberculum sellae, seltener parasellar am Boden der mittleren Schädelgrube. Wenn das Osteochondrom schon eine größere Ausdehnung erreicht hat, so kann es einem stark verkalkten Craniopharyngiom sehr ähnlich sehen und wird dementsprechend meist damit verwechselt (s. Abb. 174). Für die Differentialdiagnose ist der Umstand am wichtigsten, daß das Osteochondrom vom Tuberculum sellae ausgeht, dieses daher in den Tumor mit einbezogen ist und im Röntgenbild infolgedessen nicht zur Darstellung gelangt. Bei einem Craniopharyngiom dagegen kann wohl eine Depression des Tuberculum sellae vorliegen, oder auch eine Usur des Knochens daselbst, doch wird die Gegend des Tuberculum bei genauer Betrachtung meist vom Kalkschatten des Tumors abzutrennen sein. Eine Überlagerung des Kalkschattens mit dieser Gegend kann natürlich Schwierigkeiten bereiten, die sich nur durch genaue Untersuchung überwinden lassen. Auch die Art der Abgrenzung des Kalkschattens und seine Struktur wird in den meisten Fällen differentialdiagnostisch verwertbar sein. Denn der Knochentumor hat doch meist die unverkennbare, osteomartige Form, die uns von Osteomen und Osteochondromen in anderen Bereichen des Skeletes vertraut ist. Schwieriger mag es unter Umständen sein, ein ganz aus sklerotischem Knochen bestehendes Osteom dieser Gegend von einer Meningiom-Hyperostose zu unterscheiden. Die Meningiomhyperostose ist aber meist diffuser und pflegt nicht die tumorartige Form eines Osteoms anzunehmen. Bei Vorliegen eines parossalen Osteoms, welches am Schädel häufiger zu beobachten ist, als am übrigen Skelet, findet man außerdem zwischen dem Osteom und dem Knochen seiner Nachbarschaft einen feinen, dem Periost entsprechenden Spalt, dessen Vorhandensein bei einem Meningiom nicht zu erwarten ist. Wir haben darauf schon bei Besprechung der Keilbeinmeningiome hingewiesen.

Infrasellare Tumoren sind, wie schon erwähnt, meist dadurch charakterisiert, daß eine ausgedehnte Zerstörung des Sellabodens vorliegt, ein noch vorhandener Rest des Dorsum sellae sich aber in normaler oder annähernd normaler Lage befindet. Der Sellaeingang ist also, bei ausgedehnter Zerstörung des Sellabodens, nicht oder kaum erweitert. Infrasellare Blastome, welche zur Zerstörung der Sella führen, sind fast ausschließlich maligne Tumoren, wobei die hier lokalisierte Metastase häufiger dieses Bild hervorruft, als der infrasellar entstandene, maligne Tumor. Denn wenn auch maligne Epipharynxtumoren häufiger sind als Metastasen im Keilbeinkörper, so ist es doch, wenigstens in unseren Gegenden, sehr selten, daß ein solcher erst dann zur Untersuchung kommt, wenn schon eine Zerstörung der Sella turcica vorliegt. Von benignen, infrasellar entstandenen Prozessen kommt nach meiner Erfahrung fast nur die Mucocele der Keilbeinhöhle in Frage. Denn ich habe bisher noch nie eine ausgedehnte Zerstörung der Sella turcica durch ein benignes, infrasellar entstandenes Neoplasma gesehen, obwohl diese Möglichkeit theoretisch gegeben ist. Auch in der Literatur ist mir kein entsprechender Fall bekannt. Dagegen sah ich eine Zerstörung des Sellabodens ohne weitere Veränderungen an der Sella turcica, aber zusammen mit einer teilweisen Verschattung der Keilbeinhöhle nach einem Gumma am Sellaboden bzw. Keilbeinhöhlendach. Bei einem malignen, infrasellar gelegenen Tumor ist die ganze Keilbeinhöhle verschattet und es kommt durch die begleitende Infiltration der Schleimhaut auch zur Verschattung der benachbarten Nebenhöhlen. Eine Ausnahme bildet hier, wie schon erwähnt, nur die osteoplastische Metastase des Prostatacarcinoms. Für den malignen Tumor spricht weiter eine teilweise Zerstörun gdes Sellabodens, bei welchem der Rand des Defektes deutlich erkennbar ist, oder eine Zerstörung desselben mit Zeichen einer gleichzeitigen Zerstörung des benachbarten Knochens durch infiltratives Tumorwachstum. Besonders im hinteren Anteil, wo spongiöser Knochen angrenzt, ist dieses infiltrative Tumorwachstum oft zu erkennen und gibt sich hier durch unregelmäßige Begrenzung des Defektes oder diffuse Aufhellung des benachbarten Knochens zu erkennen (s. Abb. 175a und b). Besteht gleichzeitig auch eine Zerstörung des Tuberculum sellae und des Planum sphenoidale, so ist an dem Bestehen eines malignen Tumors nicht zu zweifeln. Denn eine Zerstörung des Knochens in diesem Bereiche kommt sonst nur bei hochgradiger, akuter endocranieller Drucksteigerung vor, in welchem Falle die benachbarten Nebenhöhlen jedoch nicht verschattet sind. Man achte in Fällen maligner, infrasellarer Tumoren auch auf Zeichen relativer Benignität, weil sie mehr für die Metastase als den primären Tumor sprechen. Sie finden sich besonders oft bei Metastasen eines Thyreoideacarcinoms, von welchen wir schon erwähnten, daß sie bisweilen an der Schädelkapsel sogar ein vollkommen benignes Bild, ähnlich einer Knochencyste, machen können. Für relative Benignität spricht z. B. der Umstand, daß bei partieller Zerstörung der Sella der noch vorhandene Sellarest eine Excavation erkennen läßt oder daß bei Zerstörung des Dorsum sellae das nach hinten verlagerte Periost desselben durch neuerliche Verkalkung sichtbar ist (s. Abb. 176 und 177). Denn beides spricht für ein verhältnismäßig langsames Wachstum des Tumors. Die malignen Tumoren, welche im Keilbeinkörper selbst primär entstanden sind (einschließlich den Tumoren der Keilbeinhöhle), zeichnen sich meist durch besondere Malignität aus. Eine Ausnahme bildet nur das Chordom, welches bei Besprechung der infrasellaren Tumoren auch zu erwähnen ist. Es kann infrasellar entstehen, doch liegt sein Ausgangspunkt meist weiter hinten im benachbarten Teil des Hinterhauptbeines. Es handelt sich gewöhnlich um einen malignen, aber relativ benignen Tumor. Dem entspricht auch das röntgenologische Bild. Das Auffälligste ist meist, aber nicht immer die Zerstörung der Sella in der für infrasellare Tumoren charakteristischen Art. Die Usur reicht jedoch gewöhnlich in erheblichem Ausmaß in den benachbarten Teil des Hinterhauptbeines hinein. Die maligne Komponente kommt hier in der Spongiosa in der unregelmäßigen und unscharfen Begrenzung der Usur zum Ausdruck. Für relative Benignität spricht auch hier die vorhandene Verkalkung eines verdrängten Periostes, meist über der Gegend des oberen Clivusanteiles sichtbar. Die Pyramidenspitze kann, ähnlich wie bei einem Epipharynxtumor — als solcher imponiert das Chordom klinisch des öfteren — von unten her arrodiert werden. Die röntgenologische Differentialdiagnose zwischen einem Chordom und einer Metastase ist nicht immer leicht (s. Abb. 178). Ein absolut benignes Bild ergibt die Mucocele der Keilbeinhöhle. Die Diagnose einer großen Mucocele derselben ist wegen der dann bestehenden Verdrängungserscheinungen meist nicht schwierig. Dagegen kann eine kleinere Mucocele, welche nur zur Zerstörung der Sellawände geführt hat, ein Bild ergeben, welches weitgehende Ähnlichkeit mit dem eines endosellaren Tumors aufweist. Die deutliche Abgrenzung des Prozesses insbesondere auch in der benachbarten Nasenhöhle oder in den benachbarten Nebenhöhlen, welche gegen einen malignen Tumor spricht, und das Fehlen einer Erweiterung des Sellaeingangs bei ausgedehnter Zerstörung des Sellabodens, welches gegen einen intrasellaren und für einen infrasellaren Ursprung des Tumors spricht, wird zur richtigen Annahme einer Mucocele führen, da Benignität und infrasellarer Ursprung bei bestehender Selladestruktion mit Mucocele fast gleichbedeutend ist (s. Abb. 179 und 180a und b). Diese kann dort wo sie nicht an Knochen, sondern nur an Weichteile grenzt, periphere schalenförmige Kalkschatten zeigen, wie sie allerdings auch in der Wand eines cystischen Hypophysentumors vorkommen können. Das Dorsum sellae kann, wie bei einem endosellaren Tumor, verdünnt und nach hinten verschoben werden, wobei aber auffällig ist, daß die Spitze des Dorsum sellae diese Verschiebung nach hinten kaum mitmacht. Infolgedessen bleibt die Weite des Sellaeinganges fast unverändert, ein Umstand, der, wie schon betont, für die Diagnose der Mucocele der Keilbeinhöhle besonders wichtig ist. Bei weiterem Wachstum und entsprechender Größe wird die Mucocele fast immer das hintere Siebbeinlabyrinth mit einbeziehen, ein Befund, der differentialdiagnostisch ebenfalls von Interesse ist. Denn ein Einbruch eines Hypophysentumors in das hintere Siebbeinlabyrinth ist kaum anzunehmen. Bei einer entsprechend großen Mucocele der Keilbeinhöhle wird ferner das Planum sphenoidale nach oben verdrängt, was ebenfalls bei einem Hypophysentumor nicht vorkommt. Wir kennen das nach oben verlagerte Planum sphenoidale sonst nur noch bei dem Pneumosinus dilatans. Bei entsprechender Größe kann die Mucocele auch zu einer glatt begrenzten Arrosion des kleinen Keilbeinflügels und damit zu einer Erweiterung der Fissura orbitalis superior führen. Schließlich kann durch eine große Mucocele auch die Pyramidenspitze zerstört werden, wobei die Art der Arrosion ebenfalls differentialdiagnostisch verwertbar sein kann. Führt ein Hypophysentumor zu einer direkten Usur der Pyramidenspitze, so ist im Hinblick auf die im Verhältnis zur Pyramidenspitze hoch gelegene Sella zu erwarten, daß die Usur in erster Linie die oberen Partien der Pyramidenspitze betrifft. Bei der infrasellar entstandenen Mucocele der Keilbeinhöhle können jedoch die unteren Partien der Pyramidenspitze stärker arrodiert werden, so daß die obere Pyramidenkante am Rande des Defektes über denselben etwas vorragt. Eine Mucocele der Keilbeinhöhle als solche im Röntgenbild richtig zu erkennen ist außerordentlich wichtig, weil ihre klinische Diagnose mangels entsprechender Symptome meist kaum möglich ist und weil die Operation von der Nase aus einen verhältnismäßig harmlosen Eingriff darstellt. Dagegen würde die vom Neurochirurgen unter der irrigen Annahme eines endocraniellen Tumors durchgeführte Operation einen erheblich ernsteren Eingriff darstellen, der auch unangenehme Folgen haben könnte.

Bei parasellaren Tumoren handelt es sich, wenn wir vom Aneurysma der A. carotis interna absehen, meist um ein Meningiom oder Neurinom. Über die Meningiome, welche zu einer ausgesprochenen Hyperostose führen, haben wir früher schon gesprochen. Parasellare Tumoren, die nur zu einer Usur führen, können, solange sie klein sind, nur eine atypische Excavation der Sella turcica bewirken. Dann kann nur das Atypische der Excavation die Annahme eines parasellaren Tumors nahelegen (s. Abb. 181). Hat der Tumor jedoch die Sella turcica schon ausgedehnt in Mitleidenschaft gezogen, so kann ein negatives Symptom auf den parasellaren Ursprung des Tumors hinweisen. Dieser führt zu einer asymmetrischen Usur der Sella turcica. Das gleiche geschieht bei einem asymmetrisch wachsenden, intrasellaren Tumor, doch sind die Bilder, welche in beiden Fällen zustandekommen, meist wesentlich verschieden. Der asymmetrisch wachsende, intrasellare Tumor bewirkt in erster Linie einen Druck auf den Sellaboden von oben her. Dadurch wird dieser wohl asymmetrisch gesenkt, seine Konturen bleiben jedoch erkennbar, selbst wenn bei starker Asymmetrie dieselben weit auseinander liegen. Bei einem parasellaren Tumor sieht man auf den ersten Blick die ausgedehnte Usur der Sella turcica, erkennt auch an den schon besprochenen Symptomen die Asymmetrie der Usur, aber es gelingt oft nicht, diese Zerstörung richtig zu analysieren. Das ist verständlich. Denn wenn die Sella von der Seite her arrondiert wird, so läßt der verbleibende Rest meist keine deutlichen Konturen mehr erkennen, weil der noch stehende Knochen zu dünn geworden ist. Die Unmöglichkeit einer genauen Analyse läßt uns also hier an den parasellaren Tumor denken. Noch ein weiteres Symptom kann im Seitenbild auf den parasellaren Sitz des Tumors hinweisen. Man sieht bei parasellaren Tumoren öfter eine sehr charakteristische Usur des Processus clinoideus anterior durch den Tumor. Sie erfolgt in der Weise, daß von ihm nur die obere Corticalis, diese aber bis nahe an die Spitze erhalten bleibt, also direkt von unten (s. Abb. 182). Eine derartige Usur des Processus clinoideus anterior macht nur der parasellare Tumor, auch nicht das Aneurysma der A. carotis interna. Die Diagnose wird vielfach dadurch erleichtert, daß auch das sagittale Übersichtsbild eine Usur des kleinen Keilbeinflügels in seinem hinteren medialen Anteil erkennen läßt, was ebenfalls auf den parasellaren Sitz des Tumors hinweist (s. Abb. 183). Bezüglich der Differentialdiagnose zwischen einem parasellaren Meningiom ohne Knochenneubildung, einem Neurinom und einem Aneurysma ist folgendes zu sagen. Ein Neurinom, welches zu einer Usur der Sella turcica führt, hat nach meiner Erfahrung immer auch schon in charakteristischer Weise eine solche an der Pyramidenspitze hervorgerufen. Das Aneurysma zeigt in der weitaus überwiegenden Mehrzahl der Fälle schalenförmige Kalkeinlagerungen und beginnt mit der Usur meist an der unteren Wurzel des kleinen Keilbeinflügels. Das Meningiom ohne Knochen- neubildung zeigt — wenn überhaupt — gewöhnlich keine schalenförmigen, sondern fleckige Kalkschatten und bewirkt weder die scharfe Begrenzung, noch die typische Form des Defektes an der Pyramidenspitze, welche das Neurinom des Nervus trigeminus charakterisieren.

e) Differentialdiagnostische Erwägungen bei Usur der Sella turcica

Im Anschluß an die Besprechung der Tumoren der Sellaregion wollen wir noch einmal die für die Differentialdiagnose der Selladestruktion durch einen lokalen Tumor oder durch endo- cranielle Drucksteigerung wichtigsten Symptome zusammenfassen. Es sei hier vermerkt, daß sich der Ausdruck „Drucksella" ziemlich allgemein für das Bild einer durch endocranielle Druck- steigerung veränderten Sella turcica eingebürgert hat. Diese Bezeichnung ist insoferne nicht ganz logisch, als ja auch der lokale Tumor die Sella durch Druck verändert. „Druck" stellt aber bei „Drucksella" gewissermaßen nur eine Abkürzung für „endocranielle Drucksteigerung" dar. Es ist daher nichts dagegen einzuwenden, im Gegenteil sogar zweckmäßig, wenn der Ausdruck weiterhin im angeführten Sinne und — zur Vermeidung von Irrtümern — nur in diesem ge- braucht wird. Atypische Kalkschatten in der Sellaregion sprechen immer für den lokalen Prozeß und gegen eine Druckusur der Sella turcica durch endocranielle Drucksteigerung. Solche atypische Kalkschatten sind in erster Linie Verkalkungen in einem Tumor oder an seiner Peri- pherie. Die gleiche Bedeutung kommt aber auch der Osteophytenbildung zu, welche wir am Tuberculum sellae und an den Processus clinoidei posteriores, selten an den Processus clinoidei anteriores beobachten können. Auch die Verkalkung des Diaphragma sellae und ein nach hinten-oben verlagerter kleiner Rest des Dorsum sellae kann als atypische Verkalkung im Sinne eines lokalen Prozesses gewertet werden. Den gleichen Wert haben nach meinen Erfahrungen Verkalkungen in der Wand der A. carotis interna. Denn ich habe bisher niemals solche Ver- kalkungen zugleich mit einer Druckusur der Sella turcica durch endocranielle Drucksteigerung gesehen. Ich vermute, daß Patienten, bei welchen eine röntgenologisch erkennbare Arterien- verkalkung im Bereiche des Schädels und zugleich ein drucksteigernder Prozeß besteht, früher sterben, bevor es noch zu einer röntgenologisch erkennbaren Veränderung der Sella turcica kommt. Bezüglich der Formveränderung der Sella ist folgendes zu bedenken. Die endocranielle Drucksteigerung kann zu einer vollkommen gleichmäßigen Sellaexcavation führen, welche von der durch einen intrasellaren Tumor hervorgerufenen nicht zu unterscheiden sein kann. Eine solche gleichmäßige Erweiterung der Sella turcica bereitet der Differentialdiagnose jedoch nur im Anfangsstadium der Sellaexcavation Schwierigkeiten. Sehen wir eine höhergradige ballonförmige Erweiterung der Sella, so kommt eine endocranielle Drucksteigerung als Ursache derselben nicht mehr in Frage, und der Befund spricht eindeutig für den intrasellaren Tumor. Eine Zerstörung des Sellabodens mit Verlagerung intrasellarer Weichteile in die Keilbeinhöhle kommt sowohl bei der endocraniellen Drucksteigerung als auch bei intrasellaren Tumoren vor. Diese Zerstörung des Sellabodens erfolgt jedoch durch den intrasellaren Tumor spät. Eine deutliche Arrosion des Sellabodens bei noch normal großer oder nur wenig ausgeweiteter Sella spricht daher immer für endocranielle Drucksteigerung. Eine Depression des Tuberculum sellae kann sowohl durch endocranielle Drucksteigerung als auch durch einen suprasellaren Tumor hervorgerufen werden. Eine isolierte Zerstörung des Knochens in der Gegend des Tuberculum sellae kommt jedoch nur bei einem suprasellaren Tumor bzw. einem Chiasma-Tumor vor. Denn wenn endocranielle Drucksteigerung zu einem Verschwinden des Tuberculum sellae im Röntgenbild führt, so besteht immer auch schon eine Zerstörung des Sellabodens und des Planum sphenoidale. Eine Zerstörung des Planum sphenoidale, des Tuberculum sellae und des Sellabodens kommt außer bei Drucksteigerung nur bei einem malignen präsellaren oder infrasellaren Tumor zur Beobachtung. In diesem Falle sind jedoch die benachbarten Nebenhöhlen verschattet, was bei endocranieller Drucksteigerung nicht der Fall ist, wenn nicht zufällig gleichzeitig ein Nebenhöhlenempyem besteht. Eine Verschiebung des Planum sphenoidale nach oben kommt nur bei einem Pneumosinus dilatans (allenfalls kombiniert mit Meningiom) und bei der Mucocele vor. Eine Verschiebung des Planum sphenoidale nach unten ist nur bei endocranieller Drucksteigerung zu beobachten. Eine erhebliche Verschiebung des Dorsum sellae nach hinten kommt bei lokalen Prozessen, nicht aber bei endocranieller Drucksteigerung vor. Eine Verdünnung desselben ist sowohl beim lokalen Prozeß als auch bei der endocraniellen Drucksteigerung zu beobachten. Ein verdünntes, nach hinten konvexes Dorsum sellae ist bei intrasellaren Tumoren häufig zu sehen, bei endocranieller Drucksteigerung jedoch selten und in letzterem Falle nur bei beginnender Excavation zu beobachten. In einem späteren Stadium spricht das verdünnte und nach hinten konvexe Dorsum sellae eindeutig für den intrasellaren Tumor. Im Gegensatz dazu ist das verdünnte lange, zugespitzte und gerade verlaufende Dorsum sellae bei endocranieller Drucksteigerung wesentlich häufiger anzutreffen als bei einem intrasellaren Tumor. Bei endocranieller Drucksteigerung besteht außerdem meist noch eine leichte Porose des Dorsum sellae, welche bei intrasellaren Tumoren nicht vorhanden zu sein pflegt. Ein verkürztes, nicht verdünntes und oben horizontal oder schräg nach vorne abgegrenztes Dorsum sellae kann man sowohl bei endocranieller Drucksteigerung als auch bei einem suprasellaren Tumor finden. Ein verkürztes, jedoch nach hinten schräg abgegrenztes Dorsum sellae findet man nur bei endocranieller Drucksteigerung. Eine ungleichmäßige Excavation der Sella turcica im Sinne einer asymmetrischen Usur derselben ist beim lokalen Prozeß häufig, als Fernsymptom jedoch nur in ganz seltenen Ausnahmefällen und dann meist nur bei sellanahen Tumoren zu beobachten. Dagegen ist eine ungleichmäßige Usur der Sella turcica, besonders im Sinne einer stärkeren Excavation des hinteren Anteiles, bei endocranieller Drucksteigerung nicht selten, beim lokalen Prozeß jedoch nur in Ausnahmefällen zu sehen, wenn wir von der Dilatation oder Elongation der A. carotis interna absehen. Osteoporose als erstes Zeichen einer Affektion der Sella spricht fast immer für akute endocranielle Drucksteigerung. Als Ausnahme von der Regel beobachtete ich bisher ein einziges Mal ein großes, median gelegenes, die ganze Sella einschließendes Meningiom, bei welchem im Röntgenbild nur eine Porose des Dorsum sellae zu erkennen war, die fälschlicherweise als Druckveränderung aufgefaßt wurde. In diesem Fall war der klinisch richtig diagnostizierte Tumor neurologisch nicht lokalisierbar. Kontrastmittelmethoden fanden damals noch keine Anwendung. Bei Tumoren, welche in der Nähe der Sella turcica gelegen sind, und die gleichzeitig zu einer endocraniellen Drucksteigerung führen, wie z. B. bei Tumoren, die vom Boden des 3. Ventrikels ausgehen, können lokale Symptome und Drucksymptome kombiniert vorhanden sein und zu Bildern führen, deren richtige Wertung schwierig ist. Jedenfalls spricht diese Kombination für einen Tumor in nächster Nähe der Sella turcica (s. Abb. 184, 185, 186).

f) Das Seitenbild der Sella turcica und seine Beziehungen zur Funktion der Hypophyse

Die Konstitutionsforschung und die Endokrinologie haben sich in zunehmendem Maße mit der Frage befaßt, ob aus dem Seitenbild der Sella turcica Rückschlüsse auf die Funktion der Hypophyse gezogen werden können. Über die Bewertung einer knöchernen Verbindung zwischen Processus clinoideus anterior und posterior, die fälschlicherweise als „Sellabrücke" bezeichnet wird, und über die Bewertung des Befundes eines Dorsum elongatum haben wir schon gesprochen (s. S. 59), und wir wollen uns daher hier auf die Besprechung jener Schlüsse, welche allein aus der Größe der Sella turcica gezogen werden können, beschränken. Wenn wir der Möglichkeit, aus der Größe der Sella Rückschlüsse auf die Funktion der Hypophyse zu ziehen, skeptisch gegenüberstehen, so hat dies verschiedene Gründe. Jeder Röntgenologe kennt die außerordentlich große Literatur über die röntgenologische Bestimmung der Herzgröße und über die Möglichkeit, daraus Rückschlüsse auf die Funktion des Herzens zu ziehen. Er weiß, daß das praktische Ergebnis all dieser Bemühungen ein sehr geringes war. Dabei liegen die Verhältnisse hier wesentlich günstiger als bei der Hypophyse, da die Herzgröße röntgenologisch fast genau erfaßt werden kann, während bei der Hypophyse das, was wir sehen, die Sella turcica ist und nicht die Hypophyse. Die Sella turcica kann aber keineswegs mit der Hypophyse gleichgesetzt werden. Denn von der Grube, in welcher die Hypophyse eingebettet ist, sehen wir nur die vom Knochen gebildete vordere, untere und hintere Wand. Die bindegewebigen Seitenwände und das die Grube nach oben abschließende Diaphragma sellae sind röntgenologisch normalerweise nicht sichtbar. Dazu kommt noch, daß sich zwischen der Hypophyse und den Wänden der Sella ein von Bindegewebe und Gefäßen ausgefüllter Raum befindet. Dieser Raum hat als „Reserveraum" eine besondere Bedeutung, denn er dient der Anpassung an die physiologischerweise schwankenden Verhältnisse. Sowohl die Größe der Hypophyse als auch der auf der Sella turcica lastende Druck sind physiologischen Schwankungen unterworfen. Dieser Reserveraum kann 50% und mehr des Sellaraumes einnehmen. Deswegen ist die im Röntgenbild sichtbare Sella turcica keineswegs mit der Hypophyse identisch. Wir können daher in diesem Falle nicht so wie beim Herzen das zu untersuchende Organ fast direkt messen. Ganz abgesehen davon ergeben sich noch weitere Schwierigkeiten dadurch, daß aus der Organgröße keine bindenden Rückschlüsse auf die Funktion des Organes gezogen werden können. So wissen wir z. B., daß der Cushing-Tumor, das basophile Adenom der Hypophyse, nur selten eine Veränderung an der Sella turcica bewirkt, weil er die Größe der Hypophyse meist nicht wesentlich verändert. Es gibt auch Fälle von Akromegalie, in welchen die Sella turcica normal groß gefunden wird. Wir wissen ferner aus der praktischen Erfahrung, daß die physiologische Hypertrophie der Hypophyse während der Schwangerschaft im Röntgenbild der Sella turcica nicht zum Ausdruck kommt, weil sie nur den Reserveraum beansprucht, ohne den Knochen zu verändern. Ausnahmen von dieser Regel sind ebenso selten wie das Auftreten einer bitemporalen Hemianopsie in der Schwangerschaft. Gegenteilige Angaben in der Literatur erwiesen sich als Irrtümer infolge mangelnder röntgenologischer Grundkenntnisse. Alle diese Umstände sprechen gegen die Möglichkeit, weitgehende Rückschlüsse aus dem Sellabild auf die Funktion der Hypophyse ziehen zu können. Wenn man sich überhaupt mit der Sellamessung befaßt, so ist es selbstverständlich, daß man sich nicht auf die absoluten Werte einiger Selladurchmesser oder des Flächeninhaltes der Sella im Seitenbild beschränken darf, sondern diese zum Gesamtschädel in Beziehung setzen muß. Man kann dies aber auch nicht in der Weise machen, daß man die Sellamasse zu irgendwelchen Maßen des Schädels im seitlichen Bilde in Beziehung setzt, weil sich Beziehungen, welche zwischen der Sella turcica und dem übrigen Schädel bestehen, nur meßtechnisch nicht restlos erfassen lassen. Es besteht sicher keine einfache Beziehung zwischen Sellagröße und Schädelgröße in dem Sinne, daß ein großer Schädel eine große Sella und ein kleiner Schädel eine kleine Sella haben muß. Maßgebend ist vielmehr der Gesamteindruck des Schädels, auf welchen wir im nächsten Kapitel noch eingehender zu sprechen kommen werden. Das Röntgenbild vermittelt uns genau so einen bestimmten Eindruck von dem betreffenden Menschen, wie uns seine Physiognomie einen bestimmten Eindruck vermittelt. Wir können aber auch den Eindruck, welchen uns die Physiognomie eines Menschen hinsichtlich seiner Intelligenz, seiner moralischen

Qualitäten usw. vermittelt, im allgemeinen nicht meßtechnisch erfassen. Es ist bisher auch noch niemand auf die Idee gekommen, im Seitenbild des Schädels den Flächeninhalt des Hirnschädels auszumessen und daraus Rückschlüsse auf die Intelligenz seines Trägers zu ziehen. Wenn ich sagte, daß der Gesamteindruck des Schädels wesentlich ist und nicht seine absoluten Maße, so bezieht sich dies auf zweierlei. Erstens wissen wir, vom typischen Bild des akromegalen Schädels her, daß der Hypophyse ein bestimmter Einfluß auf den anatomischen Bau des Schädels zukommt, den wir allerdings bisher noch nicht in allen Einzelheiten kennen. Zweitens wissen wir aus der praktischen Erfahrung, daß eine Sellaveränderung durch akute oder chronische, endocranielle Drucksteigerung wesentlich häufiger ist, als eine solche durch einen Hypophysentumor. Wenn nun auch die Möglichkeit besteht, daß sich eine endocranielle Drucksteigerung röntgenologisch nur im Sellabild zeigt, so darf doch nicht außer acht gelassen werden, daß gleichzeitig auch am übrigen Schädel Druckzeichen vorhanden sein können. Die Vergrößerung des Schädeldurchmessers ist aber ein nur verhältnismäßig seltenes Zeichen einer endocraniellen Drucksteigerung. Daher hat es keinen Zweck, Sellamaße zu Schädelmaßen in Beziehung zu setzen, sondern wir müssen vielmehr sehen, ob am übrigen Schädel Zeichen einer hypophysären Dysfunktion oder einer endocraniellen Drucksteigerung vorhanden sind. Dazu müssen uns diese Zeichen, die sich keineswegs meßtechnisch erfassen lassen, geläufig sein. Ich habe wiederholt betont und durch Abbildungen belegt, daß Sellaveränderungen durch einen Hypophysentumor und solche durch endocranielle Drucksteigerung gegebenenfalls so weitgehend ähnlich sein können, daß eine Differentialdiagnose unmöglich ist. Dabei ist besonders interessant, daß auch die atypische Excavation der Sella turcica, z. B. die Excavation nur im sagittalen oder nur im axialen Durchmesser in gleicher Weise beim intrasellaren Tumor wie bei der endocraniellen Drucksteigerung zu finden ist. Gewiß ist es selten, daß in Fällen, in welchen zweifellos eine pathologisch veränderte Sella vorliegt, eine solche Differentialdiagnose nicht möglich ist (siehe Abb. 187a bis h). Aber es ist selbstverständlich, daß die Unterscheidung um so schwieriger wird, je mehr sich das Bild dem Normalen nähert, und daß daher die Beurteilung von Grenzfällen ganz erheblich größere Schwierigkeiten bereitet als die Beurteilung jener Fälle, in welchen schon eine ausgesprochen pathologische Sella vorliegt. Die hier bestehenden Schwierigkeiten, die fallweise gegebene Unmöglichkeit, die Erweiterung der Sella turcica durch eine große Hypophyse von der Erweiterung durch endocranielle Drucksteigerung zu unterscheiden, wurde in den meisten Arbeiten, welche sich mit den Beziehungen zwischen dem Seitenbild der Sella turcica und der Funktion der Hypophyse befassen, nicht berücksichtigt.

Zusammenfassend können wir folgendes feststellen: Wir sind bisher noch nicht in genügender Weise über die Normalmaße der Sella turcica orientiert und sind nur zu der Annahme berechtigt, daß der Unterschied zwischen dem oberen und unteren Grenzwert verhältnismäßig groß ist. Im Rahmen der Grenzfälle spricht eine zu kleine Sella turcica insbesondere dann, wenn gleichzeitig ein dickes Dorsum sellae von infantiler Form besteht, für eine Entwicklungshemmung der Sella turcica, welche auch eine Entwicklungshemmung der Hypophyse mit Hypofunktion derselben nahelegt. Eine zu große Sella turcica kann ihre Ursache in einer Hypertrophie der Hypophyse mit Hyperfunktion derselben haben. Es besteht aber zumindest mit gleicher Wahrscheinlichkeit die Möglichkeit, daß diese zu große Sella turcica ihre Ursache in einer endocraniellen Drucksteigerung hat, welche wieder zu einer Schädigung der Hypophyse und dadurch zu einer Hypofunktion derselben geführt haben kann. Wenn also die Verhältnisse bei der zu kleinen Sella turcica ziemlich einfach liegen und dadurch auch mehr oder weniger eindeutig sind, sind sie dies bei der zu großen Sella keineswegs.

III. Der Gesamteindruck der Übersichtsbilder des Schädels

Das Röntgenbild des Schädels ruft in uns, wie schon erwähnt, einen gewissen Eindruck hervor, welchen wir bei der Befunderhebung nicht ganz außer acht lassen sollen. Obwohl dieser Eindruck, welchen ein Röntgenbild in uns erweckt, das Primäre ist, kann darüber erst am Schlusse unserer Abhandlung über den röntgenologischen Befund bei Erkrankungen des Hirnschädels und bei endocraniellen Erkrankungen gesprochen werden, weil diese Besprechung die Kenntnis des

Pathologischen voraussetzt. Entsprechend dem deutschen Sprachgebrauch denken wir nicht an besonders krasse Einzelheiten, wenn wir von dem „Eindruck" sprechen, welchen wir von irgendeiner Sache oder Person gewinnen. Wir denken vielmehr an das Zusammenwirken mehrerer oder vieler, an sich oft wenig auffälliger und für sich allein meist wenig eindrucksvoller und wenig wichtiger Details. Im Medizinischen handelt es sich dann meist um Grenzfälle mit geringfügigen Abweichungen von der Norm, welche erst in ihrer Mehrzahl und in ihrem Zusammenwirken einen bestimmten Eindruck zu erwecken vermögen und dadurch Bedeutung erlangen. Diese Einzelheiten sind oft meßtechnisch kaum oder gar nicht zu erfassen und in der Praxis erweist sich das, was nur durch eine Messung festzustellen ist, meist als wenig wertvoll. Meiner Ansicht nach soll man sich vorerst auch nicht darum bemühen. Denn das genaue Studium der Einzelheiten läßt hier — ebenso wie bei einem Gemälde — den Gesamteindruck nicht zur Geltung kommen. Wir legen aber Wert darauf, daß gerade dieser nicht vernachlässigt wird.

Wir denken bei der Betrachtung eines Röntgenbildes des Schädels keineswegs — wie bei der Physiognomie eines Menschen — an geistige Fähigkeiten und moralische Qualitäten. Der erste Eindruck, den das Röntgenbild erweckt, bezieht sich auch nur selten auf eine Erkrankung des Schädels selbst, das heißt auf eine Erkrankung des Knochens. Wesentlich häufiger denken wir dabei an den Zustand des Gehirnes oder an den der Drüsen mit innerer Sekretion, wodurch unsere Überlegungen schon in eine bestimmte Richtung gelenkt werden. Im wesentlichen beeinflussen folgende Einzelheiten den ersten Eindruck des Schädelbildes: 1. die Form und Größe des Schädels; 2. die Dicke der Schädelkapsel; 3. die Struktur des Knochens; 4. die Beschaffenheit der Innenfläche des Schädels, und der Schädelbasis; 5. seine Pneumatisation und 6. eventuell vorhandene endocranielle Verkalkungen.

An dieser Aufstellung fallen zwei Dinge auf und zwar einerseits der Umstand, daß die Pneumatisation des Schädels aufscheint, deren Bedeutung für den diagnostischen (nicht visuellen) Gesamteindruck nicht so ohne weiteres ersichtlich ist, und andererseits, daß die Gefäßzeichnung nicht erwähnt wird, obwohl doch sonst bei der klinischen Bewertung des äußeren Eindruckes eines Patienten gerade gefäßbedingte Abweichungen von der Norm oft eine wesentliche Rolle spielen. Die Bedeutung, welche der Pneumatisation des Schädels unter Umständen zukommt, haben wir in früheren Kapiteln schon erwähnt und wir werden später nochmals darüber sprechen. Was die Gefäßzeichnung anbetrifft, so wissen wir, daß sie uns wohl manchmal die Tumordiagnose erleichtert, daß sie uns aber sonst, trotz ihrer großen Variabilität, wenig beeindruckt, weil wir bisher — abgesehen von der Tumordiagnose — nicht imstande waren, aus dieser Variabilität wesentliche Schlüsse zu ziehen. Alle diesbezüglichen Untersuchungen — unter anderem z. B. bei Migräne — führten bisher zu keinem brauchbaren Ergebnis. Es sei aber bei dieser Gelegenheit nochmals mit allem Nachdruck darauf hingewiesen, daß man mit dem „Eindruck" von Metastasen vorsichtig sein muß, weil er durch harmlose Gefäßanomalien hervorgerufen werden kann (s. S. 59).

Kehren wir nun zu unserer Aufstellung jener Einzelheiten zurück, welche in erster Linie den Eindruck des Schädelbildes beeinflussen. Unwillkürlich beurteilt man zuerst die Form und Größe des Schädels. Es ist zweckmäßig, hier die atypischen Fälle in zwei Gruppen zu teilen. Die erste Gruppe ist nur durch Asymmetrie charakterisiert, während bei der zweiten Gruppe die abnorme Gesamtform des Schädels das hervorstechendste Merkmal ist. Natürlich gibt es Mischformen, doch wird im allgemeinen eine Scheidung in diese beiden Gruppen möglich sein. Wir wollen uns zuerst mit der Asymmetrie befassen. Eine Asymmetrie der Form des Schädels ist nicht allzu selten. Über ihr Zustandekommen besteht keine Klarheit. Es ist nicht daran zu zweifeln, daß ein Geburtstrauma Anlaß zu einem asymmetrischen Schädelwachstum geben kann. Aber ebenso sicher können wir annehmen, daß das Geburtstrauma nicht als die alleinige Ursache eines solchen angesehen werden kann. Es besteht wohl auch die Möglichkeit einer intrauterinen Schädigung und es muß auch an die Möglichkeit einer Wachstumshemmung, analog einer Craniostenose, gedacht werden. Die Art der Asymmetrie kann verschieden sein. Sie ist z. B. bei der Hemiatrophia cerebri meist durch ihre Regelmäßigkeit charakterisiert, das heißt, daß in solchen Fällen eine ganze Schädelhälfte kleiner ist. Es gibt aber auch Schädelasymmetrien, die eine solche Gleichmäßigkeit vermissen lassen und dadurch oft schwerer zu erkennen sind. Sie betreffen nur Teile einer Schädelhälfte, oder auch nur Teile der Schädelkapsel oder Schädelbasis. Es kann sein, daß eine solche Asymmetrie nur in der axialen Aufnahme deutlich in Erscheinung tritt. Derartige Asymmetrien werden leicht übersehen, sind aber doch nicht ohne Interesse. Denn wenn auch Menschen, welche mit einer solchen Asymmetrie des Schädels behaftet sind, sich vollkommen gesund fühlen können, so ist bei ihnen, meiner Beobachtung nach, bei genauer neurologischer Untersuchung doch oft ein positiver Befund zu erheben. Umgekehrt kann der Grund eines solchen klinischen, seiner Ursache nach unklaren, positiven Befundes durch den röntgenologischen Nachweis einer bestehenden partiellen Schädelasymmetrie aufgedeckt werden. Die Schädelasymmetrie spielt daher nicht nur bei der Diagnose einer Hemiatrophia cerebri, also der Atrophie einer ganzen Hemisphäre des Gehirns eine Rolle. Auch die Atrophie kleinerer Hirnbereiche kann am knöchernen Schädel zum Ausdruck kommen. In der Regel wird man mit Recht annehmen, daß bei Bestehen einer Schädelasymmetrie die kleinere Hälfte der kranken Seite entspricht. Aber als seltene Ausnahme von der Regel wird man doch auch an die Möglichkeit denken müssen, daß eine umschriebene Liquorstauung in der Entwicklungsperiode zu einer Ausweitung eines Schädelbereiches geführt haben kann und dann eben die größere Seite Sitz der Erkrankung ist.

Auch in jenen Fällen, in welchen die abnorme Gesamtform des Schädels das hervorstechendste Merkmal ist, unterscheiden wir zwei Gruppen. Wir trennen jene Schädel, welche etwas kleiner als normal sind, von jenen, welche etwas zu groß erscheinen. Es ist also hier nicht nur die Form, sondern auch die Größe des Schädels zu beurteilen. Bei normaler Form ist allerdings die Größe des Schädels medizinisch von geringem Interesse. Denn krankhafte Veränderungen, welche mit einer abnormen Größe des Schädels einhergehen, bedingen fast immer auch eine abnorme Form. Es gibt wohl z. B. eine Mikrocephalie, bei welcher der Schädel sich — von der Größe abgesehen — vollkommen normal verhält. Aber es handelt sich in diesen Fällen um eine Wachstumshemmung, welche den ganzen Körper und nicht nur den Schädel betrifft, und uns daher hier wenig interessiert. Ist sie auf den Schädel beschränkt, so handelt es sich um eine Craniostenose oder primäre Mißbildung des Gehirnes und dann ist die Form des Schädels nicht normal. Die typischen, verschiedenartigen Bilder der Craniostenose können als bekannt vorausgesetzt werden und es erübrigt sich, hier genauer darauf einzugehen. Bekanntlich ist in der Gruppe der zu kleinen Schädel die auf enger Basis hochstrebende Kalotte die häufigste Deformation. Das Wesentlichste ist aber in diesen Fällen die Tatsache der Craniostenose, während die dadurch bedingte, fallweise verschiedene Art der Formveränderung kaum von praktischem, sondern nur von wissenschaftlichem Interesse ist. Die Formveränderung betrifft nicht immer Basis und Kapsel in gleicher Weise. Es kann — allerdings als Ausnahmefall — auf einer deformierten Basis auch eine normale Kalotte sitzen und auf einer normalen Basis eine deformierte Kalotte. Das scheint verständlich, wenn wir annehmen, daß die Ursache der Craniostenose eine prämature Nahtsynostose unbekannter Genese sei, welche meist nur einzelne Nähte in symmetrischer Anordnung betrifft. Wir finden in der Mehrzahl der Fälle von Craniostenose auch tatsächlich keine wesentliche Asymmetrie der Schädelform. Daß es als Ausnahme von der Regel auch einseitige Craniostenosen gibt, wurde bei Besprechung der asymmetrischen Schädelformen schon erwähnt. Bemerkenswert ist ferner, daß wir bisweilen Schädel finden, welche eine craniostenotische Form aufweisen, ohne daß röntgenologisch ein abnormes Verhalten der Nähte zu erkennen wäre. Ein solches kann im Bereich der Schädelbasis leicht der Beobachtung entgehen. Sieht man aber auch eine im Sinne einer Craniostenose deformierte Schädelkapsel, an welcher sämtliche Nähte in normaler Weise gut erkennbar sind, so gibt ein solcher Befund um so mehr zu denken, als es auch Fälle von prämaturer Nahtsynostose gibt, bei welcher Form und Größe des Schädels vollkommen normal bleiben. Am Verhalten der Nähte ist eben mancherlei noch unklar. Sicher spielen beim normalen und verfrühten Nahtschluß auch endokrine Faktoren eine Rolle. Es bleibt aber völlig unklar, warum beim abnormen Verhalten fast immer nur einzelne Nähte und diese meist symmetrisch betroffen sind. Auch möchte ich nicht daran zweifeln, daß eine prämature Nahtsynostose manchmal auf traumatischer Basis zustande kommen kann. Aber im Grunde genommen wissen wir von dieser ganzen Angelegenheit herzlich wenig, da man an der einfachen und glaubhaften Erklärung, die Ursache einer „Craniostenose" sei immer ein verfrühter Nahtschluß, der zur Schädeldeformität führe, die sich wieder auf das Gehirn auswirke, zu zweifeln beginnt, wenn man eben einen im Sinne einer Craniostenose deformierten Schädel mit normalen Nähten und eine prämature Synostose bei normal geformten Schädel sieht. Es ist selbstverständlich, daß die Craniostenose bzw. ein verfrühter Nahtschluß zu einem erhöhten Binnendruck führt, der auch röntgenologisch entsprechend zum Ausdruck kommt und manche klinischen Erscheinungen zu erklären vermag. Eines der röntgenologischen Symptome eines erhöhten endocraniellen Druckes — und wie gesagt ein relativ seltenes — ist die hydrocephale Erweiterung des Schädels, welche mit einer Größen- und Formveränderung desselben einhergeht. Sie kann nur dann zustande kommen, wenn sich die Drucksteigerung zu einer Zeit entwickelt hat, in welcher der Schädel noch ausdehnungsfähig war, also in der Jugend. Im Gegensatz zur endocraniellen Drucksteigerung bei der Craniostenose, welche ihre Ursache in einem zu kleinen Hirnschädel hat, ist bei einem Hydrocephalus die Ursache eine abnorme Vermehrung des Schädelinhaltes. Bei der dadurch bedingten Erweiterung bleibt aber die normale Form des Schädels nicht erhalten. Das hat seinen Grund wohl darin, daß die Schädelkapsel und die Schädelbasis nicht in gleicher Weise auf das erhöhte Volumen des Schädelinhaltes reagieren können, denn die Schädelkapsel ist nur an die Schädelbasis gebunden, im übrigen jedoch in ihrem Ausdehnungsbestreben frei. Die Schädelbasis jedoch ist nach der einen Seite von der Schädelkapsel, nach der anderen aber auch vom Gesichtsschädel abhängig, der begreiflicherweise nur wenig Ursache hat, auf etwas anzusprechen, was sich entfernt von ihm, im Hirnschädel abspielt. Infolgedessen reagiert auf den vermehrten Inhalt des Hirnschädels in erster Linie die Schädelkapsel, schon weniger die Schädelbasis und am wenigsten der Gesichtsschädel. Wir erinnern uns daran, daß beim Kleinkind — verglichen mit dem Schädel des Erwachsenen — die Schädelkapsel verhältnismäßig größer ist als die Schädelbasis und diese wieder größer als der Gesichtsschädel. Es ergibt sich daraus, daß in jenen Fällen, in welchen die Diagnose des Hydrocephalus wegen des Fehlens schwerer Veränderungen nicht schon auf den ersten Blick gestellt werden kann, die dem Kinde ähnliche Schädelform beim schon Erwachsenen die Annahme eines leichten Hydrocephalus nahelegt. Erleichtert wird die Diagnose durch die oft gleichzeitig bestehende, allerdings meist geringe, konzentrische Hyperostose der Schädelkapsel. Sie spricht dafür, daß der Prozeß zum Stillstand gekommen ist, daß die endocranielle Drucksteigerung nicht nur zur Erweiterung des Hirnschädels, sondern auch zu atrophischen Veränderungen des Gehirnes und damit zu einem Hydrocephalus ex vacuo geführt hat. Sehen wir dagegen eine verhältnismäßig dünne Schädelkapsel und weitere Drucksymptome, so ist das Fortbestehen der endocraniellen Drucksteigerung anzunehmen.

Damit sind wir schon zur Besprechung des nächsten Punktes, der Dicke der Schädelkapsel übergegangen und haben gesehen, daß auch diese vom Zustand des Gehirnes abhängig sein kann. Aber das Gehirn ist keineswegs der einzige Faktor, welcher die Schädeldicke beeinflussen kann. Wir wollen auf Knochenerkrankungen hier nicht weiter eingehen, aber doch erwähnen, daß z. B. eine abgelaufene Rachitis einen verdickten Schädel zurücklassen kann, wobei es sich meist um eine exzentrische Hypertrophie, besonders ausgeprägt im Bereiche der Stirn- und Scheitelhöcker, handelt. Eine vorwiegend exzentrische, aber gewöhnlich viel gleichmäßiger auf den Schädel verteilte Hypertrophie sehen wir bei bestimmten Anämien und gewissen Fällen von hämolytischem Ikterus. Daß die Drüsen mit innerer Sekretion einen Einfluß auf die Dicke des Schädels haben, daran ist nicht nur deswegen nicht zu zweifeln, weil das ganze Knochenwachstum weitgehend von diesen Drüsen abhängig ist. Der akromegale Schädel ist ein eindeutiger Beweis dafür. Ich halte es für sehr wahrscheinlich, daß auch eine diffuse Knochenhypertrophie im Bereiche des Schädels endokrin bedingt sein kann. Mit Recht werden auch die frontalen Enostosen auf eine Dysfunktion der Hypophyse bezogen.

Die Struktur des Knochens ist sicher ebenfalls weitgehend von der Tätigkeit der Drüsen mit innerer Sekretion abhängig. Es sind doch die ganzen senilen Knochenveränderungen, welche am Schädel zu beobachten sind, Ausdruck einer Dysfunktion dieser Drüsen. Wir wissen ferner, daß die Hyperfunktion der Parathyreoidea zu einer Vergröberung der Spongiosa in der Schädelkapsel führt, die sich bis zur „Granula-Form" des Hyperparathyreoidismus steigern kann. Es ist aber interessant, daß wir beim akromegalen Schädel regelmäßig, beim senilen

Schädel häufig und beim Hyperparathyreoidismus nicht selten neben der Porose auch Zonen von Hyperostose bzw. Sklerose finden. Warum stellenweise gegenteilige Reaktionen auftreten, wissen wir nicht. Wir sind gerne geneigt, bei bestehender Knochenverdichtung an einen Einfluß der Hypophyse zu denken. Doch müssen wir uns noch andere Möglichkeiten vor Augen halten. Gewisse Fälle von Osteosklerose des Schädels dürften dem Formenkreis der fibrösen Dysplasie angehören. Wir sind davon überzeugt, daß bei einer fibrösen Dysplasie des Knochens das auslösende Moment nicht in einer Störung der Funktion der Drüsen mit innerer Sekretion gelegen ist. Interessanterweise bringen sie ALBRIGHT und seine Schule in Zusammenhang mit einer Läsion des Hypothalamus. Damit würden wir dem Gehirn einen Einfluß auf die Struktur des Schädelknochens zugestehen, der allerdings sehr problematisch ist. Auch eine Schädigung des hämatopoetischen Systems kann unter Umständen zu einer Sklerose führen. Aber jene Bluterkrankungen, welche eine starke Verdickung der Schädelknochen hervorrufen, wie die Mittelmeeranämie, die Sichelzellenanämie und der familiäre, hämolytische Ikterus bewirken eine gegenteilige Strukturveränderung. Sie führen zu einer starken Spongiosierung des verdickten Knochens. Die Verschiedenheit der Reaktion erklärt sich wohl aus der Verschiedenheit des Zustandes des Knochenmarkes bei den einzelnen Erkrankungen. Neben der Funktion der Drüsen mit innerer Sekretion übt also — abgesehen von dem problematischen Einfluß des Gehirns und dem sicheren Einfluß bestehender oder abgelaufener Systemerkrankungen des Knochens — vermutlich auch der Zustand des hämatopoetischen Systems einen Einfluß auf die allgemeine Struktur des Schädelknochens aus.

Die Beschaffenheit der Innenfläche des Schädels ist weitgehend von dem im Schädelinnern herrschenden Druck abhängig. Bei einer Volumsverminderung des Inhaltes durch Atrophie des Gehirns ergreift der Organismus Maßnahmen zum Ausgleich, welche — soweit sie den knöchernen Schädel betreffen — zu den schon besprochenen röntgenologischen Symptomen der Hirnatrophie führen. Die röntgenologischen Symptome der endocraniellen Drucksteigerung, welche in den Übersichtsbildern des Schädels besonders in Erscheinung treten und dadurch den Gesamteindruck des Bildes beeinflussen, sind im Bereiche der Schädelkapsel in erster Linie die Vermehrung und Vertiefung der Impressiones digitatae und im Bereiche der Schädelbasis die Veränderungen der Sella turcica.

Die Vermehrung und Vertiefung der Impressiones digitatae, die im Röntgenbild deutlich sichtbar wird, ist eines der häufigsten Zeichen einer endocraniellen Drucksteigerung. Ihre weitaus häufigste Ursache ist ein gewisses Mißverhältnis zwischen dem Wachstum des Schädels und dem des Gehirns infolge zu geringer Nachgiebigkeit aller oder einzelner Nähte. Man darf daher die Bedeutung der Vermehrung und Vertiefung der Impressiones digitatae in der Tumordiagnostik nicht überschätzen, aber in anderen Fällen auch nicht unterschätzen. Denn gerade dieses Symptom ist oft das Zeichen einer chronischen endocraniellen Drucksteigerung und vermag die Erklärung für manche subjektive Beschwerden zu geben, insbesondere für Kopfschmerzen. Die Vertiefung der Impressiones digitatae führt zu einem stärkeren Hervortreten der Juga cerebralia. Ein solches kann man aber außer bei endocranieller Drucksteigerung auch bei Hirnatrophie beobachten. Das muß man auseinanderhalten. Hirnatrophie führt manchmal, besonders bei älteren Leuten, zu einer Knochenwucherung im Bereiche der Juga cerebralia. In diesem Falle sind dieselben plumper als bei endocranieller Drucksteigerung. Manchmal werden sie so plump und auffällig, daß sie von manchen Autoren den frontalen Enostosen gleichgesetzt werden. Sie haben aber mit den typischen, buckeligen frontalen Enostosen, welche als Folgeerscheinung einer Dysfunktion der Hypophyse vorwiegend bei Frauen nach dem Klimakterium auftreten, ebensowenig etwas gemein wie mit den durch Vertiefung der Impressiones digitatae stärker hervortretenden, schmalen Juga cerebralia. Ist die endocranielle Drucksteigerung hochgradig und hält sie längere Zeit an, so werden nicht nur die Impressiones digitatae vertieft, sondern auch die Juga cerebralia abgebaut. Die Schädelinnenfläche wird dann wieder ziemlich eben. Es ist aber gleichzeitig zur Verdünnung der Schädelkapsel gekommen. Eine ebene Schädelinnenfläche bei verdünnter Schädelkapsel kann also — muß aber nicht — für eine hochgradige und noch bestehende endocranielle Drucksteigerung sprechen. Eine ebene Innenfläche bei verdickter Schädelkapsel kann dagegen für einen schon in der Jugend abgelaufenen, drucksteigern-

den Prozeß sprechen, der zur Hirnatrophie geführt hat. Da die normalen Grenzen der Dicke
der Schädelkapsel schwankend sind, so ist diese — abgesehen von Fällen hochgradiger Veränderungen — diagnostisch nur bei Bestehen zusätzlicher Abweichungen von der Norm zu werten,
wobei besonders der Asymmetrie Bedeutung zukommt.

Von den zahlreichen Druckveränderungen an der Schädelbasis sind, wie schon erwähnt,
diejenigen an der Sella turcica die häufigsten und interessantesten. Hier, im eng umschriebenen
Bereich, findet man sehr verschiedenartige Veränderungen, auf deren Bedeutung ich schon
hingewiesen habe. Besonders wichtig ist für den Eindruck, welchen das Gesamtbild des Schädels
erweckt, die Tatsache, daß — im Detail — die Sellaexcavation durch endocranielle Drucksteigerung jener durch einen Hypophysentumor vollkommen gleichen kann. Daher ist zwar die zu
kleine Sella für uns kein Problem, wohl aber die zu große Sella. Erstere spricht, wie schon erwähnt,
besonders dann, wenn auch noch ein dickes Dorsum sellae vorhanden ist, welches die infantile
Form beibehalten hat, eindeutig für eine Entwicklungshemmung, von welcher anzunehmen ist,
daß sie sich auch auf die Hypophyse erstreckt. Die zu große Sella turcica kann dagegen ihre
Ursache sowohl in einer Excavation durch endocranielle Drucksteigerung, mit gleichzeitiger
Schädigung der Hypophysenfunktion, haben, als auch in einer Excavation durch abnormes
Wachstum der Hypophyse mit Funktionssteigerung derselben. In solchen Fällen kann das
Messen der Sellagröße nichts nützen. Wenn eine Differentialdiagnose aus dem Sellabild allein
nicht möglich ist, so kann sie nur durch die Beurteilung des übrigen Schädels, durch den Eindruck,
welchen dieser erweckt, gelingen. Auch hier ist dann nicht das Messen des Schädels von wesentlicher Bedeutung, sondern die Suche nach weiteren Zeichen einer endocraniellen Drucksteigerung
oder einer Funktionsstörung der endokrinen Drüsen. Eine solche läßt sich viel häufiger
erschließen als ermessen. Wir sehen also, daß gerade hier der Eindruck, welchen das Gesamtbild des Schädels auf uns macht, für die Entscheidung sehr wichtig ist.

Der Eindruck, welchen ein Röntgenbild des Schädels erweckt, wird durch seine Pneumatisation stark beeinflußt, weil die pneumatischen Räume besonders auffällig sind. Wovon die
Ausdehnung der Pneumatisation abhängt, wissen wir nur zum Teil. Wenn wir unter anderem
von konstitutionellen Faktoren sprechen, so wird damit im Grunde genommen nichts geklärt.
Daß die Hypophyse die Pneumatisation beeinträchtigt, können wir schon deswegen annehmen,
weil die stark entwickelten Nebenhöhlen (besonders Stirnhöhlen) zum klassischen Bild des
akromegalen Schädels gehören. Aber auch der Zustand des Gehirnes kann von Einfluß auf die
Ausdehnung pneumatischer Räume in seiner Nachbarschaft sein. Es ist eine Erfahrungstatsache,
daß eine Atrophie des Gehirns oft zu verstärkter Entwicklung der dem atrophischen Bereich
benachbarten pneumatischen Räume des Ohres oder der Nase führt. Diese asymmetrische
Ausbildung der pneumatischen Räume gehört mit zum Bilde der Hemiatrophia cerebri. Damit
ist aber nicht gesagt, daß jede exzessive Entwicklung eines pneumatischen Raumes für eine
Atrophie der benachbarten Hirnregion spricht, weil sie eben auch hypophysär bedingt sein kann,
und weil es überdies einen Pneumosinus dilatans als selbständige Erkrankung gibt. Da es
keine Normalwerte für die Größe eines jeden pneumatischen Raumes gibt, so ist für die richtige
Wertung des Befundes Erfahrung nötig und der Gesamteindruck des Röntgenbildes wichtig.

Auch eventuell vorhandene endocranielle Verkalkungen können unter Umständen von Bedeutung sein. Wir denken dabei weder an die normalerweise vorkommenden Verkalkungen,
z. B. der Glandula pinealis oder des Plexus chorioideus, noch an Verkalkungen in Tumoren
oder Aneurysmen oder nach Blutungen oder Entzündungen. Wir denken vielmehr an jene
Verkalkungen, welche wir bisweilen in der Dura finden, z. B. zu beiden Seiten des Sinus longitudinalis im Falxansatz (ohne Zeichen einer Pachymeningosis haemorrhagica interna, bei
welcher sie im Rahmen anderer Verkalkungen auch auftreten können) oder in der Falx selbst,
häufig auch im Ligamentum petro-clinoideum, seltener im Tentorium. Aber auch von diesen
Verkalkungen oder Verknöcherungen in der Dura sind noch bestimmte auszuscheiden, damit
nur jene übrigbleiben, auf welche es uns hier ankommt. So möchte ich z. B. das typische Falxosteom von den in Rede stehenden Verkalkungen oder Verknöcherungen der Dura abgetrennt
wissen. Es sitzt bekanntlich im vorderen Anteil der Falx, ist regelmäßig begrenzt und zwar
median flach, lateral konvex und zeigt oft Spongiosastruktur. Außerdem gibt es aber Ver-

kalkungen in der Falx, welche auch im hinteren Anteil derselben — und manchmal auch im Tentorium — zu finden sind, eine größere Dichte aufweisen, manchmal steinartig sind, vielfach aber auch durch ihre Unregelmäßigkeit auffallen. Es ist anzunehmen, daß sie eine andere Genese haben als die typischen Falxosteome. Eine Verkalkung oder Verknöcherung der Duraduplikatur zwischen Processus clinoideus anterior und posterior, welche schon in der Kindheit besteht, ist ebenfalls etwas prinzipiell anderes als eine Verkalkung oder Verknöcherung des Ligamentum petro-clinoideum, welche erst im Alter auftritt. Wir sehen in ersterer eine Variante. Sie als „regressiv" zu bezeichnen, ist vielleicht nicht ganz richtig. Meines Wissens haben die meisten Tiere keine so stark ausgeprägte Sella turcica wie der Mensch, und auch der fast völlige knöcherne, seitliche Abschluß, der bei Menschen als Variante beobachtet werden kann, scheint nur — wie schon erwähnt — bei gewissen Affenarten ziemlich regelmäßig vorzukommen. Jene zu einer Gruppe zusammengefaßten Verkalkungen der Dura, welchen wir am Falxansatz oder manchmal auch in der Falx oder im Tentorium begegnen und häufig im Ligamentum petroclinoideum, halte ich für eine Folgeerscheinung einer Dysfunktion der Hypophyse. Sie sind im höheren Alter häufig und in diesem nicht als krankhaft anzusehen. Ihr Auftreten in jüngeren Jahren oder ihre besonders starke Entwicklung spricht dagegen für eine endokrine Störung. Wir sehen also, daß auch endocranielle Verkalkungen geeignet sind, den Eindruck einer endokrinen Störung zu erwecken oder zu verstärken.

Der Eindruck, welchen uns das Röntgenbild des Schädels vermittelt, und welcher durch Form und Größe des Schädels, durch die Dicke der Schädelkapsel, die Struktur des Knochens, die Beschaffenheit der Innenfläche des Schädels, seine Pneumatisation und durch eventuell vorhandene endocranielle Verkalkungen hervorgerufen wird, kann auf atrophische Veränderungen des Gehirns oder auf eine chronische, endocranielle Drucksteigerung oder auf eine Funktionsstörung der Drüsen mit innerer Sekretion hinweisen. Diese Veränderungen sind oft geringfügig und werden dann leicht übersehen. Sie sind aber keineswegs bedeutungslos und auch nicht selten, jedenfalls am täglichen Krankengut wesentlich häufiger anzutreffen als jene Veränderungen, welche z. B. durch Tumoren hervorgerufen werden. Daher soll man zuerst den allgemeinen Eindruck, welchen uns die Übersichtsbilder des Schädels machen, bei der Befunderhebung in Rechnung stellen, ehe man mit der Suche nach besonderen Einzelheiten beginnt.

Über den röntgenologischen Befund bei Erkrankungen der Nase, der Nasennebenhöhlen und des Nasenrachens

I. Zur Technik der Untersuchung der Nase, der Nasennebenhöhlen und des Nasenrachens

Was den Gang der Untersuchung bei Erkrankungen der Nase, der Nasennebenhöhlen und des Nasenrachens betrifft, so ist zu sagen, daß es wohl manchmal möglich ist, schon aus einer einzigen Aufnahme in sagittaler Richtung mit großer Wahrscheinlichkeit zu schließen, daß sämtliche Nasennebenhöhlen röntgenologisch normal oder sämtliche pathologisch verändert sind. Solche Fälle sind aber unter den zur Untersuchung zugewiesenen Patienten eine Ausnahme. Es muß daher betont werden, daß im allgemeinen zur röntgenologischen Untersuchung sämtlicher Nasennebenhöhlen ein oder zwei Projektionsrichtungen nicht ausreichend sind. Wir führen ja eine Röntgenuntersuchung nicht dazu durch, um etwas im Röntgenbilde festzuhalten, was dem Kliniker ohnedies bekannt ist. Wenn daher der Kliniker z. B. die eindeutige Diagnose eines Kieferhöhlenempyems gestellt hat, so ist der Zweck der Untersuchung nicht der, die dann selbstverständliche Verschattung der betreffenden Kieferhöhle im Röntgenbilde zu zeigen. Wir sollen im Röntgenbild vielmehr nach weiteren Details suchen, die dem Kliniker mangels entsprechender Symptome nicht oder nicht sicher bekannt sind, so z. B. nach einer gleichzeitigen Erkrankung anderer Nasennebenhöhlen. Eine Projektionsrichtung genügt meist nur dann, wenn bei Vorliegen eines Zahngranuloms gefragt wird, ob die benachbarte Kieferhöhle in Mitleidenschaft gezogen ist. In allen anderen Fällen benötigen wir die sagittale, cranial-exzentrische Aufnahme des Gesichtsschädels zur Darstellung der vorderen Nebenhöhlen der Nase (Nebenhöhlen 1. Serie), das sind die Stirnhöhlen, das vordere Siebbeinlabyrinth und die Kieferhöhlen. Die sagittale-horizontale Aufnahme dient in erster Linie zur Darstellung des ganzen Siebbeinlabyrinthes und die axiale Aufnahme der Schädelbasis vorwiegend zu der der Keilbeinhöhlen. Wenn auch diese einzelnen Projektionsrichtungen in erster Linie zur Darstellung bestimmter Nebenhöhlen herangezogen werden, so soll man es doch nie unterlassen, in allen Projektionsrichtungen alle Nebenhöhlen zu betrachten, weil in besonderen Fällen eine Nebenhöhle wichtige Veränderungen in einer Projektionsrichtung zeigen kann, die nicht in erster Linie zur Darstellung derselben herangezogen wurde. Die seitliche Aufnahme der Nasennebenhöhlen ist vielfach nur von beschränktem Wert, weil beide Seiten zur Deckung gelangen. Wenn man gezwungen ist, die Zahl der Aufnahmen möglichst einzuschränken, so kann man auf sie unter Umständen verzichten. Sie ist aber unbedingt in jedem Falle anzufertigen, in welchem der Verdacht eines Tumors der Nase, der Nasennebenhöhlen und des Nasenrachens besteht, ferner in allen Fällen, in welchen an eine Komplikation gedacht wird, sei es im Sinne einer Knochenaffektion bei Bestehen einer entzündlichen Erkrankung der Nebenhöhlen, sei es im Sinne des Übergreifens eines krankhaften Prozesses der Nasennebenhöhlen auf die Orbita. Man muß sich aber darüber klar sein, daß man auch eine Mucocele der Keilbeinhöhle fast ausschließlich aus dem Seitenbild diagnostizieren kann. Es sei nochmals betont, daß wir bei der seitlichen Aufnahme, je nach dem klinischen Befund, kleine Unterschiede machen. Handelt es sich vermutlich um einen Prozeß der hinteren Nebenhöhlen, so wird die Aufnahme in gleicher Weise angeordnet wie die seitliche Übersichtsaufnahme des Schädels. Es wird nur entsprechend enger ausgeblendet. Besteht der Verdacht auf einen krankhaften Prozeß im Nasenrachen, so liegt der Fußpunkt des Zentralstrahles bei sonst gleicher Anordnung der Aufnahme zweckmäßigerweise um 2 bis 3 cm weiter caudal. Handelt es sich um einen Prozeß im vorderen Nasenabschnitt oder in den vorderen Nebenhöhlen, so wird der Fußpunkt des Zentralstrahles nach vorne zur Nasenwurzel verschoben. Als ergänzende Aufnahmen kommen fallweise die axiale Aufnahme des Gesichtsschädels, vorwiegend zur Darstellung der vorderen Kieferhöhlenwand, in Frage und die Schrägaufnahme der Orbita zur Darstellung des Canalis opticus und seiner Umgebung. Daß die typischen Aufnahmen der Nasennebenhöhlen mit horizontalem Strahlengang angefertigt werden müssen, wurde schon betont. Zur Darstellung der äußeren Nase verwendet man in erster Linie die seitliche Aufnahme mit dem Fußpunkt des Zentralstrahles an der Nasenwurzel. Eine axiale Ansicht der äußeren Nase bekommt man in der axialen Aufnahme des Gesichtsschädels. Die axiale Darstellung kann man auch in der Weise versuchen, daß man einen kleinen Film am Rande mit den Zähnen halten läßt, so daß er unter die Nase zu liegen kommt und den Zentralstrahl in axialer Richtung, tangential zum Stirnbein verlaufen läßt. Eine solche Aufnahme wird oft, aber nicht immer brauchbar sein, da die Darstellungsmöglichkeit der äußeren Nase in dieser Weise von der Größe derselben und der Konfiguration des Gesichtsschädels abhängt.

II. Die akuten und chronischen Entzündungen der Nasennebenhöhlen

Die vollkommene Verschattung einer oder mehrerer Nebenhöhlen durch vollkommene Verdrängung der Luft aus denselben ist im Röntgenbild gewöhnlich gut zu erkennen. Über die Ursache einer solchen Verschattung können wir uns jedoch nicht ohne weiteres äußern. Sie kann durch Schleimhautschwellung, Eiter- oder Exsudatansammlung oder durch einen Tumor bedingt sein. Einen weiteren Aufschluß kann uns in solchen Fällen eventuell eine Kontrastfüllung der betreffenden Nebenhöhlen geben. Sie ist in der Kieferhöhle leicht durchzuführen, stößt dagegen in den übrigen Nebenhöhlen auf nicht unerhebliche Schwierigkeiten. Die Kontrastfüllung der Nebenhöhlen ist in manchen Gegenden sehr gebräuchlich, während sie in anderen kaum angewendet wird. An den Wiener Kliniken ergab sich fast nie die Notwendigkeit, eine Kontrastfüllung der Nasennebenhöhlen zu diagnostischen Zwecken durchzuführen. Dagegen habe ich ihre Anwendung in Amerika häufig gesehen, muß aber sagen, daß ich keinen Fall sah, in welchem eine klare Indikation zur Anwendung dieser Methode bestanden hätte, und in dem dieselbe wesentliche Einzelheiten aufgedeckt hätte, welche durch die einfache Röntgenuntersuchung nicht festzustellen gewesen wären, oder deren Vorhandensein nicht auch klinisch hätte erkannt werden können. Besteht keine vollkommene Verdrängung der Luft aus den Nebenhöhlen, dann wirkt der noch vorhandene Luftrest als Kontrastmittel, welcher dem künstlich eingeführten Kontrastmittel gegenüber den Vorteil hat, daß Luft ein negatives Kontrastmittel ist, durch welches man hindurchsehen kann. Die Bilder, welche man bei einer nur teilweisen Verdrängung der Luft aus einer Nebenhöhle zu sehen bekommt, sind verschiedenartig. In einem Teil der Fälle sieht man eine wandständige Verschattung, welche durch Verbreiterung der Weichteile bedingt ist und entweder fast gleichmäßig an der ganzen Wand der betreffenden Nebenhöhle zu sehen ist, oder vorwiegend die unteren Teile derselben betrifft. Es kann sich dabei um den Ausdruck eines akuten oder chronischen Prozesses handeln, der zur Verbreiterung der Weichteile in der Nebenhöhle geführt hat. Eine Unterscheidung zwischen akuter oder chronischer Schwellung ist zwar nicht immer möglich, doch spricht die gleichmäßige Verbreiterung im ganzen Bereich der Nebenhöhle mehr für einen chronischen Prozeß. Die polsterartige Verbreiterung der Weichteile vorwiegend in den unteren Partien der Nebenhöhle ist mehr im Sinne einer akuten Schwellung zu werten. Das akute Ödem der Nebenhöhlenschleimhaut ist nämlich außerordentlich succulent und locker und daher dem Einfluß der Schwerkraft unterworfen. Wenn man z. B. in einem Falle einer akuten Schleimhautschwellung im unteren Anteil der Kieferhöhle den Patienten auf die Seite legt und die Aufnahme nach 5 bis 10 min in dieser Lage und in gleicher Projektionsrichtung wiederholt, so wird man feststellen können, daß sich das Ödem inzwischen entsprechend der Schwerkraft nach der nun tiefsten Stelle der Kieferhöhle verschoben hat. Auch die Schärfe des Konturs der verbreiterten Weichteile kann zur Unterscheidung zwischen akutem und chronischem Prozeß mit herangezogen werden, da dieser Kontur bei einem akuten Prozeß meist scharf und deutlich ist, bei einem chronischen Prozeß dagegen meist unschärfer und undeutlicher zu sein pflegt. Da die Kieferhöhle von allen Nebenhöhlen am leichtesten zu untersuchen ist, so ist es natürlich, daß wir hier die Schleimhautschwellung am besten wahrnehmen. In der Keilbeinhöhle wird man sie im Seitenbild als einen scharf und regelmäßig begrenzten, weichteildichten Schatten entlang den Wänden derselben erkennen können. Im axialen Bilde ist die Schleimhautschwellung hier besonders dann gut zu sehen, wenn Knochenleisten in die Keilbeinhöhle hinein vorspringen, in deren Bereich der weichteildichte Begleitschatten ebenfalls zu finden ist (s. Abb. 188). Im axialen Bilde kann bei jugendlichen Individuen eine Weichteilschwellung im Bereiche der Keilbeinhöhle dadurch vorgetäuscht werden, daß sich das hintere Ende der mittleren Nasenmuschel vorne, eine hypertrophische Tonsille seitlich und hypertrophisches adenoides Gewebe am Rachendach hinten in den Bereich der Keilbeinhöhle projizieren. Man suche sich daher immer zuerst diese Konturen heraus (s. Abb. 189). Das hintere Ende der mittleren Muschel projiziert sich immer auf den vorderen-lateralen Anteil der Keilbeinhöhle, und sein regelmäßiger, nach hinten-medial konvexer Kontur ist innerhalb der Keilbeinhöhle besonders gut zu sehen. Die hypertrophische Tonsille bedingt einen halbkugeligen Schatten, welcher von der Seite her die Keilbeinhöhle überlagert. Sein Rand ist meist auch außerhalb der Keilbeinhöhle noch erkennbar. Hypertrophisches, adenoides Gewebe am Rachendach überlagert den hinteren Teil der Keilbeinhöhle. Es kommt im axialen Bild als breites, etwas buckelig begrenztes Schattenband zur Darstellung, dessen vorderer Rand innerhalb der Keilbeinhöhlen gelegen ist. Der oft nur undeutlich erkennbare hintere Rand desselben gelangt hinter den Keilbeinhöhlen zur Ansicht. Wenn die Stirnhöhlen groß sind, so läßt sich oft auch an diesen eine Schleimhautschwellung erkennen (s. Abb. 190). Sie ist auch hier besonders im Bereiche eventuell vorhandener Knochenleisten als Begleitschatten gut zu sehen. Wenn aber die Stirnhöhlen nicht sehr tief sind, so kann es sein, daß die von den Röntgenstrahlen tangential getroffene Oberfläche der verbreiterten Schleimhaut nicht groß genug ist, um im Röntgenbild ihre Grenzen erkennen zu lassen. Man wird in solchen Fällen nur eine Verschattung des unteren Teiles der Stirnhöhle sehen, die ohne deutliche Grenze in den helleren, oberen Bereich derselben übergeht. In diesen Fällen ist die Diagnose der Schleimhautschwellung im sagittalen Röntgenbild nur schwer oder gar nicht zu stellen. Denn das gleiche

Bild kann dadurch zustande kommen, daß die vordere Stirnhöhlenwand im Bereiche der Glabella dicker oder dichter ist als oberhalb derselben. Letzteres kommt als anatomische Variante nicht selten vor. Das Seitenbild wird uns über das Verhalten der vorderen Stirnhöhlenwand aufklären. Es wird aber trotzdem nicht immer möglich sein, die Diagnose des Vorhandenseins oder Fehlens einer Schleimhautschwellung in der Stirnhöhle zu stellen. Es ist verständlich, daß in den verhältnismäßig kleinen Kammern des Siebbeinlabyrinthes eine Schleimhautschwellung sehr bald zu einer völligen Verdrängung der Luft aus denselben und damit zu einer vollkommenen Verschattung dieser Region im Röntgenbild führt. Nur selten werden wir innerhalb des verschatteten Siebbeinlabyrinthes einzelne hellere, also noch lufthaltige Stellen erkennen können, welche dann den Schluß auf das Bestehen einer Schleimhautschwellung zulassen.

Eine besondere Form der teilweisen Verschattung einer Nebenhöhle durch Verbreiterung der Weichteile kommt dann zustande, wenn diese Verbreiterung auf einen verhältnismäßig kleinen Bereich beschränkt, hier aber sehr stark ist. Man sieht dann z. B. in der Kieferhöhle, meist, aber keineswegs immer im unteren Anteil derselben, einen sich halbkugelig in ihr Lumen hinein vorwölbenden Weichteilschatten. Wiederholt kann man bei solchen Bildern der röntgenologischen Diagnose eines Polypen, seltener der einer Mucocele begegnen. Das ist unrichtig. Der Schatten ist wohl „polypenartig“ und kann manchmal auch einem Polypen entsprechen. Das gleiche Bild kann aber auch durch ein umschriebenes, starkes, der Form nach polypenartiges Ödem oder durch eine Schleimhautcyste (welche nicht mit einer Mucocele identisch ist) zustande kommen. Daß es sich bei einem derartigen, am Boden der Kieferhöhle gelegenen Weichteilschatten um eine Zahncyste handelt, ist wenig wahrscheinlich, weil bei einer Zahncyste fast immer eine Knochenschale anatomisch vorhanden und röntgenologisch auch sichtbar ist. Es kann aber oft zutreffen, daß es sich um ein circumskriptes Ödem der Kieferhöhlenschleimhaut infolge eines benachbarten Zahngranuloms handelt. Wenn ein derartiger Schatten in verhältnismäßig kurzer Zeit bei einer Kontrolluntersuchung nicht mehr vorhanden ist, dann kann wohl mit Sicherheit ein Polyp ausgeschlossen und ein umschriebenes, akutes Ödem der Schleimhaut als Ursache desselben angenommen werden. So wie in der Kieferhöhle läßt sich ein derartiger Weichteilschatten auch in der Stirnhöhle und in der Keilbeinhöhle erkennen, mit dem einzigen Unterschied, daß hier sein Nachweis seltener gelingt (s. Abb. 191). Daß man röntgenologisch eindeutig die Diagnose der Polyposis stellen kann, trifft nur in jenen Fällen zu, in welchen entweder eine ausgedehnte, auch klinisch leicht als solche erkennbare Polyposis nasi besteht oder ein Choanalpolyp vorliegt. Obwohl in einem hohen Prozentsatz dieser Fälle die klinische Diagnose eindeutig ist, so ist die Kenntnis des typischen, röntgenologischen Bildes doch wegen der Differentialdiagnose gegenüber einem Tumor oder der Diagnose einer malignen Degeneration eines Polypen wichtig. Im Falle einer Polyposis nasi finden wir im Röntgenbild einseitig oder beiderseitig die Nasenhöhle und die betreffenden Nebenhöhlen vollständig verschattet. Die Konturen der Nasenmuscheln sind nicht mehr erkennbar, und durch den Druck der Polypen sind oft auch die knöchernen Nasenmuscheln usuriert und daher im Röntgenbild kaum oder nicht mehr zu sehen. Das gleiche kann mit der knöchernen Nasenscheidewand geschehen. Bei einer einseitigen Polyposis nasi kann sie nur nach der Gegenseite verdrängt werden. Bei beiderseitiger, hochgradiger Polyposis nasi findet man oft auch eine, manchmal ganz erhebliche Auftreibung der Nasenhöhle. Auch das Siebbein kann verbreitert sein. Letzteres darf man nicht, wie es einem amerikanischen Autor geschah, mit Hypertelorismus verwechseln, jener Verbildung des Schädels aus unbekannter Ursache, bei welcher ein auffallend breites Siebbein eine erhöhte Pupillendistanz bedingt. Im typischen Fall eines Choanalpolypen findet man an den Nasennebenhöhlen nur eine vollständige Verschattung der Kieferhöhle, von welcher der Choanalpolyp seinen Ausgang genommen hat. Das axiale Bild zeigt außer dieser Verschattung der Kieferhöhle auch eine Verschattung der Nasenhöhle der gleichen Seite und einen regelmäßig begrenzten, tumorartigen Weichteilschatten, welcher sich von dieser Nasenseite her in den Nasenrachen hinein vorwölbt (s. Abb. 192). Zeichen einer Knochenusur fehlen, was differentialdiagnostisch von Interesse ist.

Im unteren Anteil der Kieferhöhlen kann ein nach oben bogenförmig begrenzter Weichteilschatten auch dann zu sehen sein, wenn sich eine dicke Oberlippe in der sagittalen Aufnahme

der vorderen Nebenhöhlen auf die Kieferhöhlen projiziert. Man wird dieses Bild von dem einer
Weichteilschwellung im unteren Anteil der Kieferhöhlen in einfacher Weise dadurch unterscheiden können, daß in ersterem Falle die Verschattung in gleicher Weise an beiden Kieferhöhlen zu sehen ist und der Kontur des Weichteilschattens auch außerhalb der Kieferhöhlen,
innerhalb der Nase zur Ansicht kommt. In seltenen Fällen kann der Lippenschatten die Untersuchung erheblich erschweren. Nötigenfalls wird man auch das Seitenbild der Kieferhöhle zu
Rate ziehen, da eine stärkere Schleimhautschwellung in derselben auch in der seitlichen Ansicht
gut zu erkennen ist. Daß eine sagittale Aufnahme so gemacht wird, daß die Spitze der an die
Kassette angequetschten Nase im Röntgenbild innerhalb der Kieferhöhle als wandständiger
Weichteilschatten zur Darstellung gelangt, soll nicht vorkommen. Eine diffuse, äußere Weichteilschwellung, z. B. infolge eines Zahngranuloms, ruft im Röntgenbild ebenfalls eine Verschattung
der betreffenden Kieferhöhle hervor, wenn die Schwellung entsprechend stark ist. Denn für
die Schattendichte im Röntgenbild ist es einerlei, ob die Luft in der Kieferhöhle fehlt, oder
zwischen Haut und Kassette. Es ist daher in Fällen mit starker, äußerer Weichteilschwellung
röntgenologisch nicht ohne weiteres festzustellen, ob die bestehende Verschattung der Kieferhöhle nur durch diese äußere Weichteilschwellung bedingt ist oder auch durch eine Verdrängung
der Luft aus der Kieferhöhle durch ein gleichzeitig bestehendes Kieferhöhlenempyem. Sieht
man im Röntgenbild innerhalb der Kieferhöhle die Konturen verbreiterter Schleimhaut ohne
Flüssigkeitsniveau, so läßt sich das Empyem ausschließen. Sind jedoch innerhalb der Kieferhöhle keine Details zu erkennen, so kann man nur versuchen, die Tomographie zu Hilfe nehmen,
wenn der Fall röntgenologisch geklärt werden soll.

Wenn wir die Aufnahme der Nasennebenhöhlen im Sitzen mit horizontalem Strahlengang
machen, was zu einer regelrechten Untersuchung unbedingt erforderlich ist, so wird bei Vorliegen einer Nebenhöhlenentzündung sehr oft ein Flüssigkeitsniveau zur Darstellung kommen.
Auf die Möglichkeit, ein solches darzustellen, dürfen wir nie verzichten. Der Nachweis des Flüssigkeitsniveaus ist besonders bei jenen Nebenhöhlen, welche sowohl klinisch als auch röntgenologisch schwer zu untersuchen sind, wie z. B. den Keilbeinhöhlen oder den Stirnhöhlen, wichtig
(s. Abb. 193). Denn die geradlinige, horizontale Abgrenzung der dichten Verschattung des
unteren Anteiles einer Nebenhöhle, durch welche das Flüssigkeitsniveau zum Ausdruck kommt,
entspricht viel häufiger freiem Eiter als einem Exsudat. Es kann z. B. sein, daß die Aufnahme
im Sitzen mit horizontalem Strahlengang ein kleines Flüssigkeitsniveau in einer Stirnhöhle erkennen läßt, welches mit großer Wahrscheinlichkeit für das Vorhandensein einer Eiterung in derselben spricht. Würde man im gleichen Falle die Aufnahme im Liegen und nicht mit horizontalem
Strahlengang machen, so würde meist ein nur so geringer Unterschied in der Strahlendurchlässigkeit beider Stirnhöhlen bestehen, daß daraus der Schluß auf das Vorliegen eines krankhaften Prozesses überhaupt nicht gestellt werden könnte. Denn Luft und Flüssigkeit kämen
jetzt in der Strahlenrichtung nicht nebeneinander, sondern übereinander zu liegen, so daß sie
sich gegenseitig überlagern würden, statt getrennt zur Darstellung zu kommen.

Die durch eine Sinusitis fallweise hervorgerufene Knochenaffektion kann sich im Röntgenbild in verschiedener Weise äußern. Da in den Nebenhöhlen eine innige Beziehung zwischen
Submucosa und Endost bzw. Periost besteht, ist es naheliegend, daß bei einem bestehenden
chronischen Entzündungsprozeß häufig der Kontur der betreffenden Nebenhöhle seine normale
Schärfe vermissen läßt. Diesem Befund kommt im allgemeinen keine besondere Bedeutung zu.
Bisweilen sieht man jedoch als Folge eines chronischen Empyems eine reaktive Knochenverdichtung, so daß die betreffende Nebenhöhle von einem breiten Saum sklerotischen Knochens
umgeben ist. Betreffs der Stirnhöhlen müssen wir darauf achten, daß eine einseitige oder beiderseitige Verdichtung im medialen-unteren Anteil des Stirnbeins auch als anatomische Variante
zu beobachten ist. Wir werden daher hier die Diagnose einer chronischen Perisinusitis auf Grund
einer Knochenverdichtung nur dann mit Sicherheit stellen können, wenn diese Knochenverdichtung gleichmäßig den ganzen Rand der Stirnhöhle betrifft (s. Abb. 194a und b). Ist jedoch die
Knochenverdichtung mehr diffus, so können wir zwar die Möglichkeit, daß es sich auch hier
um eine Entzündungsfolge handelt, nicht bestreiten, müssen jedoch auch an die Möglichkeit
denken, daß es sich um eine anatomische Variante bei gesunder und immer gesund gewesener

Stirnhöhle handeln kann (s. Abb. 195). Viel wichtiger ist der Nachweis einer akuten Knochenaffektion bei bestehender Sinusitis. Dieser Nachweis gelingt im Röntgenbild keineswegs immer. Es kann z. B. sein, daß es ohne wesentliche Veränderung des übrigen Konturs der Stirnhöhle zur Ausbildung eines kleinen Defektes an der Vorderwand oder Hinterwand der Stirnhöhle kommt, der im sagittalen Bilde wegen des zu geringen Kontrastunterschiedes zwischen dem Defekt und dem umgebenden Knochen, wenn dieser dünn ist, nicht zu sehen ist. Das tangentiale oder axiale Bild kann diesen Defekt zeigen, doch ist seine Sichtbarkeit in diesen Projektionsrichtungen bei geringem Ausmaß des Defektes mehr oder weniger eine Sache des Zufalls (siehe Abb. 196). Denn um ihn darzustellen, müssen die Strahlen genau tangential zur Stelle des Defektes, die uns nicht bekannt ist, verlaufen, und die Stelle darf vom benachbarten Knochen nicht überlagert sein, was aber bei einer wenig gewölbten Stirne leicht der Fall sein kann. Es ist daher nicht allzu selten, daß klinisch die Diagnose eines Durchbruchs gestellt wird und die Stelle des Durchbruchs im Röntgenbild nicht zu sehen ist. Handelt es sich nicht um eine engumschriebene Knochenaffektion, so kann die Tatsache der Knochenerkrankung im Röntgenbild in zweierlei Weise in Erscheinung treten. In seltenen Fällen, die ich bisher nur bei Jugendlichen beobachten konnte, kommt es zu einer Aufhellung des die Stirnhöhle umgebenden Knochens, ohne daß an der Corticalis derselben wesentliche Veränderungen zu sehen wären. Im weiteren Verlauf verstärkt sich diese Resorptionszone, und es kommt zur Sequestration der ganzen Stirnhöhle (siehe Abb. 197). In diesen Fällen beginnt also die sichtbare Knochenaffektion außerhalb der Corticalis. Gewöhnlich sieht man jedoch als erstes Zeichen der akuten Knochenaffektion, daß — meist nur in einem Teil der Stirnhöhle — die Corticalis derselben undeutlich wird und allmählich verschwindet. Man muß aber bedenken, daß das deutliche Hervortreten der Corticalis im Röntgenbild weitgehend von den vorliegenden anatomischen Verhältnissen abhängig ist. Wenn die Stirnhöhle gegen die Peripherie zu sehr schmal wird, so wird ihre Corticalis im Röntgenbild hier weniger deutlich hervortreten. Auch gibt es gutentwickelte Stirnhöhlen, bei welchen schon im gesunden Zustande die Corticalis stellenweise gewissermaßen als anatomische Variante nicht entsprechend ausgebildet ist (s. Abb. 198). Im tangentialen Bild sieht man zuerst ein Unregelmäßigwerden des Konturs der Corticalis (s. Abb. 199). Dies kommt dadurch zustande, daß sich sowohl an der Innenseite als auch an der Außenseite kleinste oberflächliche Defekte bilden. Im sagittalen Bild zeigt sich im weiteren Verlauf, daß an jener Stelle, an welcher der Kontur der Stirnhöhle verschwunden ist, eine Aufhellung des umgebenden Knochens auftritt, die durch das Fortschreiten des Entzündungsprozesses in der Diploe zustande kommt (s. Abb. 200). Die Grenzen der Aufhellung sind außerordentlich undeutlich, unscharf und unregelmäßig. Bei größerer Ausdehnung dieses osteomyelitischen Herdes kann man fast immer Sequesterbildung und frühzeitig auch Knochenneubildung beobachten. Die Sequester können im Röntgenbild als zahlreiche kleine, unregelmäßig begrenzte Kalkschatten zur Darstellung kommen, die so wie Sequester im übrigen Skeletbereich bisweilen durch besondere Dichte auffallen. Neben diesen kleinen Sequesterschatten sieht man häufig im Bereiche des Defektes auch kleine, weniger dichte und regelmäßig begrenzte Schattenflecke, welche neugebildetem Knochen entsprechen, der schon wieder etwas Kalk eingelagert hat (s. Abb. 201). Die im tangentialen Bilde sichtbare, periostale Knochenreaktion ist im Vergleich zu der einer Osteomyelitis eines langen Röhrenknochens auffallend gering. Man wird sie aber doch bei einem schon einige Zeit bestehenden osteomyelitischen Prozeß kaum je vermissen. In vielen Fällen einer entzündlichen Affektion der Stirnhöhle und bestehender Osteomyelitis war sicher zuerst eine Osteomyelitis vorhanden, die erst sekundär die Stirnhöhle in Mitleidenschaft zog. Eine Osteomyelitis der Schädelknochen, die ihren Ausgang nicht von einer entzündlichen Affektion der Nasennebenhöhlen oder des Ohres genommen hat, ist besonders häufig parasagittal im Bereiche des Stirnbeins oder der Scheitelbeine lokalisiert (s. Abb. 202). Sie entwickelt sich im Anschluß an eine harmlos erscheinende, kleine Entzündung der äußeren Weichteile, die meist kaum beachtet wird. Sie zeigt gewöhnlich einen schleichenden Verlauf und bleibt lange Zeit klinisch symptomlos. Einerlei, ob eine solche Osteomyelitis von der Stirnhöhle oder von einem entzündlichen Prozeß der äußeren Weichteile ihren Ausgang genommen hat, breitet sie sich meist nicht einheitlich aus, sondern es entstehen in der Umgebung des Hauptherdes der Knochenaffektion kleine, unscharf begrenzte

Destruktionsherde, vorwiegend entlang von Gefäßen. Manchmal kann man auch ein bevorzugtes Fortschreiten entlang von Nähten beobachten (s. Abb. 203a und b). Unter Umständen kann ein solcher Fall eine gewisse Ähnlichkeit mit einer Osteoperiostitis luica oder mit disseminierten Carcinommetastasen in der Schädelkapsel haben. Für die Differentialdiagnose ist es wichtig, daß die verstreuten kleinen Herde bei der Osteomyelitis immer einen gewissen Zusammenhang mit der Stelle des Ursprungs der Erkrankung zeigen, während sowohl Carcinommetastasen als auch die multiplen Herde einer Osteoperiostitis luica zusammenhanglos über die Schädelkapsel verstreut sind. In der Kieferhöhle sieht man die ersten Zeichen der akuten Knochenaffektion röntgenologisch meist an jenem Teil der Kieferhöhlenwand, der an den spongiösen Knochen des Jochbeins grenzt. An einer tangential getroffenen Wand der Kieferhöhle kann sich die beginnende Knochenaffektion, so wie bei der Stirnhöhle, durch kleine Unregelmäßigkeiten der Konturierung zu erkennen geben. Am Siebbeinlabyrinth und an der Keilbeinhöhle erkennt man die Knochenaffektion durch das Undeutlichwerden des äußeren Konturs dieser Nebenhöhlen. Im Falle des Siebbeinlabyrinthes kann die mediale Orbitalwand an der betreffenden Stelle allmählich im Röntgenbild verschwinden. Es geschieht dies durch zunehmende Osteoporose bzw. Aufhellung des Knochens, ohne daß jedoch ein deutlich abgegrenzter Defekt zur Ausbildung käme. An der Keilbeinhöhle achte man besonders im Seitenbild auf die hintere Wand. Man wird aber hier nur selten ausgedehnte resorptive Veränderungen durch eine unspezifische Osteomyelitis im Röntgenbilde finden, weil es bei Bestehen einer solchen oft schon frühzeitig zu schweren endocraniellen Komplikationen kommt. Beim spontanen Abheilen einer Knochenaffektion kann man bisweilen eine ausgedehnte Knochenneubildung beobachten, die zum vollkommenen oder teilweisen Verschwinden der betreffenden Nebenhöhle führen kann. Eine knöcherne Verödung erkrankter Nebenhöhlen kann man nicht nur im Anschluß an eine akute Affektion, sondern auch im Verlauf einer chronischen Sinusitis beobachten, wobei die Knochenneubildung ein Bestreben zur Spontanheilung darstellt. Unter Umständen kann diese Knochenneubildung aber in der Weise erfolgen, daß ein Teil der betroffenen Nebenhöhle durch dieselbe ihre Verbindung mit der Nase verliert und so ein isolierter Hohlraum entsteht. Dieser führt früher oder später zu einer Komplikation, da durch die unterbrochene Verbindung mit der Nase keine Drainage mehr besteht (s. Abb. 204).

Während es einerseits vorkommen kann, daß ein chronisches, röntgenologisch einwandfrei als solches erkennbares Empyem klinisch vollkommen symptomlos ist, kann es andererseits vorkommen, daß ein akutes Empyem röntgenologisch nur geringe Veränderungen setzt oder im Röntgenbild überhaupt nicht erkennbar ist. Die größten Schwierigkeiten bestehen diesbezüglich bei den Stirnhöhlen, ein Umstand, der wenig bekannt zu sein scheint. Daß eine akute Pansinusitis röntgenologisch nur wenig Veränderungen an den Nebenhöhlen erkennen läßt, ist ein seltenes Ereignis, das seine Ursache anscheinend in der Schwere der Erkrankung hat. Gewöhnlich kommt es bei einem akuten Empyem zu einer starken Schwellung der Schleimhaut, durch welche oft der Ausgang der betreffenden Nebenhöhlen verschlossen ist, so daß der Eiter nicht abfließen kann. Dadurch wird die Luft aus der Nebenhöhle vollkommen verdrängt und im Röntgenbild eine intensive Verschattung hervorgerufen. In seltenen Fällen, welche klinisch immer das Bild einer schwersten, akuten Pansinusitis bieten, kommt es zu einer ausgedehnten Nekrose der Schleimhaut. Dann kann es sein, daß der Eiter und die nekrotische Schleimhaut aus der Nebenhöhle heraus gelangen und sich in derselben trotz der schweren Erkrankung Luft befindet. Infolgedessen können deutliche Veränderungen im Röntgenbild fehlen, und es kann nicht mehr als eine undeutliche, weil nicht scharf abgegrenzte, wandständige Verschattung zu sehen sein (s. Abb. 205). In den wenigen einschlägigen Fällen, die ich bisher sah, bestand klinisch keinerlei Zweifel über die Schwere der Erkrankung, und alle Fälle sind in kürzester Zeit an Meningitis zugrunde gegangen. Bemerkenswert ist eben nur, daß in diesen Fällen die Schwere des klinischen Bildes im Gegensatz zu den geringen röntgenologischen Symptomen steht. Diese Fälle sind wegen des eindeutigen klinischen Bildes einer schwersten, akuten Pansinusitis nicht mit anderen zu verwechseln, in welchen der Kliniker an die Möglichkeit eines Empyems denkt und die Nebenhöhlen röntgenologisch normal befunden werden. Eiter in der Nase weist fast immer auf das Bestehen eines Nebenhöhlenempyems hin. In seltenen Fällen kann jedoch eine reine Naseneiterung bestehen, so daß dann röntgenologisch an den Nasennebenhöhlen keine Veränderungen zu finden sind. Diese Fälle können mit den erstgenannten nicht verwechselt werden, weil bei ihnen, im Gegensatz zu jenen, keine schweren Krankheitserscheinungen bestehen.

Daß die Stirnhöhle, obwohl sie röntgenologisch gut darstellbar ist, im Röntgenbild sehr schwer zu beurteilen sein kann, wird nach meiner Erfahrung viel zu wenig bedacht. Die Schwierigkeiten liegen zum Teil darin, daß ihre Form sehr verschieden ist. Im Bereiche einer stark gebuchteten Stirnhöhle kann die Schattengebung so verschieden sein, daß man kaum erkennen kann, ob diese Verschiedenheit nur durch starke Buchtenbildung oder auch durch Schleimhautschwellung bedingt ist. Daß der etwas dickere oder dichtere Knochen im Bereich der Glabella eine Schleimhautschwellung vortäuschen kann, wurde schon erwähnt. Auch muß man bedenken, daß die im sagittalen Bilde breitere Stirnhöhle nicht immer auch die im sagittalen Durchmesser tiefere ist. In einem solchen Falle kann es geschehen, daß wir uns, beide Stirnhöhlen im sagittalen Bilde vergleichend, unwillkürlich von den in diesem Bilde sichtbaren Größenverhältnissen beeinflussen lassen, und zum Schluß einer krankhaften Verschattung kommen, obwohl die sichtbare Differenz in der Schattendichte beider Stirnhöhlen nicht durch eine Erkrankung, sondern nur durch die geringere Tiefe einer der Stirnhöhlen bedingt ist. Würden wir bei der röntgenologischen Untersuchung der Stirnhöhlen immer nur diese und nicht auch die anderen Nebenhöhlen sehen, so würde es bestimmt recht häufig vorkommen, daß wir nicht zu sagen vermögen, ob wir eine gesunde oder kranke Stirnhöhle vor uns haben. In der Praxis wird uns das Befunden dadurch erleichtert, daß eine isolierte Stirnhöhlenentzündung verhältnismäßig selten vorkommt und die benachbarten Nebenhöhlen meist mit erkrankt sind. Auch handelt es sich ja häufig um verhältnismäßig geringe Veränderungen, die, wenn sie auch dem Patienten erhebliche Beschwerden machen können, wie z. B. eine Schleimhautschwellung im unteren Anteil mit Verschluß des Ausführungsganges, doch keine Indikation zur Operation geben, so daß einerseits eine operative Kontrolle des Röntgenbefundes fehlt, andererseits aber ein diesbezüglicher Fehlbefund nicht allzu schwer wiegt. Ernster sind schon die Schwierigkeiten, welche sich unter Umständen bei der Entscheidung ergeben können, ob eine durch chronische Entzündung veränderte Stirnhöhle vorliegt oder die Stirnhöhle überhaupt nicht angelegt ist. Wie schon erwähnt, kann die Corticalis auch gesunder Stirnhöhlen manchmal nur undeutlich hervortreten. Ist sie dann noch durch einen chronischen Entzündungsprozeß verändert und die Stirnhöhle verschattet, so kann es sein, daß diese im Röntgenbild kaum in Erscheinung tritt. Andererseits kommt es bei fehlender Stirnhöhle vor, daß der spongiöse Knochen dort, wo normalerweise eine Stirnhöhle vorhanden ist, im Röntgenbild besonders hell erscheint, wodurch das Vorhandensein einer entsprechend veränderten Stirnhöhle vorgetäuscht werden kann. In ganz seltenen Fällen sieht man sogar hier im spongiösen Knochen corticalisartige Verdichtungslinien. Ein solcher Irrtum kann besonders bei alten Patienten, bei welchen schon eine senile Porose des Schädelskeletes besteht, und natürlich bei mangelnder persönlicher Erfahrung des Untersuchers entstehen. Die tangentiale Aufnahme der Stirnhöhlen nützt uns in solchen Fällen nicht viel. Sie zeigt uns wohl, ob Stirnhöhlen vorhanden sind oder nicht. Sie zeigt uns aber nicht, ob eine oder zwei Stirnhöhlen ausgebildet sind. Auch die axiale Aufnahme hilft uns hier nicht weiter (s. Abb. 206a und b). Ganz anders ist jedoch die Tatsache zu werten, daß gerade bei einem schweren, akuten Stirnhöhlenempyem eindeutige röntgenologische Symptome fehlen können, eine Tatsache, die zu beobachten ich schon wiederholt Gelegenheit hatte. Es handelte sich dabei durchwegs um Fälle, in welchen sich bei der Verlaufsbeobachtung oder Operation zeigte, daß eine Knochenaffektion bestand. Diese hatte an der von einer dünnen Corticalis gebildeten Wand der Stirnhöhle noch keine erkennbaren Veränderungen hervorgerufen. Meist handelte es sich in den von mir beobachteten Fällen um eine auch röntgenologisch erkennbare Pansinusitis. In einem Falle war nur die Stirnhöhle erkrankt. Die Erklärung für einen solchen auffallenden Befund scheint mir die zu sein, daß im ersten Stadium der Erkrankung vermutlich doch eine sichtbare Verschattung bestand. Im weiteren Verlauf kam es aber infolge der beginnenden Knochenaffektion und der dadurch hervorgerufenen Osteoporose — noch bevor am Rande der Stirnhöhle Veränderungen festzustellen waren — wieder zu einer erhöhten

Strahlendurchlässigkeit in ihrem Bereiche, wodurch die Stirnhöhle wieder als mehr oder weniger normal imponierte. Ohne die schwere Erkrankung der Stirnhöhle im Röntgenbild derselben eindeutig erkennen zu können, kann man sie manchmal doch auf Grund folgender Überlegungen erschließen. Nach Angaben in der Literatur findet man als primäre Lokalisation entzündlicher Veränderungen in den Nasennebenhöhlen am häufigsten die Kieferhöhle. An zweiter Stelle soll die Keilbeinhöhle stehen, an dritter Stelle die Stirnhöhle und an letzter Stelle die Siebbeinzellen, welche praktisch nie allein erkrankt gefunden werden. Diese letztere Tatsache ist für uns wichtig. Sie stimmt auch mit unserer röntgenologischen Erfahrung überein, daß man bei Bestehen einer Entzündung der Nasennebenhöhlen nur unter besonderen Umständen eine isolierte Verschattung des Siebbeinlabyrinthes findet. Sieht man im Röntgenbild nur dieses verschattet, so kommen zwei Möglichkeiten in Frage. Die eine Möglichkeit ist die, daß die Verschattung des Siebbeinlabyrinthes durch eine Erkrankung bedingt ist, die ihren primären Sitz außerhalb der Nasennebenhöhlen hat und die das Siebbeinlabyrinth nur sekundär in Mitleidenschaft zieht. Wir werden darauf bei Besprechung der retrobulbären Erkrankungen noch zurückkommen. Die zweite Möglichkeit, an welche wir denken müssen, wenn wir im Röntgenbild ausschließlich eine Verschattung des Siebbeinlabyrinthes finden, ist die, daß die Stirnhöhle der gleichen Seite ebenfalls erkrankt ist, diese Erkrankung im Röntgenbild jedoch nicht entsprechend in Erscheinung tritt. Wir können diesen Rückschluß deshalb machen, weil die Kieferhöhle röntgenologisch gut zu untersuchen ist und eine Erkrankung der letzteren dem Untersucher kaum entgehen kann. Es kann daher die Kombination Siebbeinlabyrinth und Kieferhöhle ausgeschlossen und die Kombination Siebbeinlabyrinth und Stirnhöhle angenommen werden, wenn es sich um eine Verschattung auch des vorderen Siebbeinlabyrinthes handelt, da ein Keilbeinhöhlenempyem nur das hintere Siebbeinlabyrinth in Mitleidenschaft zu ziehen pflegt. Die Tatsache, daß die Stirnhöhle kaum verändert erscheint, wird dann die schon bestehende Knochenaffektion nahelegen (s. Abb. 207). Noch ein weiterer Umstand kann manchmal auf eine schwere Erkrankung der Stirnhöhle hinweisen, ohne daß eine entsprechende Verschattung vorhanden wäre. Eine schwere entzündliche Erkrankung derselben führt bisweilen zur Schleimhautschwellung im benachbarten Anteil der anderen Stirnhöhle. Daß eine Schleimhautschwellung ausschließlich im Bereiche des Septum interfrontale besteht, ist bei einer primären entzündlichen Erkrankung dieser Stirnhöhle wenig wahrscheinlich. Denn eine Schleimhautschwellung sieht man gewöhnlich im unteren Anteil oder an Septen, die in das Lumen der Stirnhöhle hinein vorspringen. Wenn man daher außerdem noch eine, wenn auch nur kleine, Differenz der Schattendichte des lufthaltigen Teiles dieser Stirnhöhle im Vergleich zur anderen Stirnhöhle sieht, so ist es wahrscheinlich, daß diese letztere schwer erkrankt ist und infolge beginnender Knochenaffektion in ihrem Bereiche keine deutliche Verschattung mehr zu erkennen ist. Daß eine solche Stirnhöhle doch meist die gewohnte Klarheit vermissen läßt, ist für sich allein ein zu vager Anhaltspunkt für eine Diagnose (s. Abb. 208a und b).

Die Lues der Nasennebenhöhlen ist oft dadurch charakterisiert, daß es bei ihr abgesehen von einer Verschattung auch zu einer außerordentlich starken Knochenneubildung kommt. Sie tritt in einem Ausmaß auf, wie es bei der unspezifischen Nebenhöhlenentzündung kaum je vorkommt. Häufig wird auch die Nasenscheidewand zerstört (s. Abb. 209). Es kann aber bei einer luischen Nebenhöhlenaffektion auch geschehen, daß eine Knochenneubildung vollkommen fehlt und an der Stelle eines Gummas ausschließlich ein Knochendefekt besteht (siehe Abb. 210). Dadurch entsteht ein Bild, welches unter Umständen dem eines malignen Tumors ähnlich sein kann.

Bei der Tuberkulose der Nasennebenhöhlen finden wir, sobald eine Knochenaffektion besteht, abgesehen von der Verschattung der betreffenden Nebenhöhle ein Verschwinden ihrer Corticalis. Die Nebenhöhle ist dann sehr unregelmäßig und unscharf begrenzt, und der Knochen kann auch schon in ihrer Umgebung deutliche Strukturveränderungen durch Knochenresorption zeigen (s. Abb. 211). Die Knochenveränderung ist aber im allgemeinen umschriebener als bei einer unspezifischen Osteomyelitis. Auch sieht man wohl manchmal einen größeren Sequester, aber nicht die multiplen, kleinen Sequester und nicht die frühzeitig auftretenden Herde neugebildeten Knochens, welche die unspezifische Osteomyelitis charakterisieren. Das Bild der

Tuberkulose kann dem eines Sarkoms ähnlich sein. Eine röntgenologische Differentialdiagnose ist nicht immer möglich. Ein größerer Sequester wird für die Tuberkulose und gegen das Sarkom sprechen. Auch das gleichzeitige Bestehen einer Knochenaffektion (nicht nur einer Verschattung) in mehreren Nebenhöhlen oder deren unmittelbarer Umgebung spricht für Tuberkulose und gegen Sarkom, wenn es sich um multiple Zerstörungsherde und nicht um einen mehr oder weniger einheitlichen Defekt handelt, der mehrere, unmittelbar benachbarte Nebenhöhlen betrifft (s. Abb. 212). Ein älterer, tuberkulöser Prozeß mit Mischinfektion kann auch Knochenneubildung und verhältnismäßig scharfe Grenzen der bestehenden Knochenusur aufweisen.

In der Nasenhöhle kann es manchmal zu einer Steinbildung kommen. Die Ursache eines solchen Rhinolithen ist gewöhnlich ein in die Nase eingeführter oder eingedrungener Fremdkörper, um den herum es zur Entzündung und Kalkablagerung kommt. Der Fremdkörper ist häufig erkennbar, sei es, daß er selbst Schatten gibt und dann als dichtere Stelle innerhalb des Kalksteines zu sehen ist, sei es, daß man ihn an einer zentralen Aufhellung, z. B. durch eine Erbse hervorgerufen, erkennt. Bei größeren Konkrementen bestehen gleichzeitig ausgedehnte Nebenhöhlenveränderungen (s. Abb. 213). Auch innerhalb einer Nebenhöhle kann es manchmal infolge einer chronischen Sinusitis zur Kalkablagerung in Konkrementform kommen, doch ist eine Sinusitis calcificans bei uns ziemlich selten. Nach Angaben in der Literatur zu schließen, scheint sie in anderen Gegenden häufiger vorzukommen.

III. Über Mucocelen der Nasennebenhöhlen

Mucocelen der Nebenhöhlen werden am häufigsten an den Stirnhöhlen oder kombiniert im Bereiche der Stirnhöhle und des vorderen Siebbeins beobachtet. An zweiter Stelle steht nach meiner Erfahrung die Keilbeinhöhle, in deren Bereiche eine Mucocele jedoch schon wesentlich seltener ist als im Bereiche der Stirnhöhle. Noch seltener sieht man eine Mucocele, die ausschließlich auf das Siebbeinlabyrinth beschränkt ist, und am seltensten kommen Mucocelen im Bereiche der Kieferhöhlen zur Beobachtung. Wenn trotzdem in manchen Ländern häufig von Mucocelen der Kieferhöhlen gesprochen wird, so hat dies seine Ursache in der verschiedenen Definition des Begriffes „Mucocele". Es scheint mir jedoch nicht richtig, jede Schleimcyste als Mucocele zu bezeichnen, wie es in diesen Ländern vielfach geschieht. Über die Mucocelen der Keilbeinhöhlen und ihre röntgenologische Diagnose und Differentialdiagnose haben wir im Rahmen der infrasellaren Tumoren ausführlich gesprochen, und es erübrigt sich daher, neuerlich auf sie zurückzukommen. Von manchen wird die Ansicht vertreten, daß eine Mucocele der Keilbeinhöhle eine Rarität sei. Ich kann dieser Annahme nicht ganz beipflichten. Es ist nur sicher, daß die Diagnose der Mucocele der Keilbeinhöhle selten ist. Dies hat seinen Grund teils darin, daß die Mucocele der Keilbeinhöhle lange Zeit hindurch klinisch symptomlos oder symptomarm ist, teils darin, daß sie vielfach röntgenologisch nicht als solche erkannt wird, auch wenn schon deutliche Veränderungen vorliegen. Daß eine Mucocele der Keilbeinhöhle besonders im Anfangsstadium röntgenologisch nur selten diagnostiziert wird, ist nicht nur durch die Schwierigkeit der Diagnose bedingt, sondern auch dadurch, daß die Seitenaufnahme der Nebenhöhlen vielfach nur angefertigt wird, wenn klinisch schon Zeichen einer Komplikation vorliegen. Da eine noch kleine Mucocele der Keilbeinhöhle klinisch kaum mehr Symptome hervorruft als geringe Kopfschmerzen, so wird die seitliche Aufnahme, aus der allein die Diagnose gestellt werden kann, vielfach unterlassen. Bei der Mucocele der Stirnhöhle bzw. der Stirnhöhle und des vorderen Siebbeinlabyrinthes finden sich im Röntgenbild gewöhnlich folgende Veränderungen. Die betreffenden Nebenhöhlen sind verschattet. Die Stirnhöhle kann auf der Seite der Mucocele größer und regelmäßiger begrenzt sein als auf der Gegenseite. Es besteht ferner eine Verdrängung des Knochens, in erster Linie des Stirnhöhlenbodens und eventuell auch der anschließenden medialen Orbitalwand. Der Knochen kann hier auch vollkommen zerstört sein, doch wird man bei genauer Untersuchung am Rande des Defektes immer noch eine Verdrängung erkennen können (s. Abb. 214). Die Mucocele kann auch zu einer Verdrängung oder zu einer Zerstörung der vorderen oder hinteren Wand der Stirnhöhle führen, doch ist dies verhältnismäßig selten. Merkwürdigerweise sieht man auch nur selten eine Verdrängung des

Septum interfrontale nach der Gegenseite. Von allen diesen Symptomen ist das Symptom der Verdrängung das wichtigste. Eine deutliche Verschattung kann fehlen. Denn mit der durch den Druck der Mucocele bedingten Verdünnung der vorderen und hinteren Wand der Stirnhöhle nimmt die Helligkeit im Bereiche derselben im sagittalen Bilde wieder zu, so daß die ursprünglich vorhandene Verschattung sich wieder weitgehend zurückbilden kann. Ein Form- und Größenunterschied beider Stirnhöhlen kommt auch als anatomische Variante zur Beobachtung. Wir werden ihn daher nur mit Vorsicht für die Diagnose mit verwerten können, höchstens dann, wenn eine Stirnhöhle ballonförmig aufgetrieben erscheint. Ein Knochendefekt kann auch als Folge eines malignen Neoplasmas oder einer gewöhnlichen Entzündung auftreten. So bleibt als wichtigstes Zeichen der Mucocele die Verdrängung. Die Verdrängung der Wand einer Nebenhöhle in Richtung der Augenhöhle spricht fast mit Sicherheit für das Bestehen einer Mucocele, da wir eine solche Verdrängung bei anderen Erkrankungen nur selten zu sehen bekommen bzw. andere Erkrankungen, bei welchen eine solche Verdrängung ebenfalls zur Regel gehört, wie z. B. Chondrome oder Fibrome der Nasennebenhöhlen, recht selten sind (s. Abb. 215). Dies gilt zumindest für unsere europäischen Verhältnisse. Denn in Südamerika sah ich Fibrome der Nebenhöhlen erheblich häufiger als in Europa. Auch in den seltenen Fällen einer auf das Siebbeinlabyrinth lokalisierten Mucocele ist die Verdrängung der medialen Orbitawand in Richtung der Augenhöhle das wichtigste Symptom. Bei der Kieferhöhle überwiegt meist die Vortreibung ihrer Seitenwände die Verdrängung des Orbitabodens nach oben.

IV. Die Beziehungen radikulärer und follikulärer Zahncysten zur Kieferhöhle

Das Hineinwachsen einer radikulären Zahncyste in die Kieferhöhle beginnt mit einer Vorwölbung des Kieferhöhlenbodens an der Stelle der Cyste. Solange keine höhergradige Veränderung vorhanden ist, ist dieselbe nur auf einer Zahnaufnahme zu sehen. In der sagittalen Aufnahme der Nebenhöhlen 1. Serie ist die Cyste erst erkennbar, wenn sie eine entsprechende Größe erreicht hat. Die Zahncyste ist dann dadurch charakterisiert, daß im unteren Anteil der Kieferhöhle ein halbkugeliger Schatten sichtbar ist, der sich in die Alveolarbucht hinein vorwölbt. Im Gegensatz zum Schatten eines Polypen, einer umschriebenen Schleimhautschwellung oder einer Schleimhautcyste ist dieser Schatten gegen die Kieferhöhle durch eine Verdichtungslinie abgegrenzt, welche einer feinen Knochenschale entspricht (s. Abb. 216). Häufig sieht man auch einen Defekt der Kieferhöhlenwand an der betreffenden Stelle. Die Zahncyste kann so groß werden, daß sie fast die ganze Kieferhöhle einnimmt und von dieser nur mehr ein schmaler Spalt übriggeblieben ist. Die Kieferhöhle kann lufthaltig und infolgedessen gut hell bleiben, oder sie kann infolge sekundärer, entzündlicher Veränderungen verschattet sein, wodurch dann der für die Diagnose der Zahncyste wichtige Schatten der Knochenschale erheblich schlechter erkennbar sein kann. Entleert sich eine Zahncyste durch Perforation, so kann man röntgenologisch die Schrumpfung derselben beobachten. Sie wird im Röntgenbild kleiner, ihre Form wird häufig unregelmäßig, und ihr Schatten wird auch infolge von Knochenneubildung in ihrer Wand dichter. Dem Endstadium begegnet man des öfteren in Form von unregelmäßigen, osteomartigen Schatten im Bereiche der Alveolarbucht der Kieferhöhle, die nicht einem Osteom entsprechen, sondern ihre Ursache in alten, entleerten Zahncysten mit Knochenneubildung haben (s. Abb. 217). Für diese Annahme und gegen ein Osteom, das übrigens auf die Kieferhöhle beschränkt, verhältnismäßig selten ist, spricht die unregelmäßige Form des knochendichten Schattens. Echte Osteome sind meist regelmäßiger begrenzt.

Die follikuläre Cyste, welcher wir fast ausschließlich bei Kindern begegnen, kann zu einer erheblichen Auftreibung des Oberkiefers mit Verlagerung der Zähne führen. Im Röntgenbild sieht man dann an Stelle des Oberkiefers fast nur mehr die Cystenwand. Die Differentialdiagnose zwischen einer follikulären Cyste und einem Sarkom kann schwierig sein. Denn beim Kind führt auch das Sarkom bisweilen nur zu einer Verdrängung und nicht auch zu einer vollständigen Zerstörung des Knochens. Da es dabei naturgemäß auch zu einer Verlagerung der Zähne kommt, so kann ein außerordentlich ähnliches Bild entstehen. Es ist in solchen Fällen für die

Differentialdiagnose wichtig, auf die Art der Verlagerung der Zähne zu achten. Sie erfolgt bei einem Sarkom ausschließlich durch den Druck des wachsenden Tumors. Bei der follikulären Cyste ist dagegen die Verlagerung eine ganz unregelmäßige (s. Abb. 218). Wenn daher z. B. ein Zahn nicht nur verdrängt, sondern auch gedreht ist, so daß seine Wurzelspitze nach vorne und die Krone nach hinten steht, so ist eine derartige Verlagerung allein durch den Druck eines wachsenden Tumors nicht erklärbar und spricht daher für eine follikuläre Cyste.

V. Zur Röntgenuntersuchung operierter Nasennebenhöhlen

Vom Kliniker wird oft auch eine Röntgenuntersuchung in Fällen verlangt, in welchen schon einmal eine Operation an den Nasennebenhöhlen durchgeführt worden ist. Wenn es sich dabei auch meist um die Feststellung handelt, ob auch an anderen als den operierten Nebenhöhlen Veränderungen zu erkennen sind, so ist es doch auch notwendig, das Bild der operierten Nebenhöhlen selbst zu kennen. Im Idealfall kann es nach einer Radikaloperation einer Kieferhöhle dazu kommen, daß wieder Schleimhaut in die Kieferhöhle hineinwächst, und wir werden dann längere Zeit nach der Operation wieder ein bis auf den schwer erkennbaren Operationsdefekt normales Bild vorfinden. Sind in einem operierten Falle die Konturen der Kieferhöhle normal und ist dieselbe verschattet, so spricht dies für ein Recidiv. Häufig verödet jedoch die Kieferhöhle nach einer Radikaloperation, und man sieht dann röntgenologisch eine unregelmäßige Verschattung ihres Bereiches, und ihre Konturen sind nicht mehr erkennbar. Im Falle eines solchen Bildes kann der Patient klinisch gesund sein. Die Verschattung spricht hier also nicht für ein Recidiv, doch kann ein Recidiv vorliegen. Denn wenn hier eine Taschenbildung mit neuerlicher Entzündung besteht, so ist diese im Röntgenbild von Narbengewebe nicht zu unterscheiden und daher nicht diagnostizierbar. Am Siebbeinlabyrinth sind nach operativer Ausräumung desselben im Röntgenbild keine wesentlichen Details mehr zu erkennen. Es kann einige Zeit nach der Operation wieder annähernd normal hell erscheinen oder auch verschattet bleiben. Bei einer Radikaloperation der Stirnhöhle verschwindet im Röntgenbild die Corticalis derselben. Man sieht nur die Stirnhöhlengegend etwas heller, ohne deutliche Abgrenzung dieser Aufhellung. Bei kleineren Stirnhöhlen ist der Operationsdefekt im sagittalen Bild nicht erkennbar, bei größeren kann er gut zu sehen sein. Ist einige Zeit nach der Operation in der Stirnhöhlengegend noch ein Teil der Corticalis derselben zu sehen, so spricht dies dafür, daß an dieser Stelle die Schleimhaut nicht restlos entfernt wurde (s. Abb. 219). Wir sehen dies besonders häufig im lateralen Anteil operierter, großer Stirnhöhlen. Eine verhältnismäßig kleine Keilbeinhöhle kann nach Radikaloperation ebenso obliterieren wie andere Nebenhöhlen. Sie ist dann im Röntgenbild nicht mehr erkennbar. Eine radikale Entfernung der Schleimhaut läßt sich in einer großen Keilbeinhöhle mit entsprechenden Buchten wohl nicht durchführen.

VI. Die Neoplasmen der Nase, der Nasennebenhöhlen und des Nasenrachens

A. Die benignen Tumoren der Nase und der Nasennebenhöhlen

Unter den benignen Tumoren der Nasennebenhöhlen begegnen wir am häufigsten den Osteomen. Sie können bisweilen große Ausdehnung erreichen, mehrere Nebenhöhlen in Mitleidenschaft ziehen und mit einer Hyperostose angrenzender Skeletpartien verbunden sein. Den typischen Osteomen begegnen wir am häufigsten in einer Stirnhöhle. Hier kann es bei einem kleinen gestielten, kugeligen Osteom geschehen, daß der Stiel abbricht und das Osteom in der Stirnhöhle frei beweglich ist. Bei großen Osteomen, die häufiger vom Stirnhöhlenboden ausgehen, sehen wir nicht selten, daß ihre Form der Form der Stirnhöhle angepaßt ist, so daß auf großen Strecken zwischen ihrer freien Oberfläche und der gegenüberliegenden Wand der Stirnhöhle nur mehr ein feiner Spalt vorhanden ist. Osteome der Stirnhöhle sind besonders dann, wenn sie im medialen-unteren Teil derselben gelegen sind, als eine ernste Erkrankung anzusehen, weil sie den Ausführungsgang der Stirnhöhle verlegen können. In dieser verschlossenen Stirnhöhle kommt es dann gelegentlich zu entzündlichen Veränderungen, aus welchen sich ein Empyem entwickelt. Dieses greift, begünstigt durch die fehlende Drainage, oft in Form einer Meningitis oder eines Hirnabscesses auf das Endocranium über. Ein solches Übergreifen wird dadurch erleichtert, daß das Osteom bei seinem Wachstum bisweilen zu einer Arrosion der gegenüberliegenden Stirnhöhlenwand führt. Daß ein solcher Defekt im Röntgenbild zu erkennen ist, ist ein Zufall. Denn er wird gewöhnlich durch den benachbarten Knochen oder das Osteom verdeckt, da er ja nicht groß ist. Manchmal wächst das Osteom gegen die Orbita zu und verursacht einen Exophthalmus. In seiner Schattengebung ist das Osteom bisweilen nicht gleichmäßig dicht, denn es können sich neben sklerotischen auch spongiöse Anteile und manchmal auch Knorpeleinlagerungen finden. Osteome, welche nur auf das Siebbeinlabyrinth beschränkt sind, sind wesentlich seltener. Wir begegnen ihnen manchmal als Zufallsbefund. Auch dann ist eine genaue Lokalisation von Interesse, weil sie bei entsprechender Lage zum Verschluß eines Ausführungsganges zumal der Stirnhöhle und damit zu einer Komplikation führen können. Sie sollten rechtzeitig entfernt werden. Osteome des Siebbeins können bisweilen vorwiegend gegen die Orbita wachsen und dadurch einen erheblichen Exophthalmus bedingen. Man soll bei ihrem Vorhandensein zu klären versuchen, ob und in welchem Ausmaß der Boden der vorderen Schädelgrube in das Osteom miteinbezogen ist, weil dies für den Operateur von Bedeutung sein kann. In der Kieferhöhle und der Keilbeinhöhle sind echte Osteome, welche sich auf diese Nebenhöhlen beschränken, verhältnismäßig selten. Häufiger ist hier die Mischform zwischen Osteom und Hyperostose und die reine Hyperostose. Im Bereiche der Keilbeinhöhle scheint der vordere Teil des Keilbeinhöhlendaches, entsprechend dem Planum sphenoidale und dem Tuberculum sellae, bevorzugter Sitz der Osteome zu sein. Über die idiopathische sklerosierende Hyperostose auch der Kieferhöhle haben wir gelegentlich der differentialdiagostischen Erwägungen bei Meningiomhyperostose und bei der fibrösen Dysplasie schon gesprochen (s. S. 106). Eine außerordentlich intensive und dichte Hyperostose mit oft mehr oder weniger symmetrischer, tumorartiger Vorwölbung, besonders im Bereiche des Siebbeinlabyrinthes, finden wir bei der unter dem Namen *Gundu* bekannten Erkrankung afrikanischen Ursprungs. Eine ähnliche Form der Hyperostose kann jedoch auch bei fibröser Dysplasie zur Beobachtung kommen (s. Abb. 220). Das mag mit dazu beigetragen haben, daß manche Autoren — meiner Meinung nach zu Unrecht — im *Gundu* eine typische Erscheinungsform der fibrösen Dysplasie sehen.

Da Knorpel die gleiche Strahlendurchlässigkeit zeigt wie Weichteile, ist ein Chondrom nicht immer ohne weiteres zu diagnostizieren. Bei einem kleinen Chondrom besteht die Möglichkeit, daß es ein ähnliches Bild macht, wie eine circumskripte Schleimhautschwellung. Es kann aber auch sein, daß die charakteristische buckelige Begrenzung, die wir vom Osteom her kennen und beim Chondrom wiederfinden, zur richtigen Diagnose führt. Beim Stirnhöhlenchondrom kann uns besonders das Seitenbild diese typische Begrenzung zeigen (s. Abb. 221). In den meisten Fällen wird aber die Diagnose dadurch erleichtert, daß im Bereiche des Chondroms Kalkeinlagerungen bestehen, und daß der Tumor gleichzeitig benachbarten Knochen arrodiert und dadurch zur Defektbildung führt. Die Art der Kalkeinlagerungen kann verschieden sein. In manchen Chondromen finden wir diese Kalkablagerungen in Form kleinerer oder größerer, rundlicher, kalkdichter Flecken, die über den Bereich des Tumors oder eines Teiles desselben verstreut sind (s. Abb. 222). In anderen seltenen Fällen von Chondromen finden wir die Verkalkung nur in den zentralen Partien in Form unregelmäßiger streifiger, wabiger Kalkschatten (s. Abb. 223). In wieder anderen Fällen finden wir unregelmäßige kleine Kalkschatten im Bereiche des ganzen Tumors verstreut (s. Abb. 224). Es gibt aber auch große Chondrome, bei welchen eine Kalkablagerung fast ganz oder vollkommen fehlen kann, so daß außer der Verschattung der betreffenden Nebenhöhle nur eine bestehende Knochenusur und bisweilen auch eine Knochenverdrängung auf das Bestehen eines Tumors hinweist (s. Abb. 225). Im Hinblick auf die Gutartigkeit des Tumors zeigt die Usur meist scharfe Grenzen. Ein bei größeren Tumoren fast immer vorhandenes, sekundäres Empyem mit Veränderungen auch in den benachbarten Nebenhöhlen kann das röntgenologische Bild etwas unklar gestalten.

Außer Osteomen, seltenen Osteoidomen und Chondromen können wir in den Nasennebenhöhlen auch Fibrome finden. Es ist interessant, daß ich, wie schon erwähnt, Fibromen, welche von einer Nasennebenhöhle ausgehen, in Südamerika wesentlich häufiger begegnete als in

Europa. Die Fibrome können ebenfalls zu einer ausgedehnten Zerstörung der Wände der betreffenden Nebenhöhle führen (s. Abb. 226). Da die Grenzen der Usur nicht immer deutlich sind, so muß man zur Unterscheidung gegenüber einem malignem Tumor auch hier besonders auf Verdrängungserscheinungen achten, welche für Benignität sprechen. Für die Differentialdiagnose gegenüber einem malignen Tumor ist es auch wichtig, daß dieser immer zur Schleimhautinfiltration im benachbarten Bereich der Nase und der Nasennebenhöhlen führt, wodurch dieselben verschattet sind. Sieht man daher in unmittelbarer Nachbarschaft des Tumors lufthaltige Nebenhöhlen, so spricht dies für die Gutartigkeit desselben. Die Wertung des Befundes kann allerdings auch hier durch eine bestehende Verschattung infolge eines sekundären Empyems erschwert werden. In seltenen Fällen kann es auch bei Fibromen in den zentralen Partien zu geringen, unregelmäßigen, streifigen Kalkablagerungen kommen, die jenen bei einem Chondrom ähnlich sein können, doch keine große Ausdehnung erreichen. Die Differentialdiagnose zwischen Fibrom und Chondrom einerseits und malignem Tumor andererseits wird im allgemeinen nicht schwierig sein. Die Differentialdiagnose zwischen Fibrom und Chondrom kann schwierig oder unmöglich sein, wenn letzteres nur eine geringe zentrale Verkalkung oder überhaupt keine Verkalkung aufweist, da die Art der Knochenusur bei beiden Arten von Tumoren weitgehend ähnlich ist. Liegt keine Verkalkung vor, was bei einem Fibrom die Regel, bei einem Chondrom die Ausnahme ist, und hat der Tumor eben mittlere Ausdehnung erreicht, so können differentialdiagnostische Schwierigkeiten gegenüber einer Mucocele bestehen. Dies trifft natürlich nicht zu, wenn der Tumor das Lumen der Nebenhöhle noch nicht ausfüllt und auch dann nicht, wenn er die Grenzen der betreffenden Nebenhöhle schon weit überschritten hat. In diesen unklaren Fällen kann nur die Art und Weise, wie die Wand der Nebenhöhle verändert wurde, einen gewissen Anhaltspunkt für die Diagnose geben, da die Verdrängung und Usur der Wand bei der Mucocele regelmäßiger zu sein pflegt als bei den Tumoren. Zum Schlusse seien noch die seltenen Cholesteatome der Nasennebenhöhlen erwähnt, die aber in den mir bekannten Fällen keine charakteristischen Veränderungen hervorriefen.

B. Die malignen Tumoren der Nase und der Nasennebenhöhlen

Die Veränderungen, welche durch maligne Tumoren, in erster Linie durch Carcinome, an der Nase und an den Nasennebenhöhlen gesetzt werden, sollen für die einzelnen Nasennebenhöhlen gesondert besprochen werden. Es ist selbstverständlich, daß als Ausgangspunkt eines Tumors die Nasenhöhle anzunehmen ist, wenn das Zentrum der Destruktion offensichtlich mehr oder weniger median in derselben gelegen ist. Das ist z. B. der Fall, wenn Nebenhöhlen beider Seiten in die Destruktion einbezogen sind. Im Prinzip bleiben die Symptome die gleichen (s. Abb. 227 und 228). Vielfach läßt sich der Ausgangspunkt auch nicht einwandfrei feststellen, denn es besteht im Röntgenbild begreiflicherweise in einem schon etwas weiter fortgeschrittenen Stadium kein wesentlicher Unterschied, wenn der Tumor einmal von der seitlichen Nasenhöhlenwand, das andere Mal von der medialen Wand der betreffenden Nebenhöhle ausgegangen ist. Einen Tumor, welcher nur auf die Nasenhöhle beschränkt ist und der an den Nebenhöhlen noch keinerlei Veränderungen gesetzt hat, bekommen wir nur selten zu Gesicht und finden dann auch meist keinerlei charakteristische Symptome, es sei denn, daß der ganz vorne sitzende Tumor nur die Nasenbeine ergriffen hat. Veränderungen vorwiegend in einer Nebenhöhle sprechen natürlich dafür, daß der Tumor von dort seinen Ausgang genommen hat. Die Verhältnisse liegen für das frühzeitige Erkennen eines malignen Tumors nicht allzu günstig. Einerseits wird das Bild oft durch ein begleitendes Nebenhöhlenempyem verschleiert, andererseits müssen bestehende Knochenveränderungen an den dünnen Nebenhöhlenwänden schon ein erhebliches Ausmaß erreicht haben, um röntgenologisch daraus den Schluß auf einen malignen Tumor zu ermöglichen. Dessenungeachtet ist bei Vorliegen eines malignen Tumors nicht nur die röntgenologische Feststellung der mutmaßlichen, räumlichen Ausdehnung desselben von Interesse, sondern auch die Diagnose selbst, weil eben manchmal dieselbe röntgenologisch doch früher gestellt werden kann als klinisch.

Wenn wir bei einem älteren Patienten, welcher geringe, unklare Beschwerden in der Kieferhöhlengegend angibt, das Bild einer circumskripten Verbreiterung der Weichteile finden, wie sie z. B. einem Polypen entsprechen kann, so können wir einen von der Kieferhöhle ausgehenden malignen Tumor mit ziemlicher Sicherheit ausschließen. Denn ein maligner Tumor der Kieferhöhle, welcher zu irgendwelchen subjektiven Beschwerden führt, hat fast immer schon eine komplette Verschattung der Kieferhöhle hervorgerufen. Nur nach durchgeführter Bestrahlung eines malignen Tumors kann man am Sitz des Tumors bisweilen eine teilweise Verschattung der betreffenden Nebenhöhle finden, oder wenn der in unmittelbarer Nachbarschaft der Nebenhöhle entstandene Tumor eben im Begriffe ist, auf dieselbe überzugreifen. Die frühzeitige komplette Verschattung der Nebenhöhle durch einen malignen Tumor hat ihre Ursache entweder in der durch den Tumor hervorgerufenen Schleimhautinfiltration, die hochgradig zu sein pflegt, oder in einem durch Ulceration hervorgerufenen, sekundären Empyem. Eine mehr oder weniger regelmäßige, wandständige Verschattung der Kieferhöhle kann aber trotzdem ihre Ursache in einem malignen Tumor haben. Doch handelt es sich dann gewöhnlich um einen Tumor, dessen primärer Sitz außerhalb der Kieferhöhle gelegen ist und der noch gar nicht in die Kieferhöhle durchgebrochen sein muß. So sehen wir z. B. beim malignen Epipharynxtumor im Röntgenbild häufig eine wandständige Verschattung der gleichseitigen Kieferhöhle als Ausdruck einer Schleimhautinfiltration, welche der retromaxillar gelegene Tumor hervorruft. Die gleiche Erscheinung können wir bei einem malignen Tumor des Siebbeinlabyrinthes beobachten oder bei einem solchen, der vom Alveolarfortsatz seinen Ausgang genommen hat. Aus den Weichteilveränderungen läßt sich also ein maligner Tumor nicht diagnostizieren. Für seine Diagnose ist in erster Linie das Verhalten des Knochens maßgebend. Doch ist auch hier die Sache nicht so einfach. Meist findet sich bei einem malignen Tumor wohl ein unscharfer Kontur, doch kann ein solcher auch entzündlich bedingt sein. Daher ist das Hauptgewicht auf den Nachweis eines Defektes und seine Beschaffenheit zu legen. Es wurde schon betont, daß die Verhältnisse hier nicht immer günstig liegen. Besteht z. B. ein Defekt an der medialen Kieferhöhlenwand, so ist dieser im Seitenbild, also in Aufsicht, nicht erkennbar, weil an dieser dünnen Wand zwischen dem Defekt und seiner Umgebung ein zu geringer Kontrastunterschied besteht. In sagittaler Richtung wird er ebenfalls schwer zu erkennen sein, weil ihn die noch stehenden Teile der Wand verdecken. Man hat daher nur dort Aussicht, einen Defekt frühzeitig zur Ansicht bringen zu können, wo die Wand der Kieferhöhle gewölbt ist und die Strahlen zum Defekt und zu ihr tangential verlaufen. Das ist z. B. im lateralen-unteren Anteil, welcher der Gegend hinter der Fossa canina entspricht, der Fall. Auch am Dach der Kieferhöhle können wir manchmal frühzeitig eine Knochenusur erkennen. In beiden Fällen werden allerdings auch schon klinische Symptome den Verdacht erregen, daß ein maligner Tumor vorliegt, an der Seitenwand der Kieferhöhle eine hier tastbare, derbe Resistenz, am Kieferhöhlendach eine gleichzeitig bestehende Verdrängung des Augapfels. Man achte bei der Untersuchung insbesondere auch auf die hintere Begrenzung der Kieferhöhle in der axialen Aufnahme, weil ein Durchbruch hier klinisch lange symptomlos bleiben kann. Ein in der Kieferhöhlenwand röntgenologisch nachgewiesener Defekt ohne Verdrängungserscheinungen muß immer den Verdacht eines malignen Tumors erwecken, insbesondere dann, wenn klinisch keine Anhaltspunkte für eine Osteomyelitis bestehen, und außerdem eine ausgedehnte Verschattung der gleichseitigen Nasenhöhle vorhanden ist (s. Abb. 229).

Bei Bestehen eines malignen Tumors im Bereiche des Siebbeinlabyrinthes kann es zu einer Porose des Knochens in dieser Gegend kommen, wodurch die Knochenzeichnung im Röntgenbild undeutlich wird. Erstreckt sich die Porose auf den benachbarten Bereich der Nase, so spricht dies für einen malignen Tumor. Die Porose ist aber hier nur selten so eindeutig erkennbar, daß man daraus den sicheren Schluß auf das Vorliegen eines malignen Tumors ziehen könnte. Ausschlaggebend ist fast immer nur das Verhalten der medialen Orbitawand. Liegt hier nur eine Porose vor, so kann daraus allein nicht der sichere Schluß auf das Bestehen eines malignen Tumors gezogen werden, da die mediale Orbitawand auch dann undeutlich wird, wenn ein entzündlicher Prozeß des Siebbeinlabyrinthes auf die Orbita übergreift, also z. B. bei einer beginnenden Orbitaphlegmone im Anschluß an ein Siebbeinempyem. Ist die mediale Orbitawand im vorderen oder mittleren Anteil im Röntgenbild schon ganz verschwunden, ohne daß die Grenzen eines Defektes zu sehen wären, so kann auch dieses Bild sowohl durch einen entzündlichen Prozeß als auch durch einen malignen Tumor hervorgerufen werden. Im hinteren

Anteil der medialen Orbitawand, also im Bereiche der Orbitaspitze, wird ein völliges Verschwinden des Konturs wohl immer für einen malignen Tumor sprechen, weil ein Übergreifen eines entzündlichen Prozesses des Siebbeinlabyrinthes auf die Nachbarschaft in diesem Bereich frühzeitig zu einer schweren endocraniellen Komplikation führen würde. Natürlich muß ein basaler Tumor ausgeschlossen werden, was meist leicht möglich ist, da ein solcher keine so ausgedehnten Veränderungen an den Nebenhöhlen, insbesondere nicht an der knöchernen Umrahmung derselben zu setzen pflegt. Allerdings kann, wie erwähnt, ein retroorbitaler Tumor Veränderungen an den Nebenhöhlen hervorrufen, doch ist es selten, daß diese über das Siebbeinlabyrinth hinausgehen. Für den malignen Tumor des Siebbeinlabyrinthes spricht in erster Linie ein Defekt der medialen Orbitawand mit sichtbarer Grenze, bei ausgedehnter Verschattung des Siebbeinlabyrinthes und meist auch der benachbarten Nebenhöhlen (s. Abb. 230). Man muß jedoch sehr genau auf das Verhalten des Randes des Defektes achten. Denn eine Mucocele im Bereiche des Siebbeinlabyrinthes führt wohl zuerst nur zu einer Verdrängung der medialen Orbitawand. Später kommt es aber auch zu einer Zerstörung derselben, wobei jedoch am Rande des Defektes die Verdrängung sichtbar bleibt. Das Bild kann, oberflächlich betrachtet, dem eines malignen Tumors sehr ähnlich sein. Fehlen am Rande des Defektes Verdrängungserscheinungen, so spricht dies für letzteren. Ist am Rande des Defektes Knochenverdrängung erkennbar, so handelt es sich um eine Mucocele oder um einen benignen Tumor, z. B. ein Fibrom oder Chondrom.

Im Bereiche der Stirnhöhle sind ebenfalls die ersten Erscheinungen des malignen Tumors, die Verschattung und etwas unscharfe Begrenzung der Stirnhöhle, uncharakteristisch. Ein Defekt größeren Ausmaßes, am häufigsten am Stirnhöhlenboden zu sehen, spricht auch hier für den malignen Tumor, wenn an seinem sichtbaren Rand keine Verdrängung zu erkennen ist. Letztere würde in erster Linie für eine Mucocele sprechen. Eine bestehende Porose des Knochens im benachbarten Nasengebiet legt die Existenz eines malignen Tumors nahe, doch ist dieselbe auch hier nur selten mit genügender Deutlichkeit zu erkennen. Dagegen kann das Carcinom an der Stirnhöhle zu einem anderen wichtigen Symptom führen, welches die Diagnose schon frühzeitig ermöglichen kann. Bisweilen sieht man im Bereiche der Stirnhöhle und des umgebenden Knochens im sagittalen Bilde kleine, rundliche, unscharf begrenzte Aufhellungen, welche dadurch zustandegekommen sind, daß das Carcinom infiltrierend in den Knochen eingedrungen ist und hier kleine Nester gebildet hat. Diese Veränderung ist sehr charakteristisch, wird aber im Anfangsstadium leicht übersehen (s. Abb. 231). Wir kennen das gleiche Bild nicht nur vom Carcinom der Stirnhöhle. Wo ein Carcinom in die Diploe eindringt, vermissen wir fast nie das Auftreten dieser kleinen, rundlichen, unscharf begrenzten Aufhellungen, die durch neue kleine Wachstumszentren des eindringenden Carcinoms bedingt sind. Kleine rundliche Aufhellungen im Bereiche der Stirnhöhlen und ihrer Umgebung können auch eine harmlose Ursache haben und man muß sich vor einer Verwechslung hüten. Denn auch eine grobe Spongiosa, wie wir sie besonders in Fällen von Hyperostose der Schädelkapsel sehen, kann im Röntgenbild im Bereiche der Stirnhöhlen und ihrer Umgebung kleine rundliche Aufhellungen bedingen. Handelt es sich um Spongiosa im Stirnbein, so sind diese Aufhellungen nicht nur gleichmäßig auf beide Seiten verteilt, sondern auch schärfer gezeichnet. Handelt es sich in der cranialexzentrischen Aufnahme der vorderen Nebenhöhlen jedoch um Überlagerung mit grober Spongiosa des Scheitelbeins, so kann wegen der großen Entfernung der letzteren vom Film die Begrenzung unscharf sein. Man wird aber dann in der horizontalen Aufnahme, in welcher sich das Scheitelbein nicht mit den Stirnhöhlen überlagert, diese Aufhellungen vermissen. Selbstverständlich müssen sie, wenn sie durch ein Carcinom hervorgerufen sind, in beiden Projektionsrichtungen in gleicher Weise zu sehen sein.

Bei einem Tumor der Keilbeinhöhle werden wir die wesentlichsten Veränderungen am Keilbeinhöhlendach, welches vom Sellaboden und oft vom Planum sphenoidale gebildet wird, und an der Hinterwand der Keilbeinhöhle finden, weil diese am besten zur Darstellung gelangen. Die Vorderwand der Keilbeinhöhle ist auch normalerweise im Seitenbild, welches für die Diagnose das Wesentlichste ist, nicht immer zu erkennen, und der Keilbeinhöhlenboden ist wegen Überlagerung mit anderen Skeletteilen in den typischen Projektionen auch nicht immer deutlich erkennbar. Eine Verschattung mit unscharfer Begrenzung der Keilbeinhöhle kann auch hier durch einen entzündlichen Prozeß hervorgerufen werden und ist daher für einen malignen Tumor nicht beweisend. Eine Zerstörung des Planum sphenoidale, mit oder ohne Zerstörung des Tuberculum sellae und des Sellabodens, bei gleichzeitig bestehender, kompletter Verschattung der benachbarten Nebenhöhlen, spricht jedoch eindeutig für den malignen Tumor dieses Bereiches, wobei es sich allerdings häufig um eine Metastase handeln wird (s. Abb. 232). Es kann sein, daß eine diesbezügliche Differentialdiagnose nicht möglich ist. Die stärkere Mitbeteiligung der benachbarten Nasenhöhle und Nasennebenhöhlen spricht mehr im Sinne eines Primärtumors, ohne immer dafür beweisend zu sein.

Abschließend sei noch bemerkt, daß wir bei einem Osteosarkom im Bereiche der Nase und der Nasennebenhöhlen bisweilen Knochenneubildung finden. Sie ist meist nicht sehr stark ausgebildet. Ihr Fehlen spricht nicht gegen ein Osteosarkom.

C. Die Tumoren des Nasenrachens

Die Tumoren des Epipharynx sind für den Röntgenologen aus verschiedenen Gründen von besonderem Interesse. Der erste Grund ist der, daß die Zuweisung zur Röntgenuntersuchung in solchen Fällen in einem hohen Prozentsatz durch den praktischen Arzt oder Nervenarzt wegen Kopfschmerzen, seltener durch den Augenarzt wegen Exophthalmus erfolgt, ohne daß dabei an die Möglichkeit eines Tumors im Epipharynx gedacht wurde. Die Zuweisung erfolgt nicht, wie man annehmen sollte, immer durch den Nasenarzt, weil die Patienten häufig von seiten der Nase keinerlei Beschwerden haben. Dabei handelt es sich oft genug um ein röntgenologisch schon als solches diagnostizierbares Carcinom. Ein weiterer, bemerkenswerter Umstand ist das relativ häufige Auftreten solcher Carcinome bei jungen Individuen. Das Epipharynxcarcinom ist nach meiner Erfahrung das Carcinom, welches von allen Carcinomen am häufigsten schon bei jungen Leuten gefunden wird. Sein Auftreten zu Ende des 2. oder zu Beginn des 3. Dezenniums ist weder bei Männern noch bei Frauen als besondere Seltenheit anzusehen. Gerade in diesen jugendlichen Fällen begegnen wir, wenn sie nicht vom Nasenarzt zugewiesen werden, fast immer der klinischen Diagnose einer tuberkulösen Lymphdrüsenerkrankung mit Kopfschmerzen, weil der Zuweisende in diesem Alter nicht an die Möglichkeit eines Carcinoms denkt und das Epipharynxcarcinom meist frühzeitig Metastasen am Hals macht. Dazu kommt noch, daß es weiterhin nicht selten ist, daß der Tumor im Epipharynx bei der Rhinoscopia posterior nicht eindeutig als solcher erkennbar ist. Denn eine tumorartige Vorwölbung im Epipharynx kann selbst dann noch fehlen, wenn röntgenologisch schon eine eindeutige Usur an der Schädelbasis besteht. Auch unter den benignen Tumoren des Epipharynx gibt es solche, die durch ihr eigenartiges Verhalten besonderes Interesse verdienen. Es sind dies die Angiofibrome des Nasenrachens, die heute — um Verwechslungen zu vermeiden — auch als Basalfibroide bezeichnet werden. Sie sind fast durchwegs eine Pubertätserkrankung des männlichen Geschlechtes. Sie sind insoferne absolut gutartig, als sie keine Metastasen setzen und nach der Pubertät spontan wieder verschwinden. Diese Tatsache ist bei Bestrahlungen von Interesse. Diese Tumoren sind eine ganz gute Indikation zur Röntgenbestrahlung und bisweilen wegen ihres außerordentlichen Gefäßreichtums nur schwer zu operieren. Da man eine Bestrahlung insbesondere auch dieser Gegend prinzipiell nie mit einer höheren Dosis machen darf, als erforderlich ist, so ist hier zu bedenken, daß wir nicht wie bei anderen Tumoren ein völliges Verschwinden derselben durch die Bestrahlung anstreben müssen. Es genügt, wenn sich der Tumor etwas zurückbildet, nicht mehr blutet und nicht mehr weiter wächst, denn er wird spontan verschwinden. Diese Tumoren sind aber dadurch gefährlich, daß sie bei großem Gefäßreichtum zu schweren Blutungen führen können, oder dadurch, daß sie ausgedehnte Zerstörungen auch an der Schädelbasis setzen und häufig zugleich ein sekundäres Empyem hervorrufen.

Der Epipharynxtumor kann im Röntgenbild zu folgenden Veränderungen führen. Der Weichteiltumor kann in der seitlichen oder der axialen Aufnahme im Bereiche des Nasenrachens sichtbar sein. Diesem Befund kommt keine besondere Bedeutung zu, denn einerseits ist natürlich ein Weichteiltumor, welcher als solcher im Röntgenbild erkennbar ist, auch klinisch nachzuweisen, und andererseits kann, wie schon erwähnt, ein klinisch und röntgenologisch sichtbarer Weichteiltumor fehlen und trotzdem ein benigner oder maligner Epipharynxtumor vorliegen. Bezüglich der Differentialdiagnose halte man sich die schon beschriebenen Bilder des adenoiden Gewebes am Rachendach und des Choanalpolypen vor Augen und denke daran, daß sich im axialen Bild auch eine hypertrophische Tonsille in den Bereich des Nasenrachens projiziert. Sie kann in dieser Projektion fast an gleicher Stelle zu sehen sein wie der Schatten eines Weichteiltumors, der höher oben, in der Gegend der Rosenmüllerschen Grube gelegen ist. Der Epipharynxtumor wölbt sich gewöhnlich von der Seite her in den Nasenrachen vor. Seine Begrenzung kann besonders beim benignen Tumor glatt und regelmäßig sein. Das Carcinom zeigt oft eine sehr unregelmäßige Begrenzung seines Weichteilschattens. Man hüte sich davor, den unteren Teil des Ohrläppchens, welcher im Seitenbild manchmal als gut begrenzter Schatten innerhalb der Aufhellung des Nasenrachens zu sehen ist, als Tumorschatten anzusprechen.

Der Epipharynxtumor ist gewöhnlich so gelegen, daß er bei entsprechender Größe von unten an die Keilbeinhöhle und von hinten an die Kieferhöhle heranreicht. Dadurch führt er häufig zu Veränderungen an diesen beiden Nebenhöhlen. Das Auftreten einer Verschattung gleichzeitig in der Kieferhöhle und in der Keilbeinhöhle ohne Veränderung der übrigen Nebenhöhlen ist bei einer entzündlichen Erkrankung außerordentlich selten, dagegen beim Epipharynxtumor häufig. Denn bei einer entzündlichen Erkrankung bestehen in der Regel gleichzeitig Veränderungen nur in jenen Nebenhöhlen, deren Ausführungsgänge benachbart sind. Es erkranken gewöhnlich die vorderen Nebenhöhlen oder die hinteren gleichzeitig oder alle, nicht aber eine Nebenhöhle der vorderen und zugleich eine der hinteren Nebenhöhlen. Man wird daher immer an die Möglichkeit eines Epipharynxtumors denken, wenn Veränderungen an der Kieferhöhle und der Keilbeinhöhle, eventuell auch am hinteren Siebbeinlabyrinth einer Seite bei Intaktheit der übrigen Nebenhöhlen bestehen. Die wesentlichsten röntgenologischen Symptome eines Epipharynxtumors sind jedoch die von ihm gesetzten Knochenveränderungen. Diesbezüglich gibt meist die axiale Aufnahme der Schädelbasis die beste Auskunft. Sie ist insbesondere bei Vorliegen eines malignen Tumors sehr aufschlußreich. Wir sehen in dieser Aufnahme, daß der Processus pterygoideus auf der Seite des Tumors infolge Knochenusur undeutlich ist, und sehen ferner eine Erweiterung des Formen ovale auf der Seite des Tumors (s. Abb. 233 a und b). Bei Bestehen eines malignen Tumors zeigt es unscharfe Grenzen. Allmählich entsteht hier am Boden der mittleren Schädelgrube ein Defekt, der das Foramen ovale und seine Umgebung mit einbezieht und später auch auf die Pyramidenspitze übergreift (s. Abb. 234). Beim malignen Tumor ist dieser Defekt unregelmäßig und unscharf begrenzt. Es ist selten, daß die erste Usur des Knochens in der Tubengegend auftritt und infolgedessen die Knochenzeichnung zuerst hier an der Pyramide und dem benachbarten Keilbein undeutlich wird (siehe Abb. 235). Die Usur der Pyramidenspitze ist oft so charakteristisch, daß die Diagnose eines Epipharynxtumors allein schon aus dem Bilde der Pyramide gestellt werden kann. Denn das Epipharynxcarcinom zerstört zuerst den unteren Teil der Pyramidenspitze, so daß dieser im Röntgenbild fehlt und der obere Teil derselben den Defekt spangenförmig überragt (s. Abb. 236). Es scheint mir kein Zufall zu sein, daß ich bisher noch keinen Epipharynxtumor sah, bei welchen die Knochenusur an der Pyramidenspitze begann und auf diese beschränkt war. Liegt die Usur noch weiter hinten, so muß man in erster Linie an einen Tumor denken, der nicht vom Epipharynx selbst ausgegangen ist, sondern erst sekundär auf diesen übergegriffen hat, wie z. B. ein Tumor des Glomus jugulare, ein Sarkom der Schädelbasis usw. Dagegen gibt es manchmal Fälle von median gelegenen Epipharynxcarcinomen, welche durch den Keilbeinkörper infiltrierend nach oben wachsen. In diesen Fällen ist die axiale Aufnahme wenig aufschlußreich, dagegen finden sich im Seitenbild sehr charakteristische Veränderungen. Dieses zeigt uns dann außer der Verschattung der Keilbeinhöhle vorerst eine Strukturveränderung des an die Keilbeinhöhle hinten angrenzenden Knochens. Es treten hier als Ausdruck der Tumorinfiltration kleine, unscharf begrenzte Aufhellungen auf (s. Abb. 237). Später kommt es zu einer so ausgedehnten Aufhellung des Knochens, daß seine Konturen im Bereiche des Sellabodens und des Clivus nur mehr undeutlich zu sehen sind (s. Abb. 238). Ich habe es aber bisher nicht erlebt, daß bei einem Epipharynxcarcinom diese Konturen zum Zeitpunkt der ersten Untersuchung schon vollkommen zerstört waren. Ich sah dies nur bei Recidiven nach Bestrahlung. Das mag differentialdiagnostisch von Interesse sein. Denn die vollkommene Zerstörung in diesem Bereich spricht bis zu einem gewissen Grade gegen einen malignen Epipharynxtumor und für einen Tumor, der vom Knochen selbst seinen Ausgang genommen hat, wobei es sich meistens um eine Metastase handeln wird. Ein ähnlicher Befund wie bei der Metastase kann auch bei einem Chordom vorkommen, welches klinisch nicht selten als Epipharynxtumor in Erscheinung tritt. Das Chordom ist zwar ein maligner Tumor, der sich jedoch verhältnismäßig benign verhält. Entsprechend seiner Genese liegt sein Entstehungsort zwischen der Sella und dem großen Hinterhauptsloch. Er macht hier einen Defekt mit unscharfen Grenzen, der die Diagnose eines malignen Tumors ermöglicht (s. Abb. 239). Da aber Metastasen nicht soweit hinten liegen und auch das Epipharynxcarcinom mit seiner Knochenzerstörung nicht soweit nach hinten reicht, ist die Gefahr einer Verwechslung nicht groß. Das Chordom kann einerseits, ähnlich wie die Metastase, die Sella zerstören, andererseits in ähnlicher Weise wie ein Epipharynxcarcinom die Pyramidenspitze usurieren. Fassen wir die Veränderungen, welchen wir beim malignen Epipharynxtumor am häufigsten begegnen, noch einmal kurz zusammen, so ergibt sich folgendes. Im axialen Bild oder im Seitenbild kann am Rachendach bzw. im Nasenrachen ein entsprechender Weichteilschatten erkennbar sein, doch ist es nicht selten, daß ein solcher fehlt. Im Bereiche der Nasennebenhöhlen besteht auf der Seite des Tumors eine Verschattung der Keilbeinhöhle und meist auch eine wandständige Verschattung der Kieferhöhle infolge Schleimhautinfiltration. Im vorgeschrittenen Stadium können die Grenzen der Keilbeinhöhle undeutlich werden. Es bestehen ferner auf der Seite des Tumors Zeichen einer Knochenusur am Processus pterygoideus, im Bereiche des Foramen ovale und seiner Umgebung und eventuell auch schon an der Pyramidenspitze. Das parasagittal in der geschilderten Weise die Schädelbasis durchbrechende Epipharynxcarcinom ist wesentlich häufiger als jenes, welches in der Medianebene die Schädelbasis durchwuchert. Letzteres ist im Seitenbild an der Infiltration des Keilbeinkörpers und Verschattung der Keilbeinhöhle zu erkennen.

Der benigne Epipharynxtumor kann ähnliche Veränderungen zeigen wie der maligne, doch fehlen bei ihm im allgemeinen die Zeichen infiltrierenden Wachstums. Man findet bei ihm häufiger einen deutlich erkennbaren gut begrenzten Weichteilschatten im Epipharynx, doch kann auch bei den benignen Epipharynxtumoren, die gewöhnlich Fibrome oder Angiofibrome sind, ein entsprechender Weichteilschatten nicht nur röntgenologisch, sondern auch klinisch fehlen. Auch bei ihnen finden wir in erster Linie die Keilbeinhöhle und die Kieferhöhle in Mitleidenschaft gezogen. Der Tumor kann die hintere Kieferhöhlenwand nach vorne verdrängen und zum Teil auch zerstören, doch finden wir bei ihm meist keine regelmäßige wandständige Verschattung, wie sie durch die Schleimhautinfiltration beim malignen Tumor in der Kieferhöhle zustande kommt. Es kann dagegen sein, daß der Tumor durch Kompression des Plexus pterygoideus zu einer Stauungshyperämie im Bereiche der Kieferhöhle führt. Es entwickelt sich dann im Laufe der Zeit daraus eine Sinusitis, welche auch auf die benachbarten Nebenhöhlen übergreifen kann. Dieses sekundäre Empyem kann leicht dazu führen, daß man seine primäre Ursache, den Epipharynxtumor, übersieht. Der benigne Tumor kann von unten her in die Keilbeinhöhle hineinwachsen und dann im Seitenbild innerhalb derselben sichtbar sein (siehe Abb. 240). Der Umstand, daß der Tumorschatten hier zu sehen ist, also der verbleibende Rest der Keilbeinhöhle noch lufthaltig ist, spricht immer für einen absolut gutartigen Tumor, weil der maligne Tumor schon bei Beginn des Durchwachsens zu so starker Schleimhautinfiltration führt, daß seine Konturen innerhalb der Keilbeinhöhle nicht mehr erkennbar sind. Die durch den benignen Epipharynxtumor bedingte Knochenusur betrifft die gleichen Skeletteile wie bei einem malignen Tumor, nur ist die Begrenzung der Usur gewöhnlich schärfer. Es gibt jedoch hier eine Ausnahme von der Regel, deren Beachtung wichtig ist. Diese Ausnahme betrifft die Angiofibrome des Epipharynx. Diese können sich auch im Röntgenbild sehr verschieden verhalten. Je mehr der Tumor histologisch einem reinen Fibrom entspricht, desto ausgesprochener sind im Röntgenbild die Zeichen seiner Benignität. Je mehr jedoch die hämangiomatöse Komponente vorherrscht, desto ähnlicher kann das röntgenologische Bild dem eines malignen Tumors werden. Besonders im Seitenbild können wir im Bereiche des Keilbeinkörpers in diesen Fällen manchmal Veränderungen sehen, die dem infiltrativen Wachstum eines malignen Tumors weitgehend ähnlich sind, ohne daß klinisch oder histologisch Anzeichen dafür bestünden, daß der Tumor tatsächlich malign sei (s. Abb. 241a und b). Ich erwähne dies deshalb besonders, weil es bei diesen Tumoren bisweilen sowohl klinisch als auch histologisch nicht klar ist, ob es sich um ein Angiofibrom oder um ein Angiofibrosarkom handelt. Röntgenologisch erkennbare Veränderungen, welche wir sonst im Sinne einer Malignität zu werten pflegen, sprechen hier nicht mit Sicherheit dafür, daß es sich tatsächlich um einen malignen Tumor handelt. Nur der exquisit benigne Befund kann als solcher gewertet werden. Wir können daher dem Kliniker in diesen Fällen bei seinen Entscheidungen nicht immer helfen. Daß ich einmal, wohl als Rarität, ein klinisch als Epipharynxtumor imponierendes Meningiom sah, habe ich schon in dem Kapitel über Meningiome des Keilbeins erwähnt und dort die charakteristischen röntgenologischen Symptome besprochen.

Über den röntgenologischen Befund bei retrobulbären Erkrankungen

Die wesentlichsten Kapitel ophthalmologischer Röntgendiagnostik betreffen die basalen Tumoren, die retrobulbären Erkrankungen und den Fremdkörpernachweis im Auge. Über die basalen Tumoren haben wir in einem früheren Kapitel schon ausführlich geschrieben. Über Augenfremdkörper und ihre Lokalisation werden wir im Rahmen des letzten Kapitels, welches von den traumatischen Veränderungen im Schädel handelt, sprechen. So bleibt nur die Besprechung der retrobulbären Erkrankungen übrig, jener Erkrankungen, welche ihren Sitz zwischen dem Bulbus und dem Chiasma haben. Wir können die retrobulbären Erkrankungen in zwei Gruppen zusammenfassen, und zwar in die retrobulbäre Neuritis einerseits und jene Erkrankungen andererseits, deren wesentlichstes klinisches Symptom die Verlagerung des Bulbus ist.

Die retrobulbäre Neuritis ist röntgenologisch wenig interessant. Der Röntgenologe kann zu der Streitfrage, wieweit eine Nasennebenhöhlenaffektion am Zustandekommen einer retrobulbären Neuritis beteiligt ist, in keiner Weise Stellung nehmen. Wir müssen in diesen Fällen unser besonderes Augenmerk auf die hinteren Nebenhöhlen richten und werden dann manchmal im Röntgenbild Zeichen einer Erkrankung derselben finden. Sie sind aber keineswegs immer vorhanden. Daß Verkalkungen im Ligamentum petroclinoideum Zeichen einer bestehenden oder überstandenen Perisinusitis profunda seien, wie manche Autoren behaupten, lehnen wir ab. Wir haben diesbezüglich schon im Kapitel über endocranielle Verkalkungen gesprochen. Da erfahrungsgemäß Krankheitszeichen, welche zur klinischen Diagnose der retrobulbären Neuritis führen können, bisweilen bei Tumoren in der Gegend des Canalis opticus auftreten, so werden wir die Untersuchung bei einer bestehenden retrobulbären Neuritis nie auf die Nasennebenhöhlen beschränken, sondern auch auf die entsprechenden Partien der Schädelbasis ausdehnen. Wir werden daher die gleichen Aufnahmen durchführen wie bei einer Nebenhöhlenuntersuchung einschließlich der seitlichen Aufnahme der hinteren Nebenhöhlen und werden diese Aufnahme noch durch die Aufnahme der Canales optici und ihrer Umgebung ergänzen.

Die zweite Gruppe, deren wesentlichstes klinisches Symptom die Verdrängung des Bulbus meist in Form eines Exophthalmus ist, ist röntgenologisch viel interessanter, weil die gegebenen Möglichkeiten vielfältig sind. Wir werden auch hier die Untersuchung in gleicher Weise durchführen wie bei der retrobulbären Neuritis, d. h. wie eine Untersuchung der Nasennebenhöhlen einschließlich der Seitenaufnahme und als Ergänzung auch die Aufnahme des Canalis opticus und seiner Umgebung benötigen, wenn ein Prozeß in der Gegend der Orbitaspitze in Frage kommt. Es ist zweckmäßig, sich die hier gegebenen Möglichkeiten zuerst theoretisch zurechtzulegen. Die häufigste Ursache einer einseitigen Verdrängung des Bulbus aus seiner normalen Lage ist wohl eine Erkrankung der Nasennebenhöhlen mit Übergreifen derselben auf die Orbita. Das ist auch der Grund, warum wir diese Fälle häufig nicht direkt vom Ophthalmologen, sondern vom Rhinologen zur Untersuchung zugewiesen bekommen. Denn wenn der Ophthalmologe über die Ursache eines Exophthalmus im Zweifel ist, so schickt er den Patienten zuerst zum Rhinologen, und dieser verlangt dann meist eine Röntgenuntersuchung der Nasennebenhöhlen. Ich erwähne dies deswegen, weil wir in solchen Fällen nicht bei dem allfälligen Befund einer Nebenhöhlenverschattung stehenbleiben dürfen, sondern trachten müssen, auch röntgenologisch ihre Ursache zu klären. Denn, abgesehen von der unter Umständen wichtigen röntgenologischen Differentialdiagnose bei einer bestehenden primären Nasennebenhöhlenaffektion (s. Abb. 242 a bis d), kann eine Verschattung der Nasennebenhöhlen auch durch eine Erkrankung zustandekommen, deren primärer Sitz außerhalb der Nasennebenhöhlen gelegen ist und die gleichzeitig zu einem Exophthalmus geführt hat. Daß wir bei einer Nebenhöhlenerkrankung mit einer Komplikation im Bereiche der Orbita eine ausgedehnte Verschattung der Nebenhöhlen finden werden, ist naheliegend. Meist werden wir auch eine Veränderung an der knöchernen Scheidewand zwischen der Orbita und einer der Nebenhöhlen finden. Es kann aber auch ein primärer intraorbitaler Prozeß gegen das Siebbeinlabyrinth vordringen und dadurch zu einer Verschattung desselben führen. Gleichzeitig werden wir außerdem eine Veränderung der medialen Orbitawand erkennen können. Ausgedehnte Veränderungen der Nebenhöhlen mit nur geringen Knochenveränderungen, also z. B. nur einer Usur der medialen Orbitawand, werden dafür sprechen, daß der Prozeß von den Nebenhöhlen seinen Ausgang genommen hat. Finden wir dagegen bei einer Usur der medialen Orbitawand nur eine Verschattung des Siebbeinlabyrinthes, so werden wir daran denken, daß eine isolierte Erkrankung des Siebbeinlabyrinthes fast nie zur Beobachtung kommt und werden es als das Wahrscheinlichste annehmen, daß ein primär interorbitaler Prozeß sekundär auf das Siebbein übergegriffen hat. Daß ein Epipharynxtumor auch zu Nebenhöhlenveränderungen führt, wenn er entsprechend groß ist, haben wir im vorhergehenden Kapitel besprochen. Das Vorhandensein solcher Veränderungen ist mit Sicherheit anzunehmen, wenn der Tumor durch die Fissura orbitalis inferior schon in die Orbita eingebrochen ist und zu einem Exophthalmus geführt hat. Daß ein parasellarer, retroorbitaler Tumor, bei welchem es des öfteren zu einem Exophthalmus kommt, auch sekundär in den Nebenhöhlen Veränderungen hervorrufen kann, wurde ebenfalls schon besprochen. Wir sehen also, daß als Ursache einer Verdrängung des Bulbus aus seiner normalen Lage und zugleich als Ursache einer im Röntgenbild sichtbaren Verschattung der Nebenhöhlen Prozesse in Frage kommen können, deren primäre Lokalisation die folgende sein kann: 1. Nase und Nasennebenhöhlen, 2. intraorbitale Weichteile oder knöcherne Begrenzung der Orbita, 3. Epipharynx, 4. Schädelbasis.

Da wir die Erkrankungen der Nase und der Nasennebenhöhlen, die Tumoren des Epipharynx und die Tumoren des Endocranium schon besprochen haben, so verbleibt nur eine Besprechung der röntgenologisch nachweisbaren Erkrankungen der intraorbitalen Weichteile und der knöchernen Umrahmung der Orbita. Tumoren der Orbita können in seltenen Fällen zu einer ziemlich gleichmäßigen Excavation der ganzen Orbita führen. Bei einem Erwachsenen spricht dieser Befund für eine gutartige Geschwulst. Bei einem Kinde ist dies jedoch nicht unbedingt der Fall, denn wir haben schon einmal erwähnt, daß beim Kinde auch das Sarkom manchmal nur zur Knochenverdrängung ohne sichtbare Zerstörung des Knochens führen kann. Häufiger ist eine teilweise Erweiterung der Orbita durch einen benignen, intraorbitalen Tumor. So können wir z. B. bei einem Adenom der Tränendrüse eine Verdünnung und Verschiebung der benachbarten Orbitawand sehen, wobei es meist auch zu einer leichten Knochenverdichtung in der unmittelbaren Umgebung kommt. An dieser Stelle wurden auch öfter Dermoide beschrieben, die Veränderungen setzen, welche denen eines Epidermoids vollkommen gleichen. Beachtenswert ist, daß es bei einem raumfordernden Prozeß innerhalb der Orbita oft zu einer stärkeren Excavation der Orbita im äußeren-unteren Anteil kommt, auch wenn der Tumor entfernt von dieser Stelle gelegen ist (s. Abb. 243). Hämangiome der Orbita können im Bereich ihrer knöchernen Wände zu denselben charakteristischen Usuren führen, welche wir bei den Hämangiomen des Hirnschädels besprochen haben. Sie können manchmal auch nur eine leichte Erweiterung der Orbita bedingen oder am Knochen überhaupt keine Veränderungen setzen, sind jedoch des öfteren röntgenologisch trotzdem als Hämangiom erkennbar, wenn man im Röntgenbild innerhalb der Orbita die typischen konkrementartigen Schatten von Phlebolythen, die sich durch ihre regelmäßige, runde Form auszeichnen findet (s. Abb. 244). Tumoren, welche vom Sehnerv ausgehen, können eine Erweiterung des Canalis opticus bedingen. Bei einem Endotheliom der Orbita sah ich eine leichte Hyperostose der benachbarten medialen Orbitawand mit etwas unregelmäßiger Begrenzung und Aufhellung derselben bei gleichzeitiger Verschattung des angrenzenden Siebbeinlabyrinthes (s. Abb. 245). Von den malignen Tumoren sind wohl die Metastasen die wichtigsten. Sie sitzen, soweit sie röntgenologisch als solche erkennbar sind, meist in der Gegend der lateralen Orbitawand und führen durch die Knochenzerstörung im Röntgenbild in erster Linie zum Verschwinden der Linea innominata (s. Abb. 246a und b). Außer diesen Metastasen sieht man bisweilen auch intraorbitale Plattenepithelcarcinome, die vielleicht aus versprengten Epithelkeimen entstehen und sich durch besondere Bösartigkeit auszeichnen. Die durch sie bedingte Usur des Knochens fand ich am häufigsten am lateralen Teil des Orbitadaches. Ein deutlich abgrenzbarer Defekt ohne Zeichen einer Knochenverdrängung an seinem Rande spricht auch hier so wie bei den Nebenhöhlen für den malignen Tumor (s. Abb. 247a und b). In anderen Fällen finden wir hier so wie bei einem Carcinom der Stirnhöhle als Ausdruck des infiltrierenden Wachstums des Carcinoms zahlreiche kleine, rundliche, unscharf begrenzte Aufhellungen im Bereich des benachbarten Stirnbeins.

Über Encephalo-Meningocelen

Auch bei den Encephalo-Meningocelen interessieren uns weniger jene Fälle, welche infolge großer, scharfrandiger, runder oder ovaler Defektbildung vorwiegend am Stirnbein oder auch an der Hinterhauptschuppe und Deformation des Schädels leicht zu diagnostizieren sind, sondern in erster Linie jene Fälle mit relativ geringen Veränderungen, welche infolgedessen bei der Diagnose und Differentialdiagnose Schwierigkeiten bereiten. Der Umstand, daß Encephalo-Meningocelen in der Medianebene gelegen sind und nur wenig von dieser abweichen, erleichtert nicht immer die Differentialdiagnose, da ja auch andere, ähnliche Gebilde median gelegen sein können. Vor allem können Schwierigkeiten bei der Differentialdiagnose zwischen einer Encephalo-Meningocele und einem zufällig in der Medianebene gelegenen Dermoid bestehen. Die occipitalen Encephalo-Meningocelen zeigen am Hinterhauptbein einen Defekt von sehr verschiedener Größe und von länglicher oder rundlicher Form. Bei Bestehen eines nur kleinen rundlichen Defektes kann das Bild gleich dem eines vergrößerten Emissarium occipitale sein. Da man aber hier ein großes Emissarium nur bei Prozessen sicht, die zu Stauung führen, wird man bei Fehlen einer solchen und entsprechenden klinischen Symptomen eben an die Encephalo-Meningocele denken. Schwieriger kann die Differentialdiagnose bei den vorderen Encephalo-Meningocelen an der Nasenwurzel sein. Bei ihnen sitzt der Defekt entweder im untersten Anteil der Stirnbeinschuppe über dem Nasenbein, oder die Bruchpforte liegt hinter dem Nasenbein im basalen Anteil des Stirnbeins und der Siebbeine. Diese letzteren Encephalo-Meningocelen sind eigentlich schon basale Hirnbrüche. Beim Säugling ist zuerst daran zu denken, daß sich in Dermoiden häufig Verkalkungen finden, die bei der Encephalo-Meningocele fehlen. Das Bestehen eines großen Defektes, gegebenenfalls mit Deformation der vorderen Schädelbasis, spricht auch für die Encephalo-Meningocele, weil die Dermoidcyste in diesem Alter gewöhnlich keinen großen Defekt verursacht (s. Abb. 248 und 249). Bei älteren Individuen kann die Differentialdiagnose schwieriger werden. Es kann z. B. sein, daß der durch eine Encephalo-Meningocele bedingte Defekt an der Nasenwurzel im sagittalen Bild als Bucht einer Stirnhöhle imponiert (s. Abb. 250). In diesen Fällen ist das Seitenbild ausschlaggebend. Der Defekt in der Gegend der Nasenwurzel, mit gleichzeitiger Deformation dieses Bereiches, spricht für die Encephalo-Meningocele. Die Deformation besteht in einem solchen Falle darin, daß das Nasenbein durch die Encephalo-Meningocele im proximalen Anteil etwas nach abwärts gedrückt wird (s. Abb. 251a und b). Bei einer kleinen Vorwölbung an der Nasenwurzel, deren Natur klinisch unklar ist, denke man daran, daß ausschließliche Defektbildung mehr im Sinne einer Dermoidcyste spricht, während Defektbildung mit Deformation des benachbarten Skeletbereiches die Encephalo-Meningocele wahrscheinlicher macht (s. Abb. 252a und b). Die vordere basale Encephalo-Meningocele wölbt sich in die Nase hinein vor, und dementsprechend ist in diesen Fällen das Nasenbein nach vorne-oben gedrückt (s. Abb. 253). Andere basale Encephalo-Meningocelen,

die z. B. in die Nasenhöhle und in das Siebbeinlabyrinth eindringen oder sich in den Nasenrachen vorwölben, sind sehr selten. Bei gleichzeitigem Bestehen einer Nebenhöhlenaffektion
kann es sein, daß die in das Siebbeinlabyrinth vorgewölbte Encephalo-Meningocele röntgenologisch nicht einwandfrei als solche erkennbar ist, wenn außerdem nur ein kleiner Knochendefekt
und keine wesentliche Deformation besteht.

Otologische Röntgendiagnostik

I. Zur Technik der Röntgenuntersuchung des Ohres

Zur Röntgenuntersuchung des Ohres sollte man prinzipiell die drei Spezialaufnahmen des
Schläfenbeins, die halb-seitliche, die halb-sagittale und die halb-axiale Aufnahme heranziehen.
Sollte man zu besonderer Sparsamkeit gezwungen sein, so kann man eventuell in unkompli-
zierten Fällen von akuter und chronischer Mittelohrentzündung auf die halb-sagittale Projektion
verzichten, muß sich jedoch darüber im klaren sein, daß dieser Verzicht bisweilen dazu führen
kann, daß man etwas übersieht, was von Interesse gewesen wäre. Bei Bestehen einer akuten
Mittelohrentzündung ist damit zu rechnen, daß eine gute Pneumatisation vorliegt; in diesen
Fällen ist ein möglichst guter Überblick über das ganze pneumatische System wünschenswert.
Die exakte Darstellung der knöchernen Sinusschale und des Tegmen ist dagegen hier weniger
wichtig. Es wird sich daher empfehlen, in Fällen von akuter Mittelohrentzündung mit dem
Fokus der Röhre aus der Ohr-Vertikalebene eventuell etwas dorsalwärts zu gehen. Keinesfalls
darf der Fokus vor der Ohr-Vertikalen stehen, da dann der vordere Teil des Warzenfortsatzes zu stark von der Pyramide verdeckt wird. Bei Bestehen einer chronischen Mittelohrentzündung, bei welcher eine hochgradige Pneumatisationshemmung die Regel ist, ist die Darstellung des eventuell vorhandenen pneumatischen Systems nicht so wichtig wie bei einer
akuten Mittelohrentzündung, dagegen ist hier auf eine besonders gute Darstellung der knöchernen
Sinusschale und des Tegmen Wert zu legen. Der Fokus der Röhre soll daher in Fällen von
chronischer Mittelohrentzündung genau in der Ohr-Vertikalebene stehen. Ein Vergleich mit
der gesunden Seite hat nur in Fällen von akuter Mittelohrentzündung einen Sinn und es genügt
vollkommen, wenn die gesunde Seite vergleichweise nur in der halb-seitlichen Projektion aufgenommen wird. Denn die Vergleichsaufnahme dient nicht dazu, anatomische Einzelheiten
zu vergleichen. Die Veränderungen, welche eine akute Mittelohrentzündung im Röntgenbilde
hervorruft, bedingen im allgemeinen eine Verminderung der Kontraste und eine Verminderung
der Schärfe der Zeichnung. Beides kann auch bei technisch minderwertigen Aufnahmen der
Fall sein. Um daher pathologische Veränderungen möglichst frühzeitig erkennen zu können
und technische Mängel auszuschließen, macht man unter den gleichen Bedingungen die halb-
seitliche Aufnahme von beiden Seiten analog der Vergleichsaufnahme der gesunden Seite, z.B.
bei einer akuten Gelenksaffektion. Bei einer chronischen Otitis erübrigt sich ein solcher Vergleich, weil in diesen Fällen oft erhebliche Unterschiede im anatomischen Aufbau bestehen,
die einen Vergleich illusorisch machen. Denn die Pneumatisationsstörung, welche der chronischen
Otitis zugrunde liegt, betrifft ja keineswegs immer beide Seiten in gleicher Weise. Es gibt daher
hier praktisch nichts zu vergleichen. Auch in den seltenen Fällen fraglicher Tumoren des Mittelohres nützt uns der Vergleich mit der anderen Seite nicht. Bei Bestehen einer Mißbildung
kann dem weniger Erfahrenen der Vergleich mit der gesunden Seite die Erhebung des Befundes
erleichtern.

II. Das röntgenologische Bild der akuten Mittelohrentzündung

Da die Paukenhöhle der Röntgenuntersuchung verhältnismäßig schlecht zugänglich ist, so
spielt der in günstigen Fällen manchmal mögliche Nachweis einer Verschattung derselben keine
wesentliche Rolle. Selbst der Nachweis einer Verschattung des Antrum mastoideum und des
Zellsystems, welches bei der akuten Otitis meist gut entwickelt ist, spielt keine große Rolle,
da wahrscheinlich auch bei einer unkomplizierten Mittelohrentzündung vorübergehend eine

Verschattung auftreten dürfte. Wenn der Kliniker auf Grund seiner klinischen Symptome eine Mittelohrentzündung festgestellt hat, so bestätigt die bestehende Verschattung nur eine dem Kliniker schon bekannte Tatsache. Der Nachweis der Verschattung des pneumatischen Systems ist daher nur dann von Interesse, wenn der Kliniker die Diagnose der akuten Mittelohrentzündung nicht einwandfrei zu stellen vermag, weil er infolge eines Verschlusses des äußeren Gehörganges, z.B. durch eine große Exostose oder durch eine Schwellung der Weichteile bei einer Otitis externa, das Trommelfell nicht zu sehen vermag. Eine bestehende Verschattung des Antrum mastoideum und des Zellsystems spricht dann für das Bestehen einer Mittelohrentzündung, während das Fehlen einer solchen nicht dagegen spricht, weil die Möglichkeit besteht, daß die Entzündung zum Zeitpunkt der Untersuchung auf die Paukenhöhle beschränkt ist und eine Verschattung derselben im Röntgenbild oft nicht zuverlässig zu erkennen ist. In seltenen Fällen kann es geschehen, daß eine Otitis externa vorerst ohne Mitbeteiligung der Paukenhöhle direkt auf das pneumatische System des Warzenfortsatzes übergreift und ganz ausnahmsweise einmal dadurch sogar eine Mastoiditis hervorgerufen wird. Bei geringer Mitbeteiligung des pneumatischen Systems an einer Otitis externa sehen wir im Röntgenbild nur eine Verschattung peripher gelegener Zellen, ein Befund, der sonst nur bei einer abheilenden akuten Mittelohrentzündung zu sehen ist. Im Hinblick auf das völlig verschiedenartige klinische Bild wird die Wertung des Röntgenbildes auf keinerlei Schwierigkeiten stoßen. Genau so wie bei den Nasennebenhöhlen vermögen wir auch beim pneumatischen System des Warzenfortsatzes röntgenologisch nicht zu entscheiden, ob das Substrat der Verschattung eine geschwellte Schleimhaut, Exsudat oder Eiter ist. Aber im Gegensatz zu den Nasennebenhöhlen ist, wie schon gesagt, der Nachweis der Verschattung hier von untergeordneter Bedeutung. Den Kliniker interessiert in erster Linie das Auftreten einer Knochenaffektion, also das Entstehen einer Mastoiditis. Es ist zweckmäßig, als Mastoiditis nicht ein klinisches, sondern ein patho-anatomisches Zustandsbild zu bezeichnen. Wir sprechen von Mastoiditis bei Bestehen einer Knochenaffektion innerhalb des pneumatischen Systems. Da sich zwischen den Zellen immer noch Markräume befinden, handelt es sich auch um eine Osteomyelitis. Im speziellen wird aber die Bezeichnung Osteomyelitis für jene Fälle vorbehalten, in welchen die Knochenaffektion über die Grenzen des pneumatischen Systems in die Diploe hinein fortschreitet. Beim Kind finden sich die ersten Zeichen einer Knochenaffektion oft in der Gegend des Antrum und seiner Umgebung, beim Erwachsenen beginnt sie nicht selten peripher. So wie an anderen Knochen ist sie auch hier im Röntgenbild im allgemeinen durch ein Unscharfwerden der Knochenkonturen, also der Konturen der Zellsepten und durch eine Aufhellung des Knochens charakterisiert. Die Knochenaffektion kann auf verschiedene Art und Weise zustande kommen. Es ist jedoch selten, daß man diese zwei verschiedenen Formen im Röntgenbild gewissermaßen rein zur Ansicht bekommt. In den einen Fällen kommt es durch Schwellung der Schleimhaut und Eiteransammlung in einzelnen Zellen zur Ausbildung eines richtigen Empyems mit Abflußbehinderung und Drucksteigerung. Infolge dieser Drucksteigerung kommt es zu einer Druckusur der Zellwände, stellenweise zu einer Zerstörung derselben und zum Durchbruch in die Nachbarzellen. Dadurch kommt es wohl kurzfristig zu einer Druckentlastung, doch wiederholt sich der Prozeß meist wieder in den durch den erfolgten Durchbruch in Mitleidenschaft gezogenen Zellen. Röntgenologisch ist diese Form der Knochenaffektion dadurch charakterisiert, daß die Zellkonturen im erkrankten Bereich unregelmäßig werden und stellenweise ganz verschwinden. Dabei erleidet die Schattendichte der Zellsepten keine wesentliche Verminderung (s. Abb. 254a und b). Klinisch handelt es sich in diesen Fällen immer um einen mehr protrahierten Verlauf mit Remissionen, der letzten Endes, aber verhältnismäßig spät, doch zum operativen Eingriff führt. Die zweite Form der Knochenaffektion ist dadurch charakterisiert, daß die Ausbreitung der Entzündung vorwiegend den Gefäßbahnen entlang erfolgt. Diese Fälle sind im Röntgenbild dadurch charakterisiert, daß es in erster Linie zu einer Aufhellung der Zellsepten im erkrankten Bereich kommt. Der Kontur der Zellen bleibt vorerst noch verhältnismäßig scharf (s. Abb. 255a und b). Die Zellsepten verschwinden also hier infolge zunehmender Aufhellung, während sie in der ersten Gruppe durch zunehmende Verdünnung verschwinden. Klinisch ist diese zweite Gruppe durch einen wesentlich stürmischeren Verlauf charakterisiert, doch kommt es hier viel häufiger zur

Spontanheilung trotz bestehender Knochenaffektion. Wie schon gesagt, sehen wir diese beiden Formen verhältnismäßig selten rein und dementsprechend finden wir bei der Mastoiditis meistens sowohl eine Aufhellung der Zellbälkchen als auch eine unscharfe Konturierung und Verdünnung derselben. Fast immer besteht gleichzeitig schon eine Verschattung des ganzen pneumatischen Systems. Daß eine akute Knochenaffektion bei nur teilweiser Verschattung desselben besteht, ist — natürlich abgesehen von den später noch zu besprechenden Fällen einer abheilenden Mastoiditis — ein sehr seltenes Ereignis. Man soll aber doch an diese Möglichkeit denken und sich nicht dazu verleiten lassen, bei nur teilweiser Verschattung des pneumatischen Systems gar nicht genauer nach eventuellen Zeichen einer Knochenaffektion zu suchen. Im vorgeschrittenen Fall ist die Zellstruktur in einem mehr oder weniger deutlich umschriebenen Bereich vollkommen verschwunden und es bleiben nur bisweilen innerhalb der durch die Knochenzerstörung bedingten Aufhellung kleine, unregelmäßige, durch Scquester bedingte Schatten sichtbar. In der Umgebung ist die Zellzeichnung meist etwas unscharf und undeutlich (s. Abb. 256a und b). Der Nachweis der beginnenden Knochenaffektion, welcher von besonderem Interesse ist, gelingt selbstverständlich leichter, wenn zum Vergleich ein Bild vorhanden ist, welches zu einer Zeit angefertigt wurde, da noch keinerlei Knochenaffektion bestand. Das ist aber nur ausnahmsweise der Fall, weil im allgemeinen der Patient nur dann einer Röntgenuntersuchung unterzogen wird, wenn der Krankheitsverlauf atypisch ist und klinisch daher schon der Verdacht einer Knochenaffektion besteht (s. Abb. 257a und b). Ergibt das Röntgenbild eine stärkere Pneumatisationshemmung, so kann damit allein eine verzögerte Heilungstendenz erklärt sein. Aber die höhergradige Pneumatisationsstörung schließt das Auftreten einer Knochenaffektion keineswegs aus (s. Abb. 258). Bei einer röntgenologischen Verlaufsbeobachtung kann man eine Änderung des Bildes unter Umständen schon in zwei Tagen sehen. Meist wird es allerdings eine Woche und länger dauern, bis eine Veränderung festzustellen ist. Dies hat seinen Grund in erster Linie darin, daß der Kliniker die Kontrolluntersuchung besonders in den protrahiert verlaufenden Fällen wünscht, da die akut verlaufenden klinisch ein viel klareres Bild geben und sich in diesen Fällen daher eine röntgenologische Kontrolle erübrigt.

In der Literatur stoßen wir wiederholt auf Angaben über die röntgenologische Diagnose eines perisinuösen Abscesses. Die diesbezüglichen Angaben sind vom röntgenologischen Standpunkt aus unrichtig und überschreiten die Grenzen, welche dem Röntgenverfahren gesetzt sind. Der akute perisinuöse Absceß macht röntgenologisch keinerlei Symptome. Was wir röntgenologisch feststellen können, ist das Bestehen einer akuten Knochenaffektion in unmittelbarer Nachbarschaft des Sinus sigmoideus (s. Abb. 259). Wenn wir diesen Befund erheben können, so ist es auch dem Kliniker selbstverständlich, daß ein perisinuöser Absceß bestehen kann und wahrscheinlich auch bestehen wird. Es ist vollkommen unnötig, daß der Röntgenologe noch eigens darauf hinweist und dies durch eine röntgenologische Diagnose, die mit Hilfe der Röntgenstrahlen genau genommen gar nicht gestellt werden kann. Denn wir müssen bedenken, daß es einerseits zu einer Zerstörung der knöchernen Sinusschale ohne perisinuösen Absceß kommen kann und daß andererseits ein perisinuöser Absceß ohne eine makroskopische Veränderung der knöchernen Sinusschale und des unmittelbar benachbarten Knochens bestehen kann. Es ist daher unzweckmäßig, in einem röntgenologischen Befund die Diagnose „perisinuöser Absceß" zu schreiben, selbst dann, wenn auf Grund des röntgenologischen Bildes ein solcher fast mit Sicherheit angenommen werden kann. Denn es wird dadurch beim Kliniker der falsche Eindruck erweckt, als wäre der akute perisinuöse Absceß auf Grund spezieller Symptome röntgenologisch diagnostizierbar. Zum falschen und gefährlichen Schluß, daß bei Fehlen dieser imaginären röntgenologischen Symptome ein akuter perisinuöser Absceß wenig wahrscheinlich sei, ist es dann nur mehr ein kleiner Schritt.

Die dünne Compactaschicht, welche das pneumatische System normalerweise gegen die Diploc des benachbarten Knochens abgrenzt, bleibt in den meisten Fällen auch bei ausgedehnter Destruktion relativ gut erhalten, so daß die Grenze des Zellsystems gegen den nichtpneumatisierten Knochen erkennbar bleibt. Wird diese Knochenschicht zerstört, und greift die Entzündung auf die Markräume außerhalb des Zellsystems über, so hat sich eine Osteomyelitis entwickelt. Dann sehen wir im Röntgenbild die Grenze der pneumatischen Räume verschwinden und sehen ferner, wie sich in der Nachbarschaft eine undeutliche und schlecht abgrenzbare Aufhellung entwickelt, die vorerst meist homogen ist und durch die Knochenzerstörung im Bereiche der Diploe hervorgerufen wird. Bei größerer Ausdehnung entwickelt sich dann wohl auch hier das charakteristische Bild der Osteomyelitis mit den zahlreichen kleinen Sequestern (s. Abb. 260). Später treten auch undeutliche Inseln neuen und wieder kalkhaltigen Knochengewebes auf. Auch hier zeigt die Osteomyelitis meist einen sehr protrahierten Verlauf und kann ohne stürmische Erscheinungen große Ausdehnung erreichen. So sah ich einen Fall, bei welchem die von einer Mastoiditis ausgehende Osteomyelitis mehr als die Hälfte der Schädelkapsel erfaßte und bis zum Mastoid der Gegenseite heranreichte. Eine Osteomyelitis kann hier ebenfalls erst sekundär auf das pneumatische System übergreifen, wenn der Entzündungsprozeß von den äußeren Weichteilen ausgegangen ist. So sah ich eine klinisch symptomlose Osteomyelitis sich im Anschluß an einen kleinen Furunkel am Warzenfortsatz entwickeln, der nach Incision klinisch abgeheilt war. Nach Monaten auftretende Sehstörungen führten zu einer Röntgenuntersuchung, welche die Osteomyelitis aufdeckte (s. Abb. 261). In solchen Fällen überwiegt die Veränderung des nichtpneumatisierten Knochens erheblich die Veränderungen des erst sekundär in Mitleidenschaft gezogenen Zellsystems des Warzenfortsatzes. Der Weg einer solchen Knochenaffektion geht meist über die Thrombophlebitis des Emissarium mastoideum. Der Beginn der Knochenaffektion kann in einem solchen Falle im Röntgenbild daran zu erkennen sein, daß die durch das Emissarium mastoideum bedingte, bandförmige und normalerweise scharf begrenzte Aufhellung unscharfe und undeutliche Konturen aufweist.

Nur bei Kindern mit noch geringer Pneumatisation sah ich bisweilen eine unscharf begrenzte Aufhellung, bedingt durch Knochendestruktion, in unmittelbarer Nachbarschaft des pneumatischen Systems auftreten und die Grenzen desselben begleiten, wobei sich dann ein großer Sequester bildete, der das ganze oder den größten Teil des pneumatischen Systems umfaßte. In allen Fällen von Osteomyelitis ist auch hier, wie schon einmal betont, die periostale Knochenreaktion sehr gering. Da beim Kinde der Knochen noch verhältnismäßig wenig Kontrast gibt, kann es manchmal geschehen, daß bei vollständiger Zerstörung des pneumatischen Systems und bestehender Osteomyelitis zwischen dem Zerstörungsherd und dem umgebenden noch gesunden Knochen kein deutlicher Kontrastunterschied besteht, so daß die ausgedehnte Knochenaffektion und das Bestehen einer Osteomyelitis im Röntgenbild nicht direkt zu erkennen ist, sondern nur indirekt erschlossen werden kann. In einem solchen Fall ist natürlich auch das Antrum mastoideum nicht zu sehen. Daß das Antrum mastoideum in der halb-axialen Projektion nicht zu erkennen ist, kann aber sonst nur der Fall sein, wenn es klein und verschattet und der umgebende Knochen sklerotisch ist. Ein Destruktionsherd kann aber nie sklerotischen Knochen vortäuschen. Wenn daher in einem solchen Falle keine Sklerose des Knochens vorliegt und das Antrum trotzdem nicht sichtbar ist, so spricht dies für eine Knochendestruktion mit nicht erkennbaren Grenzen, da ein Fehlen des Antrum nur bei seltenen und als solche leicht erkennbaren Mißbildungen im Bereiche des Schläfenbeins vorkommt (s. Abb. 262).

Manchmal kommt es im Rahmen einer akuten Mittelohrentzündung auch zu einer Läsion des Labyrinthes. Die akute Labyrinthitis kann sich im Röntgenbild in der Weise äußern, daß die Hohlräume des Labyrinthes teilweise oder zur Gänze erweitert sind (s. Abb. 263). Diesem Befunde kommt im allgemeinen keine große praktische Bedeutung zu, da die klinischen Zeichen einer Labyrinthaffektion schon erheblich früher auftreten. In anderen Fällen kann es sein, daß es zu einer Sequestration des Labyrinthes kommt und zwar meist nur von Teilen desselben (s. Abb. 264). Die Totalsequestration des Labyrinthes scheint vorwiegend bei Tuberkulose beobachtet worden zu sein. Die Sequestration eines Teiles des Labyrinthes ist daran zu erkennen, daß an der betreffenden Stelle der Knochen, welcher den kompakten Labyrinthkern umgibt, infolge Arrosion auffallend hell wird, während der sequestrierende Teil des Labyrinthes auffallende Dichte aufweist.

Von besonderem Interesse sind die bisweilen im Verlaufe einer akuten Mittelohrentzündung an der Pyramidenspitze auftretenden entzündlichen Veränderungen. Eine Knochenaffektion im Bereiche der Pyramidenspitze tritt meist erst im Anschluß an eine Mastoiditis auf. Es kann aber auch sein, daß es in der Pyramidenspitze früher zur Knochenaffektion kommt als im Warzenfortsatz. Sie führt zu den als Gradenigo-Komplex bekannten klinischen Symptomen, kann jedoch röntgenologisch schon vor dem Auftreten derselben nachweisbar sein. Andererseits geschieht es aber auch, daß klinisch ein Gradenigo-Komplex besteht, röntgenologisch jedoch keine entsprechenden Veränderungen an der Pyramide zu erkennen sind. Letzteres kann seine Ursache zum Teil darin haben, daß ein bestehender Entzündungsherd sich der röntgenologischen Darstellung entzieht, zum Teil jedoch auch in dem Umstand, daß ein Gradenigo-Komplex vermutlich auch auf toxischem Wege und nicht direkt durch die Entzündung zustandekommen kann. Die röntgenologischen Zeichen des Entzündungsprozesses an der Pyramidenspitze sind jenen im Warzenfortsatz vollkommen analog. Auch hier finden wir die entzündlichen Veränderungen vorwiegend bei gut pneumatisierten Pyramidenspitzen und sehen dann als erstes Zeichen die Verschattung der Zellen und später ein Undeutlich- und Unscharfwerden der Zellkonturen bis zum völligen Verschwinden derselben als Ausdruck der Knochenaffektion (s. Abb. 265). Es ist nicht selten, daß der obere Pyramidenkontur in großer Ausdehnung im Röntgenbild verschwindet (s. Abb. 266). Auch Sequester können erkennbar sein (s. Abb. 267). Man kann auch häufig beobachten, daß eine gewisse Diskrepanz zwischen den ausgedehnten röntgenologisch erkennbaren Veränderungen und dem verhältnismäßig guten klinischen Zustandsbild besteht. Wir sehen dies wohl in erster Linie dann, wenn eine gute Drainage des Abscesses in der Pyramidenspitze vorhanden ist. Wie schon einmal erwähnt, erfolgt die Drainage direkt in die Paukenhöhle, wenn die erkrankten Zellen von der Tubengegend aus gebildet wurden. Handelt es sich um Zellen, welche translabyrinthär vom Antrum aus gebildet worden sind — und das sind vorwiegend die Zellen über dem inneren Gehörgang —, so erfolgt die Drainage in das Antrum. Bei Bestehen entzündlicher Veränderungen der Pyramidenspitze ist der Kliniker an dem Grad der vorliegenden Pneumatisation derselben interessiert, weil dieser für die Art eines allfälligen operativen Vorgehens von Bedeutung ist. Der Röntgenologe soll es daher nie unterlassen, diesbezüglich genaue Angaben im Röntgenbefund zu machen. In seltenen Fällen findet man entzündliche Veränderungen in einer Pyramidenspitze bei fehlender oder anscheinend fehlender Pneumatisation. Es kann natürlich sein, daß sich kleine verschattete Zellen in der Tubengegend der röntgenologischen Darstellung entziehen. Es kann aber auch sein, daß es im Anschluß an eine akute Otitis zu einer Osteomyelitis in der Pyramidenspitze kommt. In einem solchen Falle wird man innerhalb derselben einen unscharf begrenzten Aufhellungsherd finden, der von normal dichtem Knochen umgeben ist (s. Abb. 268). Ein solcher Befund kann demjenigen vollkommen gleichen, welchen wir manchmal bei einer Metastase in der Pyramidenspitze zu sehen bekommen. Der typische klinische Verlauf, das Auftreten eines Gradenigo-Komplexes bei einer akuten Mittelohrentzündung, wird uns der Notwendigkeit einer Differentialdiagnose entheben. Auch wird man daran denken, daß eine Metastase erst spät zu ähnlichen klinischen Symptomen führt wie ein entzündlicher Prozeß in der Pyramidenspitze. Daher kann ein kleiner Destruktionsherd in der Pyramidenspitze mit entsprechenden klinischen Symptomen nie einer Metastase entsprechen. Differentialdiagnostische Schwierigkeiten können sich nur in ganz seltenen Fällen chronischer Entzündungsprozesse ergeben, die wir der Einfachheit halber gleich hier vorwegnehmen wollen. Es kommt nämlich vereinzelt vor, daß sich eine Pyramidenspitzeneiterung auch im Rahmen einer chronischen Otitis entwickelt. Dann können die klinischen Symptome wesentlich unklarer sein, und der Röntgenologe kann sich genötigt sehen, entscheiden zu müssen, ob eine im Röntgenbild erkennbare Usur der Pyramidenspitze durch einen entzündlichen Prozeß oder aber z. B. durch ein Carcinom des Epipharynx hervorgerufen ist (s. Abb. 269a und b). In einem solchen Falle werden wir daran denken, daß beim Entzündungsprozeß die Veränderungen praktisch immer auf die Pyramide beschränkt bleiben (siehe Abb. 270). Es ist wohl bekannt, daß derselbe auch auf das Keilbein übergreifen kann, doch geschieht dies im Endstadium, in welchem eine röntgenologische Differentialdiagnose nicht mehr von Interesse ist. Beim Epipharynxcarcinom sehen wir die erste Usur fast immer am Keilbein in der Gegend des Foramen ovale, und die Pyramidenspitze wird erst später in Mitleidenschaft gezogen. Das stärkere Ergriffensein des Keilbeins spricht daher gegen die Entzündung und für den Tumor. Jene Epipharynxcarcinome, welche nicht parasagittal, sondern in der Mediaebene in die Schädelbasis einwachsen, pflegen überhaupt keine Veränderungen der Pyramidenspitze zu bewirken.

Auf Grund der Röntgenuntersuchung wissen wir, daß eine Mastoiditis selbst dann, wenn schon weit vorgeschrittene Knochenveränderungen bestehen, noch spontan abheilen kann. Die Tendenz zur Spontanheilung ist je nach der Art des vorliegenden patho-anatomischen Prozesses verschieden. Wie schon erwähnt, heilt das Scheibesche Empyem mit der Arrosion der Zellwände vom Lumen aus selten spontan. Die spontane Abheilung einer Mastoiditis führt meist zu einer Sklerosierung des Knochens im betroffenen Bereich. Nur selten kommt es zu neuerlicher Zellbildung mit einer restitutio ad integrum. Durch die Knochenneubildung kann ein ursprünglich gut entwickelt gewesenes pneumatisches System vollkommen verschwinden. So hatte ich z. B. die seltene Gelegenheit, einen Fall, in welchem der Kliniker wegen eines schweren Diabetes die Operation nur bei zwingender Notwendigkeit durchführen wollte, vom Beginn der entzündlichen Veränderungen im gut pneumatisierten Warzenfortsatz über die völlige Destruktion des Zellsystems bis zur Ausheilung mit Sklerosierung zu beobachten. Im Röntgenbild erkennt man das Abheilen einer akuten Otitis media daran, daß meist zuerst das Antrum wieder lufthaltig wird (s. Abb. 271a und b). Dies geschieht in der überwiegenden Mehrzahl der Fälle später als das Auftreten der klinischen Zeichen einer Heilung. Nur selten gehen die röntgenologischen Symptome den klinischen voraus. Beim Abheilen einer Mastoiditis beobachtet man zuerst im Bereiche der Knochenaffektion das Auftreten von kalkhaltigem, osteoidem Gewebe, was sich an der zunehmenden Dichte der Verschattung erkennen läßt. Dieser Umstand allein ist noch kein Beweis für die tatsächlich einsetzende Heilung. Denn bei einer Mastoiditis läßt sich histologisch schon frühzeitig eine lebhafte Knochenneubildung nachweisen, die sich in manchen Fällen auch röntgenologisch durch die Dichte der Verschattung zu erkennen gibt. Dieser reparative Vorgang kann aber durch neuerliche Knocheneinschmelzung gestört werden. Bei der abheilenden Mastoiditis werden wir daher im Bereiche der Knochenaffektion eine zunehmende Dichte der Verschattung beobachten, gleichzeitig aber eine Aufhellung des Antrums und der übrigen Zellen infolge eintretender Luft (s. Abb. 272a und b). Im Bereiche der Knochenaffektion werden bei weiter zunehmender Dichte der Verschattung die eventuell noch vorhandenen Zellbälkchen verschwinden, und es wird hier zu einer völligen oder teilweisen knöchernen Verödung der Zellen kommen (s. Abb. 273a bis c). Ist die Verödung vollkommen, so tritt an diesen Stellen sklerotischer Knochen auf. Ist die Verödung nur teilweise, so werden die Zellen verkleinert, sie bleiben verschattet, und ihre Konturen bleiben unscharf. Wir sehen dann als Restzustand ein Bild, welches röntgenologisch vollkommen dem einer höhergradigen hyperplastischen Pneumatisationsstörung entsprechen kann (siehe Abb. 274a und b). Heilt eine Mastoiditis mit einer restitutio ad integrum aus, so folgt dem Stadium der undeutlichen, zum Teil nicht mehr sichtbaren Zellbälkchen und der auffallend dichten Verschattung der Zellen dieses Bereiches durch schon etwas kalkhaltiges osteoides Gewebe ganz allmählich ein zweites Stadium, in welchem die Zellkonturen wieder deutlicher hervortreten und regelmäßiger werden und die Zellen durch entsprechenden Luftgehalt langsam wieder normale Helligkeit erreichen (s. Abb. 275a bis c). Der Vorgang der Abheilung einer Mastoiditis bis zum bleibenden Endstadium erstreckt sich immer auf viele Monate, und es kann sogar ein Jahr dauern, bis dieses Endstadium erreicht ist. Die Kenntnis dieser Vorgänge ist deswegen von Interesse, weil es sehr sensible Patienten gibt, welche spüren, daß in diesem Zeitraum in ihrem Warzenfortsatz noch etwas vor sich geht und mit ihren diesbezüglichen Angaben und Klagen den Kliniker verwirren können. Die Abheilung einer Petrositis geht in gleicher Weise vor sich wie die Abheilung einer Mastoiditis. Der Heilungsvorgang führt auch hier meist zu einer knöchernen Verödung der Zellen und zur Sklerosierung des Knochens. Bei der Abheilung einer Labyrinthitis kann es ebenfalls zu einer knöchernen Verödung des Labyrinthes kommen, die häufiger nur Teile desselben, manchmal aber auch das ganze Labyrinth betrifft.

Die häufigsten Ursachen einer röntgenologischen Fehldiagnose sind Knochenveränderungen, welche durch eine etwas atypische Pneumatisation bedingt sind. Da auch der Pneumatisationsvorgang eine Knochenarrosion darstellt, so ist es verständlich, daß bei einer Pneumatisationsstörung bisweilen Bilder zustande kommen können, welche jenen einer entzündlichen Knochenaffektion ähnlich sind. So kann z. B. durch Pneumatisationsstörung ein größerer pneumatischer Raum gebildet bzw. nicht durch Spangenbildung unterteilt werden, und wenn ebenfalls infolge der Pneumatisationsstörung die Konturen eines solchen Hohlraumes etwas unscharf sind, so kann dieser bei einer bestehenden Mittelohrentzündung einer Knochenaffektion, der Bildung eines Hohlraumes durch Konfluieren von Zellen nach Zerstörung ihrer Wände, täuschend ähnlich sehen (s. Abb. 276a und b). Dem Erfahrenen wird meist auffallen, daß in der unmittelbaren Umgebung eines solchen präformierten Hohlraumes zu wenig Zeichen einer Knochenaffektion bestehen, die zu erwarten wären, wäre der Hohlraum durch Konfluieren von Zellen entstanden. Aber selbst die größte Erfahrung ermöglicht nicht immer eine sichere Entscheidung. Es gibt auch andere Formen der Pneumatisationsstörung, welche große Schwierigkeiten bereiten können. So findet man auch bei klinisch Gesunden bisweilen ein pneumatisches System, welches sich gegen die Umgebung gut abgrenzen läßt, zum großen Teil verschattet ist und in seinem Innern keine deutlichen Zellkonturen aufweist. Im Fall einer vollständigen Verschattung des pneumatischen Systems durch einen akuten Entzündungsprozeß kann ein solches Bild als ausgedehnte Knochenaffektion imponieren (s. Abb. 277). Bei einem Erwachsenen ist ein derartiges Bild wohl selten, aber bei Kindern, vorwiegend bis zum fünften Lebensjahr, begegnen wir ziemlich häufig auch am klinisch gesunden Ohr diesem Befund der ausgedehnten Verschattung und des Fehlens deutlicher und scharfer Zellkonturen (s. Abb. 278). Daher ist die Diagnose der Mastoiditis besonders beim Kinde mitunter recht schwierig. Sie wird nur dadurch in gewisser Beziehung erleichtert, daß die Knochenaffektion beim Kleinkind häufiger periantral auftritt und diese periantrale Destruktion in der halb-axialen Aufnahme leichter festzustellen ist. Manchmal finden sich infolge Pneumatisationsstörung nur in einem umschriebenen Bereich undeutliche Zellkonturen, wobei dann auch die Corticalis der Zellen an dieser Stelle nicht gut ausgebildet ist. Ein solcher Befund ist besonders oft in der Gegend des hinteren Petrosus-Winkels (Citelli-Winkels) zu sehen. Meist weist der Umstand, daß die Zellwände etwas breiter sind als im übrigen Bereiche, darauf hin, daß es sich nicht um eine akute Knochenaffektion, sondern um die Folge einer Pneumatisationsstörung handelt. Aber auch hier kann die Differentialdiagnose selbst bei großer Erfahrung schwierig oder unmöglich sein. Es ist gut, wenn der Röntgenologe immer daran denkt, daß die Gegend des Citelli-Winkels auch für ihn und nicht nur für den Kliniker durch die hier bestehenden Schwierigkeiten von Bedeutung ist, worüber wir im Rahmen der chronischen Otitis nochmals sprechen werden.

Aus den vorstehenden Ausführungen ergibt sich, daß jeder Röntgenbefund bei Vorliegen einer akuten Otitis in erster Linie über folgende Fragen Aufklärung geben muß:

1. Wie ist das pneumatische System beschaffen? Es ist seine Ausdehnung anzugeben und dabei insbesondere auf atypische Ausläufer zu achten, so z. B. in die Zygomaticuswurzel oder in die sogenannte zweite Etage, also auf die Pneumatisation in der Tiefe zwischen Sulcus digastricus und Foramen jugulare. Es ist auch anzugeben, ob Zeichen einer Pneumatisationsstörung bestehen.

2. Besteht eine Verschattung der Mittelohrräume und des Zellsystems?

3. Bestehen Zeichen resorptiver Knochenveränderungen? Wenn ja, wo und in welchem Ausmaß? Die Lokalisation muß genau und anatomisch geschehen. Bestehen auch schon nachweisbare reparative Knochenveränderungen, so ist dies ebenfalls anzuführen.

4. Wie verlaufen das Tegmen und der Sinus sigmoideus?

Weitere Angaben richten sich nach den Besonderheiten des Einzelfalles.

III. Das röntgenologische Bild
der chronischen Mittelohrentzündung

Die chronische Mittelohrentzündung unterscheidet sich im Röntgenbild von der akuten in der überwiegenden Mehrzahl der Fälle schon durch das Bestehen einer erheblichen Pneumatisationshemmung. Diese Pneumatisationshemmung ist im allgemeinen nicht Folge, sondern Voraussetzung der chronischen Eiterung. Daher berechtigt der Nachweis einer erheblichen Pneumatisationshemmung noch keineswegs zur Annahme des Bestehens einer chronischen Mittelohreiterung. Eine chronische Eiterung bei normaler oder annähernd normaler Pneumatisation ist als seltene Ausnahme von der Regel anzusehen. Es handelt sich dann um Fälle, in welchen der Entzündungsprozeß meist ausschließlich auf das Epitympanon beschränkt ist. Wir werden diese Fälle später gesondert besprechen. Die einfache chronische Schleimhauteiterung bietet röntgenologisch nur das Bild einer hochgradigen oder kompletten Pneumatisationshemmung, wobei der nichtpneumatisierte Knochen meist gemischt diploetisch-sklerotisch oder sklerotisch ist. Sind Zellen in geringer Zahl vorhanden, so sind sie entsprechend dem Pneumatisationstypus bei hyperplastischer Schleimhaut unregelmäßig angeordnet, bisweilen im ganzen Warzenfortsatz verstreut. Erstreckt sich der chronische Entzündungsprozeß auch auf die Hohlräume des Mastoids, dann sind das Antrum ebenso wie eventuell vorhandene Zellen verschattet. Eine solche Verschattung kann jedoch auch allein durch hyperplastische Schleimhaut bedingt, also nur Folge der Pneumatisationsstörung sein. Ist dagegen das Antrum ziemlich gut hell, mithin wenigstens zum Teil lufthaltig, so ist das Bestehen eines Entzündungsprozesses im Mastoid wenig wahrscheinlich. Da bei der einfachen chronischen Schleimhauteiterung die entzündlichen Erscheinungen nur die oberflächlichen Schichten der stark verdickten Schleimhaut betreffen, so kommen entzündliche Knochenveränderungen bei dieser Form der chronischen Otitis nicht vor. Dieser Umstand unterscheidet die einfache chronische Schleimhauteiterung von der desquamativen Mittelohrentzündung, bei welcher auch der Knochen in Mitleidenschaft gezogen werden kann. Die desquamative Mittelohrentzündung kann in gewisser Hinsicht als ein Vorstadium der Cholesteatomeiterung angesehen werden. Das gemeinsame patho-anatomische Charakteristikum dieser „epidermisierenden" chronischen Mittelohrentzündungen ist die Umwandlung des ursprünglichen Schleimhautepithels der Mittelohrräume in ein reguläres Plattenepithel. In der weitaus überwiegenden Mehrzahl der Fälle kommt diese Umwandlung nicht durch typische Metaplasierungsvorgänge zustande, sondern durch Eindringen von Plattenepithel vom Gehörgang aus. Dies erfolgt durch eine Perforation des Trommelfelles. In einzelnen Fällen der desquamativen Mittelohrentzündung kommt es zu reichlicher Granulationsbildung, die vom subepithelialen Bindegewebe oder jenem, welches sich zur Resorption kleinerer oder zur Demarkation größerer Nekrosen innerhalb der Gefäßkanäle der lebensfähig gebliebenen anliegenden Knochenregionen gebildet hat, ausgeht. Die Mehrzahl der Fälle von desquamativer Mittelohrentzündung unterscheidet sich daher im Röntgenbild durch nichts von jenen einer einfachen chronischen Schleimhauteiterung. Erst der sichere Nachweis einer Knochenusur berechtigt zur röntgenologischen Annahme einer desquamativen Mittelohrentzündung (s. Abb. 279). Dieser Nachweis gelingt jedoch verhältnismäßig selten, da die Knochenaffektion in diesen Fällen kaum je ein erhebliches Ausmaß erreicht und geringere Grade der Knochenusur kein charakteristisches Bild ergeben. Denn die Unschärfe der Begrenzung vorhandener Hohlräume und selbst das Unkenntlichsein der sie normalerweise umgebenden Corticalis kann allein Folge der bestehenden Pneumatisationsstörung sein. Auch das Vorhandensein eines großen, verschatteten und unscharf begrenzten Antrums berechtigt, solange seine Ausdehnung nicht eine gewisse Grenze überschritten hat, noch nicht zu der Annahme einer Ausweitung desselben durch Knochenarrosion (s. Abb. 280). Denn wenn die Pneumatisationsstörung erst am Ende des ersten Lebensjahres eingesetzt hat, dann ist die Unterteilung des Antrums unterblieben, und dieses kann zeitlebens groß bleiben. Ein ähliches Bild können wir aber auch dann vor uns haben, wenn die Pneumatisationshemmung zu Beginn des ersten Lebensjahres einsetzte, zu einem Zeitpunkt also, in welchem das Antrum klein war und dieses später durch Usurierung seiner Wände im Verlaufe einer chronischen, desquamativen Mittelohrentzündung oder einer Cholesteatomeiterung ausgeweitet wurde. Ist das große Antrum in der halb-axialen Aufnahme von mehr ovaler Form, wobei es bis in die Gegend des hinteren Petrosus-Winkels reichen kann, so spricht dies mehr für die Folge einer Pneumatisationsstörung. Ist das große Antrum in dieser Projektion jedoch mehr rundlich, so werden wir eher an eine Ausweitung desselben durch Knochenusur denken. Das Röntgenbild der chronischen Mittelohrentzündung unterscheidet sich demnach auch bei Bestehen einer Knochenaffektion mäßigen Grades in vielen Fällen noch nicht von solchen Bildern, wie wir sie bisweilen auf Grund einer Pneumatisationshemmung sehen können. Meist läßt sich die Knochenusur auch nicht durch Aufnahmen in verschiedenen Stadien der Erkrankung feststellen, da sie, falls keine akute Exacerbation zu einer raschen Knocheneinschmelzung führt, besonders bei Patienten, welche in Behandlung stehen, nur außerordentlich langsam fortschreitet. Wenn eine verhältnismäßig gute Pneumatisation vorliegt, was allerdings selten ist, so kann man manchmal eine Usur der Zellwände und ein Konfluieren von Zellen feststellen. Das Bild hat eine gewisse Ähnlichkeit mit einer akuten Mastoiditis, doch fehlt die hier meist vorhandene Aufhellung des umgebenden Knochens. Wird das Tegmen oder die knöcherne Sinusschale usuriert, so erfährt deren Kontur an der betreffenden Stelle eine oder häufiger mehrere kurze Unterbrechungen durch Aufhellungen, die mit den dem Destruktionsherd oder den erkrankten Zellen entsprechenden Aufhellungen im Zusammenhang stehen. Voraussetzung ist natürlich, daß der Defekt am Tegmen oder der knöchernen Sinusschale so gelegen ist, daß er von den Strahlen tangential getroffen wird. Da dies keineswegs immer der Fall ist, so wird es nicht selten sein, daß eine geringgradige Usur des Tegmens oder der knöchernen Sinusschale im Röntgenbilde nicht in Erscheinung tritt. Auch eine periantrale Knochenusur oder eine Usur der lateralen Attikwand ist bei der desquamativen Mittelohrentzündung röntgenologisch verhältnismäßig selten einwandfrei festzustellen. Denn sowohl das Antrum als auch der Attik sind auch in klinisch gesunden Fällen keineswegs immer scharf und regelmäßig begrenzt.

Die Cholesteatomeiterung zeigt so wie die desquamative chronische Mittelohrentzündung eine Epitheleinwanderung. Sie unterscheidet sich jedoch von dieser dadurch, daß es infolge der Epitheleinwanderung zu mindestens vorübergehender, vollständiger Ausfüllung aller oder einzelner Mittelohrräume mit Desquamationsprodukten des Plattenepithels kommt und vielfach auch zu einem ausgesprochenen Größenwachstum der in dieser Weise umgewandelten Hohlräume. Dadurch erhält der pathologische Befund ein ganz eigenartiges Gepräge, da ein glattwandiger Hohlraum, die sogenannte „Cholesteatomhöhle", entsteht. Wir haben in diesem ausgebildeten Krankheitsbefund einen Zustand vor uns, den man wegen seiner großen Ähnlichkeit mit dem Verhalten der sogenannten wahren Cholesteatome des Schädels ebenfalls als Cholesteatom des Mittelohres bezeichnet. Dazu ist nur zu bemerken, daß neuerdings die wahren Cholesteatome des Schädels zur Vermeidung von Mißverständnissen als Epidermoide bezeichnet werden, und daß es höchstwahrscheinlich im Mittelohr auch manchmal angeborene, also wahre Cholesteatome gibt. Die besondere Bedeutung der Cholesteatombildung im Mittelohr und der meist mit ihr verbundenen Eiterung ist darin zu sehen, daß neben den entzündlichen, exsudativen Veränderungen, welche in ähnlicher Weise wie bei der einfachen desquamativen Otitis entstehen und unterhalten werden, gleichzeitig und Hand in Hand mit der Ausfüllung der Mittelohrräume durch die Desquamationsprodukte des Plattenepithels ein tumorähnliches Wachstum der entstehenden Cholesteatomhöhle und damit eine fortschreitende Ausbreitungstendenz des Krankheitsprozesses eintritt, die im Kindesalter besonders groß ist. Denn die Ausbreitung geht um so rascher vor sich, je zarter und gefäßreicher die anliegenden Knochenschichten sind, um so langsamer, je fester gefügte Knochenmassen die Cholesteatomhöhle einschließen. Die Vorbedingungen für das Größenwachstum des Cholesteatoms sind daher um so günstiger, je geringer die Sklerosierung des umgebenden Knochens ist. Die Cholesteatomhöhle entwickelt sich in der überwiegenden Mehrzahl der Fälle im Recessus-Antrumraum. Im Laufe der Zeit kann der Knochen im Umkreis der Cholesteatomhöhle in ausgedehnter Weise eingeschmolzen werden. Es kann hierbei unter Umständen zu einem vollständigen Defekt der lateralen Recessuswand, ja in manchen Fällen der ganzen hinteren oberen Gehörgangswand kommen, so daß sich die Cholesteatomhöhle nunmehr in den Gehörgang hinein öffnet, ein Zustand, den wir als „natürliche Radikaloperation" bezeichnen. Auch der Hammerkopf und der Amboßkörper werden vielfach auf diese Weise mehr oder weniger vollständig resorbiert. Ebenso können das Tegmen und die knöcherne Sinusschale der Knochenzerstörung zum Opfer fallen. Wenn aber auch im allgemeinen das Wachstum des Cholesteatoms vorwiegend in den Warzenfortsatz erfolgt, so kommen zuweilen doch auch Fälle vor, bei denen sich die Cholesteatomhöhle auffallenderweise mehr nach vorne in die Pyramidenspitze hinein ausdehnt oder in die Zygomaticuswurzel bis zur vorderen Gehörgangswand und zur Fovea articularis. Die Cholesteatombildung am Paukenhöhlenboden ist ein seltenes Ereignis. Das gleiche gilt von der Entstehung sogenannter Anhangscholesteatome, die in unmittelbarer Nachbarschaft der eigentlichen Cholesteatomhöhle nach Art pneumatischer Räume in Erscheinung treten.

Ähnlich wie bei der Mastoiditis werden im weiteren Verlauf der Erkrankung die auf Grund der Wachstumsneigung des Cholesteatoms entstehenden Knochenresorptionsherde vielfach sekundär vom entzündlichen Prozeß mit befallen. Es gilt dies vor allem für die Herde im Umkreis der Schleimhaut-Plattenepithelgrenzzone, in der der entzündliche Prozeß besonders stark zu sein pflegt. Es kann auch hier so wie bei der einfachen desquamativen chronischen Otitis zu lebhafter Bildung von Granulationsgewebe kommen. Auf Grund einer frischen Infektion mit virulenten Keimen kann eine akute Exacerbation der Eiterung mit tiefer greifenden Entzündungsprozessen entstehen. Naturgemäß wird besonders die granulierte Zone der Schleimhaut, die der Grenze zwischen epidermisiertem und nicht epidermisiertem Bezirk entspricht, oder zuweilen auch die erhalten gebliebene Schleimhautzone selbst bei einer solchen von schweren entzündlichen Erscheinungen befallen, während die epidermisierten Bezirke sich als wesentlich widerstandsfähiger erweisen. Der Verlauf des Prozesses und die Art der reaktiven Vorgänge beim eitrigen Gewebszerfall gestalten sich im ganzen analog den beim akuten Prozeß auftretenden Veränderungen. Besondere Bedingungen liegen jedoch bei Eintritt einer akuten Exacerbation vor allem in den Nebenräumen des Mittelohres vor, sobald es sich um Cholesteatome handelt, die noch vollständig mit Desquamationsprodukten ausgefüllt sind und tumorähnliches Wachstum zeigen, in deren Umkreis sich also Knochenresorptionszonen finden. Bei solchen kann es infolge der akut eintretenden profusen Exsudation, die von den tiefer gelegenen epidermisierten Schleimhautbezirken ausgeht und ganz besonders auch infolge der Verlegung des Abflußweges für das Exsudat durch das Cholesteatom zu einer vorübergehenden sehr erheblichen Drucksteigerung innerhalb der Cholesteatomhöhle kommen. Infolgedessen wird im Anschluß an ein derartiges Ereignis auch häufig der Cholesteatominhalt durch die profuse Exsudation zur Erweichung und Quellung gebracht und gleichzeitig aus der mehr oder weniger weiten Kommunikationsöffnung, die zwischen Cholesteatomhöhle und Gehörgang besteht, teilweise oder auch vollständig herausgepreßt und im Gehörgang abgelagert. Die akute Exacerbation kann so zuweilen heilungsfördernd wirken, vorausgesetzt, daß sie sonst komplikationslos abklingt. Es kann aber gleichzeitig unter Umständen auch in einigen besonders disponierten Bezirken, zu denen vor allem der Wulst des horizontalen Bogenganges gehört, zu einer umschriebenen Drucknekrose, zur Ausbildung einer Labyrinthfistel und damit zu Komplikationen von seiten des Labyrinthes kommen. Greift der akute Schub des entzündlichen Prozesses, durch die Weichteilschichten vordringend, auf die Knochenresorptionsherde über, so kann er zu einem eitrigen Zerfall derselben führen, und wir haben dann die Erscheinungen vor uns, die als Knochencaries bekannt sind. Im Anschluß an einen derartig eitrigen Zerfall des Knochenarrosionsgewebes kann sich weiterhin wieder, ähnlich wie bei einer akuten Otitis, eine mehr oder weniger tiefgehende Knochennekrose mit Sequesterbildung entwickeln. Dadurch kann der Prozeß in wichtige Nachbarregionen übergeleitet werden, so daß eine Mitbeteiligung des Labyrinthknochens eintritt oder auch eine Überleitung auf die Schädelhöhle, mit Ausbildung eines perisinuösen oder extraduralen Abscesses, einer Meningitis oder eines Hirnabscesses erfolgt. Außerdem kann man auch im Verlaufe der chronischen Mittelohreiterung, ähnlich wie bei der akuten, zuweilen einen Durchbruch des Entzündungsprozesses nach außen unter das Periost beobachten.

Im vorgeschrittenen Stadium der Knochenzerstörung finden wir beim Cholesteatom typische Röntgenbilder. Im Anfangsstadium fehlen jedoch auch hier charakterisierende Momente. Es finden sich meist ein geräumiges, verschattetes, ziemlich regelmäßig begrenztes Antrum und, seltener als bei der desquamativen, chronischen Otitis auch Zellen, die dann meist analoge Veränderungen aufweisen. Mit zunehmendem Wachstum des Cholesteatoms treten im Antrum oder im Attik wesentliche Veränderungen auf. Die Knochenzerstörung kann in diesen beiden Hohlräumen parallel gehen. Oft aber überwiegt sie im Antrumraum oder im Attik, so daß wir nur den einen oder den anderen verändert finden. Am Antrum können wir feststellen, daß die Knochenusur allmählich zu einer gleichmäßigen Ausweitung desselben führt und zugleich mit der Größenzunahme des Hohlraumes seine Begrenzung regelmäßiger und schärfer wird, so daß endlich eine große, intensive, vollkommen scharf konturierte, rundliche oder buchtig ausladende Aufhellung, welche die Gegend des Antrums und seine Umgebung einnimmt, resultiert (siehe Abb. 281). Die Ausdehnung des Hohlraumes erfolgt in der Pars mastoidea meist ohne vorerst den kompakten Labyrinthknochen in Mitleidenschaft zu ziehen. Nur die Begrenzung desselben

gegen das Mastoid zu wird schärfer und regelmäßiger (s. Abb. 282). Dagegen kann es zu einer
Usur der hinteren-oberen Gehörgangswand kommen, und zwar meist im innersten Anteil derselben, seltener weiter lateral. Dadurch wird der Antrum und Attik trennende Knochen zerstört, so daß diese beiden Räume nun eine gemeinsame in den äußeren Gehörgang mündende,
große Höhle bilden, ein Vorgang, der als „natürliche Radikaloperation" bezeichnet wird. Die
Aufhellung, welche durch die Cholesteatomhöhle im Warzenteil bedingt ist, läßt sich dann in
der halb-axialen Aufnahme nach vorne-medial bis in die Paukenhöhle hinein verfolgen, wobei
sie im Bereiche des Attik infolge der Destruktion der hinteren-oberen Gehörgangswand bzw.
lateralen Attikwand eine besonders große Intensität aufweist. Wie bei der Zerstörung der
lateralen Attikwand durch entzündliches Gewebe, so verschwindet in analogen Fällen im Röntgenbild auch hier der obere Teil des Anulus tympanicus. Während aber dort die Aufhellung
im Bereiche des Attik unscharfe und undeutliche Grenzen aufweist, zeigt sie hier einen scharfen,
regelmäßigen nach vorne-lateral konvexen Kontur. Daß bei so ausgedehnter Destruktion auch
die Gehörknöchelchen zerstört werden und ihr Schatten daher im Röntgenbild fehlt, ist naheliegend. Das Vorhandensein der Gehörknöchelchen im Röntgenbild spricht allerdings nicht
gegen die Annahme eines Cholesteatoms. Denn die Gehörknöchelchen können manchmal
wenigstens zum Teil in Cholesteatommassen eingebettet erhalten bleiben und dann im Röntgenbild sichtbar sein. Das Bild der natürlichen Radikaloperation kann sich nicht nur in der
geschilderten Weise entwickeln, sondern auch so, daß die Destruktion der hinteren-oberen
Gehörgangswand, durch welche die breite Kommunikation zwischen Antrum, Paukenhöhle und
äußerem Gehörgang geschaffen wird, vom Attik aus vor sich geht. Dann finden wir zuerst
einen kleinen Defekt an der lateralen Attikwand. Wir sehen, wie sich die Aufhellung des Gehörganges und der Paukenhöhle, welche normalerweise durch den Anulus tympanicus begrenzt
wird, nach lateral vorbuchtet, wobei an der betreffenden Stelle der Anulus tympanicus verschwindet. Die Usur zeigt im typischen Fall scharfe Grenzen (s. Abb. 283). Mit fortschreitender
Destruktion der lateralen Attikwand vergrößert sich diese Aufhellung, bis sie das ganze Areal
derselben eingenommen hat. Die Defektbildung kommt aber nicht immer so deutlich zur Darstellung, denn der Rand der Usur kann kaum zu erkennen sein, wenn der umgebende Knochen
sehr dünn ist. Insbesondere kann ein hoher, glattwandiger Attik, in dem die Gehörknöchelchen
fehlen, ein ähnliches Bild geben und zu einer Fehldiagnose führen. Schreitet die Knochenzerstörung weiter, so fällt ihr allmählich die ganze hintere-obere, selten auch Teile der vorderen
Gehörgangswand zum Opfer, und es resultiert dann wieder das Bild einer natürlichen Radikaloperation, das sich nur bisweilen von dem früher geschilderten dadurch unterscheidet, daß die
Ausweitung des Antrums vorerst eine geringere ist. Doch erfolgt auch hier das Größenwachstum der Cholesteatomhöhle weiterhin vorwiegend auf Kosten des Knochens des Warzenteiles. Hat
die Destruktion in diesem Bereiche große Ausdehnung erreicht, so finden wir, einerlei ob das Cholesteatom dort oder im Attik entstanden ist, ein weiteres, das Cholesteatom charakterisierendes Symptom, nämlich das Auftreten einer schmalen, dichten Schattenlinie, welche die der Cholesteatom
höhle entsprechende Aufhellung abgrenzt. Sie entspricht einer dünnen Schicht sklerotischen
Knochens, welche sich dort bildet, wo sich Cholesteatommatrix und Knochen berühren. Eine ausgedehnte Sklerosierung kommt beim Cholesteatom kaum je zur Beobachtung, da, wie schon erwähnt,
der sklerotische Knochen dem Cholesteatomwachstum erheblichen Widerstand entgegensetzt.
Wenn wir daher ein geräumiges, verschattetes Antrum finden und der umgebende Knochen in
großer Ausdehnung sklerotisch ist, so spricht dies in gewissem Grade gegen die Annahme eines
Cholesteatoms. Zumindest kann man sagen, daß kein Cholesteatom mit stärkerer Wachstumstendenz vorliegt. Zusammenfassend finden wir mithin bei einem größeren Cholesteatom meist
folgende charakteristische Veränderungen im Röntgenbild: 1. eine scharf und regelmäßig um-
schriebene, einem Knochendefekt entsprechende Aufhellung im Bereiche der lateralen Attikwand oder der Pars mastoidea, hier von der Gegend des Antrums ausgehend; 2. einen schmalen
Schattenstreifen, welcher diese Aufhellung im Warzenteil begrenzt, und 3. in entsprechenden
Fällen das Fehlen des Schattens der hinteren-oberen Gehörgangswand und das dadurch bedingte
Konfluieren der dem Attik und der dem erweiterten Antrum entsprechenden Aufhellung, als
Ausdruck einer natürlichen Radikaloperation (s. Abb. 284). Diese wird durch größere Cholestea-

tome sehr häufig hervorgerufen, doch kommt es auch vor, daß eine Cholesteatomhöhle fast den ganzen Warzenfortsatz einnimmt, ohne nach vorne in den äußeren Gehörgang durchzubrechen (s. Abb. 285).

Die Feststellung, ob eine Knochendestruktion zu einem Durchbruch in die mittlere oder hintere Schädelgrube geführt hat, erfolgt vorwiegend in der halb-seitlichen Aufnahme des Schläfenbeines. Diese zeigt, sobald das Antrum entsprechend vergrößert ist, in dem Winkel zwischen oberem und hinterem Kontur der Pyramide eine Aufhellung, die mit zunehmender Erweiterung des Antrum größer, intensiver und schärfer abgegrenzt wird (s. Abb. 286). Eine Destruktion der hinteren-oberen Gehörgangswand läßt sich jedoch in dieser Projektionsrichtung nicht erkennen, obwohl wir den oberen Rand der Aufhellung oft bis in den Bereich des Attik verfolgen können. Dagegen tritt in den meisten Fällen die kompakte Knochenschichte, welche die Cholesteatomhöhle von der mittleren und hinteren Schädelgrube trennt, als dichter Schattenstreifen über bzw. hinter der durch das Cholesteatom bedingten, scharf und regelmäßig begrenzten Aufhellung deutlich hervor. Mit zunehmender Knochenusur wird dieser Schattenstreifen, welcher oben dem Tegmen und hinten der knöchernen Sinusschale entspricht, immer schmäler. Er kann endlich an einer Stelle als Ausdruck eines Durchbruches des Prozesses in das Schädelinnere eine Unterbrechung erfahren (s. Abb. 287). Bei großen Cholesteatomen kann auf diese Weise der ganze Kontur der knöchernen Sinusschale verschwinden. Die Verhältnisse liegen für den Nachweis eines solchen Durchbruches bei Cholesteatomen wesentlich günstiger als bei jenen Otitiden, bei welchen er in Form einer unregelmäßigen Arrosion des Knochens durch entzündliche Gewebe erfolgt. Denn die scharfe Abgrenzung der vom Cholesteatom hervorgerufenen Aufhellung läßt die Verhältnisse klarer erfassen. Doch müssen wir auch hier daran denken, daß wir den Defekt nur dann gut zu erkennen vermögen, wenn er von den Strahlen tangential getroffen und nicht vom dichten Schatten sklerotischen Knochens verdeckt wird. Dies ist bei der halb-seitlichen Aufnahme zwar oft, aber doch nicht immer der Fall. Gräbt sich der Sinus tief in die Pyramide ein, so kann selbst ein größerer Defekt an seiner knöchernen Schale kaum zu erkennen sein. Bisweilen, jedoch ziemlich selten, bricht ein großes Cholesteatom am Planum mastoideum nach außen durch, wobei die Fistel in der halb-seitlichen Aufnahme in Aufsicht, und daher als rundliche Aufhellung zur Ansicht gelangen kann (s. Abb. 288). Wir können dies mitunter auch an einer Tangentialaufnahme des Warzenfortsatzes erkennen. An der Durchbruchstelle ist dann die Schattenlinie der äußeren Corticalis unterbrochen. Viel seltener als zur hinteren oder mittleren Schädelgrube tritt eine Cholesteatomhöhle in röntgenologisch erkennbarer Weise zum Labyrinth in Beziehung. Bisweilen können wir das Bestehen einer Labyrinthfistel in der halb-sagittalen Aufnahme des Schläfenbeines daran erkennen, daß die Aufhellung des lateralen Bogenganges ohne trennenden Knochenschatten direkt in die der Cholesteatomhöhle übergeht. Die röntgenologische Darstellung einer solchen Labyrinthfistel ist jedoch nur als Zufall zu werten, einerlei ob man gewöhnliche Aufnahmen oder Schichtaufnahmen anfertigt. Ähnlich wie bei einer akuten Otitis kann es auch zu einer Erweiterung der Hohlräume des Labyrinthes als Ausdruck einer Labyrinthitis kommen (s. Abb. 289). Eine solche Labyrinthitis kann mit knöcherner Verödung des ganzen Labyrinthes oder von Teilen desselben ausheilen, wobei dann die charakteristischen Aufhellungen desselben im Röntgenbild nicht mehr kenntlich und durch dichten Schatten sklerotischen Knochens ersetzt sind (siehe Abb. 290). Eine ausgedehnte Destruktion des Labyrinthes kommt vor, ist jedoch selten. Ich selbst konnte nur einige wenige Fälle beobachten, in welchen das Cholesteatom nach teilweiser Sequestration und Zerstörung des knöchernen Labyrinthes bis in die Pyramidenspitze vorgedrungen war (s. Abb. 291). Angaben in der Literatur über beginnende entzündliche Veränderungen am knöchernen Labyrinth scheinen mir nicht unerheblich über das Ziel zu schießen, weil sie den Einfluß einerseits der Verschiedenheiten des anatomischen Aufbaus dieser Region, andererseits kleiner Unterschiede in der technischen Qualität verschiedener Aufnahmen der gleichen Region auf das Aussehen des zu beurteilenden Bildes zu wenig berücksichtigen.

Abweichungen von dem beschriebenen charakteristischen Bild des Mittelohrcholesteatoms sind ziemlich selten. Manchmal kann das Cholesteatom in der Paukenhöhle hauptsächlich nach unten wachsen und zerstört dann in erster Linie die oberen Teile des Os tympanicum. In einem solchen Falle fehlt in der halb-seitlichen Aufnahme des Schläfenbeines der dichte Schatten des oberen Teiles des Os tympanicum, welcher der Aufhellung der Paukenhöhle und des äußeren Gehörganges unten benachbart ist. In der halb-axialen Aufnahme kommt diese Destruktion dadurch zum Ausdruck, daß die intensive Aufhellung, welche unterhalb des Anulus tympanicus zu sehen ist, in die Richtung gegen die Pyramidenspitze zu, erheblich vergrößert ist (s. Abb. 292a und b). Selten sieht man auch ein Cholesteatom, welches sich nur in die Zygomaticuswurzel hinein entwickelt. Man sieht dann dort die charakteristische, scharfrandige, von einer dünnen Verdichtungslinie begleitete Aufhellung. Es ist in solchen Fällen nicht immer festzustellen, ob es sich um ein atypisches Mittelohrcholesteatom oder ein in das Mittelohr eingebrochenes Epidermoid handelt (s. Abb. 293a und b).

Ich habe schon erwähnt, daß wir in seltenen Fällen eine chronische Mittelohrentzündung bei normaler, guter Pneumatisation finden. Es ist interessant, daß ich derartige Fälle in Südamerika wesentlich häufiger sah als in Europa. In der Mehrzahl der Fälle sehen wir röntgenologisch das Bild eines normalen, gut pneumatisierten Schläfenbeines, da sich der chronische Entzündungsprozeß nur in einem eng umschriebenen Bereich, und zwar meist im Epitympanon, abspielt und daher im Röntgenbild nicht zum Ausdruck kommt. Es wäre theoretisch denkbar, daß man in einem solchen Falle ausnahmsweise einmal eine Verschattung des pneumatischen Systems findet, wenn eine akute Exacerbation auf das Mastoid übergreift. Dadurch könnten hier Veränderungen wie bei einer akuten Mittelohrentzündung auftreten. Es kann sich aber auch ein Cholesteatom bei guter Pneumatisation entwickeln. So sah ich z. B. einen Fall mit normaler, guter Pneumatisation des ganzen Warzenfortsatzes und einer ausgedehnten typischen Destruktion der lateralen Attikwand durch ein Cholesteatom (s. Abb. 294). Das Cholesteatom kann auch im Antrum des gut pneumatisierten Warzenfortsatzes gelegen sein. Ob es sich dabei, wie manche annehmen, um ein angeborenes Cholesteatom handelt oder nicht, ist röntgenologisch nicht zu entscheiden. Jedenfalls ist in diesen Fällen die röntgenologische Cholesteatomdiagnose wesentlich schwieriger. Ist das Cholesteatom noch auf das Antrum beschränkt, so finden wir nur eine Verschattung desselben bei normaler Helligkeit des übrigen pneumatischen Systems (s. Abb. 295). Ein solcher Befund ist bei dem klinischen Bilde einer chronischen Otitis durchaus ungewöhnlich und muß uns an die Möglichkeit eines Cholesteatoms denken lassen. Auch wenn es schon zu einer Knochenusur im Antrumbereich gekommen ist, bleibt trotzdem die Diagnose schwierig, da die Cholesteatomhöhle im gut pneumatisierten Warzenfortsatz die charakteristische scharfe und regelmäßige Begrenzung vermissen läßt und es nicht zur Ausbildung einer feinen Verdichtungszone kommen kann. Besteht eine Knochenusur größeren Ausmaßes, so wird es auch zur Verschattung des ganzen pneumatischen Systems durch die begleitende Entzündung kommen. Das Ungewöhnliche eines solchen Befundes bei Bestehen einer chronischen Otitis muß uns an die Möglichkeit eines Cholesteatoms denken lassen. Zur Gewißheit wird diese Annahme, wenn die Knochenusur auf die hintere obere Gehörgangswand übergreift, sich also eine natürliche Radikaloperation entwickelt und wenn der Labyrinthkern gegen den Bereich der Knochenusur auffallend scharf und glatt abgegrenzt ist (s. Abb. 296a bis c).

In der überwiegenden Mehrzahl chronischer Otitiden, in welchen klinisch eine akute Exacerbation der Eiterung besteht, finden wir röntgenologisch keine Abweichung vom gewohnten Bild, da sich die akute Exacerbation der Eiterung meist auf die Weichteile beschränkt und daher im Röntgenbild nicht zum Ausdruck kommt. Greift jedoch die Entzündung im Stadium der akuten Exacerbation auch auf den Knochen über, so können Veränderungen auftreten, die im Röntgenbild sichtbar werden und deswegen von Bedeutung sind, weil klinisch nicht immer entsprechende Symptome vorhanden sind. Die Veränderungen sind im Prinzip die gleichen, einerlei ob es sich um eine epidermisierende, chronische Otitis oder um Cholesteatombildung handelt. In jenen Fällen, in welchen noch Zellen vorhanden sind, müssen wir ganz besonders auf Zellen in der Gegend des Citelli-Winkels achten, da erfahrungsgemäß Zellen in dieser Gegend oft zu Komplikationen führen. Denn sie sind ja meist isoliert, ohne Zusammenhang mit den Haupträumen des Mittelohres, so daß im Falle eines Entzündungsprozesses daselbst keine Drainage in das Mittelohr besteht. Eine akute Exacerbation wird besonders oft im Anschluß an eine Infektionskrankheit, z. B. eine Grippe oder eine Angina, beobachtet. Wir sehen dann, daß im Bereich einiger Zellen infolge akuter Knochenresorption die Helligkeit zunimmt und die Konturen noch etwas unschärfer werden (s. Abb. 297). Da in den meisten Fällen eine Vergleichsmöglichkeit fehlt, bedarf es zum Erkennen der akuten Knochenaffektion in solchen Fällen großer persönlicher Erfahrung. Ein Vergleich mit der Gegenseite nützt nichts, weil ja in diesen Fällen meist erhebliche Unterschiede in der Entwicklung des Zellsystems beider Seiten bestehen, und eine Aufnahme der kranken Seite von früher, die zum Vergleich dienen könnte, liegt oft nicht vor. Die akute Knochenaffektion kann aber auch im nichtpneumatisierten Knochen nach Art eine Osteomyelitis auftreten und dann im Röntgenbild als umschriebene, unscharf begrenzte Aufhellung in Erscheinung treten. Handelt es sich um eine Cholesteatomeiterung mit akuter Exacerbation, bei welcher schon eine röntgenologisch als solche erkennbare Cholesteatomhöhle bestanden hat, so kommt das Übergreifen der akuten Exacerbation auf den Knochen im Röntgenbild darin zum Ausdruck, daß die Cholesteatomhöhle ihre charakteristische, scharfe Begrenzung verliert, der Kontur unscharf wird und auch der feine Sklerosasaum verschwindet. Greift die akute Eiterung auch auf das Tegmen oder die knöcherne Sinusschale über, so verschwinden auch diese Konturen an der betreffenden Stelle. Es entsteht jedoch jetzt nicht wie beim Cholesteatom ohne akute Exacerbation ein deutlich abgegrenzter Defekt, sondern der Kontur wird an der betreffenden Stelle immer undeutlicher und verschwindet letzten Endes vollkommen (s. Abb. 298a und b). In einem solchen Falle ist das Bestehen eines perisinuösen Abscesses natürlich außerordentlich wahrscheinlich, doch gilt bezüglich desselben auch hier das gleiche, was ich schon bei der akuten Otitis erwähnt habe, daß nämlich der akute perisinuöse Absceß als solcher keine röntgenologischen Symptome macht. Nur bei einem alten perisinuösen Absceß finden wir manchmal, besonders wenn er in der Kindheit entstanden ist, eine auffallende Sklerosierung des Knochens in der Umgebung des Sinus und manchmal auch Verkalkungen in einem bestehenden Thrombus. Es kann auch sein, daß man den Durchbruch eines solchen alten Abscesses nach außen in Form einer Fistel im Röntgenbild an einer kleinen rundlichen Aufhellung erkennt. Bei Kindern kann bei der akuten Exacerbation einer Cholesteatomeiterung etwas Ähnliches geschehen wie bei der kindlichen Osteomyelitis, im Anschluß an eine Mastoiditis. Schon beim Erwachsenen fällt uns manchmal auf, daß die durch die Cholesteatomhöhle bedingte Aufhellung verhältnismäßig gering ist. Sie ist nur dann ganz besonders deutlich, wenn sich in der Cholesteatomhöhle Luft befindet, was insbesondere nach Spülung, bei Bestehen einer natürlichen Radikaloperation der Fall sein kann. Beim Kind kann der Kontrast zwischen der Cholesteatomhöhle und dem umgebenden Knochen besonders gering sein. Fehlt dann noch infolge einer akuten Exacerbation der Eiterung mit akuter Knochenaffektion der feine Sklerosasaum und der scharfe Kontur, so kann es sein, daß die Cholesteatomhöhle als solche überhaupt nicht mehr zu erkennen ist (s. Abb. 299). Auch hier wird der Umstand, daß das Antrum im Röntgenbild nicht erkennbar ist, obwohl keine Sklerosierung des Knochens in seiner Umgebung vorliegt, darauf hinweisen, daß eine größere Destruktion vorliegt, die als solche im Röntgenbild nicht in Erscheinung tritt. Die akute Exacerbation der Eiterung muß bei Bestehen eines Cholesteatoms nicht immer nur an der Unschärfe des Konturs der Cholesteatomhöhle und am Verschwinden des Sklerosasaumes in Erscheinung treten. Es kann auch sein, daß entfernt von der Cholesteatomhöhle, im nichtpneumatisierten Knochen, Zeichen einer akuten entzündlichen Affektion desselben in Form einer unscharf begrenzten Aufhellung, einem osteomyelitischen Herd entsprechend, auftreten (s. Abb. 300a und b).

Als seltenes Vorkommnis sei noch das Auftreten einer Pseudomucocele im Verlaufe einer chronischen Otitis erwähnt. Cystische Degeneration der Schleimhaut und Verschluß des Ausführungsganges einer Zelle sind als auslösende Ursache anzusehen. In dem von mir beobachteten Falle bestand zwischen dem äußeren Gehörgang und dem Antrum eine scharf und regelmäßig begrenzte Aufhellung, die von einem, einer Corticalis entsprechenden, schmalen, dichten Schattenstreifen umgrenzt war. Sie hatte das Aussehen einer großen, regelmäßig geformten, verschatteten Zelle oder einer Cholesteatomhöhle, doch sprach gegen beide Möglichkeiten die Lokalisation. Das Antrum und das wenig entwickelte pneumatische System waren zum Teil noch lufthaltig (s. Abb. 301). Aus der Literatur ist mir kein weiterer Fall dieser Art bekannt.

IV. Die Tuberkulose des Mittelohres

Tritt die Tuberkulose als sekundäre Erkrankung bei akuten, subakuten oder chronischen Mittelohrentzündungen tuberkulöser Individuen auf, so ändert diese Aufpfropfung auf die Eiterkokkeninfektion das Röntgenbild der unspezifischen Erkrankung vorerst in keiner Weise und ist daher in diesem meist nicht zu erkennen. Charakteristische Bilder, welche auch die röntgenologische Diagnose einer Tuberkulose ermöglichen, finden wir wohl nur bei der exsudativen bzw. ulcerös-nekrotisierenden Tuberkulose. Es kann sein, daß die Verlaufsbeobachtung allein ohne Vorhandensein charakteristischer Veränderungen das Bestehen einer Tuberkulose nahelegt. Wenn wir z. B. einen Fall als akute oder subakute Mittelohrentzündung in der vierten Woche nach Beginn der Erkrankung oder später zur Röntgenuntersuchung zugewiesen bekommen, so ist der Befund einer guten Pneumatisation mit Verschattung der Mittelohrräume und des Zellsystems und Zeichen einer leichten Knochenaffektion im Sinne geringer Aufhellung und Unschärfe der Zellstruktur in keiner Weise auffällig. Bleibt jedoch dieser Befund bei den Kontrolluntersuchungen Wochen und eventuell Monate hindurch unverändert, so spricht dies mit großer Wahrscheinlichkeit für das Bestehen einer Tuberkulose. Denn ein so protrahierter Verlauf wäre bei einer unspezifischen Otitis nur dann zu erwarten, wenn eine erhebliche Pneumatisationsstörung vom hyperplastischen Typ bestünde. Bei guter Pneumatisation müßte angenommen werden, daß sie im gleichen Zeitraum entweder abheilt oder aber zu einer ausgesprochenen Mastoiditis führt. Allerdings scheint es neuerdings, daß manche Fälle von akuter Otitis, die ohne durchschlagenden Erfolg mit Antibiotica behandelt wurden, auch einen so protrahierten Verlauf zeigen können. Daß der spezifische Prozeß im Röntgenbild als solcher erkennbar ist, ist erst dann der Fall, wenn es zur diffusen Aufhellung durch Abbau auch nichtpneumatisierten Knochens gekommen ist. Dieser diffuse Knochenabbau kann sich zuerst am Labyrinth dadurch bemerkbar machen, daß wir an der halb-axialen und der halb-seitlichen Aufnahme des Schläfenbeines die Bogengänge und manchmal auch die übrigen Details des Labyrinthes mit auffallender Deutlichkeit hervortreten sehen, da die Schattendichte der Labyrinthkapsel vermindert ist. Hat bei starker Pneumatisationshemmung die durch den Knochenabbau bedingte Aufhellung auch den Knochen der Pars mastoidea in Mitleidenschaft gezogen, so finden wir in der halb-seitlichen Aufnahme des Schläfenbeines bisweilen ein Bild, welches in gewisser Hinsicht an die sogenannte „Schalenatrophie" kurzer Knochen erinnert. Im Bereiche des oberen und hinteren Pyramidenkonturs tritt die Corticalis der Pyramide als feine Schattenlinie mit ungewohnter Deutlichkeit hervor, während der übrige Knochen sehr hell erscheint (s. Abb. 302a und b). Die lokale Knochendestruktion im Bereiche der Haupträume des Mittelohres läßt sich meist nur am Antrum, nicht aber an der Paukenhöhle verfolgen, da letztere der röntgenologischen Untersuchung zu schlecht zugängig ist. Insbesondere bei guter Pneumatisation läßt sich die Ausweitung des Antrums gut verfolgen, da die dünnen Knochenlamellen, die es umgeben, rasch der Caries und der Nekrose verfallen können. Durch die Usur der Antrumwände, die nach den bisherigen Beobachtungen immer vor der der Zellbälkchen einsetzt, kommt es oft zu einer erheblichen Vergrößerung der dem Antrum und dem Aditus ad antrum entsprechenden Aufhellung, die bei nichtpneumatisiertem Mastoid regelmäßig, jedoch unscharf wie bei akuter Exacerbation der Mittelohreiterung begrenzt ist. Im gut pneumatisierten Schläfenbein ist die Begrenzung unregelmäßig und erfolgt durch wenig dichten Schatten angenagter Zellbälkchen. Dabei ist zu betonen, daß die Usur, wenigstens in den Anfangsstadien, Antrum und Aditus ad antrum gleichmäßig betrifft, so daß im Gegensatz zur Cholesteatomeiterung das gewohnte Bild der Form nach oft lange erhalten bleibt und nur die Ausmaße der Hohlräume verändert erscheinen. Bei weiterem Fortschreiten des Prozesses wird die Abgrenzung des Antrum, zumal bei guter Pneumatisation, immer undeutlicher, weil der zunehmende Abbau des kalkhaltigen Knochens in der Umgebung die Kontraste vermindert. Dieser Abbau macht sich allmählich auch an der ganzen Pyramide bemerkbar und kann hier so hochgradig werden, daß eine einigermaßen deutliche Darstellung der letzteren wegen ihrer geringen Schattendichte auf Schwierigkeiten stößt. Gleichzeitig kann die Knochenzerstörung nicht nur das Tegmen und die knöcherne Sinusschale, sondern auch die äußere Corticalis des Warzenfortsatzes und den kompakten Labyrinthkern miteinbeziehen. Während erstere dann im Röntgenbild ähnliche Veränderungen zeigen wie bei akuter Exacerbation einer chronischen Mittelohreiterung, beobachten wir am Labyrinth bisweilen ein fortschreitendes Schmälerwerden der dichten knöchernen Kapsel, die dann oft nur noch als schmaler Saum Bogengänge und Schnecke umgibt. Wird auch diese stellenweise ganz zerstört, so verschwinden im Röntgenbild an den betreffenden Stellen die Labyrinthorgane, weil sie sich von dem erkrankten und dadurch hochgradig strahlendurchlässigen Knochen ihrer Umgebung nicht mehr unterscheiden. Kleine, unscharf begrenzte, kalkdichte Flecke bleiben als letzter Rest des Compactamantels längere Zeit bestehen. War das Labyrinth in großer Ausdehnung von pneumatischen Zellen umgeben, so kann die Knochenzerstörung in ihrem Bereiche rascher fortschreiten als am kompakten Labyrinthkern, und wir sehen dann denselben von einem breiten, hellen, durch die Knocheneinschmelzung bedingten Saum umgeben. In dieser Weise kann das ganze Labyrinth in einem Stück sequestrieren (siehe Abb. 303). Bei kleinen Kindern begegnen wir dieser Totalsequestration des Labyrinthes auch ohne entsprechend ausgedehnte Pneumatisation. In seltenen Fällen vermissen wir noch die weitgehende Atrophie des Knochens im Bereiche der Pyramide, finden aber trotzdem schon Zeichen einer Zerstörung des Labyrinthes. Das Vestibulum kann dann weiter als normal und unscharf begrenzt sein und an Stelle der Bogengänge können wir unregelmäßige und unscharf begrenzte Aufhellungen innerhalb der dicht gebliebenen Labyrinthkapsel wahrnehmen, die von der ursprünglichen Form dieser Teile des Labyrinthes nichts mehr erkennen lassen. Hier handelt es sich um frühzeitigen Einbruch des tuberkulösen Virus in das Labyrinth und um Destruktion desselben von innen heraus. Wir sehen also, daß die Affektion des Labyrinthes im Falle einer Tuberkulose im Röntgenbild sehr verschieden zum Ausdruck kommen kann. Überall dort, wo die Destruktion im Bereiche der Pars mastoidea die Grenzen des pneumatischen Systems überschreitet, geht die durch die Knocheneinschmelzung bedingte Aufhellung so diffus in den Schatten des noch gesund gebliebenen Knochens über, daß eine deutliche Abgrenzung des Krankheitsherdes bisweilen kaum mehr möglich ist. Wir haben dann ein Bild ähnlich dem der akuten Osteomyelitis vor uns. Bisweilen läßt sich ein Übergreifen des tuberkulösen Prozesses auch auf die benachbarten Schädelknochen, besonders auf die diploetischen Räume der Schädelkapsel feststellen. Dabei kann mitunter die Zerstörung an diesen einen weit größeren Umfang annehmen, als am Schläfenbein. Auch hier ist sie durch große, unscharf und undeutlich begrenzte Aufhellungen in den platten Schädelknochen charakterisiert, doch vermissen wir die bei der unspezifischen Osteomyelitis häufigen, zahlreichen kleinen Sequesterschatten. Ist die Corticalis durchbrochen, so zeigt diese bei Betrachtung in tangentialer Richtung im Röntgenbild ein zernagtes, zerfressenes Aussehen. Der hier beschriebene Ausbreitungsmodus der Mittelohrtuberkulose, die überwiegende Zerstörung im Bereich der Pars mastoidea, ist der häufigste, doch nicht der einzige. Bisweilen schreitet die Destruktion an der Pyramidenspitze, von den Tuben ausgehend, rasch fort und zerstört dieselbe, ehe noch schwerste Veränderungen in der Pars mastoidea zu erkennen sind. Dies ist besonders dann der Fall, wenn sich in der Umgebung der Tuben und in der Pyramidenspitze reichlich pneumatische Zellen finden (s. Abb. 304).

V. Die Tumoren des Schläfenbeines
A. Die benignen Tumoren des Schläfenbeines

Von den benignen Tumoren des Schläfenbeines sind zuerst die Osteome zu nennen. Bisweilen findet sich ein größeres Osteom an der Außenseite des Warzenfortsatzes, seltener an der Schläfenbeinschuppe. Es kann gut abgrenzbar, manchmal gestielt sein, doch ist es bisweilen auch mit einer diffusen Hyperostose kombiniert. Bisweilen begegnet man hier auch parossalen Osteomen, also Osteomen, die nur vom Periost ausgehen und den benachbarten Knochen in keiner Weise beeinflussen. Man sieht dann im tangentialen Bild zwischen dem dichten Schatten des Osteoms und dem Schatten des Schädelknochens eine feine Aufhellungslinie, welche dem Periost entspricht. Am häufigsten begegnet man am Schläfenbein den Exostosen des äußeren Gehörganges. Sie gehen meist von dort aus, wo der Rand des Os tympanicum an die Schläfenbeinschuppe angrenzt. Sie stellen im allgemeinen rundliche Gebilde von Stecknadelkopf- bis

Haselnußgröße dar, die entweder breitbasig dem Knochen aufsitzen und ohne bestimmte Grenze in die Umgebung übergehen oder mit schmaler Basis dem Gehörgang anliegen und selten gestielt sind. Sie treten häufiger multipel als solitär auf und bestehen bisweilen symmetrisch auf beiden Seiten. Sie sind am besten in der halb-axialen Aufnahme des Schläfenbeines zu sehen, in welcher sie sich als rundliche, meist sehr dichte, der Gehörgangswand aufsitzende, scharf begrenzte Schatten von wechselnder Größe darstellen, welche bisweilen die ganze durch den äußeren Gehörgang bedingte Aufhellung einnehmen (s. Abb. 305). Ist letzteres der Fall, so ist der Ausgangspunkt im Röntgenbild oft nicht zu bestimmen, weil in ihrem dichten Schatten die verschiedenen Teile der Gehörgangswand nicht mehr zu differenzieren sind. Bei kleineren Exostosen ist es meist möglich, im Röntgenbild festzustellen, von welcher Stelle der Gehörgangswand sie ausgehen. Enostosen des pneumatischen Systems sind selten. Sie sind als rundliche oder halbkugelige, in das Zellumen vorspringende kalkdichte Schatten von Hirsekorn- bis Erbsengröße besonders bei starker Pneumatisation gut wahrzunehmen. Enostosen der Paukenhöhle sind röntgenologisch kaum darzustellen und sind auch meist keine echten Tumoren, sondern beruhen auf Osteophytenbildung bei chronischer Eiterung. Auch an der Außenfläche der Pyramide kommt es manchmal zu Exostosenbildung, wobei besonders die allerdings seltenen Exostosen am inneren Gehörgang interessieren, da sie zu einer Schädigung des Nerven führen können (s. Abb. 306).

Benigne, von den Weichteilen des Schläfenbeines ausgehende Tumoren sind selten. In Betracht kommen Fibrome, Papillome, Angiome, Adenome, Atherome, Dermoide, Leiomyome und echte Cholesteatome. Von letzteren abgesehen, finden sich diese Tumoren meist im äußeren Ohr. Sie können durch expansives Wachstum zu einer Druckusur des Knochens und damit zu einem Übergreifen auf die Mittelohrräume führen. Im Röntgenbild zeigt sich dann im Bereiche des äußeren Gehörganges und seiner Umgebung ein scharfrandiger Defekt, der bisweilen durch eine feine Verdichtungszone begrenzt ist, so daß der Defekt ähnlich dem einer Cholesteatomhöhle sein kann und nur durch seine atypische Lage auffällt (s. Abb. 307 und 308). Die echten Cholesteatome sind meist von den entzündlichen nicht zu unterscheiden. Nur wenn sich der typische Defekt an einer Stelle befindet, die in keiner topographischen Beziehung zu den Mittelohrräumen steht, so ist die Diagnose eines echten Cholesteatoms möglich. Zu erwähnen sind noch die Glomustumoren, welche meist an der Unterseite des Schläfenbeines in der Gegend der Fossa jugularis einen gut begrenzten Defekt setzen, also in erster Linie die knöcherne Umrahmung des Foramen jugulare und das Os tympanicum von unten her arrodieren, später auch auf die weitere Umgebung übergreifen und bei unregelmäßigem Wachstum bisweilen multiple, scharf begrenzte Defekte setzen können (s. Abb. 309 und 310). Auch das eosinophile Granulom und der braune Tumor sind hier zu erwähnen. Beide können im Bereich des Mastoides einen unregelmäßig begrenzten Defekt setzen, welcher der röntgenologischen Differentialdiagnose erhebliche Schwierigkeiten bereiten kann.

B. Die malignen Tumoren des Schläfenbeines

Als Ursprungsort eines primären Sarkoms des Schläfenbeines kommen das Mittelohr, das Periost, die Dura und endlich das Mark des Knochens in Frage. Der Charakter der Geschwulst ist meist der eines Spindel- oder Rundzellen-, selten eines Riesenzellensarkoms. Der Knochen kann in großer Ausdehnung zerstört werden. Bei einem Durchbruch nach außen kann es besonders in der Jugend durch Vortreiben des Periostes und Verknöcherung desselben zur Ausbildung eines typischen Schalensarkoms kommen. Das Labyrinth kann zerstört werden, doch wird es nicht selten längere Zeit geschont, entsprechend der dem Sarkom oft eigenen Tendenz, hauptsächlich in der Richtung des geringsten Widerstandes zu wachsen. Sarkome, die vom Mittelohr selbst ausgehen, sind eine Seltenheit. Die meisten Sarkome, welche klinisch als Mittelohrsarkome imponieren, erweisen sich bei genauer Untersuchung als Sarkome, die von der Umgebung, meist von der Dura aus, sekundär auf das Mittelohr übergegriffen haben und nach Zerstörung der entsprechenden Knochenpartien im äußeren Gehörgang als Tumor sichtbar werden. Hat ein Sarkom des Mittelohres noch zu keiner Knochenzerstörung geführt, und ist es in einem gut pneumatisierten Schläfenbein entstanden, so kann sich als erstes Zeichen im Röntgenbild eine Verschattung der Zellen finden, die durch mangelhafte Ventilation derselben bedingt ist. Kommt es zu einer Knochenusur, so führt dieselbe, je nach dem primären Sitz des Tumors und je nach seiner Wachstumstendenz, zu sehr verschiedenartigen Bildern. Einerseits wird ein Sarkom, welches von den Mittelohrräumen ausgeht, zu einem anders gearteten Defekt führen, als ein solches, welches z. B. im Markraum der Pyramidenspitze entstanden ist oder seinen Ausgang vom Periost oder Duraüberzug genommen hat, andererseits wird ein Unterschied bestehen, ob der Tumor circumskript wächst oder die Tendenz hat, sich hauptsächlich nach der Richtung des geringsten Widerstandes auszubreiten und infolgedessen in jede sich bietende Lücke hineinwächst und kompakteren Knochen oft lange Zeit hindurch verschont. Sarkome mit circumskriptem Wachstum setzen entsprechend umschriebene Defekte. Sie sind ziemlich regelmäßig und etwas unscharf begrenzt und können sowohl bei primärem Sitz des Tumors in der Pyramide als auch bei primärem Sitz in der Paukenhöhle das Labyrinth in Mitleidenschaft ziehen. Diese Defekte können dann jenen weitgehend ähnlich sein, die z. B. durch ein Carcinom hervorgerufen werden. Kommt das infiltrierende Wachstum des Tumors auch makroskopisch dadurch zum Ausdruck, daß er, sich rasch ausbreitend, überall dort hineinwächst, wo der Widerstand gering ist, so finden wir im Röntgenbild eine diffuse Knochenusur, die sich manchmal gegen die normale Umgebung kaum abgrenzen läßt und unter Umständen große Ähnlichkeit mit einer tuberkulösen Knochenaffektion aufweist. Dabei kann es allerdings geschehen, daß besonders bei Kindern, im Gegensatz zum entzündlichen Prozeß, die oft etwas dickere Antrumwand länger erhalten bleibt als die Zellbälkchen. Wir finden dann infolge der Destruktion die ganze Pars mastoidea diffus aufgehellt, strukturlos und können innerhalb dieser Aufhellung die Antrumwand noch als undeutliche Schattenlinie erkennen. Beim Durchbruch des Sarkoms durch das Planum mastoideum kann es, wie schon erwähnt, dazu kommen, daß das ziemlich widerstandsfähige Periost von seiner Unterlage abgehoben und vorgewölbt wird und, wenn der Tumor nicht allzu rasch wächst, neuerdings eine Knochenschale bildet. Diese, besonders beim Kinde zu beobachtende Schalenbildung zeigt uns eindrucksvoll das tangentiale Bild. Hat das Sarkom seinen Ausgang von der Dura genommen, so sehen wir meist eine Knochenusur im Bereiche der hinteren Schädelgrube. Der unscharf begrenzte Defekt greift dann von hinten her auf die Pyramide und das Mastoid über. Auch hier kann die Differentialdiagnose gegenüber einem eosinophilen Granulom und einen braunen Tumor Schwierigkeiten bereiten (s. Abb. 311 und 312).

Bei den Carcinomen müssen wir zwischen den Carcinomen des äußeren Ohres, bei welchen es sich in der Mehrzahl der Fälle um typische Epitheliome handelt, und den Carcinomen des Mittelohres unterscheiden. Letztere sind typische Plattenepithelcarcinome. Da sich im Mittelohr normalerweise kein Plattenepithel findet, suchen die meisten Autoren eine Erklärung dafür in der Annahme, daß eine chronische Eiterung durch Umwandlung des Epithels der Paukenhöhlenschleimhaut in Plattenepithel den Boden für das Carcinom geschaffen habe. Demnach wäre das Bestehen einer chronischen Mittelohrentzündung Vorbedingung für das Entstehen eines primären Carcinoms im Mittelohr. Diese Tumoren sind meist äußerst malign. Metastatische Carcinome finden sich bisweilen in der Pyramidenspitze.

Die Carcinome des äußeren Ohres greifen in den meisten Fällen zuerst auf die Schuppe des Schläfenbeines über (s. Abb. 313). Wir finden dann im Röntgenbild hier einen Defekt, der die Gehörgangswände zum Teil mit einbezieht und von vorne her auch auf die Pars mastoidea übergreift. Dem malignen Tumor entsprechend zeigt die durch den Defekt bedingte Aufhellung meist eine etwas unregelmäßige und unscharfe Begrenzung. Hat die Destruktion auf die Pars mastoidea übergegriffen, so kommt es bald zu einer Verschattung des Zellsystems derselben. Bei größerer Ausdehnung des Tumors finden wir eine ausgedehnte Zerstörung der Pars mastoidea und ein Übergreifen der Knochendestruktion auf den kompakten Labyrinthkern und selbst auf die Pyramidenspitze, wobei sich dann röntgenologisch nicht mehr sagen läßt, ob es sich um ein Carcinom des äußeren Ohres oder des Mittelohres handelt. Seltener geschieht es, daß man die erste Destruktion nicht in der Schläfenbeinschuppe, sondern am Os tympanicum und den angrenzenden Partien der Schädelbasis erkennt. In solchen Fällen ist es zweckmäßig, die axiale Aufnahme der Schädelbasis zur Untersuchung mit heranzuziehen, da sie die Destruktion meist besser erkennen läßt als die Spezialaufnahmen des Schläfenbeines (s. Abb. 314). Eine Osteomyelitis kann hier zu differentialdiagnostischen Schwierigkeiten führen, was aber bei der Seltenheit einer umschriebenen entzündlichen Knochenaffektion in diesem Bereich keine wesentliche Rolle spielt (s. Abb. 315). Manchmal kann man unregelmäßige Verkalkungen innerhalb des Tumors nachweisen.

Dem Umstand entsprechend, daß das primäre Carcinom des Mittelohres, wenn auch vielleicht nicht immer, so doch meist auf Basis einer chronischen Eiterung des Mittelohres entsteht, finden wir bei demselben meist Zeichen einer höhergradigen Pneumatisationshemmung. Solange keine ausgedehntere Knochenusur vorliegt, werden wir nur das uncharakteristische Bild der Pneumatisationshemmung oder das einer chronischen Mittelohreiterung finden. Kommt die Knochenzerstörung vorwiegend in der Pars mastoidea zum Ausdruck, so sehen wir dort eine größere, unscharf und unregelmäßig begrenzte, strukturlose Aufhellung. Bei der Differentialdiagnose ist es wichtig zu bedenken, daß wir bei einer chronischen Otitis eine derartige Aufhellung größeren Ausmaßes nur dann finden können, wenn eine akute Exacerbation der Eiterung besteht (siehe Abb. 316). Denn die chronische, epidermisierende Mittelohrentzündung führt nur in seltenen Fällen einer akuten Exacerbation zu einer größeren Knochendestruktion. Das Cholesteatom bewirkt zwar häufig eine große Destruktion, die jedoch normalerweise scharfe und regelmäßige Grenzen aufweist und nur dann unscharf begrenzt ist, wenn bei einer akuten Exacerbation der Eiterung auch der Knochen in Mitleidenschaft gezogen wird. Bei entsprechender Ausdehnung kann die durch ein Carcinom des Mittelohres bedingte Destruktion auch die hintere Gehörgangswand, das Tegmen, die knöcherne Sinusschale und auch den lateralen Teil der oberen Pyramidenkante umfassen. Letzteres ist ebenfalls differentialdiagnostisch von Interesse, da der laterale Teil der oberen Pyramidenkante bei einer chronischen Mittelohrentzündung nur ganz ausnahmsweise zerstört wird, während er bei Vorhandensein eines malignen Tumors häufig der Zerstörung anheimfällt. Nach vorne medial zu kann die Zerstörung Teile des Labyrinthes mit einbeziehen oder den kompakten, dichten Labyrinthkern umgreifen und sich gegen die Pyramidenspitze zu fortsetzen. Ihre Abgrenzung bleibt fast immer ziemlich deutlich (s. Abb. 317). Wenn sich auch in der Mehrzahl der Fälle das Neoplasma zuerst auf Kosten des Knochens der Pars mastoidea ausbreitet, so finden wir doch auch solche Fälle, bei welchen das Carcinom von der Paukenhöhle ausgeht und in erster Linie die mediale Paukenhöhlenwand und damit den kompakten Labyrinthkern zerstört (s. Abb. 318). Greift der Tumor auf die platten Schädelknochen über, so können sich auch hier in der Umgebung des einheitlichen Defektes kleine, rundliche, unscharf begrenzte Aufhellungen finden, die neuen Wachstumszentren des infiltrierend vordringenden Tumors entsprechen.

Bei einer Metastase in der Pyramidenspitze werden wir zu Beginn im Schatten derselben nur eine rundliche, unscharf begrenzte Aufhellung finden, ein Zufallsbefund, da eine Metastase dieses Ausmaßes noch keine klinischen Symptome machen kann. Später wird die Metastase an einer oder der anderen Stelle den oberen Kontur der Pyramide erreichen und zerstören. Auch dann sind klinisch noch kaum Symptome zu erwarten, da sich die Dura meist als sehr resistent erweist. Bestehen klinische Symptome, so finden wir röntgenologisch fast immer schon eine ziemlich ausgedehnte Zerstörung der Pyramidenspitze mit unscharfer und unregelmäßiger Begrenzung gegen das Labyrinth zu, wobei die Destruktion nicht selten den kompakten Labyrinthkern oben und unten umgreift. Dieser Umstand, der auf infiltrierendes Wachstum in der Richtung des geringeren Widerstandes hinweist, kann differentialdiagnostisch von Interesse sein, da die Zerstörung der Pyramidenspitze durch eine Carcinommetastase jener durch ein Meningiom außerordentlich ähnlich sein kann. Im Anfangsstadium, solange noch keine ausgedehnte Zerstörung vorliegt und die halb-sagittale Aufnahme des Schläfenbeines im Bereiche der Pyramidenspitze nur eine unscharf begrenzte Aufhellung zeigt, ist die genaue Lokalisation dieser Aufhellung für die Differentialdiagnose ausschlaggebend, da die Carcinommetastase im Innern der Pyramidenspitze den Knochen zerstört, während das Meningiom oder Neurinom ihn von außen her zum Schwinden bringt. Über diese Differentialdiagnose wurde schon in dem Kapitel über die betreffenden basalen Tumoren gesprochen.

Zum Schlusse seien noch die Neubildungen erwähnt, welche zu der Pseudoleukämie und der Leukämie in Beziehung stehen. Es handelt sich um bisweilen multipel und symmetrisch auftretende Tumoren von eigenartiger Beschaffenheit. Histologisch bestehen sie in der Hauptsache aus Zellen vom Typus der Lymphocyten oder Myelocyten. Sie können sowohl in der Pars mastoidea als auch in der Pyramide oder der Schläfenbeinschuppe entstehen. Die Defekte, welche sie setzen, sind im allgemeinen durch unscharf und etwas unregelmäßig begrenzte Aufhellungen charakterisiert, ganz ähnlich wie bei malignen Tumoren, speziell bei Carcinomen. Die Knochendestruktion kann, vor sklerotischem Knochen nicht haltmachend, auf die kompakte Labyrinthkapsel übergreifen. Auch der laterale Teil der oberen Pyramidenkante wird oft in die Destruktion mit einbezogen (s. Abb. 319 und 320). Vor einer Verwechslung mit einem Carcinom bewahrt bisweilen der Umstand, daß bei Übergreifen der Destruktion auf platte Knochen hier die Grenzen derselben verhältnismäßig scharf und bogig sind (s. Abb. 321). Eine gleiche Art der Begrenzung kann man allerdings in diesem Bereich auch beim eosinophilen Granulom finden.

VI. Das röntgenologische Bild operierter Schläfenbeine

Der einfachste operative Eingriff am Warzenfortsatz ist die Antrotomie, das ist die Eröffnung des Antrum vom Planum mastoideum aus, mit anschließender exakter Ausräumung der Warzenfortsatzzellen, weswegen dieser operative Eingriff vielfach auch als Mastoidektomie bezeichnet wird. Der Operationsdefekt stellt eine trichterförmige Höhle dar, deren Ausdehnung von dem Grade der Entwicklung des pneumatischen Systems und der Ausbreitung der Erkrankung abhängig ist. Die Spitze dieser Höhle ist gegen das Antrum gerichtet, und ihre Wände werden vorne von der hinteren Gehörgangswand, medial von der inneren, der hinteren Schädelgrube zugekehrten Corticalis gebildet, oben von jenem Corticalisblatt, welches die mittlere Schädelgrube vom pneumatischen System der Pars mastoidea trennt. Die Operation bezweckt eine Drainage des Mittelohres und seiner pneumatischen Anhänge nach außen und wird in erster Linie bei der akuten Mittelohrentzündung durchgeführt.

Die Radikaloperation oder Totalaufmeißelung bezweckt vorwiegend bei der chronischen Otitis die Vereinigung sämtlicher pneumatischer Räume des Schläfenbeines, mit Ausnahme eventuell vorhandener Zellen in der Pyramidenspitze, zu einer einheitlichen Höhle, die vom äußeren Gehörgang aus zugänglich ist und von hier aus überblickt werden kann. Wie jede Mastoidoperation wird auch die Totalaufmeißelung durch die Antrotomie eingeleitet. Nach der Eröffnung des Antrum wird die hintere Gehörgangswand abgemeißelt und durch Erweiterung der Antrumöffnung verschmälert. Es bleibt dann schließlich nur eine dünne Knochenleiste stehen, die den Aditus überbrückt. Nach Durchschlagen dieser Brücke wird der stehengebliebene Teil der hinteren Gehörgangswand geglättet. Anschließend wird auch der vordere Anteil der lateralen Attikwand entfernt. Es resultiert dadurch ein annähernd nierenförmiger Operationsdefekt, der Gehörgang, Paukenhöhle, Kuppelraum, Aditus, Antrum und eventuell vorhandene Warzenzellen mit einbezieht. Von manchen Operateuren wird der Eingriff im Bereich des Mastoids nicht vom Planum mastoideum, sondern vom äußeren Gehörgang aus vorgenommen. Ein solcher Operationsdefekt gleicht im Röntgenbild dem einer Radikaloperation, wenn man davon absieht, daß man bei der Operation vom Planum mastoideum aus im tangentialen Bild meist den Defekt an der äußeren Corticalis darstellen kann.

Die Labyrinthoperation bezweckt die Drainage des Labyrinthes nach außen bei eitrigen Erkrankungen desselben. Die Drainage wird durch Eröffnung des lateralen und hinteren Bogenganges und der Schnecke, letzteres durch Abschlagen des Promontorium, erzielt. Zur Durchführung dieser Operation ist die typische Totalaufmeißelung, wie wir sie eben geschildert haben, notwendig. Jede dieser typischen Operationen kann, wenn es der intra operationem erhobene Befund verlangt, entsprechend erweitert werden. So kann sich die Notwendigkeit ergeben, die Antrotomiehöhle gegen die Zygomaticuswurzel hin zu erweitern oder die Spitze des Warzenfortsatzes zu resezieren, endlich bei endocraniellen Komplikationen die Dura oder den Sinus sigmoideus freizulegen.

Die Untersuchung operierter Schläfenbeine verfolgt in erster Linie den Zweck, die Ursache einer verzögerten Heilung oder eines Recidivs aufzudecken. Manchmal soll röntgenologisch auch die Art der durchgeführten Operation festgestellt werden. Ob eine Mastoidektomie oder eine Totalaufmeißelung vorliegt, vermag der Kliniker im allgemeinen zu erkennen. Wenn aber ein obturierender Polyp besteht oder eine Striktur des äußeren Gehörganges vorliegt, so ist dies nicht möglich. Auch kann der Kliniker daran interessiert sein, zu wissen, ob Sinus oder Dura bei einer früheren Operation freigelegt worden sind. Zur Beantwortung der Frage, ob eine Mastoidektomie oder eine Totalaufmeißelung vorliegt, eignet sich ausschließlich die halb-axiale Aufnahme, denn der wesentliche Unterschied liegt hier im Verhalten der hinteren Gehörgangs-wand bzw. der lateralen Attikwand. Bei der Mastoidektomie läßt diese Aufnahme an der Stelle des Antrum eine durch den Operationsdefekt bedingte Aufhellung erkennen, deren Ausdehnung von der Größe des Defektes abhängig ist (s. Abb. 322). Diese ist wieder meistens durch den Grad der Pneumatisation bestimmt. War das pneumatische System von geringer Ausdehnung, so wird, das Fehlen besonderer Umstände vorausgesetzt, auch der Operationsdefekt klein sein. Die hintere-obere Gehörgangswand ist erhalten. Handelt es sich um eine Totalaufmeißelung, dann sehen wir als Unterschied gegenüber der Mastoidektomie die dem Defekt entsprechende Aufhellung verhältnismäßig klein, da ja vermutlich eine starke Pneumatisationshemmung bestand, und sehen sie weiter nach vorne medial, in das Gebiet der Paukenhöhle reichen. Wir können zugleich feststellen, daß der Schatten des inneren Anteiles der hinteren-oberen Gehör-gangswand und der lateralen Attikwand im Röntgenbild fehlt (s. Abb. 323). Wir finden also weitgehend ähnliche Verhältnisse wie bei der durch ein Cholesteatom bedingten natürlichen Radikaloperation. Die Unterscheidung zwischen Mastoidektomie und Totalaufmeißelung kann nur in seltenen Fällen auf Schwierigkeiten stoßen, wenn eine starke Pneumatisation auch im Bereiche der oberen Gehörgangswand vorgelegen hat und die hintere-obere Gehörgangswand so dünn ist, daß sie nach der Operation im Röntgenbild kaum zur Darstellung gelangt. Wenn eine sehr gute Pneumatisation bestanden hat, ist es jedoch an und für sich wenig wahrschein-lich, daß eine Totalaufmeißelung durchgeführt worden ist. Liegt eine Labyrinthoperation vor, so finden wir Verhältnisse, welche jenen bei einer Radikaloperation meist weitgehend ähnlich sind. Das Lumen des eröffneten hinteren Bogenganges kann in der halb-axialen Aufnahme innerhalb des Operationsdefektes als kleine, runde Aufhellung sichtbar sein. Die halb-sagittale Aufnahme zeigt in solchen Fällen eine strukturlose Aufhellung im Bereiche der Pars mastoidea, entsprechend dem Operationsdefekt. Es läßt sich manchmal auch in dieser Projektion die Fistel-bildung am Labyrinth erkennen, und zwar am häufigsten am lateralen Bogengang. Das Erkennen der operativen Veränderungen in diesem Bereiche ist dadurch erschwert, daß auch die Laby-rinthitis selbst, welche die Ursache der Labyrinthoperation war, Veränderungen im Labyrinth setzen kann, welche von den operativen Veränderungen nicht immer sicher zu unterscheiden sind. Die halb-seitliche Aufnahme des Schläfenbeines läßt die drei typischen Operationen nicht mit Sicherheit differenzieren. Bei allen dreien sehen wir hier nur die dem Operationsdefekt entsprechende Aufhellung im Bereiche der Pars mastoidea, welche von Fall zu Fall sehr ver-schiedene Ausdehnung aufweist. Dafür zeigt uns gerade diese Aufnahme recht gut bei der Operation zurückgelassene Zellen und in vielen Fällen auch die Freilegung der Dura und des Sinus sigmoideus. Für den Nachweis eines operativen Defektes am Tegmen gelten die gleichen Gesichtspunkte, wie wir sie gelegentlich der Besprechung des Durchbruches eines Cholesteatoms in die mittlere Schädelgrube erwähnt haben. Auch für die Freilegung des Sinus oder der Dura der hinteren Schädelgrube gilt in mancher Hinsicht das gleiche. Diese Tatsache kann hier ebenfalls durch die Unterbrechung des hinteren Konturs der Pyramide im Röntgenbild zu erkennen sein. Aber die Verhältnisse liegen bei operativen Defekten wesentlich ungünstiger. Bei Cholesteatomen, die von vorne nach hinten wachsend den Sinus freilegen, wird die Stelle des Defektes in vielen Fällen von den Strahlen tangential getroffen und dadurch im Röntgen-bild deutlich kenntlich. Operative Defekte der knöchernen Sinusschale liegen dagegen oft weiter hinten-außen, so daß sie im Röntgenbild flächenhaft zur Darstellung gelangen. Hat sich der Operateur, um den Sinus zu erreichen, nur an einer Stelle tiefer in den Knochen eingegraben, und ist er eventuell von dort aus dem Verlauf des Sinus nach rückwärts gefolgt, so hebt sich

der Defekt im Röntgenbild deutlich vom umgebenden Knochen ab (s. Abb. 324). Die röntgenologische Feststellung einer Freilegung des Sinus ergibt sich dann aus dem Umstand, daß der
Operateur einen derartigen Defekt nur dann setzt, wenn er eben den Sinus freilegt. An sich
ist die Freilegung im Röntgenbild nicht erkennbar, da ja theoretisch immer noch eine dünne
Knochenschale erhalten sein könnte. Wurde jedoch bei der Operation der Knochen auch in
der weiteren Umgebung des Sinus flach abgetragen und die knöcherne Sinusschale im lateralen
Anteil entfernt, so ist der Kontrastunterschied zwischen dem Defekt der knöchernen Sinusschale und dem operativ stark verdünnten Knochen der Umgebung so gering, daß die Freilegung
des Sinus im Röntgenbild nicht zu erkennen ist (s. Abb. 325). Auch eine Freilegung des Sinus
sigmoideus in seinem untersten Anteil ist im Röntgenbild kaum feststellbar. Allerdings wird
der Sinus selten nur in dieser Gegend bloßgelegt. Bei Bestehen einer Meningitis oder eines
Hirnabscesses wird des öfteren die Dura der mittleren und hinteren Schädelgrube breit freigelegt und bisweilen auch die sogenannte Spange, das ist der laterale Teil der oberen Pyramidenkante, abgetragen. Ein solcher Defekt ist im allgemeinen als deutlich und regelmäßig begrenzte
Aufhellung im Bereiche der Schläfenbein- oder Hinterhauptschuppe gut erkennbar. Diese Aufhellung läßt sich von dort leicht bis in die Pars mastoidea verfolgen.

In Operationsdefekten kann es, besonders wenn die Operation in der Kindheit vorgenommen
wurde, manchmal aber auch bei älteren Individuen, zu weitgehender Knochenneubildung
kommen. Fast der ganze Operationsdefekt kann wieder von Knochengewebe ausgefüllt werden.
Nach den bisherigen Beobachtungen ist jedoch in solchen Fällen kein Antrum mehr zu erkennen.
Dagegen kann es zur Entwicklung von Zellen im neugebildeten Knochen kommen, und besonders
nach Operationen in der Kindheit kann sich wieder ein pneumatisches System von annähernd
normaler Ausdehnung finden (s. Abb. 326a und b). Bei den Defekten in den platten Schädelknochen, also in der Schläfenbein- oder Hinterhauptschuppe, erfolgt die Knochenneubildung
vom Zentrum aus. Wir sehen dann innerhalb des Defektes einen oder mehrere zarte, regelmäßig geformte, scharf begrenzte Schatten auftreten, welche im Laufe der Zeit an Intensität
und Größe zunehmen. Unregelmäßig geformte und dichte Schatten, die sich auf den Operationsbereich projizieren, entsprechen Verkalkungen in einem thrombosierten Sinus sigmoideus
oder verkalkten Narben in den benachbarten Hirnpartien (s. Abb. 327), wenn es sich nicht um
Schatten von Sequestern handelt.

Die Gesichtspunkte, nach welchen wir bei Fortbestehen der Erkrankung trotz Operation
oder bei Auftreten eines Recidivs die Röntgenbilder betrachten, sind je nach der Art der Erkrankung verschieden. Bei einer Mastoidektomie, durchgeführt wegen einer Mastoiditis, ist
der Operateur immer bestrebt, möglichst alle Zellen im Bereiche des Warzenfortsatzes und seiner
Umgebung zu entfernen. Zurückgelassene Zellen sind keineswegs immer, jedoch häufig die
Ursache einer verzögerten Heilung. Es ist daher Aufgabe des Röntgenologen, solche zurück-
gebliebene Zellennester festzustellen und anatomisch genau zu lokalisieren. Sie lassen sich
im Röntgenbild gut erkennen, wenn sie an der äußeren Peripherie des Operationsdefektes
gelegen sind (s. Abb. 325). Liegen die Zellen jedoch an der hinteren Pyramidenfläche, am Tegmen,
im Petrosuswinkel oder epibulbär, so können sich insoferne Schwierigkeiten ergeben, als wir
hier oft nicht zu unterscheiden vermögen, ob die Zellstruktur, welche wir dort eventuell noch
zu erkennen vermögen, von Zellen herrührt, die bei der Operation unberührt geblieben
sind, oder von solchen, die zwar eröffnet wurden, bei welchen aber die Ansätze der Zellbälkchen an der hinteren Pyramidenfläche, am Tegmen oder am Labyrinthkern noch erhalten geblieben sind, der Operationsdefekt also nicht geglättet wurde. In Aufsicht können
diese Reste von Zellbälkchen das Bild uneröffneter Zellen ergeben. Sind noch geschlossene
Zellkomplexe nachweisbar, und dies ist am häufigsten in der Zygomaticuswurzel und am hinteren unteren Rand des Operationsdefektes der Fall, so sind diese, sofern die Operation nicht
schon viele Jahre zurückliegt und eine völlige Heilung erfolgte, immer verschattet und meist
auch unscharf begrenzt. Im weiteren Verlauf der Erkrankung können wir dann je nach ihrer
Tendenz zur Abheilung oder zur Progredienz innerhalb der erhalten gebliebenen Zellen entweder Sklerosierungsvorgänge wie bei einer abheilenden Mastoiditis oder fortschreitende Knochenresorption beobachten. Für die Beurteilung des Zustandes solcher Zellen gelten dann die

gleichen Gesichtspunkte, wie wir sie schon bei der Besprechung der akuten Mastoiditis dargelegt haben. Kommt es zu einer völligen Einschmelzung des Knochens in ihrem Bereiche, so ist der dadurch entstandene Defekt von dem operativ gesetzten meist nicht mehr zu differenzieren. Sehen wir daher einen Fall erst in diesem Stadium, so ist die röntgenologische Diagnose einer fortschreitenden Einschmelzung im allgemeinen nicht mehr möglich, es sei denn, daß sich der Zellkomplex in einem Bereiche befand, der in keinem direkten Zusammenhang mit der Operationshöhle stehen konnte, so z. B. über dem inneren Gehörgang oder peritubar in der Pyramidenspitze. Manchmal läßt sich eine perilabyrinthäre Einschmelzung auch daran erkennen, daß der Labyrinthknochen im lateralen bzw. hinteren Anteil zwar unscharf, aber auffallend regelmäßig begrenzt ist und hier auch keinerlei Zellstruktur mehr zu erkennen ist (s. Abb. 328). Es ist nämlich dem Operateur meist nicht möglich, hier alle, auch die kleinsten Zellen restlos zu entfernen, so daß man postoperativ unmittelbar am Labyrinth gewöhnlich doch noch kleinste Zellen erkennen kann.

Auch wenn die Indikation zur Operation durch eine chronische Mittelohreiterung gegeben war, so können wir ebenfalls unter Umständen die Ursache mangelnder Heilungstendenz oder eines Recidivs feststellen. Wichtig ist der Nachweis eines eventuell vorhandenen Knochensequesters (s. Abb. 329). Ein Knochensequester kommt postoperativ in gleicher Weise zur Darstellung, wie ohne Operation, worüber wir schon gesprochen haben. Postoperativ muß man nur bedenken, daß schattende Gaze, wie z.B. Jodoformgaze, und schattende Salben, wie z. B. Zinksalben, in größerer Menge vorhanden, den Operationsdefekt röntgenologisch überhaupt nicht beurteilen lassen. Sie müssen daher vor der Untersuchung entfernt werden, und zwar sorgfältig entfernt werden. Denn kleinste Reste schattender Gaze oder schattender Salbe können im Röntgenbild einem Sequester täuschend ähnlich sehen. Auch wenn längere Zeit hindurch eine Behandlung mit Argentum nitricum erfolgte, kann ein Schatten im Röntgenbild sichtbar sein. Dieser hat jedoch ein sehr charakteristisches Aussehen. Er ist ganz fein, strichförmig und regelmäßig, entsprechend einer von den Strahlen tangential getroffenen Oberfläche der Weichteile und ist daher mit einem Sequester nicht zu verwechseln. Manchmal kann es geschehen, daß ein Fall als chronische Mittelohrentzündung operiert wurde, jedoch keine normale Heilungstendenz zeigt und sich dann röntgenologisch das Bestehen eines malignen Tumors, meist eines Carcinoms, nachweisen läßt. Zwei Umstände müssen uns an einen solchen denken lassen. Der eine Umstand ist die Art der Begrenzung des Defektes, der zweite seine atypische Ausdehnung (s. Abb. 330). Normalerweise ist ein Defekt nach Radikaloperation regelmäßig, aber doch etwas unscharf begrenzt. Liegt eine Arrosion des Knochens durch ein malignes Neoplasma vor, so erscheint der Rand des Defektes unregelmäßig, wie zernagt, zerfressen. Auf ein Neoplasma kann auch die Diskrepanz in der Ausdehnung des operativ gesetzten und des röntgenologisch nachweisbaren Defektes hinweisen, wenn diese Diskrepanz entsprechend groß ist oder zwischen Operation und Röntgenuntersuchung nur eine relativ kurze Zeitspanne liegt. Denn wir sehen zwar bei Cholesteatomrecidiven eine allmähliche Ausweitung des operativ gesetzten Defektes, doch geht diese nur äußerst langsam vor sich, so daß es meist jahrelang dauert, bis sie kenntlich wird. Bei malignen Tumoren jedoch kann die fortschreitende Destruktion des Knochens im Zeitraum weniger Wochen schon deutlich feststellbar sein. Die Möglichkeit der röntgenologischen Diagnose eines Cholesteatomrecidivs ist dann gegeben, wenn es neuerdings zu einer Knochenusur gekommen ist. Bekanntlich ist die durch ein Cholesteatom gesetzte natürliche Radikaloperation der Totalaufmeißelung weitgehend ähnlich. Ein Unterschied zeigt sich jedoch in der Begrenzung des Defektes. Sie ist, wie schon erwähnt, beim operativen Defekt regelmäßig und meist etwas unscharf. Nur selten sehen wir bei alten operativen Defekten scharfe Grenzen, und zwar vorwiegend nach Operationen in der Jugend und bei idealer Heilung. Bei großen Cholesteatomen ist dagegen die scharfe Begrenzung Regel, wenn es nicht gerade im Stadium einer akuten Exacerbation zu entzündlicher Knochenresorption gekommen ist. Daher läßt die Tatsache der scharfen Begrenzung des operativen Defektes an die Möglichkeit eines Cholesteatomrecidivs denken, wenn, wie gesagt, die Operation nicht schon sehr lange Zeit zurückliegt und eine ideale Heilung erfolgte. Beweisend für das Bestehen eines Cholesteatomrecidivs ist jedoch erst das Auftreten einer schmalen Verdichtungszone am Rande des

Defektes, wie sie für große Cholesteatome charakteristisch ist, oder das Bestehen buchtiger Ausladungen des Defektes bei scharfer Begrenzung, wie sie bei Cholesteatomen eben vorkommen können, durch Operationen aber niemals erzeugt werden, da ja der Operateur bestrebt ist, eine möglichst regelmäßig begrenzte Höhle zu erzeugen (s. Abb. 331). Röntgenologisch finden sich die Zeichen eines Cholesteatomrecidivs meist zuerst in der Gegend des hinteren Petrosus-Winkels. In ganz seltenen Fällen kommt es beim Kleinkind nach Mastoidektomie zu einer Cystenbildung, wodurch ein dem Cholesteatomrecidiv ähnlicher Röntgenbefund entstehen kann. Der Defekt zeigt dann auch vollkommen glatte Grenzen und einen feinen Verdichtungsrand (s. Abb. 332).

VII. Die Mißbildungen des Schläfenbeines

In der weitaus überwiegenden Mehrzahl von Mißbildungen des Schläfenbeines besteht eine Atresie des äußeren Gehörganges. Da Atresien des äußeren Gehörganges nicht nur angeboren, sondern auch erworben sein können, sei hier zuerst eine kurze Zusammenstellung gegeben. Sowohl bei den erworbenen als auch bei den angeborenen Atresien unterscheidet man zwischen knöchernen und bindegewebigen Atresien. Die erworbenen Atresien sind wieder in solche traumatischen und entzündlichen Ursprungs zu teilen. Bindegewebige, traumatische Atresien entstehen durch narbigen Verschluß des äußeren Gehörganges, am häufigsten nach Abriß der Ohrmuschel. Knöcherne Atresien auf traumatischer Basis können sich durch übermäßige Callusbildung nach einer Fraktur, insbesondere des Os tympanicum bilden. Bindegewebige Atresien auf entzündlicher Basis entstehen durch Epithelisierung eines obturierenden Polypen. Knöcherne Atresien auf entzündlicher Basis sind außerordentlich selten und können durch periostale Knochenneubildung oder durch Knochenneubildung in einem Polypen zustande kommen. Die Scheidung zwischen knöcherner und bindegewebiger Atresie hat bei angeborenen Atresien nicht viel Sinn, da man hier besser von Atresien mit und ohne wesentliche Mitbeteiligung des knöchernen Skeletes spricht. Eine angeborene Atresie des äußeren Gehörganges, bei welcher das knöcherne Skelet normale Verhältnisse zeigt, bietet röntgenologisch keine Besonderheiten. Wichtiger sind jene Fälle, in welchen eine Anomalie des Knochens vorliegt. Die Mißbildung betrifft vorwiegend den äußeren Gehörgang, das Mittelohr ist schon etwas seltener mit beteiligt. Schwere Veränderungen am Labyrinth sind relativ selten. Dies ist damit zu erklären, daß in der überwiegenden Mehrzahl der Fälle vorwiegend das Os tympanicum und der Processus styloideus von der Mißbildung betroffen sind. Nicht selten fehlt das Os tympanicum vollkommen. In anderen Fällen ist es hochgradig verkümmert, so daß nur ein rudimentärer äußerer Gehörgang vorliegt. Bisweilen ist das verkümmerte Os tympanicum mit der Schläfenbeinschuppe derart verschmolzen, daß ein äußerer Gehörgang vollkommen fehlt und das Os tympanicum von der Schuppe gar nicht zu differenzieren ist. Am Processus styloideus wird des öfteren eine Hyperplasie beobachtet, wodurch eine Einengung, unter Umständen sogar eine völlige Obliteration des äußeren Gehörganges und der benachbarten Mittelohrräume zustande kommt. Bei einer Hypoplasie des Os tympanicum findet sich manchmal auch eine Hyperplasie des Processus mastoideus, wodurch das Mastoid näher an den Unterkiefer herangerückt ist, als der Norm entspricht. Eine Hypoplasie des Processus mastoideus ist selten. An der Schuppe findet sich bisweilen eine Defektbildung, welche vorwiegend die zentralen Partien mit der Zygomaticuswurzel und den angrenzenden Partien der Gelenkspfanne und der Gehörgangswand betrifft. Manchmal findet man eine Defektbildung oder eine hochgradige circumskripte Hyperostose im Bereiche des vorderen Anteiles des Tegmen, des inneren Anteiles der oberen Gehörgangswand und der anschließenden Partie der Kiefergelenkspfanne. Handelt es sich um eine Hyperostose, so kann dadurch der innere Teil des äußeren Gehörganges und der anschließende Attik hochgradig eingeengt sein. Mißbildungen des knöchernen Labyrinthes sind, wie schon erwähnt, ziemlich selten und auch eine Hypoplasie der Pyramide ist ein seltenes Ereignis. Häufiger findet man bei einer Verbildung des Schläfenbeines auch eine Verbildung des gleichseitigen Unterkiefers und manchmal können Reste des zweiten Kiemenbogens erhalten bleiben und im Röntgenbild zu erkennen sein, wenn sie teilweise verkalkt sind. Die vorliegenden Veränderungen werden meistens am besten in der halb-axialen und der halb-seitlichen Aufnahme zu erkennen sein. Manchmal ist es zweckmäßig, die anterior-posteriore, cranial-exzentrische Aufnahme des Hinterhauptes und der Pyramiden zum Zwecke des Vergleiches beider Seiten zur Untersuchung mit heranzuziehen. Die häufigsten Formen der Atresie, die Aplasie und die Hypoplasie des Os tympanicum geben im Röntgenbild in erster Linie in der halb-axialen und der halb-seitlichen Projektion ein außerordentlich charakteristisches Bild. Bei der Aplasie des Os tympanicum ist in der halb-axialen Aufnahme das Fehlen eines vorderen Konturs besonders auffällig. Man sieht dann die vordere und hintere Gehörgangswand nur, soweit sie noch vom Schuppenteil des Schläfenbeines gebildet wird. Der Kontur jedoch, der hier normalerweise vom Dach des Kiefergelenkes zur Pyramidenspitze zieht, zeigt im mittleren Anteil durch das Fehlen des Os tympanicum eine breite Unterbrechung, welche die Aplasie des Os tympanicum im Röntgenbild charakterisiert. In der halb-seitlichen Aufnahme kommt im gleichen Falle durch das Fehlen des dichten Schattens des Os tympanicum der vordere Kontur des Warzenfortsatzes mit auffallender Deutlichkeit zur Darstellung (s. Abb. 333a und b und Abb. 334). Bei einer Hypoplasie des Os tympanicum sind in der halb-axialen Aufnahme die vordere und hintere Gehörgangswand nicht zu differenzieren, und im Bereiche des Gehörganges ist ein mehr oder weniger dichter, diffuser Knochenschatten zu sehen. Bisweilen ist in demselben Zellstruktur zu erkennen. Die halb-seitliche Aufnahme läßt auch in diesem Falle den dichten Schatten des Os tympanicum vermissen. Es fällt in dieser Projektion weiter auf, daß der vordere Kontur des Warzenfortsatzes nun, etwas schräger verlaufend als normal, direkt in den Kontur der Gelenkspfanne übergeht (s. Abb. 335a und b). Bei einer Aplasie des Os tympanicum kann es auch zu einer Luxatio posterior des Kieferköpfchens kommen. Man findet dann meist die Gelenkspfanne und das Kieferköpfchen verbildet und letzteres liegt unmittelbar vor dem Warzenfortsatz, mit der oberen Gehörgangswand artikulierend (s. Abb. 336). Die Feststellung, ob eine Atresie des äußeren Gehörganges vorwiegend durch eine Hyperplasie des Processus styloideus bedingt ist, erfolgt auch am besten in der halb-axialen Projektion. Hier ist der normale Processus styloideus meist nicht zu erkennen. Ist er jedoch hyperplastisch, dann sehen wir einen typischen, griffelförmigen Schatten vom inneren Anteil der hinteren Gehörgangswand schräg nach vorne und unten ziehen, so daß er im Bilde hinter dem Unterkiefer zu liegen kommt und den inneren Anteil des äußeren Gehörganges und die angrenzenden Partien der Paukenhöhle überlagert. Diese Hyperplasie des Processus styloideus kann mit einer Aplasie des Os tympanicum kombiniert sein (s. Abb. 337). Der Kopf des Processus styloideus, der normalerweise mit seiner Umgebung vollkommen verschmolzen ist, liegt hinter dem inneren Anteil der hinteren Gehörgangswand und hinter den angrenzenden Partien der Paukenhöhle und unter dem Aditus ad antrum. Ist nun dieser Teil des Processus styloideus hyperplastisch, so kann dadurch nicht nur der äußere Gehörgang und die angrenzende Region der Paukenhöhle stark eingeengt, sondern auch der Aditus ad antrum verschlossen werden. Die Folge davon ist ein völliges Fehlen des Antrum mastoideum, welches vom Verfasser bisher nur bei dieser Form von Mißbildung beobachtet werden konnte. Mißbildungen im Bereiche des Tegmen und der Schläfenbeinschuppe kommen am besten in der halb-seitlichen Aufnahme zur Darstellung. Während aber der Defekt oder die Mißbildung der Zygomaticuswurzel und ihrer unmittelbaren Umgebung in dieser Projektion leicht als solche zu erkennen ist, ist die Ausdehnung eines Defektes in den zentralen Partien der eigentlichen Schuppe wegen ihrer auch normalerweise außerordentlich geringen Schattendichte meist nur schwer, in vielen Fällen gar nicht feststellbar. Besser lassen sich Veränderungen erkennen, welche das Tegmen betreffen. Liegt eine Defektbildung im Bereiche des Tegmen tympani vor, dann sehen wir in der halb-seitlichen Aufnahme den Kontur des Tegmen von hinten-oben her bis in die Gegend des Cavum tympani normal ziehen. Er biegt jedoch dann scharf nach unten ab und verläuft nicht wie normal allmählich im Boden der mittleren Schädelgrube. Liegt eine Hyperostose dieses Teiles der Tegmenplatte vor, dann zeigt die halb-seitliche Aufnahme über dem äußeren Gehörgang und über den angrenzenden Partien der Kiefergelenkspfanne eine dichte, buckelige Vorwölbung am Boden der mittleren Schädelgrube, die vollkommen regelmäßig begrenzt sein kann und sich manchmal nach unten auch tief in den Bereich des äußeren Gehörganges vorwölbt. Die Mitbeteiligung des Unterkiefers bei Schläfenbeinmißbildungen — ein ziemlich häufiger Befund — kommt meist in einer mehr oder weniger stark ausgeprägten Hypoplasie, vorwiegend des Kieferköpfchens und des aufsteigenden Unterkieferastes, seltener auch des horizontalen Astes zum Ausdruck. Meist findet sich nicht nur eine Hypoplasie, sondern auch eine Verbildung des Kieferköpfchens. Bei einem vom Verfasser untersuchten Patienten fand sich außer der Mißbildung des Schläfenbeines und der hochgradigen Hypoplasie des aufsteigenden Unterkieferastes ein fingerdicker, bandförmiger, unregelmäßiger, zum Teil fast knochendichter Schatten, der von der Gegend des anscheinend nichtvorhandenen Processus styloideus in die Gegend des röntgenologisch in diesem Falle nicht erkennbaren Zungenbeines zog und durch persistierende, teilweise verkalkte Reste des zweiten Kiemenbogens bedingt gewesen sein dürfte. Eine Mißbildung der Pyramide oder eine röntgenologisch erkennbare Mißbildung des Labyrinthes ist ziemlich selten. STENVERS beschreibt einen Fall von beiderseitiger kongenitaler Atresie des äußeren Gehörganges, in welchem sich auf der einen Seite ein kompletter Defekt der Pyramidenspitze fand. Der Verfasser selbst sah nur ein einziges Mal eine Mißbildung der Pyramide im Sinne einer ausgesprochenen Hypoplasie derselben, bei gleichzeitig bestehender Atresie des äußeren Gehörganges. In einem anderen Falle sah er ohne Atresie eine Entwicklungshemmung des Labyrinthes, wobei der laterale Bogengang kurz und weit gefunden wurde, während sich an Stelle des hinteren und oberen Bogenganges nur ein einziger Bogengang vorfand, welcher sich in Mittelstellung befand. Es war also der laterale Bogengang nicht voll ausgebildet, und die Trennung zwischen oberem und hinterem Bogengang war ebenso wie die Knickung derselben unterblieben. Gleichzeitig bestand ein außerordentlich schmaler innerer Gehörgang. Der Fall war insoferne interessant, als die Patientin von der Mißbildung im Bereiche ihres Ohres nichts wußte und eine bestehende Encephalitis pontis klinisch einen Kleinhirnbrückenwinkel vorgetäuscht hatte (s. Abb. 338).

Über traumatische Veränderungen im Bereiche des Schädels

I. Frische Verletzungsfolgen

Eine Fraktur im Bereiche des Schädels ist häufig, jedoch keineswegs immer im Röntgenbild erkennbar. Um im Röntgenbild sichtbar zu sein, müssen im Falle einer Fraktur folgende Bedingungen erfüllt sein: Erstens muß die Fraktur ein Ausmaß haben, welches es ermöglicht, daß sie makroskopisch zu erkennen ist. Das ist eine Selbstverständlichkeit, welche aber gerade im Bereiche des Schädels von besonderer Bedeutung ist. Denn während am übrigen Skelet eine makroskopisch nicht erkennbare Fissur keine wesentliche Rolle spielt, da sie kaum ernstere Symptome zu machen imstande ist, kann im Bereiche des Schädels eine derartige Fissur zu schweren klinischen Symptomen führen. Der Labyrinthknochen ist nämlich spröde wie Glas, und es kann daher durch ein Trauma zu einer Labyrinthsplitterung kommen, wobei die feinen Fissurlinien im Labyrinthknochen nur unter der Lupe oder dem Mikroskop erkennbar sein können. Die zweite Bedingung, welche erfüllt sein muß, damit eine Frakturlinie im Röntgenbild als solche erkennbar ist, ist die, daß zwischen der Kontinuitätstrennung und ihrer Umgebung ein genügender Kontrast besteht, der ihre Wahrnehmung ermöglicht. Wir werden daher bei sehr dünnen Knochen kaum erwarten können, daß wir hier eine Fraktur als Aufhellungslinie zu erkennen vermögen. Solche dünne Knochen sind z. B. die vom Siebbein gebildete Orbitawand oder die Wand der Kieferhöhle. Wir erkennen hier Frakturen nur an Stufenbildungen infolge der Dislokation der Fragmente oder an Unterbrechungen des Konturs an tangential getroffenen Stellen. Auch das obere Orbitadach ist häufig so dünn, daß sich eine Frakturlinie im Bereiche desselben nicht darstellt. Man erkennt sie oft nur im dickeren Teil des oberen Orbitarandes. Als dritte Voraussetzung ist die Bedingung zu nennen, daß die Strahlen in der Richtung oder annähernd in der Richtung der Fraktur verlaufen. So wird z. B. eine Fraktur im mittleren Teil des Stirnbeines im Seitenbild des Schädels nicht erkennbar sein, wenn nicht gleichzeitig, abgesehen von der Kontinuitätstrennung, auch noch eine wesentliche Dislokation der Fragmente besteht. Als vierte und letzte Bedingung ist noch die anzuführen, daß der frakturierte Bereich in der Aufnahme nicht durch stark schattende andere Skeletpartien verdeckt sein darf. Frakturen können auch zu indirekten Symptomen führen. Als solche sind die Verschattung normalerweise lufthaltiger Hohlräume der Nase und des Ohres infolge Blutung zu nennen und der Lufteintritt in das Schädelinnere, wenn die Fraktur pneumatische Räume der Nase oder des Ohres betrifft und gleichzeitig auch ein Durariß besteht. Als indirektes Symptom wäre auch der Nachweis eines dislozierten Splitters bei nicht erkennbarer Fraktur zu nennen. Ein solcher ist besonders bei Traumen an der Schädelkapsel wichtig. Auch die Lamina interna ist spröde, und es kann geschehen, daß ein Splitter der Lamina interna ohne sichtbare Fraktur in das Schädelinnere disloziert wird und im Röntgenbild als splitterförmiger endocranieller Kalkschatten in Erscheinung tritt.

Was den Gang der Untersuchung bei Verletzungen anbetrifft, so genügen bei leichteren Traumen der Schädelkapsel ohne wesentliche klinische Symptome und wenn der Ort des Traumas bekannt ist, zwei Übersichtsaufnahmen des Schädels, wobei die sagittale Aufnahme, je nach der Stelle des Traumas, in posterior-anteriorer oder anterior-posteriorer Richtung zu machen ist. In letzterem Falle verschiebt man den Fokus der Röhre zweckmäßigerweise mehr oder weniger cranialwärts. Unter allen Umständen ist, wenn die Stelle des Traumas bekannt ist, von dieser Stelle eine tangentiale Aufnahme anzufertigen, weil die Dislokation eines Knochenstückes nach innen häufig in Aufsicht kaum zu erkennen ist und nur im tangentialen Bild einwandfrei zur Darstellung gelangt. Handelt es sich um ein schweres Trauma, und ist die Stelle des Traumas z. B. bei einer Verschüttung oder bei Fehlen äußerer Merkmale nicht bekannt, so sind außer den beiden sagittalen Aufnahmen in anterior-posteriorer und posterior-anteriorer Richtung Seitenaufnahmen von beiden Seiten anzufertigen. Die Spezialaufnahmen der Schädelbasis, welche zur Untersuchung erforderlich sind, richten sich nach dem klinischen Befund. Bei Sehstörungen wird man die Aufnahme des Canalis opticus und seiner Umgebung mit heranziehen, bei Hörstörungen die Spezialaufnahmen des Schläfenbeines. Die axiale Aufnahme der Schädelbasis, welche bei frischen Verletzungen schwer durchzuführen ist, leistet meist auch keine wesentlichen Dienste. Es ist noch zu betonen, daß bei allen Verletzungen, welche den Hirnschädel betreffen, Übersichtsaufnahmen gemacht werden sollen und man sich nicht mit Spezialaufnahmen begnügen darf. Es ist z. B. ein oft beobachteter Fehler, daß der Otologe bei posttraumatischen Hörstörungen nur Spezialaufnahmen des Schläfenbeines verlangt. Dies ist durchaus unrichtig, denn man wird nicht selten beobachten, daß eine in sagittaler Richtung durch den Boden der hinteren Schädelgrube verlaufende Fraktur zu Hörstörungen führt, ohne daß röntgenologisch erkennbare Veränderungen am Schläfenbein bestehen. Zum Nachweis von Frakturen im Bereiche des Gesichtsschädels dient, abgesehen von Traumen, welche sich nur auf die äußere Nase beschränken, die posterior-anteriore, cranial-exzentrische Aufnahme des Gesichtsschädels, die gleiche, welche wir zur Untersuchung der Nebenhöhlen erster Serie heranziehen. Manchmal ist es zweckmäßig, diese Aufnahme durch die axiale Ansicht des Gesichtsschädels zu ergänzen, besonders in jenen Fällen, in welchen auf Grund des klinischen Befundes nur an eine Fraktur der Vorderwand der Kieferhöhle gedacht wird. Bei Verdacht einer Fraktur der äußeren Nase wird man zur Untersuchung in erster Linie die seitliche Aufnahme heranziehen, wobei der Fußpunkt des Zentralstrahles an der Nasenwurzel liegt. Ergänzend wird man auch eine axiale Aufnahme der äußeren Nase versuchen, welche jedoch nicht immer wesentliche Aufklärungen bringt. Man kann sie in ähnlicher Weise machen wie die Aufnahme des Gesichtsschädels oder auf einem mit den Zähnen am Rande gehaltenen Zahnfilm.

Eine Fraktur im Bereiche des Schädels, besonders im Bereiche der Schädelkapsel, kommt häufig im Röntgenbild in Form einer intensiven Aufhellungslinie zur Darstellung, wobei schon die Helligkeit dieser Linie die Diagnose der Kontinuitätstrennung ermöglicht. Damit aber eine Fraktur in dieser Weise im Röntgenbild zur Darstellung gelangt, müssen die Strahlen in der Richtung des Frakturspaltes verlaufen. Dies ist jedoch keineswegs immer der Fall. Es kann daher auch vorkommen, daß Frakturlinien keine sehr intensive Aufhellung zeigen und in diesen Fällen ist die Möglichkeit einer Verwechslung mit anderen Gebilden gegeben (siehe Abb. 339). Frakturlinien, Gefäßfurchen und Nähte können einander ähnlich sein und Anlaß zu Irrtümern geben. Die Möglichkeit einer Verwechslung zwischen Frakturlinie und Gefäßfurche ist besonders auch dadurch gegeben, daß Frakturen nicht selten in Gefäßfurchen verlaufen. Um Fehldiagnosen zu vermeiden, halte man sich folgendes vor Augen. Wenn die Strahlen in der Richtung des Frakturspaltes verlaufen, so resultiert eine intensive, strichförmige Aufhellung, welche die Diagnose der Fraktur leicht macht. Verläuft der Frakturspalt etwas schräg zur Strahlenrichtung, so resultiert eine Aufhellungslinie, deren Intensität und Breite davon abhängig ist, wie breit die Kontinuitätstrennung ist, und wie schräg der Frakturspalt zur Strahlenrichtung liegt. Unter Umständen kann der Frakturspalt sogar einem breiten venösen Gefäßband gleichen (s. Abb. 340). Bei längeren Frakturen wird man aber fast immer beobachten, daß die Fraktur nicht im ganzen Verlauf vollkommen gleichmäßig ist, sondern daß die Frakturstelle an der Lamina externa und interna zueinander stellenweise verschoben ist. Dadurch erhält man ein für die Differentialdiagnose wichtiges Symptom. Wenn die Lamina externa und interna an der gleichen Stelle gesprungen sind, so entsteht im Röntgenbild nur eine Aufhellungslinie. An Stellen, an welchen die Bruchstellen der Lamina externa und interna räumlich etwas verschieden sind, entstehen zwei Aufhellungslinien oder es entsteht eine Verbreiterung der Aufhellungslinie mit verminderter Intensität (s. Abb. 341). Manchmal sieht man an der Schädelkapsel als Ausdruck eines Sprunges im Knochen nur eine kurze, feine, intensive Aufhellungslinie. Liegt aber eine längere Fraktur vor, so wird man bei genauer Betrachtung fast immer Unregelmäßigkeiten in dem Sinne finden, daß sich stellenweise die Linie gabelt, die Linien aber nach kurzem Verlauf wieder zusammentreffen, sich also im Verlaufe der Aufhellungslinie kleine Inseln bilden. Solche Inselbildungen sieht man nie bei einem arteriellen Gefäßband und nur manchmal bei größeren, venösen Gefäßbändern. Hat aber die durch eine Frakturlinie bedingte Aufhellung Ähnlichkeit mit einem venösen Gefäßband, so wird man beim Verfolgen dieses Aufhellungsbandes, nötigenfalls mit Hilfe atypischer, dem Falle angepaßter Aufnahmen, feststellen können, daß an einer oder der anderen Stelle das Aufhellungsband schmäler und die Aufhellung hier intensiver wird, ein Verhalten, das bei venösen Gefäßen nicht zu beobachten ist und eindeutig für die Fraktur spricht. Eine Gefäßfurche, welche nicht selten irrtümlicherweise als Fraktur angesehen wird, liegt an der Außenseite der Schläfenbeinschuppe. Ein Ast der A. temporalis bildet hier bisweilen als anatomische Variante eine an der Schläfenbeinschuppe senkrecht nach oben verlaufende Furche (s. Abb. 342). Da diese verhältnismäßig selten im Röntgenbild sichtbar ist, wird sie im Falle eines Traumas des öfteren mit einer Fraktur verwechselt. Im Bereiche des Gesichtsschädels gibt es zwei Stellen, an welchen Gefäßfurchen oder Gefäßkanäle des öfteren zu Fehlbefunden führen. Die laterale Wand der Kieferhöhle zeigt bisweilen eine kleine Unterbrechung ihres Konturs durch einen Gefäßkanal, welcher oft mit einer Fraktur verwechselt wird. Auch an den Nasenbeinen können Gefäßfurchen, welche manchmal längs oder auch quer verlaufen, eine Fraktur vortäuschen. Die Möglichkeit einer Verwechslung zwischen Fraktur und Sutur ist dadurch gegeben, daß die Naht an der Lamina externa und der Lamina interna ein verschiedenes Aussehen hat und manchmal im Röntgenbild nur der äußere, manchmal nur der innere Teil der Naht, seltener beide Teile abgebildet werden. Die uns geläufigen Zacken der Schädelnähte befinden sich nur an der Lamina externa, während die Nähte an der Lamina interna einen wesentlich gleichmäßigeren, manchmal vollkommen regelmäßigen Verlauf zeigen. Gelangt nur der Teil der Naht an der Lamina interna zur Abbildung, so kann die Ähnlichkeit mit einer Fissur groß sein. Gelangen beide Teile zur Abbildung, so kann eine Fraktur innerhalb der Naht vorgetäuscht werden (s. Abb. 343). Auch hier wird man im Zweifelsfalle die verdächtige Linie vom Anfang bis zum Ende, eventuell mit einer atypischen Aufnahme verfolgen, weil sie sich dann doch an einer oder der anderen Stelle eindeutig als Naht oder Bruch zu erkennen geben wird. Frakturen, welche einer Naht folgen, sind verhältnismäßig selten. Handelt es sich um ein jüngeres Individuum, so wird eher die Naht gesprengt. Ein häufiger Anlaß zur irrtümlichen Annahme einer Nahtsprengung mit Impression gibt der sogenannte Stufenschädel, die Bathrocephalie. In stark ausgesprochenen Fällen dieser Anomalie zeigt das seitliche Röntgenbild sehr deutlich die auch klinisch tastbare Stufenbildung im Bereiche des Lambda, welche dadurch zustande kommt, daß der obere Teil der Hinterhauptschuppe im Verhältnis zum dorsalen Teil der Scheitelbeine dorsalwärts verschoben ist. In ausgesprochenen Fällen finden sich gleichzeitig im Bereiche der Lambdanaht zahlreiche Schaltknochen. Ist diese Anomalie jedoch nur wenig ausgesprochen, so zeigt das Röntgenbild in seitlicher Ansicht nur eine geringfügige Stufenbildung am Lambda und manchmal auch eine etwas breitere Naht, und dies veranlaßt nicht selten den Untersucher zur Annahme einer Nahtsprengung mit Dislokation (s. Abb. 344a und b). Man muß sich darüber im klaren sein, daß eine derartige Dislokation beim Erwachsenen allein durch Nahtsprengung nicht möglich ist, sondern daß sie nur dann zustandekommen kann, wenn gleichzeitig auch Frakturen bestehen, welche röntgenologisch erkennbar sein müssen. Auch das im sagittalen Bilde bisweilen sichtbare Klaffen der Schuppennaht ist ein normaler Befund, welcher nicht als traumatisch bedingte Dehiszenz angesehen werden darf. Am Schläfenbein führt bisweilen eine teilweise persistierende Sutura intermastoidea zur irrigen Annahme einer Fraktur. Da der Warzenfortsatz nicht einheitlich angelegt ist, kann es geschehen, daß an der äußeren Corticalis Reste der Naht bestehen bleiben, welche eine gewisse Ähnlichkeit mit einer Fraktur haben können und besonders von jenen als Fraktur gedeutet werden, welche nicht wissen, daß hier in der Entwicklungsperiode eine Naht bestand, die nicht vollkommen verschwunden sein muß (s. Abb. 345). Auch am Nasenbein führt eine atypische Naht nicht selten zum irrigen Befund einer Nasenbeinfraktur. Wie man sich an Skeletschädeln überzeugen kann, sind nicht selten Reste einer im unteren Anteil der Nasenbeine quer verlaufenden Naht erhalten, die geeignet sind, eine Fraktur ohne wesentliche Dislokation vorzutäuschen.

Wenn wir nun zur speziellen Besprechung der Frakturen in den einzelnen Schädelregionen übergehen, so ist zuerst bezüglich der Frakturen im Bereiche der Schädelkapsel folgendes zu sagen. Im allgemeinen sind hier Frakturen bei sachgemäßer Durchführung der Untersuchung, und wenn man sich die vorhin besprochenen Fehlerquellen vor Augen hält, gut zu diagnostizieren. Es muß aber nochmals betont werden, daß Impressionsfrakturen, besonders wenn das Trauma schon einige Zeit zurückliegt, auf den Übersichtsbildern unkenntlich sein können, wenn die Stelle der Fraktur nicht zufällig in einer dieser beiden Aufnahmen von den Strahlen tangential getroffen wird. Es darf daher die tangentiale Aufnahme der Stelle der Verletzung niemals unterlassen werden. Wie schon erwähnt, kann eine solche Fraktur in der Aufsicht unkenntlich sein. Liegt bei einer Impressionsfraktur eine Dislokation der Fragmente in der Weise vor, daß sich dieselben etwas übereinander geschoben haben, so sieht man an der betreffenden Stelle in Aufsicht statt der Aufhellung des Frakturspaltes einen länglichen Schatten, welcher durch die Überlagerung der Ränder der Fragmente zustande kommt.

Im Bereiche der Schädelbasis kann es viel häufiger geschehen als an der Schädelkapsel, daß eine bestehende Fraktur röntgenologisch nicht erkennbar ist, denn die Verhältnisse liegen hier besonders im Bereiche der mittleren Schädelgrube und ihrer unmittelbaren Nachbarschaft wesentlich ungünstiger. Frakturen in der vorderen Schädelgrube verlaufen fast immer mehr oder weniger in sagittaler Richtung. Soweit sie pneumatische Räume betreffen, sollen sie später besprochen werden. Frakturen, welche hier außerhalb der pneumatischen Räume gelegen sind, verlaufen meist durch den oberen Orbitarand nach hinten, nicht selten in die Richtung des Canalis opticus. Frakturen im Bereiche des letzteren scheinen sich verhältnismäßig häufig dem röntgenologischen Nachweis zu entziehen, wenn keine deutliche Dislokation der Fragmente vorliegt. Denn es ist nicht selten, daß posttraumatisch eine Schädigung des Sehnerven besteht, aber eine Fraktur im Canalis opticus nicht zu erkennen ist. Allerdings muß man bedenken, daß auch allein eine Blutung ohne Fraktur eine solche Schädigung bewirken kann. Eine nicht allzu seltene Form der Fraktur einer Orbitawand betrifft den orbitalen Anteil des großen Keilbeinflügels, also die Scheidewand zwischen Orbita und mittlerer Schädelgrube. Sie kommt durch Druck auf die intraorbitalen Weichteile zustande, und zwar besonders häufig als Schiverletzung, wenn beim Sturz der Knauf des Schistockes gegen das Auge stößt. Das Auffällige im Röntgenbild ist dann meist nicht der Frakturspalt, sondern der dislozierte Splitter im Bereiche der Fissura orbitalis superior. Andere isolierte Frakturen des großen Keilbeinflügels sind ziemlich selten. Man sieht Frakturen — von Schußfrakturen abgesehen — an demselben meist nur dann, wenn eine solche schon von der seitlichen Schädelwand her in den großen Keilbeinflügel einstrahlt. Erfahrungsgemäß sind Frakturen bei einseitig einwirkendem Trauma meist nur auf eine Schädelgrube beschränkt. Wirkt das Trauma jedoch auf beiden Seiten ein, so verläuft die Fraktur nicht selten durch zwei Schädelgruben. Bei seitlicher Kompression kann man daher auch eine Fraktur des Keilbeinkörpers im Seitenbild beobachten. Man hüte sich aber davor, eine auf den Keilbeinkörper sich projizierende Fraktur der Seitenwand des Schädels als Fraktur des Keilbeinkörpers anzusprechen. Ist letztere jüngeren Datums, so wird die bestehende Verschattung der Keilbeinhöhle durch die in ihr erfolgte Blutung die richtige Diagnose erleichtern (s. Abb. 346). Im Sellabereich und seiner unmittelbaren Umgebung kommt es manchmal auch zu Frakturen durch Contre-coup. Es kann dadurch zu einer Fraktur des Dorsum sellae oder zu einem Abriß an den Processus clinoidei kommen (s. Abb. 347). Im letzteren Falle ist folgendes zu bedenken. Verkalkungen oder Verknöcherungen in der Duraduplikatur zwischen Processus clinoideus anterior und posterior setzen meist direkt an denselben an, so daß sie von diesen nicht abzutrennen sind. Nur in seltenen Fällen besteht zwischen der Spitze des Processus clinoideus und der Verkalkung ein feiner Spalt. In einem solchen Falle kann das Bild einer Abrißfraktur ähnlich sein, doch ist dieser Spalt bei der harmlosen Verkalkung glatt, bei der Abrißfraktur unregelmäßig, wodurch eine Differenzierung möglich ist. Querfrakturen in der mittleren Schädelgrube verlaufen nicht selten durch das Schläfenbein und sind hier Längsfissuren der Pyramide. Sie strahlen meist von der Schläfenbeinschuppe in den äußeren Gehörgang oder das Mastoid oder vom Asterion in letzteres ein. Im ersteren Falle ziehen sie durch den äußeren Gehörgang und die Paukenhöhle in das Foramen ovale, im letzteren Falle durch das Antrum mastoideum und die Paukenhöhle in die gleiche Richtung (s. Abb. 348). Sie sind relativ harmlose Verletzungen, da bei ihnen nur selten das Labyrinth im Bereiche des Promontoriums in Mitleidenschaft gezogen wird. In den meisten Fällen kommt es nur zu einem Hämatotympanon mit teilweiser Verschattung des Zellsystems. Eine ebenfalls verhältnismäßig häufige Fraktur des Schläfenbeines kommt durch Sturz oder Schlag auf das Kinn zustande, wobei das Kieferköpfchen zu einem direkten Schädelgrundbruch in Form einer Fraktur der Gelenkspfanne oder zu einer Fraktur des Os tympanicum führt (s. Abb. 349 und 350). Letztere ist im Röntgenbild nur bei stärkerer Dislokation und meist nur in der halb-axialen Aufnahme erkennbar, da in den anderen Projektionen das Os tympanicum nicht entsprechend zur Darstellung gelangt oder die Strahlen nicht in der Richtung der Fraktur verlaufen. Es ist daher nicht selten, daß der Kliniker nach einem solchen Trauma eine Fraktur des Os tympanicum zu tasten vermag und diese im Röntgenbild nicht zur Ansicht gebracht werden kann. Im Gegensatz zu den Längsfrakturen der Pyramide sind die Querfrakturen derselben, welche meist durch ein sagittal einwirkendes Trauma zustandekommen, gewöhnlich von schweren klinischen Erscheinungen begleitet, da diese fast immer das Labyrinth durchsetzen. Der Frakturspalt verlauft meist senkrecht zur Längsachse der Pyramide und ist daher in der halb-sagittalen Aufnahme zu sehen. Nur selten verläuft er schräg, so daß er dann im sagittalen Übersichtsbild sichtbar ist, jedoch in der Spezialaufnahme nicht in Erscheinung tritt, weil er in dieser Projektion schräg zur Strahlenrichtung zieht. Gewöhnlich verläuft der Frakturspalt senkrecht zur oberen Pyramidenkante durch den inneren Gehörgang, den Canalis facialis und die Schnecke (s. Abb. 351). Seltener verläuft der Frakturspalt durch den oberen Bogengang und durch das Vestibulum nach abwärts. Bisweilen findet man nach einiger Zeit das Labyrinth zur Gänze oder teilweise als Ausdruck einer posttraumatischen Labyrinthitis erweitert. Eine Querfraktur im hinteren, basalen Anteil der Pyramide findet man nur nach schweren Traumen oder bei Schußverletzungen. Auch eine Fraktur der Pyramidenspitze kommt nur bei schwersten Traumen zur Beobachtung. Allerdings wird eine solche Fraktur nicht selten irrtümlicherweise diagnostiziert. In der halbsagittalen Projektion kommt es nämlich nicht selten zu einer Überlagerung der Pyramidenspitze mit einer Furche der A. meningea oder mit der Sutura sphenosquamosa. Man bedenke, daß jede Aufhellungslinie, welche sich im Röntgenbild über den oberen Rand der Pyramide hinauf verfolgen läßt, einem Gebilde entsprechen muß, welches vor oder hinter der Pyramide gelegen ist. Wenn sich daher eine Aufhellungslinie nach oben weiterverfolgen läßt, so ist schon mit Sicherheit anzunehmen, daß sie nichts mit der Pyramide zu tun hat (s. Abb. 352). Die Sutura spheno-squamosa kann allerdings hier besondere Schwierigkeiten bereiten, weil sie eine Drehung im Raum ausführt, so daß sie nur innerhalb der Pyramidenspitze, diese überlagernd, sichtbar sein kann. Nötigenfalls wird man die Aufnahme wiederholen. Es ist nicht anzunehmen, daß bei einer solchen Wiederholung die Projektion in genau der gleichen Weise erfolgt.

Entspricht die innerhalb der Pyramidenspitze sichtbare Aufhellungslinie der Naht, so wird ihre Lage im Verhältnis zur Pyramide etwas verschieden sein, ein Umstand, welcher eindeutig gegen eine Fraktur der Pyramidenspitze spricht. Frakturlinien im Boden der hinteren Schädelgrube verlaufen fast immer in sagittaler Richtung und nur selten quer. Sie liegen meist parasagittal und strahlen in das Foramen occipitale magnum oder in das Foramen jugulare ein.

Im Bereiche des Gesichtsschädels ist die Fraktur der Nasenbeine die häufigste Verletzungsfolge. Besteht keine entsprechende Dislokation der Fragmente, so ist wegen der schon erwähnten Fehlermöglichkeiten bei der röntgenologischen Diagnose der Fraktur Vorsicht geboten. An zweiter Stelle steht der Häufigkeit nach die Impression des Jochbeines, die meist einen typischen Röntgenbefund ergibt. Man findet eine Dehiszenz der Sutura zygomatico-frontalis und häufig auch einen Frakturspalt, welcher den Processus frontalis des Jochbeines vom Jochbeinkörper abtrennt. Der Jochbogen ist an einer oder zwei Stellen gebrochen. Die Fraktur der Kieferhöhlenwände ist meist nur an den tangential getroffenen Stellen zu erkennen, und zwar findet man eine Stufenbildung am Kieferhöhlendach bzw. am unteren Orbitalrand und eine Knickung der lateralen Kieferhöhlenwand. Die Kieferhöhle ist verschattet, und manchmal sind in ihrem Bereiche auch Knochensplitter festzustellen. Der Jochbeinkörper ist etwas gedreht und nach innen gedrückt. Diese ganzen Veränderungen kommen gut in der posterior-anterioren, cranial-exzentrischen Projektion zur Ansicht (s. Abb. 353). Manchmal findet man nach einem Trauma des Gesichtsschädels in dieser Projektion nur eine Verschattung der Kieferhöhle, welche eine Blutung in derselben nach Fraktur vermuten läßt. Es ist zweckmäßig, dann die Untersuchung durch eine axiale Aufnahme des Gesichtsschädels zu ergänzen, da Frakturen, welche nur die Vorderwand der Kieferhöhle betreffen, in dieser Projektion eher zur Darstellung gelangen. Frakturen im Bereiche des Siebbeinlabyrinthes sind als solche nur erkennbar, wenn es zu einer deutlichen Dislokation der Fragmente im Bereiche der medialen Orbitawand kommt. Ist dies nicht der Fall, so finden wir nur eine Verschattung des Siebbeinlabyrinthes und nicht selten gleichzeitige ein Emphysem der Orbita. Letzteres betrifft hauptsächlich die oberen, weniger die unteren Partien der Augenhöhle (s. Abb. 354). Wir sehen dann die für den Lufteintritt in die Weichteile charakteristischen, fleckigen Aufhellungen innerhalb der Orbita. Durch diese Flecke unterscheidet sich die durch das Emphysem bedingte Aufhellung von jener, welche bei mageren Patienten mit tiefliegenden Bulbi im sagittalen Bilde innerhalb der Orbitae zu sehen ist. Letztere ist immer vollkommen gleichmäßig, und ihre Abgrenzung ist nach unten konkav. Frakturlinien im Stirnhöhlenbereich verlaufen, von Splitterfrakturen abgesehen, meist mehr oder weniger senkrecht. Bei einer Fraktur im Bereiche der Stirnhöhle ist es wichtig festzustellen, ob es sich nur um eine Fraktur der Stirnhöhlenvorderwand handelt, oder ob auch eine Fraktur der Hinterwand vorliegt. Die Beantwortung dieser Frage aus dem Röntgenbild ist deswegen von Interesse, weil im letzteren Falle die Möglichkeit einer endocraniellen Komplikation größer ist. Die Entscheidung ist nicht immer leicht. Sieht man in geringer Entfernung voneinander zwei mehr oder weniger parallel verlaufende Frakturlinien, so ist sicher, daß eine in der Vorderwand, die andere in der Hinterwand gelegen ist. Das Seitenbild nützt uns bei der Untersuchung wenig. Manche Autoren empfehlen zur Feststellung der Fraktur der Hinterwand der Stirnhöhle die axiale Aufnahme. Aber auch diese Aufnahmerichtung ist nicht immer befriedigend, da wir die Verlaufsrichtung der hinteren Stirnhöhlenwand vor der Aufnahme nicht genau kennen und daher die Aufnahme nicht genau tangential zu dieser Wand anzordnen vermögen. Ich halte es für zweckmäßig, im Zweifelsfalle die sagittale Aufnahme mit minimaler Drehung des Kopfes zu wiederholen, also bewußt eine etwas asymmetrische Aufnahme zu machen. Der Vergleich beider Aufnahmen läßt uns nicht selten aus der geänderten Lage der Frakturlinien zueinander auch die Fraktur der Hinterwand einwandfrei erkennen.

Bei frischen Frakturen im Bereiche des Schädels kommt es häufig innerhalb der ersten Wochen zu geringfügiger Knochenresorption im Frakturbereich, wodurch der Frakturspalt in der zweiten oder dritten Woche nach dem Trauma im Röntgenbild deutlicher hervortreten kann als unmittelbar nach demselben. Durch die geringe Knochenresorption werden die Konturen des Frakturspaltes meist auch etwas unscharf. Manchmal sehen wir, besonders bei Traumen im Kindesalter, aber nicht ausschließlich bei solchen, das Auftreten eines Knochenhämatoms, wodurch es zu einer unter Umständen ausgedehnten Resorption des Knochens kommen kann (s. Abb. 355). Speziell bei Kindern kann diese ein erhebliches Ausmaß erreichen. Man sieht dann längere Zeit nach dem Trauma an der Stelle desselben einen ziemlich regelmäßig, aber unscharf begrenzten Defekt des Knochens. Nur in seltenen Fällen ist am Rande desselben noch der Rest eines Frakturspaltes zu erkennen. Dies mag seinen Grund z. T. darin haben, daß es sich gewöhnlich um kein ausgesprochen schweres Trauma handelt. Wo ein solches Hämatom primär entstanden ist, ob im Knochen selbst, subperiostal oder epidural, vermögen wir nicht zu sagen, weil zum Zeitpunkt der Untersuchung der Knochen schon in seiner ganzen Schichtdicke zerstört oder durch reaktive Vorgänge verändert ist. Die Röntgenuntersuchung wird ja in solchen Fällen im Hinblick auf die scheinbare Geringfügigkeit des Traumas meist nicht gleich durchgeführt, sondern erst durch die lange Zeit persistierende oder recidivierende Blutgeschwulst veranlaßt. Der durch das Hämatom bedingte Defekt umfaßt, wie gesagt, die ganze Schichtdicke des Knochens und zeigt vorerst unscharfe Grenzen. Der Umstand, daß die nach dem Trauma auftretende Weichteilschwellung im gewohnten Zeitraum verschwindet und erst nach einem längeren Zeitintervall eine neuerliche Schwellung ohne ersichtlichen Grund auftritt, kann zusammen mit dem Nachweis eines penetrierenden, unscharf begrenzten Knochendefektes zur irrigen Annahme eines posttraumatischen Sarkoms führen, einem Befunde, welchem ich schon einmal in einem solchen Falle begegnete.

II. Alte traumatische Veränderungen

Alte traumatische Veränderungen unterscheiden sich am Schädel nicht selten ganz erheblich von analogen Veränderungen an anderen Körperregionen. Die Ursache liegt wohl in den besonderen anatomischen Verhältnissen im Bereiche des Schädels. Sie interessieren nicht nur den Gutachter, der zu entscheiden hat, ob ein anamnestisch angegebenes Trauma als ernstere Verletzung zu werten oder ob z. B. eine klinisch nachweisbare Veränderung am Schädel als Verletzungsfolge anzusehen ist. Für den Röntgenologen sind alte traumatische Schädelveränderungen ganz allgemein von Interesse, einerseits weil sie manchmal ganz unvermutet gefunden und dann nicht immer richtig als Verletzungsfolge erkannt werden, andererseits, weil manches an ihrer Entstehung noch problematisch ist.

Schon eine alleinige Verletzung der äußeren Weichteile kann einen auffälligen Befund ergeben, der wenig bekannt ist. So hatte ich wiederholt Gelegenheit, Fälle mit einer alten Kopfverletzung zu sehen, in welchen der Kliniker auf Grund einer deutlich palpablen Delle die Diagnose einer Knochenverletzung gestellt hatte, und in welchen das Röntgenbild, auch die exakte Tangentialaufnahme der verletzten Stelle, am Knochen keinerlei Veränderung erkennen ließ. Letztere zeigte jedoch zu beiden Seiten der Narbe — vielfach handelte es sich um Tangentialschüsse — eine erhebliche Verdickung der Weichteile, welche ihrer Härte wegen als Knochen imponierte und so zur irrigen Annahme einer Knochendelle geführt hatte. Man muß sich in solchen Fällen an die alte Erfahrungstatsache erinnern, daß am Schädel Weichgewebe, welches in inniger Verbindung mit Periost und Aponeurose steht, als knochenhart imponieren und dadurch zu falschen klinischen Annahmen führen kann. Ich sah sogar einmal ein Lipom an der Stirne, welches seiner Härte und Unverschieblichkeit wegen klinisch als Osteom imponiert hatte.

Auch Veränderungen der endocraniellen Weichteile können nach alten Kopfverletzungen im Röntgenbild in Erscheinung treten. Wir haben zum Teil darüber schon im Kapitel über endocranielle Verkalkungen gesprochen, wollen aber der einheitlichen Darstellung wegen darauf nochmals zurückkommen. Es ist bekannt, daß es zu einer Dislokation der verkalkten und daher im Röntgenbild sichtbaren Glandula pinealis, seltener zur Dislokation eines eventuell vorhandenen Falxosteoms, kommen kann. Eine Verdrängung haben wir eher bei einem frischen Trauma mit Bildung eines entsprechend großen, raumfordernden, endocraniellen Hämatoms zu erwarten. Bei alten Traumen werden wir öfter eine durch atrophische und narbige Veränderungen hervorgerufene Verziehung der Glandula pinealis in Richtung der Stelle der Verletzung sehen. Ein sehr charakteristisches Röntgenbild ergibt bisweilen ein altes, ausgedehntes, subdurales Hämatom, bei welchem es sich — im Gegensatz zum epiduralen Hämatom — vorwiegend um eine venöse Blutung handelt. Es zeigt sich dann im Röntgenbild die schon beschriebene, ausgedehnte flächenhafte, bisweilen schleierartige kalkdichte Verschattung über der Oberfläche des Gehirns, welche bei großen Hämatomen sackartig sein kann (s. Abb. 356). Dieser Befund ist aber verhältnismäßig selten zu erheben. Häufiger sieht man — oder übersieht man — als Ausdruck einer alten Blutung unmittelbar unter der Lamina interna der Schädeldecke einen oder mehrere kleine, zarte, oft splitterförmige Kalkschatten (s. Abb. 357). Die Splitterform kann an eine Aussprengung aus der Lamina interna denken lassen, wenn es sich um einen solitären Kalkschatten handelt. Es ist bekannt, daß aus der spröden Lamina interna ein solcher Splitter ohne nachweisbare Fraktur ausgesprengt und manchmal ein wenig, manchmal sogar erheblich nach innen disloziert werden kann. Vor einer Verwechslung eines solchen Splitters mit einer durch eine alte Blutung bedingten, splitterförmigen Verkalkung bewahrt der Umstand, daß letztere im Gegensatz zu ersterem immer nur einen zarten Schatten bedingt, der außerdem eine unregelmäßige Struktur aufweist. Kleine Verkalkungen nach Blutungen sind jedoch nicht immer splitter- oder schalenförmig. Manchmal haben sie auch die Gestalt eines flachen Kiesels und sind dann wesentlich leichter zu erkennen. Derartige Verkalkungen beweisen das Bestehen einer alten Blutung, sie beweisen aber nicht die traumatische Genese. Dafür ist der klinische Befund ausschlaggebend. Denn derartige Blutungen und Verkalkungen finden wir auch bei der Pachymeningitis oder Pachymeningosis haemorrhagica interna. Diese kann wohl in innigem Zusammenhang mit einem Trauma stehen, tritt aber kaum je als selbständige Erkrankung, sondern im Gefolge anderer Erkrankungen auf. Man findet sie nach akuten oder chronischen Entzündungen dieses Bereiches, aber auch bei Herz- oder Nierenaffektionen, bei gewissen Blutkrankheiten, wie z. B. bei perniciöser Anämie, und vor allem bei chronischem Alkoholismus und bei Arteriosklerose. Es kann natürlich sein, daß — bedingt durch eine dieser Erkrankungen — schon entsprechende Gefäßveränderungen bestanden und dem Trauma nur eine auslösende Wirkung für die Entstehung der Pachymeningosis haemorrhagica interna zukam. Es kann aber auch sein, daß das Trauma bei normalen Gefäßen zur Hämatombildung führte, es zu einer Infektion des Hämatoms kam und nun durch die Entzündung eine Pachymeningitis haemorrhagica interna ausgelöst wurde (s. Abb. 358). Der wesentlichste Unterschied ist der, daß eine rein traumatische Blutung meist abgekapselt und mehr oder weniger resorbiert wird, während die Pachymeningitis oder Pachymeningosis haemorrhagica interna eine progrediente Erkrankung darstellt, bei welcher es immer wieder und an verschiedenen Stellen zu Blutungen kommt. Wir können daher — keineswegs mit Sicherheit, doch mit einiger Wahrscheinlichkeit — annehmen, daß es sich bei einer einheitlichen, umschriebenen Verkalkung um eine traumatisch bedingte Blutung handelt, während multiple, über einen größeren Bereich der Hirnoberfläche verstreute Kalkschatten für die Pachymeningitis oder Pachymeningosis haemorrhagica interna sprechen. Es muß dann dem Kliniker überlassen werden, zu klären, wieweit dabei ein erlittenes Trauma eine Rolle spielte.

Bei alten, intracerebralen Hämatomen kann man große, dichte, fast steinartige Verkalkungen sehen (s. Abb. 359). In der Literatur begegnet man der Angabe, daß intracerebrale Hämatome zur Verkalkung neigen. Dies ist jedoch nur mit einer sehr wesentlichen Einschränkung richtig, welche wir im Kapitel über endocranielle Verkalkungen bereits erwähnten. Wir finden derartige Verkalkungen nur nach schweren Traumen in der frühesten Kindheit. Fast immer handelt es sich um ein Geburtstrauma bei Zangengeburt. Es ist — wie schon erwähnt — bisher kein Fall bekannt geworden, bei welchem es zu einer Verkalkung eines intracerebralen Hämatoms kam, das sich ein Erwachsener zugezogen hat. Dieser Umstand ist wichtig. Denn wenn wir eine derartige Verkalkung bei einem Erwachsenen sehen, bei welchem die Anamnese nicht auf ein Geburtstrauma hinweist, was sich immer leicht feststellen läßt, sondern ein Trauma in späteren Jahren angegeben wird, so müssen wir an andere Möglichkeiten, als an die eines intracerebralen Hämatoms denken. Wir können eine derart massive Verkalkung bei verschiedenen Erkrankungen z. B. Meningiom, tuberöser Sklerose, Tuberkulom, Metastase finden, allerdings nur als sehr seltene Ausnahme von der Regel. Verkalkungen, welche wir nach intracerebralen Blutungen Erwachsener sehen, betreffen nur die sich nach Resorption der Blutung bildende Narbe. Wir sehen dann im Röntgenbild einen kleinen, meist ziemlich regelmäßigen, intracerebral gelegenen

Kalkschatten (s. Abb. 85). Auch er beweist allein nicht mit Sicherheit die stattgehabte Blutung, da wir ähnliche Narbenverkalkungen auch nach entzündlichen Prozessen finden können. Letztere sind jedoch, wie schon betont wurde, meist größer und unregelmäßiger.

Knochenbrüche können auch im Bereiche des Schädels so vollkommen verheilen, daß man nach Jahr und Tag von der Verletzung nichts mehr zu erkennen vermag. Besonders kurze Sprünge im Bereiche der Kalotte pflegen in dieser Weise auszuheilen. Es ist aber bekannt, daß bei Schädelbrüchen in einem hohen Prozentsatz keine vollkommene knöcherne Heilung eintritt und man diese dann das ganze Leben hindurch nachzuweisen vermag. Die Ursachen der mangelhaften oder ganz fehlenden knöchernen Heilung bei Schädelfrakturen sind verschieden. Von manchen wird oft die bestehende absolute Fixation der Fragmente dafür verantwortlich gemacht, während andere den Einfluß einer solchen Fixation auf die knöcherne Heilung der Fraktur leugnen. Der Umstand, daß wir bei der Impressions- oder der Splitterfraktur, bei welcher eine solche absolute Fixation nicht besteht, fast immer eine knöcherne Heilung sehen, spricht wohl dafür, daß diese Fixation tatsächlich einen Einfluß auf dieselbe hat. Die Frakturheilung wird aber vielfach auch durch sekundäre Veränderungen der Blutgefäße oder der extracerebralen Liquorräume ungünstig beeinflußt, worauf wir im folgenden noch zurückkommen. Bezüglich der knöchern geheilten Impressionsfraktur, deren typisches Röntgenbild mit dem nach innen verlagerten Knochenstück allgemein bekannt ist, sei nur nochmals betont, daß sie im Röntgenbild fast immer nur dann erkennbar ist, wenn die Stelle der Fraktur von den bildgebenden Strahlen tangential getroffen wird. Sie ist daher auf den üblichen Schädelübersichtsaufnahmen keineswegs immer zu erkennen. An der Schädelinnenfläche sieht man bisweilen in der Gegend der Scheitelhöhe nach innen vorspringende, kurze Leisten, welche im Röntgenbild eine entfernte Ähnlichkeit mit dem Bilde einer Impressionsfraktur haben können, da in beiden Fällen die vorspringende Knochenregion einen strichförmigen Schatten knapp unterhalb der Schädelinnenfläche bedingt. Ich erwähne diese Leisten nicht deswegen, weil der wenig Erfahrene bei Fehlen einer Tangentialaufnahme, welche das Fehlen oder Vorhandensein einer Eindellung zeigt, daraus auf eine Impressionsfraktur schließen könnte, sondern deswegen, weil ich wiederholt Neuro-Chirurgen begegnete, welche diese Leisten als Folgezustand einer Schädelverletzung ansahen und daraus auf narbige Veränderungen an der Dura schlossen. Dies ist meiner Meinung nach ein Irrtum (s. Abb. 360). Es handelt sich hier um eine harmlose Anomalie, wofür schon der Umstand spricht, daß diese Leisten häufig mehr oder weniger symmetrisch auf beiden Seiten des Schädels zu sehen sind und sich vielfach bei Menschen finden, bei welchen von einem Schädeltrauma nichts bekannt ist. Erwähnenswert ist noch, daß wir bei Schläfenbeinfrakturen, welche das Labyrinth durchsetzen, nach Abheilen als Ausdruck einer Labyrinthitis ossificans eine vollkommene oder teilweise knöcherne Veröddung des Labyrinthes finden können, wobei meist auch die Fraktur knöchern verheilt und dann im Röntgenbild nicht mehr sichtbar ist. So kann ein Bild entstehen, welches dem einer abgeheilten Labyrinthitis auf Basis einer Meningitis epidemica weitgehend gleicht. Denn es besteht in beiden Fällen eine knöcherne Veröddung des Labyrinthes ohne entsprechende Veränderungen in den Mittelohrräumen (s. Abb. 361).

Eine frische Fraktur ist am Schädel wie am übrigen Skelet meist durch eine lineare Aufhellung von erheblicher Intensität und scharfer Begrenzung charakterisiert. Was nun im Laufe der nächsten Monate und Jahre geschieht, wenn der Frakturspalt nicht vollkommen knöchern verheilt und dadurch im Röntgenbild nicht verschwindet, kann sehr verschieden sein und hängt nicht zuletzt auch vom Alter des Patienten ab. Neben Knochenresorption, die besonders bei Jugendlichen zu einer mitunter ganz erheblichen Verbreiterung des Frakturspaltes führen kann, tritt auch Knochenneubildung in verschiedener Intensität auf. Durch diese Knochenneubildung bekommt der Frakturspalt, dessen Konturen in den ersten Wochen nach der Verletzung infolge Knochenresorption etwas unscharf wurden, wieder glatte Grenzen, und die Intensität der durch ihn hervorgerufenen Aufhellung wird geringer. Stellenweise kann der Frakturspalt vollkommen verschwinden und knöchern veröden. Dadurch, daß ein verhältnismäßig schmaler Frakturspalt wieder glatte Grenzen bekommt und die Intensität seiner Aufhellung infolge der Knochenneubildung geringer wird, kann er einer Gefäßfurche ähnlich werden.

Die genaue Betrachtung der Bilder wird uns vor einer Verwechslung bewahren. Die Schattenintensität einer Gefäßfurche ist gleichmäßig, die einer alten Fraktur wegen der ungleichmäßigen Knochenneubildung ungleichmäßig. Bei letzterer wird die Aufhellung stellenweise intensiver, stellenweise geringer sein, und sie kann auch kurze Unterbrechungen erfahren. Diese Unregelmäßigkeit der Schattendichte charakterisiert den alten Frakturspalt. Liegt eine stärkere Verbreiterung desselben durch Knochenresorption vor, so zeigt er oft eine scharfe, leicht wellige Begrenzung. In alten, breiten Frakturspalten kann man auch inselförmige Knochenneubildung beobachten. Man sieht dann im Röntgenbild innerhalb der Aufhellung des Frakturspaltes zarte, rundliche, scharf begrenzte Kalkschatten. Mitunter sieht man in der Nachbarschaft des Frakturspaltes eine etwas atypische Gefäßzeichnung, welche auf die Mitbeteiligung der Gefäße hinweist (s. Abb. 362).

Der breit klaffende, alte Frakturspalt, welchen wir besonders nach Traumen in der Kindheit sehen, kann verschiedene Ursachen haben. Allein das wachsende Gehirn kann bei fehlender knöcherner Heilung die Ränder des Frakturspaltes nicht unerheblich auseinanderdrängen. Die Ursache der Verbreiterung kann aber auch in einer Veränderung der benachbarten extracerebralen Liquorräume oder in einer posttraumatischen atypischen Gefäßbildung liegen. Es kann im Anschluß an das Trauma zur Bildung einer Liquorcyste kommen, durch deren Druck der Frakturspalt zum Klaffen gebracht wird. Gleichzeitig werden die Ränder des Frakturspaltes von innen her verdünnt und nach außen verdrängt. Dieses Bild der glatten, regelmäßigen Begrenzung des Knochens mit Verdünnung desselben von innen her und seiner Verdrängung nach außen charakterisiert die Cyste, welche sich im Anschluß an das Trauma gebildet hat und findet sich zusammen mit dem verbreiterten Frakturspalt bei der Meningocele spuria traumatica. Es kann auch sein, daß kein Frakturspalt vorhanden ist und die posttraumatisch entstandene Liquorcyste nur zu einer lokalen Verdünnung und Vorwölbung des Knochens führt (s. Abb. 363). Ein ähnliches Bild kann man sehen, wenn ein intracerebrales Hämatom sich zum Teil cystisch verändert, bis an die Oberfläche heranreicht und dort einen lokalen Druck auf den Knochen ausübt. Alle diese Veränderungen sind aber wohl nur nach Traumen in der Kindheit zu beobachten, da der kindliche Knochen noch reaktionsfähiger und nachgiebiger ist als der des Erwachsenen.

Ein wesentlich anderes Bild sieht man, wenn eine posttraumatisch einsetzende atypische Gefäßbildung die knöcherne Heilung der Fraktur verhindert und zu erheblicher Knochenresorption führt. Wir können dies sowohl nach kindlichen Traumen als auch nach Traumen im späteren Lebensalter sehen. Wir finden dann — neben zahlreichen atypischen Gefäßbändern, welche aber auch fehlen können — die charakteristische, gefäßbedingte Knochenusur, wie sie uns auch von der Gefäßgeschwulst her geläufig ist. Man muß sich nur richtig vorstellen, wie eine solche Usur zustande kommt, und man wird sie dann immer wieder leicht als gefäßbedingt erkennen können. Wir haben darüber bei den Gefäßgeschwülsten schon gesprochen und rufen uns kurz ins Gedächtnis: Wir haben Gefäße vor uns, die Ähnlichkeit mit Varicen haben. Ein Gefäßknoten, der den Knochen arrodiert, führt daselbst zu einer muldenförmigen Vertiefung und damit im Röntgenbild zu einer scharf begrenzten, rundlichen Aufhellung. Die durch eine Liquorcyste oder gar durch einen Tumor bedingte Knochenmulde ist immer wesentlich flacher als die, welche ein Gefäßknoten hervorruft. Die tiefe Eindellung des Knochens mit verhältnismäßig kleinem Durchmesser der Mulde charakterisiert die gefäßbedingte Usur. Sie ist nur selten vereinzelt. Meist treten mehrere derartige rundliche Aufhellungen auf. Sie nehmen an Zahl und Größe zu und konfluieren allmählich. Dadurch entstehen bogig begrenzte Defekte, innerhalb welcher lineare, bogig verlaufende, einmal rechts, einmal links konvexe Schattenlinien dünner Knochenreste vorhanden sind. Das ist eines der Bilder des Hämangioms im Bereiche des Schädels, und zwar das am meisten charakteristische. Die posttraumatische, atypische Gefäßbildung, welche im Gegensatz zur Liquorcyste die Außenfläche des Knochens meist stärker in Mitleidenschaft zieht, als die Innenfläche, bedingt ein weitgehend ähnliches Bild und unterscheidet sich von einer echten Gefäßgeschwulst nur in einem, aber wesentlichen Punkt. Es kommt innerhalb des Defektes zu unregelmäßiger Knochenneubildung, welche beim Hämangiom, der Gefäßgeschwulst, fehlt und vom Hämatom, der Blutgeschwulst, ausgeht, welches in solchen Fällen ja wohl immer bestanden hat (s. Abb. 364). Diese unregelmäßige, von einem Hämatom ausgehende Knochenneubildung ist nicht mit jener zu verwechseln, welche wir manchmal in klaffenden Frakturspalten wie in operativen Defekten sehen, und die im Röntgenbild in Form regelmäßiger, gut begrenzter, zarter Kalkschatten, Knocheninseln entsprechend, in Erscheinung tritt. Daneben kann man auch regelmäßige, callusähnliche, periostale Knochenauflagerungen sehen. Die unregelmäßige Knochenneubildung spricht, wenn keine entzündliche Komplikation bestanden hat, immer für das Hämatom. Die durch das Trauma hervorgerufene atypische Gefäßbildung muß klinisch nicht immer erkennbar sein. Manchmal ist sie jedoch feststellbar und führt dann zu dem als Sinus pericranii bekannten klinischen Bild. Längere Zeit nach einem, meist nicht allzu schweren Trauma bildet sich an der Stelle der Verletzung eine Geschwulst, welche klinisch leicht als durch abnorme Gefäße bedingt zu erkennen ist. Sie nimmt an Größe zu, wenn sich der Patient nach vorne beugt und kann in aufrechter Haltung ganz verschwunden sein. Subjektiv bestehen meist nur Kopfschmerzen. Röntgenologisch sieht man in diesen Fällen, entsprechend dem Umstand, daß es sich meist um kein ausgesprochen schweres Trauma gehandelt hat, gewöhnlich keine Fraktur, sondern nur eine gefäßbedingte Knochenusur. Diese ist der durch ein Hämangiom bedingten Knochenusur weitgehend ähnlich und von dieser nur durch die gleichzeitig bestehende unregelmäßige Knochenneubildung unterschieden. Öfter als einer derartigen Knochenusur begegnet man jedoch in diesen Fällen einem wenig auffälligen und daher nicht entsprechend gewerteten oder oft auch übersehenen Befund, und zwar dem eines atypischen, kurzen Gefäßkanales, welcher den Knochen senkrecht zur Oberfläche durchsetzt (s. Abb. 365). Das Unscheinbare eines solchen Befundes läßt die meisten Untersucher nicht daran denken, daß ihm eine Bedeutung zukommen kann. Wie wir schon bei Besprechung der anatomischen Varianten erwähnten, muß uns ein solcher kurzer, den Knochen senkrecht durchsetzender, im Röntgenbild deutlich erkennbarer Gefäßkanal auffällig erscheinen, wenn es sich nicht um die an typischer Stelle gelegenen und gelegentlich sichtbaren Foramina parietalia handelt. Wir kennen das Auftreten eines solchen Kanals im Röntgenbild besonders occipital, das Emissarium occipitale, bei gewissen raumfordernden, im hinteren Schädelabschnitt gelegenen, endocraniellen Prozessen und kennen es eben auch bei Bestehen eines Sinus pericranii, bei welchem es vorwiegend frontal oder parietal gefunden wird. Das Zustandekommen des letzteren wird damit erklärt, daß es durch Zerreißung äußerer und innerer Venen zu einer abnormen Verbindung des äußeren Venengeflechtes mit einem großen, inneren, venösen Sinus kommt. Das scheint mir aber für das Zustandekommen eines Sinus pericranii nicht zu genügen. Es scheint mir vielmehr wesentlich, daß es durch das Trauma auch zu einer abnormen arterio-venösen Verbindung kommt. Denn nur ein unter starkem Druck stehendes Hämatom kann die zeitweise Behinderung der venösen Blutzirkulation bewirken und dadurch zu einer so erheblichen Erweiterung und Neubildung venöser Gefäße führen. Auch in jenen Fällen, in welchen nur ein atypisch weiter Gefäßkanal besteht, ist seine Entstehung nur unter der Annahme verständlich, daß arterieller Druck einen kleinen venösen Gefäßkanal erweitert hat. Wir kennen wohl die Erweiterung eines venösen Gefäßkanales auch bei andauernder Abflußbehinderung. So kann z. B. die Thrombose des Sinus sigmoideus zu einer Erweiterung des Emissarium mastoideum, die tumorbedingte Stauung im Sinus transversus zur Erweiterung des Emissarium occipitale führen. Aber das Charakteristische des Sinus pericranii ist ja nicht die dauernde Abflußbehinderung, sondern im Gegenteil die abnorm starke Verbindung zwischen den äußeren und inneren Venen, welche nach der Resorption des Hämatoms bestehenbleibt.

Ein Hämatom interessiert uns nicht nur deswegen, weil es den Anlaß zu abnormer Gefäßbildung geben kann, sondern auch aus dem Grunde, weil es bisweilen, wie schon erwähnt, zu einer Knochenzerstörung führt, welche besonders bei einem Kinde ein erhebliches Ausmaß erreichen kann. Wie sich ein solches Knochenhämatom weiterhin verhält, ist sehr verschieden. Es kann besonders bei einem Kinde und wenn sein Inhalt abgesaugt wird, mit einer restitutio ad integrum abheilen. Selten bleibt ein kleiner, scharfrandiger Defekt zeitlebens bestehen. Es können aber auch andere dauernde und ganz verschiedenartige Veränderungen bestehenbleiben. In manchen Fällen entwickelt sich aus einem Hämatom das Bild einer Knochencyste.

Der Defekt wird scharf und bogig begrenzt und zeigt an seiner Grenze eine feine, regelmäßige Verdichtungszone. Durch Knochenneubildung im verdrängten Periost kann es zu einer schalenförmigen Vorwölbung des Knochens nach außen und nach innen kommen und es können sich innerhalb des Hohlraumes auch Septen entwickeln (s. Abb. 366). In anderen Fällen besteht jedoch nicht nur eine periostale Knochenneubildung, sondern es kommt auch zu einer unregelmäßigen Knochenneubildung im Innern des alten Hämatoms (s. Abb. 367). Diese kann eine solche Intensität erreichen, daß wir als Endeffekt ein Osteom vor uns haben, welches sich äußerlich durch nichts von einem echten Osteom unterscheidet. Das Röntgenbild läßt jedoch die Genese eines solchen Osteoms an charakteristischen Unregelmäßigkeiten der Struktur erkennen. Ein echtes Osteom zeigt eine regelmäßige Struktur. Das aus einem Hämatom entstandene Osteom weist jedoch im stark verdichteten Knochen unregelmäßige Aufhellungen auf (s. Abb. 368 und 369). Daran ist seine Natur zu erkennen. Zwischen diesen beiden Extremen — dem Bild der Cyste auf der einen Seite und dem des Osteoms auf der anderen — finden wir alle Übergänge. Bei dieser Gelegenheit muß betont werden, daß diese verschiedenartigen Bilder eines alten Knochenhämatoms unter Umständen röntgenologisch eine weitgehende Ähnlichkeit mit dem einer fibrösen Dysplasie haben können, so daß die Differentialdiagnose recht schwierig sein kann. Darauf kommen wir gleich wieder zurück. Anscheinend kann es nach einem Trauma auch zu einer rein periostalen, osteomartigen Knochenwucherung kommen, ohne daß dabei ein Hämatom eine wesentliche Rolle spielen würde. Denn wir sehen manchmal eine posttraumatische Osteombildung, bei welcher nur die Lamina externa in das Osteom miteinbezogen ist, die Diploe und die Lamina interna dagegen unverändert sind. Ein derartiger Befund ist mit Knochenneubildung in einem Hämatom kaum zu erklären (s. Abb. 370a und b).

Es ist bekannt, daß man bei einem Patienten, welcher ein Trauma erlitten hat, nach Jahr und Tag Veränderungen im Bereiche des Knochens finden kann, welche dem entsprechen, was man heute als Osteoklastom bezeichnet. Unter diesem Begriffe sind die beiden Extreme, welche man früher als Ostitis fibrosa cystica localisata und als braunen Tumor bezeichnete und alle Übergangsformen zusammengefaßt. Röntgenologisch findet man ein Bild, welches dem der cystenartigen Form des alten Knochenhämatoms weitgehend ähnlich ist. Der Knochen erscheint durch Verknöcherung des verdrängten Periostes nach außen und nach innen schalenförmig aufgetrieben. Die in seinem Innern sichtbare Aufhellung zeigt eine ziemlich scharfe, bogige Begrenzung und verdichtete Ränder (s. Abb. 371a und b). Diese Verdichtung ist etwas unregelmäßig, nicht so regelmäßig wie z. B. bei einem Epidermoid. Sie ist verschieden stark ausgesprochen und kann beim braunen Tumor auch fehlen. Sie scheint um so stärker zu sein, je cystischer die Knochenveränderung ist. Man kann derartige Knochenveränderungen entgegen anders lautenden Angaben in der Literatur an jeder Stelle des Schädels antreffen. Man spricht heute viel weniger als früher von der traumatischen Genese des Osteoklastoms. Trotzdem ist wohl kaum daran zu zweifeln, daß bisweilen ein Trauma für die Entstehung einer solchen Knochenveränderung verantwortlich zu machen ist. Die Erwähnung der Ostitis fibrosa cystica localisata als Verletzungsfolge gibt Anlaß dazu, auch über fibröse Dysplasie und Trauma zu sprechen, um so mehr, als die von SCHÜLLER beschriebenen Fälle von „Cephalhaematoma deformans" von anderer Seite als fibröse Dysplasie aufgefaßt wurden. Ich glaube, daß dies zu Unrecht geschah. Wenn auch die genaue Beurteilung der Fälle SCHÜLLERs allein aus den Reproduktionen nicht möglich ist, so läßt sich doch sagen, daß zumindest bei einem Teil seiner Fälle das Bild nicht dem einer typischen fibrösen Dysplasie entspricht, vielmehr eine große Ähnlichkeit mit jenen röntgenologischen Zustandsbildern hat, welche wir vom alten Knochenhämatom her kennen. Da es sich bei alten Knochenhämatomen nicht selten um frühkindliche Traumen handelt, welchen noch dazu keine besondere Bedeutung beigemessen wurde und die daher aus dem Gedächtnis entschwunden sein können, so kommt in diesen Fällen den hinsichtlich eines Traumas negativen anamnestischen Angaben keine absolute Beweiskraft zu. Dies erschwert die Klärung und es ergibt sich, daß hier gewisse diagnostische Schwierigkeiten bestehen, die es angezeigt erscheinen lassen, im Rahmen alter traumatischer Veränderungen am Schädel auch über fibröse Dysplasie und Trauma zu sprechen. PSENNER hat mit Recht darauf hingewiesen, daß in den Fällen von fibröser Dysplasie und Trauma vielfach schon die im Röntgenbild erkennbare Ausdehnung der Veränderung mit dem Zeitpunkt des Traumas nicht in Einklang zu bringen ist, da sich die fibröse Dysplasie nur sehr langsam ausdehnt, so daß angenommen werden muß, daß die fibröse Dysplasie in den meisten Fällen schon zum Zeitpunkt des Traumas bestanden habe. Die Annahme, daß bei einer bestehenden Disposition das Trauma als auslösender Faktor wirken könne, hilft uns nicht viel weiter, denn Disposition ist ein allzu vager Begriff. Man hat ja schon bei einem gewöhnlichen Knochenhämatom den Eindruck, daß für die posttraumatische Entstehung desselben nicht ausschließlich die anatomischen Verhältnisse an der verletzten Stelle, sondern auch eine gewisse Disposition verantwortlich zu machen ist. Dafür, daß es nicht ausschließlich auf die anatomischen Verhältnisse ankommt, scheint mir z. B. der Umstand zu sprechen, daß man bisweilen am Schädelknochen posttraumatische Strukturveränderungen findet, welche sich in erster Linie in einer Vergröberung der Knochenstruktur äußern und erheblich über den Bereich des ehemaligen Knochenhämatoms hinausgehen. Ich glaube, daß man die Frage: fibröse Dysplasie und Trauma von einem anderen Gesichtspunkt betrachten muß. Es gibt am Schädel ein klassisches Bild der fibrösen Dysplasie, welches die richtige Diagnose gewissermaßen auf den ersten Blick ermöglicht, und über das wir im Rahmen der Differentialdiagnose der Meningiomhyperostose (s. S. 106) bereits ausführlich gesprochen haben. Wir wiederholen kurz: Dieses klassische Bild ist charakterisiert durch die Verdickung des Knochens mit einer zentralen Aufhellung. Letztere ist gegen die Umgebung ziemlich gut und meist bogig abgegrenzt. Der benachbarte Knochen zeigt eine mehr oder weniger stark ausgesprochene Verdichtung. Innerhalb der Aufhellung liegen wie Knochenperlen kleine, rundliche Kalkschatten. An der Basis, besonders in der Nachbarschaft der hinteren Nebenhöhlen der Nase, tritt die zentrale Aufhellung des Knochens zurück und es findet sich hier eine intensive, homogene Verdichtung des verdickten Knochens. Schwierigkeiten können sich bei der Diagnose nun in zweifacher Hinsicht ergeben. Es kann sein, daß man eine fibröse Dysplasie im Beginn zu Gesicht bekommt, zu einer Zeit, da der veränderte Bereich, der sich dann meist an der Schädelkapsel befindet, erst wenige Zentimeter Durchmesser aufweist. Dann kann die Diagnose erheblich schwieriger, die Ähnlichkeit mit einem alten Knochenhämatom im Röntgenbild groß sein. Abgesehen davon findet man bei der fibrösen Dysplasie, so wie bei allen anderen Erkrankungen auch, nicht immer das klassische Bild. Wäre dieses nicht in der Minderheit, so wäre ja die medizinische Diagnostik eine verhältnismäßig einfache Angelegenheit. Im speziellen Falle gehen die Abweichungen nach beiden Richtungen, einerseits bis zum röntgenologisch cystenartigen Bild (welches ja nicht immer das Bestehen einer Cyste beweist), andererseits bis zur vollkommenen und homogenen, intensivsten Verdichtung des verdickten Knochens. Bei diesen atypischen Bildern ist die röntgenologische Abgrenzung der fibrösen Dysplasie genau so schwierig wie die klinische Abgrenzung der Albrightschen Erkrankung im nicht klassischen Fall. Auch hier stoßen wir wieder auf die Ähnlichkeit mit Verletzungsfolgen. So findet sich z. B. in der amerikanischen Literatur ein histologisch als fibröse Dysplasie diagnostizierter Fall, dessen Röntgenbild vollkommen identisch mit dem eines alten, cystenartigen Knochenhämatoms ist. Betrachtet man sich die Röntgenbilder all der Fälle, welche als fibröse Dysplasie diagnostiziert werden, so kann man sich des Eindruckes nicht erwehren, daß — abgesehen vom klassischen Bild — die Ursache der vorliegenden Veränderungen ebensowenig einheitlich ist wie z. B. die Ursache einer Leontiasis ossea des Schädels. Und eine der Ursachen, welche gelegentlich zur Annahme einer fibrösen Dysplasie führt, scheinen eben auch alte Verletzungsfolgen zu sein, bei welchen das auslösende Trauma bekannt oder auch unbekannt sein kann. Das ist begreiflich, da ja nur wenige Untersucher über eine größere, persönliche Erfahrung auf diesem Gebiete verfügen. Da die röntgenologische Verwechslungsmöglichkeit zwischen einem alten Knochenhämatom und einer atypischen fibrösen Dysplasie einwandfrei gegeben ist, was ich auf Grund meiner verhältnismäßig großen persönlichen Erfahrung auf diesem Gebiete ruhig behaupten kann, habe ich mich dafür interessiert, ob diese Verwechslungsmöglichkeit auch histologisch besteht. Interessanterweise konnte ich diesbezüglich von patho-anatomischer Seite keine eindeutige Antwort bekommen. Dies wurde auch hier mit mangelnder persönlicher Erfahrung begründet, was verständlich ist, da sowohl das alte Knochenhämatom, als auch die fibröse Dysplasie meist keinen Anlaß zu einem chirurgischen Eingriff geben, zumindest, wenn sie röntgenologisch richtig erkannt wurden. So beschränkt sich die gesicherte patho-anatomische Erfahrung vielfach nur auf die wenigen obduzierten Fälle und ist dementsprechend erheblich geringer, als die des Röntgenologen. Wir haben daher Ursache zu der Annahme, daß es sich bei mancher „fibröser Dysplasie", die mit einem Trauma in Zusammenhang gebracht wird, nicht eigentlich um eine fibröse Dysplasie als selbständige Erkrankung, sondern um eine Verletzungsfolge handelt, die das Bild einer fibrösen Dysplasie bietet. Leider fehlt uns auch hier, wie so oft in der röntgenologischen Knochen-pathologie, der genaue Vergleich mit dem histologischen Bilde und die restlose patho-anatomische Klärung des im Röntgenbild Nachgewiesenen. So sind wir auf Schlüsse angewiesen, die nicht immer zutreffend sein müssen, weil uns der Patho-Anatom im Stiche läßt. Denn er hat sich vielfach auch noch nicht der sich aus der röntgenologischen Forschung ergebenden Fragestellung, die von der des Klinikers nicht selten verschieden ist, anpassen können.

III. Über die Lokalisation von Fremdkörpern im Bereiche des Schädels

Für die Fremdkörperlokalisation gelten im Bereiche des Schädels die gleichen Grundregeln wie im Bereiche des übrigen Körpers. Die Lokalisation hat anatomisch zu erfolgen, und zwar in erster Linie auf Grund von zwei zueinander senkrechten oder annähernd senkrechten Projektionen. Genügen diese beiden Grundaufnahmen nicht zur exakten Lokalisation, so sind weitere Projektionen zur Untersuchung heranzuziehen, wobei sich die Strahlenrichtung nach den Besonderheiten des betreffenden Falles richtet. Läßt sich auf Grund der beiden Übersichtsaufnahmen des Schädels in einem speziellen Falle mit Sicherheit sagen, daß der Fremdkörper im Gehirn gelegen ist, so wird man zur anatomischen Lokalisation zweckmäßigerweise von den Tabellen Gebrauch machen, welche Schüller und Urban[1] veröffentlicht haben. Die rundliche Form des Schädels macht es möglich, daß ein nahe der Schädelkapsel gelegener Fremdkörper sich auf beiden Übersichtsbildern auch dann in das Schädelinnere projiziert, wenn er in den äußeren Weichteilen gelegen ist. Man wird in solchen Fällen eine Durchleuchtung unter Drehung des Schädels vornehmen und eine durchleuchtungsgezielte Tangentialaufnahme anfertigen, welche uns im Falle eines endocraniell gelegenen Fremdkörpers auch über die Entfernung desselben vom nächstgelegenen Punkt der Schädelkapsel Aufschluß gibt. Es gibt nur eine Stelle am Schädel, an welcher uns die Entscheidung, ob ein Fremdkörper extra- oder intra-craniell gelegen ist, erhebliche Schwierigkeiten bereiten kann. Diese Stelle ist die Schläfengrube. Ein am Planum temporale extracraniell gelegener Fremdkörper kann sich unter Umständen in allen möglichen Projektionen auf das Schädelinnere projizieren. Abgesehen davon ist die Schädelkapsel hier verhältnismäßig dünn. Es kann daher bei dieser Lokalisation einmal geschehen, daß es unmöglich ist, mit Hilfe der gewöhnlichen Röntgenbilder festzustellen, ob der Fremdkörper außerhalb oder schon innerhalb des Schädels gelegen ist. Man wird in einem solchen Falle selbstverständlich auch versuchen, die Lokalisation stereoskopisch vorzunehmen, wobei es zweckmäßig ist, eine Hilfsmarke anzubringen. Man darf sich aber auch vom stereoskopischen Verfahren nicht allzuviel erwarten. Ich habe wiederholt beobachtet, daß bei Betrachtung der stereoskopischen Bilder die Lokalisation des Fremdkörpers durch die einzelnen Begutachter ganz verschieden erfolgte. Dort, wo ein Apparat für Schichtaufnahmen zur Verfügung steht, wird man in diesen speziellen Fällen davon meist mit Erfolg Gebrauch machen können. Im Bereiche der Nasennebenhöhlen kann die Lokalisation eines Fremdkörpers innerhalb der Kieferhöhle manchmal Schwierigkeiten bereiten, während sie bei den übrigen Nebenhöhlen leicht ist. Bei der Kieferhöhle handelt es sich nicht selten um die Lokalisation einer bei einer Zahnextraktion abgebrochenen und dislozierten Wurzel. Liegt dieselbe nahe dem Alveolarfortsatz, so wird man enorale Zahnaufnahmen zur Lokalisation mit heranziehen. Die genaue anatomische Lokalisation eines Fremdkörpers innerhalb des Ohres ist meist mit Hilfe der drei Spezialaufnahmen des Schläfenbeines unschwer durchzuführen.

---

[1] Schüller, A., und H. Urban: Craniocerebrale Schemata für die röntgenographische Lokalisation. Leipzig und Wien: Deuticke. 1934.

Eine besondere Besprechung erfordert die röntgenologische Fremdkörperlokalisation im Auge. Die Lokalisation eines Fremdkörpers setzt selbstverständlich voraus, daß der betreffende Fremdkörper genügend Schatten gibt. Es kann sich daher z. B. der Splitter eines Leichtmetalls dem röntgenologischen Nachweis entziehen. Bei Glassplittern hängt die Nachweisbarkeit von der chemischen Zusammensetzung des Glases ab. Manche Glassorten enthalten Schwermetall und sind dadurch im Röntgenbild gut erkennbar. Holzsplitter können nur unter besonders günstigen Umständen nachgewiesen werden. Es gibt eine ganze Reihe von Methoden zur Fremdkörperlokalisation im Auge. Am bekanntesten sind die Sweetsche Methode, die in Amerika vielfach angewendet wird, und die Combergsche Methode, die hauptsächlich in Deutschland Anwendung findet. Wir selbst haben immer Wert darauf gelegt, nach einer Methode zu lokalisieren, die in jedem Röntgenlaboratorium ohne besondere Apparate oder Hilfsmittel angewendet werden kann und zu einer praktisch genügenden Genauigkeit der Lokalisation führt. Eine solche Methode ist die alte Holzknechtsche Methode, natürlich den technischen Fortschritten entsprechend verbessert, welche der von COMBERG hinsichtlich der Genauigkeit der Lokalisation zumindest ebenbürtig, wenn nicht überlegen ist. Sie setzt nur exaktes Arbeiten und technisch vollwertige Röntgenbilder voraus. Die Lokalisation erfolgt auch hier mit Hilfe von zwei Aufnahmen in zueinander senkrechter Richtung. Die seitliche Aufnahme wird genau tangential zur Cornea gemacht und in folgender Weise durchgeführt: Um Irrtümer durch kleine Folien- oder Filmfehler auszuschalten, wird die Aufnahme ohne Verstärkungsfolie und auf zwei in der Kassette übereinandergelegten Filmen gemacht. Die Anordnung der Aufnahme erfolgt dann in der Weise, daß der Patient mit der Median-Sagittalebene seines Schädels parallel zur Kassettenebene gelagert wird und der Zentralstrahl senkrecht zur Kassettenebene durch die Cornea verläuft. Man läßt dabei den Patienten einen in Augenhöhe gelegenen Punkt fixieren, der so angebracht wird, daß der Patient geradeaus schaut. Um eine Überlagerung beider Seiten zu verhindern, wird der Kopf des Patienten vor der Exposition in der Weise etwas gedreht, daß die Nase von der Kassette abgedreht wird. Dadurch kommt im Bild der filmnahe Bulbus etwas vor den filmfernen zu liegen, so daß beide Seiten nicht verwechselt werden können. Selbstverständlich muß der Kopf dann bis zur Exposition ruhig gehalten und daher fixiert werden. Das Röntgenbild läßt deutlich die Cornea und die Augenlider der zu untersuchenden Seite erkennen (s. Abb. 372). Es erübrigt sich daher die Verwendung eines Kontaktglases mit Bleimarken, welche die Limbusebene markieren. Denn die Limbusebene liegt durchschnittlich 2 mm hinter der im Röntgenbild sichtbaren Kuppe der Hornhaut. Wir können nun aus dem seitlichen Bild feststellen, wieweit der Fremdkörper in der seitlichen Projektion von der Limbuslinie entfernt ist und wie er zum horizontalen Meridian des Bulbus gelegen ist. Wir benötigen nun weiter eine Aufnahme zur Feststellung der Beziehung des Fremdkörpers zum sagittalen Meridian des Bulbus. Dies geschieht in der Weise, daß wir eine sagittale Aufnahme von der verletzten Seite und nur von dieser machen. Die Kassette wird so gelagert, daß der Patient mit dem gesunden Auge an der Kassette vorbei, geradeaus blickend, einen Punkt fixieren kann. Ob er dabei etwas hinauf- oder hinuntersieht, ist einerlei. Die Blickrichtung darf nur nicht nach nasal oder temporal abweichen. Die Röhre wird so angeordnet, daß der Zentralstrahl mit der Deutschen Horizontalebene einen cranialwärts offenen Winkel von etwa 15° bildet, so daß die Pyramide an den unteren Orbitarand projiziert wird und die Orbita nicht überlagert. Der Fokus der Röhre wird zweckmäßigerweise um die halbe Augendistanz, also um etwa 3 cm aus der Sagittalebene des Schädels nach der zu untersuchenden Seite verschoben. Diese Seitenverschiebung ist allerdings nicht unbedingt erforderlich, vorausgesetzt, daß die Aufnahme nicht aus zu geringer Distanz gemacht wird. Wir machen die Aufnahme aus der gleichen Fokus-Kassettendistanz wie bei anderen Untersuchungen des Schädels. In dieser Aufnahme läßt sich ohne Schwierigkeit die Median-Sagittalebene der Orbita feststellen (s. Abb. 373). Man verbindet durch eine horizontale Linie den äußeren und inneren Orbitarand, wobei nur darauf zu achten ist, daß man für die Messung den inneren Kontur der medialen Orbitawand nimmt, welcher dem vorderen Anteil derselben entspricht und nicht den äußeren Kontur, welcher dem hinteren Anteil der medialen Orbitawand entspricht. Die durch die Mitte dieser Verbindungslinie gezogene Senkrechte entspricht der Median-Sagittalebene der Orbita. Nach Angabe der Anatomen deckt sich die Median-Sagittalebene der Orbita ziemlich genau mit der Median-Sagittalebene des Bulbus. Wir können daher in dieser Aufnahme die Lage des Fremdkörpers zu dieser Ebene ohne weiteres bestimmen und haben damit die Lage des Fremdkörpers zu den drei senkrechten Ebenen im Raum mit genügender Genauigkeit festgelegt. Man kann nun die Lage des Fremdkörpers in dem üblichen Schema des Bulbus, dem Schnitt durch den Äquator und dem Schnitt durch einen Meridian (welcher dann dem des Fremdkörpers entspricht), eintragen und auf diesem Schema seine Distanz von der Sehachse und von der Limbusebene ablesen (s. Abb. 374). Die Genauigkeit der Combergschen Methode ist, wie sich aus der Betrachtung seiner eigenen Abbildungen und den von ihm daraus mangels röntgenologischer Grundkenntnisse, gezogenen

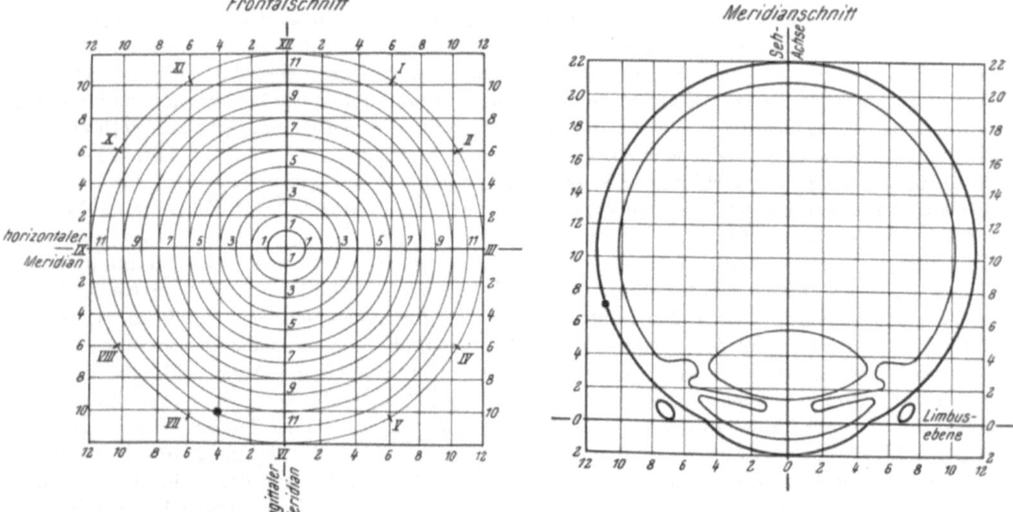

Abb. 374. Die Abbildung zeigt das Mittelwerten entsprechende Schema, in dem die Lage des Fremdkörpers eingetragen wird. Aus den Aufnahmen der Abb. 372 und 373 ergibt sich, daß der Fremdkörper bei 6.45 Uhr, 10 mm unter dem Horizontalmeridian, 4 mm nasal vom Sagittalmeridian und 7 mm hinter der Limbusebene, in einer Entfernung von 11 mm von der Sehachse gelegen ist. Die Entfernung von der Sehachse ergibt sich aus der Lage des Fremdkörpers im Frontalschnitt. Es hat sich also im gegenständlichen Fall ergeben, daß der Fremdkörper ganz oberflächlich gelegen ist und je nach der Konfiguration des Bulbus noch innerhalb der Sklera oder schon außerhalb derselben gelegen sein kann. Eine weitere Entscheidung kann in einem solchen Fall nur durch die Serienaufnahmen (s. Abb. 376) erbracht werden.

Fig. 374. The illustration shows the diagram with the corresponding mean values for plotting the position of the foreign body. It can be deduced from Figs. 372 and 373, that the foreign body was situated in a position of 6.45 hours 10 mm below the horizontal meridian, 4 mm nasally from the sagittal meridian, and 7 mm behind the plane of the limbus at a distance of 11 mm from the visual axis. The distance from the optical axis is deduced from the position of the foreign body in the frontal section. In the given case, therefore, it has been deduced that the foreign body lays quite superficially, and depending on the configuration of the bulbus it could be situated either within or just outside the sclera. A more detailed decision can only be obtained in such a case by serial views (see Fig. 376).

Fig. 374. La figura reproduce el esquema de los valores medios en el cual se calcula la localización del cuerpo extraño. De las Figs. 372 y 373 resulta que el cuerpo extraño está situado a las 7.45 hrs., 11 mm. por debajo del meridiano horizontal, 4 mm. nasal del meridiano sagital y 7 mm. detrás del plano limbico, a una distancia de 11 mm. del eje visual. La distancia del eje visual resulta de la localización del cuerpo extraño en el corte frontal. En el caso presente ha resultado pues que el cuerpo extraño está situado muy superficialmente y que, según la configuración de la esclerótica del bulbo ocular, se encuentra, todavía, dentro de la esclerótica o ya fuera de la misma. Una anterior aclaración solo puede resultar por radiografías seriadas (véase Fig. 376).

Fig. 374. La figure montre le schéma correspondant aux valeurs moyennes et sur lequel la situation du corps étranger est inscrite. D'après les radiographies des Fig. 372 et 373 le corps étranger se trouve à 6 h ³/₄ à 11 mm. en-dessous du méridien horizontal, à 4 mm. du méridien sagittal du côté nasal et à 7 mm. en arrière du plan du limbe; il est situé à une distance de 1 mm. de l'axe optique. La distance de l'axe optique est donnée par la situation du corps étranger sur la coupe frontale. Dans le cas présent le corps étranger est très superficiel, il peut donc se trouver selon la configuration du bulbe soit à l'intérieur de la sclérotique, soit déjà à l'extérieur de cette dernière. Une précision plus grande dans un tel cas ne peut être donnée que par une série de radiographies (voir Fig. 376).

Fehlschlüssen ergibt, keineswegs größer. Liegt auf Grund der Ausmessung des seitlichen und des sagittalen Bildes der Fremdkörper mit Sicherheit innerhalb des Augapfels, so ist die Untersuchung damit beendet. Liegt jedoch der Fremdkörper peripher, so daß sich auf Grund der Messung die Möglichkeit ergibt, daß er sowohl außerhalb als auch innerhalb des Bulbus gelegen sein kann, so ist zur Feststellung seiner tatsächlichen Lage eine ergänzende Untersuchung mit Blickrichtungswechsel erforderlich, da wir uns bei den Schlüssen aus der Ausmessung nur an die Durchschnittsmaße des Bulbus halten können. Diese Aufnahmen mit Blickrichtungswechsel sind eine Ergänzung jeder der üblichen Methoden, da keine derselben bei einem peripher gelegenen Fremdkörper mit Sicherheit zu sagen vermag, ob derselbe schon innerhalb oder noch außerhalb des Bulbus gelegen ist. Man kann die von HOLZKNECHT eingeführten Aufnahmen bei Blickrichtungswechsel mit Hilfe einer Serienkassette durchführen. Eine solche Serienkassette besteht aus einem Kassettentunnel für eine Kassette 18/24, bei welchem nur der mittlere, schlitzförmige etwa 48 mm breite Teil strahlendurchlässig ist, in dem die an einem Stiel

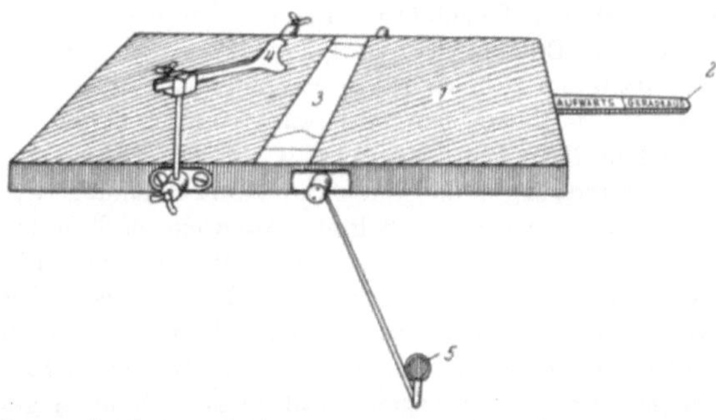

Abb. 375. Skizze einer Kassette für Serienaufnahmen des Auges nach HOLZKNECHT (Herstellerfirma Karl Marholt, Wien IX, Garnisongasse 7). Legende: *1* Einschubkassette, mit Ausnahme des Schlitzes (*3*) mit Zinkblech bedeckt. *2* Stiel zum Verschieben der Filmkassette. *4* Verstellbarer Einbeißspatel. *5* Verstellbare Marke zum Fixieren.

Fig. 375. Sketch of a cassette for serial films of the eye, according to HOLZKNECHT (manufacturer: Karl Marholt, Vienna IX, Garnisongasse 7). Legends: *1* Sliding cassette, covered with a zinc foil with the exception of the slot *3*. *2* Handle to adjust the cassette. *4* Adjustable lock. *5* Adjustable mark for fixation.

Fig. 375. Esquema de un chassis para radiografías seriadas del ojo según HOLZKNECHT (firma fabricante, Karl Marholt, Viena IX., Garnisongasse 7). Leyendas: *1* Chassis de deslizamiento, con diafragma (*3*) cubierto de chapa de zinc. *2* Mango para deslizar el chassis. *4* Traba a espátula graduable. *5* Marcas graduables para fijar.

Fig. 375. Schéma d'une cassette porte-film pour radiographies sériées de l'oeil d'après HOLZKNECHT (Marque de fabrique Karl Marholt, Vienne IX, Garnisongasse 7). Légende: *1* Cassette à tiroir entourée de zinc laminé à part la fenêtre (*3*). *2* Poignée pour déplacer la cassette porte-film. *4* Tige à came mobile. *5* Pièce d'arrêt mobile pour la fixation.

befestigte Kassette in der Weise verschoben werden kann, daß auf dem Film untereinander Aufnahmen bei Blick geradeaus, nach oben, nach unten, nasalwärts und schläfenwärts angefertigt werden können (s. Abb. 375 und 376). Die Kassette wird nach jeder Exposition weitergeschoben. Wichtig ist, daß der Kopf absolut fixiert ist, was durch einen am Kassettenrand angebrachten, verstellbaren Einbeißspatel geschieht, an welchem sich der Patient mit den Zähnen festhält. An den Seiten des Kassettentunnels befindet sich ferner eine Vorrichtung, durch welche der Blickpunkt für die bei den verschiedenen Aufnahmen erforderliche Blickrichtung festgelegt wird. Man kann solche Aufnahmen mit Blickrichtungswechsel jedoch auch am Bucky-Tisch ohne weiteres improvisieren, indem man auf einer Kassette, welche man zum Teil mit Bleifolien abdeckt, vier Aufnahmen in verschiedener Blickrichtung macht. Es muß nur auch da auf absolute Ruhigstellung des Kopfes und exakten Blickrichtungswechsel geachtet werden. Natürlich können auch bei der Lokalisation eines Fremdkörpers nach der Holzknechtschen Methode Schwierigkeiten bestehen. Eine Schwierigkeit ergibt sich z. B. dann, wenn das Auge nicht geöffnet werden kann und dadurch die Cornea nicht zur Darstellung gelangt. Man kann in einem solchen Falle versuchen, mit den geschützten Händen die Lider auseinander zu halten. Ist auch dies nicht möglich, so kann man den Lidspalt bzw. die Cornea durch Einführung eines flüssigen Kontrastmittels in den Lidspalt markieren. Man darf dies jedoch nur dann machen, wenn man schon eine Aufnahme ohne Kontrastmittel durchgeführt und dabei festgestellt hat, daß ein vorhandener Fremdkörper im hinteren Bulbusabschnitt liegt. Denn liegt er im vorderen Bulbusabschnitt, so könnte er vom Kontrastmittel verdeckt werden. Unüberwindliche Schwierigkeiten bieten multiple kleine Fremdkörper, die einander so ähnlich sind, daß es nicht möglich ist, sie in der seitlichen und sagittalen Aufnahme zu identifizieren. Zeigen in einem solchen Falle Aufnahmen mit Blickrichtungswechsel eine Lageveränderung einzelner Fremdkörper, so ist, abgesehen von den noch zu besprechenden Einschränkungen, anzunehmen, daß diese im Bulbus gelegen sind. Eine genauere Lokalisation wird jedoch kaum möglich sein. Man kann eine solche mit Hilfe stereoskopischer Aufnahmen versuchen. In diesen Fällen werden Aufnahmen nach der Sweetschen Methode bessere Resultate ergeben, doch wird in den meisten Röntgeninstituten der dazu nötige Apparat nicht vorhanden sein. Auch die Serienaufnahmen bei Blickrichtungswechsel können zu Fehlschlüssen führen. Ein an die Außenseite des Bulbus fixierter kleiner Fremdkörper macht natürlich die gleichen Mitbewegungen wie ein Fremdkörper, der im Bulbus selbst peripher gelegen ist. Da eine derartige Fixation durch fibrinöse Ausschwitzungen ziemlich bald erfolgen kann, ist die röntgenologische Untersuchung bei einer frischen perforierenden Verletzung immer eine dringliche Angelegenheit. Wir haben in einem solchen Falle keine Möglichkeit der Unterscheidung zwischen intra- und extrabulbärem Sitz des Fremdkörpers und auch die Kontrastfüllung des Tenonschen Raumes kann uns hier nur in den seltensten Fällen helfen. Auch ein im Tenonschen Raum gelegener, aber am Bulbus nicht fixierter Fremdkörper kann Mitbewegung bei Blickwechselrichtung zeigen. In diesem Falle wird die geringe Exkursion des Fremdkörpers, der bei den Bewegungen des Bulbus nur etwas verschoben wird, auf seine Lage hinweisen, da aus den beiden Grundaufnahmen seine periphere Lage festzustellen war und er bei peripherer Lage im Bulbus ausgiebige Exkursionen zeigen müßte. Ein Lagewechsel eines extrabulbär gelegenen Fremdkörpers bei Blickrichtungswechsel ist ferner dann möglich, wenn er in einem Augenmuskel oder in unmittelbarer Verbindung mit ihm gelegen ist. Er zeigt jedoch dann im Gegensatz zum intrabulbär gelegenen Fremdkörper eine unkoordinierte Mitbewegung, da er bei Kontraktion des betreffenden Muskels einen besonders starken Lagewechsel durchführt, den man unter Umständen zur Lokalisation verwenden kann. Natürlich muß man bedenken, daß ein intrabulbär, in der Nähe der Drehungsachse gelegener Fremdkörper, bei der entsprechenden Drehung des Bulbus nur wenig Mitbewegung zeigen kann. Auch ist der Lagewechsel eines in der Median-Sagittalebene des Bulbus gelegenen Fremdkörpers beim Blick nasal- und temporalwärts nicht sehr auffällig, da die Bewegungsrichtung mit der Projektionsrichtung in der seitlichen Aufnahme zusammenfällt. Vielfach merkt man dann in solchen Fällen, bei dem betreffenden Blickrichtungswechsel in erster Linie eine Formveränderung des Fremdkörperschattens. Ist man sich auf Grund dessen, was die seitliche Serienaufnahme zeigt, über die Lage des Fremdkörpers nicht im klaren, so kann man diese Aufnahmen durch Aufnahmen in sagittaler Richtung mit Blickrichtungswechsel ergänzen. Eine Fehlerquelle stellen unter Umständen auch Fremdkörper im Augenlid dar, da sie beim Blick nach oben und unten ebenfalls gehoben oder gesenkt werden. Sie zeigen allerdings beim Blick nasalwärts und temporalwärts keine Lageveränderung. Im Zweifelsfalle kann man bei etwas größeren Fremdkörpern auch vor dem Durchleuchtungsschirm dadurch zu einem richtigen Ergebnis kommen, daß man das Lid an den Wimpern vom Augapfel abheben läßt. Bezweifelt der Kliniker die Richtigkeit der röntgenologischen Lokalisation, so kann man letztere dadurch erleichtern und anschaulicher gestalten, daß der Kliniker möglichst nahe dem mutmaßlichen Sitz des Fremdkörpers an der Sklera eine Marke (Clips oder Silberdraht) anbringt und man den Fremdkörper mit Hilfe der beiden Grundaufnahmen zu dieser Marke lokalisiert. Ich habe auf diese Weise schon wiederholt den Kliniker vom extrabulbären Sitz eines intrabulbär vermuteten Fremdkörpers überzeugen können, da ihm die Beziehung des Fremdkörpers zur Marke einleuchtender ist, weil er beide im Röntgenbild nebeneinander gut zu sehen vermag.

Röntgenbilder

Roentgenograms

Radiografías

Radiographies

Abb. 1 bis 14 befinden sich im Text S. 8 bis 34.

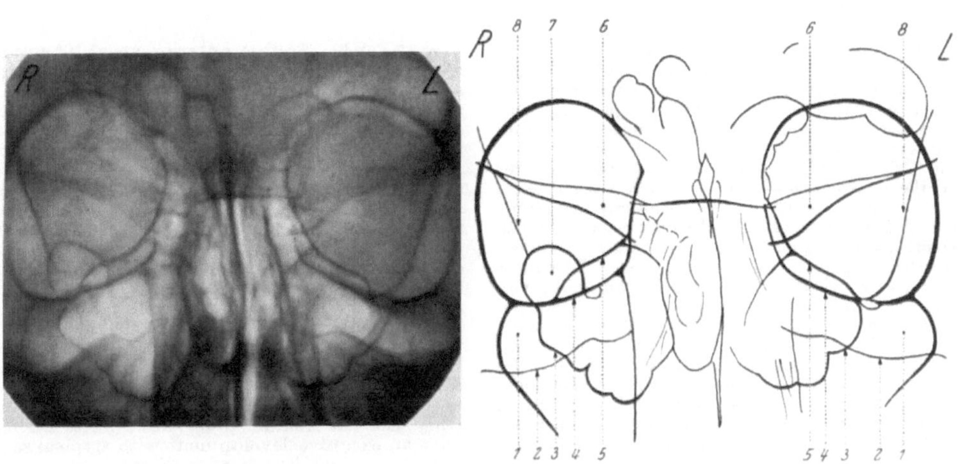

Abb. 15 und Skizze. Posterior-anteriore, etwa 20° cranial-exzentrische Aufnahme des mittleren Bereiches des Schädels (s. S. 38). Starke Entwicklung der Keilbeinhöhlen nach unten und lateral in den Processus pterygoideus und den großen Keilbeinflügel. Legende: *1* Zygomaticusbucht der Kieferhöhle. *2* Oberer Kontur der Pyramiden. *3* Laterale und untere Begrenzung des in die Kieferhöhle projizierten großen Recessus pterygoideus der Keilbeinhöhle. *4* Unterer Orbitarand. *5* Dach der Kieferhöhlen. *6* Kleiner Keilbeinflügel. *7* Lateraler Recessus der rechten Keilbeinhöhle, in die laterale Orbitawand vordringend. *8* Linea innominata.

Fig. 15 y esquema. Radiografía postero-anterior, 20° cráneo-excéntrica de la parte media del cráneo. Desarrollo considerable de los senos esfenoidales hacia abajo y lateralmente hacia la apófisis pterigoides y ala mayor del esfenoides. Leyendas: *1* Fosa cigomática del seno maxilar. *2* Contorno superior del peñasco. *3* Límites lateral e inferior del receso pterigoideo del seno esfenoidal que se proyecta en el seno maxilar. *4* Borde inferior de la órbita. *5* Techo de los senos maxilares. *6* Ala menor del esfenoides. *7* Receso lateral del seno esfenoidal derecho, avanzando hacia la pared lateral de la órbita. *8* Línea innominada.

Fig. 15 and sketch. Postero-anterior, approximately 20° cranially eccentric view of the middle portion of the skull. Marked protrusion of the sphenoid sinus inferiorly and laterally into pterygoid process and the greater wing of the sphenoid. Legends: *1* Zygomatic portion of maxillary sinus. *2* Upper outline of the petrous bones. *3* Lateral and lower border of the great pterygoid recess of the sphenoid sinuses which is projected into the maxillary sinuses. *4* Lower rim of orbit. *5* Roof of maxillary sinuses. *6* Lesser wing of sphenoid. *7* Lateral recess of right sphenoid sinus which protrudes into the lateral wall of orbit. *8* Innominate line.

Fig. 15 et schéma. Radiographie de la région centrale de crâne en incidence postéro-antérieure, le rayon incident étant incliné d'environ 20° en direction céphalique. Développement important des sinus sphénoïdaux vers le bas et vers l'extérieur dans l'apophyse ptérygoïde et dans la grande aile du sphénoïde. Légende: *1* Echancrure zygomatique du sinus maxillaire. *2* Crête supérieure des rochers. *3* Limite externe et inférieure de la grande cavité ptérygoïde du sinus sphénoïdal, cette cavité se projette dans le sinus maxillaire. *4* Bord inférieur de l'orbite. *5* Paroi supérieure des sinus maxillaires. *6* Petite aile du sphénoïde. *7* Cavité externe du sinus sphénoïdal droit pénétrant dans la paroi externe de l'orbite. *8* Ligne innominée.

Abb. 16 befindet sich im Text S. 39

Abb. 17a und b. Posterior-anteriore, etwa 20⁰ cranial-exzentrische Aufnahme der Stirnhöhlen (s. S. 38). Die Abb. a zeigt außerordentlich stark entwickelte Nasennebenhöhlen. Insbesondere die Stirnhöhlen sind außerordentlich groß, stark gebuchtet, im übrigen aber normal. Auch die Crista galli ist pneumatisiert, was an ihrer Größe und der besonders deutlich ausgebildeten Corticalis zu erkennen ist. Beiderseits besteht eine große orbitale Bucht, durch welche das ganze Orbitadach einschließlich des ganzen kleinen Keilbeinflügels pneumatisiert ist. Besonders linkerseits dringt die Pneumatisation schon von oben her in die vom großen Keilbeinflügel gebildete laterale Orbitawand vor. Die Pneumatisation ist exzessiv, doch kann man hier im Hinblick auf die normale Konfiguration und Begrenzung der Nebenhöhlen noch nicht von einem Pneumosinus dilatans sprechen. Im Gegensatz dazu sind die Nasennebenhöhlen im Falle der Abb. b im allgemeinen weniger stark ausgebildet. Nur die linke Stirnhöhle zeigt im lateralen Anteil eine exzessive Entwicklung mit atypischer Septenbildung. Auch ist die Begrenzung der Stirnhöhle in diesem Teil eigenartig unregelmäßig. Diese Umstände sprechen für das Bestehen eines Pneumosinus dilatans im lateralen Anteil der linken Stirnhöhle.

Fig. 17a y b. Radiografía postero-anterior, craneo-excéntrica, de los senos frontales. La Fig. a muestra senos paranasales muy desarrollados. Los senos frontales son, sobre todo, muy desarrollados, de límites policiclicos, pero normales por lo demás. También la cresta galli está neumatizada, lo que se reconoce por su volumen y la cortical particularmente clara. A ambos lados se visualiza una fosa orbitaria grande, observándose que todo el techo de la órbita, inclusive todo el ala menor del esfenoides están neumatizados. Es, sobre todo, a la izquierda donde la neumatización avanza desde arriba en la pared lateral de la órbita formada por el ala mayor del esfenoides. La neumatización es excesiva aunque teniendo en cuenta en este caso la configuración normal y los límites de los senos paranasales, no puede hablarse de un neumoseno dilatante. Contrariamente, los senos paranasales en el caso de la Fig. b están, en general, menos desarrollados. Solamente el seno frontal izquierdo muestra, en su parte lateral, un desarrollo excesivo con formación de tabiques atípicos. También la delimitación del seno frontal es, en esta región, peculiarmente irregular. Estos hechos hablan de la existencia de un neumoseno dilatante en la parte lateral del seno frontal izquierdo.

Fig. 17a and b. Postero-anterior, about 10⁰ cranially eccentric view of the frontal sinuses. Fig. a shows extraordinarily strongly developed nasal accessory sinuses. Especially the frontal sinuses are extraordinarily large, markedly domed, but apart from that, normal. The Crista galli is also pneumatised, which can be recognized by its size and its clearly developed cortex. There is an orbital recess on both sides, by which the whole of the roof of the orbit, including the lesser wing of the sphenoid, is pneumatised. Especially on the left side the pneumatisation extends from above into the lateral wall of the orbit, which is formed by the greater wing of the sphenoid. The pneumatisation is excessive, but in view of the normal configuration and border of the sinuses it is not yet possible to diagnose pneumosinus dilatans. In contrast to this, Fig. b shows less extensively developed nasal accessory sinuses. Only the left frontal sinus shows in its lateral part an excessive development with atypical septum formation. The border of the frontal sinus is also unusually irregular at this site. These findings suggest the presence of a pneumosinus dilatans in the lateral portion of the left frontal sinus.

Fig. 17a et b. Radiographies des sinus frontaux en incidence postéro-antérieure le rayon étant incliné d'environ 20⁰ en direction céphalique. La Fig. a montre des sinus paranasaux extrêmement développés, les sinus frontaux sont particulièrement grands, très découpés, mais sans celà normaux. L'apophyse crista galli présente également une pneumatisation ce qui se reconnaît à ses dimensions et à sa corticale particulièrement développée. Les deux côtés montrent une échancrure orbitaire importante à travers laquelle toute la voûte de l'orbite y compris la petite aile du sphénoïde dans son ensemble montre une pneumatisation. Cette pneumatisation s'étend surtout dans la partie supérieure de la paroi externe de l'orbite gauche formée par la grande aile du sphénoïde. Cette pneumatisation est excessive, on ne peut toutefois parler d'un pneumosinus dilatant si l'on tient compte de la configuration et des limites normales des sinus paranasaux. Les sinus paranasaux sont au contraire en général moins développés dans le cas de la Fig. b; le sinus frontal gauche montre toutefois dans sa partie externe un développement anormal avec formation de cloisons atypiques. La limite du sinus frontal dans cette partie est très irrégulière. Toutes ces particularités parlent pour l'existence d'un pneumosinus dilatant de la région externe du sinus frontal gauche.

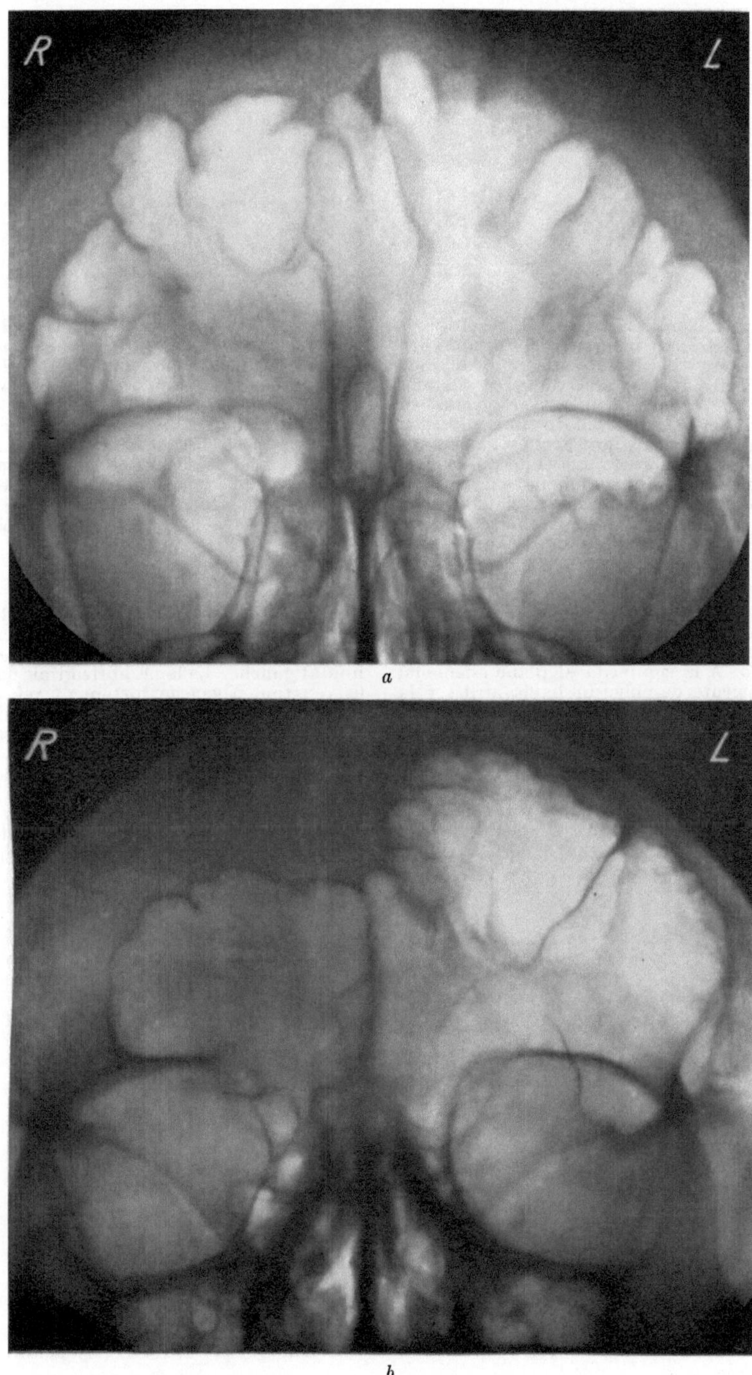

a

b

Abb. 18 und Skizze. Mittlerer Bereich einer posterioren-anterioren Übersichtsaufnahme des Schädels in einem Falle von Pneumosinus dilatans der linken Keilbeinhöhle (s. S. 39). Das Planum sphenoidale ist vorwiegend links stark nach oben verlagert und der mediale Teil des linken kleinen Keilbeinflügels ist von einem großen pneumatischen Raum eingenommen. Legende zur Skizze: *1* Planum sphenoidale, nach oben verlagert und nicht horizontal, sondern schräg nach links oben verlaufend. *2* Großer pneumatischer Raum im medialen Teil des linken kleinen Keilbeinflügels. *3* Fissura orbitalis superior.

Fig. 18 y esquema. Parte media de una radiografía panorámica postero-anterior del cráneo en un caso de neumoseno dilatante del seno esfenoidal izquierdo. A la izquierda el plano esfenoidal está intensamente desplazado hacia arriba y la parte interna del ala menor del esfenóides izquierdo está ocupado por un espacio neumático grande. Leyendas del esquema: *1* Plano esfenoidal, desplazado hacia arriba y no horizontal sino dirigiéndose hacia arriba e izquierda. *2* Espacio neumático voluminoso en la parte interna del ala menor del esfenoides izquierdo. *3* Fisura orbitaria superior.

Fig. 18 and sketch. Middle portion of a posteroanterior view of the skull in a case of pneumosinus dilatans of the left sphenoidal sinus. The sphenoidal plane, especially on the left, is displaced markedly upwards and the medial portion of the left lesser wing of the sphenoid is occupied by a large air space. Legends for sketch: *1* Sphenoidal plane, which is displaced upward and is not horizontal, but runs upwards to the left. *2* Large air space in the medial part of the left lesser wing of the sphenoid. *3* Superior orbital fissure.

Fig. 18 et schéma. Région centrale d'une radiographie de crâne en incidence occipito-nasale dans un cas de pneumosinus dilatant du sinus sphénoïdal gauche. La lame horizontale du sphénoïde est surtout à gauche fortement refoulée vers le haut et la partie interne de la petite aile du sphénoïde à gauche est occupée par une grande cavité pneumatisée. Légende du schéma: *1* Lame horizontale du sphénoïde refoulée vers le haut. La lame n'est pas horizontale, mais oblique et remonte vers la gauche. *2* Grande cavité pneumatisée de la région interne de la petite aile du sphénoïde. *3* Fente sphénoïdale.

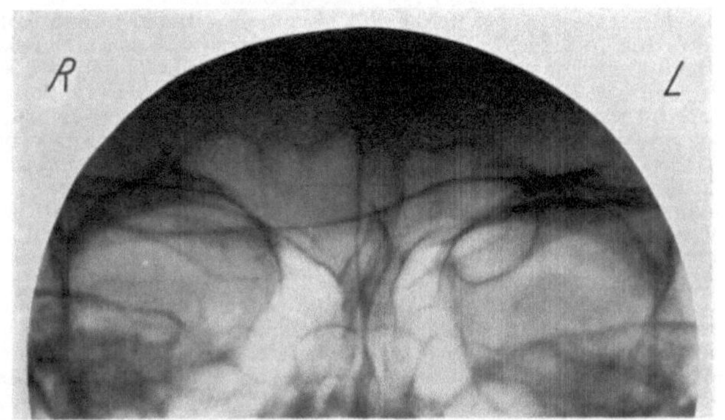
R
L

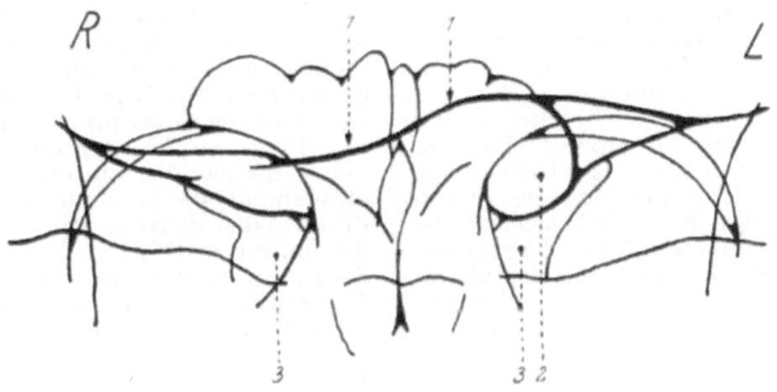
R
L
1
1
3
3
2

Abb. 19 und Skizze. Anterior-posteriore, cranial-exzentrische Aufnahme des Hinterhauptes in einem Fall von großer Hohlraumbildung im linken Mastoid, dessen Ursache trotz Operation und histologischer Untersuchung ungeklärt blieb (s. S. 40). Die ganze Pars mastoidea des linken Schläfenbeines ist strukturlos und macht den Eindruck, als wäre sie aufgebläht. Die obere Gehörgangswand fehlt. Die mediale Hälfte der Pyramide mit dem Labyrinth ist nicht verändert. Bei der Operation fand sich nur ein großer Hohlraum mit etwas freier Flüssigkeit. Pneumosinus dilatans? Legende zur Skizze: *1* Hohlraum im linken Mastoid. *2* Labyrinthkern. *3* Nach hinten-medial in die hintere Schädelgrube verdrängte Dura mit schalenförmiger Knochenneubildung. *4* Pyramidenspitzen. *5* Confluens sinuum. *6* Rechte, obere Pyramidenkante. *7* Warzenfortsatz, links erheblich größer als rechts. *8* Obere Gehörgangswand, links fehlend. *9* Kieferköpfchen. *10* Untere Wand des äußeren Gehörganges und der Paukenhöhle. *11* Foramen occipitale magnum. *12* Atlasbogen. *13* Dorsum sellae.

Fig. 19 y esquema. Radiografía antero-posterior, cráneo-excéntrica de la parte posterior del cráneo en un caso de desarrollo considerable de una cavidad en la mastoides izquierda, cuya causa no pudo explicarse a pesar de la intervención quirúrgica y el exámen histológico. Toda la región mastoidea del temporal izquierdo carece de estructura y hace la impresión como si estuviese insuflada. Falta la pared superior del conducto auditivo. La parte interna del peñasco, conjuntamente con el laberinto, no están alterados. La intervención demostró que había una voluminosa cavidad con un poco de líquido libre. Neumoseno dilatante? Leyendas del esquema: *1* Cavidad en la mastoides izquierda. *2* Núcleo del laberinto. *3* Dura desplazada hacia atrás y adentro en la fosa cerebral posterior con neoformación de hueso en catáfilo. *4* Punta de los peñascos. *5* Confluente del seno. *6* Canto superior del peñasco derecho. *7* Punta de la apófisis mastoides a la izquierda mucho más grande que a la derecha. *8* Pared superior del conducto auditivo, faltando a la izquierda. *9* Cabeza del maxilar. *10* Pared inferior del conducto auditivo externo y del oído medio. *11* Agujero occipital mayor. *12* Arco del atlas. *13* Dorso de la silla turca.

Fig. 19 and sketch. Antero-posterior, cranially eccentric view of the occipital bone showing a case with a large cavity formation in the left mastoid. Despite operation and histological investigation, the cause of this remained unknown. The whole mastoid portion of the left temporal bone is structureless and gives the impression of being expanded. The upper wall of the auditory canal is missing. The medial half of the petrous bone, including the labyrinth, is unchanged. At operation, only a large cavity with a little free fluid was found. (Was this pneumosinus dilatans?) Legends for sketches: *1* Cavity in the left mastoid. *2* Osseous labyrinth. *3* The dura, showing shell-like new bone formation, is displaced postero-medially into the posterior cranial fossa. *4* Tip of the petrous bones. *5* Confluens sinuum. *6* Right, upper edge of the petrous bone. *7* Tip of mastoid which is considerably larger on the left than on the right. *8* Upper wall of auditory canal, which is missing on the left. *9* Mandibular condyle. *10* Lower wall of the external auditory canal and of the tympanic cavity. *11* Foramen magnum. *12* Arch ot the Atlas. *13* Dorsum sellae.

Fig. 19 et schéma. Radiographie de l'occipital en incidence antéro-postérieure, le rayon étant incliné en direction céphalique, dans un cas d'une grosse cavité de la portion mastoïdienne gauche, son étiologie ne fut précisée ni par l'opération, ni par l'examen histologique. Toute la portion mastoïdienne du temporal gauche montre un effacement de la structure osseuse et donne l'impression d'être soufflée. La paroi supérieure du conduit auditif fait défaut. La moitié interne du rocher avec le labyrinthe n'est pas modifiée. L'opération ne révéla qu'une grande cavité contenant un peu de liquide. Pneumosinus dilatant? Légende du schéma: *1* Cavité de la portion mastoïdienne gauche. *2* Noyau labyrinthique. *3* Dure-mère refoulée vers le plan médian et en arrière dans l'étage postérieur du crâne avec ostéoformation en forme de coque. *4* Sommet des rochers. *5* Confluent des sinus. *6* Crête supérieure du rocher droit. *7* Extrémité de l'apophyse mastoïde à gauche beaucoup plus grande qu'à droite. *8* Paroi supérieure du conduit auditif, elle fait défaut à gauche. *9* Condyle du maxillaire inférieur. *10* Paroi inférieure du conduit auditif externe et de la caisse du tympan. *11* Trou occipital. *12* Arc de l'atlas. *13* Lame quadrilatère du sphénoïde.

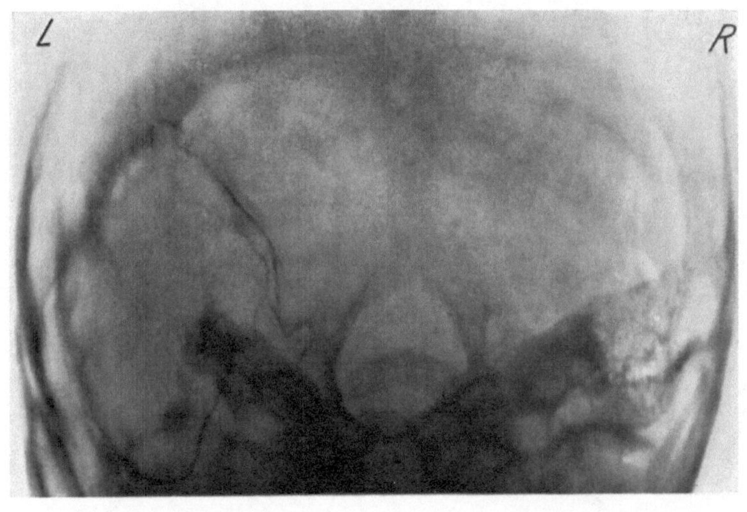

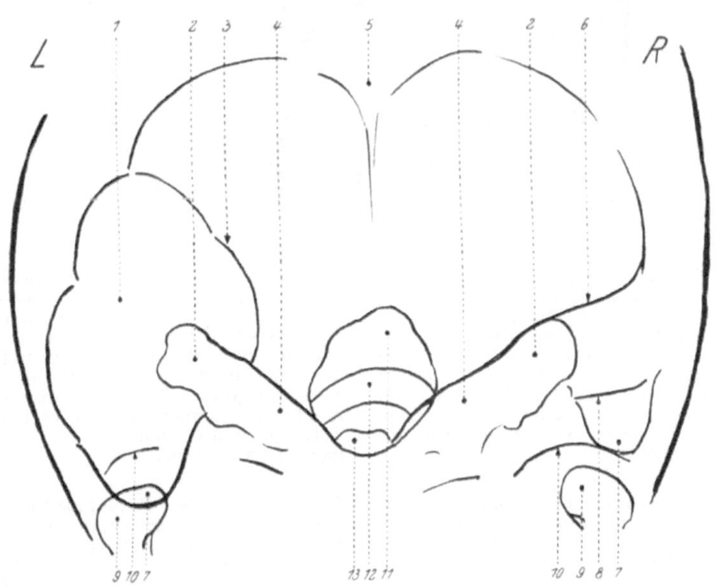

L
R
1
2 3 4
5
4
2 6
9 10 7
13 12 11
10 9 8 7

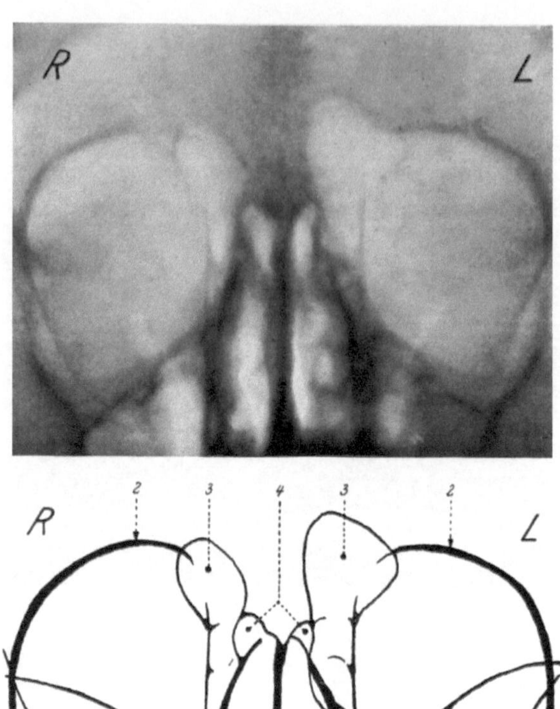

Abb. 20 und Skizze. Posterior-anteriore, cranial-exzentrische Aufnahme der Nebenhöhlen I. Serie. Beiderseits haben sich Siebbeinzellen in den Stirnbereich vorgeschoben. Beiderseits haben sich außerdem von einer Nasenbucht aus kleine Stirnhöhlen entwickelt (s. S. 41). Legende zur Skizze: *1* Septum der Nase. *2* Oberer Orbitarand. *3* In den Stirnbereich vorgeschobene Siebbeinzellen. *4* Kleine, von einer Nasenbucht aus entstandene Stirnhöhlen.

Fig. 20 and sketch. Postero-anterior, cranially eccentric view of the nasal accessory sinuses of the first series. On both sides the ethmoidal cells have extended into the area of the forehead. In addition on both sides small frontal sinuses have developed from a nasal recess. Legends for sketch: *1* Nasal septum. *2* Upper margin of orbit. *3* Ethmoidal cell extending into region of forehead. *4* Small frontal sinuses which have developed from a nasal recess.

Fig. 20 y esquema. Radiografía postero-anterior, cráneo-excéntrica de los senos paranasales I^{era} serie. En ambos lados hay células etmoidales que invaden la zona del frontal. En ambos lados se han formado, además, desde una fosa nasal, pequeños senos frontales. Leyendas del esquema: *1* Tabique de la nariz. *2* Borde superior de la órbita. *3* Células etmoidales que invaden el hueso frontal. *4* Senos frontales pequeños originados de una fosa nasal.

Fig. 20 et schéma. Radiographie des sinus paranasaux de Ier ordre (voir Fig. 4) en incidence postéro-antérieure, le rayon étant incliné en direction céphalique. Des cellules ethmoïdales ont pénétré des deux côtés dans la région frontale. En outre des petits sinus frontaux se sont développés également des deux côtés à partir d'une échancrure nasale. Légende du schéma: *1* Cloison nasale. *2* Bord supérieur de l'orbite. *3* Cellules ethmoïdales pénétrant dans la région frontale. *4* Petits sinus frontaux se développant à partir d'une échancrure nasale.

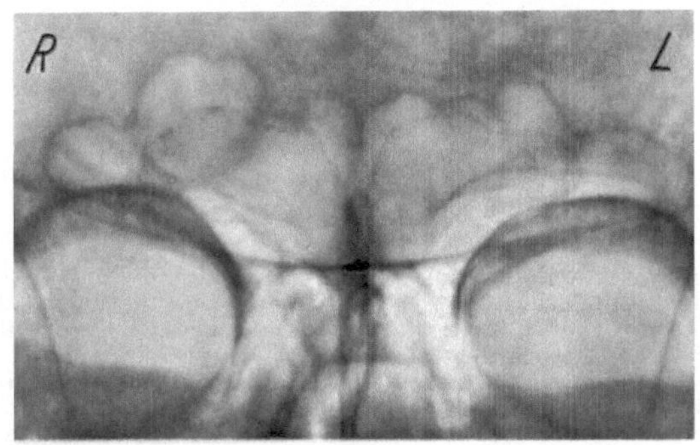

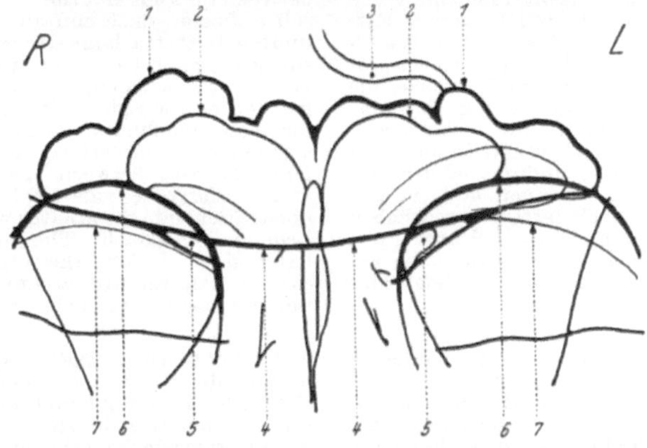

Abb. 21 und Skizze. Posterior-anteriore Aufnahme der Stirnhöhlen im Falle einer beiderseitigen großen Bulla frontalis des Siebbeinlabyrinthes (s. S. 41). Beiderseits besteht eine sehr große Stirnhöhle. Innerhalb derselben ist auf beiden Seiten die dünne Knochenwand eines zweiten pneumatischen Raumes zu sehen, der sich in die Stirnhöhle hineingestülpt hat und die Größe einer normalen Stirnhöhle aufweist. Legende zur Skizze: *1* Kontur der Stirnhöhlen. *2* Kontur der großen Siebbeinzellen innerhalb der Stirnhöhlen. *3* Atypisches Emissarium über der linken Stirnhöhle. *4* Planum sphenoidale. *5* Kleiner Keilbeinflügel, links mit einem kleinen pneumatischen Raum. *6* Oberer Orbitakontur (Orbitadach). *7* Oberer Orbitarand.

Fig. 21 and sketch. Postero-anterior view of the frontal sinuses in a case of a bilateral large bulla frontalis of the ethmoidal labyrinth. There are bilateral, large frontal sinuses. Within these there can be seen a thin bony wall of a second air space, which is the size of a normal frontal sinus and which has extended into the existing frontal sinuses. Legends for sketch: *1* Outline of the frontal sinus. *2* Outline of the large ethmoidal cells within the frontal sinuses. *3* Atypical emissary running above the left frontal sinus. *4* Sphenoidal plane. *5* Lesser wing of the sphenoid, which contains a small air space on the left. *6* Upper outline of orbit (orbital roof). *7* Upper rim of orbit.

Fig. 21 y esquema. Radiografía postero-anterior de los senos frontales en el caso de una gran ampolla frontal del laberinto etmoidal. En ambos lados los senos frontales son muy voluminosos. Dentro de los mismos se visualiza, en ambos lados, la pared ósea delgada de un segundo espacio neumático que se ha introducido en el seno frontal y que presenta el tamaño de un seno frontal normal. Leyendas del esquema: *1* Contorno de los senos frontales. *2* Contorno de las células etmoidales grandes dentro de los senos frontales. *3* Emisaria atípica a nivel del seno frontal izquierdo. *4* Plano esfenoidal. *5* Ala menor del esfenoides, a la izquierda con una pequeña cavidad neumática. *6* Contorno superior de la órbita (techo de la órbita). *7* Borde superior de la órbita.

Fig. 21 et schéma. Radiographie des sinus frontaux en incidence postéro-antérieure dans un cas d'une cellule ethmoïdo-frontale géante de chaque côté. Les sinus frontaux sont très grands des deux côtés. On distingue à l'intérieur de ces sinus la fine cloison osseuse d'une autre cavité pneumatisée, qui a pénétré dans le sinus frontal, ses dimensions sont celles d'un sinus frontal normal. Légende du schéma: *1* Bord des sinus frontaux. *2* Contour des grandes cellules ethmoïdales à l'intérieur des sinus frontaux. *3* Veine émissaire atypique au-dessus du sinus frontal gauche. *4* Lame horizontale du sphénoïde. *5* Petite aile du sphénoïde, à gauche avec une cavité pneumatisée. *6* Contour supérieur de l'orbite (voûte). *7* Bord supérieur de l'orbite.

Abb. 22 und Skizze. Posterior-anteriore, cranial-exzentrische Aufnahme der Nebenhöhlen I. Serie. Linksseitiges Stirnhöhlenempyem bei Bestehen einer Bulla frontalis des linken Siebbeinlabyrinthes (s. S. 42). Die linke Stirnhöhle ist homogen verschattet. Linkerseits hat sich dort, wo sich normalerweise der Stirnhöhlenboden befindet, zwischen Stirnhöhle und Orbitarand eine große Siebbeinzelle vorgeschoben, welche normal lufthaltig ist. Als Nebenbefund sieht man beiderseits, in den unteren Teil der Kieferhöhlen projiziert, eine große Bucht der Keilbeinhöhle, die besonders rechts stark ausgebildet ist, hier das Foramen rotundum medial, unten (also anatomisch hinten) und lateral umgreift und sich zwischen dem Foramen rotundum und dem (im Bilde nicht sichtbaren) Foramen ovale in den großen Keilbeinflügel nach lateral vorgeschoben hat. Legende zur Skizze: Die verschattete linke Stirnhöhle ist schraffiert. *1* bezeichnet die am inneren-oberen Orbitalrand in die Stirnhöhle hinein vorgeschobene Siebbeinzelle.

Fig. 22 y esquema. Radiografía postero-anterior, cráneo-excéntrica de los senos paranasales I[era] serie. Empiema del seno frontal izquierdo con ampolla frontal del laberinto etmoidal izquierdo. El seno frontal izquierdo está homogéneamente opacificado. A la izquierda, allí donde normalmente se encuentra el suelo del seno frontal se ha introducido, entre seno frontal y borde orbitario, una célula etmoidal grande que contiene aire en proporción normal. Como hallazgo accesorio se visualiza de ambos lados, proyectada en la parte inferior de los senos maxilares, una gran fosa del seno esfenoidal que está muy desarrollada sobre todo a la derecha que rodea aquí el agujero redondo por dentro, por debajo (por lo tanto anatómicamente por detrás) y lateralmente y que se ha desplazado entre el agujero redondo y el agujero oval (no visualizable en la radiografía) hacia el ala mayor del esfenoides lateralmente. Leyendas del esquema: El seno frontal izquierdo opacificado está rayado. *1* señala la célula etmoidal desplazada hacia el seno frontal a nivel del borde supero-interno de la órbita.

Fig. 22 and sketch. Postero-anterior, cranially eccentric view of the nasal accessory sinuses of the first series. Bulla frontalis of left ethmoidal labyrinth associated with an empyema of left frontal sinus. The left frontal sinus is homogeneously opaque. On the left side, where normally the floor of the frontal sinus is situated, i. e. between the sinus and the orbit, a large ethmoidal cell is found, which contains air. An additional finding is that a large recess of the sphenoidal sinuses is projected on both sides into the lower part of the maxillary sinus. This is especially marked on the right. This recess surrounds the foramen rotundum medially, laterally and caudally (therefore posteriorly anatomically) and extends laterally between the foramen rotundum and the foramen ovale (which is not seen in the illustration) into the greater wing of the sphenoid. Legends for sketch: The opaque left sinus is hatched. *1* depicts the ethmoidal cell, which extends into the frontal sinus close to the inner upper margin of the orbit.

Fig. 22 et schéma. Radiographie des sinus paranasaux de Ier ordre en incidence postéro-antérieure, le rayon étant incliné en direction céphalique. Empyème du sinus frontal gauche avec cellule ethmoïdo-frontale gauche géante. Le sinus frontal gauche montre un voile homogène. On distingue à gauche dans la région où se trouve normalement la paroi inférieure du sinus frontal, entre le sinus frontal et le bord de l'orbite une grosse cellule ethmoïdale, qui est fortement pneumatisée. Une trouvaille accessoire est en outre constituée par une grande échancrure bilatérale des sinus sphénoïdaux, qui se projette dans la partie inférieure des sinus maxillaires, elle est particulièrement développée à droite, où elle entoure le côté interne, le côté externe et le côté inférieur (au point de vue anatomique postérieur) du trou grand rond et s'étend entre le trou grand rond et le trou ovale (invisible sur la radiographie) du côté externe dans la grande aile du sphénoïde. Légende du schéma: le sinus frontal gauche voilé est hachuré. *1* représente la cellule ethmoïdo-frontale qui a pénétré dans le sinus frontal dans la région du bord supérieur interne de l'orbite.

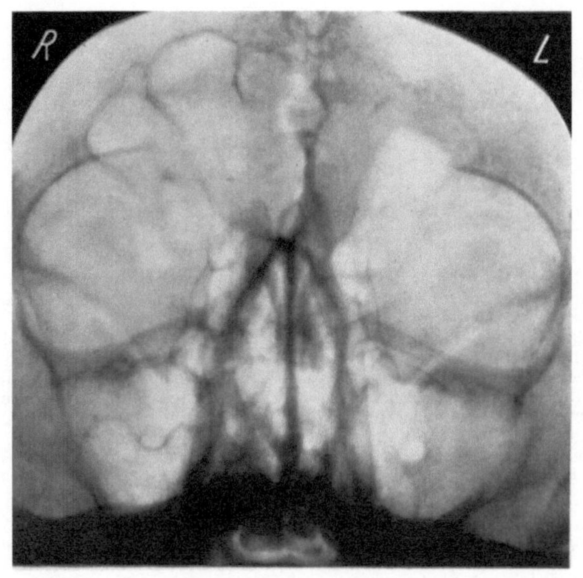

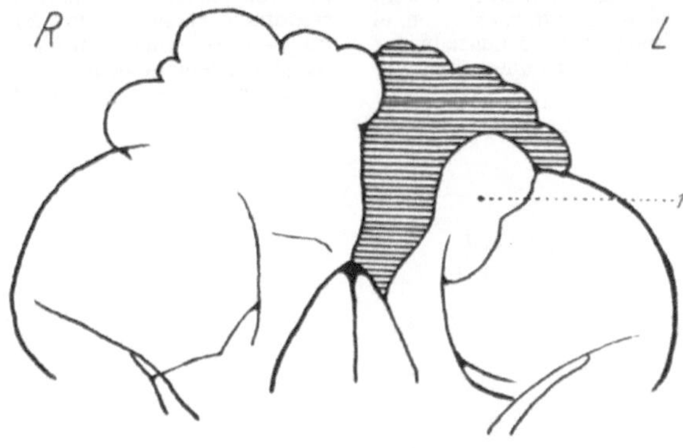

Abb. 23 befindet sich im Text S. 43.

Abb. 24. Sagittale Übersichsaufnahme des Schädels in einem Falle des Frühstadiums eines Morbus Paget (circumskripte Osteoporose Schüller) (s. S. 44). Die seitlichen Teile der Schädelkapsel zeigen eine erheblich stärkere Strahlendurchlässigkeit als die oberen Teile derselben. Die Grenzlinie zwischen dem normalen und dem veränderten Bereich ist etwas unregelmäßig, im vorliegenden Falle verhältnismäßig scharf und durch einen schmalen Aufhellungssaum besonders markiert, der aber nicht immer vorhanden ist.

Fig. 24. Radiografía panorámica sagital del cráneo en un caso de enfermedad de Paget (osteoporosis circunscripta de Schüller) en un estadio precoz. Las regiones laterales del cráneo presentan una permeabilidad a los rayos mucho mayor que las partes superiores. La línea entre la zona normal y la alterada es algo irregular y, en el caso presente, relativamente bien delimitada por un halo delgado transparente pero que no siempre se encuentra.

Fig. 24. Sagittal view of a skull showing the early stages of Paget's disease (osteoporosis circumscripta Schüller). The lateral portions of the calvaria show considerably increased translucency when compared with the upper portions. The border-line between the normal and the affected areas is slightly irregular. In this case it is relatively well-defined, and marked especially by a narrow zone of translucency. This latter, however, is not always seen.

Fig. 24. Radiographie du crâne de profil dans un cas d'une forme précoce de maladie de Paget (ostéoporose circonscrite du crâne ou 2e maladie de Schüller). Les parties latérales du crâne montrent une transparence beaucoup plus grande que les parties supérieures. La limite entre les régions normales et les zones pathologiques est un peu irrégulière; dans le cas présent elle est particulièrement nette et soulignée par un étroit liséré transparent, qui n'est pas toujours présent.

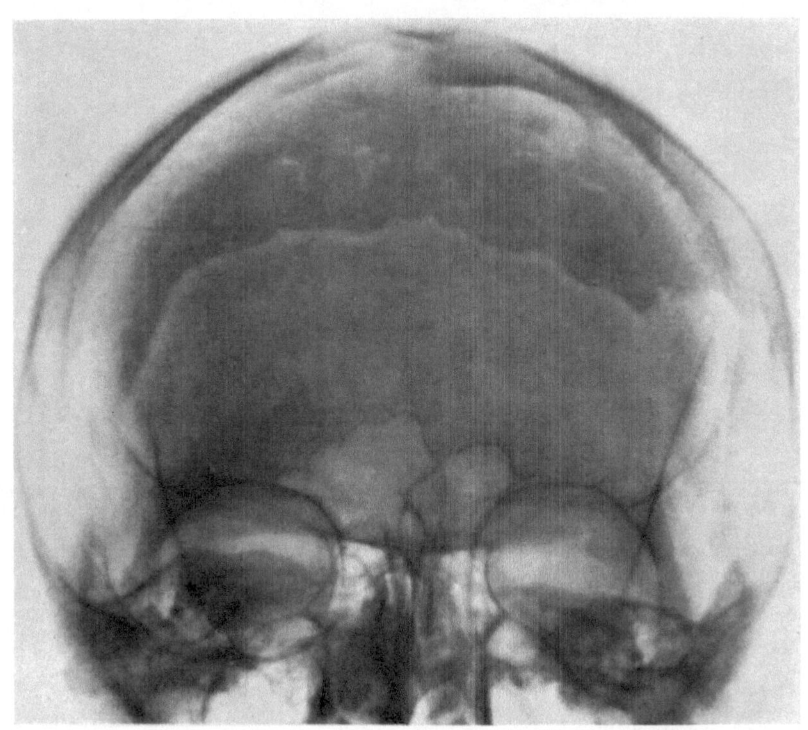

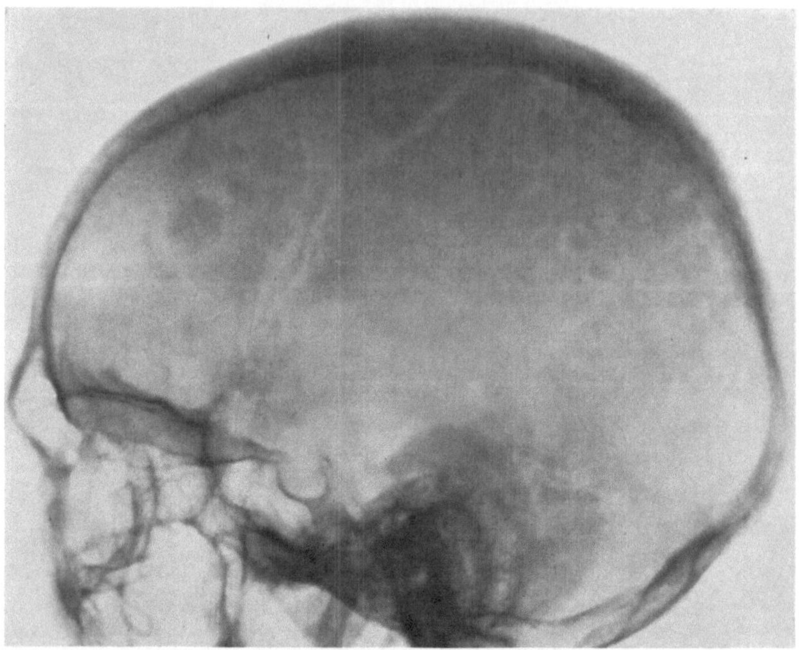

Abb. 25. Seitliche Übersichtsaufnahme des Schädels in einem Falle eines atypischen Morbus Paget (s. S. 44). Im Gegensatz zu den gewöhnlichen Fällen, in welchen der Knochenumbau im Röntgenbild zuerst große Zonen erhöhter Strahlendurchlässigkeit bedingt, ist es im vorliegenden Falle schon frühzeitig zum Auftreten von inselförmigen Knochenverdichtungen gekommen, die nur von einem Saum aufgehellten Knochens umgeben sind. Das Schädelbild hat eine gewisse Ähnlichkeit mit manchen Fällen von Hyperparathyreoidismus. Der Fall zeigte am übrigen Skelet die klassischen Veränderungen eines Morbus Paget.

Fig. 25. Radiografía de perfil en un caso de enfermedad de Paget atípica. Contrariamente a los casos habituales, en los que las alteraciones óseas determinan en el cuadro radiológico primero grandes zonas de mayor permeabilidad a los rayos, en este caso aparecen precozmente islotes de condensación ósea que están rodeados solamente por un halo de hueso transparente. El cuadro tiene cierta semejanza con ciertos casos de hiperparatiroidismo. En este caso existían también en el resto del esqueleto las alteraciones clásicas de la enfermedad de Paget.

Fig. 25. Lateral view of skull in a case of atypical Paget's disease. In contrast to the usual findings, in which the bone changes appear in the X-ray film as large zones of increased translucency, we see in this case an early appearance of islets of increased bone density which only have a border of increased translucency. The general picture of the skull has a certain similarity to some cases of hyperparathyroidism. The rest of the skeleton in this patient showed the classical changes of Paget's disease.

Fig. 25. Radiographie du crâne de profil dans un cas de maladie de Paget atypique. Alors que dans les cas ordinaires les altérations de l'architecture osseuse se manifestent au début par des zones importantes de décalcification avec une transparence accentuée, on remarque dans ce cas par contre des éléments opaques, qui ne sont entourés que d'un liséré osseux décalcifié. La radiographie présente une certaine analogie avec des cas d'ostéose parathyroïdienne. Le reste du squelette montre dans ce cas les modifications classiques de la maladie de Paget.

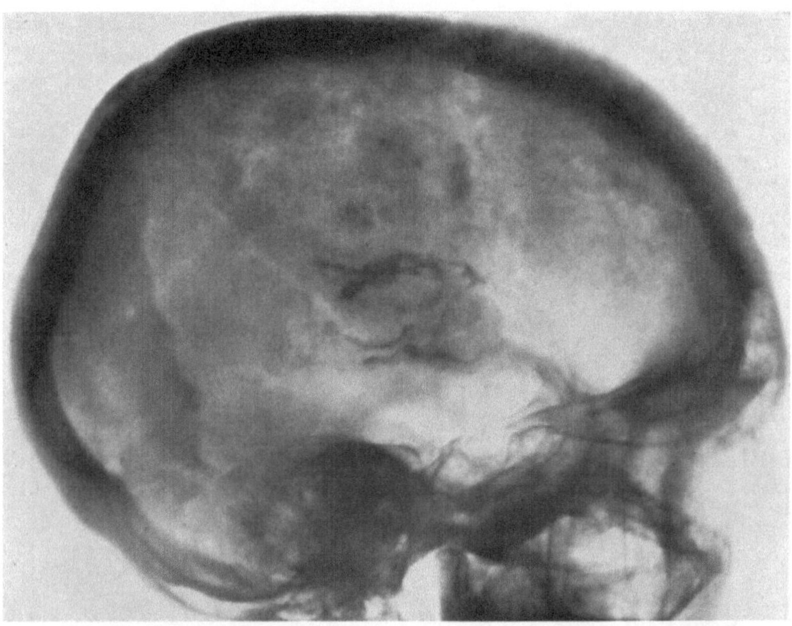

Abb. 26. Seitliche Übersichtsaufnahme des Schädels in einem Falle von Hyperparathyreoidismus und einem vom III. Ventrikel ausgehenden Ependymom (s. S. 45). Die etwas hyperostotische Schädelkapsel zeigt eine ausgedehnte Zone erhöhter Strahlendurchlässigkeit ähnlich einer „Osteoporosis circumscripta Schüller". Besonders im hinteren Anteil ist die Abgrenzung dieser Zone gegen den noch unveränderten Knochen deutlich zu sehen. Innerhalb der Aufhellung bestehen unregelmäßige Herde von Knochenverlichtung. Die unregelmäßigen Kalkschatten hinten-oben von der Sella turcica sind durch das Ependymom bedingt. Das Dorsum sellae ist durch Druck verkürzt und nach hinten abgeschrägt.

Fig. 26. Lateral view of skull in a case of hyperparathyroidism and an ependymoma of the third ventricle. The slightly hyperostotic vault of the skull shows a large area of increased translucency similar to Schüller's osteoporosis circumscripta. Especially in its posterior part the borderline of this zone is clearly visible in contrast to the unchanged bone. Within the translucent zone are small irregular areas of increased bone density. The irregular calcifications seen behind and above the sella turcica are a result of the ependymoma. The dorsum sellae is shortened and flattened posteriorly as a result of pressure.

Fig. 26. Radiografía de perfil del cráneo en un caso de hiperparatiroidismo y de un ependimoma que parte del III ventrículo. La cápsula craneal algo hiperostótica muestra una extensa zona de mayor permeabilidad a los rayos, semejante a la «osteoporosis circunscripta de Schüller». Es sobre todo en la parte posterior donde la delimitación de esta zona con respecto al hueso aún no alterado es claramente visible. Dentro de la zona transparente hay focos irregulares de condensación ósea. Las imágenes cálcicas por detrás y por encima de la silla turca están condicionadas por el ependimoma. Como consecuencia de la compresión, el dorso de la silla turca está acortado y oblicuo hacia atrás.

Fig. 26. Radiographie du crâne de profil dans un cas d'ostéose parathyroïdienne avec tumeur épendymaire provenant du IIIe ventricule. La légère hyperostose de la voûte crânienne montre une zone étendue très transparente, comme une ostéoporose circonscrite de crâne (maladie de Schüller). C'est surtout dans la région postérieure que la limite de cette zone est accentuée, la partie voisine montrant une structure osseuse normale. A l'intérieur de cette zone transparente on distingue des éléments opaques irréguliers résultant de nodules ostéoides. Les calcifications irrégulières situées en-dessus et en arrière de la selle turcique sont dues à la tumeur épendymaire. La lame quadrilatère du sphénoïde est raccourcie par la compression et se trouve inclinée en arrière.

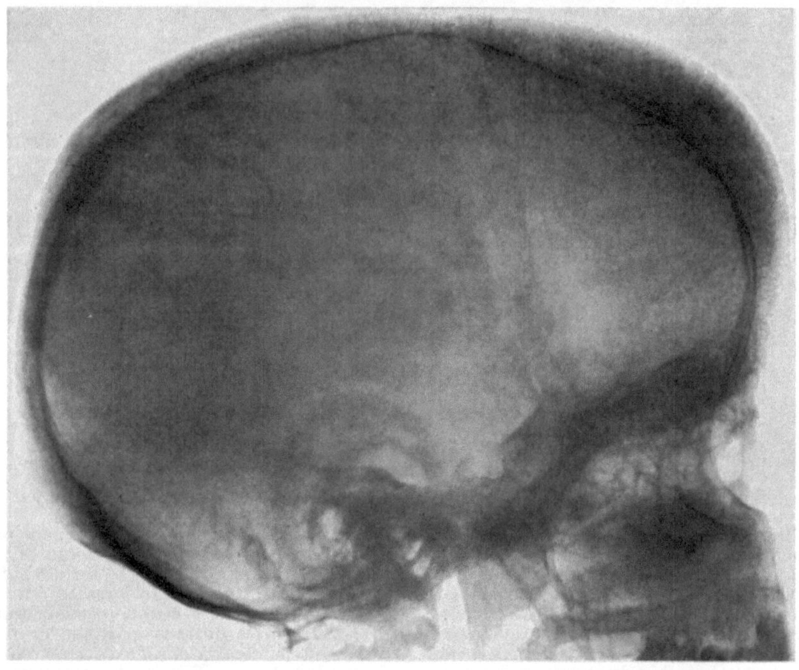

Abb. 27. Seitliche Übersichtsaufnahme des Schädels eines Kindes mit Mittelmeeranämie (siehe S. 46). Der Schädel ist hyperostotisch und zeigt auffallend starke Spongiosierung, besonders im Bereiche des Gesichtsschädels.

Fig. 27. Radiografía de perfil de un cráneo de un niño con anemia del Mediterráneo. El cráneo es hiperostótico y muestra una marcada estructura esponjosa, sobre todo en el territorio del cráneo facial.

Fig. 27. Lateral view of a skull of a child suffering from Mediterranean anaemia. The skull is thickened and shows marked increase in cancellous bone, especially of the facial skeleton.

Fig. 27. Radiographie du crâne de profil d'un enfant atteint d'une anémie méditerranéenne. Le crâne montre une hyperostose et un développement très prononcé de la spongieuse surtout dans la région des os de la face.

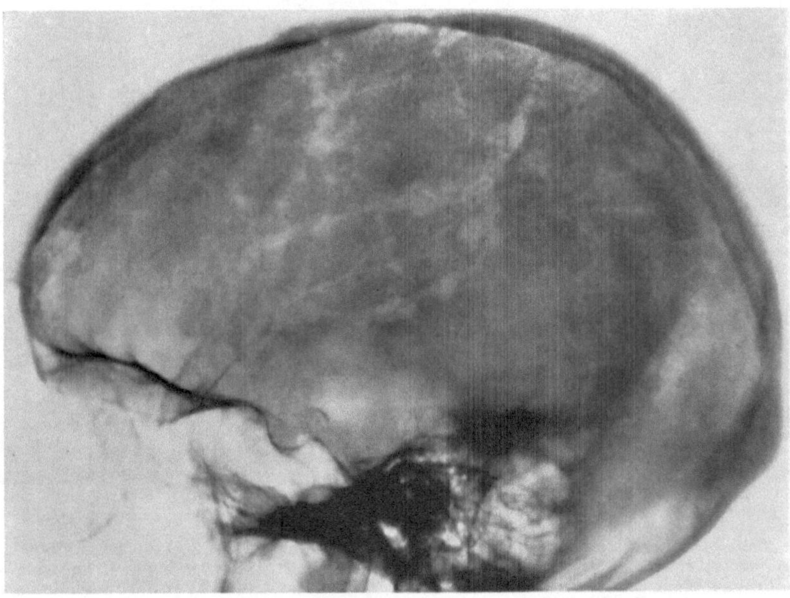

Abb. 28. Seitliche Übersichtsaufnahme des Schädels in einem Falle von harmlosen Venektasien im Bereiche der parietalen Diploevenen (s. S. 48). Die Aufhellungsbänder dieser Gefäße zeigen stellenweise rundliche oder spindelige Verbreiterungen.

Fig. 28. Radiografía lateral del cráneo en un caso de ectasias venosas sin importancia en la zona correspondiente a las venas del diploe parietal. Las bandas transparentes motivadas por los vasos muestran en algunos sitios dilataciones redondeadas o fusiformes.

Fig. 28. Lateral view of the skull in a case of innocent venous dilatations in the region of the parietal diploic veins. The translucent lines of these vessels show localised widenings which are circular or spindle-shaped.

Fig. 28. Radiographie du crâne de profil dans un cas de varices sans importance des veines du diploé de la région pariétale. Les clartés de l'arborisation de ces vaisseaux montrent par places des élargissements ronds ou fusiformes.

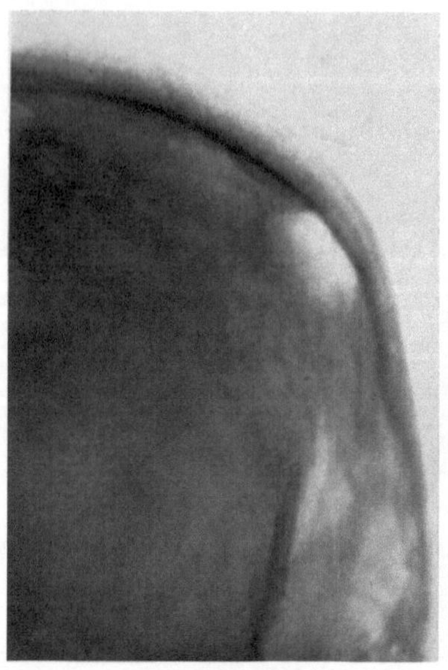

a

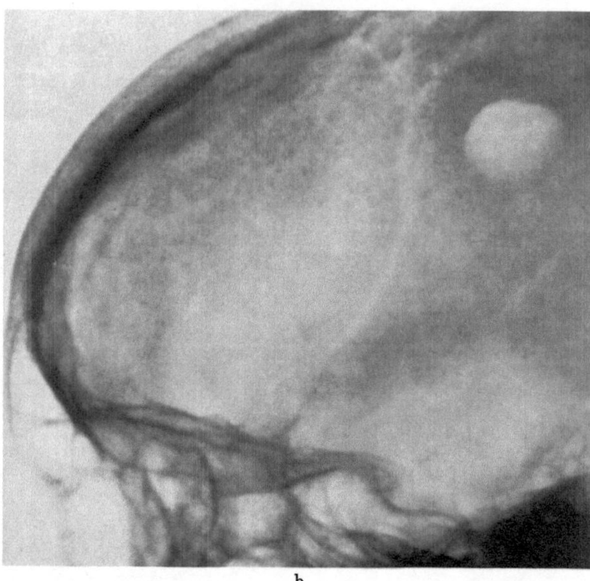

b

Abb. 29a und b. Ausschnitt aus einer sagittalen (a) und einer lateralen (b) Übersichtsaufnahme eines Schädels mit einer Knochendelle durch einen Varixknoten (s. S. 48). Beide Aufnahmen zeigen im vorderen Teil des Os parietale eine rundliche, regelmäßige, zum Teil scharf begrenzte Aufhellung, welche durch eine Eindellung des Knochens an der Innenseite bedingt ist. Eine derartige regelmäßige, tiefe Eindellung von verhältnismäßig kleinem Durchmesser ist für eine gefäßbedingte Usur charakteristisch.

Fig. 29a y b. Sector de una radiografía sagital (a) y a una radiografía lateral (b) de un cráneo con un hundimiento óseo por nódulo varicoso. Ambas radiografías muestran, en la parte anterior del hueso parietal, una zona transparente redondeada, limitada regularmente y en parte en forma nítida, determinada por un hundimiento del hueso en su parte interna. Un hundimiento así profundo y regular y de diámetro relativamente reducido, suele corresponder a una usura de naturaleza vascular.

Fig. 29a and b. Section of a sagittal (a), and a lateral (b) view of a skull showing a bony depression caused by a large varicose vein. Both views show in the anterior part of the parietal bone a translucency which is round, regular, and in parts well defined. This has been caused by the depression of the inner surface of the bone. Such a regular, deep depression of a relatively small diameter is characteristic of bone changes caused by blood vessels.

Fig. 29a et b. Détails de radiographies du crâne de face (a) et de profil (b) avec une empreinte osseuse due à un paquet variqueux. Les deux radiographies montrent dans la région antérieure du pariétal une lacune ronde, régulière, par place bien délimitée, qui correspond à une impression osseuse de la table interne. Une telle empreinte profonde régulière et de petit diamètre est caractéristique d'une érosion d'origine vasculaire.

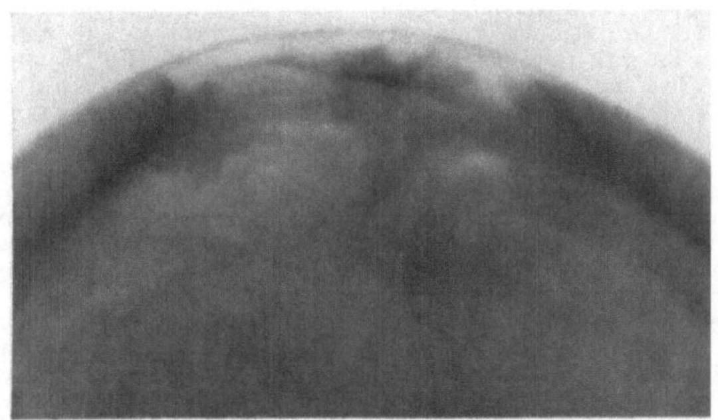

Abb. 30. Ausschnitt aus einem sagittalen Übersichtsbild eines Schädels mit ungewöhnlich stark ausgeprägten Lacunen an der Scheitelhöhe (s. S. 48). Man sieht, daß die im übrigen etwas hyperostotische Schädelkapsel im Bereiche der Lacunen in der Gegend der Scheitelhöhe bis auf eine dünne Knochenschale verdünnt ist. Manchmal kommt es hier auch zu einer klinisch palpablen Vorwölbung des verdünnten Knochens. Ein solcher Befund ist nicht als pathologisch zu werten, wenn er sich in der Gegend zwischen Bregma und Scheitelhöhe findet. An anderer Stelle weist er auf eine atypische Gefäßbildung hin, die dann meist auch klinisch als pathologisch zu werten ist.

Fig. 30. Sector de una radiografía sagital panorámica de un cráneo con lagunas muy acentuadas en la región correspondiente al vértex. Se comprueba que la calota craneana, un poco hiperostótica, está adelgazada en la región de las lagunas, en la región del vertex, donde está reducida a una delgada escama. A veces, en este mismo sitio, se toca clínicamente una prominencia palpable a través del hueso adelgazado. Este hallazgo no debe ser considerado de carácter patológico, cuando se encuentra en la región situada entre el bregma y el vertex. Cuando aparece en otro sitio, expresa una formación vascular atípica que, en tal caso, debe ser considerada, en la mayoría de los casos como patológica.

Fig. 30. Section of a sagittal view of the skull showing exceptionally large lacunae on the vertex. It can be seen that the slightly hyperostotic vault thins down to a bony shell in the region of the lacunae on the vertex. Occasionally a palpable protrusion of the thinned bone can be observed clinically. Such a finding needs not to be pathological if it is found in the region between the bregma and the vertex. In other situations it indicates atypical vascular formations, which then clinically also can be considered pathological.

Fig. 30. Détail d'une radiographie du crâne de face présentant des lacunes extrêmement prononcées de la région du vertex. On remarque que la voûte du crâne qui présente une certaine hyperostose est réduite dans la région des lacunes du sommet à une fine lamelle osseuse. Il arrive même que l'on puisse palper une voussure de l'os aminci. Une telle modification n'est pas pathologique, quand elle se trouve dans la région comprise entre la suture fronto-pariétale et le vertex. Si elle est située ailleurs, elle correspond à une anomalie vasculaire dont la clinique confirme généralement la pathologie.

Abb. 31a und b. Ausschnitt aus je einem sagittalen Übersichtsbild eines Schädels mit atypischen Pacchionischen Granulationen (s. S. 49). Die Abb. a zeigt rechts lateral und oben das gewohnte Bild der durch die Pacchionischen Granulationen hervorgerufenen Gruben, nämlich kleine, rundliche, ziemlich gut begrenzte Aufhellungen. Paramedian sind jedoch beiderseits ungewöhnlich große Aufhellungen zu sehen. Besonders die linke erinnert durch ihre unregelmäßige Form und Begrenzung an eine frische Knochenusur. Das schmale Gefäßband, welches zu jeder dieser Aufhellungen zieht, läßt sie als Ausdruck atypischer Pacchionischer Gruben erkennen. Ein solches Gefäßband muß aber nicht immer sichtbar sein. Auch die Abb. b zeigt beiderseits paramedian große, rundliche, etwas unscharf begrenzte Aufhellungen, welche durch Pacchionische Gruben hervorgerufen sind. Innerhalb derselben sind kleine, rundliche Kalkschatten zu sehen, die Phlebolithen entsprechen. Aus einem solchen Bild wird manchmal irrtümlich der Schluß auf das Bestehen einer Osteomyelitis mit Sequesterbildung gezogen. Bei symmetrischer Anordnung ist die Differentialdiagnose leicht. Ein zur Aufhellung hinziehendes Gefäßband spricht mit größter Wahrscheinlichkeit für die Pacchionische Grube. Phlebolithen pflegen auch rundlicher und regelmäßiger geformt zu sein als Sequester.

Fig. 31a and b. Sections from two sagittal views of a skull with atypical Pacchionian granulations. Fig. a shows on the right, laterally and above, the usual picture of the depression caused by the Pacchionian granulations. These are small, round, and fairly well-defined translucencies. However, unusually large translucencies are visible on both sides of the midline. On the left side especially, the irregular form and margin resemble recent bone erosion. The thin vessel, which leads to each of these translucencies, makes them recognizable as atypical Pacchionian depressions. Such a vessel needs not always to be visible. In Fig. b there are also, on both sides of the midline, large, round, somewhat ill-defined translucencies, which have been caused by Pacchionian depressions. Within these there are small, round areas of calcification which correspond to phleboliths. Such appearances often lead to the erroneous diagnosis of osteomyelitis with sequestrum formation. The differential diagnosis is easy when the findings are symmetrical. A vessel leading to a translucency strongly suggests a Pacchionian depression. Phleboliths are usually rounder and more regular than sequestra.

Fig. 31a y b. Sector de imágenes sagitales de un cuadro con granulaciones de Pacchioni atípicas. La Fig. a muestra en la parte lateral derecha y arriba la imagen acostumbrada de las fosas provocadas por las granulaciones de Pacchioni, es decir zonas transparentes pequeñas, redondeadas, bastante bien limitadas. Sin embargo, a los lados de la línea media se ven, en ambos lados, zonas transparentes anormalmente grandes. Es, sobre todo, la del lado izquierdo, la que recuerda, por su forma y límites irregulares, un proceso de usura reciente. La banda vascular delgada que se dirige a cada una de estas zonas transparentes permite reconocer estas formaciones como fosas causadas por granulaciones de Pacchioni atípicas. No siempre se visualiza tal banda vascular. Tambien la Fig. b muestra, a ambos lados de la línea media, zonas transparentes redondeadas, grandes, algo imprecisamente limitadas causadas por fosas de Pacchioni. Dentro de las mismas se ven sombras cálcicas pequeñas y redondeadas que corresponden a flebolitos. Ésta imágen es interpretada, a veces, en forma errónea como correspondiente a una osteomielitis con formación de secuestro. Cuando la localización es simétrica, el diagnóstico diferencial es fácil. Cuando un trayecto vascular se dirige hacia la transparencia, se trata, con toda probabilidad, de fosas de Pacchioni. Los flebolitos suelen presentar forma más redondeada y regular que los secuestros.

Fig. 31a et b. Détails de deux radiographies du crâne de face avec des granulations de Pacchioni atypiques. La Fig. a montre dans la région latérale supérieure droite l'image habituelle des empreintes déterminées par les granulations de Pacchioni, c. à d, de petites lacunes rondes assez bien délimitées. Au voisinage de la ligne médiane, on observe toutefois des deux côtés des lacunes très grandes; celle de gauche fait penser à une érosion récente en raison de sa forme irrégulière et de ses contours. La fine gouttière vasculaire qui s'y dirige permet de poser le diagnostic de granulations de Pacchioni très développées. Une telle gouttière vasculaire n'est pas toujours visible. La Fig. b montre également des deux côtés de la ligne médiane des grandes lacunes rondes à contours un peu flous, qui sont également ment dues à des granulations de Pacchioni. A l'intérieur de ces empreintes on distingue de petites calcifications rondes, qui correspondent à des phlébolithes. Une telle image peut être parfois faussement interprétée comme une ostéomyélite avec formation de séquestres. Le diagnostic différentiel est facile, si les modifications sont symétriques. Un sillon vasculaire se dirigeant vers la lacune parle avec la plus grande des vraisemblances pour une granulation de Pacchioni. Les phlébolithes montrent en outre une image plus ronde et plus régulière que les séquestres.

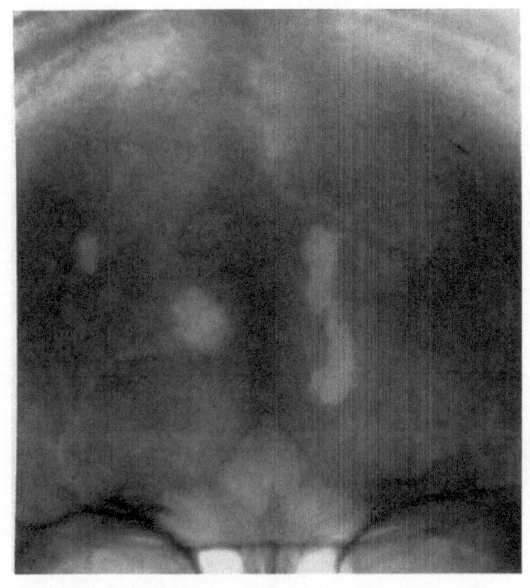

a

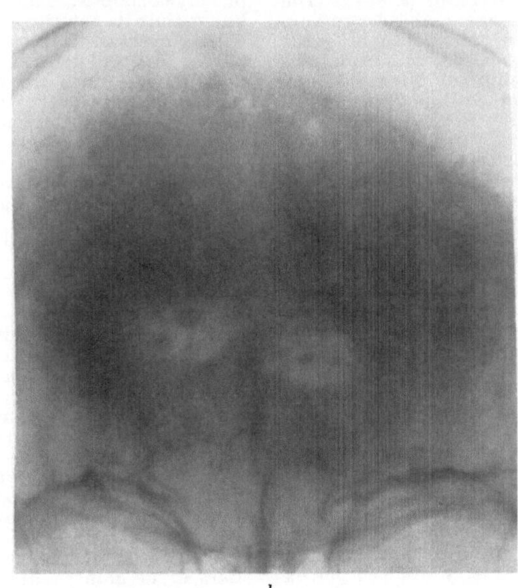

b

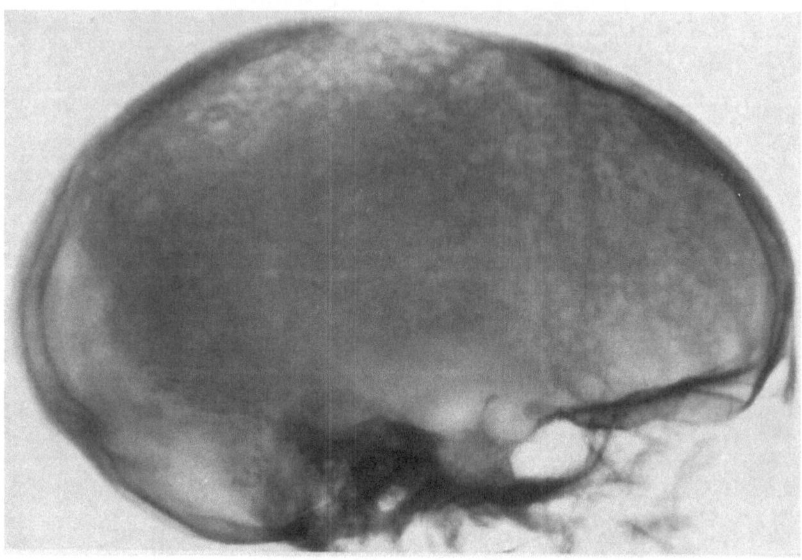

Abb. 32. Seitliche Übersichtsaufnahme des Schädels in einem Falle von Myelom (s. S. 49). Die ganze Schädelkapsel, vorwiegend aber der vordere und obere Teil derselben, ist von zahlreichen kleinen, rundlichen, teils scharf, teils etwas unscharf begrenzten Aufhellungs- (Destruktions-) Herden durchsetzt, die nur geringe Größenunterschiede aufweisen. Dieser Befund spricht mit großer Wahrscheinlichkeit für ein Myelom, ist aber für dasselbe nicht beweisend, da Carcinommetastasen ausnahmsweise ein ähnliches Bild machen können. Andererseits kann auch das Myelom ausnahmsweise nur einzelne große, unscharf und unregelmäßig begrenzte Destruktionsherde bewirken, wie sie bei Carcinommetastasen häufig sind.

Fig. 32. Radiografía de perfil panorámica del cráneo en un caso de mieloma. Toda la calota craneana está sembrada, predominantemente en su parte anterior y superior, de focos transparentes (de destrucción) pequeños y numerosos, redondeados, en parte limitados nítidamente y en parte de bordes imprecisos y que difieren poco entre sí en lo que respecta a su tamaño. Este hallazgo corresponde, con toda probabilidad, a un mieloma aunque no es totalmente demostrativo de tal, ya que las metástasis carcinomatosas pueden dar un cuadro semejante aunque lo hacen excepcionalmente. Por otra parte, y también por excepción, el mieloma puede causar focos de destrucción en pequeño número, grandes, limitados con precisón o imprecisamente, tal como suele acontecer frecuentemente en las metástasis carcinomatosas.

Fig. 32. Lateral view of skull in a case of multiple myelomatosis. The whole vault of the skull, but mainly its anterior and upper part is studded with numerous, small, round, partly well-defined, partly less well-defined translucencies (areas of destruction), which are of similar size. This finding strongly suggests the presence of multiple myelomatosis, but is not absolutely pathognomonic, since metastases from a carcinoma can give, in exceptional cases, a similar picture. On the other hand, in exceptional cases, myelomatosis produces only a few large, ill-defined and irregular areas of destruction, as it is frequently seen in carcinomatous metastases.

Fig. 32. Radiographie du crâne de profil dans un cas de myélome. Toute la voûte du crâne, en particulier sa partie antérieure et supérieure, montre de multiples petites lacunes (pertes de substance) rondes, plus ou moins bien délimitées, ne présentant que de petites différences de diamètres. Ces modifications sont très suspectes d'un myélome, ce que l'on ne peut affirmer, car il arrive que des métastases d'épithélioma présentent exceptionnellement la même image. Le myélome montre également mais rarement des défauts de substance isolés, mal délimités, irréguliers et de grandes dimensions, ce qui est fréquemment le cas des métastases d'épithélioma.

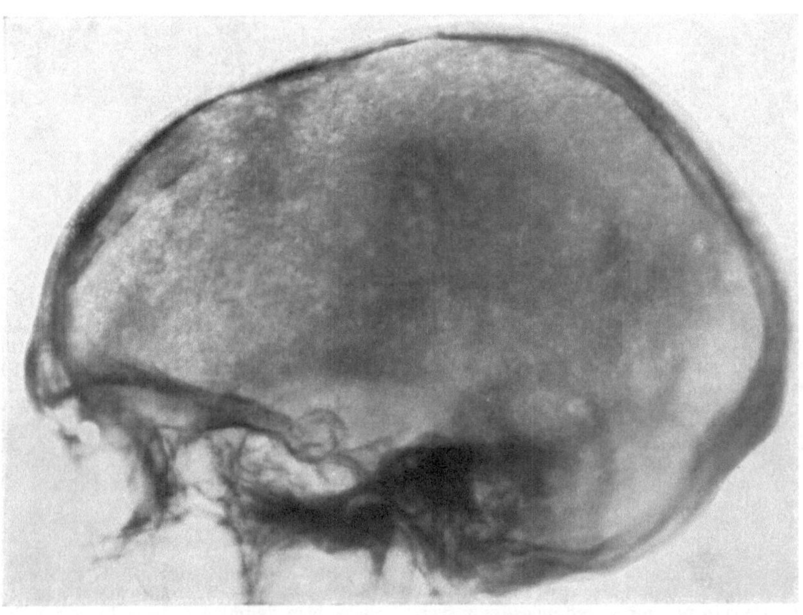

Abb. 33. Seitliche Übersichtsaufnahme des Schädels in einem Falle von Metastasen eines Magencarcinoms (s. S. 49). Die ganze Schädelkapsel, vorwiegend aber der vordere und obere Teil derselben, ist von zahlreichen kleinen, rundlichen, teils scharf, teils unscharf begrenzten Aufhellungs-(Destruktions-)Herden durchsetzt, die nur geringe Größenunterschiede aufweisen. Das Bild ist dem eines Myeloms ähnlich. Es zeigt die seltenere Form von Carcinommetastasen, welche gewöhnlich nur größere, unregelmäßig und unscharf begrenzte Aufhellungen in geringerer Zahl bedingen.

Fig. 33. Radiografía de perfil del cráneo en un caso de metástasis de un carcinoma de estómago. Toda la calota craneana, pero predominantemente la parte anterior y superior de la misma, está sembrada de focos transparentes (de destrucción) pequeños y numerosos, redondeados, en parte limitados con precisión y también imprecisamente limitados que difieren poco entre si en lo que se refiere al tamaño. El cuadro se parece al de un mieloma. Este caso muestra una forma poco frecuente de metástasis carcinomatosas que suele provocar, generalmente, focos de destrucción mas grandes, irregular e imprecisamente limitados y, además, en número menor.

Fig. 33. Lateral view of the skull in a case of metastases from a carcinoma of the stomach. The whole vault of the skull, but especially its anterior and upper part, is studded with numerous small, round, partly well defined, partly ill-defined translucencies (areas of destruction) which are of similar size. The picture is similar to that of multiple myelomatosis. It shows the rarer form of carcinoma metastases, which usually produce fewer, larger, more irregular and less well-defined areas of destruction.

Fig. 33. Radiographie du crâne de profil dans un cas de métastases d'un cancer de l'estomac. Toute la voûte du crâne, surtout la partie antérieure et supérieure, est parsemée de multiples petites lacunes rondes plus ou moins bien délimitées (pertes de substance) qui ne présentent que de petites différences de diamètres. L'image ressemble à celle d'un myélome. Elle montre la forme la plus rare des métastases cancéreuses, qui ne déterminent généralement que des pertes de substance peu nombreuses, mais plus grandes, irrégulières et mal délimitées.

Abb. 34a und b. Seitliche Übersichtsaufnahme des Schädels von zwei Fällen mit kleinen, rundlichen, ziemlich gut begrenzten Aufhellungen im Bereiche der Schädelkapsel (s. S. 49). Im Falle a handelt es sich um Aufhellungen, welche teils durch Pacchionische Gruben, teils durch Venektasien bedingt sind. Im Falle b handelt es sich um Aufhellungen durch kleine Metastasen eines Mammacarcinoms. Eine Differentialdiagnose ist in diesem Stadium nur durch Kontrolluntersuchungen in größeren Zeitintervallen möglich.

Fig. 34a y b. Radiografía lateral del cráneo en dos casos de zonas transparentes en la calota craneal de tamaño pequeño, redondeadas y bastante bien limitadas. En el caso a se trata de zonas transparentes provocadas en parte por fosas de Pacchioni y, en parte, por ectasias venosas. En el caso b se trata de zonas transparentes determinadas por metástasis pequeñas de un carcinoma de mama. En este estadio, el diagnóstico diferencial solo es posible por exámenes de control en intervalos de tiempo grandes.

Fig. 34a and b. Lateral view of the skull of two cases with small, round, rather well-defined translucencies in the vault. In case a the translucencies have been caused partly by Pacchionian depressions, and partly by venous lakes. In case b the translucencies are caused by small metastases from a carcinoma of the breast. A differential diagnosis at this stage is only possible by repeated examinations at longish intervals.

Fig. 34a et b. Radiographies du crâne de profil de deux cas présentant de petites lacunes rondes assez bien délimitées dans la région de la voûte du crâne. Dans le cas a il s'agit de lacunes dues en partie à des phlébectasies. Dans le cas b il s'agit de lacunes de petites métastases d'un épithélioma du sein. Un diagnostic différentiel n'est possible à ce stade qu'en effectuant des examens de contrôle à intervalles espacés.

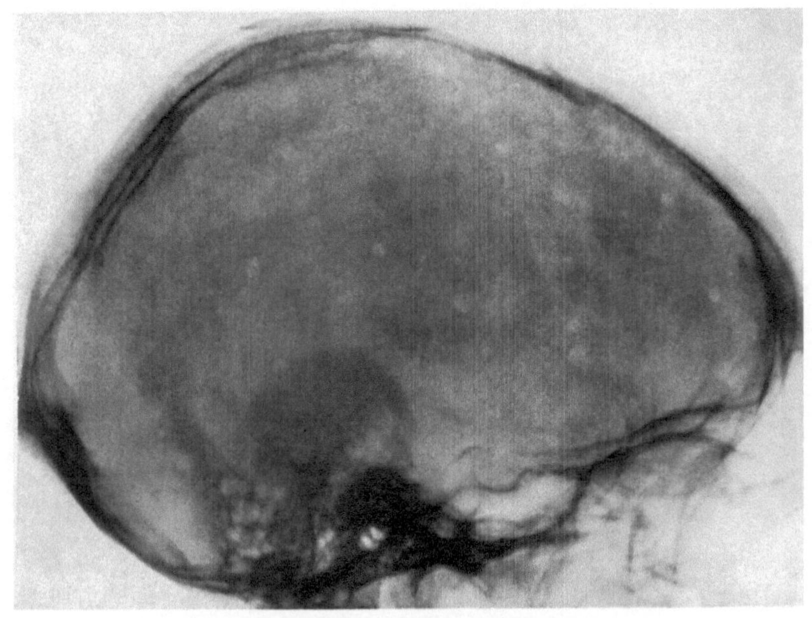

a

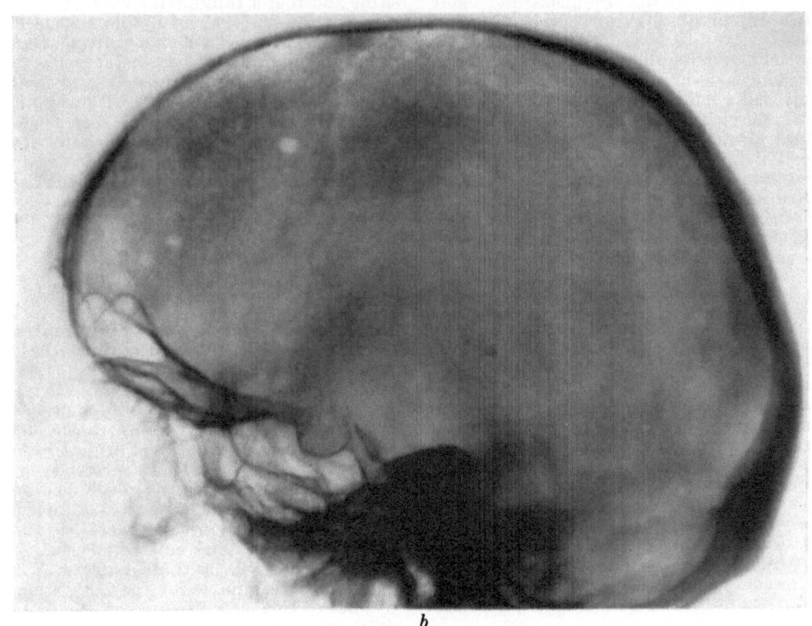

b

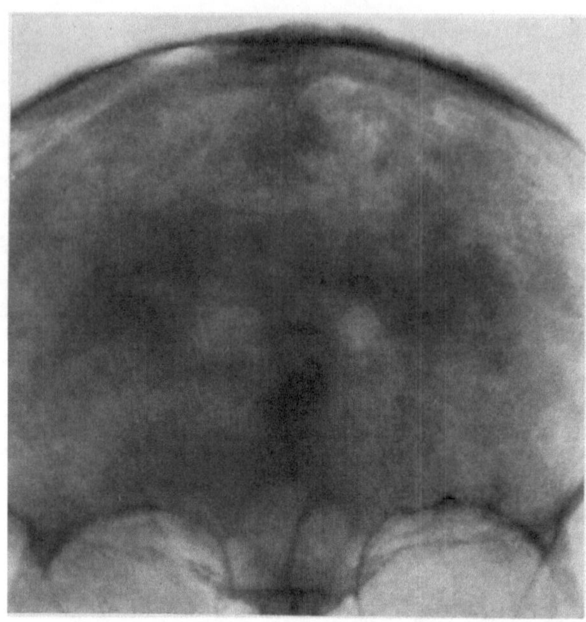

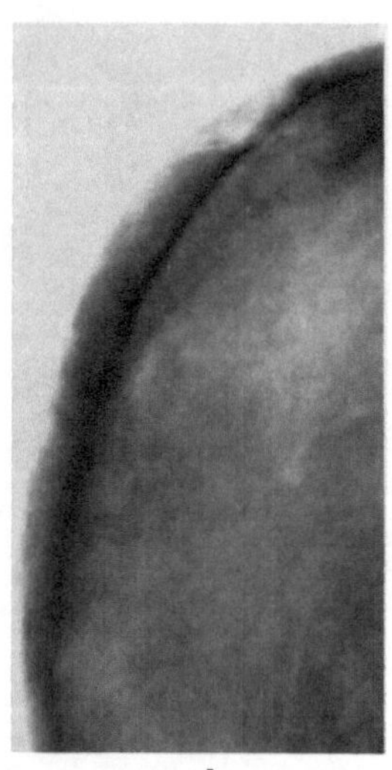

a
b

Abb. 35a und b. Ausschnitt aus einer sagittalen Übersichtsaufnahme (a) des Schädels und einer tangentialen Aufnahme (b) der Schädelkapsel in einem Falle von Lues (s. S. 50). Das sagittale Bild zeigt im Bereiche der Schädelkapsel multiple Aufhellungen, die bei flüchtiger Betrachtung Ähnlichkeit mit gefäßbedingten Aufhellungen bzw. solchen durch Pacchionische Gruben haben. Bei genauer Betrachtung sieht man jedoch an den tangential getroffenen Stellen der Schädelkapsel — eventuell an einer speziell angefertigten tangentialen Aufnahme — multiple Usuren der äußeren Corticalis und Diploe, ein Befund, welcher für Lues charakteristisch ist. Eine reaktive Knochenneubildung fehlt häufig lange Zeit oder ganz.

Fig. 35a and b. Section a of a sagittal view of skull and b of a tangential view of vault of skull in a case of syphilis. Multiple translucencies are visible in the vault in the sagittal view. Superficially they resemble translucencies caused by vessels or Pacchionian depressions. On closer examination multiple areas of destruction of the outer table and the diploe are seen in the portions of the skull which are tangentially viewed, and possibly in a specially arranged tangential film. This finding is characteristic of syphilis. A reactive new bone formation is absent either for a long time, or completely.

Fig. 35a y b. Sector de una radiografía panorámica sagital del cráneo (a) y de una radiografía tangencial (b) de la calota craneal en un caso de sífilis. La proyección sagital muestra en la calota craneal múltiples transparencias que, examinadas superficialmente, se parecen a las transparencias determinadas por vasos o por fosas de Pacchioni. Al examinar más detenidamente se comprueban en las zonas de la calota craneal proyectada tangencialmente, eventualmente en una radiografía tomada especialmente en incidencia tangencial, múltiples usuras de la cortical externa y del diploe, un hallazgo que es característico para la sífilis. Frecuentemente la neoformación ósea reaccional falta durante mucho tiempo o del todo.

Fig. 35a et b. Détail d'une radiographie du crâne de face (a) et d'une radiographie en incidence tangentielle de la voûte du crâne (b) dans un cas de syphilis. L'image de face montre dans la région de la voûte du crâne de multiples lacunes, qui présentent à l'examen rapide de grandes analogies avec les lacunes d'origine vasculaire, en particulier avec celles des granulations de Pacchioni. L'examen attentif révèle toutefois sur les parties de la voûte atteintes sous une incidence tangentielle — éventuellement sur une radiographie spéciale sous cette incidence — de multiples érosions de la table externe et du diploé, modifications, qui sont caractéristiques d'une syphilis. Une ostéoformation de réaction peut faire entièrement défaut ou n'apparaître que tardivement.

Abb. 36 befindet sich im Text S. 52.
Abb. 37 befindet sich im Text S. 53.

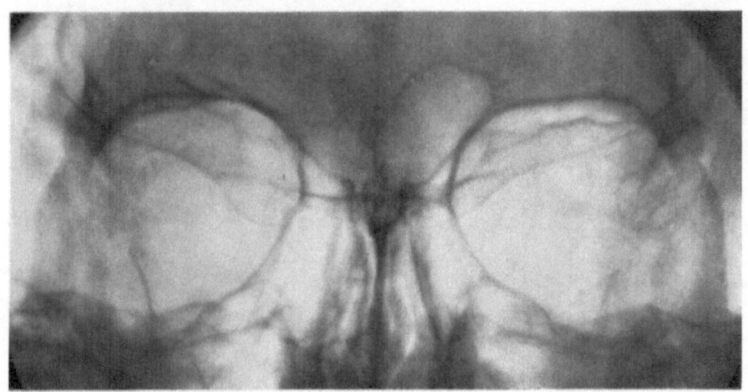

Abb. 38. Mittlerer Bereich einer posterior-anterioren Übersichtsaufnahme des Schädels, in welcher beiderseits infolge einer atypischen Konfiguration der Schläfengrube die Linea innominata fast ganz fehlt (s. S. 51). Sie fehlt links auf einer größeren Strecke als rechts und kann manchmal als Ausdruck einer anatomischen Variante auch nur einseitig fehlen.

Fig. 38. Sector medio de una radiografía panorámica postero-anterior del cráneo en la que, en ambos lados, por una configuración atípica de la fosa temporal, la línea innominada falta casi por completo. A la izquierda está ausente en un trecho mucho mayor que a la derecha y puede faltar a veces solo de un lado, como expresión de una variante anatómica.

Fig. 38. Middle portion of a postero-anterior view of the skull, in which the linea innominata is almost absent. This has been caused on both sides by an atypical configuration of the temporal fossae. It is missing to a greater extent on the left side than on the right. Sometimes an anatomic variant is seen, in which it may be absent on one side only.

Fig. 38. Partie centrale d'une radiographie du crâne de face en incidence occipito-frontale; la ligne innominée fait presqu'entièrement défaut en raison d'une configuration atypique de la fosse temporale. Cette ligne est visible à gauche sur une aussi courte distance qu'à droite; elle peut parfois même faire entièrement défaut d'un côté, étant ainsi l'expression d'une variété anatomique.

Abb. 39 befindet sich im Text S. 54.

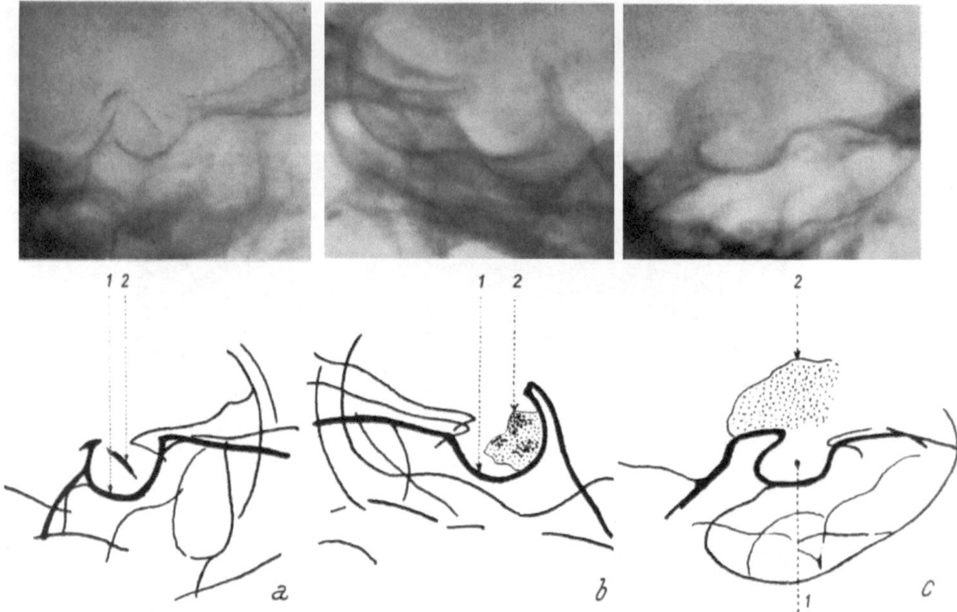

Abb. 40a bis c und Skizzen. Seitliche Ansichten der Sella turcica, auf welchen jeweils verschieden geformte Kalkschatten in oder über der Sella zu sehen sind, die durchwegs einem atypischen Jugum an der seitlichen Schädelwand entsprechen, ihrer eigenartigen Form wegen aber zu Fehldiagnosen Anlaß geben können (s. S. 50). Bei a ist dieser Schatten strichförmig, ähnlich einer Verkalkung der Arteria carotis interna. Bei b ist der Schatten fleckförmig und kann an Verkalkungen in einem Tumor denken lassen. Bei c erinnert die Form des Schattens an ein teilweise verkalktes Aneurysma der Arteria carotis interna. Eine Wiederholung der Aufnahme mit cranialwärts verschobenem Fokus der Röhre läßt einen solchen Irrtum vermeiden. Legende zur Skizze: *1* Sella turcica. *2* Verkalkung.

Fig. 40a to c and sketches. Lateral view of sella turcica. These show various shapes of calcifications in or above the sella. They all correspond to an atypical jugum at the lateral wall of the skull, and give rise to mistaken diagnoses because of their peculiar shapes. In a the opacity forms a line, which is similar to calcification of the internal carotid artery. In b the opacity is patchy and may resemble the calcifications found in a tumour. In c the shape of the opacity resembles a partially calcified aneurysm of the internal carotid artery. A second X-ray examination with a cranial tilt of the tube enables one to avoid such an error. Legends for sketch: *1* Sella turcica. *2* Calcification.

Fig. 40a hasta c y esquemas. Proyección de perfil de la silla turca en la que se visualizan diversas imágenes cálcicas en y sobre la silla turca, que corresponden a un yugo atipico en la pared lateral del cráneo pero que por su forma peculiar pueden motivar diagnósticos erróneos. En a esta sombra es lineal, semejante a una calcificación de la arteria carótida interna. En b la sombra aparece como manchas y puede inducir a pensar en una calcificación en un tumor. En c la forma de la imagen recuerda un aneurisma parcialmente calcificado de la arteria carótida interna. La repetición de la radiografía con tubo desplazado hacia la cabeza permite evitar estos errores de interpretación. Leyendas del esquema: *1* Silla turca. *2* Calcificación.

Fig. 40a à c avec schémas. Vues de profil de la selle turcique; chaque image montre diverses formes de calcifications intra- et suprasellaires qui correspondent à des crêtes atypiques de la paroi latérale du crâne. Elles peuvent prêter à confusion en raison de leur forme spéciale. Sur le schéma a cette ombre est allongée, elle ressemble à une calcification de l'artère carotide interne. Sur le schéma b l'opacité est tachetée, elle peut faire penser aux calcifications à l'intérieur d'une tumeur. Sur le schéma c la forme de l'ombre fait penser à un anévrisme partiellement calcifié de l'artère carotide interne. Une répétition de l'examen en déplaçant le foyer de l'ampoule en direction céphalique permet d'éviter de telles erreurs de diagnostic. Légende du schéma: *1* Selle turcique. *2* Calcification.

Abb. 41 befindet sich im Text S. 57.
Abb. 42 befindet sich im Text S. 58.

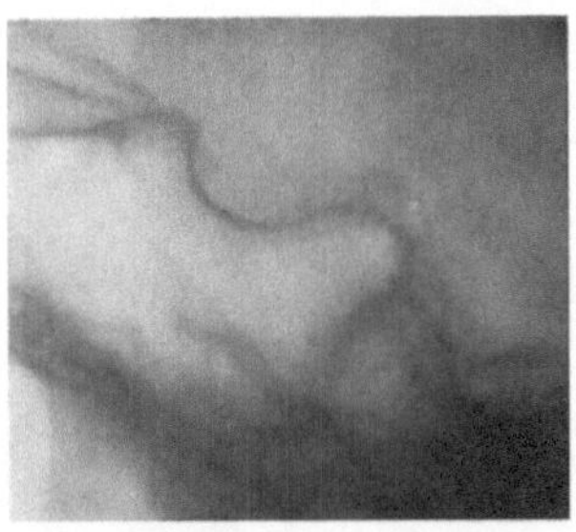

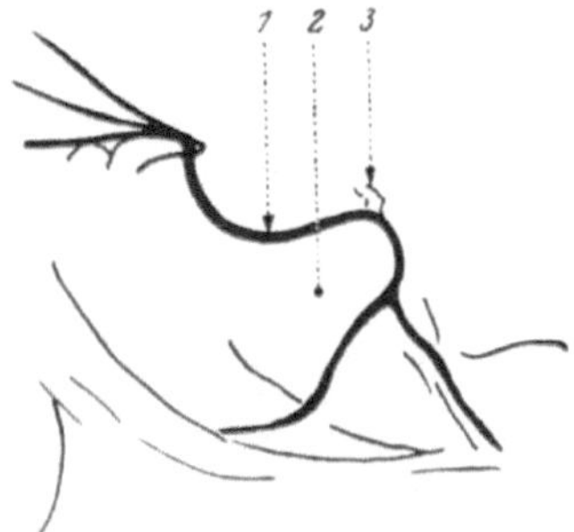

Abb. 43 und Skizze. Seitliche Ansicht der Sella turcica in einem Falle von großer Keilbeinhöhle und rudimentärem Dorsum sellae (s. S. 57). Legende zur Skizze: *1* Sellaboden. *2* Keilbeinhöhle. *3* Rudimentäres Dorsum sellae.

Fig. 43 y esquema. Proyección lateral de una silla turca en un caso de seno esfenoidal muy desarrollado y dorso de la silla turca rudimentario. Leyendas del esquema: *1* Suelo de la silla turca. *2* Seno esfenoidal. *3* Dorso de la silla turca rudimentario.

Fig. 43 and sketch. Lateral view of sella turcica showing a large sphenoidal sinus and a rudimentary dorsum sellae. Legends for sketch: *1* Floor of sella. *2* Sphenoidal sinus. *3* Rudimentary dorsum sellae.

Fig. 43 et schéma. Vue de profil de la selle turcique dans un cas d'un grand sinus sphénoïdal et d'une lame quadrilatère rudimentaire. Légende du schéma: *1* Plancher de la selle turcique. *2* Sinus sphénoïdal. *3* Lame quadrilatère rudimentaire.

Abb. 44 befindet sich im Text S. 59.

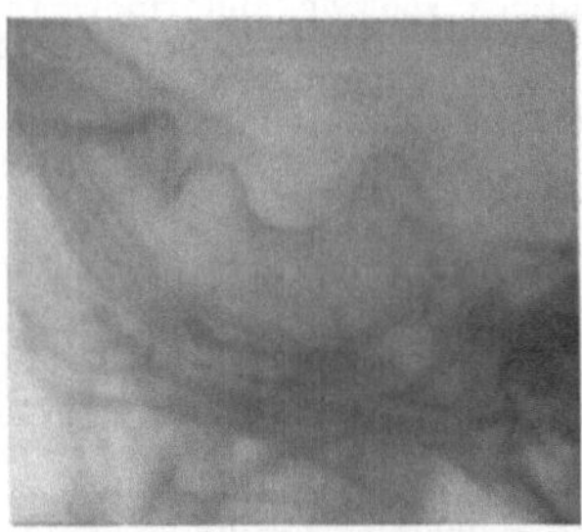

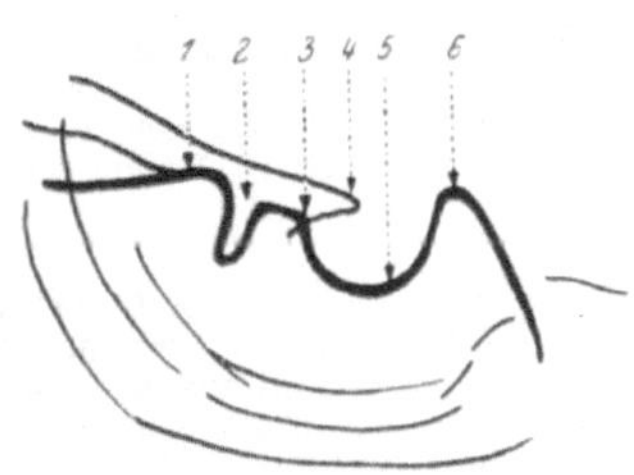

Abb. 45 und Skizze. Seitliche Ansicht der Sella turcica in einem Falle von teilweise persistierender Synchondrosis intersphenoidalis (s. S. 57). Legende zur Skizze: *1* Planum sphenoidale. *2* Atypische Spaltbildung entsprechend einem Rest der Synchondrosis intersphenoidalis. *3* Tuberculum sellae. *4* Processus clinoideus anterior. *5* Sellaboden. *6* Dorsum sellae in der charakteristischen kindlichen Form.

Fig. 45 y esquema. Radiografía de perfil de silla turca en un caso de sincondrosis interesfenoidal parcialmente persistente. Leyendas del esquema: *1* Plano esfenoidal. *2* Hendidura atípica correspondiente a un resto de sincondrosis interesfenoidal. *3* Tubérculo de la silla turca. *4* Apófisis clinoides anterior. *5* Suelo de la silla turca. *6* Dorso de silla turca en su forma infantil característica.

Fig. 45 and sketch. Lateral view of sella turcica showing a partially persisting intersphenoidal synchondrosis. Legends for sketch: *1* Sphenoidal plane. *2* Atypical fissure which corresponds to the remains of intersphenoidal synchondrosis. *3* Tuberculum sellae. *4* Anterior clinoid process. *5* Floor of sella. *6* Dorsum sellae in the characteristic infantile form.

Fig. 45 et schéma. Vue de la selle turcique de profil dans un cas de persistance partielle de la synchondrose intersphénoïdale. Légende du schéma: *1* Lame horizontale du sphénoïde. *2* Fente atypique correspondant au reste de la synchondrose intersphénoïdale. *3* Tubercule de la selle. *4* Apophyse clinoïde antérieure. *5* Plancher de la selle turcique. *6* Lame quadrilatère présentant la forme caractéristique chez l'enfant.

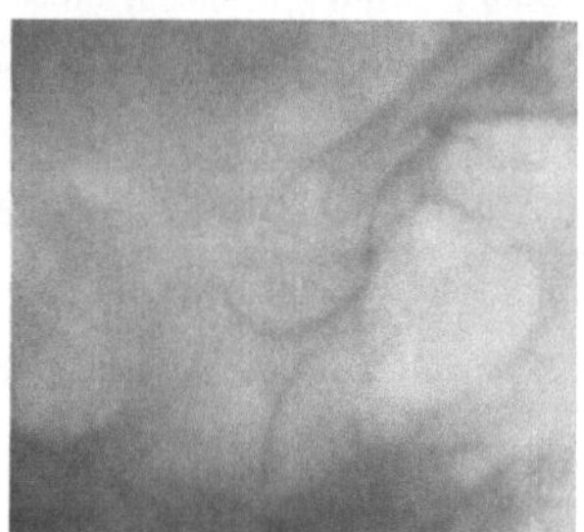 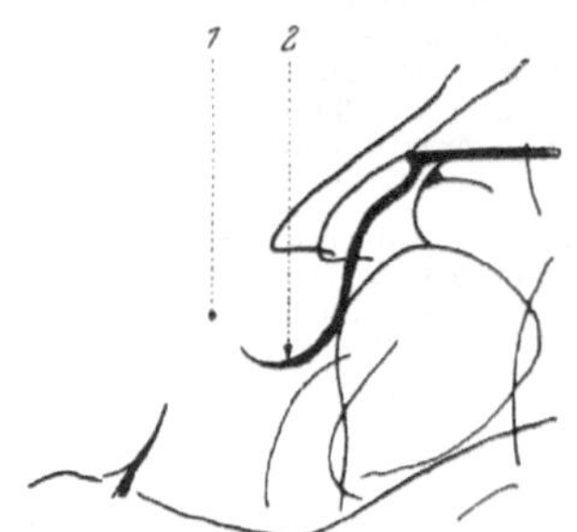

Abb. 46 und Skizze. Seitliche Ansicht der Sella turcica in einem Falle von abnormer Strahlendurchlässigkeit des hinteren Anteiles des Keilbeinkörpers, einer anatomischen Variante, die auf abnorme Vascularisation dieses Bereiches zurückgeführt wird (s. S. 57). Legende zur Skizze: *1* Gegend des kaum erkennbaren Dorsum sellae. *2* Sellaboden.

Fig. 46 y esquema. Proyección de perfil de silla turca en un caso de transparencia anormal a los rayos de la parte posterior del esfenoides, variante anatómica que se atribuye a una vascularización anormal de esta región. Leyendas del esquema: *1* Zona del dorso de la silla turca apenas visible. *2* Suelo de la silla turca.

Fig. 46 and sketch. Lateral view of the sella turcica showing abnormal translucency of the posterior part of the body of the sphenoid bone. This is an anatomical variant, caused by abnormal vascularisation of the region. Legends for sketch: *1* Region of the hardly visible dorsum sellae. *2* Floor of the sella.

Fig. 46 et schéma. Vue de la selle turcique de profil dans un cas d'une variété anatomique avec une vascularisation trop développée de la partie postérieure du corps du sphénoïde, ce qui se traduit par une transparence accentuée. Légende du schéma: *1* Région à peine reconnaissable de la lame quadrilatère. *2* Plancher de la selle.

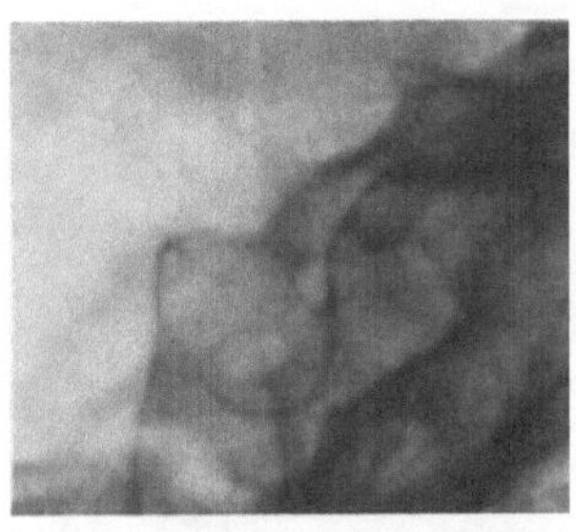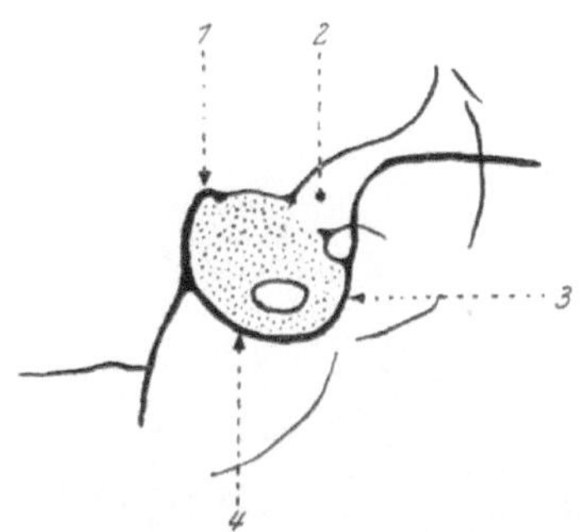

Abb. 47 und Skizze. Seitliche Ansicht der Sella turcica in einem Falle von ausgedehnter Verknöcherung der seitlichen Wand der Sella (siehe S. 60). Trotz dieser ausgedehnten Verknöcherung, welche die Processus clinoidei anteriores, posteriores und intermedii verbindet, zeigt die Sella turcica eine normale Größe. Legende zur Skizze: *1* Spitze des Dorsum sellae mit Processus clinoideus posterior. *2* Processus clinoideus anterior. *3* Gegend des Processus clinoideus intermedius. *4* Sellaboden. Die verknöcherte seitliche Wand der Sella turcica ist punktiert.

Fig. 47 and sketch. Lateral view of sella turcica showing extensive ossification of the lateral wall of the sella. Despite this extensive ossification, which joins together the anterior, posterior, and intermediate clinoid processes, the sella turcica is of normal size. Legends to sketch: *1* Tip of dorsum sellae with posterior clinoid process. *2* Anterior clinoid process. *3* Region of the intermediate clinoid process. *4* Floor of sella. The ossified lateral wall of the sella turcica is dotted.

Fig. 47 y esquema. Proyección de perfil de la silla turca en un caso de extensa osificación de la pared lateral de la silla. A pesar de esta extensa osificación, que une entre sí las apófisis clinoides anteriores con las intermedias y posteriores, la silla turca muestra tamaño normal. Leyendas del esquema: *1* Punta del dorso de la silla turca con apófisis clinoides posterior. *2* Apófisis clinoides anterior. *3* Región de la apófisis clinoides intermedia. *4* Suelo de la silla turca. La pared lateral osificada de la silla turca está señalada con puntos.

Fig. 47 et schéma. Vue de la selle turcique de profil dans un cas d'ossification très développée de la paroi latérale de la selle turcique. Malgré cette ossification très accentuée qui relie les apophyses clinoïdes antérieures, postérieures et moyennes, la selle turcique présente des dimensions normales. Légende du schéma: *1* Sommet de la lame quadrilatère avec apophyse clinoïde postérieure. *2* Apophyse clinoïde antérieure. *3* Région de l'apophyse clinoïde moyenne. *4* Plancher de la selle. La paroi latérale ossifiée de la sella est pointillée.

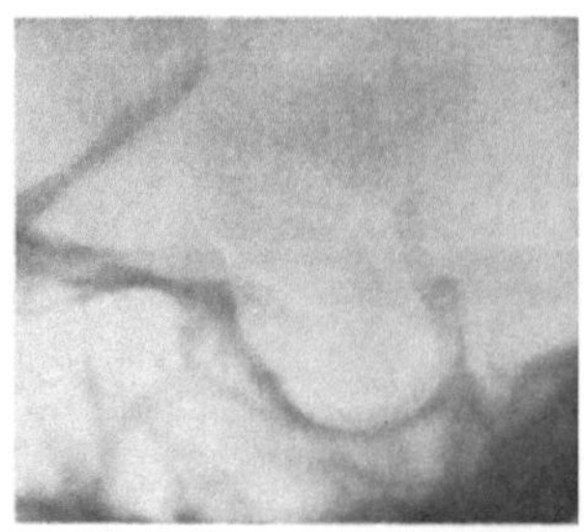 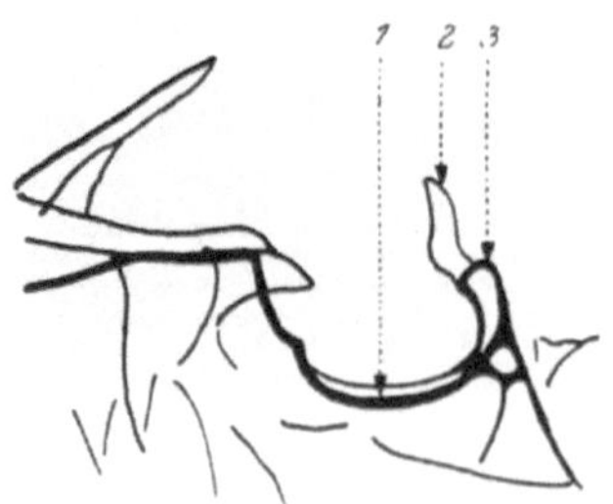

Abb. 48 und Skizze. Seitliche Ansicht einer Sella turcica mit einem Dorsum elongatum (s. S. 60). Von der deutlich erkennbaren Spitze des Dorsum sellae ragt ein langer Osteophyt nach oben. Legende zur Skizze: *1* Sellaboden. *2* Osteophyt, welcher das Dorsum sellae nach oben verlängert. *3* Spitze des Dorsum sellae.

Fig. 48 y esquema. Proyección de perfil de una silla turca con dorso elongado. Desde el vértice de la silla turca, que se ve claramente, emerge un largo osteofito que se dirige hacia arriba. Leyendas del esquema: *1* Suelo de la silla turca. *2* Osteofito que prolonga hacia arriba el dorso de la silla turca. *3* Vértice del dorso de la silla turca.

Fig. 48 and sketch. Lateral view of a sella turcica with an elongated dorsum. A long osteophyte points upwards from the clearly recognizable tip of the dorsum sellae. Legends for sketch. *1* Floor of sella. *2* Osteophyte which extends the dorsum sellae upwards. *3* Tip of dorsum sellae.

Fig. 48 et schéma. Vue de la selle turcique de profil avec une lame quadrilatère allongée. On distingue au sommet bien visible de la lame quadrilatère un long ostéophyte dirigé vers le haut. Légende du schéma: *1* Plancher de la selle. *2* Ostéophyte prolongeant la lame quadrilatère vers le haut. *3* Sommet de la lame quadrilatère.

Abb. 49 befindet sich im Text S. 62.
Abb. 50 befindet sich im Text S. 64.
Abb. 51 befindet sich im Text S. 66.
Abb. 52 befindet sich im Text S. 66.
Abb. 53 befindet sich im Text S. 68.
Abb. 54 befindet sich im Text S. 68.

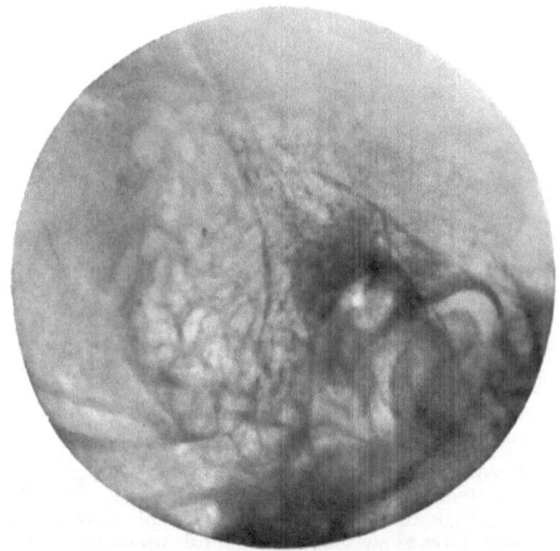

Abb. 55. Halb-seitliche Aufnahme eines Schläfenbeines mit guter Pneumatisation, doch Zeichen
einer Pneumatisationsstörung (s. S. 70). Das
pneumatische System ist sehr gut entwickelt und
von etwas unregelmäßiger, klein- bis mittelzelliger
Struktur. Die Zellen reichen nach vorne bis in
die vordere Zygomaticuswurzel, nach hinten bis
hinter den Sinus sigmoideus. Im allgemeinen sind
die Zellen gut lufthaltig und dementsprechend
hell und auch normal konturiert. Im hinteren-
oberen Anteil — also vorwiegend lateral vom
oberen Sinusknie — sind die Zellen jedoch als
Ausdruck einer mit Schleimhauthyperplasie einhergehenden Pneumatisationsstörung zum größten Teil verschattet und etwas unscharf begrenzt.
Die Zellwände sind hier verbreitert und wenig
dicht.

Fig. 55. Radiografía semi-lateral de un temporal
con buena neumatización pero con signos de alteración de la neumatización. El sistema neumático está muy bien desarrollado y formado por
celdas pequeñas y medianas irregulares. Las
celdas llegan por delante hasta la raíz anterior
del cigoma, por detrás hasta la región posterior
del seno sigmoideo. En general las celdas contienen suficiente aire y son, correspondientemente, claras y de contornos normales. En la
parte posterior y superior — por lo tanto predominantemente lateralmente de la rodilla superior
del seno — las celdas aparecen en su mayor parte
obscuras y de límites poco precisos como expresión de un trastorno de la neumatización que
se acompaña de hiperplasia de la mucosa. Las
paredes de las celdas están ensanchadas y poco
densas.

Fig. 55. Half-lateral view of the temporal bone
showing good pneumatisation, however with
some signs of disturbance in the pneumatisation.
The air system is very well developed and is of
a somewhat irregular, small to middle-sized cel-
lular structure. The cells extend in front into
the anterior zygomatic root and posteriorly
behind the sigmoid sinus. In general the cells
are well aerated and accordingly translucent, and
of normal outline. In its posterior upper portion—
i.e. mainly laterally to the sinus bend—the cells
are mainly opaque and not clearly outlined as
a result of a disturbance of pneumatization, due
to a hyperplasia of the mucous membrane. The
walls of the cells are thickened and less dense
here.

Fig. 55. Radiographie du temporal en incidence
temporo-tympanique; la pneumatisation est
bonne, elle présente toutefois des altérations.
Les cavités pneumatisées sont très bien développées et sont constituées de cellules un peu
irrégulières, de petites et moyennes dimensions.
Les cellules s'étendent en avant jusque dans la
racine transverse du zygoma, en arrière jusque
derrière le sinus latéral. Les cellules sont en
général bien remplies d'air, par conséquent claires,
leurs contours sont normaux. Dans la région
postéro-supérieure — en grande partie latéralement par rapport au coude supérieur du
sinus sigmoïde — les cellules sont pourtant en
grande partie opaques avec des contours un
peu flous, ce qui est l'expression d'une altération
de la pneumatisation accompagnée d'une hyperplasie de la muqueuse. Les parois de ces cellules
sont élargies et moins denses.

Abb. 56 befindet sich im Text S. 70.
Abb. 57 befindet sich im Text S. 75.

Abb. 58a und b. Seitliche Übersichtsaufnahme des Schädels in einem Falle von parasagittalem Meningiom in der Gegend des Bregma (s. S. 76). Die Abb. a zeigt deutlich vermehrte und verbreiterte Gefäßbänder, die von der Grenze zwischen vorderer und mittlerer Schädelgrube nach aufwärts in die Gegend des Bregma ziehen und für das Bestehen eines Meningioms daselbst sprechen. Die Aufnahme b wurde 1 Jahr nach der Operation angefertigt und zeigt eine deutliche Rückbildung dieser Gefäße.

Fig. 58a y b. Radiografía panorámica de perfil del cráneo en un caso de meningioma parasagital en la región del bregma. La Fig. a muestra trayectos vasculares ostensiblemente aumentados en número y calibre, que transcurren desde el límite entre fosa cerebral anterior y mediana hacia arriba hacia la región del bregma y que hablan de la existencia de un meningioma allí mismo. La radiografía b fué tomada 1 año después de la intervención quirúrgica y muestra una evidente involución de estos vasos.

Fig. 58a and b. Lateral view of the skull in a case of a parasagittal meningioma in the region of the bregma. Fig. a shows clearly an increased number of widened vascular markings, which extend upwards from the border between the anterior and middle cranial fossa towards the bregma and indicate the presence there of a meningioma. Film b was taken one year after operation and shows clearly regression of those vessels.

Fig. 58a et b. Radiographies du crâne de profil dans un cas d'un méningiome parasagittal de la région du bregma. La Fig. a montre nettement de multiples empreintes vasculaires élargies, qui partent de la limite entre l'étage antérieur et moyen, se dirigent vers la région du bregma, ce qui parle nettement pour l'existence d'un méningiome de cette partie. La Fig. b a été prise une année après l'opération, elle présente une régression notable des vaisseaux.

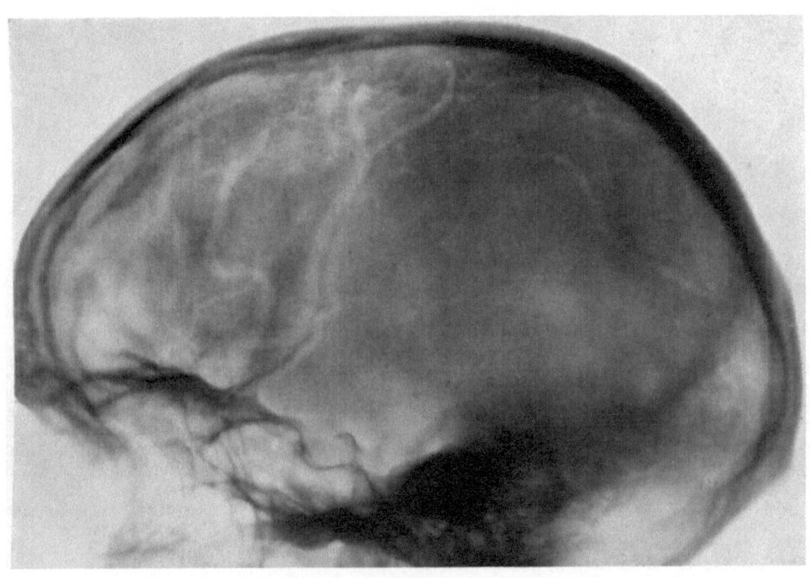

a

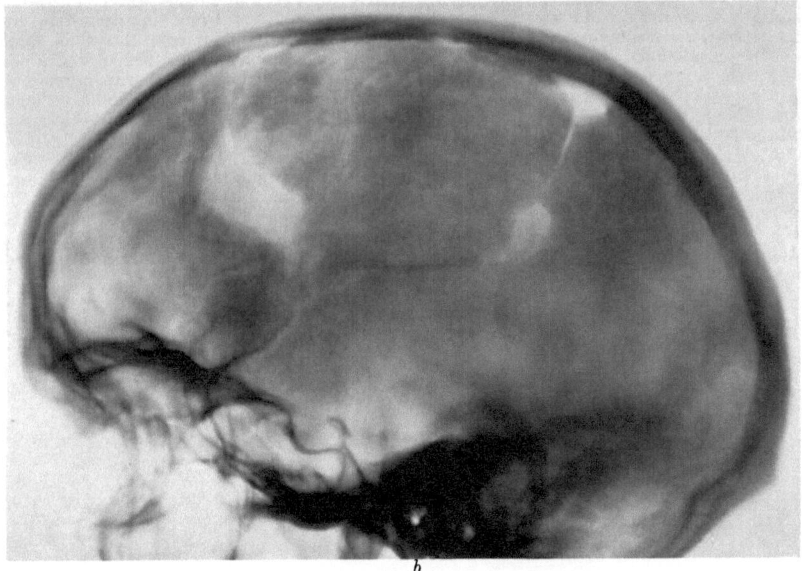

b

Abb. 59a und b. Seitliche Übersichtsaufnahme des Schädels in einem Falle von Haemangioma racemosum (s. S. 76). Die Aufnahme a zeigt eine unauffällige Schädelkapsel. Die Sella turcica ist im sagittalen Durchmesser erheblich erweitert, das Dorsum sellae ist verdünnt und verkürzt (Drucksella). Mehrere Zentimeter oberhalb der Sella turcica sind zarte, unregelmäßige, zum Teil strichförmige Kalkschatten zu sehen. Die einige Jahre später angefertigte Aufnahme b zeigt das Bild der Schädelbasis unverändert. Die Verkalkungen oberhalb der Sella turcica haben an Intensität und Ausdehnung deutlich zugenommen. Auch die Gefäßzeichnung im Bereiche der ganzen Schädelkapsel hat deutlich zugenommen.

Fig. 59a y b. Radiografía panorámica de perfil del cráneo en un caso de hemangioma racemoso. La radiografía a reproduce una calota craneal sin ninguna alteración. La silla turca está considerablemente dilatada en su diámetro sagital, el dorso de la silla turca está adelgazado y acortado (silla turca de hipertensión). Varios cm por encima de la silla turca se ven sombras cálcicas delicadas, irregulares, en parte de configuración lineal. La radiografía b, tomada algunos años después, muestra que la base del cráneo está como antes. Las calcificaciones por encima de la silla turca han aumentado netamente en intensidad y extensión. También el dibujo vascular ha aumentado ostensiblemente en toda la calota craneal.

Fig. 59a and b. Lateral view of skull in a case of haemangioma racemosum. Film a shows that the vault of the skull is not affected. The sella turcica is considerably enlarged in its sagittal diameter, the dorsum sellae is thinned and shortened (sella by pressure). Several centimetres above the sella turcica delicate, irregular and partly linear calcifications can be seen. View b taken some years later shows that the base of the skull is unchanged. The calcifications above the sella turcica have increased in intensity and extent. Also the vascular markings have clearly increased over the whole of the vault.

Fig. 59a et b. Radiographies du crâne de profil dans un cas d'angiome artériel (haemangioma racemosum). La Fig. a montre une voûte du crâne sans particularités. La selle turcique est très élargie dans son diamètre antéro-postérieur, la lame quadrilatère est raccourcie et amincie (atrophie par compression de la selle). On distingue quelques cm en-dessus de la selle turcique de fines calcifications irrégulières, certaines sont linéaires. La Fig. b de la radiographie prise quelques années plus tard montre que l'image de la base du crâne ne s'est pas modifiée. Les calcifications suprasellaires sont plus opaques et plus nombreuses. Les empreintes vasculaires de toute la voûte du crâne sont également beaucoup plus riches.

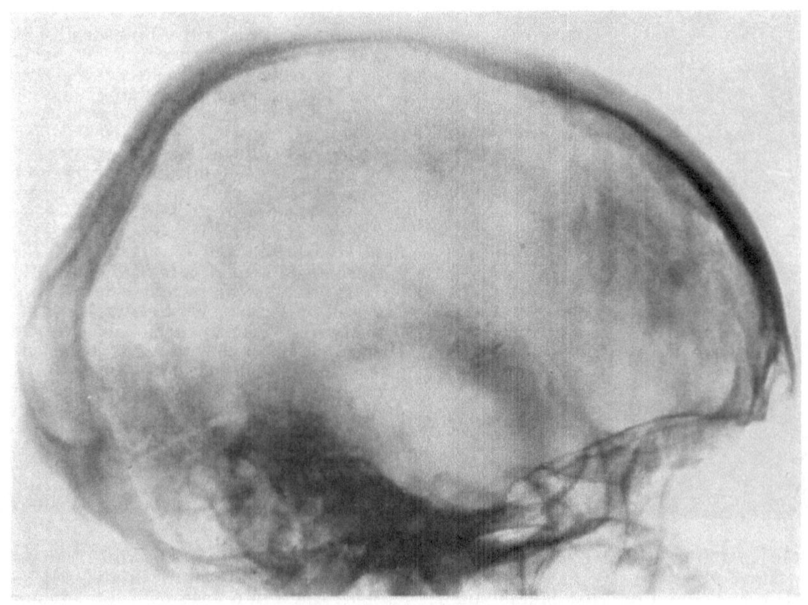

a

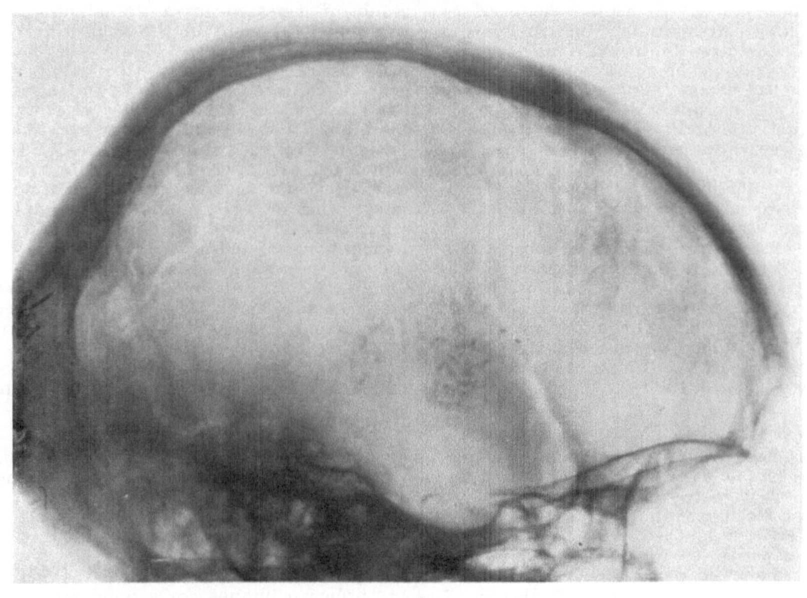

b

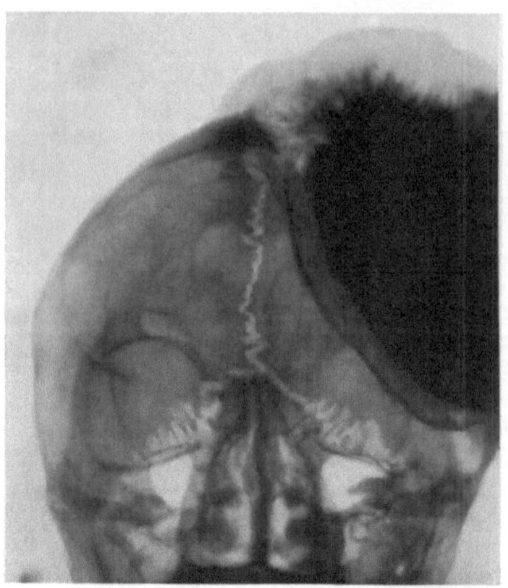

Abb. 60. Sagittale Aufnahme des Schädels (der Fokus der Röhre stand etwa 15⁰ cranial-exzentrisch) in einem Falle von großem Tumor der linken Schädelkapsel und hochgradigen Veränderungen des Schädelskeletes durch endocranielle Drucksteigerung (s. S. 78). Der Tumor an der Schädelkapsel dürfte dem röntgenologischen Bilde nach einem Osteochondrom oder Osteo-Chrondrosarkom (letztere wachsen bisweilen ebenfalls sehr langsam) entsprechen. Am übrigen Schädel sieht man eine erhebliche Dehiszenz der Sagittal- und Lambdanaht, obwohl der Patient sich schon im 5. Dezennium befand. Die Schädelkapsel ist rechterseits besonders im Bereiche der seitlichen Schädelwand hochgradig verdünnt. Die kleinen Keilbeinflügel sind fast zur Gänze verschwunden. Diesen hochgradigen röntgenologischen Zeichen eines gesteigerten endocraniellen Druckes entsprachen klinisch keine wesentlichen Symptome. Jedenfalls übte der Patient seinen Beruf als Lastträger aus. Er suchte das Spital nur auf, weil ihn die Vorwölbung des Tumors beim Tragen der Lasten auf dem Kopf störte. Da ihm nicht geholfen werden konnte, fertigte er sich eine entsprechende Pelotte an und arbeitete weiter.

Fig. 60. Radiografía sagital del cráneo (el foco del tubo estaba desplazado 15 grados en dirección craneal excéntrica) en un caso de gran tumor de la calota craneal izquierda e intensas alteraciones del esqueleto craneal por aumento de la tensión endocraneana. El tumor de la calota craneana debe corresponder, por su aspecto radiológico, a un osteocondroma o osteo-condrosarcoma (estos últimos crecen a veces muy lentamente). En las demás regiones del cráneo se comprueba una considerable separación de la sutura sagital y lambdiana, a pesar de que el paciente se encuentra ya en el 5to. decenio. La calota del cráneo se comprueba, a la derecha, sobre todo en la pared lateral del cráneo, sumamente adelgazada. Las alas menores del esfenoides han desaparecido casi totalmente. A estos intensos signos radiológicos de hipertensión endocraneal aumentada no corresponden clínicamente mayores síntomas. En todo caso el paciente seguía ejerciendo su profesión de cargador. Fué a la consulta médica porque la prominencia que causaba el tumor le molestaba al llevar cargas sobre la cabeza. Como no pudo ayudársele se construyó un cojinillo adecuado y siguió trabajando.

Fig. 60. Sagittal view of skull (the focus of the tube is directed approximately 15⁰ cranially eccentrically) in a case of a large tumour of the left side of the cranial vault. The figure shows marked changes in the bones of the skull as a result of increased intra-cranial pressure. The tumour of the vault of the skull corresponds to the radialogical picture of an osteo-chondroma or osteo-chondrosarcoma (the latter similarly grow sometimes very slowly). In the rest of the skull one notes considerable widening of the lambdoidal and sagittal sutures, even though the patient was already in his fifth decade. The vault is markedly thinned on the right side, especially in the region of the lateral wall of the skull. The lesser wings of the sphenoid bone have almost completely disappeared. These marked radiological signs of increased intra-cranial pressure did not correspond to any significant clinical symptoms. In any event the patient was carrying on with his work as a porter. He came to hospital only because the deformity of the tumour interfered with the carrying of weights on his head. As nothing could be done for him he obtained a suitable truss and continued working.

Fig. 60. Radiographie du crâne de face (le foyer de l'ampoule a été déplacé d'environ 15⁰ en direction céphalique) dans un cas d'une grande tumeur de la voûte du crâne à gauche avec des signes importants d'hypertension intracrânienne. La tumeur de la voûte du crâne devrait être d'après l'image radiologique un ostéo-chondrome ou un ostéochondro-sarcome (ces derniers peuvent avoir également un développement très lent). Le reste du crâne montre une disjonction importante des sutures fronto-pariétales et pariéto-occipitales, bien que le malade se trouve dans la cinquantaine. La voûte du crâne est à droite, en particulier dans sa partie latérale, considérablement amincie. Les petites ailes du sphénoïde ont presqu'entièrement disparu. Les symptômes cliniques correspondant à ces signes radiologiques imposants d'une hypertension intracrânienne étaient insignifiants, car le malade continuait son activité comme portefaix. Il ne se rendit à l'hôpital que parce que la voussure de la tumeur le gênait pour porter des fardeaux sur la tête. Comme on ne put l'aider, il se confectionna un coussinet approprié et reprit son travail.

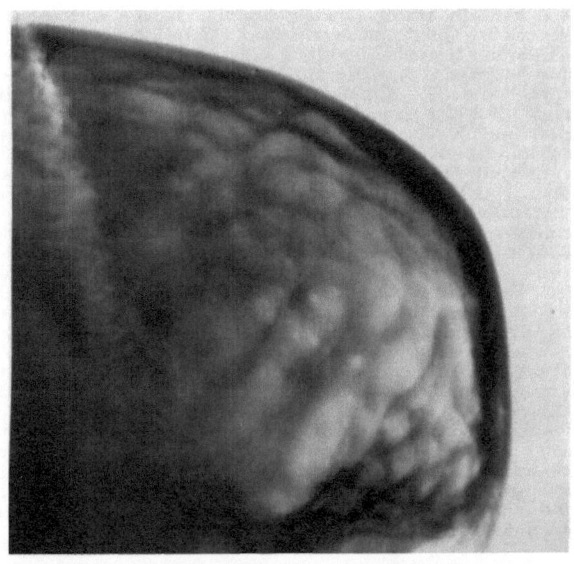

Abb. 61. Ausschnitt aus einer seitlichen Übersichtsaufnahme des Schädels (s. S. 78). Die Impressiones digitatae sind im Stirnbereich hochgradig vermehrt und vertieft. Außerdem bestehen hier zahlreiche kleine, rundliche, scharf begrenzte Aufhellungen ähnlich den Pacchionischen Gruben, die aber im vorliegenden Falle Hirnhernien entsprachen.

Fig. 61. Sector de una radiografía lateral panorámica del cráneo. Las impresiones digitales están considerablemente aumentadas en número y profundidad en la región del frontal. Además, se comprueban numerosas zonas transparentes pequeñas, redondeadas, nítidamente limitadas semejante a las fosas de Pacchioni, pero que, en el caso presente, corresponden a hernias del encéfalo.

Fig. 61. Section from a lateral view of the skull. The convolution markings are markedly increased and deepened in the region of the forehead. In addition there are numerous round, sharply delineated translucencies similar to Pacchionian depressions, but which, in the case under consideration, correspond to cerebral herniations.

Fig. 61. Détail d'une radiographie du crâne de profil. Les impressions digitales de la région frontale sont très nombreuses et profondes. On distingue en outre dans cette région de très nombreuses petites lacunes rondes et bien délimitées ressemblant à des granulations de Pacchioni, il s'agit dans ce cas «d'hernies cérébrales».

Abb. 62

Abb. 62. Seitliche Übersichtsaufnahme des Schädels in einem Falle, welcher vom Ophthalmologen wegen bestehender bitemporaler Hemianopsie mit der Diagnose Hypophysentumor zur Untersuchung überwiesen wurde (s. S. 79). Ein Blick auf die Sella turcica zeigt, daß es sich nicht um einen Hypophysentumor handeln kann, da eindeutige Veränderungen im Sinne einer akuten Druckusur derselben vorliegen. Die Sella turcica ist geringgradig erweitert. Das Dorsum sellae ist verdünnt und etwas undeutlich. Unterhalb des ebenfalls etwas undeutlichen Sellabodens ist ein schmaler, weichteildichter Begleitschatten zu sehen, welcher den in die Keilbeinhöhle hineingedrückten endosellaren Weichteilen entspricht. Außerdem sind im Bereiche des Keilbeinkörpers vor und unter der Sella turcica kleine, rundliche Aufhellungen zu sehen, welche Hirnhernien entsprechen. Bei Betrachtung des übrigen Schädels fallen Strukturveränderungen im unteren Teil des Stirnbeines auf. Der Knochen ist hier in einem größeren Bereich aufgehellt. Zugleich besteht aber im vorderen Anteil knapp über dem Orbitadach auch eine unregelmäßige Knochenverdichtung. Dieser Befund spricht für ein großes Meningiom daselbst und wurde operativ bestätigt. Dasselbe reichte nach hinten bis an das Chiasma.

Fig. 62. Radiografía panorámica lateral del cráneo en un caso que fué remitido por oftalmólogos con el diagnóstico de tumor de hipófisis por la presencia de hemianopsia bitemporal. El exámen de la silla turca muestra bien pronto que no puede tratarse de un tumor de hipófisis ya que hay manifestaciones de usura por hipertensión aguda. La silla turca solo está discretamente dilatada. El dorso de la silla turca está adelgazado y poco preciso. Por debajo del suelo de la silla turca, que también es poco preciso, se comprueba una imagen delgada de densidad de parte blanda que corresponde a las partes blandas del interior de la silla turca que se han introducido en el seno esfenoidal. Además, en el esfenoides, por delante y debajo de la silla turca se ven transparencias pequeñas, redondeadas, que corresponden a hernias encefálicas. Al examinar el resto del cráneo se comprueban, además, alteraciones estructurales en la parte inferior del hueso frontal. El hueso es más transparente en un sector mas bien extenso. Al mismo tiempo se observa, en la parte anterior, inmediatamente por encima del techo de la órbita una zona de condensación ósea irregular. Este hallazgo traduce la presencia de un meningioma voluminoso y fué confirmado por la intervención quirúrgica. Este se extendía por detrás hasta el quiasma.

Fig. 62. Lateral view of skull in a case which was referred for investigation by the ophthalmologist because of the presence of bitemporal hemianopia, with the diagnosis of pituitary tumour. A glance at the sella turcica shows that one is not dealing here with a pituitary tumour, because undoubted changes due to acute pressure erosion have occurred. The sella turcica is enlarged slightly. The dorsum sellae is thinned and somewhat hazy. Beneath the similarly somewhat hazy floor of the sella there is a narrow opacity of soft tissue density, which corresponds to the intrasellar soft tissues, which have been projected into the sphenoid sinus. In addition one notes in the region of the body of the sphenoidal bone in front and below the sella turcica, small rounded translucencies which correspond to cerebral herniations. When considering the rest of the skull one is struck by structural changes in the lower portion of the frontal bone. The bone here is largely more translucent. At the same time there is an irregular increase in bony density in the anterior portion just above the roof of the orbit. This finding was confirmed at operation and indicates a large meningioma at that site. The tumour extended posteriorly as far as the chiasma.

Fig. 62. Radiographie du crâne de profil dans un cas, qui fut envoyé pour examen par l'oculiste en raison d'une hémianopsie bitemporale avec le diagnostic de tumeur hypophysaire. Un examen rapide de la selle turcique montre qu'il ne peut s'agir d'une tumeur hypophysaire, car la selle présente des signes certains d'une destruction par compression aiguë. La selle turcique n'est que peu élargie. La lame quadrilatère est amincie et un peu effacée. En dessous du plancher de la selle, qui est également peu prononcé, on distingue une ombre satellite étroite ayant la densité des parties molles qui correspond aux parties molles de la selle, qui sont refoulées dans le sinus sphénoïdal. Des petites lacunes rondes sont en outre visibles dans la région du corps du sphénoïde et sous la selle turcique, elles correspondent à des «hernies cérébrales». L'examen du reste du crâne montre des altérations de la structure de la partie inférieure du frontal. La transparence de l'os y est augmentée sur une portion importante. Il existe en même temps une hyperostose irrégulière de la partie antérieure juste au-dessus de la voûte de l'orbite. Ces modifications furent vérifiées à l'opération, elles parlaient pour un méningiome de cette région. La tumeur s'étendait en arrière jusqu'au chiasma.

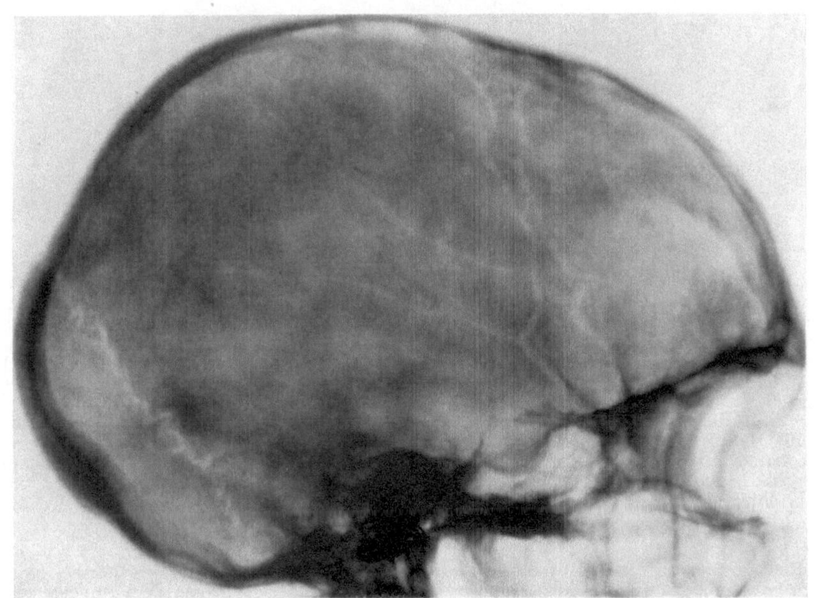

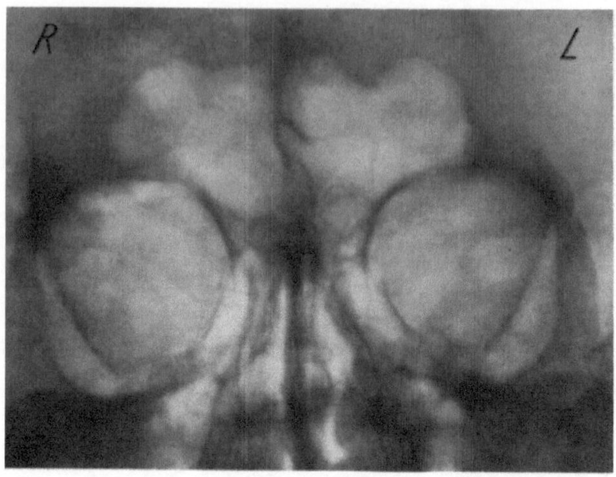

Abb. 63. Sagittale, etwa 10⁰ cranial-exzentrische Aufnahme der mittleren Schädelpartien in einem Falle von Tumor der rechten mittleren Schädelgrube (s. S. 79). An dem vom großen Keilbeinflügel gebildeten Teil der lateralen Orbitawand sieht man rechts eine durch Knochenusur bedingte, große, scharf begrenzte Aufhellung, die als lokale Usur durch einen Tumor angesehen wurde. Die Obduktion ergab jedoch, daß der Tumor entfernt von dieser Stelle in der mittleren Schädelgrube lag und die im Röntgenbild sichtbare Usur durch eine Hirnhernie bedingt war.

Fig. 63. Radiografía sagital, en 10 grados craneoexcéntrica de las zonas medias del cráneo en un caso de tumor de la fosa craneal media derecha. En la región lateral de la pared de la órbita formada por el ala mayor del esfenoides se ve una transparencia a la derecha, determinada por un proceso de usura ósea, grande y nítidamente limitada que fué interpretada como resultante de un proceso de destrucción por un tumor. La autopsia permitió comprobar, sin embargo, que la tumoración se localizaba en la fosa cerebral media lejos de este sitio. La zona de usura visible en la radiografia era causada por una hernia de encéfalo.

Fig. 63. Sagittal, approximately 10⁰ cranially eccentric view of the middle portion of the skull in a case of a tumour of the right middle cranial fossa. On that portion of the lateral orbital wall which is formed by the greater wing of the sphenoid, one can see on the right side a large, well-defined translucency, caused by bone erosion. This appears to be a local erosion, due to a tumour. The necropsy showed, however, that the tumour lay in the middle cranial fossa at a distance from this situation, and that the erosion visible in the film was caused by a cerebral herniation.

Fig. 63. Radiographie des parties centrales du crâne de face (le foyer de l'ampoule est déplacé d'environ 10⁰ en direction céphalique) dans un cas d'une tumeur de la partie droite de l'étage moyen. La partie de la paroi externe de l'orbite formée par la grande aile du sphénoïde présente à droite une grande érosion bien délimitée qui fut interprétée comme une tumeur. L'autopsie révéla toutefois que la tumeur ne se trouvait pas là, mais bien dans l'étage moyen du crâne, et que l'érosion visible sur la radiographie était due à une «hernie cérébrale».

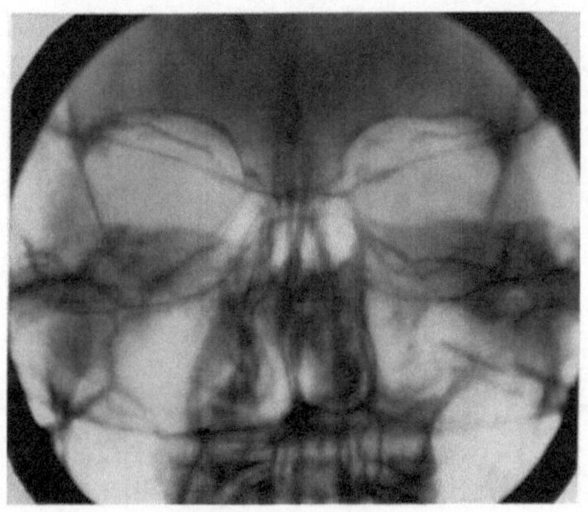

Abb. 64. Sagittale Ansicht der mittleren Schädelregion in einem Falle von chronischer endocranieller Drucksteigerung (s. S. 79). Das Bild
zeigt eine Druckusur des Bodens der vorderen
Schädelgrube. Beide kleine Keilbeinflügel sind
stark verdünnt, jedoch scharf begrenzt. Darüber
sind beiderseits die wellenförmigen Schatten der
stark vorspringenden Juga cerebralia am Orbitadach zu sehen.

Fig. 64. Proyección sagital de la región media
del cráneo en un caso de hipertensión endocraneana crónica. El cuadro muestra un proceso de
usura por compresión del suelo de la fosa cerebral
anterior. Ambas alas menores del esfenoides
están muy adelgazadas aunque nítidamente limitadas. Por encima se ven, en ambos lados, las
sombras onduladas de los yugos cerebrales bien
resaltantes a nivel del techo de la órbita.

Fig. 64. Sagittal view of middle region of the
skull in a case of chronic increase in intracranial
pressure. The picture shows pressure erosion of
the floor of the anterior cranial fossa. Both lesser
wings of the sphenoid are markedly thinned, yet
they are clearly outlined. Above this, at the
roof of the orbit, there are visible on both sides
the undulating shodows of the markedly pronounced juga cerebralia.

Fig. 64. Vue de face de la région centrale du crâne
dans un cas d'hypertension intracrânienne chronique. L'image montre une érosion par compression du plancher de l'étage antérieur du crâne.
Les petites ailes du sphénoïde sont très amincies
avec des contours bien dessinés. En-dessus se
trouvent des deux côtés les ombres ondulées et
fortement accentuées des éminences mamillaires
de la voûte de l'orbite.

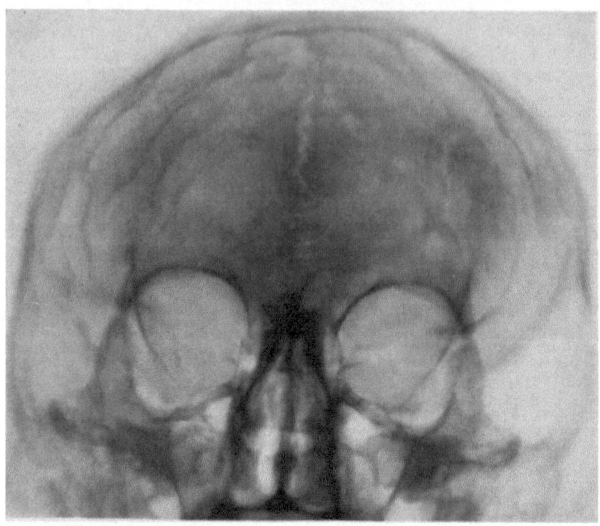

Abb. 65. Sagittale, etwa 10⁰ cranial-exzentrische Aufnahme des Schädels im Falle einer hochgradigen endocraniellen Drucksteigerung durch einen linksseitigen temporalen Tumor (s. S. 79). Man sieht an der ganzen Schädelkapsel die verstärkt vorspringenden Juga cerebralia. Die Nähte sind etwas dehiszent und daher deutlicher erkennbar als normal. Im Bereiche der linken Schläfengegend ist die Schädelkapsel stark verdünnt und etwas uhrglasartig vorgewölbt, ein Befund, welcher für einen linksseitigen temporalen Tumor spricht. Die kleinen Keilbeinflügel sind infolge der hochgradigen Drucksteigerung in den mittleren Schädelgruben beiderseits schon fast ganz verschwunden. Nur ihre Spitze und ihr medialster Anteil sind noch erkennbar.

Fig. 65. Radiografía sagital, 10 grados cráneo-excéntrica, del cráneo en un caso de intensa hipertensión endocraneana por tumor temporal izquierdo. Se ven en toda la calota craneana los yugos cerebrales que resaltan netamente. Las suturas son algo dehiscentes y, por lo tanto, se las reconoce mejor que en condiciones normales. En la zona correspondiente al temporal izquierdo, la calota del cráneo está muy adelgazada y prominente a la manera de un vidrio de reloj, hallazgo que traduce la presencia de un tumor temporal del lado izquierdo. Las alas menores del esfenoides han desaparecido casi del todo en ambos lados como consecuencia del intenso aumento de la presión endocraneana en las fosas cerebrales medias. Solamente sus extremidades y sus zonas internas pueden reconocerse aún.

Fig. 65. Sagittal, approximately 10⁰ cranially eccentric view of the skull in a case of marked increase in intracranial pressure, as a result of a left temporal lobe tumour. One sees over the whole of the vault of the skull the strongly protruding juga cerebralia. The sutures are somewhat separated and therefore more clearly recognizable than usual. The vault of the skull is markedly thinned in the left temporal region and shows a dome-like protrusion; a finding which indicates the presence of a left temporal lobe tumour. The lesser wings of the sphenoid have almost completely disappeared as a result of the marked increase of pressure in the middle fossa. Only their tips and most medial portions are still recognizable.

Fig. 65. Radiographie du crâne de face (foyer de l'ampoule déplacé d'environ 10⁰ en direction céphalique) dans un cas d'une hypertension intra-crânienne élevée due à une tumeur de la région temporale gauche. Les éminences mamillaires sont accentuées sur toute la voûte du crâne. La légère disjonction des sutures les rend plus visibles que normalement. La voûte du crâne est fortement amincie dans la région temporale gauche, elle y est légèrement bombée en verre de montre, ce qui parle pour une tumeur de la région temporale gauche. Les petites ailes du sphénoïde ont presqu'entièrement disparu en raison de l'hypertension considérable de l'étage moyen du crâne. Seuls leur sommet et leur base sont encore reconnaissables.

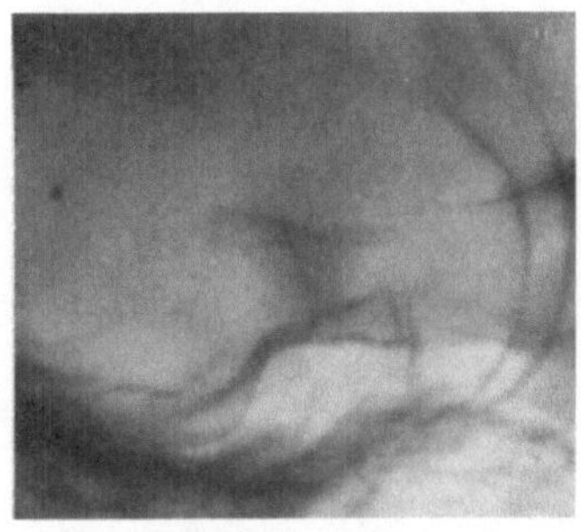 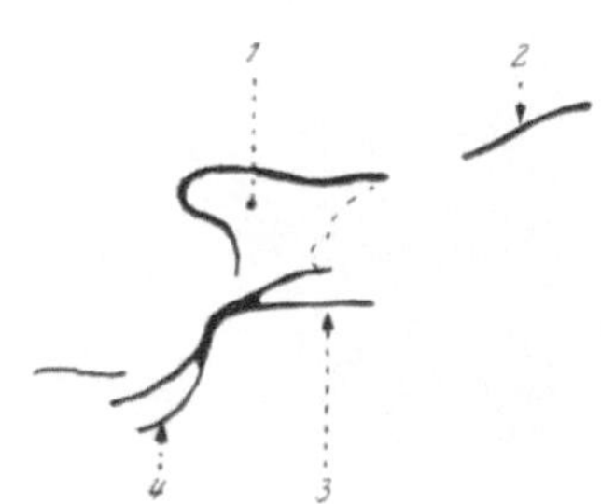

Abb. 66 und Skizze. Seitliche Ansicht der Sella turcica und ihrer Umgebung in einem Falle von hochgradiger endocranieller Drucksteigerung in der mittleren Schädelgrube (s. S. 76). Das Dorsum sellae ist zerstört. Der Sellaboden und das Planum sphenoidale sind tief nach abwärts gedrängt. Der Kontur des Orbitadaches ist am Übergang in den des Processus clinoideus anterior infolge Usur des kleinen Keilbeinflügels unterbrochen. Dieser Befund entspricht in seitlicher Ansicht dem, was die Abb. 65 bezüglich des kleinen Keilbeinflügels in sagittaler Ansicht zeigt. Legende zur Skizze: *1* Processus clinoideus anterior. *2* Orbitadach. *3* Planum sphenoidale. *4* Sellaboden.

Fig. 66 y esquema. Radiografía lateral de la silla turca y de sus regiones vecinas en un caso de intensa hipertensión endocraneana en la fosa cerebral media. El dorso de la silla turca está destruído. El suelo de la silla turca y el plano esfenoidal están intensamente desplazados hacia abajo. El contorno del techo de la órbita está interrumpido en su transición hacia la apófisis clinoides anterior como consecuencia de usura del ala menor del esfenoides. Este hallazgo corresponde en proyección de perfil lo que muestra la Fig. 65 con respecto al ala menor del esfenoides en proyección sagital. Leyendas del esquema: *1* Apófisis clinoides anterior. *2* Techo de la órbita. *3* Plano esfenoidal. *4* Suelo de la silla turca.

Fig. 66 and sketch. Lateral view of the sella turcica and its surroundings in a case of markedly increased intracranial pressure in the middle cranial fossa. The dorsum sellae is destroyed. The floor of the sella and the sphenoidal plane have been pushed downwards considerably. The contour of the orbital roof has been interrupted at its transition into the anterior clinoid process, due to the erosion of the lesser wing of the sphenoid. In a lateral view this finding indicates conclusions similar to those which Fig. 65 suggests with regard to the lesser wing of the sphenoid in the sagittal view. Legends for sketch: *1* Anterior clinoid process. *2* Roof of orbit. *3* Sphenoidal plane. *4* Floor of sella.

Fig. 66 et schéma. Vue de profil de la selle turcique et de son entourage dans un cas d'hypertension intracrânienne importante de l'étage moyen du crâne. La lame quadrilatère est détruite. Le plancher de la selle et la lame horizontale du sphénoïde sont fortement refoulés vers le bas. Le contour de la voûte de l'orbite est interrompu en raison de l'érosion de la petite aile du sphénoïde dans la région de l'apophyse clinoïde antérieure. La vue de profil de cette altération correspond à la vue de face de la Fig. 65 en ce qui concerne la petite aile du sphénoïde. Légende du schéma: *1* Apophyse clinoïde antérieure. *2* Voûte de l'orbite. *3* Lame horizontale du sphénoïde. *4* Plancher de la selle.

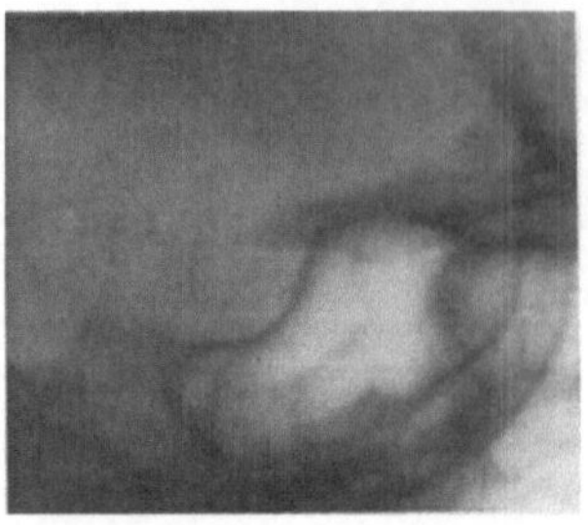 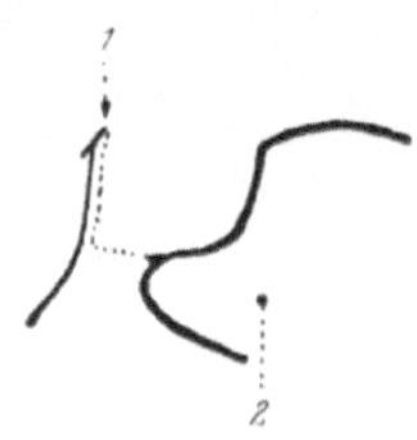

Abb. 67 und Skizze. Seitliche Ansicht der Sella turcica in einem Falle von beginnender akuter Druckusur derselben (s. S. 81). Klinisch bestanden nur Kopfschmerzen nach einer vor kurzem wegen einer Mastoiditis durchgeführten Mastoidektomie. Erst eine Woche nach der röntgenologisch festgestellten beginnenden endocraniellen Drucksteigerung entwickelte sich auch klinisch eine Stauungspapille und Trochlearisparese, die sich beide nach einiger Zeit wieder zurückbildeten. Die Aufnahme zeigt ein dünnes Dorsum sellae, dessen vorderer Kontur undeutlich ist. Ebenso ist der Kontur des Sellabodens im hinteren Anteil undeutlich und es besteht hier eine beginnende, unscharf begrenzte Excavation der Sella. Im übrigen bestehen normale Verhältnisse. Legende zur Skizze: *1* Dorsum sellae. *2* Keilbeinhöhle.

Fig. 67 y esquema. Proyección de perfil de la silla turca en un caso de comienzo de usura por hipertensión aguda de la misma. Clínicamente solamente había cefaleas después de una mastoidectomía practicada poco antes por mastoiditis. Recién una semana después de la comprobación radiológica de la iniciación de la hipertensión endocraneana se formó también clínicamente un éxtasis papilar y una parálisis del nervio patético que, después de algún tiempo, retrocedieron. La radiografía muestra el dorso de la silla turca delgado y, por delante, imprecisamente limitado. También el contorno de la silla turca es, por detrás, poco preciso; existe aquí una iniciación de excavación, mal limitada, de la silla turca. Por lo demás el resto es normal. Leyendas del esquema: *1* Dorso de la silla turca. *2* Seno esfenoidal.

Fig. 67 and sketch. Lateral view of sella turcica in a case of commencing acute pressure erosion of the sella. Clinically there were only headaches, which followed a recent mastoidectomy carried out for mastoiditis. Only one week after the beginning of the increased intracranial pressure (as established radiologically) there developed clinically papilloedema and paresis of the trochlear nerve. Both these regressed after some time. The film shows a thin dorsum sellae, whose anterior outline is indistinct. Similarly, the outline of the floor of the sella is indistinct in its posterior portion, and there is here the beginning of an ill-defined excavation of the sella. Otherwise the findings are normal. Legends for sketch: *1* Dorsum sellae. *2* Sphenoidal sinus.

Fig. 67 et schéma. Vue de profil de la selle turcique au début d'une érosion par compression aiguë. Les symptômes cliniques se réduisaient à des céphalées après une mastoïdectomie récente nécessitée par une mastoïdite. Ce n'est qu'une semaine après la découverte radiologique de l'hypertension intracrânienne débutante que se développèrent une papille de stase et une parésie du pathétique, qui disparurent toutes deux après quelque temps. La radiographie montre que la lame quadrilatère est mince, son contour antérieur est effacé. Il en est de même du contour de la partie postérieure du plancher de la selle qui présente l'ébauche d'une lacune mal délimitée. Pas d'autres altérations de l'image. Légende du schéma: *1* Lame quadrilatère. *2* Sinus sphénoïdal.

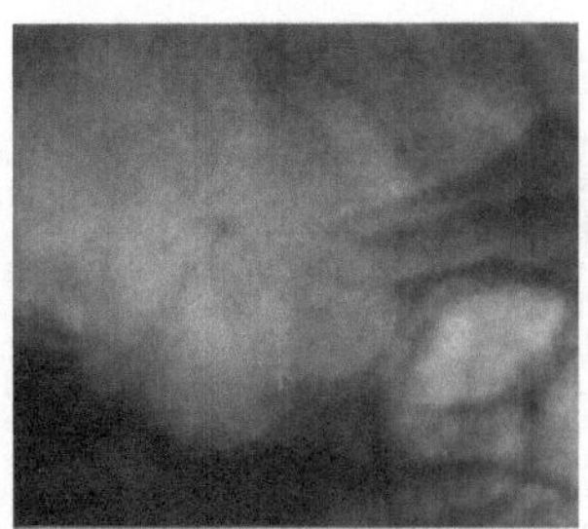 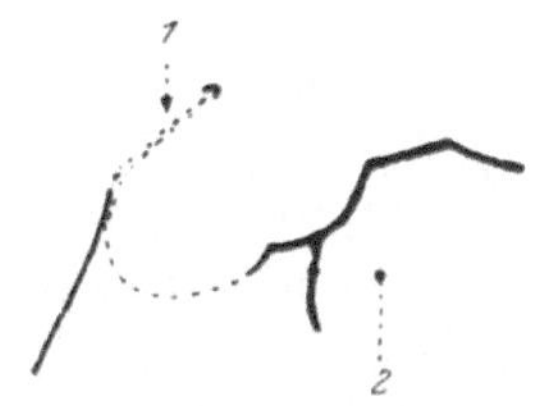

Abb. 68 und Skizze. Seitliche Ansicht der Sella turcica. Druckusur derselben in einem Falle von parasagittalem Meningiom im mittleren Sinusdrittel (s. S. 81). Der vordere Teil der Sella turcica ist normal. Im hinteren Teil fehlt der Kontur des Sellabodens und es besteht hier eine hochgradige Excavation mit ziemlich unscharfen Grenzen. Das lange Dorsum sellae ist verdünnt, unscharf begrenzt und etwas nach vorne geneigt. Diese Neigung des Dorsum sellae nach vorne ist möglicherweise auf eine durch den Tumor im mittleren Sinusdrittel hervorgerufenen direkte Druckkomponente zurückzuführen. Das Anfangsstadium einer derartigen Druckusur stellt gewissermaßen die Abb. 67 dar. Legende zur Skizze: *1* Dorsum sellae. *2* Keilbeinhöhle.

Fig. 68 and sketch. Lateral view of sella turcica. Pressure erosion of sella in a case of a parasagittal meningioma in the middle third of the sinus. The anterior portion of the sella turcica is normal. In the posterior part, the outline of the floor of the sella is missing, and there is a considerable excavation with fairly indistinct margins. The long dorsum sellae is thinned, indistinctly outlined and somewhat anteriorly inclined. This inclination of the dorsum sellae anteriorly is probably due to a direct pressure component of the tumour in the middle third of the sinus. Fig. 67 shows to a certain extent the stage of the beginning of a similar pressure erosion. Legends for sketch: *1* Dorsum sellae. *2* Sphenoidal sinus.

Fig. 68 y esquema. Proyección lateral de la silla turca. Usura por hipertensión de la misma en un caso de meningioma parasagital en el tercio medio del seno. La parte anterior de la silla turca es normal. En la parte posterior falta el contorno del suelo de la silla turca, existiendo aqui una considerable excavación de límites poco precisos. El dorso de la silla turca está adelgazado y alargado, imprecisamente limitado y algo inclinado hacia adelante. Este desplazamiento hacia adelante debe ser imputado probablemente a la compresión directa ejercida por el tumor del tercio medio del seno. La Fig. 67 traduce en cierta manera el estadio inicial de una usura por compresión semejante. Leyendas del esquema: *1* Dorso de la silla turca. *2* Seno esfenoidal.

Fig. 68 et schéma. Vue de profil de la selle turcique. Erosion par compression de la selle dans un cas de méningiome parasagittal du tiers moyen du sinus. La partie antérieure de la selle turcique est normale. Le contour du plancher de la selle fait défaut dans la partie postérieure, qui présente une grande lacune avec des contours assez peu précis. La longue lame quadrilatère est amincie, mal délimitée et légèrement inclinée en avant. Cette inclinaison de la lame quadrilatère en avant résulte probablement de la pression directe de la tumeur du tiers moyen du sinus. Le stade initial d'une telle érosion par compression est en quelque sorte représenté par la Fig. 67. Légende du schéma: *1* Lame quadrilatère. *2* Sinus sphénoïdal.

Abb. 69. Seitliche Übersichtsaufnahme des Schädels in einem Falle von Epidermoid im hinteren Anteil des III. Ventrikels (s. S. 82). Im ganzen Schädelbereich sind die Impressiones digitatae deutlich vermehrt und vertieft. Der Sellaboden ist infolge Druckusur sehr undeutlich. Diese Art der Druckusur spricht gegen einen über der Sella turcica gelegenen Tumor. Auch ein vor derselben gelegener Tumor ist unwahrscheinlich, es sei denn, daß er schon große Ausmaße erreicht hätte. Hinten-oben von der Sella turcica ist außerdem ein kleiner, dichter Kalkschatten zu sehen. Dieser könnte zwar auch einer Verkalkung in einem Tumor entsprechen, wahrscheinlich handelt es sich aber um die verkalkte und nach hinten verdrängte Glandula pinealis. Der Tumor muß daher zwischen Sella turcica und Glandula pinealis gelegen sein. Die Operation ergab den oben angeführten Befund. Dieser Fall zeigt, daß auch ein langsam wachsender Tumor zu einer Osteoporose im Bereich der Sella turcica führen kann und man daher mit Artdiagnosen aus dem Sellabild sehr vorsichtig sein muß.

Fig. 69. Radiografía panorámica de perfil del cráneo en un caso de epidermoide en la parte posterior del tercer ventrículo. Las impresiones digitales están aumentadas en número y profundidad en toda la región del cráneo. Como consecuencia de usura por hipertensión, el suelo de la silla turca es impreciso. Este tipo de usura por compresión habla en contra de un tumor situado por encima de la silla turca. Es poco probable también que se trate de un tumor situado por delante de la misma, aunque bien podría haber tomado gran volumen. Por detrás y arriba de la silla turca se ve, además, una pequeña sombra cálcica densa. Esta podría corresponder a una calcificación en un tumor, pero probablemente se trata de una glándula pineal calcificada y desplazada hacia atrás. El tumor debe estar situado, por lo tanto, entre silla turca y glándula pineal. La intervención lo confirmó. Este caso demuestra que también un tumor que crece lentamente puede determinar una osteoporosis en la zona de la silla turca y que por lo tanto se debe ser cauteloso en el diagnóstico etiológico por las alteraciones de la silla turca.

Fig. 69. Lateral view of the skull in a case of epidermoid tumour in the posterior portion of the third ventricle. The convolution markings are definitely increased and deepened over the whole of the skull. As a result of pressure erosion the floor of the sella is very indistinct. This type of pressure erosion makes the diagnosis of a tumour lying above the sella turcica unlikely. Also a tumour lying in front of it is unlikely, unless it has already reached a large size. In addition there can be seen above and behind the sella turcica a small, dense, calcified shadow. This could correspond to calcification within a tumour, but probably one has here a pineal gland which is calcified and pushed posteriorly. The tumour must therefore lie between the sella turcica and the pineal gland. The operation confirmed the above mentioned findings. This case shows that a slowly growing tumour can also lead to osteoporosis in the region of the sella turcica, and that one must therefore be very careful, when making a specific diagnosis from a picture of the sella.

Fig. 69. Radiographie du crâne de profil dans un cas d'un kyste épidermoïde de la partie postérieure du IIIe ventricule. Les impressions digitales sont profondes et nombreuses sur l'ensemble du crâne. Le plancher de la selle est effacé en raison de l'érosion par compression. Ce genre d'érosion parle contre une tumeur suprasellaire. Une tumeur située devant la selle est peu probable, à moins qu'elle n'ait atteint une grande extension. Une petite calcification dense est en outre visible en-dessus et en arrière de la selle turcique. Elle pourrait correspondre à la calcification d'une tumeur, il s'agit vraisemblablement de l'épiphyse calcifiée et déplacée en arrière. La tumeur doit donc être située entre la selle turcique et l'épiphyse. L'opération confirma le diagnostic mentionné ci-dessus. Ce cas montre qu'une tumeur se développant lentement peut déterminer une ostéoporose de la région de la selle turcique et que le diagnostic des lésions de la selle turcique nécessite une grande prudence.

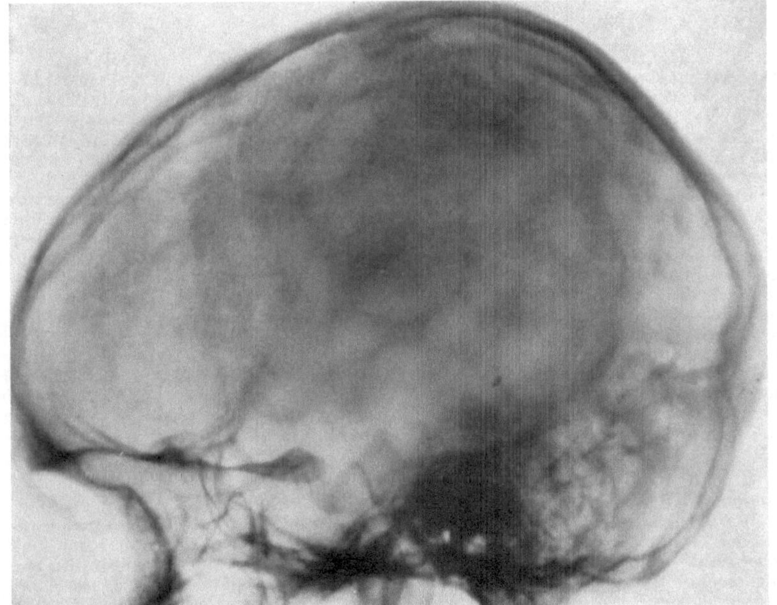

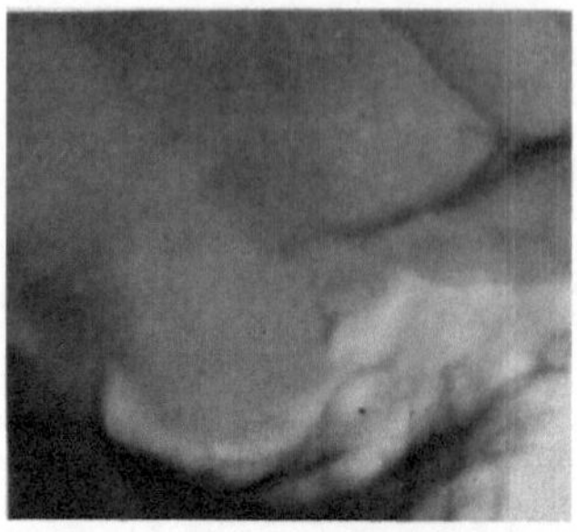 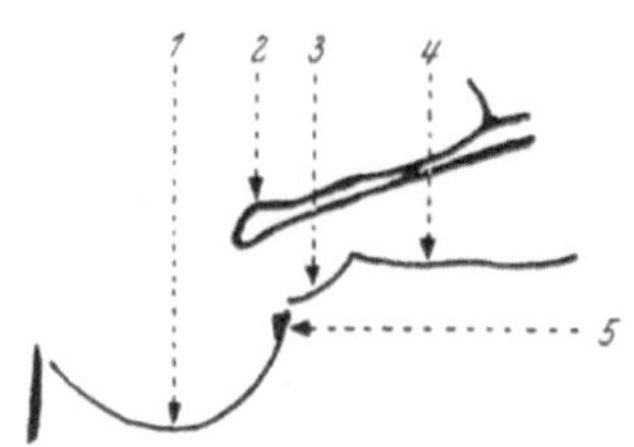

Abb. 70 und Skizze. Seitliche Ansicht der Sella turcica und ihrer Umgebung in einem Falle von hochgradiger Druckusur in diesem Bereiche, durch akute endocranielle Durcksteigerung (s. S. 82). Das Dorsum sellae ist kaum mehr erkennbar. Der Sellaboden ist vollkommen zerstört und man sieht hier den Kontur der in die Keilbeinhöhle gedrängten intrasellaren Weichteile. In der Gegend des Tuberculum sellae ist noch ein kleiner Knochenrest vorhanden. Am vertieften Sulcus chiasmatis fehlt der Knochenkontur neuerdings, ebenso im Bereiche des Planum sphenoidale. Infolgedessen grenzen hier die endocraniellen Weichteile ohne trennende Knochenlinie direkt an die Luft der entsprechenden pneumatischen Räume. Legende zur Skizze: *1* Untere Begrenzung der in die Keilbeinhöhle prolabierten intrasellaren Weichteile. *2* Processus clinoidei anteriores. *3* Gegend des Sulcus chiasmatis. *4* Gegend des Planum sphenoidale. *5* Knochenrest am Tuberculum sellae.

Fig. 70 and sketch. Lateral view of the sella turcica and its surroundings in a case of severe pressure erosion in this region, as a result of an acute increase in intracranial pressure. The dorsum sellae is hardly recognizable. The floor of the sella is entirely destroyed and one can see the outline of the intrasellar soft tissues, which have been pushed into the sphenoidal sinus. In the region of the tuberculum sellae there is still a small bony remnant. Within the deepened sulcus chiasmatis there is a recent loss of bone outline. The sphenoidal plane is similarly affected. Consequently the soft tissues border here upon the corresponding air spaces without a dividing bony line. Legends for sketch: *1* Lower margin of the intrasellar soft tissues which are protruding into the sphenoidal sinus. *2* Anterior clinoid processes. *3* Region of sulcus chiasmatis. *4* Region of sphenoidal plane. *5* Bony remnant at tuberculum sellae.

Fig. 70 y esquema. Proyección lateral de la silla turca y de sus zonas vecinas en un caso de intensa usura en esta región por hipertensión endocraneana aguda. El dorso de la silla turca apenas puede reconocerse. El suelo de la silla turca está totalmente destruído y se ve aquí el contorno de las partes blandas de la silla turca que han penetrado en el seno esfenoidal. En la región del tubérculo de la silla turca se ve aún un resto pequeño de hueso. Al surco quiasmático, profundo, falta el contorno óseo, lo mismo en la zona correspondiente al plano esfenoidal. Como consecuencia las partes blandas endocraneanas contactan aquí, sin línea ósea de separación, directamente con el aire de los espacios neumáticos correspondientes. Leyendas del esquema: *1* Límite inferior de las partes blandas de la silla turca penetradas en el seno esfenoidal. *2* Apófisis clinoides anteriores. *3* Zona del surco quiasmático. *4* Zona del plano esfenoidal. *5* Resto óseo del tubérculo de la silla turca.

Fig. 70 et schéma. Vue de profil de la selle turcique et de son entourage dans un cas d'érosion importante par compression résultant d'une hypertension intracrânienne aiguë. La lame quadrilatère est à peine reconnaissable. Le plancher de la selle est entièrement détruit et l'on y distingue le contour des parties molles intrasellaires qui ont été refoulées dans le sinus sphénoïdal. La région du tubercule pituitaire montre un petit vestige osseux. Les contours osseux de la profonde gouttière optique sont effacés, il en est de même de ceux de la région de la lame horizontale du sphénoïde. Il en résulte que les parties molles intracrâniennes sont directement en contact, sans paroi osseuse, avec l'air des cavités pneumatisées correspondantes. Légende du schéma: *1* Limite inférieure des parties molles intrasellaires refoulées dans le sinus sphénoïdal. *2* Apophyses clinoïdes antérieures. *3* Région de la gouttière optique. *4* Région de la lame horizontale du sphénoïde. *5* Vestige du tubercule pituitaire.

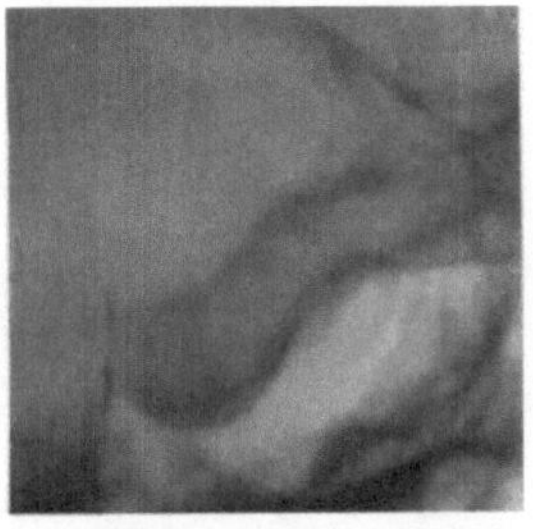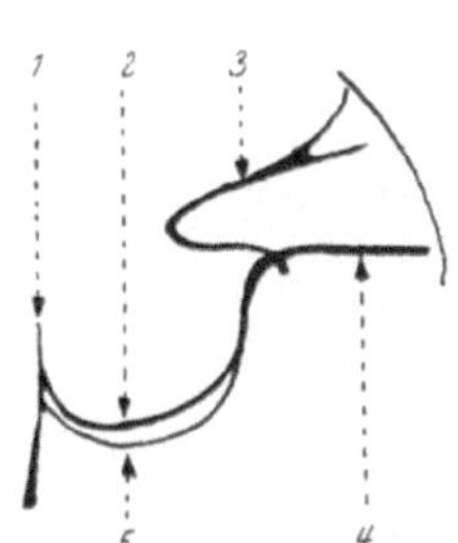

Abb. 71 und Skizze. Seitliche Ansicht der Sella turcica in einem Falle von Druckusur derselben bei einem Tumor im Kleinhirnbrückenwinkel (s. S. 82). Das Dorsum sellae ist verdünnt, gerade und spitz (spießartig) und etwas porotisch. Ein solcher Befund spricht mit großer Wahrscheinlichkeit für einen Tumor der hinteren Schädelgrube (er hatte im vorliegenden Falle auch an der Pyramide zu charakteristischen Veränderungen geführt). Unter dem Kontur des Sellabodens sieht man den der durchhängenden intrasellaren Weichteile. Das Planum sphenoidale ist etwas nach unten gedrängt, so daß seine Entfernung vom oberen Kontur der Processus clinoidei anteriores vergrößert ist. Die Processus clinoidei posteriores fehlen. Legende zur Skizze: *1* Dorsum sellae. *2* Sellaboden. *3* Processus clinoidei anteriores. *4* Planum sphenoidale. *5* Kontur der in die Keilbeinhöhle durchhängenden intrasellaren Weichteile.

Fig. 71 and sketch. Lateral view of sella turcica in a case of bony erosion of the sella by a tumour at the cerebello-pontine angle. The dorsum sellae is thinned, straight, pointed and somewhat porotic. Such a finding suggests the strong probability of a tumour in the posterior cranial fossa. (In the given case it has also led to characteristic changes in the petrous bones.) Beneath the contour of the floor of the sella one can see the protruded intrasellar soft tissues. The sphenoidal plane is pushed somewhat downwards, so that its distance from the upper outline of the anterior clinoid processes has increased. The posterior clinoid processes are missing. Legends for sketch: *1* Dorsum sellae. *2* Floor of sella. *3* Anterior clinoid processes. *4* Sphenoidal plane. *5* Outline of the intrasellar soft tissues which are protruding in the sphenoidal sinus.

Fig. 71 y esquema. Proyección lateral de la silla turca en un caso de usura por hipertensión de la misma en un tumor del ángulo pontocerebeloso. El dorso de la silla turca está adelgazado, recto y en punta y algo porótico. Tal hallazgo habla, con mucha probabilidad, a favor de un tumor de la fosa cerebral posterior (este había determinado en este caso también características alteraciones en la pirámide). Por debajo del contorno del suelo de la silla turca se ve las partes blandas de la silla turca penetradas en el seno esfenoidal. El plano esfenoidal está desplazado un poco hacia abajo de tal manera que su distancia del contorno superior de las apófisis clinoides anteriores está aumentada. Faltan las apófisis clinoides posteriores. Leyendas del esquema: *1* Dorso de la silla turca. *2* Suelo de la silla turca. *3* Apófisis clinoides anteriores. *4* Plano esfenoidal. *5* Contorno de las partes blandas de la silla turca que invaden el seno esfenoidal.

Fig. 71 et schéma. Vue de profil de la selle turcique dans un cas d'érosion par compression de la selle résultant d'une tumeur de l'angle ponto-cérébelleux. La lame quadrilatère est amincie, droite, pointue et légèrement ostéoporotique. Une telle séméiologie parle avec la plus grande des vraisemblances pour une tumeur de l'étage postérieur du crâne. (La tumeur avait déterminé dans ce cas des modifications caractéristiques des rochers.) Sous le bord du plancher de la selle on distingue le contour des parties molles intrasellaires qui sont comme suspendues. La lame horizontale du sphénoïde est légèrement refoulée vers le bas, si bien qu'elle est plus éloignée du contour supérieur des apophyses clinoïdes antérieures. Les apophyses clinoïdes postérieures font défaut. Légende du schéma: *1* Lame quadrilatère. *2* Plancher de la selle. *3* Apophyses clinoïdes antérieures. *4* Lame horizontale du sphénoïde. *5* Contour du corps pituitaire suspendu dans le sinus sphénoïdal.

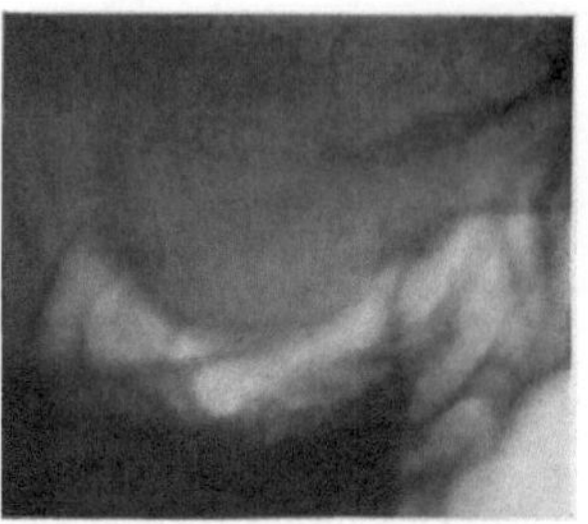

Abb. 72 und Skizze. Seitliche Ansicht der Sella
turcica in einem Falle von hochgradiger Usur
derselben durch endocranielle Drucksteigerung
(s. S. 83). Das Dorsum sellae ist kaum mehr zu
differenzieren. Die Sella selbst ist excaviert. Unter dem zum Teil noch sichtbaren Kontur des
Sellabodens ist der Kontur der durchhängenden
intrasellaren Weichteile zu erkennen. Die hinteren Konturen der Keilbeinhöhlen stoßen senkrecht auf den Kontur des Sellabodens und gehen
nicht wie gewöhnlich in Form einer Kurve in
denselben über. Das Planum sphenoidale ist nach
abwärts gedrängt. Legende zur Skizze: *1* Sellaboden. *2* Processus clinoidei anteriores. *3* Planum sphenoidale. *4* Vertiefter Sulcus chiasmatis.
5 Schatten der in die Keilbeinhöhle gedrängten
intrasellaren Weichteile. *6* Hintere Konturen der
Keilbeinhöhlen.

Fig. 72 y esquema. Proyección lateral de la silla
turca en un caso de intensa usura de la misma
por hipertensión endocraneana. El dorso de la
silla turca apenas puede diferenciarse. La silla
turca misma está excavada. Por debajo del contorno parcialmente visible del suelo de la silla
turca se reconoce el contorno de las partes blandas
de silla turca que invaden el seno esfenoidal. Los
contornos posteriores de los senos esfenoidales
tocan perpendicularmente el contorno del suelo
de la silla turca y no se continúan con el mismo
por una curva como ocurre habitualmente. El
plano esfenoidal está desplazado hacia abajo.
Leyendas del esquema: *1* Suelo de la silla turca.
2 Apófisis clinoides anteriores. *3* Plano esfenoidal. *4* Surco quiasmático profundo. *5* Sombra
de las partes blandas de la silla turca que han
invadido el seno esfenoidal. *6* Contornos posteriores de los senos esfenoidales.

Fig. 72 and sketch. Lateral view of the sella
turcica in a case of severe erosion of the sella
caused by an increase in intracranial pressure.
It is hardly possible to differentiate the dorsum
sellae. The sella itself is excavated. Beneath
the still partly visible outline of the floor of the
sella one recognizes the outline of the protruding
intrasellar soft tissues. The posterior outlines
of the sphenoidal sinuses impinge perpendicularly
on the outline of the floor of the sella, and do
not, as normally, merge into it in the form of a
curve. The sphenoidal plane is displaced downwards. Legends for sketch: *1* Floor of sella.
2 Anterior clinoid processes. *3* Sphenoidal plane.
4 Deepened sulcus chiasmatis. *5* Shadow of the
intrasellar soft tissues protruding into the
sphenoidal sinuses. *6* Posterior outlines of the
sphenoidal sinuses.

Fig. 72 et schéma. Vue de profil de la selle
turcique dans un cas d'érosion considérable de
la selle par une hypertension intracrânienne. La
lame quadrilatère est à peine visible. La selle
elle-même présente une lacune. Sous le contour
partiellement visible du plancher de la selle on
reconnaît le contour des parties molles intrasellaires refoulées. Les parois postérieures des
sinus sphénoïdaux sont perpendiculaires au contour du plancher de la selle, elles ne se pour-
suivent pas dans le plancher de la selle en formant la courbe de l'image normale. La lame
horizontale du sphénoïde est refoulée vers le bas.
Légende du schéma: *1* Plancher de la selle.
2 Apophyses clinoïdes antérieures. *3* Lame horizontale du sphénoïde. *4* Gouttière optique profonde. *5* Ombre du corps pituitaire refoulé dans
le sinus sphénoïdal. *6* Contours postérieurs des
sinus sphénoïdaux.

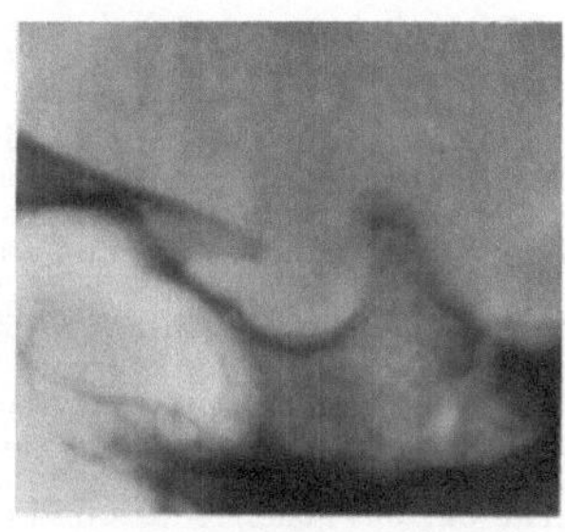
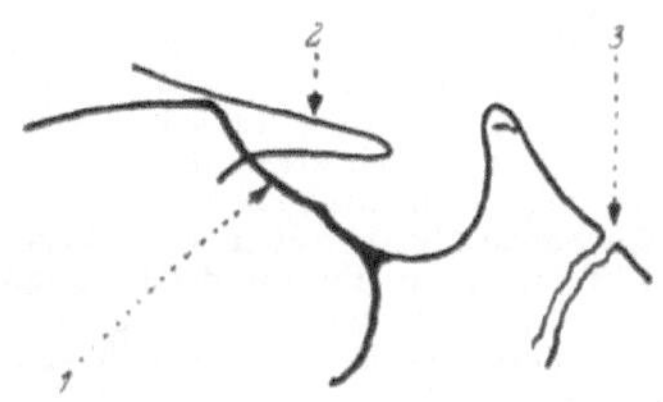

Abb. 73 und Skizze. Seitliche Ansicht der Sella turcica eines Kindes mit Depression des Tuberculum sellae und noch erkennbarer Synchondrosis spheno-occipitalis (s. S. 83). Legende zur Skizze: *1* Nach unten verdrängtes Tuberculum sellae. *2* Processus clinoidei anteriores. *3* Synchondrosis spheno-occipitalis.

Fig. 73 y esquema. Proyección lateral de la silla turca de un niño con depresión del tubérculo de la silla turca y sincondrosis esfeno-occipital aún reconocible. Leyendas del esquema: *1* Tubérculo de la silla turca desplazado hacia abajo. *2* Apófisis clinoides anteriores. *3* Sincondrosis esfeno-occipital.

Fig. 73 and sketch. Lateral view of the sella turcica of a child, showing depression of the tuberculum sellae, and a still recognizable spheno-occipital synchondrosis. Legends for sketch: *1* Tuberculum sellae displaced downwards. *2* Anterior clinoid processes. *3* Spheno-occipital synchondrosis.

Fig. 73 et schéma. Vue de profil de la selle turcique d'un enfant avec une dépression du tubercule pituitaire et une synchondrose sphéno-occipitale encore visible. Légende du schéma: *1* Tubercule pituitaire refoulé vers le bas. *2* Apophyses clinoïdes antérieures. *3* Synchondrose sphéno-occipitale.

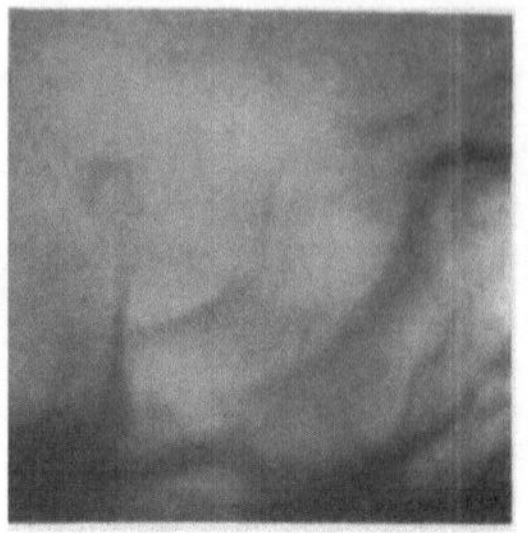 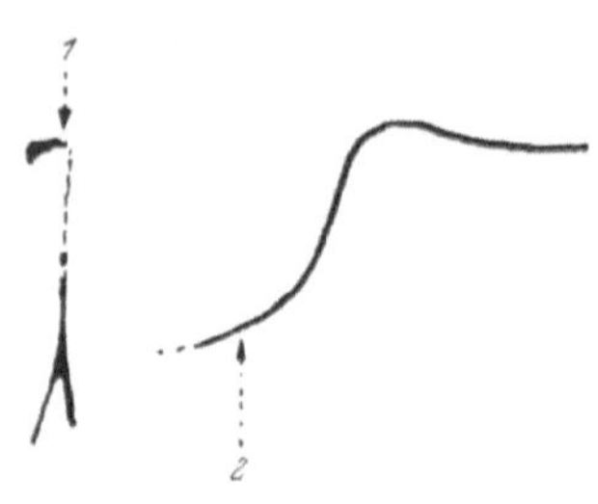

Abb. 74 und Skizze. Seitliche Ansicht der Sella turcica in einem Falle von hochgradiger Excavation derselben durch akute endocranielle Drucksteigerung (s. S. 83). Die Excavation betrifft besonders den hinteren Anteil der Sella turcica, in welcher Gegend der Kontur derselben auch undeutlich und kaum mehr zu erkennen ist. Das Dorsum sellae ist lang, dünn und etwas porotisch, spießartig an der Schädelbasis aufragend. Dieses Verhalten spricht für einen Tumor der hinteren Schädelgrube. (Es handelte sich im vorliegenden Falle, der von anderer Seite als Hypophysentumor angesprochen worden war, um einen Tumor im Kleinhirnbrückenwinkel, der auch an der Pyramidenspitze charakteristische Veränderungen gesetzt hatte.) Die kleinen Kalkschatten hinter der Spitze des Dorsum sellae liegen im Ansatz des Ligamentum petroclinoideum. Die Schattenlinie, welche innerhalb der excavierten Sella turcica zu sehen ist und zufälligerweise mit dem verdrängten Sellaboden parallel verläuft, entspricht einem Jugum an der seitlichen Schädelwand. Legende zur Skizze: *1* Dorsum sellae. *2* Sellaboden.

Fig. 74 and sketch. Lateral view of sella turcica in a case of severe sellar excavation caused by an acute increase in intracranial pressure. The excavation affects particularly the posterior portion of the sella turcica where its contour is indistinct and hardly recognizable. The dorsum sellae is long, pointed, thin and somewhat porotic, jutting out from the base of the skull. This finding indicates a tumour of the posterior cranial fossa. (In the given case, which was elsewhere diagnosed as a pituitary tumour, there was a tumour in the cerebello-pontine angle, which also produced characteristic changes in the tip of the petrous bone.) The small calcified shadows behind the tip of the dorsum sellae lie at the origin of the petro-clinoid ligament. The shadowed line, which is visible within the excavated sella turcica and which by chance runs parallel to the displaced sellar floor, corresponds to a jugum on the lateral wall of the skull. Legends for sketch: *1* Dorsum sellae. *2* Floor of sella.

Fig. 74 y esquema. Proyección lateral de la silla turca en un caso de profunda excavación de la misma por hipertensión endocraneana. La excavación comprende, sobre todo, la parte posterior de la silla turca, zona en la cual el contorno de la misma es poco preciso y apenas reconocible. El dorso de la silla turca es largo, delgado y algo porótico y emerge en punta en la base del cráneo. Este hallazgo habla a favor de un tumor de la fosa cerebral posterior (Se trata en este caso de un tumor del ángulo pontocerebeloso, interpretado en otra parte como tumor hipofisario, que ha provocado también alteraciones típicas en la punta de la pirámide). Las pequeñas sombras cálcicas por detrás de la punta del dorso de la silla turca están situadas en la inserción del ligamento petroclinoideo. La sombra lineal, que se ve en el interior de la silla turca excavada y que casualmente corre paralelamente al suelo de la silla turca desplazado, corresponde al yugo en la pared lateral del cráneo. Leyendas del esquema: *1* Dorso de la silla turca. *2* Suelo de la silla turca.

Fig. 74 et schéma. Vue de profil de la selle turcique dans un cas d'une lacune pariétale importante de la selle due à une hypertension intracrânienne aiguë. La lacune atteint particulièrement la partie postérieure de la selle turcique, région dans laquelle le contour est effacé et à peine reconnaissable. La lame quadrilatère est allongée, mince et légèrement ostéoporotique, comme un épieu surplombant la base du crâne. Ces modifications sont typiques d'une tumeur de l'étage postérieur du crâne. (Il s'agissait dans ce cas d'une tumeur de l'angle ponto-cérébelleux, qui fut interprétée par d'autres comme une tumeur hypophysaire; cette tumeur avait en outre déterminé des modifications typiques du sommet du rocher.) Les petites calcifications situées derrière le sommet de la lame quadrilatère se trouvent à l'insertion de la petite circonférence de la tente du cervelet. La ligne, visible à l'intérieur de la selle turcique érodée et dont le parcours est parallèle à celui du plancher de la selle refoulé correspond à une éminence mamillaire de la paroi latérale du crâne. Légende du schéma: *1* Lame quadrilatère. *2* Plancher de la selle.

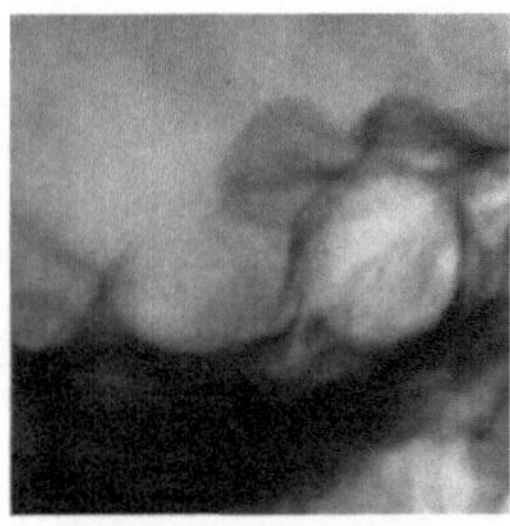 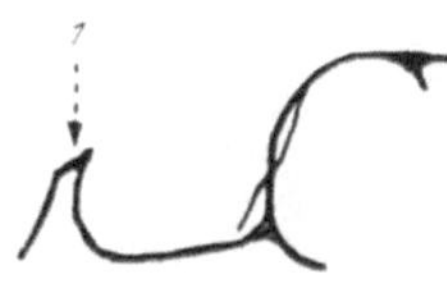

Abb. 75 und Skizze. Seitliche Ansicht der Sella turcica mit Druckveränderungen in einem Falle von Tumor im hinteren Anteil des III. Ventrikels (s. S. 83). Die Sella turcica zeigt eine geringe und etwas unregelmäßige Excavation. Das Dorsum sellae ist verkürzt, doch nicht verdünnt und nach hinten abgeschrägt. Diese Abschrägung nach hinten spricht für einen supratentoriell hinter der Sella-Vertikalen gelegenen Tumor. Als Nebenbefund besteht eine nicht als pathologisch zu wertende Hyperostose der Processus clinoidei anteriores. Legende zur Skizze: *1* Verkürztes und nach hinten abgeschrägtes Dorsum sellae.

Fig. 75 y esquema. Proyección lateral de la silla turca con alteraciones por hipertensión en un caso de tumor de la parte posterior del III ventrículo. La silla turca muestra una excavación escasa y algo irregular. El dorso de la silla turca está acortado pero no está adelgazado y oblicuo hacia atrás. Este último hallazgo habla a favor de un tumor supratentorial, situado por detrás del plano vertical de la silla turca. Hay una hiperóstosis de las apófisis clinoides anteriores, hallazgo casual que no debe ser interpretado como patológico. Leyendas del esquema: *1* Dorso de la silla turca acortado y oblicuo hacia atrás.

Fig. 75 and sketch. Lateral view of sella turcica showing pressure changes in a case of a tumour of the posterior part of the third ventricle. The sella turcica shows a slight and somewhat irregular excavation. The dorsum sellae is shortened, but not thinned and sloping posteriorly. This posterior sloping suggests a supratentorial tumour, which lies vertically above and somewhat behind the sella. A secondary finding is a non-pathological hyperostosis of the anterior clinoid processes. Legends for sketch: *1* Shortened and posteriorly sloping dorsum sellae.

Fig. 75 et schéma. Vue de profil de la selle turcique présentant des modifications par compression dans un cas d'une tumeur de la partie postérieure du IIIe ventricule. La selle turcique présente une petite lacune à contours un peu irréguliers. La lame quadrilatère est raccourcie, elle n'est pas amincie et elle est inclinée un peu en arrière. Cette inclinaison en arrière parle pour une tumeur supratentorielle postérieure à la verticale de la selle. Une hyperostose des apophyses clinoïdes antérieures est également visible, elle constitue une découverte accessoire sans valeur pathologique. Légende du schéma: *1* Lame quadrilatère raccourcie et inclinée en arrière.

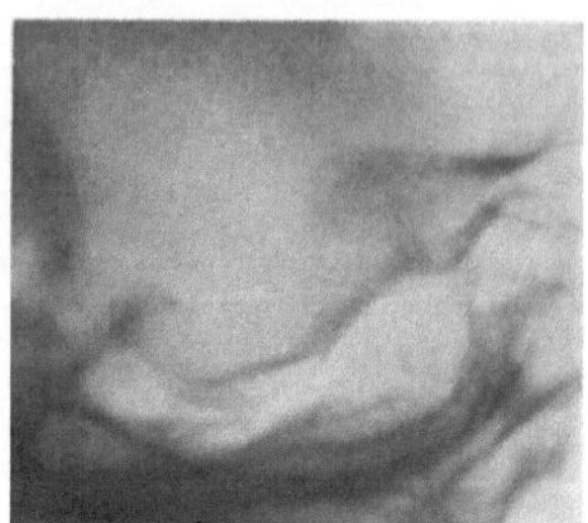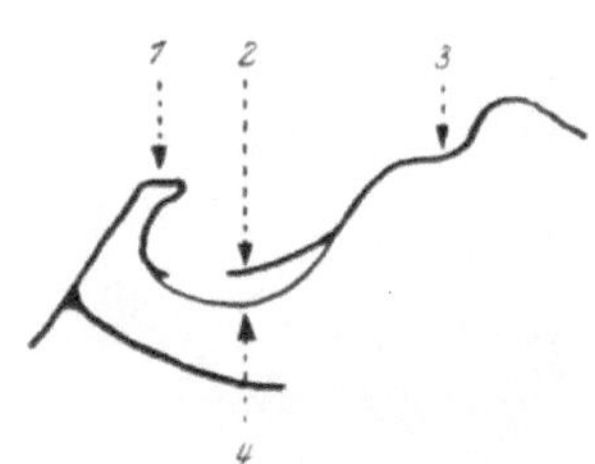

Abb. 76 und Skizze. Seitliche Ansicht einer Sella turcica mit Veränderungen durch endocranielle Drucksteigerung (s. S. 83). Das Dorsum sellae ist verkürzt und oben horizontal. Die Sella turcica selbst ist etwas excaviert. Unter dem noch erhaltenen, den Rändern angehörenden Rest des Sellabodens sieht man die in die Keilbeinhöhle hineingedrängten endosellaren Weichteile. Das Tuberculum sellae ist abgeflacht, der Sulcus chiasmatis ist vertieft, das Planum sphenoidale ist verdünnt. Legende zur Skizze: *1* Verkürztes Dorsum sellae. *2* Rest vom Rande des Sellabodens. *3* Vertiefter Sulcus chiasmatis. *4* Kontur der in die Keilbeinhöhle vordringenden intrasellaren Weichteile.

Fig. 76 y esquema. Proyección lateral de una silla turca con alteraciones por hipertensión endocraneana. El dorso de la silla turca está acortado y arriba es horizontal. La silla turca misma está algo excavada. Por debajo de los restos del suelo de la silla turca, cuyo contorno se ve parcialmente, se ven las partes blandas de la silla turca que invaden el seno esfenoidal. El tubérculo de la silla turca está aplanado, el surco quiasmático es más profundo, el plano esfenoidal está adelgazado. Leyendas del esquema: *1* Dorso de la silla turca acortado. *2* Resto del contorno del suelo de la silla turca. *3* Surco quiasmático más profundo. *4* Contorno de partes blandas de la silla turca invadiendo el seno esfenoidal.

Fig. 76 and sketch. Lateral view of a sella turcica showing changes due to increased intracranial pressure. The dorsum sellae is shortened and horizontal on top. The sella turcica itself is somewhat excavated. Beneath the remaining edges of the sellar floor one can see the intrasellar soft tissues protruding into the sphenoidal sinus. The tuberculum sellae is flattened, the sulcus chiasmatis is deepened, the sphenoidal plane is thinned. Legends for sketch: *1* Shortened dorsum sellae. *2* Remnant of edge of floor of sella. *3* Deepened sulcus chiasmatis. *4* Outline of intrasellar soft tissues protruding into sphenoidal sinus.

Fig. 76 et schéma. Vue de profil d'une selle turcique présentant des modifications dues à une hypertension intracrânienne. La lame quadrilatère est raccourcie, sa face supérieure est horizontale. La selle turcique elle-même est légèrement érodée. Sous la partie encore intacte des bords du plancher de la selle on distingue les parties molles intrasellaires refoulées dans le sinus sphénoïdal. Le tubercule pituitaire est aplati, la gouttière optique est creusée, la lame horizontale du sphénoïde est amincie. Légende du schéma: *1* Lame quadrilatère raccourcie. *2* Vestige du bord du plancher de la selle. *3* Gouttière optique creusée. *4* Contour des parties molles intrasellaires refoulées dans le sinus sphénoïdal.

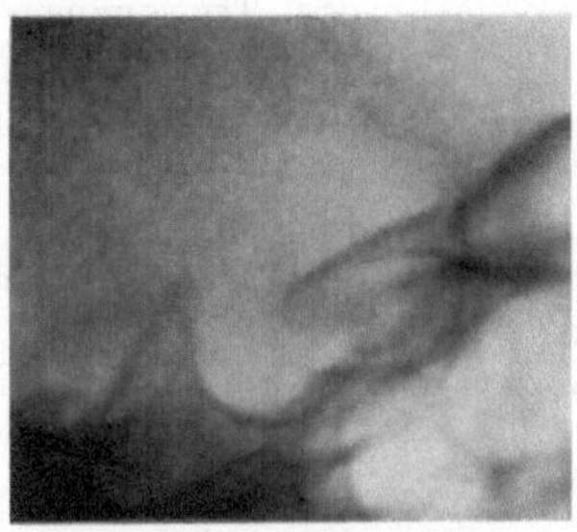

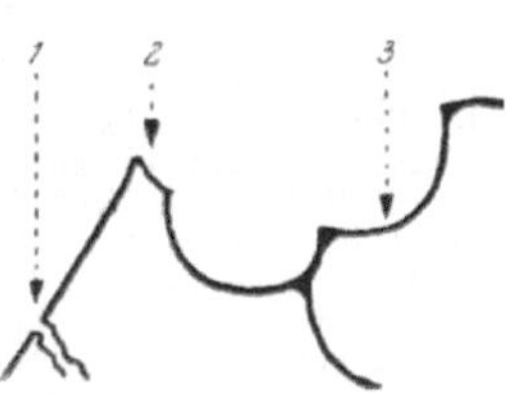

Abb. 77 und Skizze. Seitliche Ansicht einer kindlichen Sella in einem Falle von chronischem Hydrocephalus (s. S. 83). Das Dorsum sellae ist dick und seine Spitze ist nach vorne abgeschrägt. Der Sellaboden selbst ist nicht wesentlich verändert. Die Gegend des Tuberculum sellae ist nach unten gedrückt. Legende zur Skizze: *1* Synchondrosis spheno-occipitalis. *2* Nach vorne abgeschrägtes Dorsum sellae. *3* Deprimiertes Tuberculum sellae.

Fig. 77 y esquema. Proyección lateral de una silla turca de niño en un caso de hidrocéfalo. El dorso de la silla turca es grueso y su punta está oblicua hacia adelante. El suelo de la silla turca no está fundamentalmente alterado. La región del tubérculo de la silla turca está deprimida hacía abajo. Leyendas del esquema: *1* Sincondrosis esfeno-occipital. *2* Dorso de la silla turca oblicuo hacia adelante. *3* Tubérculo de la silla turca deprimido.

Fig. 77 and sketch. Lateral view of a child's sella in a case of chronic hydrocephalus. The dorsum sellae is thick and its tip slopes forward. The floor of the sella in itself is not materially altered. The region of the tuberculum sellae is depressed. Legends for sketch: *1* Sphenooccipital synchondrosis. *2* Forward sloping dorsum sellae. *3* The depressed tuberculum sellae.

Fig. 77 et schéma. Vue de profil d'une selle turcique chez un enfant atteint d'une hydrocéphalie chronique. La lame quadrilatère est large, son extrémité est inclinée en avant. La région du tubercule pituitaire est refoulée vers le bas. Légende du schéma: *1* Synchondrose sphéno-occipitale. *2* Lame quadrilatère inclinée en avant. *3* Tubercule pituitaire déformé.

Abb. 78 und Skizze. Seitliche Übersichtsaufnahme des Schädels in einem Falle von parasagittalem Meningiom im hinteren Sinusdrittel (s. S. 83). Die Aufnahme zeigt etwas atypische Gefäßbänder, welche vom vorderen Anteil der mittleren Schädelgrube nach hinten-oben in die Gegend des Lambda ziehen und anscheinend durch Äste der A. meningea media hervorgerufen sind. Die Hinterhauptschuppe ist knapp über dem Confluens sinuum von einem kurzen, senkrecht zur Oberfläche verlaufenden Gefäßkanal durchsetzt, der einem erweiterten Emissarium occipitale entspricht. Die Sella turcica zeigt eine geringe, etwas unregelmäßige Excavation. Das Dorsum sellae ist verkürzt und nach hinten abgeschrägt. Dieser letztere Befund spricht für einen Tumor, der supratentoriell hinter der Sella-Vertikalen gelegen ist. Die atypischen Gefäßbänder, welche zum hinteren Sinusdrittel ziehen, für sich allein aber nicht mit Sicherheit als pathologisch angesprochen werden können, ergeben gemeinsam mit dem erweiterten Emissarium occipitale und dem Sellabefund die röntgenologische Diagnose eines Meningioms im hinteren Sinusdrittel, ein Befund, welcher durch die Operation bestätigt wurde. Legende zur Skizze: *1* Atypische Gefäßbänder der A. meningea media. *2* Erweitertes Emissarium occipitale. *3* Etwas erweiterte Sella turcica mit verkürztem und nach hinten abgeschrägtem Dorsum.

Fig. 78 y esquema. Proyección lateral panorámica del cráneo en un caso de meningioma parasagital en el tercio posterior del seno. La radiografía muestra trayectos vasculares algo atípicos que, desde la parte anterior de la fosa cerebral media transcurren hacia atrás y arriba, en la región del lambda y que, al parecer, son formadas por ramas de la arteria meníngea media. La escama del occipital es cruzada, immediatamente por encima del confluente de los senos venosos, por un canal vascular que transcurre perpendicularmente con respecto a la superficie y que corresponde a una emisaria occipital dilatada. La silla turca muestra una excavación escasa, algo irregular. El dorso de la silla turca está acortado y oblicuo hacia atrás. Este último hallazgo habla de un tumor supratentorial, situado por detrás del plano vertical de la silla turca. Los trayectos vasculares atípicos, que transcurren hacia el tercio posterior del seno, pero que por sí solos no pueden ser considerados con seguridad como patológicos dan, conjuntamente con la emisaria occipital dilatada y el hallazgo de la silla turca, el diagnóstico radiológico de un meningioma a nivel del tercio posterior del seno, hallazgo que fué confirmado por la operación. Leyendas del esquema: *1* Trayectos vasculares atípicos de la arteria meníngea media. *2* Emisaria occipital dilatada. *3* Silla turca algo dilatada con dorso acortado y oblicuo hacia atrás.

Fig. 78 and sketch. Lateral view of skull in a case of a parasagittal meningioma at the posterior third of the sinus. The film shows somewhat atypical vessels, which in the anterior portion of the middle cranial fossa run upwards and posteriorly towards the lambda. They are apparently produced by branches of the middle meningeal artery. The squamous portion of the occiput is penetrated just above the confluens sinuum by a short vessel, which runs perpendicularly to the surface and corresponds to a dilated occipital emissary. The sella turcica shows a slight, somewhat irregular excavation. The dorsum sellae is shortened and slopes posteriorly. This last finding suggests a tumour, which lies supratentorially and vertically above and somewhat behind the sella. The atypical vessels, which run towards the posterior third of the sinus, cannot by themselves be considered to be clearly pathological, but together with the dilated occipital emissary and the sellar findings, they lead to the radiological diagnosis of a meningioma at the posterior third of the sinus. This finding was confirmed at operation. Legends for sketch: *1* Atypical vessels of the middle meningeal artery. *2* Dilated occipital emissary. *3* Somewhat enlarged sella turcica with a shortened and backward sloping dorsum.

Fig. 78 et schéma. Radiographie du crâne de profil dans un cas de méningiome parasagittal dans le tiers postérieur du sinus. La radiographie montre des empreintes vasculaires un peu atypiques qui relient la partie antérieure de l'étage moyen du crâne en arrière et en haut avec la région de la suture lambdoïde, elles semblent appartenir aux ramifications de l'artère méningée moyenne. L'écaille de l'occipital est traversée juste en-dessous du confluent des sinus par un court canal vasculaire perpendiculaire à la surface correspondant à une veine émissaire occipitale élargie. La selle turcique montre une petite érosion un peu irrégulière. La lame quadrilatère est raccourcie et inclinée en arrière. Cette dernière altération parle pour une tumeur supratentorielle située en arrière de la verticale de la selle. Les empreintes vasculaires atypiques qui gagnent le tiers postérieur du sinus, ne peuvent être interprêtées en elles même avec certitude comme pathologiques, elles permettent toutefois en présence de la veine émissaire occipitale élargie et des altérations de la selle de poser le diagnostic radiologique d'un méningiome du tiers postérieur du sinus, diagnostic qui fut confirmé par l'opération. Légende du schéma: *1* Empreintes vasculaires atypiques de la méningée moyenne. *2* Veine émissaire occipitale élargie. *3* Selle turcique légèrement élargie avec lame quadrilatère raccourcie et un peu inclinée en arrière.

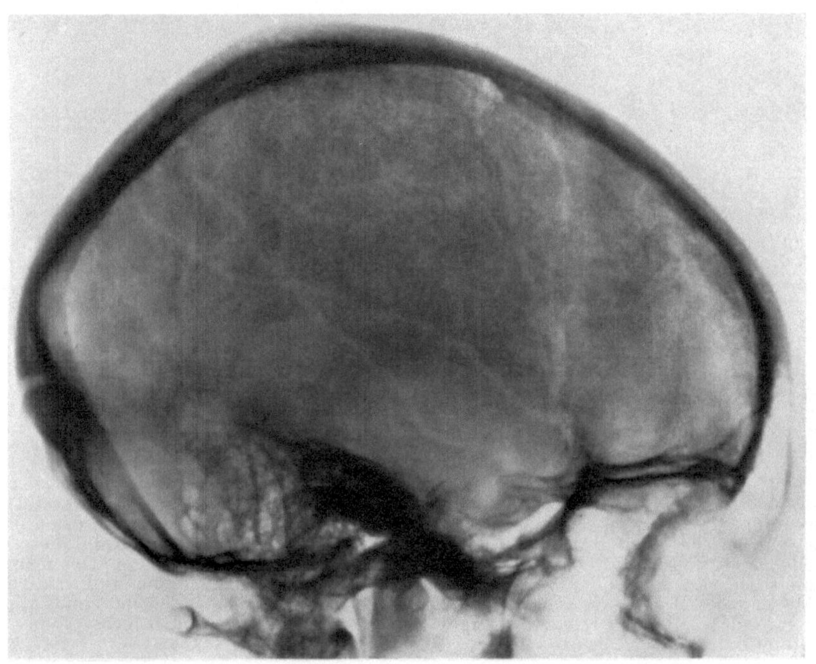

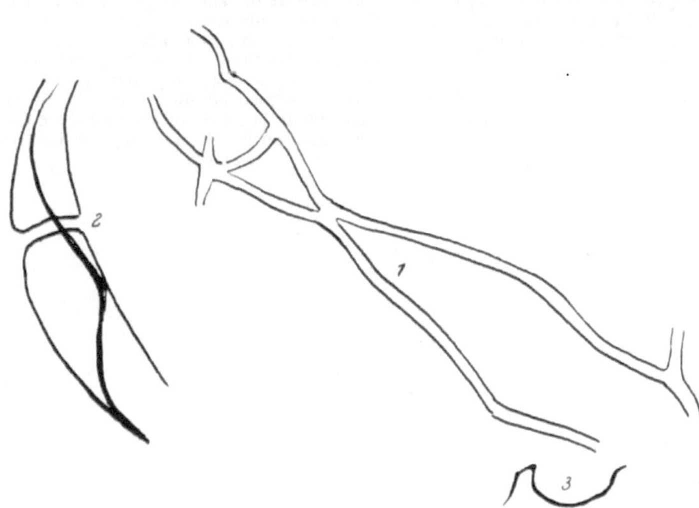

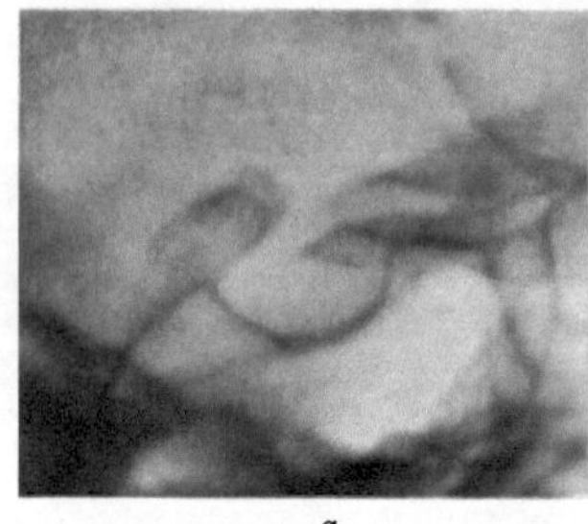
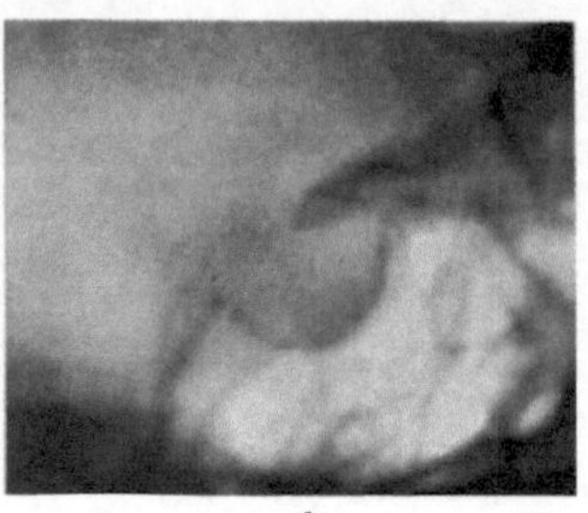

a   *b*

Abb. 79a und b. Seitliche Ansicht der Sella turcica ein und desselben Falles. Die Abb. a zeigt noch normale Verhältnisse (s. S. 84). Die Abb. b zeigt schon eine Usur durch eine akute endocranielle Drucksteigerung. Die Konturen des Dorsum sellae, des Sellabodens, des Tuberculum sellae und des Planum sphenoidale sind undeutlich geworden, zum Teil auf kurze Strekken schon unterbrochen.

Fig. 79a y b. Proyección lateral de la silla turca de un mismo caso. La Fig. a muestra condiciones aún normales. La Fig. b muestra ya una usura por una hipertensión endocraneana aguda. Los contornos del dorso de la silla turca, del suelo de la silla turca, del tubérculo y del plano esfenoidal se han vuelto imprecisos, en parte interrumpidos en cortos trechos.

Fig. 79a and b. Lateral views of the sella turcica in the same patient. Fig. a shows still normal findings. Fig. b already shows erosion produced by an acute increase in intracranial pressure. The outlines of the dorsum sellae, the floor of the sella, the tuberculum sellae and the sphenoidal plane have become indistinct and are partly interrupted over short distances.

Fig. 79a et b. Vues de profil de la selle turcîque du même malade. La Fig. a montre un état encore normal. La Fig. b présente déjà une érosion résultant d'une hypertension intracrânienne aiguë. Les contours de la lame quadrilatère, du plancher de la selle, du tubercule pituitaire et de la lame horizontale du sphénoïde sont peu prononcés, ils sont même interrompus sur de courtes distances.

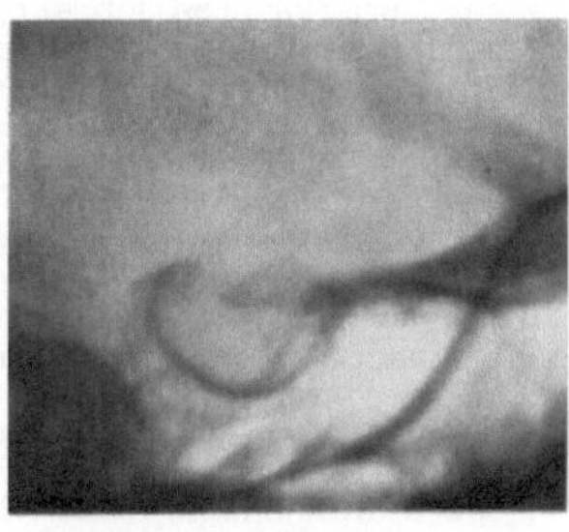
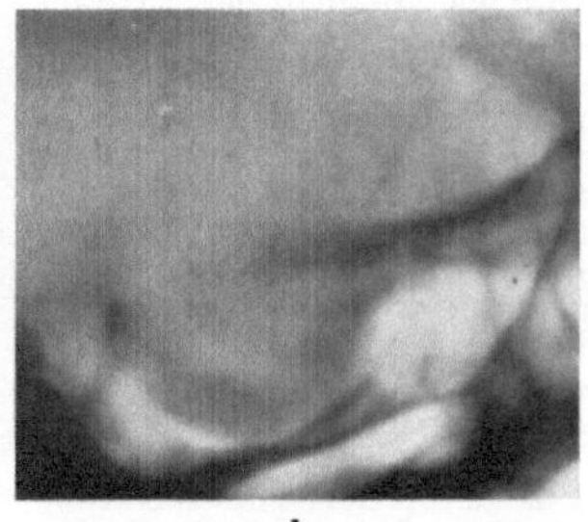

a   *b*

Abb. 80a und b. Seitliche Ansicht der Sella turcica ein und desselben Falles vor und nach Einsetzen einer akuten endocraniellen Drucksteigerung (s. S. 84). Die Abb. a zeigt noch normale Verhältnisse. Die Abb. b zeigt die Sella turcica excaviert. Der knöcherne Kontur des Sellabodens und des Planum sphenoidale ist bis auf kleine Reste verschwunden. Das Dorsum sellae ist etwas verdünnt und rekliniert. Die Processus clinoidei posteriores sind verschwunden.

Fig. 80a y b. Proyección lateral de la silla turca en un mismo caso antes y después do comienzo de una hipertensión endocraneana aguda. La Fig. a muestra condiciones aún normales. La Fig. b muestra la silla turca excavada. El contorno óseo del suelo de la silla turca y el plano esfenoidal ha desaparecido dejando pequeños residuos. El dorso de la silla turca está algo adelgazado y reclinado. Las apófisis clinoides posteriores han desaparecido.

Fig. 80a and b. Lateral views of the sella turcica in the same patient before and after the onset of an acute increase in intracranial pressure. Fig. a shows still normal findings. Fig. b shows an excavated sella turcica. The bony outline of the floor of the sella and the sphenoidal plane have disappeared but for small remnants. The dorsum sellae is somewhat thinned and inclines backwards. The posterior clinoid processes have disappeared.

Fig. 80a et b. Vues de profil de la selle turcique du même malade avant et après l'établissement d'une hypertension intracrânienne aiguë. La Fig. a montre encore un état normal. La Fig. b présente une érosion de la selle turcique. Le contour osseux du plancher de la selle et de la lame horizontale du sphénoïde a été détruit à part quelques petits restes. La lame quadrilatère est un peu raccourcie et inclinée en arrière. Les apophyses clinoïdes postérieures ont disparu.

Abb. 81 befindet sich im Text S. 85.

Abb. 82 und Skizze. Sagittale Ansicht der mittleren Schädelregion in einem Falle einer alten Frau mit einer ganz geringen Protrusio bulbi linkerseits (s. S. 86). Ein Vergleich der einzelnen Konturen der Orbita beider Seiten und der Konturen innerhalb derselben ergibt folgendes: Der hintere-untere Kontur des kleinen Keilbeinflügels ist linkerseits undeutlicher *(1)*, die laterale Abgrenzung der Fissura orbitalis superior ist ebenfalls links undeutlicher. Der obere Pyramidenkontur fällt links medial von der Eminentia arcuata steil ab und verläuft dann horizontal *(2)*. Die Linea innominata ist linkerseits auf eine größere Strecke nicht erkennbar *(3)*. Alle diese Abweichungen von der Norm können auch anatomischen Varianten entsprechen. Ihre Summation in einem umschriebenen Bereich spricht aber dafür, daß es sich um pathologische Veränderungen handelt. Das Undeutlich werden des hinteren-unteren Konturs des kleinen Keilbeinflügels und der atypische Verlauf des oberen Pyramidenkonturs wird auch als Folge von Drucksteigerung in der mittleren Schädelgrube beobachtet. Das teilweise oder gänzliche Fehlen der Linea innominata ist aber, wenn es sich nicht um eine anatomische Variante handelt, immer Zeichen eines lokalen Prozesses. Der Befund spricht daher für einen Tumor in diesem Bereich, der zur Drucksteigerung in der mittleren Schädelgrube geführt hat. Letzteres ist bei einer Metastase unwahrscheinlich, so daß in erster Linie an ein Meningiom zu denken war, um welches es sich auch tatsächlich handelte.

Fig. 82 and sketch. Sagittal view of the middle region of the skull, in a case of an old woman with a very slight proptosis of the left eye. A comparison of the individual contours of the orbit, and the findings within them, on both sides, show the following: The posterior-inferior contour of the lesser wing of the sphenoid is more indistinct on the left side *(1)*, the lateral border of the superior orbital fissure is similarly more indistinct on the left. The upper contour of the petrous bone on the left slopes steeply medially from the eminentia arcuata and then runs horizontally *(2)*. The linea innominata on the left side is unrecognizable for a long distance *(3)*. All these deviations from the normal could correspond to an anatomical variant. Their presence within a circumscribed area points to pathological changes. One observes sometimes less distinct postero-inferior contours of the lesser wings of the sphenoid and an atypical course of the upper contour of the petrous bone caused by increased pressure in the middle cranial fossa. The partial or complete absence of the linea innominata, however, is always a sign of a local lesion, provided it is not an anatomical variant. The diagnosis is likely to be a tumour in this region, producing increased pressure in the middle cranial fossa. Since a metastasis is unlikely to produce such a finding, a meningioma was thought more probable, and this in fact was the case.

Fig. 82 y esquema. Proyección sagital de la región media del cráneo en un caso de una mujer de edad avanzada con una protrusión discreta del bulbo ocular a la izquierda. Una comparación de los distintos contornos de la órbita de ambos lados y de los contornos dentro de ellas permite comprobar lo siguiente: el contorno posterior e inferior del ala menor del esfenoides es menos preciso del lado izquierdo *(1)*, la delimitación lateral de la hendidura orbitaria superior es, igualmente, menos preciso a la izquierda. El contorno superior del peñasco cae a la izquierda desde la parte media de la eminencia arcuata perpendicularmente, transcurriendo luego horizontalmente *(2)*. La línea innominada no se reconoce a la izquierda en un segmento extenso *(3)*. Todas estás alteraciones de lo normal pueden corresponder también a variantes anatómicas. Su sumación en determinado sector circunscripto habla a favor de alteraciones patológicas. La imprecisión del contorno postero-inferior del ala menor del esfenoides y el recorrido atípico del contorno superior del peñasco es prueba de hipertensión a nivel de la fosa cerebral media. La falta total o parcial de la línea innominada es, cuando no se trata de una variante anatómica, siempre signo de un proceso local. El hallazgo habla por lo tanto a favor de un tumor en esta zona que ha determinado hipertensión en la fosa cerebral media. Esto último es poco probable en el caso de una metástasis de manera que hay que pensar, en primer término, en un meningioma, de lo que se trata realmente.

Fig. 82 et schéma. Vue de face de la région centrale du crâne chez une femme âgée présentant une très légère exophthalmie gauche. Une étude comparative des contours intérieurs et extérieurs des orbites montre les modifications suivantes. Le contour postérieur inférieur de la petite aile du sphénoïde gauche est un peu effacé *(1)*, il en est de même de la limite externe de la fente sphénoïdale gauche. Le contour supérieur du rocher gauche s'abaisse brusquement dans la partie interne précédant l'eminentia arcuata pour offrir par la suite un parcours horizontal *(2)*. La ligne innominée gauche est invisible sur une longue distance *(3)*. Toutes ces altérations pourraient correspondre à des variétés anatomiques. Leur ensemble dans une région bien déterminée parle nettement pour des modifications pathologiques L'effacement du contour postérieur inférieur de la petite aile du sphénoïde et le dessin anormal du bord supérieur du rocher sont aussi observés à la suite d'hypertension de l'étage moyen du crâne. L'absence partielle ou totale de la ligne innominée est toujours le signe d'une affection locale, quand il ne s'agit pas d'une variété anatomique. Les altérations parlent donc pour une tumeur de cette région, qui a déterminé une hypertension de l'étage moyen du crâne. L'hypertension par métastase est peu vraisemblable, si bien qu'il faut penser en premier lieu à un méningiome, ce qui fut bien le cas.

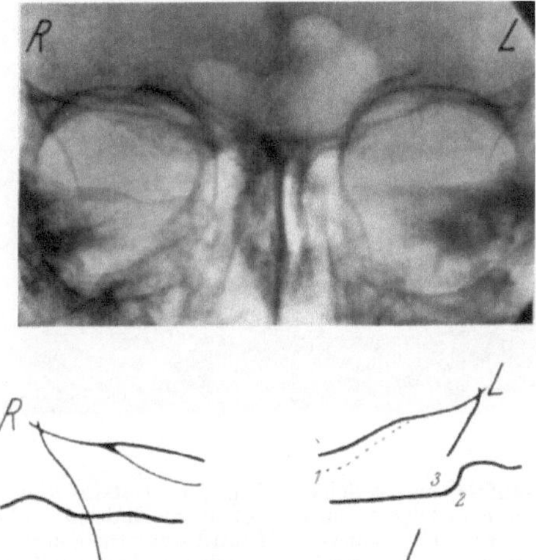

R
L
R
L
1
3
2

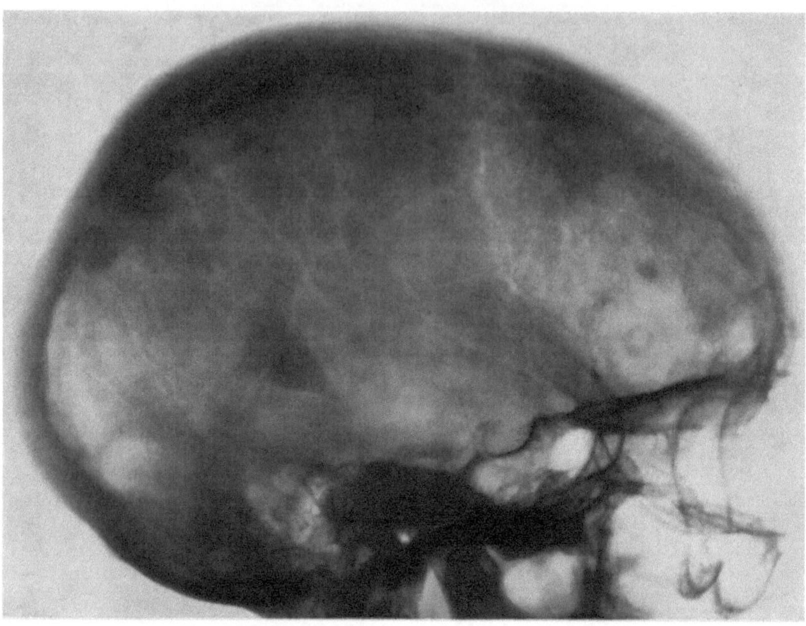

Abb. 83. Seitliche Übersichtsaufnahme des Schädels eines Falles von hypophysärem Diabetes mit ausgedehnten Verkalkungen der Dura vorwiegend an der Konvexität, ferner in der Falx cerebi und insbesondere auch in der Spitze des Tentorium (s. S. 89). Auch das Ligamentum petroclinoideum zeigt dichte Kalkeinlagerungen. Das Auftreten von geringen Verkalkungen in diesem Bereich der Dura ist im höheren Alter nicht weiter auffällig. Ihre große Ausdehnung und Intensität jedoch, wie im vorliegenden Falle, oder ihr frühzeitiges Auftreten sprechen für eine endokrine Störung.

Fig. 83. Radiografía lateral panorámica del cráneo en un caso de diabetes hipofisaria con extensas calcificaciones de la duramadre predominantemente en la convexidad, además en la hoz del cerebro y también en la punta del tentorio. También el ligamento petro-clinoideo muestra densos depósitos de calcio. La aparición de calcificaciones discretas a nivel de la duramadre no es significativo a edad avanzada. Pero, su extensión e intensidad, como en el caso presente o su aparición precoz habla de una afección endócrina.

Fig. 83. Lateral view of the skull in a case of pituitary diabetes. Widespread calcifications are found over the convexity of the dura, at the falx cerebri and especially at the tip of the tentorium. The petro-clinoid ligament also shows dense calcifications. The appearance of slight calcifications in this region of the dura is not surprising at an advanced age, but their extent and density in this case point to an early appearance of an endocrine disturbance.

Fig. 83. Radiographie de profil du crâne dans un cas de diabète hypophysaire présentant des calcifications étendues de la dure-mère surtout dans les régions de la voûte, de la faux du cerveau et en particulier au sommet de la tente du cervelet La petite circonférence de la tente du cervelet montre aussi des calcifications denses. L'apparition de petites calcifications dans ces régions de la dure-mère n'est pas exceptionnelle chez le vieillard. Leur extension considérable et leur densité, comme dans le cas présent, ou leur apparition précoce parlent toutefois pour un trouble endocrinien.

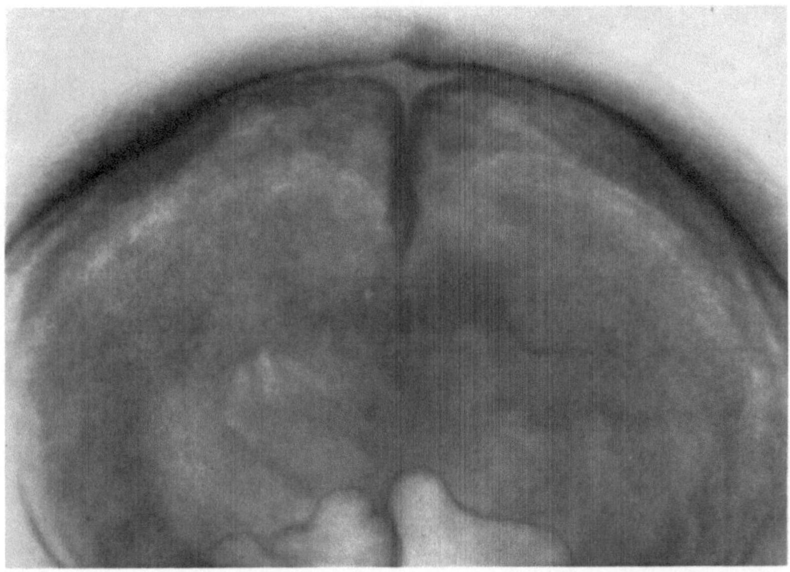

Abb. 84. Ausschnitt aus einem sagittalen Übersichtsbild des Schädels in einem Falle von ausgedehnten, flächenhaften Verkalkungen der Dura an der Konvexität auf Grund einer Pachymeningosis haemorrhagica bei Arteriosklerose (s. S. 89).

Fig. 84. Section from a sagittal view of the skull with extensive plaques of calcification over the convexity of the dura resulting from pachymeningosis haemorrhagica in arteriosclerosis.

Fig. 84. Sector de una radiografía panorámica sagital del cráneo en un caso de calcificación extensa en superficie de la duramadre, en la convexidad, a causa de una paquimeningiosis hemorrágica en arterioesclerosis.

Fig. 84. Détail d'une radiographie du crâne de face dans un cas de calcifications étendues et en plaques de la dure-mère dans la région de la voûte résultant d'une pachyméningite hémorragique chez un malade atteint d'artério-sclérose.

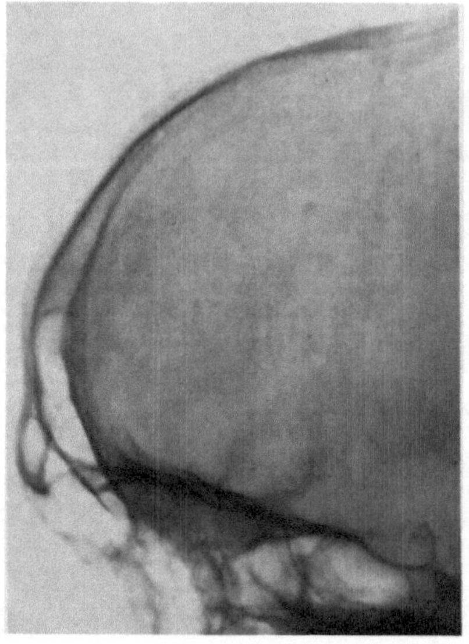

Abb. 85. Ausschnitt aus einer seitlichen Übersichtsaufnahme des Schädels mit einer kleinen Narbenverkalkung nach einer intracerebralen Blutung (s. S. 89). Man sieht etwa 3 cm unter der Schädeldecke einen kleinen, rundlichen, ziemlich regelmäßig begrenzten Kalkschatten.

Fig. 85. Sector de una radiografía lateral panorámica del cráneo con una pequeña calcificación en una cicatriz después de una hemorragia intracerebral. Se visualiza, 3 cm. por debajo de la bóveda del cráneo, una sombra cálcica pequeña, redondeada, bastante regularmente limitada.

Fig. 85. Section from a lateral view of the skull with a small calcification of a scar which followed intracerebral haemorrhage. A small, round, fairly regularly outlined calcified shadow is visible about 3 cm beneath the roof of the skull.

Fig. 85. Détail d'une radiographie du crâne de profil avec une petite calcification cicatricielle résultant d'une hémorragie cérébrale. On distingue à environ 3 cm. en-dessous de la voûte une petite calcification ronde à contours assez réguliers.

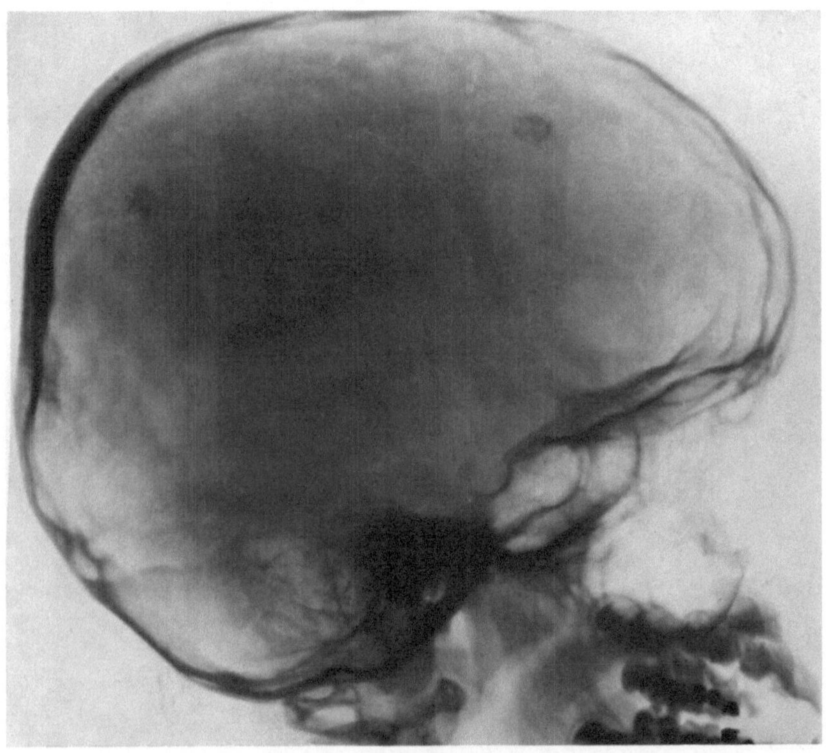

Abb. 86. Seitliche Übersichtsaufnahme des Schädels in einem Fall von Narbenverkalkungen nach Encephalitis (s. S. 89). Man sieht im oberen Anteil des Schädels fronto-parietal und parieto-occipital je einen großen, unregelmäßig begrenzten Kalkschatten.

Fig. 86. Radiografía lateral panorámica del cráneo en un caso de calcificaciones en cicatrizes por encefalitis. Se ve en la parte superior del cráneo en la zona fronto-parietal y parieto-occipital dos imágenes cálcicas grandes, irregularmente limitadas.

Fig. 86. Lateral view of the skull in a case of calcification of scars caused by encephalitis. A large, calcified shadow with an irregular outline is visible in the upper portions of both the fronto-parietal and parieto-occipital regions of the skull.

Fig. 86. Radiographie du crâne de profil dans un cas de calcifications cicatricielles après encéphalite. On distingue dans la partie supérieure du crâne, dans la région fronto-pariétale et pariéto-occipitale une grande calcification à contours irréguliers.

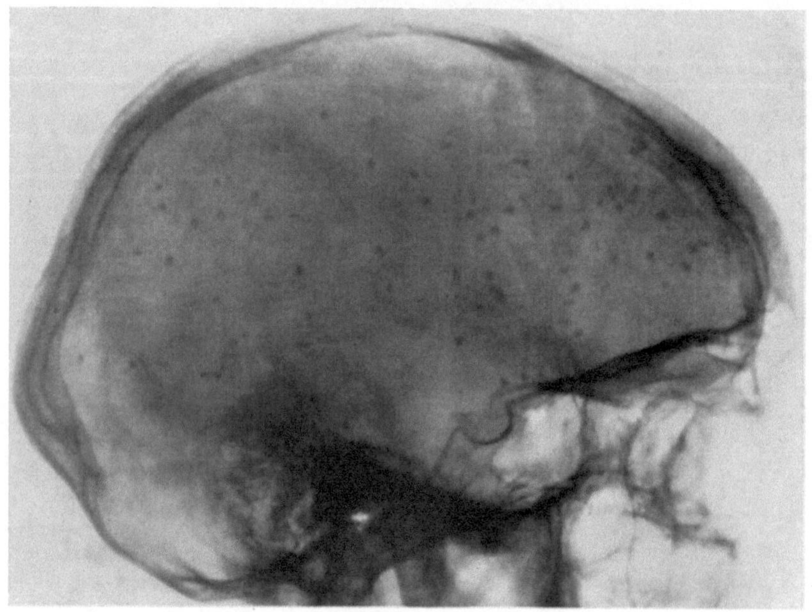

Abb. 87. Seitliche Übersichtsaufnahme des Schädels mit multiplen, kleinen, dichten Verkalkungen bei Cysticercosis (s. S. 90).

Fig. 87. Radiografía panorámica lateral del cráneo con calcificaciones pequeñas, múltiples y densas en cisticercosis.

Fig. 87. Lateral view of the skull showing multiple small, dense calcifications caused by cysticercosis.

Fig. 87. Radiographie du crâne de profil avec de multiples petites calcifications denses au cours d'une cysticercose.

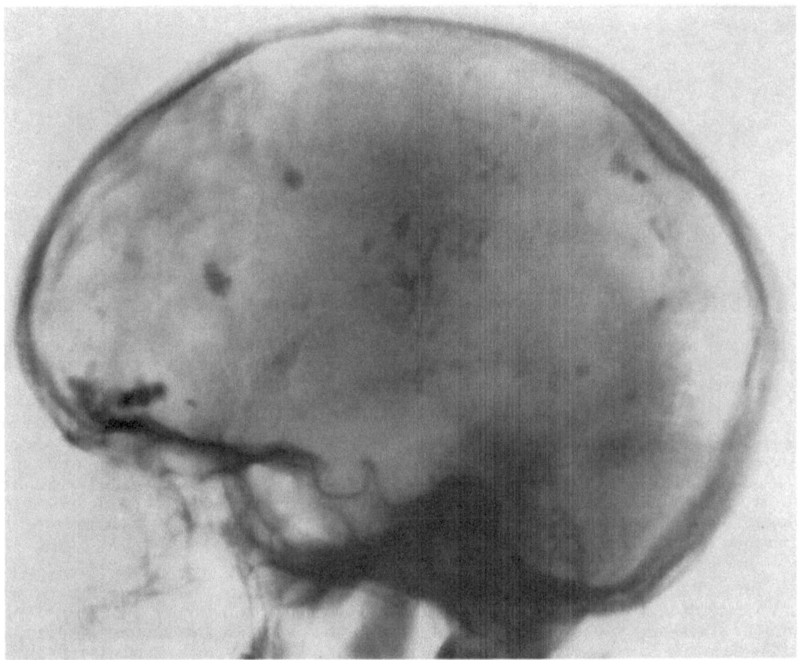

Abb. 88. Seitliche Übersichtsaufnahme des Schädels mit multiplen, unregelmäßigen Verkalkungen bei Toxoplasmose (s. S. 90).

Fig. 88. Radiografía lateral panorámica del cráneo con calcificaciones múltiples e irregulares en toxoplasmosis.

Fig. 88. Lateral view of a skull showing multiple, irregular calcifications in a case of toxoplasmosis.

Fig. 88. Radiographie du crâne de profil avec de multiples calcifications irrégulières au cours d'une toxoplasmose.

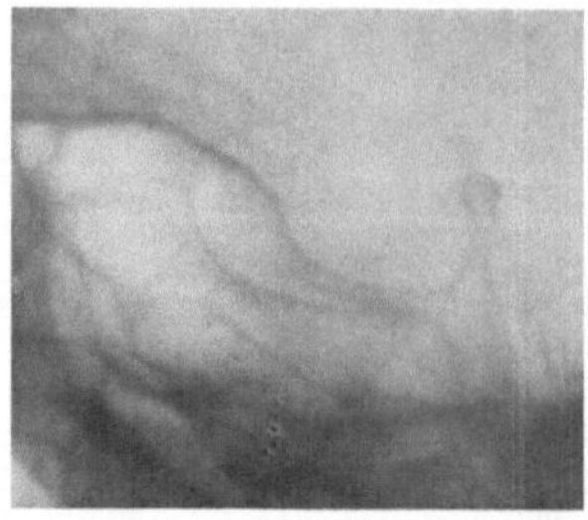 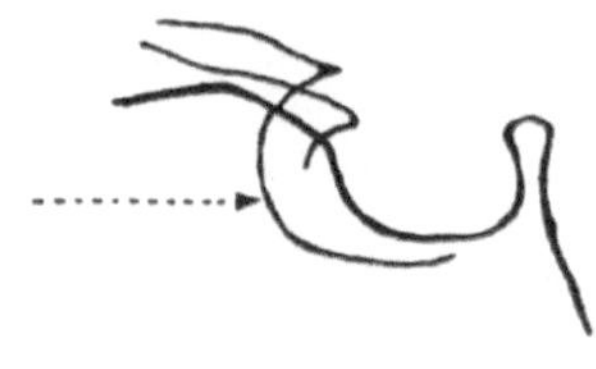

Abb. 89 und Skizze. Seitliche Ansicht der Sella turcica in einem Falle von geringer Usur des einen Processus clinoideus anterior und Vertiefung des Sulcus caroticus dieser Seite durch den Druck der erweiterten und elongierten A. carotis interna (s. S. 91). Der im Bilde höherstehende Processus clinoideus anterior ist etwas kürzer und spitzer als der andere und der Kontur seiner unteren Wurzel (entsprechend der auf der Skizze mit einem Pfeil bezeichneten Linie) läßt sich nach hinten bis unter die Mitte des Sellabodens verfolgen und ist deutlicher als normal, was auf die Vertiefung des Sulcus carotis zurückzuführen ist.

Fig. 89 y esquema. Radiografía lateral de la silla turca en un caso de discreta usura de una de las apófisis clinoides anteriores y profundización del surco carotídeo de este lado como consecuencia de la presión de una arteria carótida interna dilatada y elongada. La apófisis clinoides anterior, situada más alta, es algo más corta y puntiaguda que la otra y el contorno de su raíz inferior (correspondiente a la línea marcada con una flecha en el esquema) puede seguirse hacia atrás, hasta por debajo de la mitad del suelo de la silla turca y es más visible que en condiciones normales, lo que debe imputarse a una profundización del surco carotídeo.

Fig. 89 and sketch. Lateral view of sella turcica showing slight erosion of one anterior clinoid process and the deepening of the carotid sulcus on the same side, caused by pressure of a dilated and elongated internal carotid artery. The anterior clinoid process, which appears to be higher in the picture, is slightly shorter and more pointed than the other one. The contour of its lower root (the line of which is marked with an arrow in the sketch) is visible posteriorly as far as the centre of the floor of the sella. It is more distinct than normally, which points to a deepening of the carotid sulcus.

Fig. 89 et schéma. Vue de profil de la selle turcique dans un cas d'érosion peu importante d'une apophyse clinoïde antérieure et d'un renfoncement de la gouttière caverneuse de ce côté par la pression de l'artère carotide interne allongée et élargie. L'apophyse clinoïde antérieure la plus haut située sur l'image est un peu plus courte et un peu plus pointue que l'autre, le contour de sa racine inférieure (correspondant à la ligne désignée par une flèche sur le schéma) peut être suivi en arrière jusqu'au milieu du plancher de la selle, il est plus prononcé que normalement, en raison du renfoncement de la gouttière caverneuse.

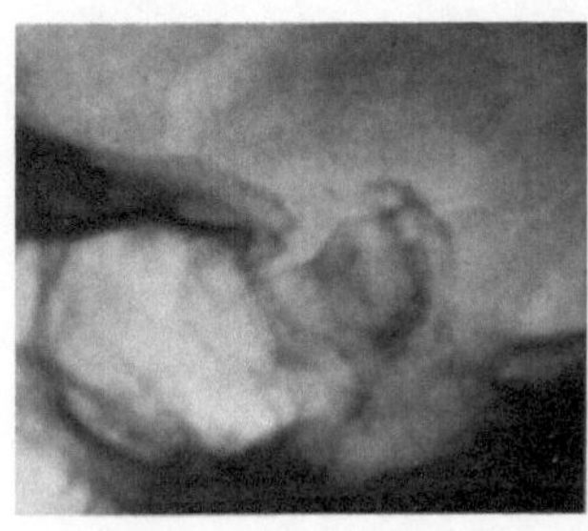
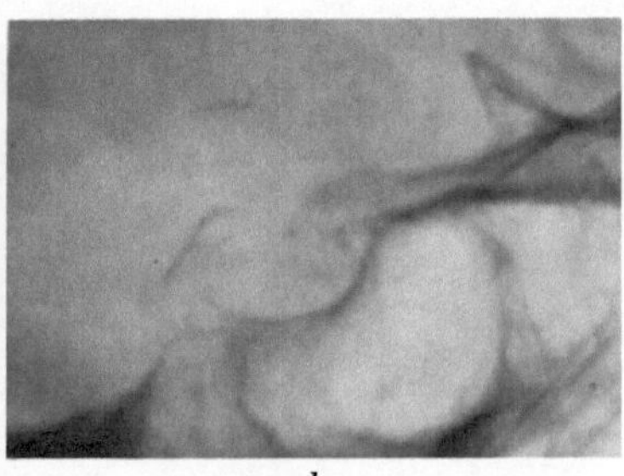

a   b

Abb. 90a und b. Seitliche Ansicht der Sella turcica in zwei Fällen von Aneurysma der A. carotis interna (s. S. 92). Die Abb. a zeigt hauptsächlich auf die Sella turcica projiziert die ausgedehnten Verkalkungen eines sackförmigen Aneurysma. Die Abb. b zeigt über der Sella turcica zarte, schalenförmige Kalkschatten in der Wand eines Aneurysma.

Fig. 90a y b. Radiografía lateral de la silla turca en dos casos de aneurisma de la arteria carótida interna. La Fig. a muestra principalmente, proyectada sobre la silla turca, la calcificación extensa de un aneurisma sacciforme. La Fig. b muestra a nivel de la silla turca sombras cálcicas delicadas, en catafilos, en la pared de un aneurisma.

Fig. 90a and b. Lateral view of sella turcica in two cases of aneurysm of the internal carotid artery. Fig. a shows a large calcification of a saccular aneurysm which has been projected onto the sella turcica. Fig. b shows a delicate, crescentic, calcified shadow in the wall of an aneurysm above the sella turcica.

Fig. 90a et b. Vue de profil de la selle turcique dans deux cas d'anévrisme de l'artère carotide interne. La Fig. a montre les calcifications très développées d'un anévrisme sacciforme se projetant en grande partie sur la selle turcique. La Fig. b montre en-dessus de la selle turcique de fines calcifications en forme de coque dans la paroi d'un anévrisme.

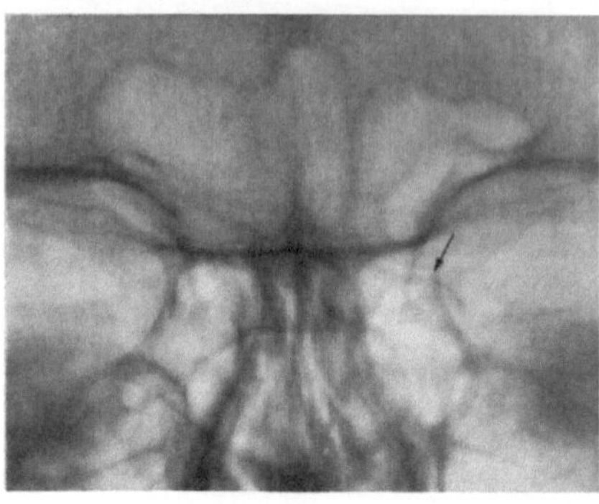

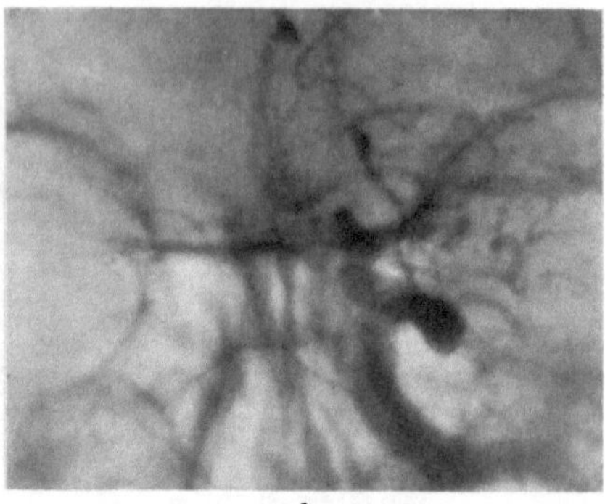

a　　　　　b

Abb. 91 a und b. Ausschnitt aus einer sagittalen Übersichtsaufnahme des Schädels (s. S. 92). Die Abb. a zeigt linkerseits einen nach oben konvexen schalenförmigen Kalkschatten, der sich unterhalb des kleinen Keilbeinflügels in den medialen Teil der Fissura orbitalis superior und in das benachbarte Siebbeinlabyrinth projiziert. Er entspricht einer Verkalkung der A. carotis interna. Im Hinblick auf den großen Durchmesser der Krümmung des Kalkschattens wurde das Bestehen eines Aneurysma vermutet. Die Arteriographie (Abb. b) zeigt jedoch, daß die Kalkschale nicht einem axial von den Strahlen getroffenen, erweiterten Abschnitt der A. carotis interna entspricht, sondern einem in der Längsrichtung dargestellten Abschnitt der etwas elongierten Arterie.

Fig. 91 a y b. Sector de una radiografía sagital panorámica del cráneo. La Fig. a muestra a la izquierda una imagen cálcica en catafilo convexo hacia arriba que se proyecta en la parte interna de la fisura orbitaria superior y en el laberinto etmoidal vecino. Corresponde a una calcificación de la arteria carótida interna. En consideración del gran diámetro del semicírculo de la imagen cálcica se admitió la existencia de un aneurisma. La arteriografía (Fig. b) muestra, sin embargo, que el catafilo cálcico no corresponde a un sector de la arteria carótida interna tomado axialmente por los rayos sino a un segmento tomado en sentido longitudinal de la arteria algo elongada.

Fig. 91 a and b. Section from a sagittal view of the skull. Fig. a shows on the left side a crescentic calcified shadow with an upward convexity. This extends from beneath the lesser wing of the sphenoid in the medial part of the superior orbital fissure and is projected on to the neighbouring ethmoidal labyrinth. It corresponds to the calcification of the internal carotid artery. In view of the large diameter of the curvature of the calcified shadow, an aneurysm was suspected. Arteriography, however, showed that the calcified crescent did not correspond to a dilated segment of the internal carotid artery, which was projected axially, but to a segment of a slightly elongated artery which was projected longitudinally.

Fig. 91 a et b. Détail d'une radiographie du crâne de face. La Fig. a montre à gauche une calcification en forme de coque à convexité supérieure cette formation se projette en dessous de la petite aile du sphénoïde dans la partie interne de le fente sphénoïdale et dans les cellules ethmoïdales voisines. Elle correspond à une calcification de l'artère carotide interne. On pensa à l'existence d'un anévrisme en raison du grand diamètre de courbure de la calcification. L'artériographie montre toutefois que la coque calcifiée ne correspond pas à une partie élargie de l'artère carotide interne avec un rayon incident direct, mais à une partie un peu allongée de l'artère dans le trajet longitudinal.

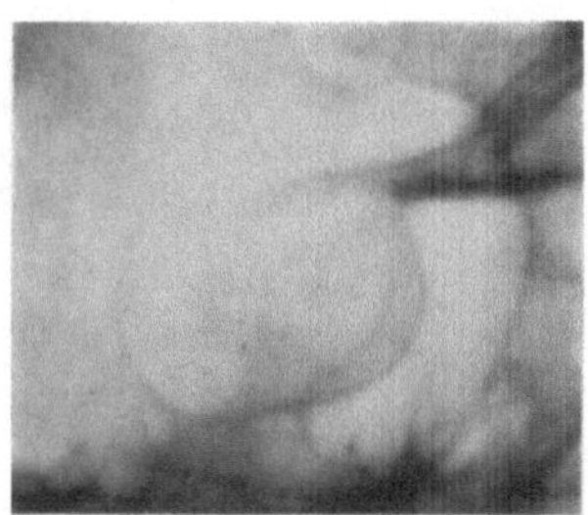

Abb. 92. Seitliche Ansicht einer durch ein Aneurysma der A. carotis interna excavierten Sella turcica (s. S. 92). Diese ist im sagittalen Durchmesser stärker excaviert als im axialen. Das Dorsum sellae ist stark verdünnt und nach hinten konvex durchgebogen. Die Art der Excavation ist für einen Hypophysentumor etwas ungewöhnlich. Trotzdem ist die Möglichkeit einer Verwechslung gegeben.

Fig. 92. Radiografía lateral de una silla turca excavada por un aneurisma de la arteria carótida interna. Esta está más excavada en su diámetro sagital que en el axial. El dorso de la silla turca está muy adelgazado y forma un arco convexo hacia atrás. La forma de la excavación es poco común para un tumor de hipófisis. Con todo, existe la posibilidad de una confusión.

Fig. 92. Lateral view of the sella turcica excavated by an aneurysm of the internal carotid artery. It is excavated more strongly in the sagittal, than in the axial direction. The dorsum sellae is markedly thinned and arched posteriorly. This type of excavation is slightly unusual in the case of pituitary tumour. However an error is possible.

Fig. 92. Vue de profil d'une selle turcique érodée par un anévrisme de l'artère carotide interne. Cette érosion est plus prononcée dans la longueur que dans la hauteur. La lame quadrilatère est très amincie et fortement recourbée en arrière. La forme de l'érosion est inhabituelle pour une tumeur de l'hypophyse. Une confusion est toutefois possible.

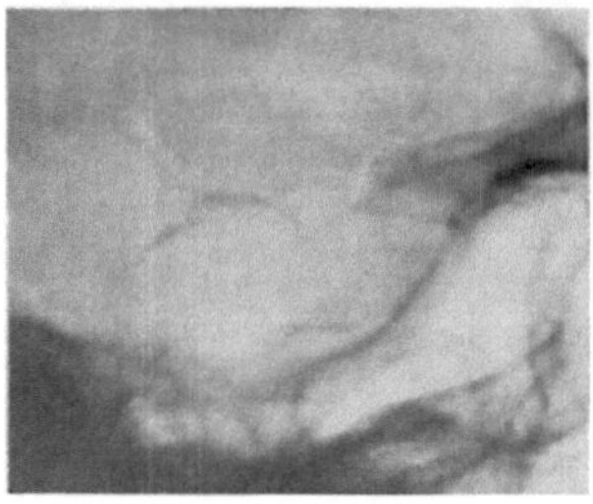

Abb. 93. Seitliche Ansicht der Sella turcica in einem Falle von Aneurysma der A. carotis interna (s. S. 92). Der ganze hintere Teil der Sella turcica einschließlich des Dorsum sellae ist zerstört, der vordere Anteil ist etwas excaviert. Über der Sella turcica liegen schalenförmige Kalkschatten, welche für das Bestehen eines Aneurysma sprechen und damit die Ursache der bestehenden Selladestruktion aufklären.

Fig. 93. Radiografía lateral de la silla turca en un caso de aneurisma de la arteria carótida común. Toda la parte posterior de la silla turca, inclusive el dorso de la silla turca, está destruída, la parte anterior está un poco excavada. Por encima de la silla turca hay sombras cálcicas en catafilos que hablan en favor de la existencia de un aneurisma y esclarecen la causa de la destrucción de la silla turca.

Fig. 93. Lateral view of sella turcica in a case of aneurysm of the internal carotid artery. The whole posterior portion of the sella turcica including the dorsum sellae is destroyed and the anterior part is slightly excavated. Crescentic, calcified shadows are visible above the sella turcica, suggesting an aneurysm. This explains the existing destruction of the sella.

Fig. 93. Vue de profil de la selle turcique dans un cas d'anévrisme de l'artère carotide interne. Toute la partie postérieure de la selle turcique avec la lame quadrilatère est détruite. La partie antérieure montre une légère érosion. Des calcifications en forme de coques se trouvent en-dessus de la selle turcique, elles parlent en faveur de l'existence d'un anévrisme et expliquent l'origine de l'érosion de la selle.

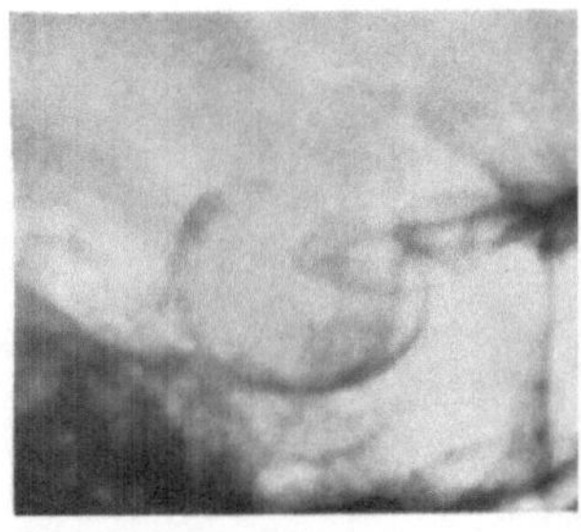 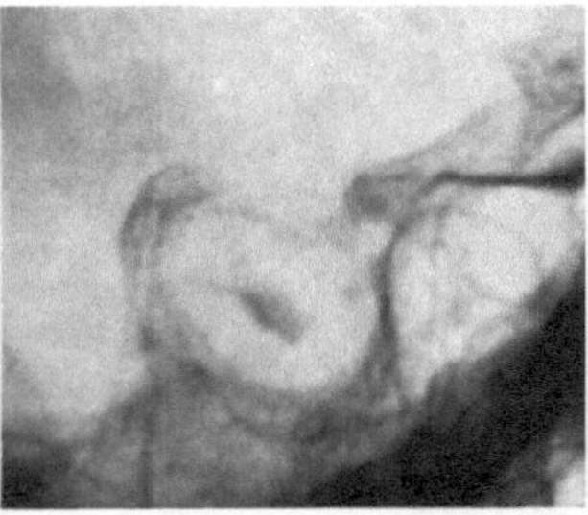 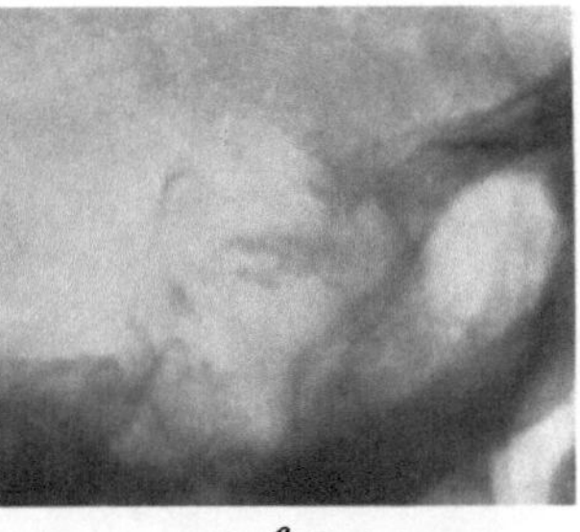

a   *b*   *c*

Abb. 94a bis c. Seitliche Ansicht der Sella turcica in drei verschiedenen Fällen von Excavation der Sella turcica durch die elongierte A. carotis interna (s. S. 92). In allen drei Fällen erkennt man innerhalb des Bildes der Sella turcica die strich- und bandförmigen Kalkschatten der verkalkten Arterie, deren Kaliber — wie die Verkalkungen erkennen lassen — nicht wesentlich vergrößert ist. Die Abb. a zeigt eine geringe, gleichmäßige Excavation der ganzen Sella turcica mit Verdünnung des Dorsum sellae. Die Abb. b zeigt eine Excavation derselben vorwiegend nach vorne-unten. Auch hier sind die Grenzen scharf. Die Abb. c zeigt eine Excavation hauptsächlich im hinteren Anteil mit unscharfen Grenzen und teilweiser Zerstörung des Dorsum sellae. Nur die Spitze desselben ist noch erhalten. Diese Art der Usur ist manchen Bildern von Druckusur der Sella turcica durch endocranielle Drucksteigerung sehr ähnlich. Möglicherweise spielt bei letzteren ebenfalls der Druck der Arterie bei ihrem Zustandekommen eine Rolle.

Fig. 94a to c. Lateral view of the sella turcica showing three different cases of excavation by an elongated carotid artery. In all three cases one can recognize the linear and bandlike shadows of the calcified artery. The diameter of the calcifications shows that the artery is not markedly enlarged. Fig. a shows a slight, even excavation of the whole of the sella turcica with a thinning of the dorsum sellae. Fig. b shows a predominantly antero-inferior excavation also with a sharp outline. Fig. c shows a predominantly posterior excavation, with ill-defined outlines and partial destruction of the dorsum sellae. Only the tip remains. This kind of erosion is very similar to that caused by increased intracranial pressure. In the latter probably the pressure of the artery is partly responsible.

Fig. 94a hasta c. Radiografía lateral de la silla turca en 3 casos distintos de excavación de la silla turca por arteria carótida interna elongada. En los 3 casos se reconocen, dentro de la imagen de la silla turca, las sombras cálcicas, en líneas y bandas, de la arteria calcificada, cuyo calibre — tal cual permiten reconocerlo las calcificaciones — no está fundamentalmente agrandado. La Fig. a muestra una escasa y uniforme excavación de toda la silla turca con adelgazamiento del dorso de la silla turca. La Fig. b muestra una excavación de la misma, predominantemente hacia adelante y abajo, con límites precisos. La Fig. c muestra una excavación de la silla turca, principalmente en la parte posterior con límites poco precisos y destrucción parcial del dorso de la silla turca. Solamente la punta de la misma está conservada todavía. Esta forma de usura se parece a algunos cuadros de usura de la silla turca por hipertensión endocraneana. Posiblemente en estos últimos casos desempeña un papel importante la compresión ejercida por la arteria.

Fig. 94a à c. Vue de profil de la selle turcique dans trois cas d'excavation de la selle par une élongation de l'artère carotide interne. Dans les trois cas on distingue à l'intérieur de la selle turcique les calcifications linéaires et rubanées de l'artère calcifiée, dont la lumière, comme les calcifications le montrent, n'est pas notablement agrandie. La Fig. a montre une érosion peu importante, mais régulière de toute la selle avec un amincissement de la lame quadrilatère. La Fig. b montre une érosion surtout de la partie antérieure et inférieure de la selle. Les contours sont ici aussi bien dessinés. La Fig. c montre une érosion surtout de la partie postérieure avec des contours imprécis et une destruction partielle de la lame quadrilatère. Seul son sommet est encore intact. Cette forme d'érosion ressemble beaucoup à certaines images d'érosion par compression de la selle turcique dans les hypertensions intracrâniennes. Il est possible que la pression de l'artère joue également un rôle dans la formation de l'érosion de la Fig. c.

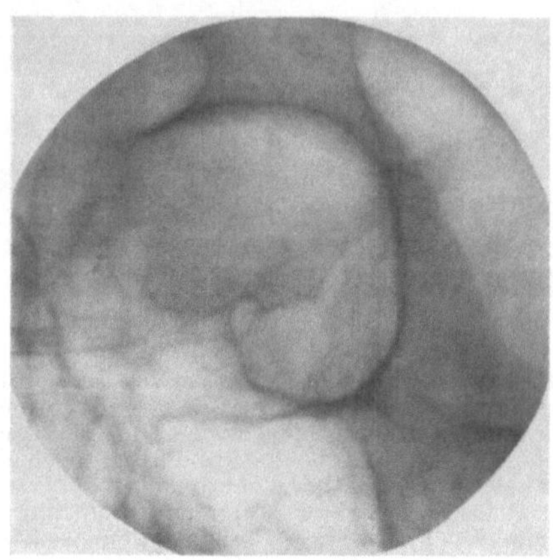

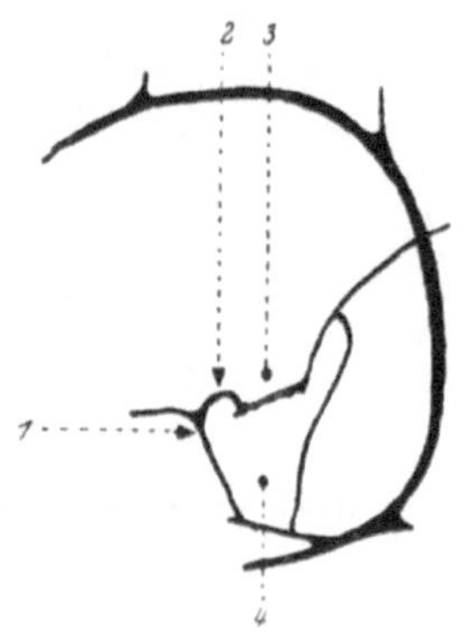

Abb. 95 und Skizze. Schrägaufnahme der Orbita zur Darstellung der Orbitaspitze in einem Falle von Aneurysma der A. carotis interna (s. S. 92). Die untere Wurzel des kleinen Keilbeinflügels ist zerstört und mit ihr die laterale-untere Wand des Canalis opticus. Auch die anschließenden Teile des kleinen Keilbeinflügels sind usuriert. Die Usur zeigt hier eine etwas unregelmäßige Begrenzung und der benachbarte Knochen eine schmale Verdichtungszone. Die Fissura orbitalis superior ist erweitert. Legende zur Skizze: *1* Mediale Wand des Canalis opticus. *2* Obere Wand des Canalis opticus. *3* Usurierter kleiner Keilbeinflügel. *4* Erweiterte Fissura orbitalis superior.

Fig. 95 and sketch. Oblique view of orbit to show the orbital tip in a case of aneurysm of the internal carotid artery. The lower root of the lesser wing of sphenoid is destroyed and with it the infero-lateral wall of the optic canal. Also the adjoining parts of the lesser wing of the sphenoid are eroded. The erosion shows here an irregular outline and the adjoining bones show a narrow, dense zone. The superior orbital fissure is enlarged. Legends for sketch: *1* Medial wall of optic canal. *2* Upper wall of optic canal. *3* Eroded lesser wing of sphenoid. *4* Enlarged superior orbital fissure.

Fig. 95 y esquema. Radiografía oblicua de la órbita para la proyección del vértice de la órbita en un caso de aneurisma de la arteria carótida interna. La raíz inferior del ala menor del esfenoides está destruída y con la misma la pared lateral inferior del canal óptico. También las partes vecinas del ala menor del esfenoides están usuradas. La zona destruída muestra aquí un límite irregular y el hueso vecino una delgada zona de densificación. La fisura orbitaria superior está dilatada. Leyendas del esquema: *1* Pared interna del canal óptico. *2* Pared superior del canal óptico. *3* Ala menor usurada del esfenoides. *4* Fisura orbitaria superior dilatada.

Fig. 95 et schéma. Radiographie oblique de l'orbite pour l'illustration du sommet de l'orbite dans un cas d'anévrisme de l'artère carotide interne. La racine inférieure de la petite aile du sphénoïde est détruite ainsi que la paroi externe inférieure du canal optique. Les régions voisines de la petite aile du sphénoïde sont également érodées. L'érosion montre ici une limite un peu irrégulière et l'os voisin une fine zone de condensation. La fente sphénoïdale est élargie. Légende du schéma: *1* Paroi interne du canal optique. *2* Paroi supérieure du canal optique. *3* Petite aile érodée du sphénoïde. *4* Fente sphénoïdale élargie.

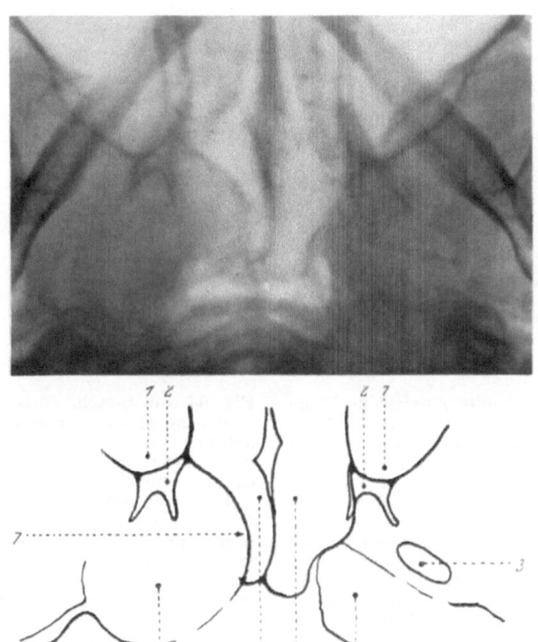

Abb. 96 und Skizze. Vertiko-submentale Aufnahme der Schädelbasis in einem Falle eines Aneurysma der rechten A. carotis interna (siehe S. 92). Die Seitenwand der rechten Keilbeinhöhle ist eingedellt und dadurch nach medial verschoben. Die rechte Pyramidenspitze fehlt. Die Einzelheiten des ventral von ihr gelegenen Teiles des großen Keilbeinflügels sind nicht mehr erkennbar. Legende zur Skizze: *1* Hintere Bucht der Kieferhöhle. *2* Processus pterygoideus. *3* Linkes Foramen ovale. *4* Linke Pyramidenspitze. *5* Keilbeinhöhlen. *6* Bereich der usurierten rechten Pyramidenspitze. *7* Nach medial verschobene laterale Wand der rechten Keilbeinhöhle.

Fig. 96 y esquema. Radiografía vertico-submental de la base del cráneo en un caso de aneurisma de la arteria carótida interna. La pared lateral del seno esfenoidal derecho está imprimida y, por lo tanto, desplazada hacia adentro. Falta la punta del peñasco derecho. Ya no se pueden identificar las particularidades de las partes situadas por delante del ala mayor del esfenoides. Leyendas del esquema: *1* Parte posterior del seno maxilar. *2* Proceso pterigoideo. *3* Agujero oval izquierdo. *4* Punta del peñasco izquierdo. *5* Senos esfenoidales. *6* Zona de la punta del peñasco derecho destruído. *7* Pared lateral del seno esfenoidal derecho desplazada hacia adentro.

Fig. 96 and sketch. Vertico-submental view of the base of the skull in a case of an aneurysm of the right internal carotid artery. The lateral wall of the right sphenoidal sinus is dented inwards and thus shifted medially. The tip of the right petrous bone is missing. The details of the neighbouring portion of the greater wing of the sphenoid are no longer recognizable. Legends for sketch: *1* Posterior portion of the maxillary sinus. *2* Pterygoid process. *3* Left foramen ovale. *4* Tip of left petrous bone. *5* Sphenoidal sinuses. *6* Region of the eroded tip of right petrous bone. *7* Lateral wall of the right sphenoidal sinus which has been shifted medially.

Fig. 96 et schéma. Radiographie de la base du crâne en incidence verticosubmentale dans un cas d'anévrisme de l'artère carotide interne droite. La paroi externe du sinus sphénoïdal droit est bombée et refoulée vers l'intérieur du sinus. Le sommet du rocher droit fait défaut. Les particularités de la partie de la grande aile du sphénoïde, qui est située devant le sommet du rocher ne sont plus visibles. Légende du schéma: *1* Echancrure postérieure du sinus maxillaire. *2* Apophyse ptérygoïde. *3* Trou ovale gauche. *4* Sommet du rocher gauche. *5* Sinus sphénoïdaux. *6* Région du sommet érodé du rocher droit. *7* Paroi externe du sinus sphénoïdal droit refoulée vers le plan médian.

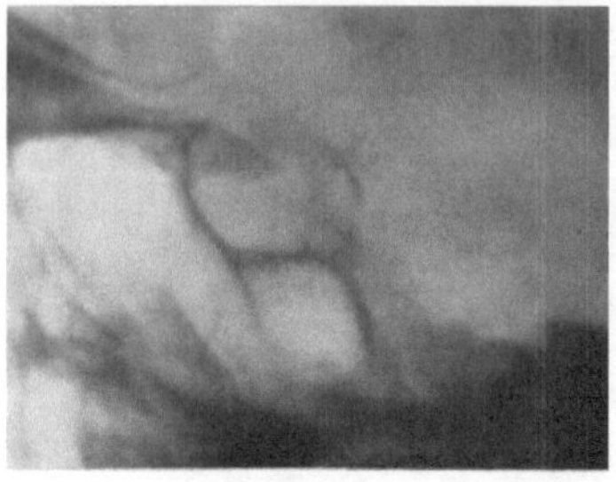
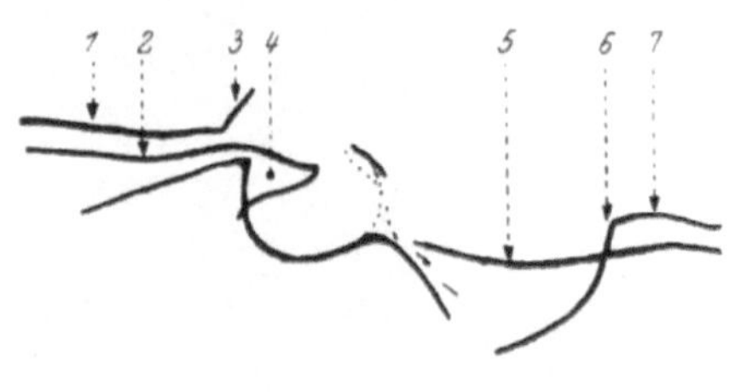

Abb. 97 und Skizze. Seitliche Ansicht der Sella turcica in einem Falle von Aneurysma der A.carotis interna (s. S. 93). Die Sella turcica selbst zeigt keine sicheren pathologischen Veränderungen. Das Dorsum sellae ist wohl undeutlich, doch kann es sich hier um eine senile Porose handeln. Der filmferne Processus clinoideus anterior ist gut erkennbar. Der filmnahe fehlt und man sieht hier eine feine, dichte Schattenlinie von vorne-unten nach hinten-oben verlaufen, welche einer Kalkschale in einem Aneurysma entspricht (daß es sich um die nach oben dislozierte obere Corticalis des kleinen Keilbeinflügels handelt, ist unwahrscheinlich). Die linke Pyramidenspitze ist zerstört. Es ist nur die rechte erkennbar. Legende zur Skizze: *1* Filmnahes Orbitadach. *2* Filmfernes Orbitadach. *3* Kalkschale in der Wand des Aneurysma über dem fehlenden filmnahen Processus clinoideus anterior. *4* Filmferner Processus clinoideus anterior. *5* Filmferne Pyramidenspitze. *6* Rand der Usur der filmnahen Pyramide. *7* Oberer Kontur der filmnahen Pyramide.

Fig. 97 and sketch. Lateral view of sella turcica in a case of an aneurysm of the internal carotid artery. The sella turcica itself shows no definite pathological changes. The dorsum sellae is indistinct, but this may be due to senile porosis. The anterior clinoid process, further away from the film, is clearly visible. The one nearer the film is missing. Only a dense line from below and in front to above and behind is seen and corresponds to a calcified crescent of an aneurysm. (It is unlikely that this is due to the displaced upper cortex of the lesser wing of the sphenoid.) The tip of the left petrous bone is destroyed and only the right one is visible. Legends for sketch: *1* Roof of orbit nearer to the film. *2* Roof of orbit away from film. *3* Calcified crescent in the wall of the aneurysm above the missing anterior clinoid process which is near the film. *4* Anterior clinoid process which is away from the film. *5* Tip of petrous bone further from film. *6* Margin of erosion of the petrous bone closer to film. *7* Upper contour of the petrous bone nearer the film.

Fig. 97 y esquema. Radiografía lateral de la silla turca en un caso de aneurisma de la arteria carótida interna. La silla turca misma no muestra alteraciones patológicas seguras. El dorso de la silla turca es ciertamente impreciso, pero puede tratarse en este caso de una porosis senil. La apófisis clinoides anterior, alejada de la película, se visualiza bien. La apófisis situada cerca de la película falta y en su lugar se ve una sombra lineal densa y fina que corre de adelante y abajo hacia atrás y arriba, correspondiente a un catafilo en un aneurisma (es poco probable que se trate de la cortical superior del ala menor del esfenoides dislocada hacia arriba). La punta del peñasco izquierdo está destruída. Solo se reconoce la derecha. Leyendas del esquema: *1* Techo de la órbita situada cerca del film. *2* Techo de la órbita situado lejos del film. *3* Catafilo en la pared del aneurisma por encima de la apófisis clinoides anterior situada cerca del film que falta. *4* Apófisis clinoides anterior situada lejos del film. *5* Punta del peñasco situada lejos del film. *6* Borde de la usura del peñasco situado cerca del film. *7* Contorno superior del peñasco situado cerca del film.

Fig. 97 et schéma. Vue de profil de la selle turcique dans un cas d'anévrisme de la carotide interne. La selle turcique elle-même ne montre pas de modifications pathologiques certaines. La lame quadrilatère est bien un peu effacée, mais il peut s'agir ici d'une ostéoporose sénile. L'apophyse clinoïde antérieure proche du tube est bien visible. Celle proche du film manque et l'on distingue dans cette région une ligne dense et fine partant de la région antérieure inférieure vers la région postérieure supérieure, qui correspond à la coque calcifiée d'un anévrisme. (Il est invraisemblable qu'il s'agisse d'un déplacement vers le haut de la corticale de la partie supérieure de la petite aile du sphénoïde.) Le sommet du rocher gauche est détruit. Seul le sommet du rocher droit est encore visible. Légende du schéma: *1* Voûte de l'orbite proche du film. *2* Voûte de l'orbite proche du tube. *3* Calcification de la paroi de l'anévrisme en-dessus de l'apophyse clinoïde antérieure proche du film qui fait défaut. *4* Apophyse clinoïde antérieure proche de l'ampoule. *5* Sommet du rocher proche du tube. *6* Bord de l'érosion du rocher proche du film. *7* Contour supérieur du rocher proche du film.

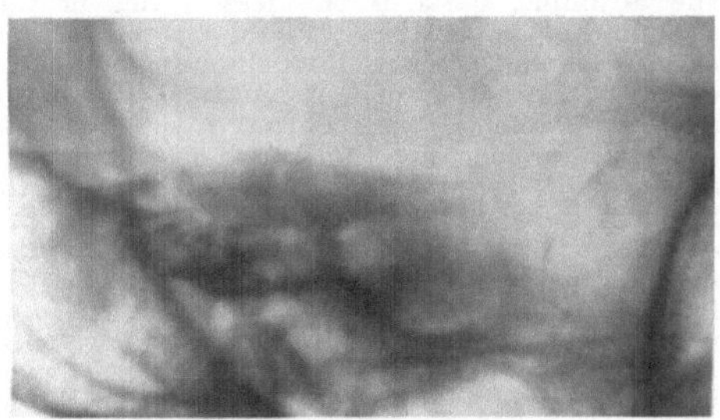 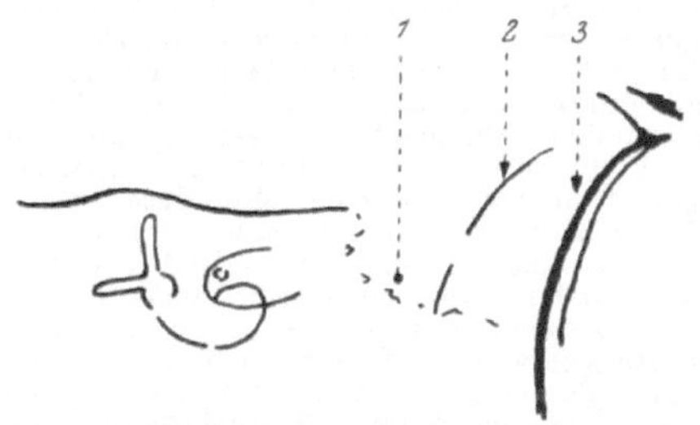

Abb. 98 und Skizze. Halb-sagittale Aufnahme der
Pyramide in einem Falle von Aneurysma der
A. carotis interna (s. S. 93). Die Pyramidenspitze zeigt eine ausgedehnte, etwas unscharf begrenzte Usur oben-medial. Zwischen Pyramidenspitze und äußerem Orbitarand sieht man die
schalenförmigen Kalkeinlagerungen in der Wand
des großen Aneurysma. Legende zur Skizze:
1 Usurierte Pyramidenspitze. *2* Kalkschalen in
der Wand des Aneurasma. *3* Äußerer Orbitarand.

Fig. 98 y esquema. Radiografía semi-sagital del
peñasco en un caso de aneurisma de la arteria
carótida interna. La punta del peñasco presenta
una usura extensa, algo imprecisamente limitada,
arriba y adentro. Entre punta del peñasco y borde
externo de la órbita se ven depósitos de calcio en
catafilos en la pared del gran aneurisma. Leyendas del esquema: *1* Punta del peñasco destruída.
2 Catafilos en la pared del aneurisma. *3* Borde
externo de la órbita.

Fig. 98 and sketch. Half-sagittal view of petrous
bone in a case of aneurysm of the internal carotid
artery. The tip of the petrous bone shows an
extensive not sharply defined erosion in its upper-
medial part. The crescentic calcification of a
large aneurysm is visible between the tip of the
petrous bone and the outer outline of the orbit.
Legends for sketch: *1* Eroded tip of petrous
bone. *2* Calcified crescents in the wall of aneurysm. *3* Outer outline of the orbit.

Fig. 98 et schéma. Radiographie du rocher en
incidence occipito-zygomatique dans un cas
d'anévrisme de l'artère carotide interne. Le
sommet du rocher présente à sa partie supérieure
interne une érosion étendue un peu irrégulièrement délimitée. On distingue des calcifications
en forme de coques dans la paroi de ce grand
anévrisme entre le sommet du rocher et le bord
externe de l'orbite. Légende du schéma: *1* Sommet du rocher érodé. *2* Calcifications de la paroi
de l'anévrisme. *3* Bord externe de l'orbite.

Abb. 99a und b und Skizzen. Aneurysma der Arteria carotis interna (s. S. 93). a Seitliche Ansicht der Sella turcica bei etwas cranialwärts verschobenem Fokus zwecks besserer Übersicht über die filmnahe Seite. b Schrägansicht der Orbita zur Darstellung der Orbitaspitze. Die Abb. a zeigt in normaler Weise die Sella turcica und den filmfernen Processus clinoideus anterior mit den angrenzenden Teilen des kleinen Keilbeinflügels. Der filmnahe Processus clinoideus anterior und die angrenzenden Teile dieses kleinen Keilbeinflügels fehlen. Legende zur Skizze: *1* Filmnahes Orbitadach in dessen Verlängerung nach hinten der Schatten des kleinen Keilbeinflügels und des Processus clinoideus anterior fehlt. *2* Filmfernes Orbitadach. *3* Filmferner Processus clinoideus anterior. *4* Boden der filmfernen mittleren Schädelgrube. *5* Boden der filmnahen mittleren Schädelgrube. Die Abb. b zeigt eine stark erweiterte Fissura orbitalis superior. Die laterale und untere Wand des Canalis opticus fehlen. Auch vom kleinen Keilbeinflügel ist nur mehr der vordere obere Kontur zu erkennen. Legende zur Skizze: *1* Vorderer oberer Kontur des kleinen Keilbeinflügels. *2* Obere Wand des Canalis opticus. *3* Erweiterte Fissura orbitalis superior. *4* Laterale Begrenzung der Fissura orbitalis superior (usurierter großer Keilbeinflügel). *5* Mediale Wand des Canalis opticus.

Fig. 99a and b and sketches. Aneurysm of the internal carotid artery. a Lateral view of the sella turcica with a slightly cranially directed focus in order to improve the view of the side nearer the film. b Oblique view of the orbit demonstrating the tip of orbit. Fig. a shows the usual view of the sella turcica and of the anterior clinoid process further away from the film with the adjoining parts of the lesser wing of the sphenoid. The anterior clinoid process nearer the film is missing, as well as the adjoining parts of the lesser wing of sphenoid. Legends for sketch: *1* Roof of orbit closer to film. In its posterior prolongation both the lesser wing of sphenoid and the anterior clinoid process are missing. *2* Roof of orbit further away from film. *3* Anterior clinoid process further away from film. *4* Floor of the middle cranial fossa further away from the film. *5* Floor of middle cranial fossa nearer the film. Fig. b shows a markedly widened superior orbital fissure. The lateral and lower walls of the optic canal are missing. The lesser wing of sphenoid is also recognizable only in its more antero-superior contour. Legends for sketch: *1* Antero-superior contour of lesser wing of sphenoid. *2* Upper wall of optic canal. *3* Enlarged superior orbital fissure. *4* Lateral margin of superior orbital fissure. (The eroded greater wing of sphenoid.) *5* Medial wall of optical canal.

Fig. 99a y b y esquemas. Aneurisma de la arteria carótida interna. a proyección lateral de la silla turca con foco algo desplazado cranealmente con el fin de mejor visualización de la zona situada cerca de la película. b proyección oblicua de la órbita para presentar el vértice de la órbita. La Fig. a muestra en condiciones normales la silla turca y la apófisis clinoides anterior alejada de la película con las zonas vecinas del ala menor del esfenoides. La apófisis clinoides anterior situada cerca de la película y las partes vecinas del ala menor del esfenoides faltan. Leyendas del esquema: *1* Techo de la órbita situado cerca del film en cuya prolongación hacia atrás faltan las sombras del ala menor del esfenoides y de la apófisis clinoides anterior. *2* Techo de la órbita alejado del film. *3* Apófisis clinoides anterior alejada del film. *4* Suelo de la fosa cerebral media alejada del film. *5* Suelo de la fosa cerebral media situada cerca del film. La Fig. b muestra una fisura orbitaria superior intensamente dilatada. La pared lateral e inferior del canal óptico falta. También del ala menor del esfenoides solo puede reconocerse el contorno antero-superior. Leyendas del esquema: *1* Contorno antero-superior del ala menor del esfenoides. *2* Pared superior del canal óptico. *3* Fisura orbitaria superior dilatada. *4* Límite lateral de la fisura orbitaria superior (ala mayor del esfenoides usurada). *5* Pared interna del canal óptico.

Fig. 99a et b avec schémas. Anévrisme de l'artère carotide interne. a Vue de profil de la selle turcique avec léger déplacement du foyer de l'ampoule en direction céphalique pour obtenir une meilleure vision du côté proche du film. b Vue oblique de l'orbite pour l'illustration de son sommet. La Fig. a montre l'image normale de la selle turcique, l'apophyse clinoïde antérieure proche de l'ampoule et les régions entourant la petite aile du sphénoïde. L'apophyse clinoïde antérieure proche du film et les régions voisines de cette petite aile du sphénoïde font défaut. Légende du schéma: *1* Voûte de l'orbite proche du film, dans le prolongement postérieur de cette voûte l'ombre de la petite aile du sphénoïde et de l'apophyse clinoïde antérieure fait défaut. *2* Voûte de l'orbite proche de l'ampoule. *3* Apophyse clinoïde antérieure proche de l'ampoule. *4* Plancher de l'étage moyen du crâne proche de l'ampoule. *5* Plancher de l'étage moyen du crâne proche du film. La Fig. b présente une fente sphénoïdale très élargie. La paroi externe et la paroi inférieure du canal optique manquent. On ne distingue plus que le contour antérieur et supérieur de la petite aile du sphénoïde. *1* Contour antérieur et supérieur de la petite aile du sphénoïde. *2* Paroi supérieure du canal optique. *3* Fente sphénoïdale élargie. *4* Limite externe de la fente sphénoïdale (grande aile érodée du sphénoïde). *5* Paroi interne du canal optique.

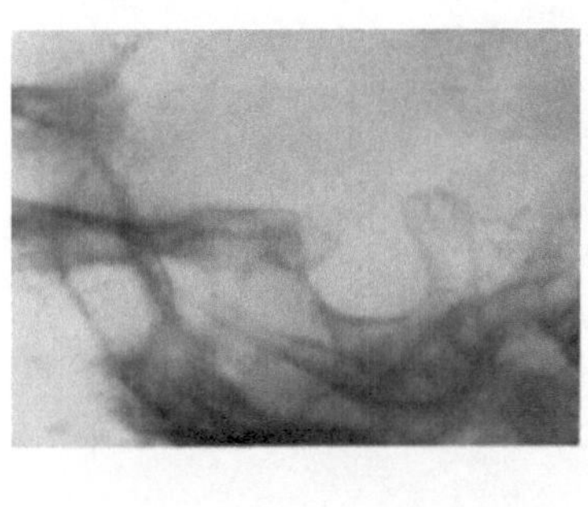

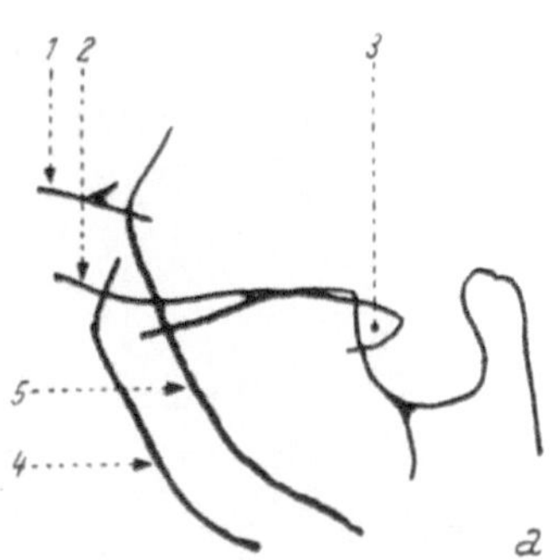
1
2
3
5
4
a

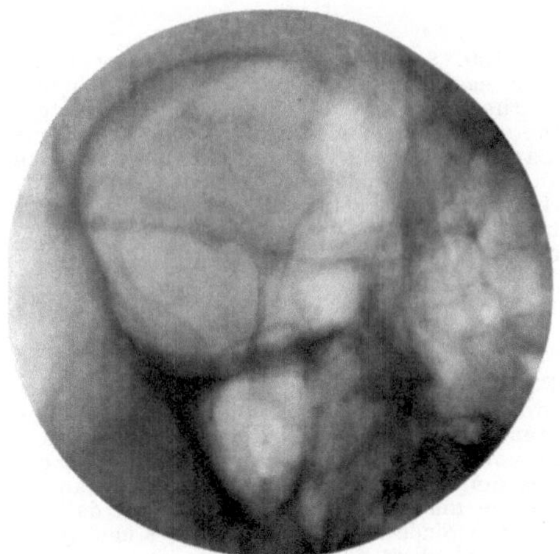

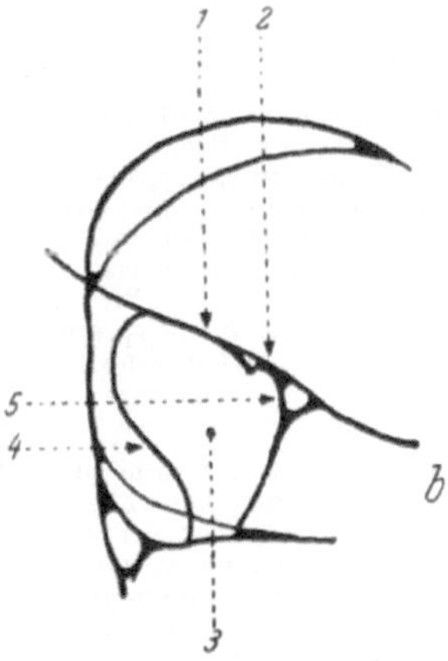
1
2
5
4
b
3

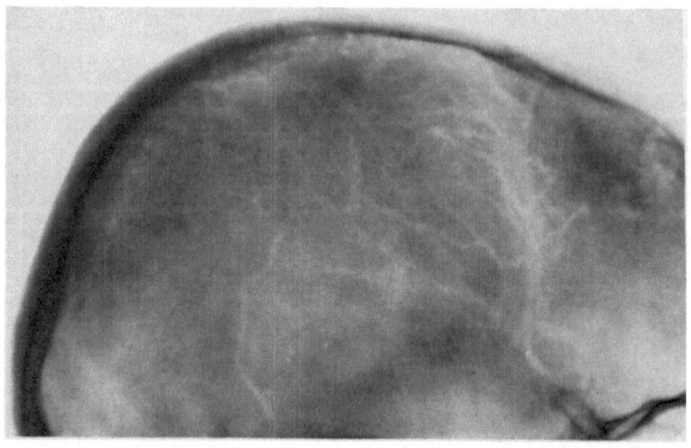

Abb. 100. Ausschnitt aus einer seitlichen Übersichtsaufnahme des Schädels in einem Falle eines
ausgedehnten parasagittalen Meningioms (siehe
S. 95). In der Gegend des Bregma und der
Scheitelhöhe besteht eine ausgesprochene Vermehrung der Gefäßzeichnung, charakterisiert
durch zahlreiche Aufhellungsbänder und kleine
rundliche Aufhellungen. Außerdem besteht eine
unregelmäßige Hyperostose vor dem Bregma und
an der Scheitelhöhe. Diese Befunde sprechen für
das Vorhandensein eines ausgedehnten parasagittalen Meningioms.

Fig. 100. Sector de una radiografía de perfil del
cráneo en un caso de un extenso meningioma parasagital. En la región del bregma y del vértice de
la calota craneana se comprueba un aumento de
los vasos, caracterizado por numerosas bandas
transparentes y transparencias redondeadas pequeñas. Además se observa una hiperóstosis irregular delante del bregma y en el vértice de la
calota. Estos hallazgos hablan en favor de la
existencia de un meningioma parasagital extenso.

Fig. 100. Section from a lateral view of the skull
in a case of a large parasagittal meningioma.
In the region of the bregma and the vertex of
the skull there is a marked increase in vascular
markings, visible as numerous translucent bands
and small, round translucencies. In addition
there is an irregular hyperostosis in front of the
bregma and at the vertex. These findings suggest
a large parasagittal meningioma.

Fig. 100. Détail d'une radiographie du crâne de
profil dans un cas d'un méningiome parasagittal
étendu. La région du bregma et du sommet de
la voûte présente une multiplication prononcée
des empreintes vasculaires, qui est caractérisée
par de multiples stries claires et par de petites
lacunes rondes. Il existe en outre une hyperostose irrégulière dans la région située devant le
bregma et au sommet de la voûte. Ces altérations
parlent pour l'existence d'un méningiome parasagittal étendu.

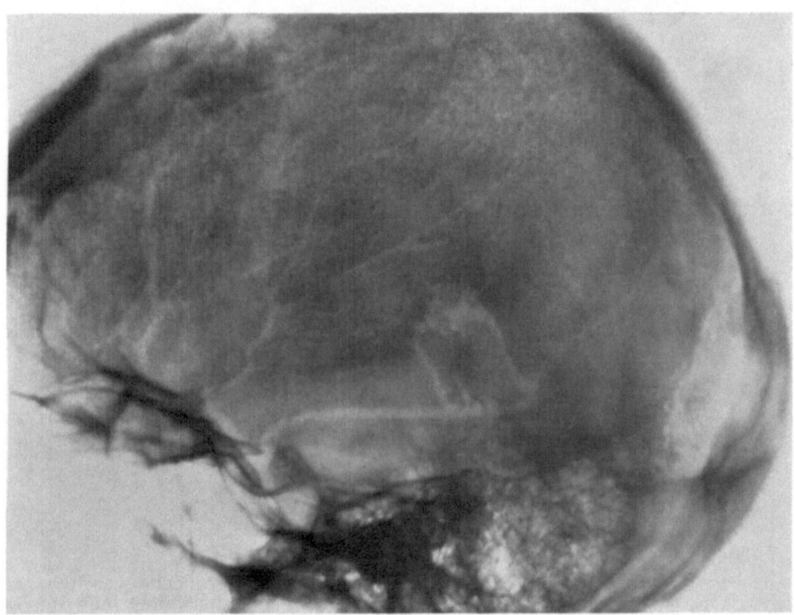

Abb. 101. Seitliche Übersichtsaufnahme des Schädels in einem Falle von Hämangiom (siehe S. 96). Vom vorderen Teil der mittleren Schädelgrube zieht ein breites, atypisches Gefäßband waagrecht durch die Schläfenbeinschuppe zum unteren Teil des Os parietale. Hier teilt sich das Gefäß in ganz ungewöhnlicher Weise und außerdem findet man hier in seiner unmittelbaren Nachbarschaft zahlreiche kleine, rundliche, zum Teil konfluierende Aufhellungen. Dieser Befund spricht für ein Hämangiom.

Fig. 101. Radiografía panorámica de perfil del cráneo en un caso de hemangioma. Desde la parte anterior de la fosa cerebral media transcurre un trayecto vascular ancho, atípico horizontalmente a través de la escama del temporal hacia la parte inferior del hueso parietal. Aquí el vaso se ramifica en forma completamente desacostumbrada y, además, se comprueba aquí, en su inmediata vecindad, transparencias pequeñas, numerosas y redondeadas, en parte confluyentes. Este hallazgo habla en favor de un hemangioma.

Fig. 101. Lateral view of skull in a case of a haemangioma. A wide, atypical vascular band runs horizontally from the anterior part of the middle fossa through the squamous portion of the temporal bone towards the lower part of the parietal bone. Here the vessel divides in an unusual manner. In addition, there are in the neigbourhood numerous, small, round, partly confluent translucencies. This finding suggest a haemangioma.

Fig. 101. Radiographie du crâne de profil dans un cas d'un angiome. Une empreinte vasculaire large et atypique partant de la partie antérieure de l'étage moyen du crâne traverse horizontalement l'écaille du temporal et se dirige vers la partie inférieure du pariétal. Le vaisseau se partage ici de façon inhabituelle et l'on distingue dans son voisinage immédiat de nombreuses petites lacunes rondes, dont certaines confluent. Ces modifications parlent pour un angiome.

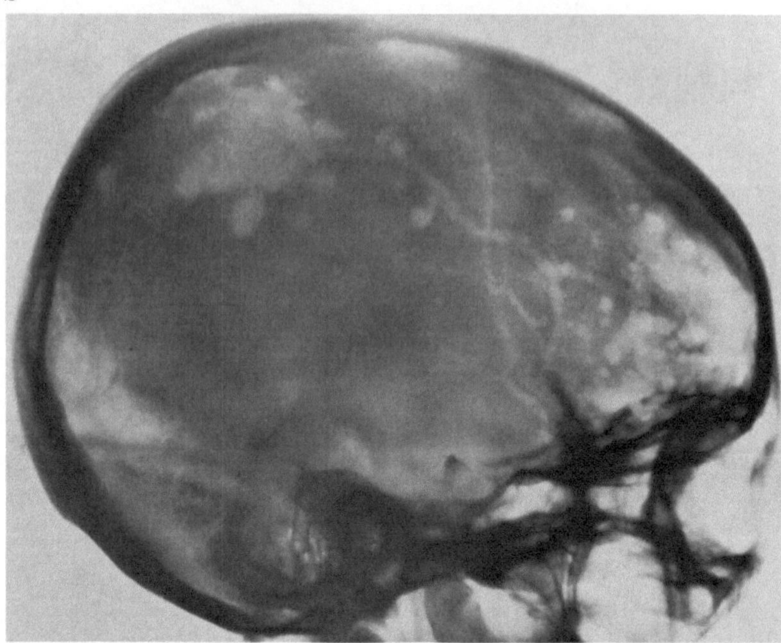

Abb. 102. Seitliche Übersichtsaufnahme des Schädels in einem Falle eines ausgedehnten Hämangioms (s. S. 96). Das Gefäßband des Sinus spheno-parietalis zieht auf der Seite des Hämangioms nicht, wie normal, nach aufwärts bis zum Bregma. Es teilt sich vielmehr an der Grenze zwischen dem unteren und mittleren Drittel in zwei Äste. Der eine zieht schräg nach vorne-unten zum unteren Anteil des Stirnbeines, wo sich zahlreiche, zum größten Teil konfluierende rundliche, scharf begrenzte Aufhellungen befinden. Der zweite Ast zieht nach hinten-oben, zeigt kurze Abzweigungen, welche in rundlichen Aufhellungen enden, und endet selbst in einem zum Teil bogig begrenzten großen Defekt etwas unterhalb der Scheitelhöhe, in dessen Umgebung sich wieder kleinere, rundliche Defekte befinden. Die rundlichen Defekte und das ganz atypische Verhalten der Gefäßzeichnung sprechen für ein Hämangiom.

Fig. 102. Radiografía lateral panorámica del cráneo en un hemangioma extenso. El trayecto vascular del seno esfeno-parietal no transcurre, al lado del hemangioma, hacia arriba hasta el bregma, como ocurre normalmente. Más bien se divide, en el límite entre el tercio inferior y medio, en dos ramas. Una de ellas se dirige oblicuamente hacia adelante y abajo, hacia la parte inferior del frontal, donde hay numerosas transparencias, redondeadas, en su mayor parte confluentes y nítidamente limitadas. La otra rama se dirige hacía atrás y arriba, muestra pequeñas ramificaciones que terminan en zonas transparentes redondeadas, terminando en un defecto grande, en parte limitado en arco, algo por debajo del vértice de la bóveda craneana en cuyas vecindades se encuentran nuevamente defectos pequeños y redondeados. Los defectos redondeados y la conducta completamente atípica de los vasos hablan a favor de un hemangioma.

Fig. 102. Lateral view of skull in a case of a large haemangioma. The vascular band of the spheno-parietal sinus does not run as usually, on the side of the haemangioma, upwards towards the bregma. On the contrary, it divides into two branches at the border between the lower and middle third. One of these runs obliquely, anteriorly and downwards, towards the lower part of the frontal bone, where there are found numerous confluent, round, well-defined translucencies. The other runs posteriorly and upwards, has short branches which end in round translucencies. Its main branch ends in a partly curved large bone defect, slightly below the vertex of the skull, in the neighbourhood of which there are other smaller round defects. The round defects and the atypical state of the vascular pattern suggest a haemangioma.

Fig. 102. Radiographie du crâne de profil dans un cas d'un angiome très développé. L'empreinte du sinus sphéno-pariétal du côté de l'angiome ne gagne pas le bregma comme d'habitude. Il se divise en deux branches à la limite entre son tiers moyen et son tiers inférieur. L'une des branches est dirigée en avant et en bas vers la partie antérieure du frontal, où se trouvent de multiples lacunes rondes en grande partie confluentes et bien délimitées. L'autre branche est dirigée en arrière et vers le haut, elle présente de petites ramifications qui se terminent par des lacunes rondes et elle-même aboutit à un défaut de substance important situé un peu en-dessous du sommet de la voûte, montrant par place un contour un peu arrondi. Dans son entourage se trouvent de multiples petites lacunes rondes. Les lacunes roudes et la disposition spéciale des empreintes vasculaires parlent pour un angiome.

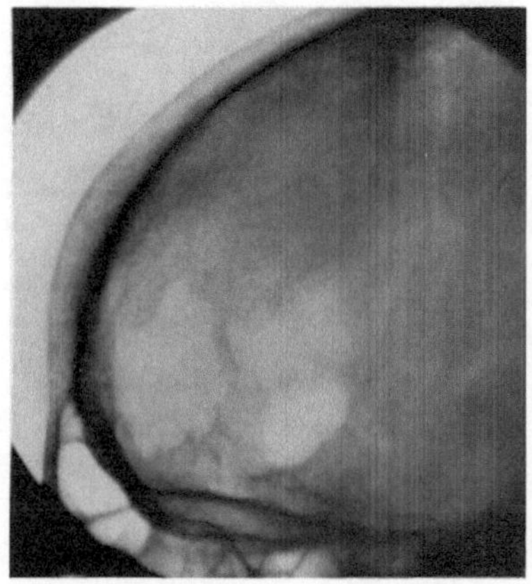

Abb. 103. Seitliche Ansicht des Stirnbeines und seiner Umgebung. Im hinteren-unteren Teil des Stirnbeines sieht man einen großen Defekt, der im oberen Anteil unscharf, im unteren zum Teil scharf und bogig begrenzt ist. Im Defekt selbst sind zum Teil rundliche, zum Teil bogige, einmal rechts, einmal links konvexe Schattenlinien zu sehen. Das Orbitadach dieser Seite fehlt im vorderen Anteil. Die zum Teil bogige Begrenzung des Defektes und insbesondere die charakteristischen Schattenlinien innerhalb des Defektes sprechen für das Bestehen eines großen Hämangioms (s. S. 96).

Fig. 103. Proyección lateral del frontal y de sus vecindades. En la parte postero-inferior del frontal se vé un gran defecto que, en su parte superior, está imprecisamente limitado mientras que, en su parte inferior, presenta límite arqueado preciso. A nivel del defecto mismo se ven sombras lineales en parte arqueadas y convexas una vez a la derecha otra vez a la izquierda. De este lado falta el techo de la órbita en su parte anterior. Los límites en parte arqueados del defecto y, sobre todo las características sombras lineales dentro del defecto hablan a favor de la presencia de un gran hemangioma.

Fig. 103. Lateral view of the frontal bone and its surroundings. In the postero-inferior part of the frontal bone there is a large defect. In its upper part it is ill-defined, whereas its lower part is partially well-defined and curved. Within the defect itself, there are round, partly curved linear shadows, convex both to the left and to the right. The roof of the orbit on this side is missing in its anterior portion. The partly curved outline of the defect and, especially the characteristic linear shadows within it, suggest a large haemangioma.

Fig. 103. Vue de profil du frontal et des régions vosines. On distingue dans la partie inférieure postérieure du frontal une grande lacune, elle présente des contours peu précis dans sa partie supérieure, et des contours par place très nets et un peu arrondis dans sa partie inférieure. Dans la lacune elle-même se remarquent des lignes incurvées, dextro- et sinistro-convexes. La voûte de l'orbite fait défaut de ce côté dans sa partie antérieure. La limite en partie arrondie de la lacune et en particulier les lignes caractéristiques de l'intérieur de la lacune parlent pour l'existence d'un grand angiome.

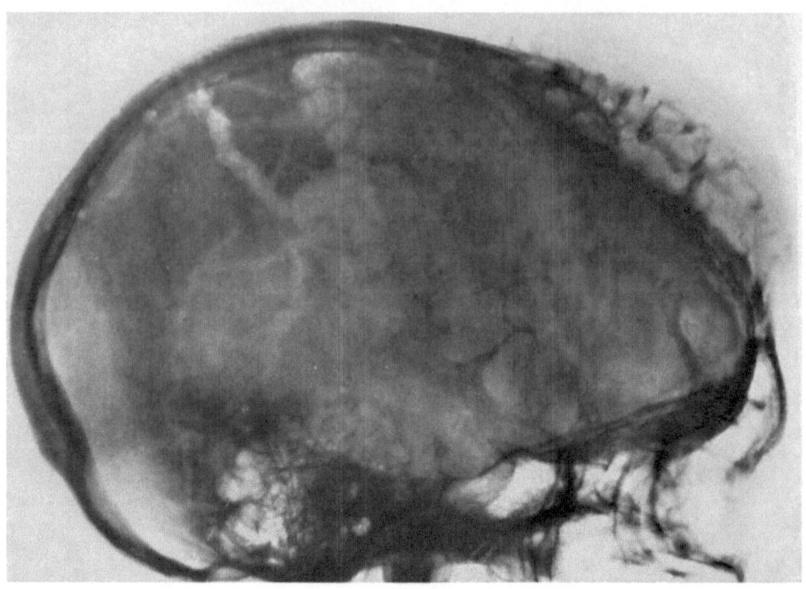

Abb. 104. Seitliche Übersichtsaufnahme des Schädels in einem Falle eines ausgedehnten Hämangioms (s. S. 96). Im hinteren Anteil des Os parietale sieht man breite, atypische Gefäßbänder. Im vorderen Anteil des Os parietale und im ganzen Stirnbereich ist kaum mehr normale Knochenstruktur zu erkennen. Der Knochen ist hier fast ganz von größtenteils rundlichen, scharf begrenzten Aufhellungen eingenommen. Die tangential getroffenen Teile des Stirnbeines zeigen eine Verdickung desselben und eine unregelmäßige, wabige Struktur. Zum Teil ist hier eine frische, schalenförmige periostale Knochenapposition zu erkennen. Auch hier sprechen die atypischen Gefäßbänder und die Art der Knochenusur für ein Hämangiom.

Fig. 104. Radiografía lateral del cráneo en un caso de extenso hemangioma. En la parte posterior del parietal se ven trayectos vasculares anchos, atípicos. En la parte anterior del hueso parietal y en toda la zona correspondiente al frontal apenas si se ve estructura ósea normal. A este nivel el hueso está ocupado casi totalmente por zonas transparentes en su mayor parte redondeadas y nítidamente limitadas. Las partes del frontal tomadas tangencialmente muestran un engrosamiento del mismo y una estructura irregular, en celdas; en parte se comprueba aquí una aposición perióstica reciente, en catafilos. También aquí los trayectos vasculares atípicos y las características de la usura ósea hablan de un hemangioma.

Fig. 104. Lateral view of the skull in a case of a large haemangioma. There are wide, atypical vascular bands in the posterior portion of the parietal bone. There is hardly any normal bone structure recognizable either in the anterior portion of the parietal bone or in the whole frontal region. Practically all the bone is replaced by well-defined, mostly round translucencies. The tangentially projected portions of the frontal bone show thickening and an irregular honeycombed structure. One can recognize the partly new, shell-like periosteal bone deposition. Here too the atypical vascular bands and the type of bone erosion suggest a haemangioma.

Fig. 104. Vue du crâne de profil dans un cas d'un angiome important. On distingue dans la région postérieure du pariétal des empreintes vasculaires larges et atypiques. La partie antérieure du pariétal et toute la région frontale ne présentent presque plus une région montrant une structure osseuse normale. L'os est presqu'entièrement remplacé par des lacunes bien délimitées et en grande partie rondes. Les parties du frontal vues sous une incidence tangentielle montrent un épaississement de l'os et une structure irrégulière en nid d'abeilles présentant par place une apposition osseuse périostée d'aspect récent en forme de coques. Les empreintes vasculaires atypiques et la forme des érosions osseuses parlent ici aussi pour un angiome.

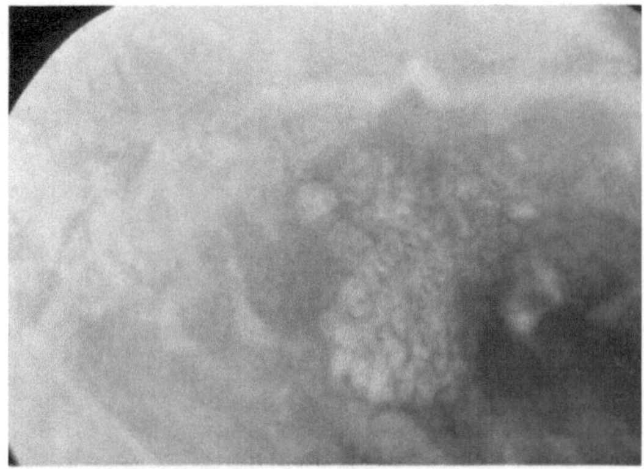

Abb. 105. Halb-seitliche Ansicht eines Schläfenbeines und seiner Umgebung in einem Falle von
Hämangiom (s. S. 96). Über dem Mastoid zieht ein
breites, atypisches Gefäßband von der Schläfenbeinschuppe durch den untersten Teil des Scheitelbeines zur Hinterhauptschuppe. Dort, wo
dieses Gefäßband den Sinus transversus kreuzt,
zeigt es eine erhebliche Verbreiterung. Das atypische Gefäßband allein würde noch nicht den
Schluß auf ein krankhaftes Geschehen zulassen.
Zusammen mit der erheblichen lokalen Verbreiterung spricht es jedoch eindeutig für das
Bestehen eines Hämangioms.

Fig. 105. Radiografía semi-lateral de un temporal
y de sus vecindades en un caso de hemangioma.
A nivel de la mastoides hay un trayecto vascular
ancho y atípico que, desde la escama del temporal,
se dirige, por la parte inferior del parietal, hacia la
escama del occipital. Allí, donde el trayecto
vascular cruza el seno transverso, muestra un
considerable ensanchamiento. El trayecto vascular atípico no facultaría, por sí mismo, deducir la
existencia de un proceso patológico. Pero, teniendo en cuenta, además, su considerable ensanchamiento, habla claramente en favor de la existencia
de un hemangioma.

Fig. 105. Half-lateral view of the temporal bone
and its surroundings in a case of a haemangioma.
A wide, atypical vascular band runs above the
mastoid from the squamous portion of the temporal bone through the lowest portion of the
parietal bone to the squamous portion of the
occipital bone. There is a marked dilatation of
the vessel, where it crosses the transverse sinus.
The atypical vessel alone would not suffice to
indicate a pathological condition. However this,
and the marked dilatation undoubtedly suggest
a haemangioma.

Fig. 105. Vue du temporal en incidence temporo-
tympanique et de son entourage dans un cas
d'un angiome. Une empreinte vasculaire large
et atypique s'étend au-dessus de la portion
mastoïdienne depuis l'écaille du temporal à travers la partie inférieure du pariétal jusqu'à l'é-
caille de l'occipital. Cette empreinte montre un
élargissement considérable dans la région, où
elle croise le sinus latéral. L'empreinte vasculaire
atypique ne suffirait pas à elle seule à affirmer
l'existence d'une affection pathologique. L'empreinte élargie permet de poser sûrement le
diagnostic d'un angiome.

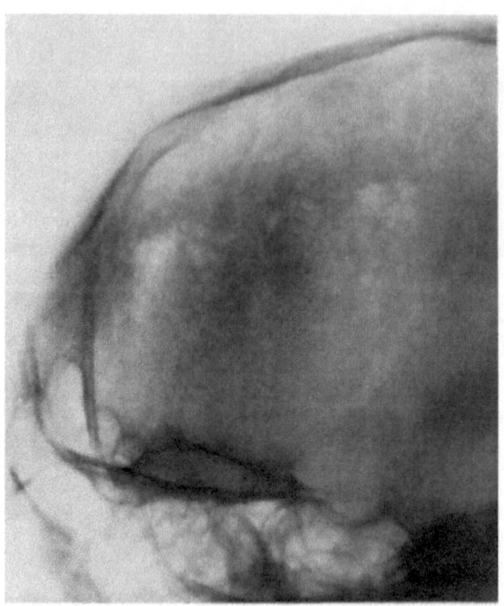

Abb. 106. Ansicht des vorderen Teiles des Schädels etwas schräg von hinten-lateral in einem Falle von Hämangiom (s. S. 96). Im vorderen Anteil des Scheitelbeines und in der Gegend der Kranznaht sieht man zahlreiche rundliche Aufhellungen, welche Pacchionischen Gruben ähnlich sind. Das Aufhellungsband des Sinus sphenoparietalis verbreitert sich jedoch nach oben und endet bei diesen Aufhellungen, statt wie normal zum Bregma zu ziehen. Dieser Umstand spricht dafür, daß es sich nicht um atypische Pacchionische Gruben, sondern um eine Usur durch ein Hämangiom handelt.

Fig. 106. Radiografía de la parte anterior del cráneo, tomado algo oblicuamente, desde atrás y de perfil, en un caso de hemangioma. En la parte anterior del parietal y en las vecindades de la sutura coronal se ven numerosas pequeñas transparencias redondeadas que se parecen a fosas de Pacchioni. La banda transparente del seno esfenoparietal se ensancha, sin embargo, hacia arriba y termina a nivel de estas transparencias en vez de dirigirse, como ocurre nomalmente, hacia el bregma. Este hallazgo dice que no se trata de fosas atípicas de Pacchioni sino de una usura por hemangioma.

Fig. 106. View of the anterior part of the skull taken somewhat obliquely postero-laterally in a case of a haemangioma. Numerous round translucencies, similar to Pacchionian depressions are visible in the anterior portion of the parietal bone and in the region of the coronal suture. The translucent band of the spheno-parietal sinus is enlarged upwards and ends in these translucencies instead of, as normally, at the Bregma. This finding indicates erosion due to haemangioma and not atypical Pacchionian depressions.

Fig. 106. Vue de la partie antérieure du crâne avec une incidence légèrement oblique (ampoule déplacée un peu en arrière et latéralement) dans un cas d'un angiome. Dans la partie antérieure du pariétal et dans la région de la suture fronto-pariétale on distingue de multiples lacunes rondes, qui ressemblent à des granulations de Pacchioni. L'empreinte du sinus sphéno-pariétal s'élargit toutefois vers le haut et se termine dans la région de ces lacunes, au lieu de se diriger normalement vers le bregma. Cette modification parle non pour des granulations de Pacchioni atypiques, mais pour une érosion due à un angiome.

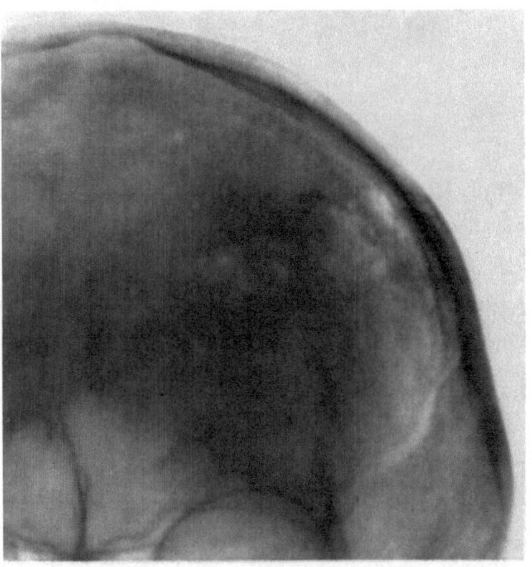

a

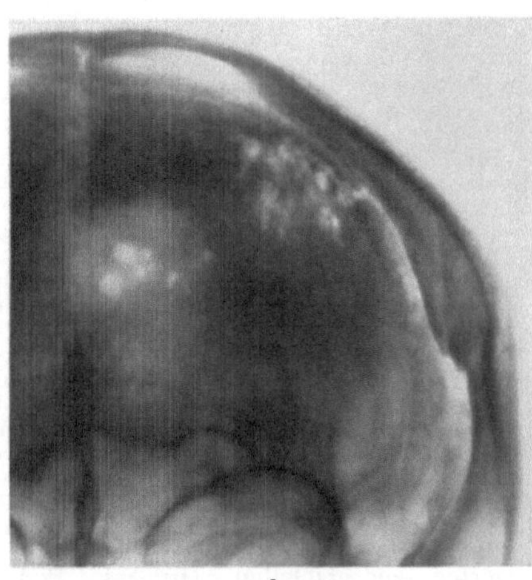

b

Abb. 107a und b. Je ein Ausschnitt aus einer sagittalen Übersichtsaufnahme des Schädels in einem Falle von Hämangiom (a) und einem Falle von chronischer Arachnitis (b) (s. S. 96). Die Abb. a stammt vom gleichen Fall wie Abb. 106. Man sieht auch hier im mittleren Teil des linken Stirn- und Scheitelbeines zahlreiche kleine Aufhellungen, welche Pacchionischen Gruben ähnlich sind. Außerdem sieht man den unteren Teil des verbreiterten Sinus sphenoparietalis, welcher im Bilde vom äußeren-oberen Orbitawinkel schräg nach außen-oben zieht. Auch die Abb. b zeigt den Sinus sphenoparietalis etwas verbreitert und in der gleichen Gegend wie Abb. a ebenfalls zahlreiche kleine, rundliche Aufhellungen. Die Aufnahmen zeigen, daß atypische Pacchionische Gruben, die beginnende Knochenusur bei einem Hämangiom und die Knochenveränderung bei der chronischen Arachnitis einander so ähnlich sein können, daß die Differentialdiagnose nicht immer möglich ist.

Fig. 107a y b. Sectores de una radiografía panorámica sagital del cráneo en un caso de hemangioma (a) y de una aracnoiditis crónica (b). La Fig. a corresponde al mismo caso de la Fig. 106. Aquí también se ven, en la parte media del frontal y parietal izquierdo, pequeñas y numerosas transparencias que se parecen a fosas de Pacchioni. Además se ve la parte inferior del seno esfenoparietal dilatado que, desde el ángulo externo y superior de la órbita, se dirige oblicuamente hacia afuera y arriba. También la Fig. b muestra el seno esfenoparietal algo dilatado y en la misma zona de la Fig. a numerosas pequeñas transparencias redondeadas. Las imágenes demuestran que las fosas atípicas de Pacchioni, la usura ósea en comienzo en un hemangioma y las alteraciones óseas de la aracnoiditis crónica se pueden parecer mucho y que, por lo tanto, el diagnóstico diferencial no siempre es posible.

Fig. 107a and b. Sections of a sagittal view of the skull in a case of haemangioma (a) and in a case of chronic arachnoiditis (b). Fig. a is the same case as shown in Fig. 106. Here too, numerous small translucencies similar to Pacchionian depressions are visible in the middle portion of the left frontal and parietal bone. In addition the lower part of the enlarged spheno-parietal sinus is visible, which in this view appears to run obliquely upwards and outwards from the outer-upper angle of the orbit. Fig. b shows again a slightly enlarged spheno-parietal sinus. In the same area as in a there are numerous, small, round translucencies. The films show that atypical Pacchionian depressions, as well as the beginning of bone erosion caused by a haemangioma, and those changes due to chronic arachnoiditis may appear to be very similar, so that differential diagnosis is not always possible.

Fig. 107a et b. Chaque figure correspond à un détail d'une radiographie du crâne de face dans un cas d'un angiome (a) et dans un cas d'une leptoméningite chronique (b). La Fig. a provient du même cas que la Fig. 106. On distingue ici aussi dans la région centrale du frontal et pariétal gauche de multiples petites lacunes, qui ressemblent à des granulations de Pacchioni. On remarque en outre la partie inférieure élargie du sinus sphénopariétal qui sur l'image part de l'angle externe supérieur de l'orbite en oblique vers la région supérieure externe. La Fig. b montre également un sinus sphéno-pariétal un peu élargi et de nombreuses petites lacunes rondes dans la même région que la Fig. a. Les radiographies montrent que des granulations de Pacchioni atypiques, des érosions osseuses débutantes dues à un angiome et des altérations osseuses résultant d'une leptoméningite peuvent présenter des images à peu près identiques et que le diagnostic-différentiel n'est pas toujours possible.

Abb. 108. Sagittale Übersichtsaufnahme des Schädels in einem Falle von linksseitigem frontalem Oligodendrogliom (s. S. 97). Die Schädelkapsel ist von normaler Form, Dicke und Struktur. Die Nähte sind etwas deutlicher, als dem Alter entspricht. Die Gefäßzeichnung entspricht der Norm. Die Impressiones digitatae sind deutlich vermehrt und vertieft und zwar rechts, auf der Gegenseite des Tumors, mehr als links. An der Schädelbasis ist das Planum sphenoidale nicht erkennbar. Die beiden kleinen Keilbeinflügel sind im mittleren Anteil verdünnt. Das linke Orbitadach ist etwas nach unten verschoben. Über demselben sind in einem größeren Bereich unregelmäßige Kalkschatten zu sehen, die teils fleckig, teils streifenförmig sind. Im Röntgenbild sieht man demnach Zeichen eines erheblich gesteigerten endocraniellen Druckes. Ferner sieht man als Lokalsymptom eine Verdrängung des linken Orbitadaches nach unten und darüber Kalkschatten, deren zum Teil streifige Form für ein Oligodendrogliom spricht.

Fig. 108. Radiografía lateral panorámica del cráneo en un caso de oligodendroglioma frontal del lado izquierdo. La cápsula craneal es de forma, espesor y estructura normales. Las suturas aparecen más marcadas de lo que corresponde a la edad. Los trayectos vasculares corresponden al aspecto normal. Las impresiones digitales están más marcadas. Elas son más profundas a la derecha, que a la izquierda en la parte contraria al tumor. En la base del cráneo no puede distinguirse el plano esfenoidal. Las dos alas menores del esfenoides están adelgazadas en su parte media. El techo de la órbita izquierda está un poco desplazado hacia abajo. Por encima del mismo, en un sector extenso, se ven sombras cálcicas irregulares que, en parte aparecen como manchas y en parte como trazos lineales. Se comprueban, por lo tanto, en la imagen radiológica signos de hipertensión endocraneana considerable. Además, en carácter de síntoma local, se ve un desplazamiento hacia abajo del techo de la órbita izquierda y, por encima, sombras cálcicas cuya forma en parte lineal habla en favor de un oligodendroglioma.

Fig. 108. Sagittal view of the skull in a case of oligodendroglioma in left frontal region. The vault of the skull is of normal shape, thickness and structure. The sutures are more prominent than one would expect for the age. The vascular markings are within normal limits. The impressiones digitatae are more numerous and deeper, especially on the right side, i.e. on the opposite side of the tumour. The sphenoidal plane is not recognizable at the base of the skull. Both lesser wings of the sphenoid are thinned in their middle portion. The roof of the left orbit is displaced downwards. Above this there are irregular, calcified shadows, partly ribbon-like and partly patchy, extending over a largish area. Therefore the film shows signs of markedly increased intracranial pressure. Further, the local change shown by the downward displacement of the left orbital roof, and the partly ribbon-like shape of the calcifications above it, indicate an oligodendroglioma.

Fig. 108. Radiographie du crâne de face dans un cas d'un oligodendrogliome frontal gauche. La forme, l'épaisseur et la structure de la voûte du crâne sont normales. Les sutures sont un peu trop accentuées pour l'âge du malade. Les empreintes vasculaires sont également normales. Les impressions digitales sont nettement plus nombreuses et plus profondes, à droite — côté opposé à la tumeur — qu'à gauche. La lame horizontale du sphénoïde est méconnaissable dans la région de la base du crâne. Les petites ailes du sphénoïde sont amincies dans leur partie moyenne. La voûte de l'orbite gauche est légèrement refoulée vers le bas. On distingue en-dessus de la voûte sur un espace étendu des calcifications irrégulières, certaines tachetées, d'autres linéaires. La radiographie montre en outre des signes d'une hypertension intracrânienne importante. On distingue en outre comme symptôme local un refoulement de la voûte de l'orbite gauche vers le bas et des calcifications en partie linéaires en-dessus de la voûte, qui parlent pour un oligodendrogliome.

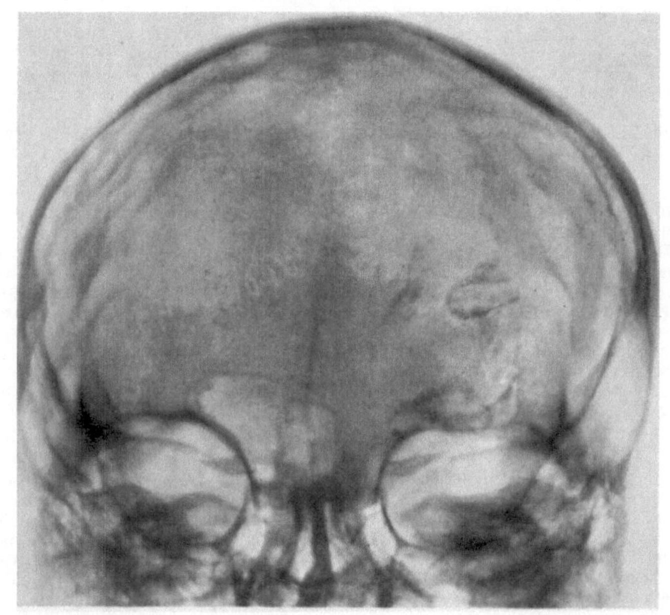

Abb. 109a bis c. Die Abb. a zeigt eine Schädel-
übersichtsaufnahme in einem Falle eines rein
osteolytischen Meningioms (s. S. 98). Man sieht
ungefähr in der Gegend des Tuber parietale einen
Defekt im Knochen mit ziemlich scharfer, bogiger
Begrenzung. In der Umgebung des Defektes sind
zahlreiche, feine Gefäßbänder zu sehen. Ein
stärkeres Gefäßband zieht vom Sulcus sphenoparietalis zum Defekt. Es entspricht offensichtlich einem verbreiterten Ast der Arteria meningea
media. Die Art des Knochendefektes ist nicht
charakteristisch. Er könnte in dieser Form auch
durch ein Hämangiom oder (s. die nächsten Abbildungen) z. B. durch eine Metastase oder ein
eosinophiles Granulom hervorgerufen sein. Die
Tatsache, daß Gefäße aus größerer Entfernung
zum Defekt ziehen, läßt differentialdiagnostisch
in erster Linie an ein Meningiom oder Hämangiom denken. Die Tatsache, daß nur ein stärkeres,
einem Ast der Arteria meningea media entspre-
chendes Gefäßband zum Defekt zieht und die
lokalen Gefäßbänder zart sind, spricht für ein
Meningiom. Die Abb. b zeigt in einer sagittalen
Aufnahme des Schädels mit etwas cranialwärts
verschobenem Fokus in der Mitte des Stirnbeines
einen ähnlichen Defekt wie die Abb. a in einem
Falle eines eosinophilen Granuloms. Die Abb. c
zeigt in einer Schrägaufnahme der Orbita im
Bereiche der Schläfengrube ebenfalls einen scharf
und bogig begrenzten Defekt, ähnlich wie in
Abb. a, hervorgerufen durch eine Metastase eines
Mammacarcinoms.

Fig. 109a to c. Fig. a shows a view of the skull
in a case of a purely osteolytic meningioma. A
bone defect with a fairly sharp and curved margin
is visible in the proximity of the tuber parietale.
Surrounding the defect are numerous fine vascular markings. A more pronounced vascular band
runs from the spheno-parietal sulcus to the defect.
It corresponds obviously to a dilated branch of
the middle meningeal artery. The type of bone
lesion is not diagnostic. This type could have
been caused also by a haemangioma, or (see next
illustrations) e.g. by a metastasis, or by an eosinophilic granuloma. The fact that vessels run for
a considerable distance to the lesion, suggests, as
the first differential diagnosis, a meningioma or
haemangioma. The fact that only one large
vessel, corresponding to a branch of the middle
meningeal artery, runs to the lesion, and that
the local vascular pattern is delicate, suggests a
meningioma. Fig. b shows, in a sagittal view of
the skull, with a cranially directed focus, a similar
lesion as in Fig. a in the middle of the frontal
bone in a case of eosinophilic granuloma. Fig. c
shows an oblique view of the orbit. In the region
of the temporal fossa there is a well-defined arched
defect, similar to Fig. a but produced by a metastasis from a carcinoma of the breast.

Fig. 109a hasta c. La Fig. a muestra una radiografía panorámica del cráneo en un caso de un
meningioma puramente osteolitico. Se ve, aproximadamente, en la región del tuber parietal, un
defecto en el hueso de límite arqueado, bastante
preciso. En las vecindades del defecto se ven
numerosos trayectos vasculares de calibre fino.
Uno de estos trayectos vasculares, de calibre
mayor, se dirige desde el surco esfenoparietal al
defecto. Corresponde ostensiblemente a una
rama dilatada de la arteria meningea media. La
forma del defecto óseo no es característica.
Podría ser provocado también por un hemangioma
o (veanse las siguentes figuras), por ejemplo por
una metástasis o un granuloma eosinófilo. Por
lo general el hecho, de que trayectos vasculares
se dirijan, desde sitios distantes, hacia el defecto
hace pensar, desde el punto de vista diagnóstico
diferencial, en primer lugar en un hemangioma
o en un meningioma. Por otra parte, la circunstancia que solo un vaso de calibre grande — trayecto vascular correspondiente a un ramo de la
arteria meníngea media — se dirige hacia el defecto, habla en favor de un meningioma. La Fig. b
muestra, en una radiografía sagital del cráneo con
foco algo desplazado hacia el extremo craneal, en
la mitad del hueso frontal, un defecto semejante al
de la Fig. a en un caso de granuloma eosinófilo.
La Fig. c muestra en una radiografía, oblicua de
la órbita, en la zona correspondiente a la fosa
temporal, también un defecto de límites arqueados precisos semejante al de la Fig. a provocado
por la metástasis de un carcinoma de la mama.

Fig. 109a à c. La Fig. a montre une radiographie du crâne dans un cas d'un méningiome
purement ostéolytique. On distingue dans la
région de la bosse pariétale une érosion osseuse
avec des contours assez bien dessinés et arrondis.
Le voisinage de l'érosion présente de multiples
fines empreintes vasculaires. Une empreinte vasculaire plus prononcée joint le sillon sphéno-
pariétal à l'érosion. Elle correspond vraisemblablement à une branche de l'artère méningée
moyenne. La forme de l'érosion osseuse n'est pas
caratéristique. Elle pourrait correspondre sous
cette forme à un angiome, à une métastase ou
à un granulome éosinophile (voir figures suivantes). Le fait que des vaisseaux éloignés se dirigent
vers l'érosion fait penser en premier lieu dans le
diagnostic différentiel à un méningiome ou à un
angiome. Le fait qu'un seul vaisseau correspondant à une branche importante de la méningée
moyenne se dirige vers l'érosion et que les empreintes vasculaires de la région atteinte sont
fines parle pour un méningiome. La Fig. b montre
une radiographie du crâne de face — le foyer du
tube est légèrement déplacé en direction céphalique — on distingue au milieu du frontal une
érosion semblable à celle de la Fig. a, il s'agit
d'un granulome éosinophile. La Fig. c montre
sur une radiographie oblique de l'orbite dans la
région de la fosse temporale une érosion également bien délimitée à contours arrondis, comme
sur la Fig. a, il s'agit ici d'une métastase d'un
cancer du sein.

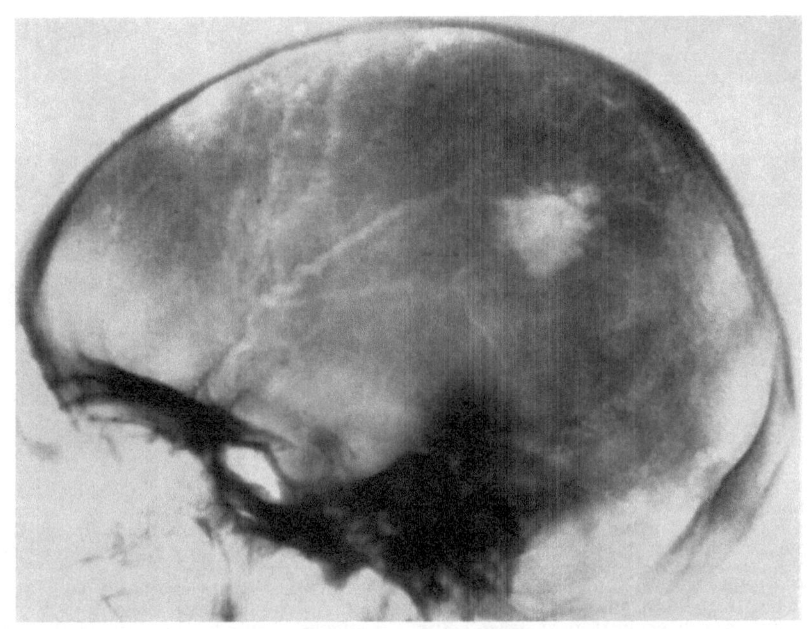

a

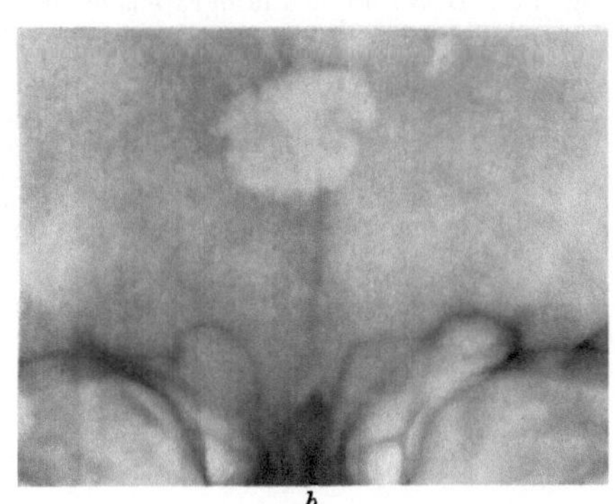

b

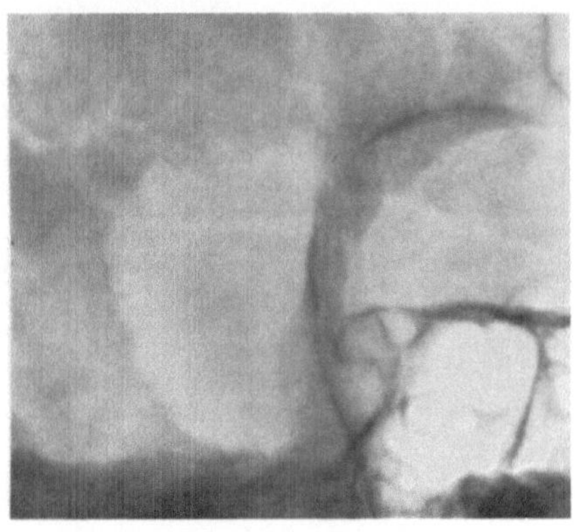

c

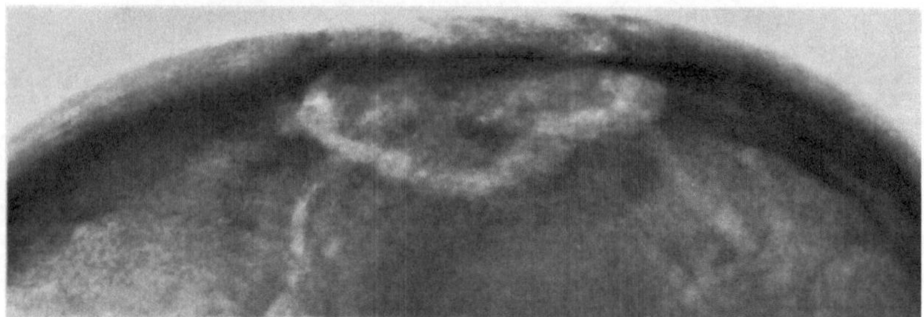

Abb. 110. Ausschnitt aus einer seitlichen Übersichtsaufnahme des Schädels in einem Falle einer atypischen Knochenusur durch ein parasagittales Meningiom im mittleren Sinusdrittel (s. S. 99). Die Aufnahme zeigt zwischen Bregma und Scheitelhöhe eine längsovale, ziemlich scharf begrenzte Knochenusur. Innerhalb derselben sind etwas unregelmäßige Knochenschatten zu sehen. Nur die etwas atypische Gefäßzeichnung in der Umgebung läßt das Meningiom vermuten.

Fig. 110. Sector de una radiografía lateral panorámica del cráneo en un caso de usura ósea atípica por un meningioma parasagital a nivel del tercio medio del seno. La radiografía muestra, entre bregma y vertex del cráneo, una usura ósea ovoide alargada, bastante bien limitada. Dentro de la misma se ven sombras óseas bastante irregulares. Solamente los trayectos vasculares algo atípicos de las zonas vecinas permiten suponer un meningioma.

Fig. 110. Section from a sagittal view of the skull in a case of atypical bone erosion caused by a parasagittal meningioma at the middle third of the sinus. The view shows a longitudinal, oval, fairly well-defined bone defect lying between the bregma and vertex. Within it there are slightly irregular bone shadows. A meningioma is suggested only by the slightly atypical vascular pattern in its surroundings.

Fig. 110. Détail d'une radiographie du crâne de profil dans un cas d'une érosion osseuse atypique due à un méningiome parasagittal dans le tiers moyen du sinus. La radiographie montre entre le bregma et le sommet du crâne une érosion ovalaire allongée assez bien délimitée. A l'intérieur de cette érosion on voit des ombres osseuses un peu irrégulières. Seule l'empreinte vasculaire un peu atypique du voisinage peut faire supposer l'existence d'un méningiome.

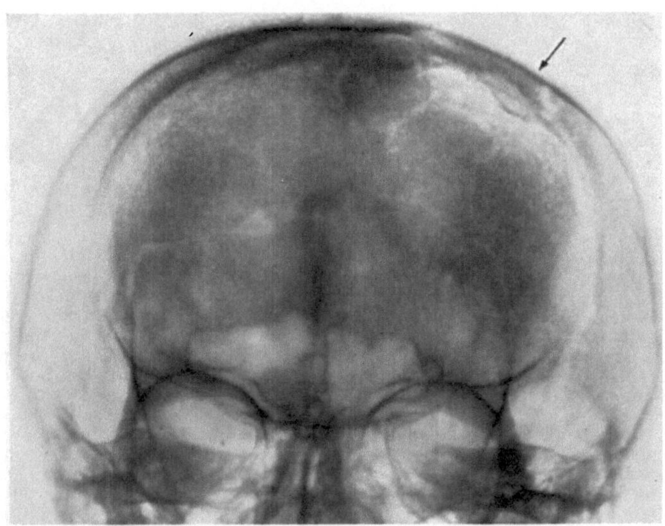

Abb. 111. Sagittale Übersichtsaufnahme des Schädels in einem Falle von Meningiom links parietal (s. S. 100). Der linke Sulcus sphenoparietalis ist verbreitert und tritt dadurch stärker hervor. Ungefähr in der Mitte zwischen der Gegend des Tuber parietale und der Pfeilnaht ist der Knochen durch Usur aufgehellt. Diese Usur ist zum großen Teil durch lokale, vermehrte Gefäßbildung hervorgerufen, wofür die bandförmigen und rundlichen Aufhellungen sprechen. An der Stelle der Usur sieht man an der tangential getroffenen Lamina interna eine buckelige Vorwölbung des Knochens. Diese Hyperostose an der Innenseite des Knochens beweist zusammen mit der vermehrten Gefäßbildung das Vorhandensein eines Meningioms an dieser Stelle.

Fig. 111. Sagittal view of the skull in a case of parietal meningioma on the left. The left sphenoparietal sulcus is enlarged and is therefore more pronounced. Roughly in the middle between the tuber parietale and the sagittal suture the bone is more translucent due to bone erosion. This erosion is caused mainly by local increase in vessel formation, which is shown by the ribbonlike and rounded translucencies. At the same place a protruding deformity of bone is seen on the tangentially projected lamina interna. This hyperostosis of the inner surface of the bone, together with the increased number of vessels, proves the presence of a meningioma at this site.

Fig. 111. Radiografía panorámica sagital del cráneo en un caso de meningioma parietal izquierdo. El surco esfenoparietal izquierdo está ensanchado y, en consecuencia, se visualiza mejor. Aproximadamente en la mitad entre la región del tuber parietal y sutura sagital el hueso es transparente por una usura. Esta usura es determinada, en su mayor parte, por aumento local de vasos, en favor de lo cual hablan las transparencias de forma redondeada y en banda. En el sitio de la usura se ve, en la lámina interna tomada tangencialmente, una prominencia del hueso. Esta hiperóstosis en la parte interna del hueso demuestra, conjuntamente con un aumento local de vasos, la presencia de un meningioma en este sitio.

Fig. 111. Radiographie du crâne de face dans un cas d'un méningiome de la région pariétale gauche. Le sillon sphénopariétal gauche est élargi et est ainsi accentué. L'os présente une érosion au milieu de la région séparant la bosse pariétale de la suture fronto-pariétale. Cette érosion est déterminée en grande partie par la multiplication d'empreintes vasculaires locales, correspondant à des empreintes allongées et à des lacunes rondes. On distingue à l'endroit de l'érosion, où la table interne se trouve sous une incidence tangentielle une voussure bosselée de l'os. Cette hyperostose de la table interne et l'accentuation de la vascularisation prouvent l'existence d'un méningiome de cette région.

Abb. 112. Seitliche Übersichtsaufnahme des Schädels eines 7jährigen Kindes mit einem großen frontalen Meningiom (s. S. 102). Im Bereiche des Stirnbeines besteht eine unregelmäßige Hyperostose. An den tangential getroffenen Stellen erkennt man starke, regelmäßige Spicula-Bildung. Innerhalb der Hyperostose ist eine durch Usur bedingte Aufhellung zu sehen. Sie setzt sich zum Teil aus kleinen, rundlichen Aufhellungen zusammen, die auf eine vermehrte Gefäßbildung zurückzuführen sind. Der übrige Schädel zeigt Zeichen eines hochgradig gesteigerten endocraniellen Druckes. Die ganze Schädelkapsel ist hydrocephal erweitert und verdünnt. Die Nähte sind dehiszent. Die Sella turcica ist etwas excaviert.

Fig. 112. Radiografía lateral panorámica del cráneo de un niño de 7 años con un gran meningioma frontal. En la región del frontal se ve una hiperóstosis irregular. En los sitios tomados tangencialmente se visualizan espículas ostensibles y regulares. Dentro de la hiperostosis se ve una transparencia provocada por una usura. Se compone, en parte, de transparencias redondeadas pequeñas que deben imputarse a un aumento de vasos. El cráneo restante muestra signos de tensión endocraneana considerablemente aumentada. Toda la cápsula craneal está algo dilatada por hidrocefalia y, además, adelgazada. Las suturas son dehiscentes. La silla turca está algo dilatada.

Fig. 112. Lateral view of the skull of a seven year old child with a large frontal meningioma. There is an irregular hyperostosis in the region of the frontal bone. Marked, regular spiculation of bone is seen in the tangentially projected areas. A translucency caused by erosion is visible within the hyperostosis. It is composed partly of small, rounded translucencies due to an increased number of vessels. The rest of the skull shows signs of a severe increase in intracranial pressure. The whole vault of the skull is slightly enlarged and thinned, somewhat resembling a hydrocephalus. The sutures are separated. The sella turcica is slightly enlarged.

Fig. 112. Radiographie du crâne de profil chez un enfant de 7 ans atteint d'un grand méningiome frontal. Une hyperostose irrégulière existe dans la région du frontal. Les régions atteintes sous une incidence tangentielle présentent la formation de spicules réguliers et très développés. A l'intérieur de l'hyperostose on distingue une lacune due à l'érosion. Elle est constituée en partie de petites lacunes rondes correspondant à une accentuation de la vascularisation. Le reste du crâne montre des signes d'une forte hypertension intracrânienne. Toute la voûte du crâne est distendue et amincie par une hydrocéphalie. Les sutures sont disjointes. La selle turcique est un peu élargie.

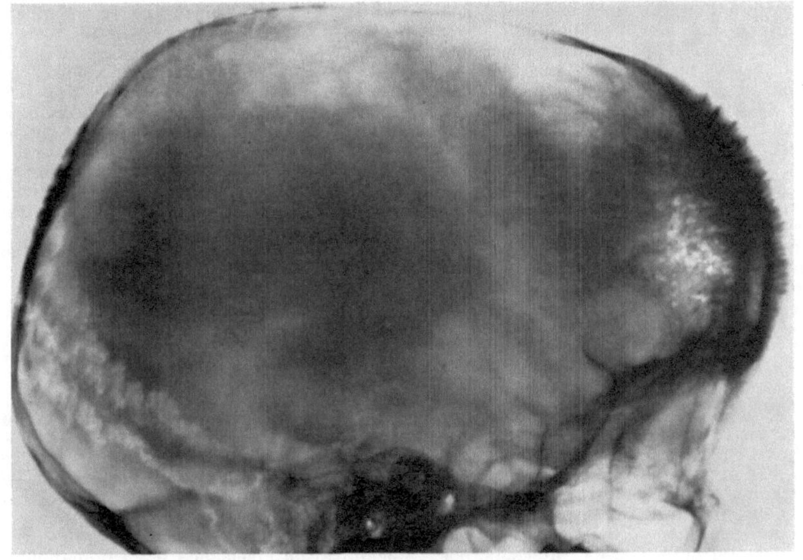

Abb. 113a und b. Seitliche, tangentiale Aufnahme (a) und anterior-posteriore, cranial-exzentrische Aufnahme (b) des Hinterhauptes in einem Falle von Hämangiom daselbst (s. S. 102). Die Abb. a zeigt, abgesehen von etwas vermehrter Gefäßzeichnung, an dem tangential dargestellten Bereich des Hinterhauptes in der Gegend des Confluens sinuum und darüber eine Strukturveränderung des Knochens im Sinne einer unregelmäßigen Verdichtung und Aufhellung. An der Oberfläche sind im veränderten Bereich unregelmäßige Spicula zu sehen. Die Abb. b zeigt im linken mittleren und oberen Teil des Hinterhauptes eine durch Knochenusur bedingte unregelmäßige und größtenteils unscharf und undeutlich begrenzte Aufhellung. Innerhalb derselben ist eine grobe Knochenstruktur zu sehen, die teils etwas unregelmäßig, strahlig ist, teils an stark vergröberte Spongiosazeichnung erinnert. Die Unregelmäßigkeit dieser Knochenstruktur innerhalb des Defektes spricht mit größter Wahrscheinlichkeit für das Bestehen eines Hämangioms und gegen die Annahme eines Meningioms als Ursache der bestehenden Knochenveränderungen.

Fig. 113a y b. Radiografía lateral tangencial (a) y radiografía antero-posterior, cráneo-excéntrica (b) del occipital en un caso de hemangioma del mismo. La Fig. a muestra, fuera de trayectos vasculares algo aumentados, en la zona del occipital tomada tangencialmente, en la zona de la confluencia del seno venoso y por encima, una alteración de la estructura ósea integrada por opacificación y transparencia irregulares. En la superficie se ven, en la zona alterada, espículas irregulares. La Fig. b muestra en la parte media y superior izquierda del occipital una transparencia determinada por usura, irregular y, en su mayor parte imprecisa y mal limitada. Dentro de la misma se ve una estructura ósea grosera que en parte es irregular, radiada y que en parte recuerda el dibujo de una capa esponjosa grosera. La irregularidad de esta estructura ósea dentro del defecto óseo habla, con toda probabilidad, en favor de un hemangioma y en contra de la existencia de un meningioma como causa de las alteraciones óseas presentes.

Fig. 113a and b. Lateral tangential view (a) and antero-posterior, cranially eccentric view (b) of the occipital region in a case of a haemangioma in that region. Fig. a shows, apart from the slightly increased vascular markings, a structural change of the bone, with irregular areas of density and translucency. This is seen in the tangentially projected view of the occiput in the region of the confluens sinuum and above it. On the surface of the affected region, irregular spicules are seen. Fig. b shows an irregular, mostly ill-defined and indistinct translucency, due to bone erosion in the left middle and upper parts of the occiput. Within this a coarse bony structure is seen, which is partly irregular and radiating, and is partly reminiscent of coarsened trabeculation. The irregularity of this bony structure within the defects strongly suggests a haemangioma and is against a meningioma as a cause of the bone changes.

Fig. 113a et b. Radiographies de l'occipital de profil en incidence tangentielle (Fig. a) et en incidence antéro-postérieure avec léger déplacement du foyer de l'ampoule en direction céphalique (Fig. b) dans un cas d'un angiome de cette région. La Fig. a montre, en plus des empreintes vasculaires un peu plus nombreuses, dans la région de l'occipital où l'incidence est tangentielle, c à d, dans la région de la confluence des sinus et au-dessus une altération de la structure osseuse dans le sens d'une condensation irrégulière d'une lacune. On distingue des spicules irréguliers à la surface de la région atteinte. La Fig. b montre dans la partie moyenne et supérieure de l'occipital une lacune irrégulière avec des contours en grande partie imprécis et effacés provenant d'une érosion osseuse. La structure osseuse est grossière à l'intérieur de cette érosion, elle est en partie irrégulière et radiée, elle correspond en partie au dessin d'une spongieuse très grossière. L'irrégularité de la structure osseuse à l'intérieur de l'érosion parle avec la plus grande des vraisemblances pour l'existence d'un angiome et contre le diagnostic d'un méningiome.

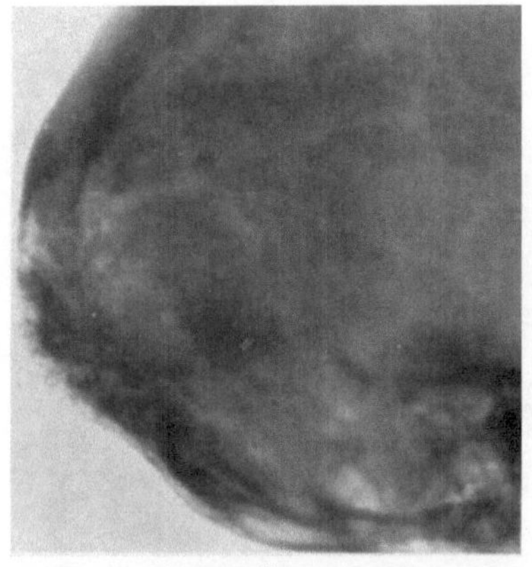

a

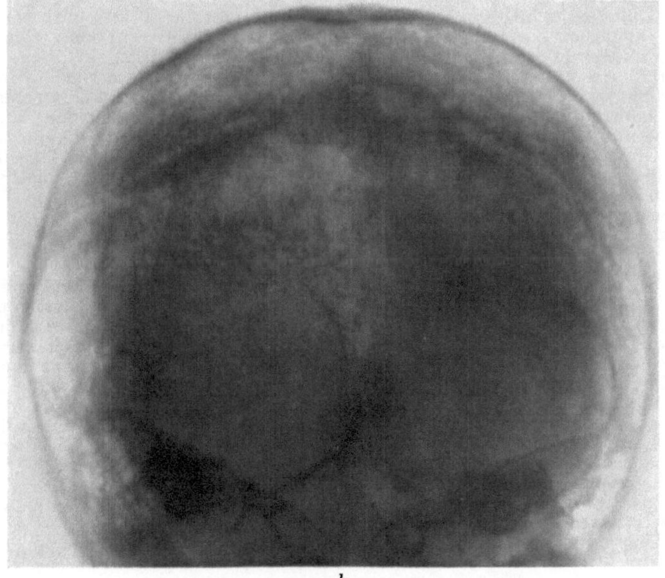

b

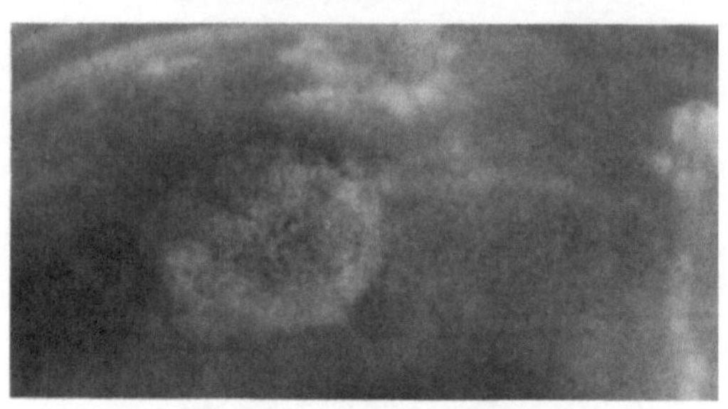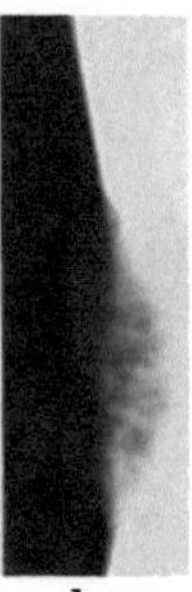

a   b

Abb. 114a und b. Ausschnitt aus einer seitlichen (a) und tangentialen (b) Ansicht eines Scheitelbeines in einem Falle von Hämangiom daselbst (s. S. 102). Die Abb. a zeigt innerhalb des Scheitelbeines einen rundlichen aufgehellten Bezirk, der ziemlich gut abgegrenzt ist. Innerhalb dieses Bezirkes ist vergröberte Spongiosazeichnung zu sehen. Von vorne zieht vom Sulcus sphenoparietalis ein Gefäßband zu ihm. Oberhalb desselben sind kleine Aufhellungen zu sehen, welche Pacchionischen Gruben entsprechen können. Die Abb. b zeigt an der betreffenden Stelle eine durch dichte, unregelmäßige Spicula bedingte Vorragung am Knochen. Dieser Befund ist für ein Hämangiom des Knochens charakteristisch.

Fig. 114a y b. Sector de una radiografia lateral (a) y tangencial (b) de un parietal en un caso de hemangioma localizado en el mismo. La Fig. a muestra, dentro del hueso parietal, un sector redondeado de mayor transparencia, bastante bien limitado. Dentro de esta zona se comprueba estructura esponjosa grosera. Desde adelante se dirige un trayecto vascular hacia esta zona, desde el surco esfeno-parietal. Por encima se ven pequeñas transparencias, que pueden corresponder a fosas de Pacchioni. La Fig. b muestra en este sitio una saliencia determinada por espículas irregulares. Este hallazgo es característico de un hemangioma del hueso.

Fig. 114a and b. Section from a lateral (a) and tangential (b) view of the parietal bone in a case of a haemangioma in that area. Fig. a shows a round, translucent area with a fairly well-defined outline in the parietal bone. Coarsened trabeculation is visible within this area. A vascular band runs from the spheno-parietal sulcus towards it. Above this there are small translucencies resembling Pacchionian depressions. Fig. b shows in the corresponding area a bony protrusion caused by dense, irregular spicules. This finding is diagnostic of a haemangioma of the bone.

Fig. 114a et b. Détail d'une vue de profil (Fig. a) et d'une vue en incidence tangentielle (Fig. b) du pariétal dans un cas d'un angiome de cette région. La Fig. a montre à l'intérieur du pariétal une lacune ronde, qui est assez bien délimitée. On distingue à l'intérieur de cette lacune une spongieuse grossière. Une empreinte vasculaire partant du sillon sphéno-pariétal s'y rend. Au-dessus de cette région on distingue de petites lacunes, qui pourraient correspondre à des granulations de Pacchioni. La Fig. b montre dans la région modifiée une proéminence osseuse due à des spicules irréguliers et denses. Ces altérations sont caractéristiques d'un angiome de l'os.

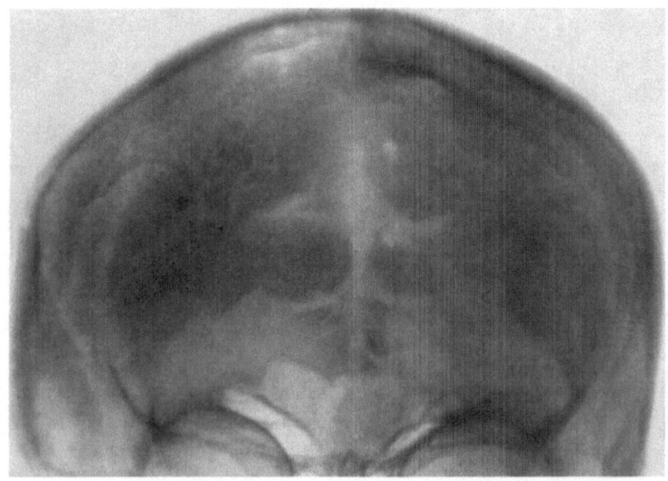

Abb. 115. Sagittale Übersichtsaufnahme des Schädels in einem Falle von frontalem Meningiom rechts (s. S. 102). Es bestehen typische frontale Hyperostosen, kenntlich an den gut begrenzten Schatten im mittleren Stirnbereich, welche durch Aufhellungsbänder getrennt sind. Rechterseits ist der Sinus sphenoparietalis verbreitert und schickt einen breiten Ast nach vorne-oben in das Stirnbein. Dort, wo dieser Ast endet, sieht man innerhalb der Hyperostose ein Konvolut schmaler, unregelmäßiger Gefäßbänder. Dieser Befund spricht für ein Meningiom daselbst.

Fig. 115. Radiografía sagital del cráneo en un caso de meningioma del frontal derecho. Hay hiperóstosis frontal típica, reconocible en las sombras bien limitadas en la parte media del frontal, las que están separadas por bandas transparentes. A la derecha, el seno esfenoparietal está dilatado y envía una rama ancha hacia adelante y arriba, hacia el frontal. Allí donde termina esta rama se ve, dentro de la hiperóstosis, un conglomerado de bandas vasculares delgadas e irregulares. Este hallazgo habla de un meningioma alli mismo.

Fig. 115. Sagittal view of the skull in a case of right sided frontal meningioma. Typical frontal hyperostoses are recognizable, because of their well-defined shadows in the middle frontal region. These are separated by translucent bands. The spheno-parietal sinus on the right is widened and a wide branch runs from it anteriorly upwards into the frontal bone. At the site where this branch ends a network of small irregular vessels is found within the hyperostosis. This finding suggests a meningioma in that area.

Fig. 115. Radiographie du crâne de face dans un cas d'un méningiome frontal droit. La région frontale moyenne présente des hyperostoses typiques reconnaissables à leurs dessins bien délimités, ces hyperostoses sont séparées par des bandes claires. Le sinus sphéno-pariétal est à droite élargi il envoie une branche importante vers la région frontale en avant vers le haut. On distingue à l'intérieur de l'hyperostose où cette branche se termine un peloton d'empreintes vasculaires étroites et irrégulières. Ces altérations parlent pour un méningiome de cette région.

Abb. 116a und b. Aufsicht auf die Schädelkalotte (a) und tangentiale Ansicht (b) derselben, aufgenommen von einem Sektionspräparat in einem Falle eines parasagittalen Meningioms (s. S. 102). Die Abb. a zeigt neben zahlreichen rundlichen Aufhellungen, welche durch ein gleichzeitig vorhandenes Myelom hervorgerufen sind, eine große runde, durch Knochenusur bedingte Aufhellung, die zum großen Teil ziemlich gut abgegrenzt ist und stellenweise eine bogige Konturierung aufweist. Innerhalb derselben ist eine intensive, ziemlich regelmäßige und vorwiegend strahlenförmige Knochenzeichnung zu sehen. Die Abb. b zeigt an der betreffenden Stelle am Knochen eine durch zahlreiche, regelmäßige Spicula bedingte Vorragung. Nur die Regelmäßigkeit der Spicula unterscheidet hier das Meningiom vom Hämangiom.

Fig. 116a y b. Proyección perpendicular de la calota craneana (a) y visión tangencial (b) de la misma tomadas de una pieza resecada en un caso de meningioma parasagital. La Fig. a muestra, junto a numerosas transparencias redondeadas, provocadas por un mieloma también presente, una transparencia grande y redondeada, determinada por usura ósea que, en su mayor parte, está bien limitada y que presenta, en determinados sitios, contorno arqueado. Dentro de la misma se ve estructura ósea marcada, bastante regular y predominantemente de disposición radiada. La Fig. b muestra en los sitios correspondientes del hueso una saliencia determinada por numerosas espículas regulares. Solamente la regularidad de las espículas permite diferenciar en este caso el meningioma del hemangioma.

Fig. 116a and b. View of the vault of the skull (a) and a tangential view of the same skull (b). The view is taken from a post-mortem specimen in a case of parasagittal meningioma. Fig. a shows numerous, rounded translucencies due to co-existing myelomatosis. Further there is a large, rounded translucency due to bone erosion, which is partly well-defined and has a partly curved outline. Within it there is a dense, fairly regular bony structure with sunray-like projections. Fig. b shows in the corresponding position a bony protrusion caused by numerous, regular spicules. Only the regularity of the spicules distinguishes the meningioma here from a haemangioma.

Fig. 116a et b. Vue générale (Fig. a) et vue tangentielle (Fig. b) de la voûte du crâne d'une pièce d'autopsie dans un cas d'un méningiome parasagittal. La Fig. a montre à côté de nombreuses lacunes rondes, qui proviennent d'un myélome également présent, une grande lacune ronde due à une érosion. qui est en grande partie assez bien délimitée et qui montre par place un contour arrondi. On distingue dans cette lacune une structure osseuse très développée, assez régulière, et en grande partie radiée. La Fig. b montre dans la région atteinte de l'os une proéminence formée de très nombreux spicules réguliers. Seule la régularité des spicules différencie ici le méningiome de l'angiome.

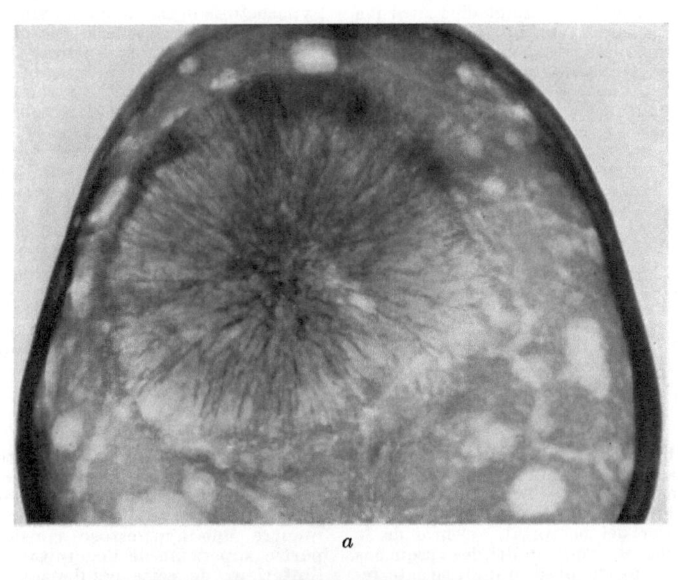

a

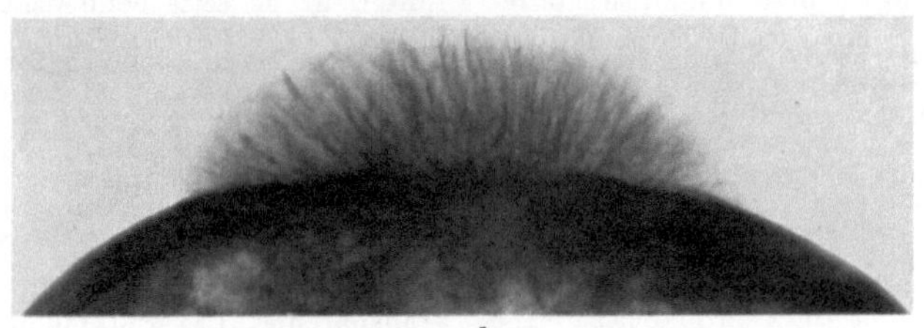

b

Abb. 117a und b. Anterior-posteriore, cranial-exzentrische (a) und tangentiale (b) Ansicht des Hinterhauptes in einem Falle von Meningiom daselbst (s. S. 102). Die Abb. a zeigt eine intensive Hyperostose im oberen Abschnitt des Hinterhauptbeines. Innerhalb der Verdichtung sind zahlreiche kleine Aufhellungen von vorwiegend rundlicher Form zu sehen. Über die Verdichtungszone hinaus sieht man nach unten zu gegen den hinteren Rand des Foramen occipitale magnum ebenfalls Aufhellungen, welche zum Teil unregelmäßig, streifenförmig sind. Die Abb. b zeigt im oberen Teil der Hinterhauptschuppe eine mächtige, tumorartige Hyperostose, deren Oberfläche durch dichte, etwas unregelmäßige Spicula rauh erscheint. Im basalen Anteil der Hyperostose bestehen hellere Bereiche. Das Scheitelbein zeigt eine etwas atypische Gefäßzeichnung. Der zu erhebende Befund spricht wohl mit großer Wahrscheinlichkeit für das Bestehen eines Meningioms, doch ist er dafür nicht beweisend, da ein mit starker Knochenneubildung einhergehendes Hämangiom einen weitgehend ähnlichen Befund bedingen kann.

Fig. 117a and b. Antero-posterior, cranially eccentric (a) and tangential (b) view of the occiput in a case of meningioma. Fig. a shows a dense hyperostosis in the upper portion of the occipital bone. Numerous small, mainly round translucencies are visible within the hyperostosis. Outside and below the zone of density towards the posterior edge of the foramen magnum, one can see translucent areas, which are partly band-like and partly irregular. Fig. b shows in the upper part of the occipital bone a very large, tumour-like hyperostosis, the surface of which appears to be rough as a result of dense and slightly irregular spicules. In the basal position of the hyperostosis there are more translucent areas. The parietal bone shows somewhat atypical vascular markings. The most probable diagnosis would be a meningioma. However the findings are not sufficiently certain, since a haemangioma, with concurrent, marked new bone formation, would produce a very similar appearance.

Fig. 117a y b. Proyección antero-posterior, cráneo-excéntrica (a) y tangencial (b) del occipital en un caso de meningioma alli mismo. La Fig. a muestra una hiperóstosis intensa a nivel del segmento superior del occipital. Dentro de la zona opacificada se ven múltiples pequeñas transparencias de forma predominantemente redondeada. Fuera de la zona opaca se ven, dirigiéndose hacia abajo, hacia el borde posterior del agujero occipital mayor, igualmente transparencias que, en parte, son irregulares, dispuestas en bandas. En la Fig. b se visualiza, en la parte superior de la escama del occipital una hiperóstosis gigante tumoral, cuya superficie aparece rugosa por espículas densas, un poco irregulares. En la parte inferior de la hiperóstosis hay zonas más claras. El parietal muestra un dibujo vascular algo atípico. Con toda probabilidad debe tratarse, por las características señaladas, de un meningioma, aunque no es demostrativo ya que un hemangioma que se acompaña de intensa neoformación ósea puede dar un hallazgo bastante semejante.

Fig. 117a et b. Vue antéro-postérieure avec déplacement de l'ampoule en direction céphalique (a) et vue en incidence tangentielle (b) de l'occipital dans un cas d'un méningiome. La Fig. a montre une hyperostose considérable dans la partie supérieure de l'occipital. On distingue à l'intérieur de cette condensation de multiples petites lacunes rondes pour la plupart. En dehors de cette zone de condensation on distingue en direction de la partie postérieure du trou occipital des lacunes, certaines sont irrégulières et linéaires. La Fig. b montre à la partie supérieure de l'écaille de l'occipital une hyperostose importante semblable à une tumeur, dont la surface paraît rugueuse en raison de la présence de spicules denses et un peu irréguliers. La partie inférieure de l'hyperostose montre des zones plus transparentes. Le pariétal montre des empreintes vasculaires un peu atypiques. Ces altérations parlent le plus vraisemblablement pour un méningiome sans que l'on puisse le prouver, car un angiome avec ostéoformation peut déterminer une image identique.

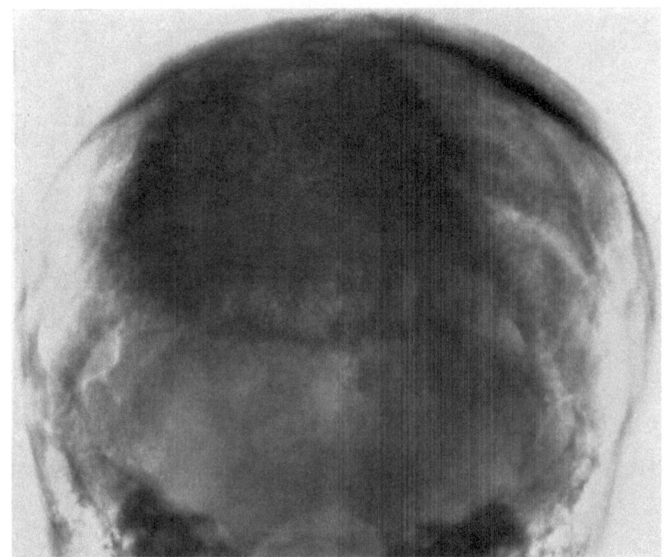

a

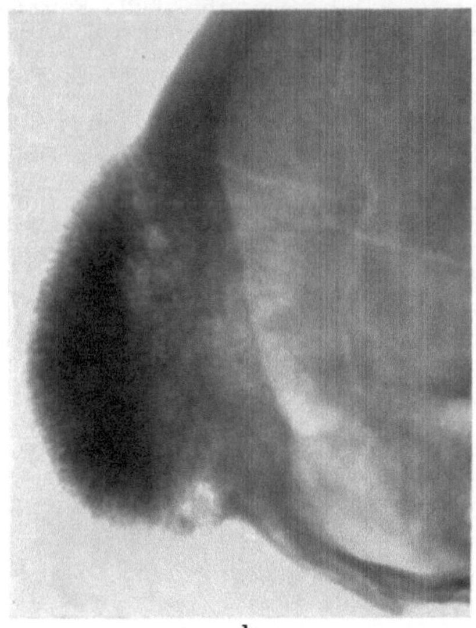

b

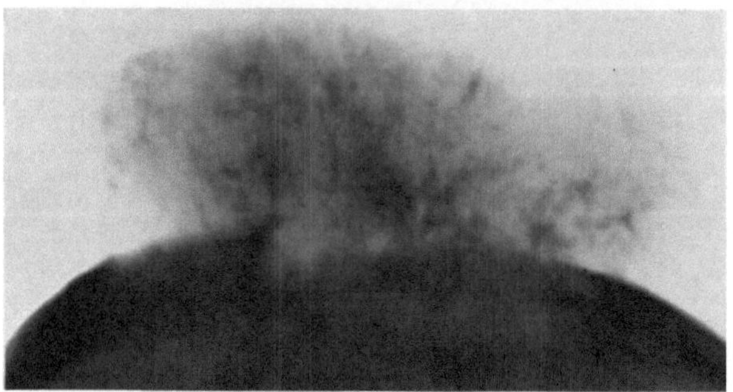

Abb. 118. Ausschnitt aus einer seitlichen Übersichtsaufnahme des Schädels in einem Falle von Osteosarkom des Schädeldaches (s. S. 102). Die Aufnahme zeigt im Bereiche der Scheitelhöhe eine ausgedehnte Usur des Knochens und innerhalb des darüberliegenden Weichteiltumors eine sehr unregelmäßige, nur zum Teil spiculaartige Knochenneubildung. Dieser Befund entspricht dem charakteristischen Bilde eines Osteosarkoms.

Fig. 118. Sector de una radiografía panorámica lateral del cráneo en un caso de osteosarcoma de la bóveda del cráneo. La radiografía muestra en el parietal una usura extensa del hueso y en el interior de la tumoración de partes blandas situada por encima, una neoformación ósea muy irregular integrada en parte por espículas. Este hallazgo corresponde al cuadro característico de un osteosarcoma.

Fig. 118. Section from a lateral view of the skull in a case of osteogenic sarcoma of the vault of the skull. Extensive bone erosion is visible in the area of the vertex, and within the superimposed soft tissue tumour, irregular new bone formation has taken place, which is partly spiculated. This finding gives the characteristic appearance of an osteogenic sarcoma.

Fig. 118. Détail d'une radiographie du crâne de profil dans un cas d'un ostéosarcome de la voûte. La radiographie montre une érosion importante de l'os dans la région supérieure de la voûte. L'intérieur de la tumeur des parties molles située au-dessus de l'érosion présente une ostéo-formation très irrégulière avec quelques images semblables à des spicules. Ces altérations correspondent à l'image caractéristique d'un ostéosarcome.

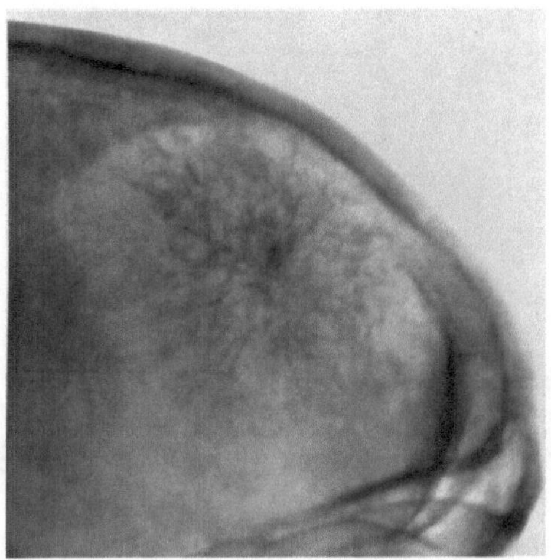

Abb. 119. Ausschnitt aus einem seitlichen Übersichtsbild des Schädels in einem Falle eines (bestrahlten!) fronto-parietalen Osteosarkoms (siehe S. 102). Man sieht im Bereiche des Stirnbeines und angrenzenden Scheitelbeines einen zum großen Teil ziemlich gut begrenzten Defekt, in dessen Bereich durch Knochenneubildung eine unregelmäßige, zum Teil strahlige Strukturzeichnung entstanden ist, die große Ähnlichkeit mit den Abb. 113b und 116a hat. Es ist möglich, daß die vorausgegangene Bestrahlung das Bild beeinflußte.

Fig. 119. Sector de una radiografía panorámica lateral del cráneo en un caso de un osteosarcoma (irradiado!) fronto-parietal. Se ve en la zona del frontal y región vecina del parietal un defecto grande, en parte bien limitado en cuya extensión se ha originado una estructura por neoformación ósea irregular y radiada que tiene gran semejanza con las Figs. 113b y 116a. Es posible que la irradiación previa haya modificado el cuadro.

Fig. 119. Section from a lateral view of the skull in a case of an (irradiated!) fronto-parietal osteogenic sarcoma. A fairly well-defined defect is visible in the region of the frontal bone and the adjoining parietal bone. Within this defect an irregular structure with sunray projections in parts, has developed through new bone formation. This is very similar to the findings in 113b and 116a. It is possible that the previous irradiation has affected the appearance.

Fig. 119. Détail d'une radiographie du crâne de profil dans un cas d'un ostéosarcome (irradié!) de la région fronto-pariétale. On distingue dans la région frontale et pariétale voisine une érosion en grande partie bien délimitée; dans cette zone s'est développée une ostéo-formation présentant une structure irrégulière, en partie radiée, elle présente une grande ressemblance avec les Fig. 113b et 116a. Il est possible que l'image ait été modifiée par l'irradiation.

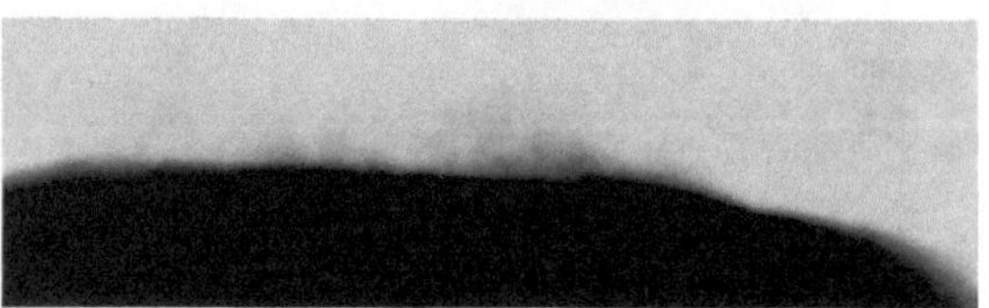

Abb. 120. Tangentiale Ansicht der seitlichen Schädelwand in einem Falle von Retothelsarkom (s. S. 102). Man sieht an der Außenseite der Schädelwand die für das Retothelsarkom charakteristischen „hahnenkammartigen" (Weiss) Knochenauflagerungen.

Fig. 120. Proyección tangencial de la pared lateral del cráneo en un caso de retotelsarcoma. Se ven, en la parte externa de la pared del cráneo, las aposiciones óseas «en cresta de gallo» (Weiss), características del retotelsarcoma.

Fig. 120. Tangential view of the lateral wall of skull in a case of reticulosarcoma. On the outer aspect of the skull wall there are "cockscomb like" (Weiss) bone depositions, characteristic for reticulosarcoma.

Fig. 120. Vue en incidence tangentielle de la paroi latérale du crâne dans un cas de réticulosarcome. On distingue à la table externe du crâne les appositions osseuses «en crête de coq» (Weiss), qui sont caractéristiques du réticulosarcome.

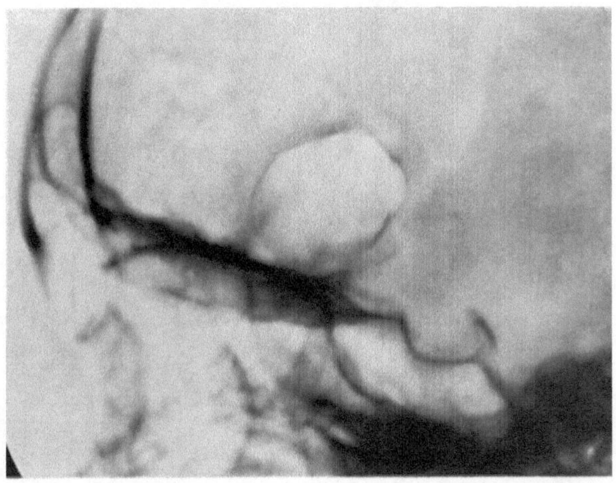

Abb. 121. Ausschnitt aus einer seitlichen Übersichtsaufnahme des Schädels in einem Falle von
Epidermoid der seitlichen Schädelwand (s. S. 102).
Man sieht an der seitlichen Wand des Schädels
über der Grenze zwischen der vorderen und mittleren Schädelgrube eine durch Knochenusur bedingte, rundliche Aufhellung. Diese Aufhellung
ist scharf und zum Teil bogig begrenzt und von
einem feinen Verdichtungssaum umgeben. Das
Bild hat eine weitgehende Ähnlichkeit mit dem
eines Mittelohrcholesteatoms. Es ist für ein Epidermoid (epidurales Cholesteatom) charakteristisch. Nur ein Dermoid kann — bei anderer Lokalisation — ein gleiches Bild machen.

Fig. 121. Sector de una radiografía lateral panorámica del cráneo en un caso de epidermoide
de la pared lateral del cráneo. Se ve en la pared
lateral del cráneo, por encima del límite entre
fosa cerebral anterior y media, una transparencia
redondeada provocada por usura. Esta transparencia está netamente limitada, en parte, en
forma arqueada y rodeada por un fino halo de
mayor densidad. El cuadro tiene gran semejanza
con el de un colesteatoma del oído medio. Es
característico para un epidermoide (colesteatoma
epidural). Solamente un dermoide puede — con
otra localización — dar un cuadro semejante.

Fig. 121. Section from a lateral view of the skull
in a case of an epidermoid tumor of the lateral
wall of the skull. A round translucency caused
by bone erosion is visible in the lateral wall of
the skull above the borderline between the anterior and middle cranial fossa. This translucency is well-defined and with a partly curved
outline. It is surrounded by a narrow dense zone.
The appearance is very similar to a cholesteatoma of the middle ear. It is diagnostic of an
epidermoid tumour (epidural cholesteatoma). A
dermoid tumour alone — in a different situation
— can give the same appearance.

Fig. 121. Détail d'une radiographie du crâne de
profil dans un cas d'un kyste épidermoïde de la
paroi latérale du crâne. On distingue à la paroi
latérale du crâne sur la limite entre l'étage antérieur et l'étage moyen une lacune ronde due à
une érosion osseuse. Cette lacune est bien délimitée, elle présente par place des contours arrondis, elle est entourée d'un fin liseré de condensation. L'image présente une grande analogie avec
celle d'un cholestéatome de l'oreille moyenne.
Elle est caractéristique pour un kyste épidermoïde
(cholestéatome épidural). Un kyste dermoïde
isolé — avec une autre localisation — peut déterminer une image semblable.

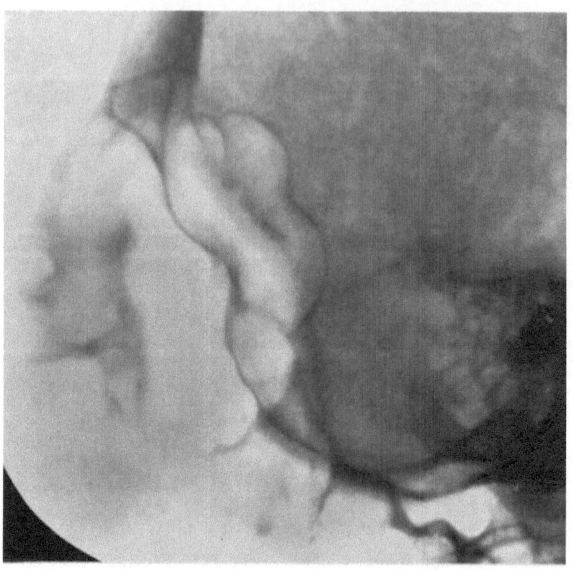

Abb. 122. Tangentiale Ansicht des Hinterhauptes in einem Falle eines großen Epidermoid daselbst (s. S. 102). Man sieht im oberen Teil der Hinterhauptschuppe einen großen Defekt mit scharfer, bogiger Begrenzung und einem feinen Verdichtungssaum im benachbarten Knochen. Auch innerhalb des Defektes sind wellig verlaufende, scharf begrenzte Knochensepten zu erkennen. Durch teilweise Verknöcherung des verlagerten Periostes erscheint der Knochen stellenweise wie schalig aufgetrieben. Die äußere Knochenschale ist jedoch unvollständig. Die scharfe, bogige Begrenzung und der feine Verdichtungssaum charakterisieren das in diesem Falle ungewöhnlich große Epidermoid.

Fig. 122. Proyección tangencial del occipital en un caso de gran epidermoide del mismo. Se ve, en la parte superior de la escama del occipital, un defecto extenso de límites precisos y arqueados y un fino halo de condensación en el hueso vecino. También dentro del defecto óseo se ven tabiques óseos de trayecto ondulado, nítidamente limitados. Por osificación parcial del periostio desplazado el hueso aparece, en algunos sitios, como insuflado por catafilos. La tabla ósea externa es, sin embargo, incompleta. El límite neto y arqueado y el fino halo de condensación ósea caracterizan en este caso un epidermoide de dimensiones excepcionales.

Fig. 122. Tangential view of the occiput in the case of a large epidermoid tumour. A large defect with a sharp curved outline and a narrow zone of density in the adjoining bone is visible in the upper part of the squamous portion of the occiput. Within the defect there are septa which are wavy and well defined. The bone has a dome-like protrusion as a result of the partial calcification of the raised periosteum. The dome however is incomplete. The sharp definition, the curved outline and the narrow zone of increased density are, in this case, diagnostic of an unusually large epidermoid tumour.

Fig. 122. Vue de l'occipital en incidence tangentielle dans un cas d'un gros kyste épidermoïde de cette région. On distingue à la partie supérieure de l'écaille de l'occipital une grande érosion avec un contour net et arrondi et un fin liseré de condensation dans l'os voisin. On reconnaît aussi à l'intérieur de l'érosion des cloisons osseuses ondulées et bien délimitées. Par suite de l'ossification partielle du périoste refoulé, l'os paraît par place comme soufflé en forme de coque. Cette coque osseuse extérieure est toutefois incomplète. La limite nette et arrondie et le liseré fin caractérisent dans ce cas un kyste épidermoïde particulièrement grand.

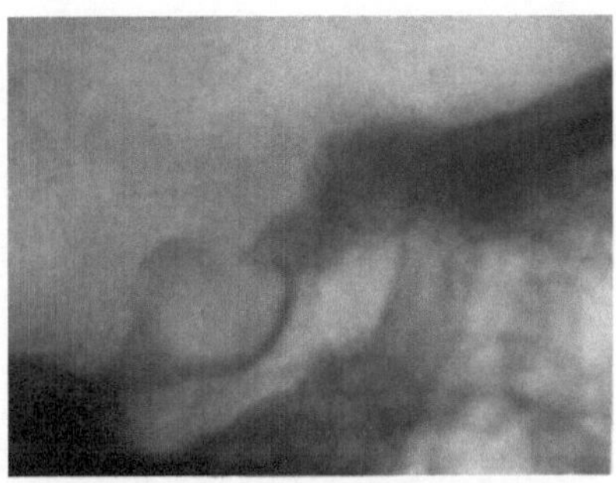 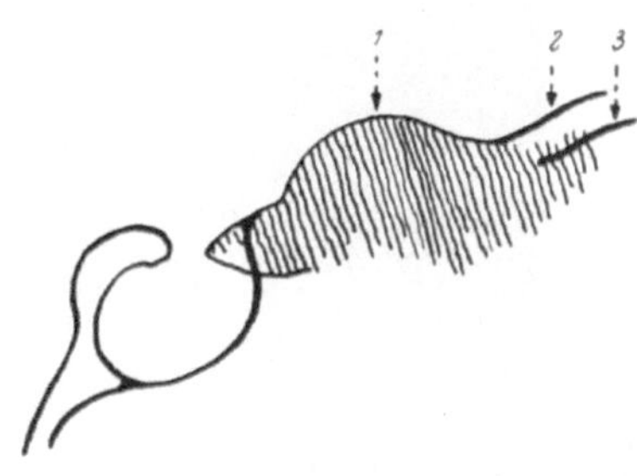

Abb. 123 und Skizze. Seitliche Ansicht der Sella turcica und ihrer Umgebung in einem Falle von Meningiom des Planum sphenoidale (s. S. 104). Die Sella turcica selbst ist nicht verändert. Das Planum sphenoidale ist mächtig verdickt und nach oben vorgewölbt. Die Hyperostose ist gleichmäßig dicht, oben glatt, unten unscharf begrenzt. Legende zur Skizze: Der hyperostotische Bereich ist schraffiert. *1* Buckelig vorgewölbtes Planum sphenoidale. *2* Filmnahes Orbitadach. *3* Filmfernes Orbitadach.

Fig. 123 y esquema. Radiografía lateral de la silla turca y de sus vecindades en un caso de meningioma del plano esfenoidal. La silla turca misma no está alterada. El plano esfenoidal está considerablemente aumentado de espesor y es prominente hacia arriba. La hiperóstosis es de densidad uniforme, arriba lisa, por debajo imprecisamente limitada. Leyendas del esquema: La zona hiperostótica está rayada. *1* Plano esfenoidal prominente. *2* Techo de la órbita situado cerca del film. *3* Techo de la órbita situado lejos del film.

Fig. 123 and sketch. Lateral view of sella turcica and its surroundings in a case of a meningioma of the sphenoidal plane. The sella turcica is unchanged. The sphenoidal plane is markedly thickened and domed upwards. The hyperostosis is uniformly dense and smooth on top, and ill-defined below. Legends for sketch: The hyperostotic area is hatched. *1* The domed planum sphenoidale. *2* The roof of the orbit nearer the film. *3* Roof of the orbit away from film.

Fig. 123 et schéma. Vue de profil de la selle turcique et de son entourage dans un cas d'un méningiome de la lame horizontale du sphénoïde. La selle turcique elle-même n'est pas modifiée. La lame horizontale du sphénoïde est très épaissie et forme une voussure à convexité superièure. L'hyperostose présente une densité égale et des contours bien dessinés dans sa partie supérieure et effacés dans sa partie inférieure. Légende du schéma: l'hyperostose est hachurée. *1* Lame horizontale du sphénoïde avec sa voussure bosselée. *2* Voûte de l'orbite proche du film. *3* Voûte de l'orbite proche de l'ampoule.

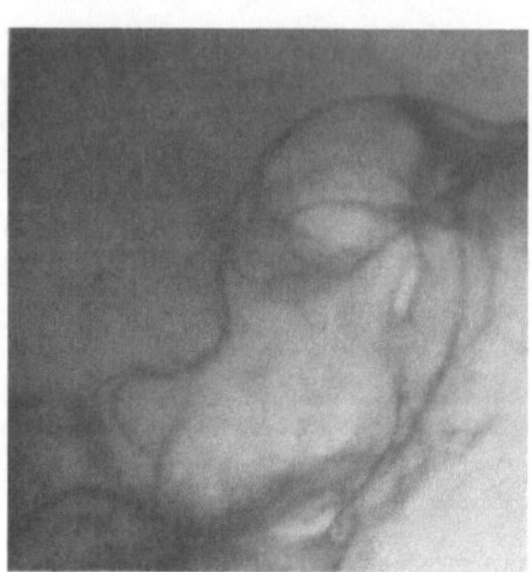 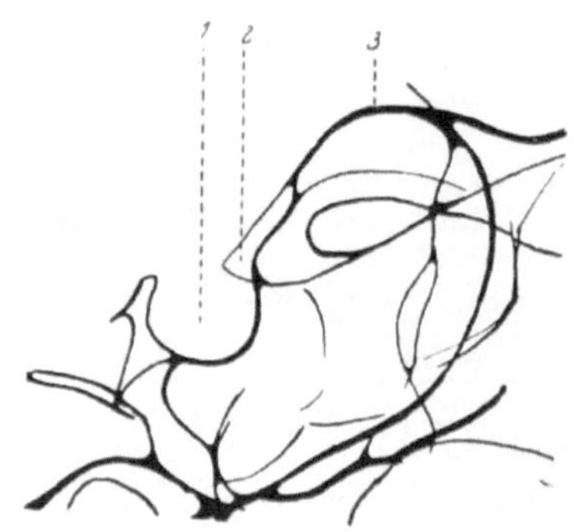

Abb. 124 und Skizze. Seitliche Ansicht der Sella turcica und ihrer Umgebung in einem Falle von Pneumosinus dilatans der Keilbeinhöhle (s.S.104). Die Sella turcica selbst ist nicht verändert. Die Keilbeinhöhle ist sehr groß und hat das Planum sphenoidale stark nach oben verdrängt. Die Wand wird hier von einer dünnen, scharf begrenzten und dichten Knochenlamelle gebildet. Legende zur Skizze: *1* Sella turcica. *2* Processus clinoideus anterior. *3* Nach oben verdrängtes Planum sphenoidale.

Fig. 124 y esquema. Radiografía lateral de la silla turca y de sus vecindades en un caso de neumoseno dilatante del seno esfenoidal. La silla turca misma no está alterada. El seno esfenoidal es muy grande y ha desplazado el plano esfenoidal intensamente hacia arriba. La pared está formada aquí por una laminilla ósea delgada, densa y nítidamente limitada. Leyendas del esquema: *1* Silla turca. *2* Apófisis clinoides anterior. *3* Plano esfenoidal desplazado hacia arriba.

Fig. 124 and sketch. Lateral view of sella turcica and its surroundings in a case of pneumosinus dilatans of the sphenoidal sinus. The sella turcica is normal. The sphenoid sinus is very large and has markedly displaced the sphenoidal plane upwards. The wall is formed by a thin, well-defined, dense bone lamella. Legends for sketch: *1* Sella turcica. *2* Anterior clinoid process. *3* Sphenoidal plane displaced upwards.

Fig. 124 et schéma. Vue de profil de la selle turcique et de son voisinage dans un cas d'un pneumosinus dilatant du sinus sphénoïdal. La selle turcique elle-même n'est pas modifiée. Le sinus sphénoïdal est très grand il a refoulé fortement vers le haut la lame horizontale du sphénoïde. La paroi n'est ici formée que d'une mince lamelle osseuse, bien délimitée et dense. Légende du schéma: *1* Selle turcique. *2* Apophyse clinoïde antérieure. *3* Lame horizontale du sphénoïde refoulée vers le haut.

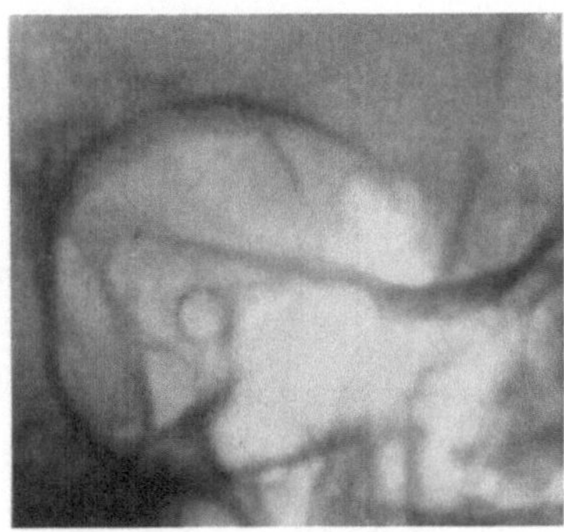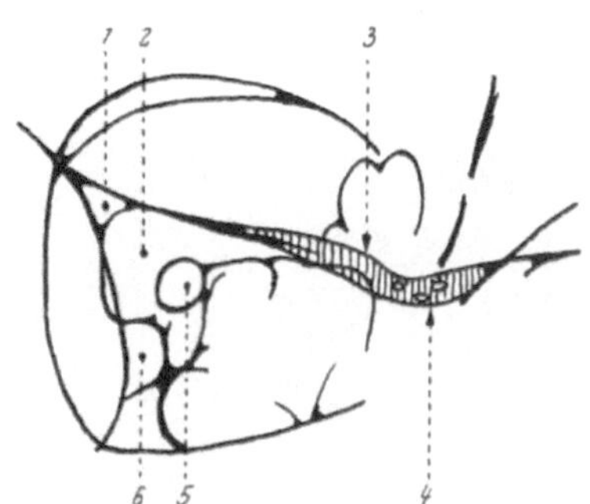

Abb. 125 und Skizze. Schrägaufnahme der Orbita zur Darstellung der Orbitaspitze in einem Falle von Meningiom des Planum sphenoidale (s. S. 104). Der kleine Keilbeinflügel ist stark pneumatisiert. Der Canalis opticus ist nicht verändert. Das Planum sphenoidale ist verdickt. Die Hyperostose ist mäßig dicht. Innerhalb des hyperostotischen Bereiches sind kleine, rundliche Aufhellungen zu sehen. Die bei einer stark entwickelten Keilbeinhöhe ungewöhnliche Dicke des Planum sphenoidale und die Struktur desselben sprechen für das Bestehen eines Meningioms in diesem Bereiche. Legende zur Skizze: *1* Spitze des kleinen Keilbeinflügels. *2* Großer pneumatischer Raum im kleinen Keilbeinflügel. *3* Verdicktes Planum sphenoidale (schraffiert). *4* Kleine rundliche Aufhellungen im Bereiche des verdickten Planum sphenoidale. *5* Canalis opticus. *6* Fissura orbitalis superior.

Fig. 125 and sketch. Oblique view of the orbit illustrating the tip of the orbit in a case of a meningioma of the sphenoidal plane. The lesser wing of the sphenoid is markedly pneumatised. The optic canal is unchanged. The sphenoidal plane is thickened. The hyperostosis is fairly dense. Small, round translucencies are visible within the hyperostotic area. The unusual thickness of the sphenoidal plane, and its structure, in the presence of a markedly developed sphenoidal sinus, indicate a meningioma in this region. Legends for sketch: *1* Tip of the lesser wing of sphenoid. *2* Large air space in the lesser wing. *3* Thickened sphenoidal plane (hatched). *4* Small round translucencies in the area of the thickened sphenoidal plane. *5* Optic canal. *6* Superior orbital fissure.

Fig. 125 y esquema. Radiografía oblicua de la órbita para representar el vértice de la órbita en un caso de meningioma del plano esfenoidal. El ala menor del esfenoides es intensamente neumatizado. El canal óptico no está alterado. El plano esfenoidal está aumentado de espesor. La hiperóstosis es de densidad mediana. Dentro de la zona hiperostótica se ven transparencias pequeñas, redondeadas. El espesor excepcional para un seno esfenoidal tan desarrollado del plano esfenoidal y la estructura del mismo hablan en favor de la existencia de un meningioma en esta zona. Leyendas del esquema: *1* Punta del ala menor del esfenoides. *2* Gran espacio neumático en el ala menor del esfenoides. *3* Plano esfenoidal aumentado de espesor (rayado). *4* Transparencias pequeñas redondeadas en la zona del plano esfenoidal aumentado de espesor. *5* Canal óptico. *6* Fisura orbitaria superior.

Fig. 125 et schéma. Radiographie oblique de l'orbite pour l'illustration du sommet de l'orbite dans un cas d'un méningiome de la lame horizontale du sphénoïde. La petite aile du sphénoïde est fortement pneumatisée. Le canal optique n'est pas modifié. La lame horizontale du sphénoïde est épaissie. L'hyperostose est peu dense. On distingue de petites lacunes rondes à l'intérieur de l'hyperostose. L'épaisseur anormale de la lame horizontale du sphénoïde avec un sinus sphénoïdal très développé et la structure de la lame parlent pour l'existence d'un méningiome de cette région. Légende du schéma: *1* Sommet de la petite aile du sphénoïde. *2* Grande cavité pneumatisée de la petite aile du sphénoïde. *3* Lame horizontale épaissie du sphénoïde (hachurée). *4* Petites lacunes rondes dans la région de la lame horizontale épaissie du sphénoïde. *5* Canal optique. *6* Fente sphénoïdale.

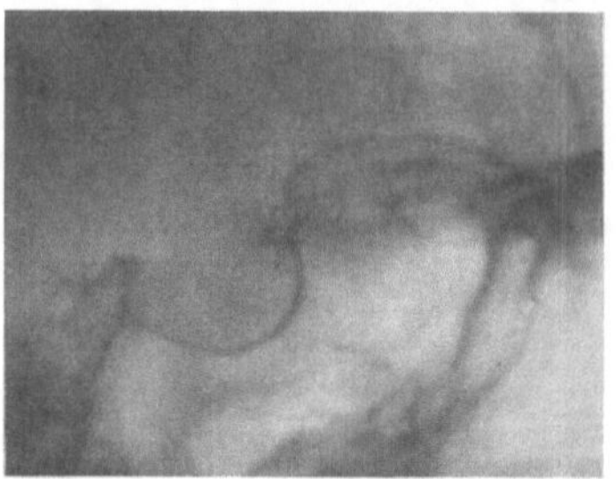 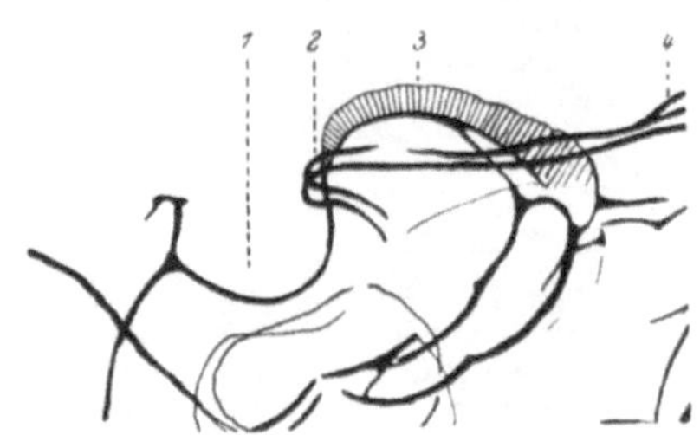

Abb. 126 und Skizze. Seitliche Ansicht der Sella turcica und ihrer Umgebung in einem Falle von Pneumosinus dilatans der Keilbeinhöhle kombiniert mit einem Meningiom des Planum sphenoidale. Die Sella turcica selbst ist nicht sicher verändert (s. S. 104). Das Dorsum sellae ist wohl etwas kurz, vielleicht verkürzt. Das Planum sphenoidale ist stark nach oben vorgewölbt und verdickt. Die Hyperostose ist mäßig dicht und ihre obere Begrenzung ist etwas unregelmäßig. Diese Hyperostose und ihre Struktur sprechen für das Bestehen eines Meningioms am Planum sphenoidale. Legende zur Skizze: *1* Sella turcica. *2* Processus clinoidei anteriores. *3* Hyperostotisches, nach oben vorgewölbtes Planum sphenoidale. *4* Orbitadach.

Fig. 126 y esquema. Radiografía lateral de la silla turca y de sus vecindades en un caso de neumoseno dilatante del seno esfenoidal combinado con un meningioma del plano esfenoidal. La silla turca misma no está alterada con seguridad. El dorso de la silla turca es ciertamente un poco corto, quizás acortado. El plano esfenoidal está intensamente desplazado hacia arriba y su espesor está aumentado. La hiperóstosis es de densidad mediana y su límite superior es algo irregular. Esta hiperóstosis y su estructura hablan en favor de la existencia de un meningioma en el plano esfenoidal. Leyendas del esquema: *1* Silla turca. *2* Apófisis clinoides anteriores. *3* Plano esfenoidal hiperostótico, desplazado hacia arriba. *4* Techo de la órbita.

Fig. 126 and sketch. Lateral view of the sella turcica and its surroundings in a case of pneumosinus dilatans of the sphenoidal sinus combined with a meningioma of the sphenoidal plane. The sella turcica is not materially altered. The dorsum sellae may be short, perhaps shortened. The sphenoidal plane is markedly domed upwards and thickened. The hyperostosis is fairly dense and its upper margin is fairly irregular. This hyperostosis and its structure indicate a meningioma at the sphenoidal plane. Legends for sketch: *1* Sella turcica. *2* Anterior clinoid processes. *3* Hyperostotic sphenoidal plane, domed upwards. *4* Roof of orbit.

Fig. 126 et schéma. Vue de profil de la selle turcique et de son entourage dans un cas d'un pneumosinus dilatant du sinus sphénoïdal avec méningiome de la lame horizontale du sphénoïde. La selle turcique elle-même ne paraît pas modifiée. La lame quadrilatère est bien un peu courte elle est peut-être raccourcie. La lame horizontale du sphénoïde est épaissie, sa partie supérieure forme une voussure. L'hyperostose est peu dense et sa limite supérieure est un peu irrégulière. Cette hyperostose et sa structure parlent pour l'existence d'un méningiome de la lame horizontale du sphénoïde. Légende du schéma: *1* Selle turcique. *2* Apophyses clinoïdes antérieures. *3* Hyperostose et voussure à convexité supérieure de la lame horizontale du sphénoïde. *4* Voûte de l'orbite.

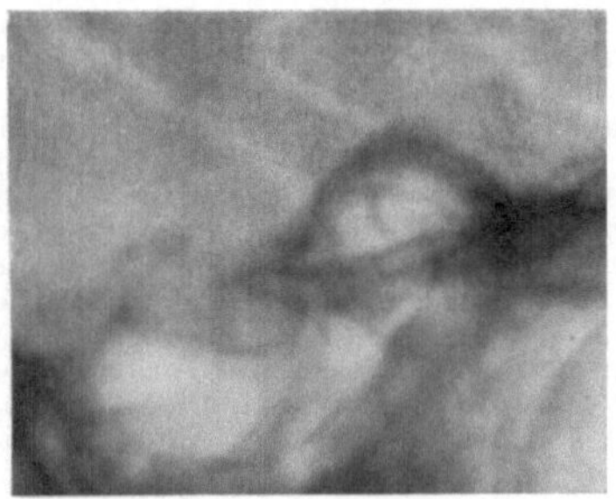

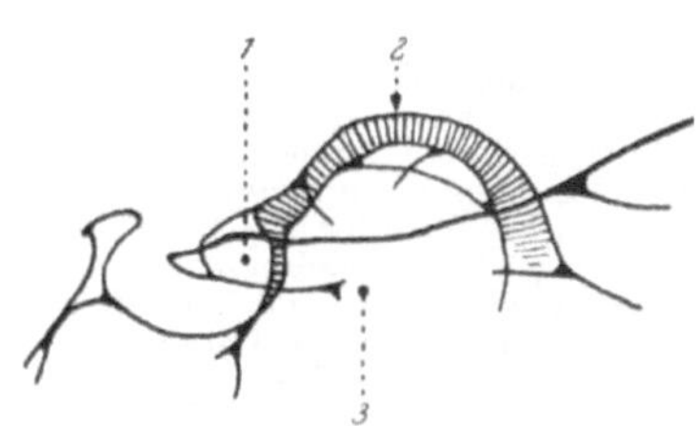

Abb. 127 und Skizze. Seitliche Ansicht der Sella turcica und ihrer Umgebung in einem Falle von Pneumosinus dilatans der Keilbeinhöhle kombiniert mit einem Meningiom des Planum sphenoidale (s. S. 104). Die Sella turcica ist nicht verändert. Die Keilbeinhöhle ist sehr groß und das Planum sphenoidale ist nach oben stark vorgewölbt. Es ist gleichzeitig verdickt und verdichtet. Die Hyperostose ist mäßig dicht und nicht ganz gleichmäßig. Auch hier sprechen die Hyperostose und ihre Struktur für das Bestehen eines Meningioms am Planum sphenoidale. Legende zur Skizze: *1* Processus clinoidei anteriores. *2* Nach oben verdrängtes und hyperostotisches Planum sphenoidale (schraffiert). *3* Keilbeinhöhle.

Fig. 127 y esquema. Radiografía lateral de la silla turca y de sus vecindades en un caso de neumoseno dilatante del seno esfenoidal combinado con un meningioma del plano esfenoidal. La silla turca no está alterada. El seno esfenoidal es muy grande y el plano esfenoidal está muy desplazado hacia arriba. Al mismo tiempo está aumentado de espesor y opacidad. La hiperóstosis es de mediana densidad y no del todo uniforme. Aquí también la hiperóstosis y su estructura hablan en favor de la existencia de un meningioma en el plano esfenoidal. Leyendas del esquema: *1* Apófisis clinoides anteriores. *2* Plano esfenoidal hiperostótico y desplazado hacia arriba (rayado). *3* Seno esfenoidal.

Fig. 127 and sketch. Lateral view of the sella turcica and its surroundings in a case of pneumosinus dilatans of the sphenoidal sinus combined with a meningioma of the sphenoidal plane. The sella turcica is unchanged. The sphenoidal sinus is very large and the sphenoidal plane is markedly domed upwards. It is both thickened and more dense. The hyperostosis is fairly dense, but not quite homogeneous. Also in this case the hyperostosis and its structure indicate a meningioma at the sphenoidal plane. Legends for sketch: *1* Anterior clinoid processes. *2* Hyperostotic sphenoidal plane displaced upwards (hatched). *3* Sphenoidal sinus.

Fig. 127 et schéma. Vue de profil de la selle turcique et de son entourage dans un cas d'un pneumosinus dilatant du sinus sphénoïdal avec un méningiome de la lame horizontale du sphénoïde. La selle turcique n'est pas modifiée. Le sinus sphénoïdal est très grand et la lame horizontale du sphénoïde forme une voussure à sa partie supérieure. Elle est en même temps épaissie et dense. L'hyperostose est peu dense et pas très régulière. L'hyperostose et sa structure ici aussi parlent pour l'existence d'un méningiome de la lame horizontale du sphénoïde. Légende du schéma: *1* Apophyses clinoïdes antérieures. *2* Lame horizontale du sphénoïde déplacée vers le haut avec son hyperostose (hachuré). *3* Sinus sphénoïdal.

Abb. 128 und Skizze. Seitliche Ansicht der Sella turcica und ihrer Umgebung in einem Falle von Pneumosinus dilatans der Keilbeinhöhle und des Siebbeinlabyrinthes kombiniert mit einem kongenitalen Hämangiom (s. S. 104). Die Sella turcica ist nicht verändert. Die Keilbeinhöhle ist groß und das Planum sphenoidale ist stark nach oben verdrängt. Es ist stark verdickt und verdichtet. Die Hyperostose ist gleichmäßig und die Begrenzung des Planum sphenoidale ist vollkommen glatt und regelmäßig. Es besteht außerdem eine vorwiegend vom Siebbeinlabyrinth gebildete, große orbitale Bucht. Das Dach derselben ist zum Teil buckelig nach oben vorgewölbt, verdickt und verdichtet. Auch hier ist die Hyperostose intensiv und gleichmäßig und die Begrenzung scharf. Dieser Umstand und die Ausdehnung der Veränderungen sprechen im vorliegenden Falle gegen die Annahme eines Meningioms. Die Diagnose des Hämangioms (kombiniert mit atrophischen Veränderungen des Gehirnes) war aber nur aus der Anamnese und dem klinischen Befund zu stellen. Legende zur Skizze: *1* Hyperostotisches, nach oben verlagertes Planum sphenoidale. *2* Buckelig vorgewölbter hyperostotischer Teil des Daches der orbitalen Bucht. *3* Keilbeinhöhle. *4* Exzessiv große orbitale Bucht. *5* Nicht vorspringender, nur mäßig hyperostotischer Teil des Daches der orbitalen Bucht. *6* Boden der orbitalen Bucht, zugleich Dach der Orbita.

Fig. 128 y esquema. Radiografía lateral de la silla turca y de sus vecindades en un caso de neumoseno dilatante del seno esfenoidal y del laberinto etmoidal combinado con un hemangioma congénito. La silla turca no está alterada. El seno esfenoidal es grande y el plano esfenoidal está desplazado hacia arriba. Su espesor y densidad están aumentados. La hiperóstosis es uniforme y el límite del plano esfenoidal es completamente liso y regular. Existe una fosa orbitaria formada predominantemente por el laberinto del etmoides. El techo de la fosa orbitaria está, en parte, desplazado hacia arriba; es más grueso y denso. Aquí también la hiperóstosis es intensiva y uniforme; su límite es preciso. Esta circunstancia y la extensión de las alteraciones hablan, en el caso presente, en contra de un meningioma. El diagnóstico del hemangioma (combinado con alteraciones atróficas del cerebro) pudo plantearse solamente por la anamnesis y el hallazgo clínico. Leyendas del esquema: *1* Plano esfenoidal hiperostótico, desplazado hacia arriba. *2* Parte hiperostótica del techo de la fosa orbitaria desplazado hacia arriba. *3* Seno esfenoidal. *4* Fosa orbitaria excesivamente grande. *5* Parte del techo de la fosa orbitaria poco prominente y medianamente hiperostótico. *6* Suelo de la fosa orbitaria, al mismo tiempo techo de la órbita.

Fig. 128 and sketch. Lateral view of sella turcica and its surroundings in a case of pneumosinus dilatans of the sphenoidal sinus and of the ethmoidal labyrinth combined with a congenital haemangioma. The sella turcica is normal. The sphenoidal sinus is large and the sphenoidal plane is markedly displaced upwards. It is both thickened and more dense. The hyperostosis is homogeneous and the outline of the sphenoidal plane is completely smooth and regular. Apart from this, there is a large orbital recess, which has been formed mainly from the ethmoidal labyrinth. The roof of the recess is partly domed upwards, thickened and more dense. Here too the hyperostosis is pronounced, homogeneous and well-defined. This fact, and the extent of the changes contradict in this case a meningioma. A haemangioma (combined with atrophic changes of the brain) could be diagnosed only on the basis of the history and clinical findings. Legends for sketch: *1* Hyperostotic sphenoidal plane displaced upwards. *2* Domed hyperostotic part of the roof of the orbital recess. *3* Sphenoidal sinus. *4* Excessively large orbital recess. *5* Nonprotruding, and only slightly hyperostotic portion of the roof of the orbital recess. *6* Floor of the orbital recess, which is at the same time the roof of the orbit.

Fig. 128 et schéma. Vue de profil de la selle turcique et de son entourage dans un cas d'un pneumosinus dilatant du sinus sphénoïdal et des cellules ethmoïdales avec angiome congénital. La selle turcique n'est pas modifiée. Le sinus sphénoïdal est grand et la lame horizontale du sphénoïde est fortement refoulée vers le haut. Elle est très épaissie et très dense. L'hyperostose est homogène et la limite de la lame horizontale du sphénoïde est très nette et régulière. Une échancrure orbitaire importante est formée en grande partie par les cellules ethmoïdales; son toit est en partie bosselé et forme une voussure à convexité supérieure, il est épaissi et dense. L'hyperostose est ici aussi importante et régulière et ses limites sont bien dessinées. Cette particularité et l'extension des altérations parlent dans ce cas contre l'existence d'un méningiome. Le diagnostic d'angiome (accompagné d'atrophie cérébrale) ne fut posé que par l'histoire du malade et ses symptômes cliniques. Légende du schéma: *1* Hyperostose et déplacement vers le haut de la lame horizontale du sphénoïde. *2* Hyperostose et voussure d'une partie du toit de l'échancrure orbitaire. *3* Sinus sphénoïdal. *4* Echancrure orbitaire extrêmement développée. *5* Partie du toit de l'échancrure orbitaire sans voussure et avec hyperostose minime. *6* Plancher de l'échancrure orbitaire formant en même temps la voûte de l'orbite.

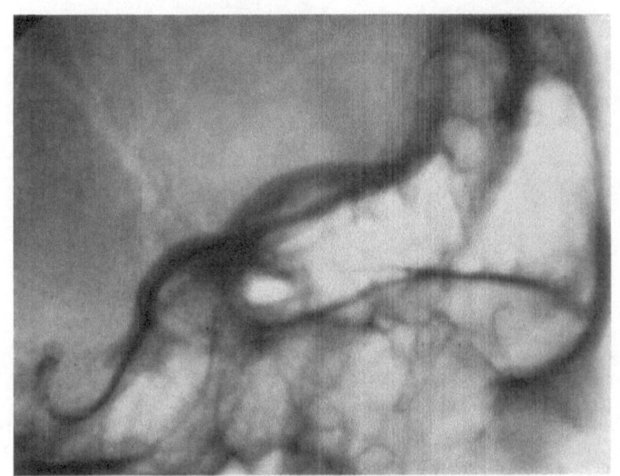

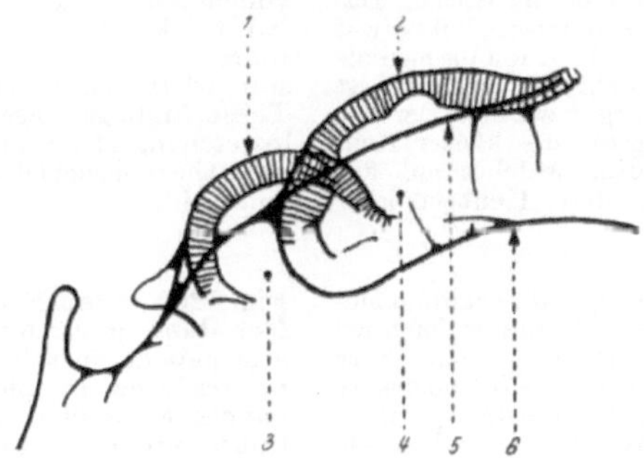
1
2
3
4
5
6

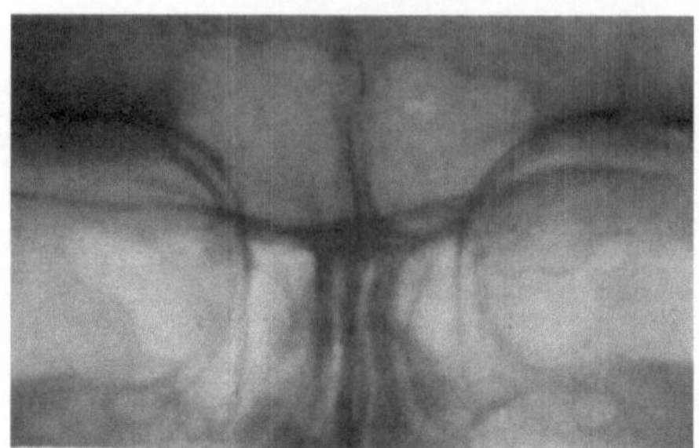

Abb. 129. Ausschnitt aus einer sagittalen Übersichtsaufnahme des Schädels in einem Falle von Meningiom des kleinen Keilbeinflügels der linken Seite (s. S. 104). Vergleicht man die beiden kleinen Keilbeinflügel, so kann man feststellen, daß der linke verdickt, etwas verdichtet und unten etwas unregelmäßig begrenzt ist. Auch seine Struktur ist ungleichmäßig, vorne-oben dichter als hinten-unten und etwas fleckig. Das Planum sphenoidale ist asymmetrisch, links etwas verdickt und steiler ansteigend. Auch die mediale Begrenzung der Fissura orbitalis superior ist links etwas dicker und weniger scharf. Der Befund spricht für ein Meningiom des kleinen Keilbeinflügels der linken Seite, welches auf das Planum sphenoidale und den Keilbeinkörper übergegriffen hat.

Fig. 129. Sector de una radiografía sagital panorámica del cráneo en un caso de meningioma del ala menor del esfenoides del lado izquierdo. Si se comparan las dos alas menores del esfenoides, se puede comprobar que el izquierdo está engrosado, algo más denso y algo irregularmente limitado hacia abajo. También su estructura es irregular, más denso adelante y arriba que abajo y detrás y, además, algo manchado. El plano esfenoidal es asimétrico, a la izquierda más grueso y elevado. También el límite interno de la fisura orbitaria superior es, a la izquierda, más grueso y menos neto. El hallazgo habla de un meningioma del ala menor del esfenoides del lado izquierdo que ha invadido el plano esfenoidal y el cuerpo del esfenoides.

Fig. 129. Section from a sagittal view of the skull in a case of a meningioma of the left lesser wing of the sphenoid. Comparing both lesser wings of the sphenoid, it is seen that the left is thickened, somewhat denser and somewhat irregularly defined below. Its structure is also inhomogeneous, denser anteriorly and above, than posteriorly and below, and slightly speckled. The sphenoidal plane is asymmetrical. On the left it is thickened and rises more steeply. The medial margin of the superior orbital fissure is also somewhat thicker and less sharp on the left. These findings suggest a meningioma of the left lesser wing of the sphenoid, which has extended into the sphenoidal plane and the body of the sphenoid.

Fig. 129. Détail d'une radiographie du crâne de face dans un cas d'un méningiome de la petite aile gauche du sphénoïde. Si l'on compare le petites ailes du sphénoïde, on constate que la gauche est épaissie, un peu plus dense et que sa limite inférieure est un peu irrégulière. Sa structure est également irrégulière, dense dans sa partie supérieure antérieure et légèrement mouchetée dans sa partie inférieure postérieure. La lame horizontale du sphénoïde est asymétrique, à gauche un peu épaissie, son inclinaison est plus prononcée. La limite interne de la fente sphénoïdale est à gauche un peu plus épaisse et moins nette. Ces altérations parlent pour un méningiome de la petite aile gauche du sphénoïde, qui s'est étendu à la lame horizontale du sphénoïde et au corps du sphénoïde.

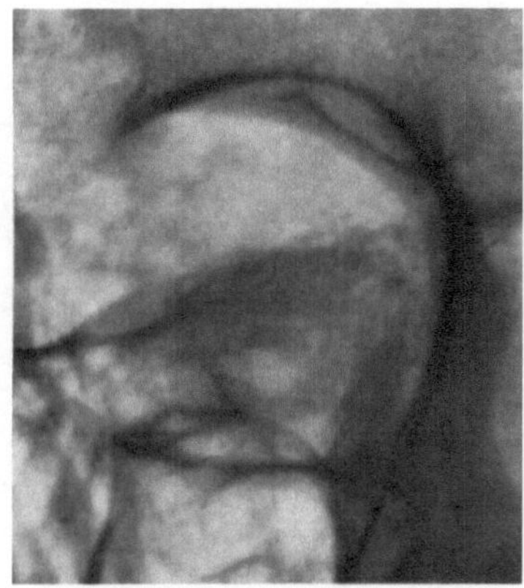

Abb. 130. Schrägansicht der Orbita zur Darstellung der Orbitaspitze in einem Falle von Meningiom des kleinen Keilbeinflügels (s. S. 104). Der kleine Keilbeinflügel ist hochgradig verdickt. Die Hyperostose ist dicht und unregelmäßig. Sie zeigt eine teils streifige, teils kleinfleckige Struktur (letzteres nicht nur durch Überlagerung mit der stark ausgeprägten Spongiosa der Schädeldecke). Der Canalis opticus ist deformiert, unregelmäßig begrenzt und es fehlt die Corticalis seiner knöchernen Umrahmung. Auch der große Keilbeinflügel zeigt an seinem orbitalen Rand Strukturveränderungen im Sinne einer Hyperostose.

Fig. 130. Proyección oblicua de la órbita para la representación del vértice de la órbita en un caso de meningioma del ala menor del esfenoides. El ala menor del esfenoides está considerablemente aumentado de espesor. La hiperóstosis es densa e irregular. Muestra estructura en parte constituída por trazos y pequeñas manchas (estas últimas no solamente por sobreproyección de la esponjosa de la calota craneana muy manifiesta). El canal óptico está deformado, irregularmente limitado y falta aquí la cortical de sus límites óseos. También el ala mayor del esfenoides muestra, en su límite orbitario, modificación de la estructura en el sentido de una hiperóstosis.

Fig. 130. Oblique view of the orbit, illustrating the tip of the orbit in a case of a meningioma of the lesser wing of the sphenoid. The lesser wing of the sphenoid is considerably thickened. The hyperostosis is dense and irregular. It has a partly ribbonlike and partly speckled structure (the latter is not due only to the superimposition of the markedly pronounced spongiosa of the skull). The optic canal is deformed, irregularly outlined, and the cortex of its bony margin is missing. The greater wing of the sphenoid shows structural changes in its orbital portion, viz. a hyperostosis.

Fig. 130. Vue oblique de l'orbite pour l'illustration du sommet de l'orbite dans un cas d'un méningiome de la petite aile du sphénoïde. La petite aile du sphénoïde est extrêmement épaisse. L'hyperostose est dense et irrégulière. Elle montre par place une structure trabéculaire, par place une structure finement tachetée (qui ne résulte pas de la superposition du tissu spongieux très développé de la voûte du crâne). Le canal optique est déformé, il présente des contours irréguliers et la corticale de son bord osseux fait défaut. La grande aile du sphénoïde montre également à son bord orbital des altérations de structure dans le sens d'une hyperostose.

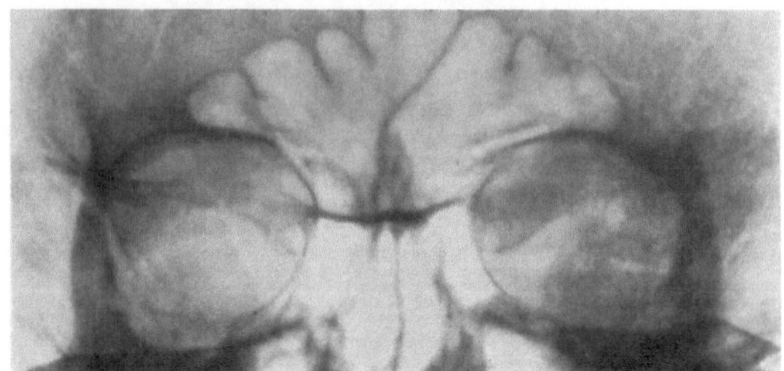

Abb. 131. Ausschnitt aus einer sagittalen, etwa 10⁰ cranial-exzentrischen Aufnahme des Schädels in einem Falle eines auf den kleinen Keilbeinflügel übergreifenden Meningioms des linken großen Keilbeinflügels (s. S. 105). Der linke große Keilbeinflügel ist verdickt und verdichtet und infolgedessen ist die Linea innominata hier kaum mehr erkennbar. Auch der kleine Keilbeinflügel ist etwas verdickt und verdichtet. Die Hyperostose ist mäßig dicht und unregelmäßig. Die Struktur ist in ihrem Bereiche vorwiegend fleckig. Die Art der Hyperostose spricht für das Bestehen eines Meningioms.

Fig. 131. Sector de una radiografía sagital del cráneo, con desplazamiento cráneo-excéntrico de 10⁰ del foco en un caso de un meningioma del ala mayor del esfenoides que ha invadido el ala menor del esfenoides. El ala mayor del esfenoides izquierdo está engrosado y de mayor densidad y, en consecuencia, la línea innominada apenas es reconocible. También el ala menor del esfenoides está medianamente aumentado de espesor y densidad. La hiperóstosis es medianamente densa e irregular. La estructura es en esta zona predominantemente en manchas. La forma de la hiperóstosis habla de la presencia de un meningioma.

Fig. 131. Section from a sagittal, approximately 10⁰ cranially eccentric view of the skull in a case of meningioma of the left greater wing of the sphenoid, extending onto its lesser wing. The left greater wing of the sphenoid is thickened and more dense, and as a result of this, the linea innominata is hardly recognizable here. The lesser wing is also thickened and more dense. The hyperostosis is slightly dense and irregular. Its structure is mainly speckled. This type of hyperostosis suggests the presence of a meningioma.

Fig. 131. Détail d'une radiographie du crâne de face le rayon étant incliné de 10⁰ en direction céphalique dans un cas d'un méningiome de la grande aile gauche du sphénoïde envahissant la petite aile du sphénoïde. La grande aile gauche du sphénoïde est épaissie et dense, il en résulte que la ligne innominée est ici à peine reconnaissable. La petite aile du sphénoïde est également légèrement épaissie et dense. L'hyperostose est peu dense et irrégulière. La structure osseuse de cette région montre un aspect surtout tacheté. Le genre de l'hyperostose parle pour l'existence d'un méningiome.

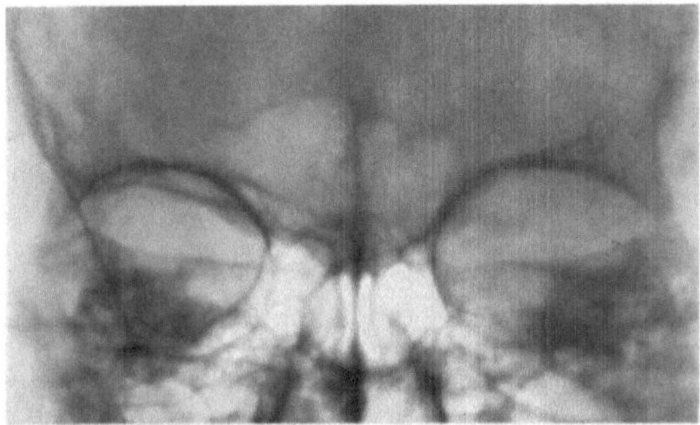

Abb. 132. Mittlerer Bereich einer sagittalen Übersichtsaufnahme des Schädels eines Falles mit
einem osteolytischen Meningiom des linken großen
Keilbeinflügels (s. S. 105). Die größere Schattendichte der linken Orbita ist durch die vermehrten
Weichteile infolge des bestehenden linksseitigen
Exophthalmus bedingt. Der linke große Keilbeinflügel ist nicht erkennbar. Infolgedessen fehlen
hier die laterale Abgrenzung der Fissura orbitalis
superior und die Linea innominata. Der linke
kleine Keilbeinflügel ist nur undeutlich erkennbar. Er ist weniger dicht als der rechte und unscharf begrenzt. Sein lateraler, dem großen Keilbeinflügel benachbarter Teil fehlt. Das sagittale
Bild ermöglicht nur die Diagnose eines auf den
kleinen Keilbeinflügel übergreifenden destruieren-
den Prozesses des großen Keilbeinflügels. Ein im
Seitenbild sichtbares, atypisches, zum großen
Keilbeinflügel ziehendes Gefäßband (s. Abb. 134)
führte zur Diagnose des Meningioms.

Fig. 132. Middle portion of a sagittal view of
the skull in a case of an osteolytic meningioma
of the left greater wing of the sphenoid. The
greater density of the left orbit is caused by an
increase of the soft tissue as a result of left-
sided exophthalmos. The left greater wing of the
sphenoid is not recognizable. Therefore the lateral border of the superior orbital fissure and the
linea innominata are missing. The left lesser
wing of the sphenoid is hardly recognizable. It
is less dense than the right and ill defined. Its
lateral part bordering on the greater wing of the
sphenoid, is missing. The sagittal view makes it
possible to diagnose a destructive process in the
greater wing of the sphenoid, extending into the
lesser wing. An atypical vascular band leading
to the greater wing of the sphenoid, which was
visible in a lateral view (cf. Fig. 134), made the
diagnosis of meningioma possible.

Fig. 132. Parte media de una radiografía sagital
panorámica del cráneo en un caso de meningioma
osteolítico del ala mayor del esfenoides izquierdo.
La mayor densidad de la órbita izquierda es
motivada por aumento de partes blandas como consecuencia de exoftalmo izquierdo. El ala mayor
del esfenoides izquierdo no se puede reconocer
En consecuencia, falta aquí la delimitación lateral
de la hendidura orbitaria superior y la línea
innominada. El ala menor del esfenoides izquierdo
solo se visualiza escasamente. Es menos denso
que el derecho e imprecisamente limitado. Su
zona vecina lateral, junto al ala mayor del
esfenoides, falta. El cuadro sagital posibilita solamente el diagnóstico de un proceso del ala
mayor del esfenoides, de carácter destructivo, que
ha invadido el ala menor del esfenoides. Una
banda vascular que se visualiza en la radiografía
de perfil, de aspecto atípico y que se dirige hacia
el ala mayor del esfenoides (véase Fig. 134) con-
dujo al diagnóstico de meningioma.

Fig. 132. Région centrale d'une radiographie du
crâne de face dans un cas d'un méningiome ostéolytique de la grande aile du sphénoïde. La densité
plus grande de l'ombre de l'orbite gauche est due
à l'accentuation des parties molles résultant de
l'exophtalmie gauche. La grande aile gauche
du sphénoïde est méconnaissable. Il en résulte
que la limite externe de la fente sphénoïdale et
de la ligne innominée font défaut. La petite aile
gauche du sphénoïde est à peine reconnaissable;
elle est moins dense que la droite et présente des
contours imprécis. Sa partie externe voisine de
la grande aile du sphénoïde fait défaut. L'image
de face ne permet de poser le diagnostic que d'une
affection ostéolytique de la grande aile du sphénoïde se développant sur la petite aile du sphénoïde. Une empreinte vasculaire atypique, visible
sur la radiographie de profil (voir Fig. 134) et
se dirigeant vers la grande aile du sphénoïde
permet de poser le diagnostic de méningiome.

Abb. 133 und Skizze. Vertiko-submentale Aufnahme der Schädelbasis in einem Falle eines linksseitigen Meningioms des großen Keilbeinflügels (s. S. 105). Linkerseits sind die normalen Konturen des großen Keilbeinflügels nicht mehr erkennbar. An ihrer Stelle sieht man den Schatten einer nach vorne-medial und hinten-lateral gut abgegrenzten Hyperostose. Legende zur Skizze: *1* Vom Jochbein gebildeter Teil der lateralen Orbitawand. *2* Vom großen Keilbeinflügel gebildeter Teil der lateralen Orbitawand. *3* Seitenwand der Kieferhöhle. *4* Vom großen Keilbeinflügel gebildete vordere Abgrenzung der mittleren Schädelgrube. *5* Unterkiefer. *6* Hintere Wand der Kieferhöhle. *2* und *4* sind links nicht zu sehen. An ihrer Stelle befindet sich die in der Skizze schraffierte Hyperostose.

Fig. 133 y esquema. Radiografía vértico-submental de la base del cráneo en un caso de meningioma del ala mayor izquierdo del esfenoides. A la izquierda no se ven ya los contornos normales del ala mayor del esfenoides. En su sitio se ve la sombra de una hiperóstosis bien limitada hacia adelante y adentro y hacia atrás y lateral. Leyendas del esquema: *1* Parte de la pared lateral de la órbita formada por el cigoma. *2* Parte de la pared lateral de la órbita formada por el ala mayor del esfenoides. *3* Pared lateral del seno maxilar. *4* Límite anterior de la fosa cerebral media formado por el ala mayor del esfenoides. *5* Maxilar inferior. *6* Pared posterior del seno maxilar. *2* y *4* no se ven a la izquierda. En su lugar se encuentra la hiperóstosis rayada en el esquema.

Fig. 133 and sketch. Vertico-submental view of the base of the skull in a case of a meningioma of the left greater wing of the sphenoid. On the left side the normal contours of the greater wing are no longer recognizable. In its place a shadow is visible caused by a hyperostosis which is well-defined antero-medially and postero-laterally. Legends for sketch: *1* The portion of the lateral wall of orbit formed by the malar bone. *2* Portion of the lateral wall of orbit formed by the larger wing of the sphenoid. *3* Lateral wall of maxillary sinus. *4* The anterior border of the middle fossa formed by the greater wing of the sphenoid. *5* Lower jaw. *6* Posterior wall of maxillary sinus. *2* and *4* are not seen on the left. The hyperostosis is in their place (hatched in the sketch).

Fig. 133 et schéma. Radiographie de la base du crâne en incidence vertico-submentale dans un cas d'un méningiome de la grande aile du sphénoïde gauche. Les contours normaux de la grande aile du sphénoïde à gauche ne sont pas reconnaissables. On distingue à leur place l'ombre d'une hyperostose bien délimitée dans sa région antérieure interne et postérieure externe. Légende du schéma: *1* Paroi externe de l'orbite formée par l'os malaire. *2* Paroi externe de l'orbite formée par la grande aile du sphénoïde. *3* Paroi externe du sinus maxillaire. *4* Limite antérieure de l'étage moyen du crâne formée par la grande aile du sphénoïde. *5* Maxillaire inférieur. *6* Paroi postérieure du sinus maxillaire. *2* et *4* ne sont pas visibles á gauche. A leur place se trouve l'hyperostose hachurée sur le schéma.

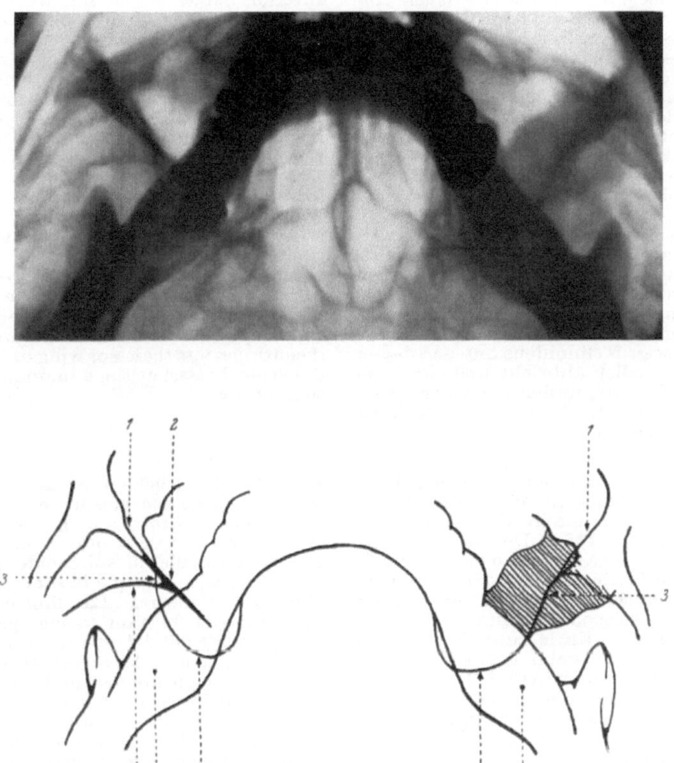

Abb. 134 und Skizze. Seitliche Ansicht der Sella turcica und ihrer Umgebung im Falle eines osteolytischen Meningioms des großen Keilbeinflügels (der gleiche Fall wie in Abb. 132) (s. S. 105). Vom filmnahen kleinen Keilbeinflügel ist nur die Spitze des Processus clinoideus anterior zu sehen. Die vom großen Keilbeinflügel gebildete vordere Abgrenzung der mittleren Schädelgrube fehlt auf der filmnahen Seite. Im Bereiche der Schläfenbeinschuppe sieht man ein breites, atypisches Gefäßband, welches im Bilde zum Teil innerhalb der Sella turcica zur Ansicht gelangt. Das Fehlen der Konturen des großen und kleinen Keilbeinflügels im Röntgenbild spricht zusammen mit dem atypischen Gefäß für das Bestehen eines Meningioms des großen Keilbeinflügels. Legende zur Skizze: *1* Kleiner Keilbeinflügel der filmfernen Seite. *2* Vom großen Keilbeinflügel gebildete vordere Abgrenzung der filmfernen mittleren Schädelgrube. *3* Boden der filmfernen mittleren Schädelgrube. *4* Boden der filmnahen mittleren Schädelgrube. Die Fortsetzung in die vordere Abgrenzung fehlt. *5* Filmferner Processus clinoideus anterior. Unmittelbar darüber liegt der filmnahe Processus clinoideus anterior, dessen oberer Kontur plötzlich abbricht und nicht, wie auf der filmfernen Seite, in den des kleinen Keilbeinflügels (*1*) übergeht. *6* Atypisches Gefäß an der Schläfenbeinschuppe.

Fig. 134 and sketch. Lateral view of sella turcica and its surroundings in a case of an osteolytic meningioma of the greater wing of the sphenoid (the same case as in Fig. 132). Only the tip of the anterior clinoid process of the lesser wing of the sphenoid nearer to the film is visible. The anterior border of the middle fossa formed by the greater wing of the sphenoid is missing on the side close to the film. A wide atypical vascular band is visible in the region of the temporal bone, which becomes partly obvious in the sella turcica. The missing contours of both wings of the sphenoid, and the atypical vessels suggest a meningioma of the greater wing of the sphenoid. Legends for sketch: *1* Lesser wing of sphenoid away from film. *2* Anterior border of middle fossa away from film, formed by the greater wing of the sphenoid. *3* Floor of middle fossa away from film. *4* Floor of middle fossa nearer film. Its continuation into the anterior border is missing. *5* Anterior clinoid process away from film. Immediately above it is the anterior clinoid process nearer film. Its upper contour ends suddenly, in contrast to the opposite side, where it continues into the lesser wing of the sphenoid (*1*). *6* Atypical vessel at the squamous portion of the temporal bone.

Fig. 134 y esquema. Radiografía lateral de la silla turca y su vecindad en un caso de meningioma osteolítico del ala mayor del esfenoides (el mismo caso de la Fig. 132). Del ala menor del esfenoides situado cerca del film solo se ve la punta de la apófisis clinoides anterior. El límite anterior de la fosa cerebral media, formada por el ala mayor del esfenoides, falta en la parte situada cerca del film. En la zona de la escama del temporal se ve un ancho trayecto vascular atípico que se ve en parte dentro de la silla turca. La falta de los contornos del ala mayor y menor del esfenoides en el cuadro radiológico dice, conjuntamente con los vasos atípicos, de la existencia de un meningioma del ala mayor del esfenoides. Leyendas del esquema: *1* Ala menor del esfenoides de la parte situada lejos del film. *2* Límite anterior de la fosa cerebral media situada lejos del film formado por el ala mayor del esfenoides. *3* Suelo de la fosa cerebral media situada lejos del film. *4* Suelo de la fosa cerebral media cerca del film. Falta la continuación hacia el límite anterior. *5* Apófisis clinoides anterior situada lejos del film. Inmediatamente por encima está la apófisis clinoides anterior situada cerca del film, cuyo contorno superior se interrumpe de pronto y que no pasa, como ocurre en el lado situado lejos del film, hacia el contorno del ala menor del esfenoides (*1*). *6* Vaso atípico a nivel de la escama del temporal.

Fig. 134 et schéma. Vue de profil de la selle turcique et de son entourage dans le cas d'un méningiome ostéolytique de la grande aile du sphénoïde (même cas que celui de la Fig. 132). De la petite aile du sphénoïde proche du film, on ne distingue plus que le sommet de l'apophyse clinoïde antérieure. La limite antérieure de l'étage moyen du crâne formée par la grande aile du sphénoïde fait défaut du côté proche du film. On distingue dans la régon de l'écaille du temporal une empreinte vasculaire large et atypique qui se projette sur l'image en partie à l'intérieur de la selle turcique. L'absence des contours de la grande et de la petite aile du sphénoïde sur la radiographie et le vaisseau atypique parlent pour l'existence d'un méningiome de la grande aile du sphénoïde. Légende du schéma: *1* Petite aile du sphénoïde du côté proche de l'ampoule. *2* Limite antérieure de l'étage moyen du crâne proche de l'ampoule, formée par la grande aile du sphénoïde. *3* Plancher de l'étage moyen du crâne proche de l'ampoule. *4* Plancher de l'étage moyen du crâne proche du film. Interruption de son dessin à sa partie antérieure. *5* Apophyse clinoïde antérieure proche de l'ampoule. Juste en-dessus se trouve l'apophyse clinoïde antérieure proche du film, dont le contour supérieur s'interrompt brusquement et ne se continue pas dans la petite aile du sphénoïde (*1*) comme dans le côté proche de l'ampoule. *6* Vaisseau atypique de l'écaille du temporal.

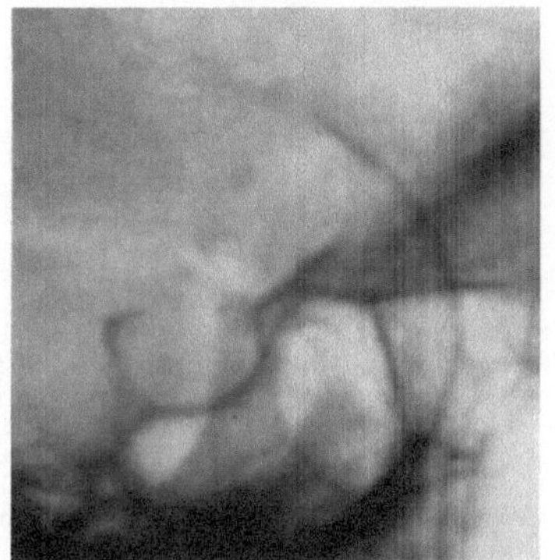

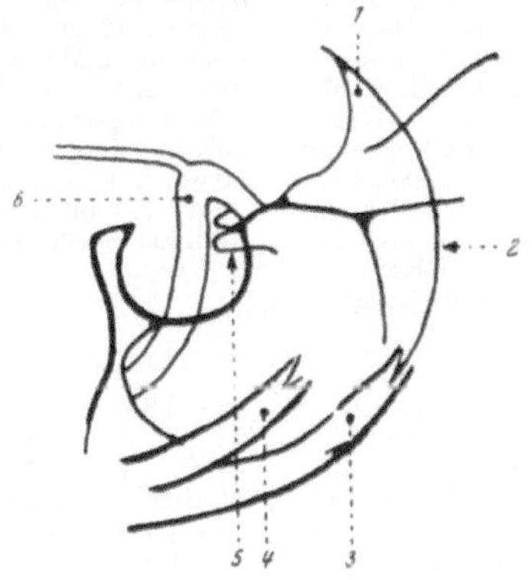

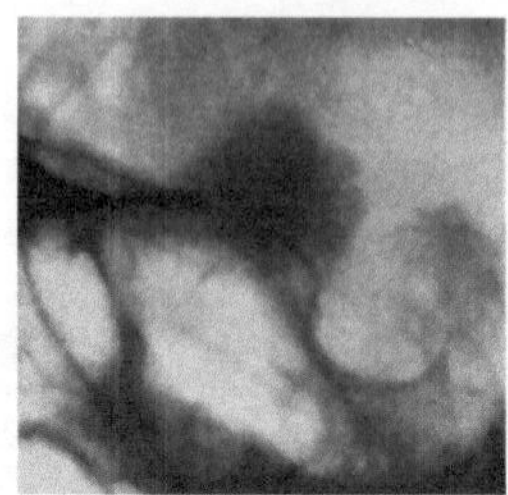

Abb. 135. Seitliche Ansicht der Sella turcica und ihrer Umgebung. Osteom am Tuberculum sellae (s. S. 106). Die Sella turcica selbst ist nicht verändert. Über dem Tuberculum sellae und den anschließenden Partien des Planum sphenoidale sieht man den dichten Schatten einer osteomartigen Knochenneubildung. Es ergibt sich bei einem derartigen Bild die Frage, ob es sich um eine Meningiomhyperostose oder ein Osteom handelt. Die außerordentliche Dichte und das Fehlen einer Struktur spricht eher für das Osteom, ohne aber für ein solches beweisend zu sein. Dagegen ist die tumorartige Form und die im hinteren Anteil kleinbuckelige Begrenzung bei einer Meningiomhyperostose unwahrscheinlich. Gegen eine solche spricht auch der feine Spalt, welcher den Knochentumor vom Tuberculum sellae bzw. Planum sphenoidale trennt. Er spricht für das vom Periost ausgehende Osteom oder für ein Osteom, das nur mit einem feinen, im Röntgenbild nicht erkennbaren Stiel mit dem Knochen verbunden ist.

Fig. 135. Radiografía lateral de la silla turca y su vecindad. Osteoma del tubérculo de la silla turca. La silla turca misma no está alterada. Por encima del tubérculo de la silla turca y las partes adyacentes del plano esfenoidal se ve la sombra densa de una neoformación ósteomatosa. Frente a un cuadro así surge la cuestión de si se trata de una hiperóstosis por meningioma o de un osteoma. La extraordinaria densidad y la falta de estructura habla más en favor de un osteoma, sin que estas características sean totalmente convincentes. Por el contrario, la forma tumoral y la delimitación saliente en la parte posterior es poco probable en hiperóstosis por meningioma. En contra de tal habla también la fina hendidura que separa al tumor óseo del tubérculo de la silla turca y, respectivamente, del plano esfenoidal. Habla en favor de un osteoma originado en el periostio o de un osteoma que está unido al hueso por un fino pedículo que no se ve en la radiografía.

Fig. 135. Lateral view of sella turcica and its surroundings. Osteoma of the tuberculum sellae. The sella turcica is unchanged. A dense shadow of osteoma-like new bone formation is visible above the tuberculum sellae and the neighbouring portion of the sphenoidal plane. Such a picture raises the question whether it is due to a hyperostosis of a meningioma or an osteoma. The extraordinary density and the absence of any structure suggests an osteoma, but does not prove it. On the other hand the tumour-like shape and small hump-like margin in its posterior portion, make a hyperostosis, due to a meningioma, unlikely. Also against it is the narrow slit, which separates the bone tumour from the tuberculum sellae and the sphenoidal plane. It suggests either an osteoma arising from the periosteum, or an osteoma, which is joint to the bone by a delicate stalk not visible in the film.

Fig. 135. Vue de profil de la selle turcique et de son entourage. Ostéome du tubercule pituitaire. La selle turcique elle-même n'est pas modifiée. En-dessus du tubercule pituitaire et des parties voisines de la lame horizontale du sphénoïde on distingue l'ombre dense d'une formation osseuse ressemblant à un ostéome. Une question se pose devant une telle image: s'agit-il de l'hyperostose d'un méningiome ou d'un ostéome? La densité extraordinaire et l'absence de structure parlent plutôt pour un ostéome, mais sans pouvoir le prouver. La forme tumorale et la limite postérieure légèrement bosselée sont peu vraisemblables pour l'hyperostose d'un méningiome. Ce qui est également le cas pour la fine fente qui sépare la tumeur osseuse du tubercule pituitaire et de la lame horizontale du sphénoïde. Ceci parle pour un ostéome dont le point de départ est le périoste ou pour un ostéome qui n'est en rapport avec l'os que par un fin pédoncule invisible sur la radiographie.

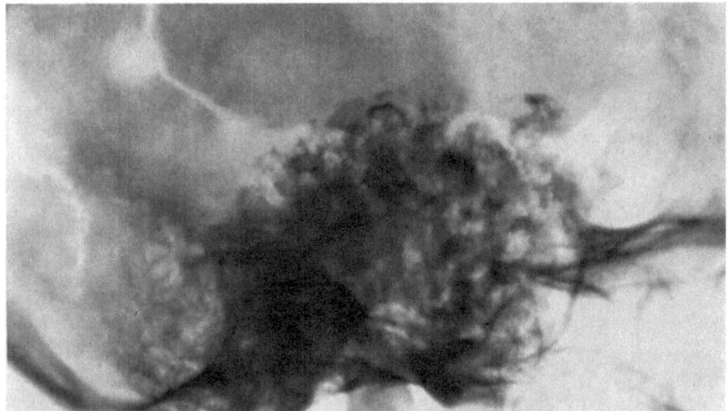

Abb. 136. Seitliche Ansicht der Schädelbasis in einem Falle eines großen, parasellaren Osteochondroms (s. S. 106). Im mittleren Teil der Schädelbasis sind die normalen Konturen derselben nicht mehr erkennbar. Man sieht in diesem Bereiche den nach oben gut abgegrenzten Schatten eines unregelmäßig strukturierten, zum großen Teil knochendichten Tumors. Die Annahme des parasellaren Ursprungs des Tumors ergab sich aus dem asymmetrischen Sitz desselben im sagittalen Bild.

Fig. 136. Radiografia lateral de la base del cráneo en un caso de un osteocondroma paraselar. En la parte media de la base del cráneo los contornos de la misma ya no son reconocibles. Se ve en esta zona una sombra bien limitada, irregularmente estructurada de un tumor en su mayor parte con densidad ósea. Como consecuencia de su localización asimétrica en la proyección sagital se deduce el origen paraselar del tumor.

Fig. 136. Lateral view of the base of skull in a case of a large, parasellar osteochondroma. In the middle portion of the base of the skull the normal contours are no longer recognizable. The shadow of a tumour, mainly of bony density, with irregular structure well-defined above is visible in this area. The assumption of the parasellar origin of the tumour is based on the asymmetrical situation of the tumour in the sagittal view.

Fig. 136. Vue de profil de la base du crâne dans un cas d'un grand ostéo-chondrome juxta-sellaire. Dans la région moyenne de la base du crâne les contours normaux ne sont plus reconnaissables On y distingue l'ombre bien délimitée vers le haut d'une tumeur à structure irrégulière et à densité en grande partie osseuse. L'origine juxta-sellaire de la tumeur fut déterminée par sa situation décentrée sur la radiographie de face.

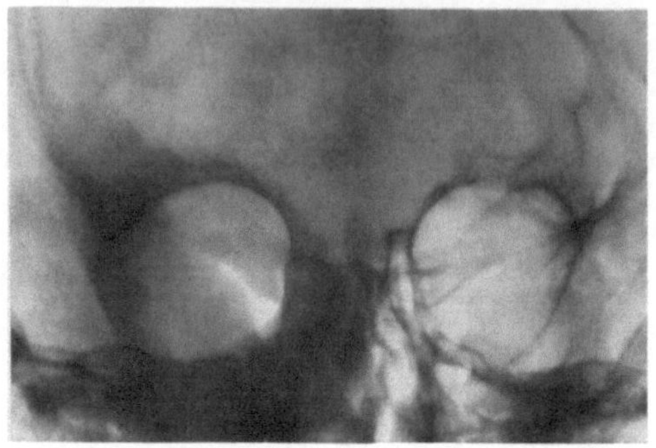

Abb. 137. Sagittale, etwa 10⁰ cranial-exzentrische Aufnahme des mittleren Teiles des Schädels eines Kindes mit idiopathischer sklerosierender Hyperostose (s. S. 106). Das ganze rechte Keilbein und Siebbein, der größte Teil des rechten Oberkiefers und der basale Teil des rechten Stirnbeines sind intensiv und gleichmäßig verdichtet. Die Natur dieser Erkrankung ist unbekannt. Möglicherweise gehört sie zum Formenkreis der fibrösen Dysplasie.

Fig. 137. Radiografía sagital, 10⁰ cráneo-excéntrica de la parte media del cráneo de un niño con hiperóstosis idiopática esclerosante. Todo el esfenoides y etmoides izquierdos, la mayor parte del maxilar superior y la base del frontal derecho, están opacificados intensa y uniformemente. La naturaleza de esta enfermedad se desconoce. Probablemente pertenezca al grupo de las displasias fibrosas.

Fig. 137. Sagittal, approximately 10⁰ cranially eccentric view of the middle portion of a child's skull with an idiopathic sclerosing hyperostosis. The whole of the right sphenoid and ethmoid bones, the major part of the right upper jaw, and the basal portion of the right frontal bone show a considerable, homogeneous increase in density. The nature of this disease is unknown. Probably it is of a type of fibrous dysplasia.

Fig. 137. Radiographie de la région centrale du crâne de face le rayon incident étant incliné d'environ 10⁰ en direction céphalique chez un enfant atteint d'une hyperostose sclérosante idiopathique. Le sphénoïde droit, l'ethmoïde droit, la plus grande partie du maxillaire supérieure droit et la partie inférieure du frontal droit montrent une condensation osseuse intense et régulière. La nature de cette affection est inconnue. Elle appartient probablement au groupe des dysplasies fibreuses.

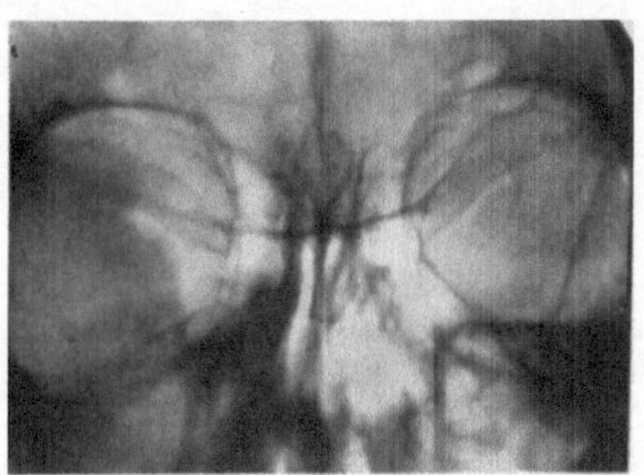

Abb. 138. Sagittale, etwa 10° cranial-exzentrische
Aufnahme des mittleren Teiles des Schädels eines
Erwachsenen mit idiopathischer sklerosierender
Hyperostose des rechten großen Keilbeinflügels
(s. S. 106). Im Gegensatz zum Falle der Abb. 137
ist die Veränderung hier auf den rechten großen
Keilbeinflügel beschränkt.

Fig. 138. Radiografía sagital, 10° cráneo-excéntrica de la parte media del cráneo en un adulto con
hiperóstosis idiopática esclerosante del ala mayor
del esfenoides. Contrariamente a lo que acontece
en el caso de la Fig. 137 la alteración está aquí
limitada al ala mayor del esfenoides.

Fig. 138. Sagittal, approximately 10° cranially
eccentric view of the middle portion of the skull
of an adult with idiopathic sclerosing hyperostosis
of the right greater wing of the sphenoid. In
contrast to the case in Fig. 137 the changes are
limited to the right greater wing of the sphenoid
only.

Fig. 138. Radiographie de la région centrale du
crâne de face le rayon incident étant incliné
d'environ 10° en direction céphalique chez un
adulte atteint d'une hyperostose sclérosante idiopathique de la grande aile du sphénoïde. Contrairement au cas de la Fig. 137, l'altération est
ici limitée à la grande aile droite du sphénoïde.

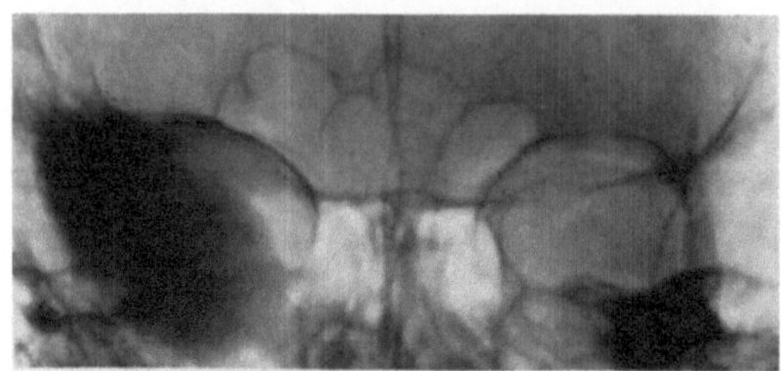

Abb. 139. Sagittale Ansicht des mittleren Teiles des Schädels in einem Falle eines Meningioms des großen Keilbeinflügels (s. S. 106). Der ganze rechte große Keilbeinflügel ist intensiv verdichtet und verdickt. Die Hyperostose ist gleichmäßig dicht, strukturlos. Sie hat große Ähnlichkeit mit der Hyperostose der Abb. 137 und 138. Die Differentialdiagnose kann, wenn sich die Hyperostose auf einen kleinen Skeletteil beschränkt, wie hier und in der Abb. 138, schwierig sein. Der Häufigkeit nach steht die Meningiomhyperostose weitaus an erster Stelle.

Fig. 139. Radiografía sagital de la parte media del cráneo en un caso de meningioma del ala mayor derecho del esfenoides. Todo el ala mayor del esfenoides está intensamente opacificado y aumentado de espesor. La hiperóstosis presenta densidad uniforme, sin estructura. Tiene gran semejanza con la hiperostosis de las Figs. 137 y 138. El diagnóstico diferencial puede ser difícil cuando la hiperostosis se circunscribe a una reducida zona del esqueleto como ocurre aquí y en la Fig. 138. Por su frecuencia hay que tener en cuenta, en primer término, la hiperostosis por meningioma.

Fig. 139. Sagittal view of the middle portion of skull in a case of a meningioma of the greater wing of the sphenoid. The whole of the right greater wing is markedly dense and thickened. The hyperostosis is homogeneously dense and structureless. It resembles greatly the hyperostosis in Figs. 137 and 138. The differential diagnosis can be difficult, when the hyperostosis is limited to a small bony area as in this case and in Fig. 138. The hyperostosis due to a meningioma is by far the most frequent.

Fig. 139. Vue de la région centrale du crâne de face dans un cas d'un méningiome de la grande aile du sphénoïde. Toute la grande aile du sphénoïde à droite est épaissie et dense. L'hyperostose présente une densité régulière et sans structure. Elle présente une grande analogie avec l'hyperostose des Fig. 137 et 138. Le diagnostic différentiel peut être difficile dans ce cas, comme dans celui de la Fig. 138, quand l'hyperostose est limitée à une petite région du squelette. L'hyperostose du méningiome est de beaucoup la plus fréquente.

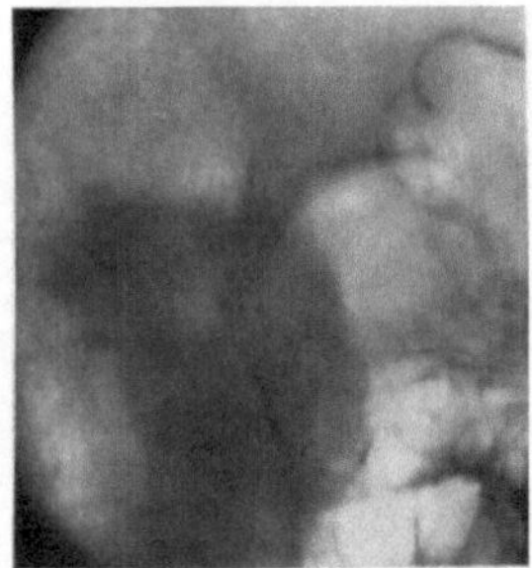

Abb. 140. Schrägansicht der Orbita im gleichen
Falle wie Abb. 139. Man sieht die mächtige
Hyperostose des *großen* Keilbeinflügels, durch
welche der Canalis opticus verdeckt wird (siehe
S. 106). Im Bereiche der Schläfengrube zeigt die
Hyperostose feine Ausstrahlungen in die Spon-
giosa ähnlich den Spicula an der Oberfläche einer
Meningiomhyperostose an der Konvexität des
Schädels. Diese Ausstrahlungen sind differential-
diagnostisch wichtig, weil sie für das Bestehen
eines Meningioms sprechen.

Fig. 140. Radiografía oblicua de la órbita del
mismo caso de la Fig. 139. Se ve la gran hiperostosis del ala mayor del esfenoides que enmascara
el canal óptico. En la zona correspondiente a la
fosa temporal la hiperóstosis muestra finas salien-
cias radiadas en la capa esponjosa, semejante a
espículas en la superficie de una hiperóstosis por
meningioma en la convexidad del cráneo. Estas
radiaciones son importantes desde el punto de
vista diagnóstico diferencial ya que hablan en favor
de la existencia de un meningioma.

Fig. 140. Oblique view of the orbit in the same
case as in Fig. 139. The optic canal is covered
by the very large hyperostosis of the greater
wing of the sphenoid. The hyperostosis in the
region of the temporal fossa has fine sunray like
projections in the spongiosa similar to the spicules
on the surface of a hyperostosis due to a meningioma at the convexity of the skull. These projections are important for differential diagnosis since
they suggest the existence of a meningioma.

Fig. 140. Radiographie oblique de l'orbite dans
le même cas que celui de la Fig. 139. On distingue
l'hyperostose imposante de la grande aile du
sphénoïde, elle cache le canal optique. Dans la
région de la fosse temporale l'hyperostose montre
de fins prolongements dans le tissu spongieux
comparables aux spicules à la surface d'un méningiome de la convexité de la voûte du crâne. Ces
prolongements sont importants pour le diagnostic
différentiel, car ils parlent pour l'existence d'un
méningiome.

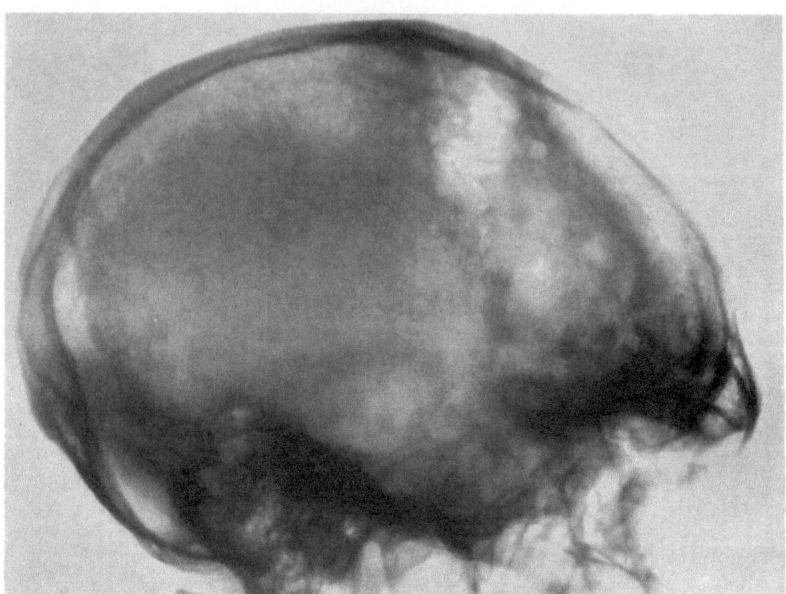

Abb. 141. Seitliche Übersichtsaufnahme des Schädels in einem Falle von fibröser Dysplasie (s. S. 107). Der seitliche Teil des Stirnbeines zeigt erhebliche Strukturveränderungen des Knochens — vorwiegend im Sinne einer Aufhellung — die nach hinten bis zur Kranznaht reichen und diese stellenweise anscheinend schon überschreiten. Die Begrenzung der Aufhellung ist teils unscharf, teils jedoch ziemlich scharf und stellenweise bogig. Fast im ganzen Bereich sieht man den der Aufhellung benachbarten Knochen etwas verdichtet. Innerhalb der Aufhellung sind vorwiegend im mittleren und unteren Anteil dichte, rundliche Kalkschatten zu sehen. Der Boden der vorderen Schädelgrube ist intensiv verdichtet. Auch der Keilbeinkörper zeigt keine normale Struktur, er ist ebenfalls verdichtet, doch weniger intensiv. Seine Struktur ist etwas unregelmäßig und unscharf und die Konturen der Keilbeinhöhle sind kaum mehr zu erkennen. Das Bild zeigt den klassischen Befund einer fibrösen Dysplasie.

Fig. 141. Radiografía lateral panorámica del cráneo en un caso de displasia fibrosa. La parte lateral del hueso frontal muestra una profunda alteración de la estructura del hueso — predominantemente en el sentido de una transparencia — que por detrás llega hasta la sutura coronal y que aparentemente la traspone en algunas partes. El límite de la transparencia es en parte poco neto, en otras partes bien nítido y en parte de forma arqueada. En casi toda la extensión se ve que el hueso vecino a la transparencia está algo más denso. Dentro de la transparencia se ven sombras cálcicas, sobre todo en la parte media e inferior; son densas y redondeadas. El suelo de la fosa cerebral anterior está intensamente opacificado. Tampoco el cuerpo del esfenoides muestra estructura normal, está algo aumentado de opacidad aunque en menor intensidad. Su estructura es algo irregular y poco precisa y los contornos del seno esfenoidal apenas se reconocen. El cuadro es el clásico de una displasia fibrosa.

Fig. 141. Lateral view of the skull in a case of fibrous dysplasia. There are considerable structural changes in the lateral portion of the frontal bone. This is mainly a translucency which extends posteriorly to the coronal suture and has apparently already transgressed in parts. The outline of the translucency is ill-defined in parts, but fairly sharp and curved in other parts. Almost the whole area of the translucency is bordered by denser neighbouring bone. Within the translucency, mainly in its middle and lower portion, there are dense, round, calcified shadows. The floor of the anterior fossa is of a marked density. The body of the sphenoid also does not show a normal structure — its density has increased, though not to the same extent. Its structure is slightly irregular and ill-defined, and the contours of the sphenoidal sinus are almost unrecognizable. This is the picture of the classical findings in fibrous dysplasia.

Fig. 141. Radiographie du crâne de profil dans un cas de dysplasie fibreuse. La partie latérale du frontal montre des altérations importantes de la structure osseuse — surtout dans le sens d'une accentuation de la transparence; elles s'étendent en arrière jusqu'à la suture fronto-pariétale et semblent même la dépasse par place. La limite de ces plages est par place imprécise, par place assez nette et parfois arrondie. Sur presque toute cette région, les plages transparentes sont entourées d'une certaine condensation de l'os voisin. A leur intérieur on distingue surtout dans la région moyenne et inférieure des calcifications rondes et denses. Le plancher de l'étage moyen du crâne montre une condensation intense. Le corps du sphénoïde ne présente pas une structure normale, il montre une certaine densité qui n'est pas considérable. Sa structure est un peu irrégulière et imprécise, les contours des sinus sphénoïdaux sont à peine visibles. L'image présente les modifications typiques d'une dysplasie fibreuse.

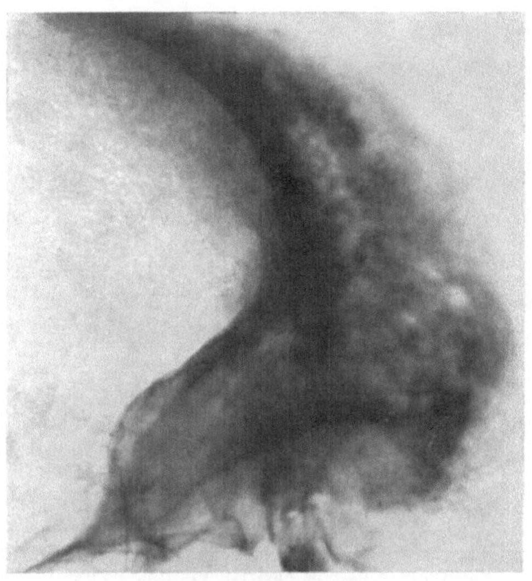

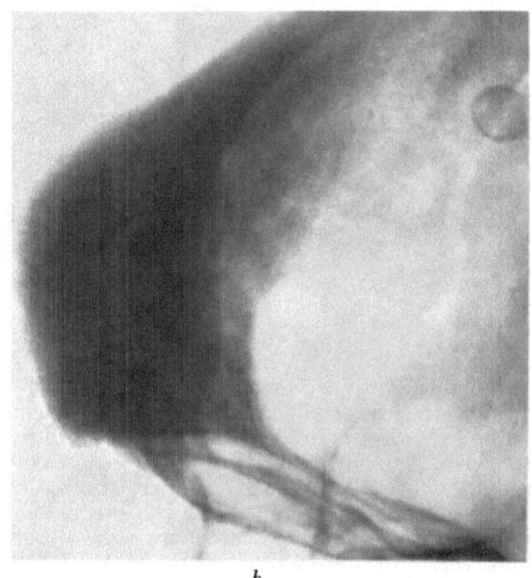

a   b

Abb. 142a und b. Beide Aufnahmen zeigen die seitliche Ansicht eines Stirnbeines mit hochgradiger Hyperostose (s. S. 107). In der Abb. a ist die Oberfläche der Hyperostose glatt. Der hyperostotische Bereich ist hier nicht gleichmäßig dicht. Die zentralen Partien sind heller und hier sieht man innerhalb des helleren Bereiches zahlreiche kleine, rundliche, sehr dichte Kalkschatten. Dieser Befund charakterisiert die fibröse Dysplasie. In der Abb. b ist die Hyperostose ziemlich gleichmäßig dicht und ihre Oberfläche ist rauh und zeigt feine Spicula. Dieser Befund spricht für das Meningiom als Ursache der Hyperostose. Der rundliche Fleckschatten, welcher hinter dem hyperostotischen Stirnbein zu sehen ist, entsprach nicht einem Artefakt, sondern einer konkrementartigen Verkalkung im Meningiom.

Fig. 142a y b. Ambas radiografías muestran la proyección lateral de un frontal con gran hiperóstosis. En la Fig. a la superficie de la hiperóstosis es lisa. La zona hiperostótica no es uniformemente densa. Las zonas centrales son más claras y aquí se ve, dentro de las zonas más claras, sombras cálcicas pequeñas, redondeadas, numerosas y muy densas. Este hallazgo caracteriza la displasia fibrosa. En la Fig. b la hiperóstosis es bastante uniformemente densa y su superficie es rugosa y muestra finas espículas. Este hallazgo habla de una hiperóstosis por meningioma. La sombra redondeada, que se ve por detrás del frontal hiperostótico, no correspondería a un artefacto sino a una calcificación de tipo concremento en el meningioma.

Fig. 142a and b. Both are lateral views of a frontal bone with severe hyperostosis. In Fig. a the surface of the hyperostosis is smooth. The hyperostotic area is not homogeneously dense. There are numerous, small, round, very dense calcified shadows within the more translucent central portions. This is diagnostic of fibrous dysplasia. In Fig. b the hyperostosis is fairly homogeneous in its density, its surface is rough and shows fine spicules. This finding suggests a meningioma as a cause of the hyperostosis. The round speckled shadows, which are seen behind the hyperostotic frontal bone, are not due to an artefact, but due to calcification within the meningioma.

Fig. 142a et b. Les deux radiographies montrent une vue du frontal de profil avec une hyperostose considérable. La surface de l'hyperostose est à l'emporte-pièce sur la Fig. a. La densité de l'hyperostose n'est ici pas régulière. Les parties centrales sont plus transparentes et présentent à leur intérieur de multiples petites calcifications rondes très denses. Ces altérations sont caractéristiques de la dysplasie fibreuse. La densité de l'hyperostose de la Fig. b est assez régulière, mais sa surface est rugueuse et montre de fins spicules. Ces altérations correspondent à une hyperostose due à un méningiome. La tache ronde visible derrière l'hyperostose frontale n'est pas due à un artefact, mais bien à une calcification dans le méningiome.

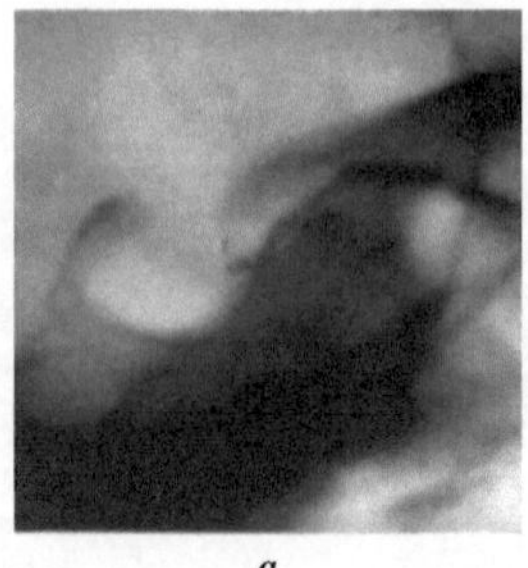 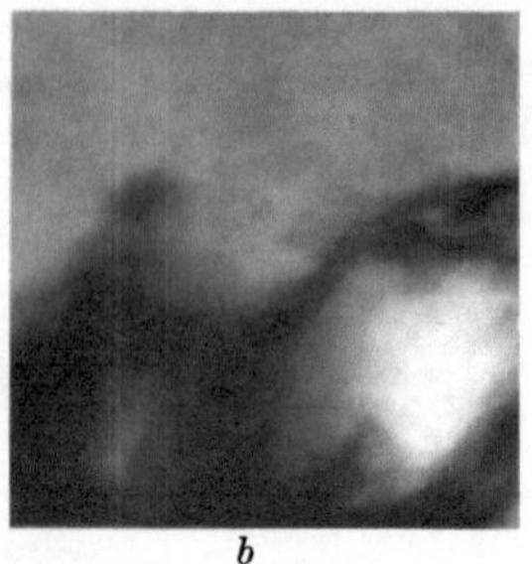 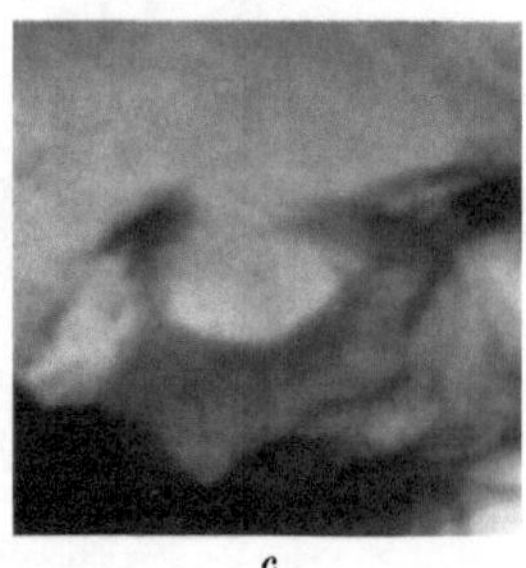

a   *b*   *c*

Abb 143a bis c. Seitliche Ansicht der Sella turcica in drei Fällen von Hyperostose im Bereiche des Keilbeinkörpers (s. S. 107). Im Falle der Abb. a betrifft die Hyperostose den vorderen und mittleren Teil des Keilbeinkörpers, den Bereich der Keilbeinhöhle. Der hintere Teil ist nicht verändert. Die Grenze zwischen dem veränderten und unveränderten Bereich ist deutlich. Dieser Befund spricht für eine Lues. Im Falle der Abb. b betrifft die Hyperostose vorwiegend den hinteren Teil des Keilbeinkörpers einschließlich des Dorsum sellae. Die Hyperostose ist sehr dicht, ihre Oberfläche ist glatt und zum Teil buckelig, so insbesondere im Bereiche der Sella turcica. Dieser Befund spricht für eine osteoplastische Metastase eines Prostatacarcinoms. Im Falle der Abb. c betrifft die Hyperostose den ganzen Bereich des Keilbeinkörpers einschließlich der Sella turcica. Die Hyperostose ist nicht so dicht wie in den beiden anderen Fällen und die Konturen des Knochens sind etwas unregelmäßig, wodurch die Sella turcica auch leicht deformiert erscheint. Dieser Befund spricht für eine Meningiomhyperostose.

Fig. 143a to c. Lateral view of sella turcica in three cases of hyperostosis in the region of the body of the sphenoid. In Fig. a there is a hyperostosis of the anterior and middle portion of the body of the sphenoid bone in the area of the sphenoidal sinus. The posterior part is unchanged. The borderline between the changed and unchanged areas is clearly visible. This finding suggests syphilis. In case b the hyperostosis is mainly in the posterior part of the body of the sphenoid and includes the dorsum sellae. It is very dense and its surface is smooth, partly humped especially in the region of the sella turcica. This finding suggests an osteoblastic metastasis from a prostatic carcinoma. In case c the hyperostosis involves the whole area of the sphenoid body including the sella turcica. It is not as dense as in the other two cases and the contours of the bone are slightly irregular, which makes the sella turcica appear slightly deformed. This finding suggests a hyperostosis due to a meningioma.

Fig. 143a hasta c. Radiografía lateral de la silla turca en tres casos de hiperóstosis en la zona correspondiente al cuerpo del esfenoides. En el caso de la Fig. a la hiperóstosis interesa la parte media y anterior del cuerpo del esfenoides, la zona del seno esfenoidal. La parte posterior no está alterada. El límite entre zona alterada y la normal es bien neto. Este hallazgo habla en favor de una lues. En el caso de la Fig. b la hiperóstosis interesa predominantemente la parte posterior del cuerpo del esfenoides, inclusive el dorso de la silla turca. La hiperóstosis es muy densa, su superficie es lisa y en parte con elevaciones, asi, sobre todo, en la región correspondiente a la silla turca. Este hallazgo habla de una metástasis obsteoplástica de un carcinoma de próstata. En el caso de la Fig. c la hiperóstosis comprende toda la zona del cuerpo del esfenoides, inclusive la silla turca. La hiperóstosis no es tan densa como en los otros dos casos y los contornos del hueso son un poco irregulares por lo cual la silla turca aparece levemente deformada. Este hallazgo habla en favor de una hiperóstosis por meningioma.

Fig. 143a à c. Vue de profil de la selle turcique dans trois cas d'hyperostose de la région du corps du sphénoïde. Dans le cas de la Fig. a l'hyperostose atteint la partie antérieure et moyenne du corps du sphénoïde, la région du sinus sphénoïdal. La partie postérieure n'est pas modifiée. La limite entre ces deux parties est très nette. Ces altérations parlent pour une syphilis. Dans le cas de la Fig. b l'hyperostose atteint surtout la région postérieure du corps du sphénoïde et la lame quadrilatère. L'hyperostose est très dense, sa surface est à l'emporte-pièce et en partie bosselée, tout particulièrement dans la région de la selle turcique. Ces altérations parlent pour des métastases ostéoplastiques d'un cancer de la prostate. Dans le cas de la Fig. c l'hyperostose atteint tout le corps du sphénoïde y compris la selle turcique. La densité de l'hyperostose n'est pas aussi prononcée que dans les deux autres cas, et les contours osseux sont un peu irréguliers, si bien que la selle turcique parait légèrement déformée. Ces altérations parlent pour l'hyperostose d'un méningiome.

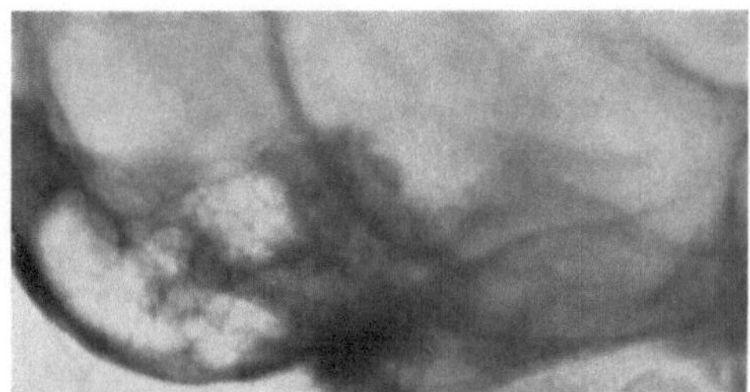

Abb. 144. Halb-sagittale Ansicht des Schläfenbeines in einem Falle einer etwas atypischen Usur
durch ein Neurinom des Nervus acusticus (siehe
S. 109). Infolge der Knochenusur sind die Konturen des inneren Gehörganges nicht mehr erkennbar. Auch die obere Pyramidenkante ist
spitzenwärts vom oberen Bogengang in einem
größeren Bereich zerstört. Ebenso ist der kompakte Labyrinthkern schon etwas usuriert. Die
Usur zeigt unregelmäßige Grenzen. Dieser Umstand hatte zusammen mit der Usur des Labyrinthkernes zur irrigen Annahme einer Metastase
geführt.

Fig. 144. Radiografía semi-sagital del temporal
en un caso de una usura algo atípica causada por
un neurinoma del nervio acústico. Como consecuencia de la usura ósea ya no se reconocen los
contornos del conducto auditivo interno. También el borde superior del peñasco está destruído
en un amplio sector, hacia su vértice. El núcleo
laberíntico compacto también está algo usurado.
La usura muestra límites irregulares. Esta circunstancia, conjuntamente con la usura del núcleo
laberíntico, había hecho aceptar erróneamente
una metástasis.

Fig. 144. Half-sagittal view of the temporal bone
in a case of slightly atypical erosion due to a
neurofibroma of the acoustic nerve. The contours
of the inner auditory canal are no longer recognizable because of bone erosion. The upper edge
of the petrous bone is also destroyed over a large
area from the upper semicircular canal towards
the tip. The compact osseous labyrinth is already
slightly eroded. The erosion has an irregular
outline. This finding and the erosion of the
osseous labyrinth can lead to the erroneous diagnosis of a metastasis.

Fig. 144. Vue du temporal en incidence occipito-
zygomatique dans un cas d'une érosion un peu
atypique d'un neurinome de l'acoustique. Les
contours du conduit auditif interne sont méconnaissables en raison de l'érosion osseuse. Le bord
supérieur du rocher est détruit sur une longue
distance entre le canal semicirculaire supérieur
et le sommet, le noyau labyrinthique compact est
déjà un peu érodé. L'érosion présente des contours irréguliers. Ces deux dernières particularités avaient incité à poser le diagnostic de métastases, qui était erroné.

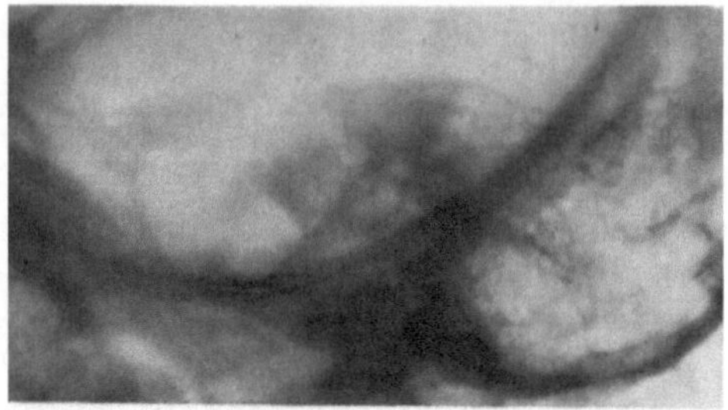

Abb. 145. Halb-sagittale Aufnahme des Schläfenbeines in einem Falle von Neurinom des Nervus
acusticus (s. S. 109). Es besteht ein ausgedehnter, ziemlich glatt begrenzter Defekt im Bereiche
der Pyramidenspitze, in welchen die Wände des
inneren Gehörganges mit einbezogen sind. Ein
kleiner Rest der Pyramidenspitze ist noch erhalten. Die Schnecke ist nicht zerstört, sondern
ragt in den Defekt hinein.

Fig. 145. Radiografía semi-sagital del temporal
en un caso de neurinoma del nervio acústico. Hay
un defecto extenso, bastante bien limitado, en
la región de la punta del peñasco, proceso en el
cual participan también las paredes del conducto
auditivo interno. Todavía se conserva un reducido resto de la punta del peñasco. El caracol no
está destruído sino que emerge en el defecto.

Fig. 145. Half-sagittal view of temporal bone in
the case of a neurofibroma of the acoustic nerve.
A large fairly well-defined defect is visible in the
region of the tip of the petrous bone and has
already extended into the walls of the inner
auditory canal. A small part of the tip of the
petrous bone still remains. The cochlea is not
destroyed, but protrudes into the defect.

Fig. 145. Radiographie du temporal en incidence
occipito-zygomatique dans un cas d'un neurinome
de l'acoustique. Le sommet du rocher présente
une érosion importante assez bien délimitée, elle
atteint également les parois du conduit auditif
interne. Seul un vestige du sommet du rocher
persiste. Le limaçon n'est pas détruit, il se projette dans l'érosion.

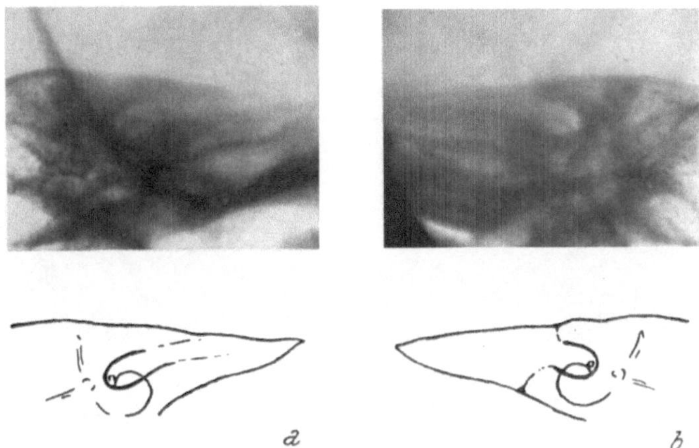

Abb. 146a und b und Skizzen. Halb-sagittale Aufnahme beider Schläfenbeine in einem Falle von Neurinom des Nervus acusticus (s. S. 110). Die Abb. a entspricht der gesunden, die Abb. b der Seite des Tumors. Vergleicht man auf beiden Seiten die obere und untere Begrenzung des inneren Gehörganges, so sieht man, wie es auch die Skizzen veranschaulichen, daß dieselbe auf der Seite des Tumors kürzer ist als auf der Gegenseite und dort in einen atypischen Kontur übergeht, der im Bogen nach oben bzw. nach unten verläuft. Es liegt also eine nur geringe Usur des Einganges des inneren Gehörganges vor, obwohl es sich um einen großen Tumor gehandelt hatte.

Fig. 146a y b y esquemas. Radiografía semi-sagital de ambos temporales en un caso de neurinoma del nervio acústico. La Fig. a corresponde a la parte normal y la b al lado del tumor. Si se comparan en ambas radiografías los límites superior e inferior del conducto auditivo interno, se comprueba, tal cual lo reproducen también los esquemas, que estos son más cortos del lado del tumor de lo que ocurre del otro lado y que en el primer caso se pierden en un contorno atípico que corre en arco hacia arriba y, respectivamente, hacia abajo. Se trata por lo tanto solamente de una discreta usura del conducto auditivo interno, a pesar de que se trató de un tumor grande.

Fig. 146a and b and sketches. Half-sagittal view of both temporal bones in a case of neurofibroma of the acoustic nerve. Fig. a shows the healthy side, Fig. b the side with the tumour. Comparing, on both sides, the upper and lower margins of the internal auditory canal, it becomes apparent that they are shorter on the tumour side, than on the opposite. This is also shown in the sketches. On the tumour side the margin develops an atypical contour, which runs in a curve upwards and downwards. There is only slight bone erosion of the entry into the inner auditory canal despite the large size of the tumour.

Fig. 146a et b et schémas. Radiographies des temporaux en incidence occipito-zygomatique dans un cas d'un neurinome de l'acoustique. La Fig. a concerne le côté sain, la Fig. b le côté de la tumeur. Si l'on compare des deux côtés la limite supérieure et la limite inférieure du conduit auditif interne, on remarque, comme les schémas le mettent également en évidence, qu'elles y sont plus courtes du côté de la tumeur que de l'autre côté, où elles montrent un contour atypique à convexité supérieure respectivement inférieure. Il n'y a donc qu'une érosion minime de l'entrée du conduit auditif interne, bien qu'il s'agisse d'une tumeur importante.

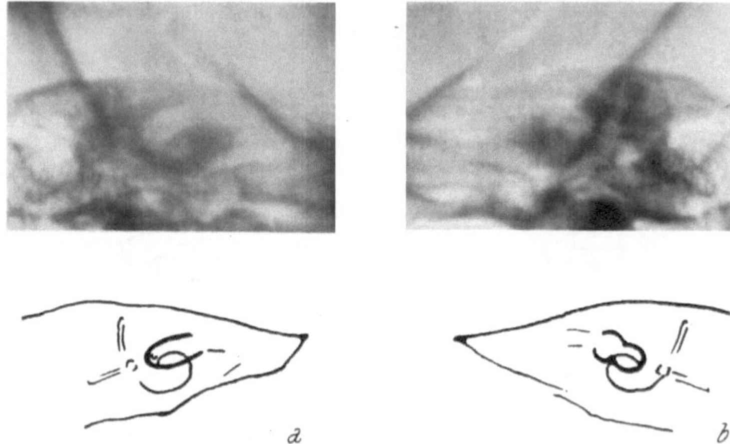

Abb. 147a und b und Skizzen. Halb-sagittale Aufnahme beider Schläfenbeine in einem Falle von Neurinom des Nervus acusticus (s. S. 110). Die Abb. a entspricht der gesunden, die Abb. b der Seite des Tumors. Vergleicht man auf beiden Seiten die Begrenzung des inneren Gehörganges, so sieht man, daß auf der Seite des Tumors der Eingang desselben in skizzierter Weise erweitert ist.

Fig. 147a y b y esquemas. Radiografía semi-sagital de ambos temporales en un caso de neu-rinoma del nervio acústico. La Fig. a corresponde al lado normal, la Fig. b al lado del tumor. Si se comparan de ambos lados los límites del con-ducto auditivo interno, se ve que del lado del tumor el orificio de entrada del mismo está dila-tado como lo muestra el esquema.

Fig. 147a and b and sketches. Half-sagittal view of both temporal bones in a case of neurofibroma of the acoustic nerve. Fig. a corresponds to the healthy, Fig. b to the side with the tumour. Comparing the outlines of the internal auditory canal on both sides, it is apparent, that the meatus has been enlarged on the side of the tu-mour, in a manner which is shown in the sketch.

Fig. 147a et b et schémas. Radiographies des tem-poraux en incidence occipito-zygomatique dans un cas de neurinome de l'acoustique. La Fig. a concerne le côté sain, la Fig. b le côté de la tumeur. Si l'on compare des deux côtés les con-tours du conduit auditif interne, on voit que l'entrée du conduit est élargie du côté de la tumeur, comme l'indique le schéma.

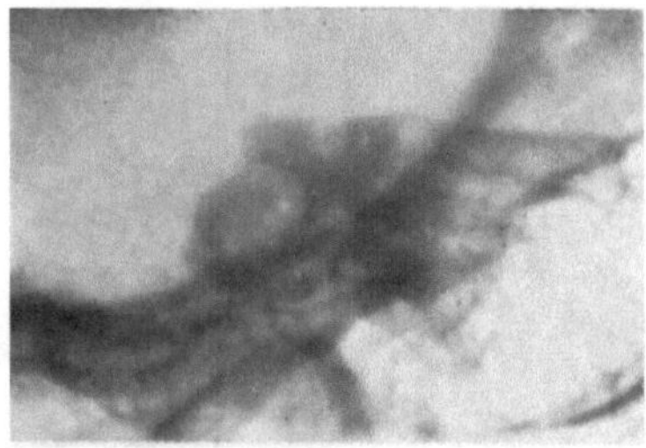

Abb. 148. Halb-sagittale Aufnahme des Schläfen-beines im Falle einer Metastase eines Mamma-carcinoms in der Pyramidenspitze (s. S. 110). Es besteht ein vollständiger Defekt der Pyramiden-spitze. Der Defekt zeigt eine ziemlich scharfe, jedoch unregelmäßige Begrenzung. Der obere und laterale Kontur des inneren Gehörganges ist noch gut zu sehen. Der untere Kontur desselben ist nicht mehr erkennbar.

Fig. 148. Radiografía semi-sagital del temporal en un caso de metástasis de un carcinoma de mama en la punta del peñasco. Hay un defecto total de la punta del peñasco. El defecto muestra un límite bastante preciso aunque irregular. El contorno superior y lateral del conducto auditivo interno puede verse aún bien. El contorno in-ferior del mismo ya no se reconoce.

Fig. 148. Half-sagittal view of temporal bone in a case of metastasis from cancer of the breast in the tip of the petrous bone. There is complete destruction of the tip of the petrous bone. The defect shows an irregular, but fairly well defined outline. The upper and lateral contour of the internal auditory canal is well seen. The lower contour is no longer recognizable.

Fig. 148. Radiographie du temporal en incidence occipito-zygomatique dans un cas d'une métas-tase d'un cancer du sein au sommet du rocher. Ce dernier présente une érosion totale. Cette érosion montre des contours assez précis mais pourtant irréguliers. Le contour supérieur et le contour externe du conduit auditif interne sont encore bien visibles. Le contour inférieur n'est plus reconnaissable.

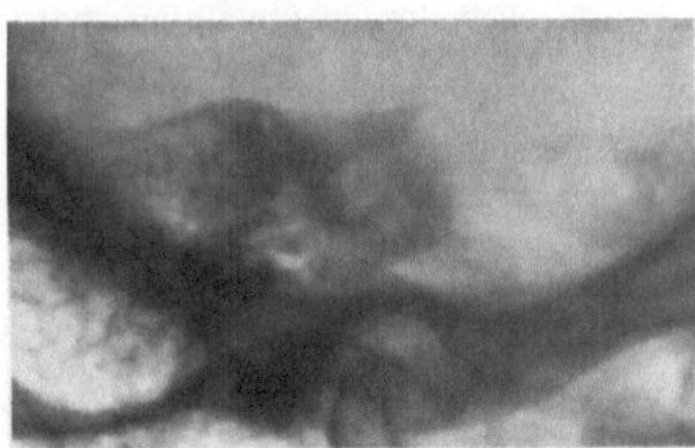

Abb. 149. Halb-sagittale Aufnahme eines Schläfen-beines im Falle eines Meningioms des Kleinhirn-brückenwinkels (s. S. 110). Die Pyramidenspitze ist fast zur Gänze zerstört. Nur von der Spitze selbst ist noch ein kleiner Rest erkennbar. Der innere Gehörgang ist intakt. Der Defekt zeigt eine ziemlich glatte, regelmäßige Begrenzung. Die obere Pyramidenkante ragt spornartig etwas über den Defekt vor.

Fig. 149. Radiografía semi-sagital de un hueso temporal en un caso de meningioma del ángulo ponto-cerebeloso. La punta del peñasco está casi totalmente destruída. Solamente puede recono-cerse un reducido resto de la punta. El conducto auditivo interno está intacto. El defecto muestra un límite regular, bastante liso. El borde superior del peñasco emerge a manera de un espolón, algo por encima del defecto.

Fig. 149. Half-sagittal view of temporal bone in a case of meningioma at the cerebello-pontine angle. The tip of the petrous bone is almost completely destroyed, and only a small remnant is left. The internal auditory canal is intact. The defect shows a fairly smooth, regular outline. The upper edge of the petrous bone protrudes in a point-like fashion over the defect.

Fig. 149. Radiographie du temporal en incidence occipito-zygomatique dans un cas d'un ménin-giome de l'angle ponto-cérébelleux. Le sommet du rocher est presqu'entièrement détruit. Seul un petit reste est encore reconnaissable. Le con-duit auditif interne est intact. L'érosion montre des contours assez précis et réguliers. La crête supérieure du rocher forme un éperon au-dessus de l'érosion.

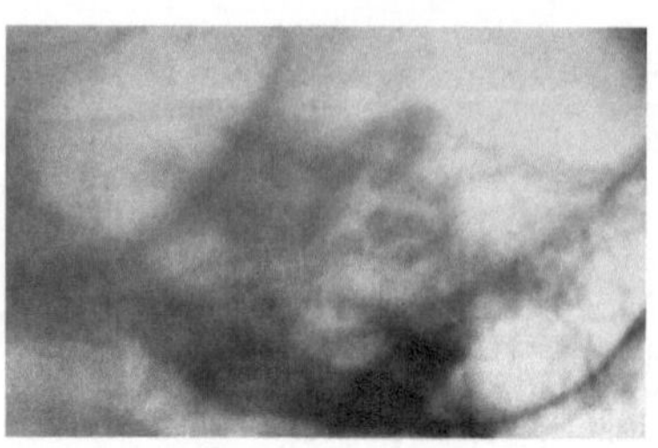

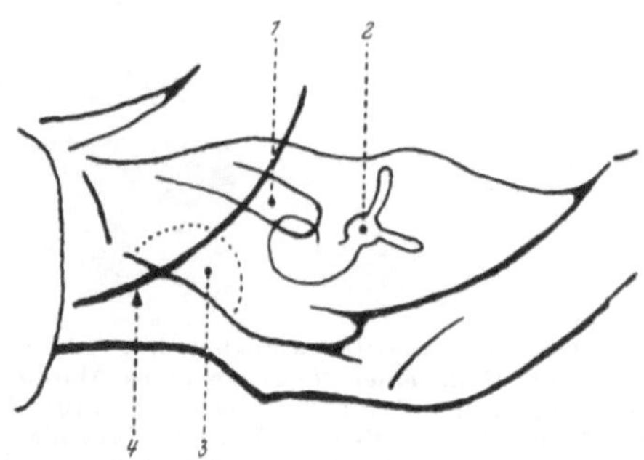

Abb. 150 und Skizze. Halb-sagittale Aufnahme des Schläfenbeines im Falle eines Meningioms des Kleinhirnbrückenwinkels (s. S. 110). Im unteren Anteil der Pyramidenspitze sieht man — unten-medial vom inneren Gehörgang und gekreuzt vom Schatten der Crista occipitalis interna des Hinterhauptbeines — eine längsovale Aufhellung. Sie entspricht einer Usur der hinteren Pyramiden-kante an dieser Stelle. Würde sie dem Canalis caroticus entsprechen, so müßte sie bis zur Spitze der Pyramide reichen, was aber nicht der Fall ist. Würde diese Aufhellung einer gesunden peri-tubaren Zelle entsprechen, so müßte sie wegen des Luftgehaltes derselben heller sein und auch eine bessere Abgrenzung aufweisen. Eine kranke Zelle könnte so aussehen, doch kommt eine solche im Hinblick auf die normale Beschaffenheit des pneumatischen Systems des Warzenfortsatzes nicht in Frage. Legende zur Skizze: *1* Innerer Gehörgang. *2* Vestibulum. *3* Usur an der hin-teren Kante der Pyramide. *4* Crista occipitalis interna.

Fig. 150 and sketch. Half-sagittal view of the temporal bone in a case of meningioma of the cerebello-pontine angle. There is an oval trans-lucency in the lower portion of the tip of the petrous bone. This lies medially and below the internal auditory canal, and is crossed by the shadow of the internal occipital crest of the occipital bone. It is due to bone erosion of the posterior edge of the petrous bone in this position. If it were to correspond to the carotid canal, then the tip of the petrous bone would have been reached, which is not the case. If the trans-lucency corresponded to a healthy peritubar cell, it would be much more translucent, because of its air content, and it would also show a more definite outline. A diseased cell could have this appearance, but it would be unlikely in view of the normal appearance of the mastoid cells. Le-gends for sketch: *1* Internal auditory canal. *2* Vestibule. *3* Erosion of the posterior edge of the petrous bone. *4* Internal occipital crest.

Fig. 150 y esquema. Radiografía semi-sagital del temporal en el caso de un meningioma del ángulo ponto-cerebeloso. En la parte inferior de la punta del peñasco se ve — por debajo y por dentro del conducto auditivo interno y cruzada por la sombra de la cresta occipital interna del occipital — una transparencia ovoide alargada. Corresponde a una usura del borde posterior del peñasco en este sitio. Si correspondiera al canal óptico debería llegar hasta la punta del peñasco, lo que no ocurre. Si esta transparencia correspondiera a una celda peritubaria normal debería ser más clara como consecuencia de su contenido aéreo y mostrar, además, mejores límites. Una celda enferma podría tener este aspecto pero no puede aceptárselo teniendo en cuenta el aspecto normal del sistema neumático de la apófisis mastoides. Leyendas del esquema: *1* Conducto auditivo interno. *2* Vestíbulo. *3* Usura en el borde poste-rior del peñasco. *4* Cresta occipital interna.

Fig. 150 et schéma. Radiographie du temporal en incidence occipito-zygomatique dans un cas d'un méningiome de l'angle ponto-cérébelleux. A la partie inférieure du sommet du rocher on dis-tingue une lacune ovalaire allongée — le conduit auditif interne est supérieur et externe; l'ombre de la crête occipitale interne croise cette partie inférieure du rocher. — La lacune correspond à une érosion de cette partie de la crête postérieure du rocher. Si elle correspondait au canal caro-tidien elle devrait s'étendre jusqu'au sommet du rocher, ce qui n'est pas les cas. Si cette lacune correspondait à une cellule du voisinage de la trompe elle devrait être plus claire en raison de sa pneumatisation et présenter des limites plus précises. Une cellule malade pourrait avoir cet aspect, mais on ne peut prendre cette hypothèse en considération, si l'on tient compte de la pneu-matisation normale de l'apophyse mastoïde. Légende du schéma. *1* Conduit auditif interne. *2* Vestibule. *3* Erosion de la crête postérieure du rocher. *4* Crête occipitale interne.

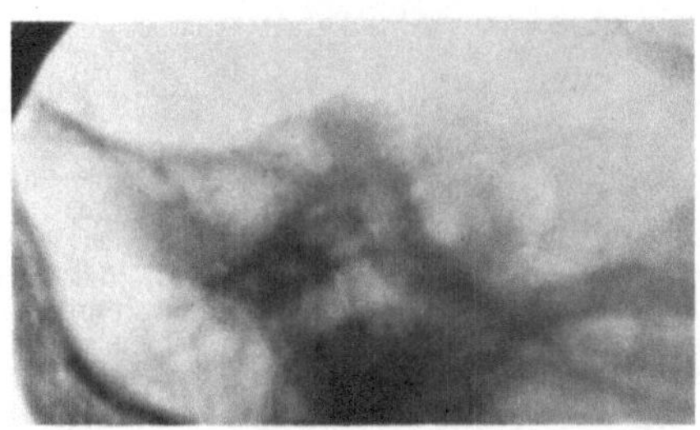 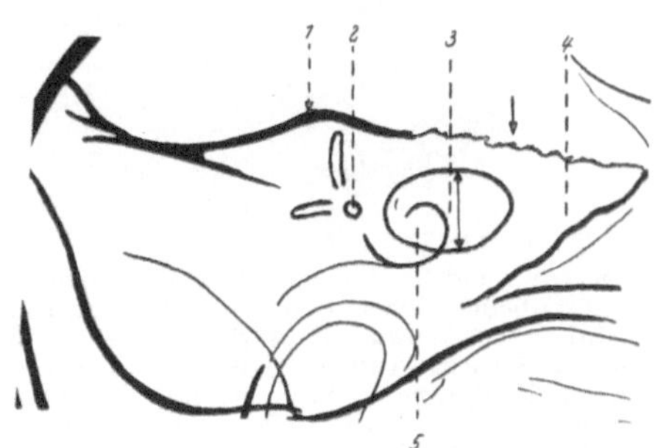

Abb. 151 und Skizze. Halb-sagittale Aufnahme des Schläfenbeines im Falle eines Meningioms des Tentorium (s. S. 110). Die obere Pyramidenkante ist von der Gegend der Eminentia arcuata bis fast zur Pyramidenspitze aufgerauht und undeutlich. Die Pyramidenspitze ist aufgehellt und zeigt eine vergröberte, unregelmäßige Struktur. Der innere Gehörgang ist — sekundär durch Liquorstauung — erweitert. Die starke Aufhellung im Bereich der Pars mastoidea ist durch einen vorgelagerten Sinus sigmoideus bedingt. Legende zur Skizze: *1* Eminentia arcuata. *2* Vestibulum. *3* Innerer Gehörgang. *4* Pyramidenspitze, der Pfeil weist auf die usurierte obere Pyramidenkante. *5* Schnecke.

Fig. 151 y esquema. Radiografía semi-sagital del temporal en un caso de meningioma de la tienda. El borde superior del peñasco está usurado y poco preciso desde la región de la eminencia arcuata hasta casi la punta del peñasco. La punta del peñasco es más clara y muestra estructura grosera e irregular. El conducto auditivo interno está-como consecuencia de éxtasis de líquido dilatado. La intensa transparencia en la zona mastoidea está condicionada por un seno sigmodeo antepuesto. Leyendas del esquema: *1* Eminencia arcuata. *2* Vestíbulo. *3* Conducto auditivo interno. *4* Punta del peñasco; la flecha señala el borde superior del peñasco usurado. *5* Caracol.

Fig. 151 and sketch. Half-sagittal view of the temporal bone in a case of a meningioma of the tentorium. The upper edge of the petrous bone is rough and indistinct in the region from the eminentia arcuata almost to the tip of the petrous bone. The tip of the petrous bone is more translucent and shows a coarse irregular structure. The internal auditory canal is enlarged secondary to a blockage of fluid. The marked translucency in the region of the mastoid portion is caused by a forward projection of the sigmoid sinus. Legends for sketch: *1* Eminentia arcuata. *2* Vestibule. *3* Internal auditory canal. *4* Tip of the petrous bone. The arrow points to the upper eroded edge of the petrous bone. *5* Cochlea.

Fig. 151 et schéma. Radiographie du temporal en incidence occipito-zygomatique dans un cas d'un méningiome de la tente du cervelet. La crête supérieure du rocher depuis la région de l'eminentia arcuata jusqu'à la région proche du sommet est effrangée et imprécise. Le sommet du rocher est plus clair et montre une structure grossière et irrégulière. Le conduit auditif interne est élargi secondairement par la stase du liquide céphalo-rachidien. La lacune importante dans la région de la portion mastoïdienne est due à l'anté-position du sinus sigmoïde. Légende du schema: *1* Eminentia arcuata. *2* Vestibule. *3* Conduit auditif interne. *4* Sommet du rocher — la flèche montre l'érosion de la crête supérieure du rocher. *5* Limaçon.

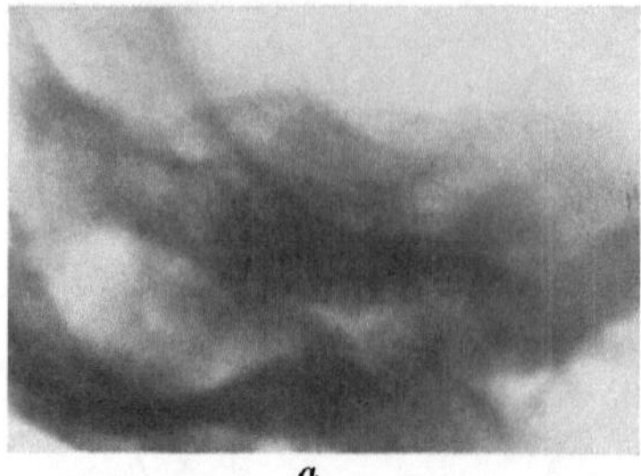

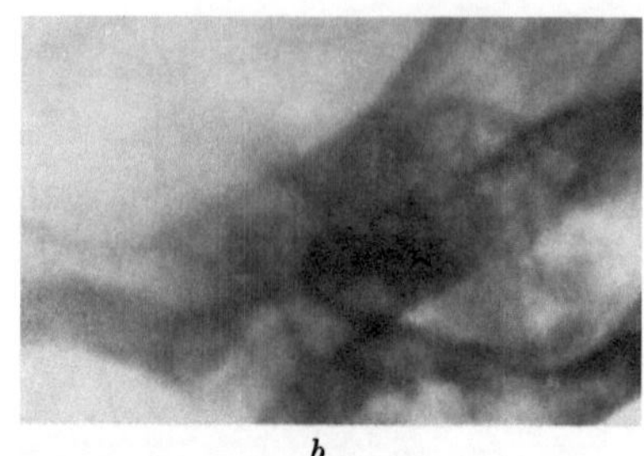

a   b

Abb. 152a und b. Halb-sagittale Aufnahmen der Schläfenbeine in einem Falle eines Meningioms des Kleinhirnbrückenwinkels (s. S. 110). a Gesunde Seite, b Seite des Tumors. Die Aufnahme b zeigt die ganze Pyramidenspitze auffallend strahlendurchlässig. Sonst zeigt sie keine Veränderungen. Auch der innere Gehörgang ist normal. Bei der Obduktion war der Tumor in der hinteren und mittleren Schädelgrube zu sehen und die Pyramidenspitze war vom Tumor durchwachsen.

Fig. 152 a y b. Radiografía semi-sagital del temporal en un caso de meningioma del ángulo ponto-cerebeloso. a Lado normal, b lado del tumor. La radiografía b muestra la punta del peñasco llamativamente transparente. Por lo demás no muestra ninguna alteración. También el conducto auditivo interno es normal. En la autopsia se reveló que el tumor se veía en la fosa cerebral posterior y media y que la punta del peñasco estaba invadida por el tumor.

Fig. 152a and b. Half-sagittal views of the temporal bones in a case of a meningioma of the cerebello-pontine angle. Fig. a is the normal side, Fig. b the side of the tumour. Fig. b shows that the whole of the tip of the petrous bone is markedly translucent. Apart from this, there are no changes. The internal auditory canal is also normal. Necropsy showed the tumour in the posterior and middle fossa and the tip of the petrous bone penetrated by it.

Fig. 152a et b. Radiographies des temporaux en incidence occipito-zygomatique dans un cas d'un méningiome de l'angle ponto-cérébelleux, a côté sain, b côté de la tumeur. La radiographie b montre que tout le sommet du rocher présente une transparence plus grande, elle ne montre pas d'autres modifications. Le conduit auditif interne est également normal. L'autopsie montra la tumeur dans l'étage moyen et l'étage postérieur du crâne, elle envahissait le sommet du rocher.

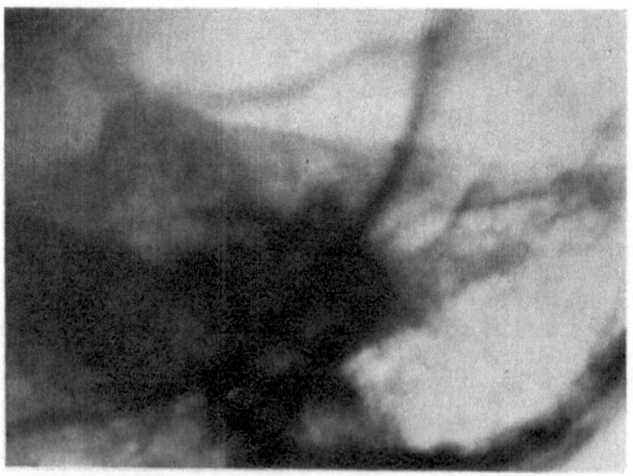

Abb. 153. Halb-sagittale Aufnahme des Schläfenbeines in einem Falle von Meningiom (s. S. 110). Die Pyramidenspitze ist verdickt und verdichtet und zeigt eine unregelmäßige, vergröberte Struktur. Der innere Gehörgang ist nicht erweitert.

Fig. 153. Radiografía semi-sagital del temporal en un caso de meningioma. La punta del peñasco está mas gruesa y más opaca y muestra una estructura irregular y grosera. El conducto auditivo interno no está dilatado.

Fig. 153. Half-sagittal view of the temporal bone in a case of a meningioma. The tip of the petrous bone is thickened and more dense and shows an irregular, coarsened structure. The internal auditory canal is not enlarged.

Fig. 153. Radiographie du temporal en incidence occipito-zygomatique dans un cas de méningiome. Le sommet du rocher montre une structure irrégulière et grossière, il est dense et épaissi. Le conduit auditif interne n'est pas élargi.

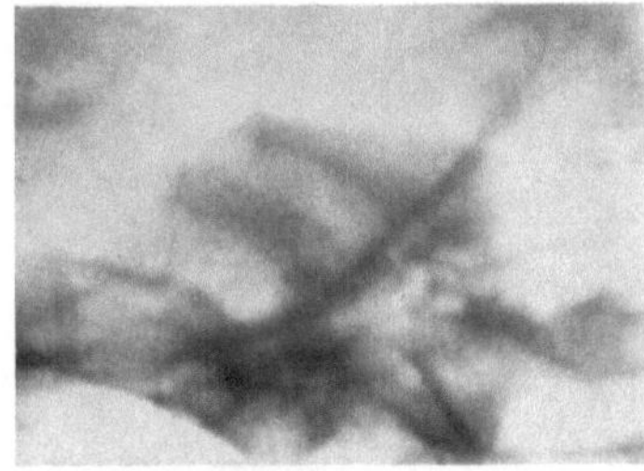

Abb. 154. Halb-sagittale Aufnahme des Schläfenbeines in einem Falle von Epidermoid an der
Pyramidenspitze (s. S. 110). Die Pyramidenspitze ist vollkommen zerstört. Die Begrenzung
des Defektes ist etwas unregelmäßig, jedoch vollkommen scharf. Der benachbarte Knochen zeigt
eine feine Verdichtungszone. Die Charakteristika
sind hier die gleichen wie bei dem häufigeren
Epidermoid an der seitlichen Schädelwand.

Fig. 154. Radiografía semi-sagital del temporal en
un caso de epidermoide en la punta del peñasco.
La punta del peñasco está completamente destruída. Los límites del defecto son un poco irregulares, aunque bien precisos. El hueso vecino
muestra una fina zona de condensación ósea. Las
características son aquí las mismas como las de
los epidermoides, mucho más frecuentes de la
pared lateral del cráneo.

Fig. 154. Half-sagittal view of temporal bone in
a case of an epidermoid tumour at the tip of the
petrous bone. The tip of the petrous bone is completely destroyed. The outline of the defect is
slightly irregular, but well defined. The neighbouring bone shows a zone of increased density. The
features are similar to those of the more frequently
found epidermoid tumours at the lateral wall of
the skull.

Fig. 154. Radiographie du temporal en incidence
occipito-zygomatique dans un cas d'un kyste
épidermoïde du sommet du rocher. Cette région
est entièrement détruite. La limite de l'érosion
est un peu irrégulière, toutefois bien dessinée.
L'os voisin montre une fine zone de condensation.
Les altérations sont identiques à celles typiques
des kystes épidermoïdes de la paroi latérale du
crâne, qui sont plus fréquents.

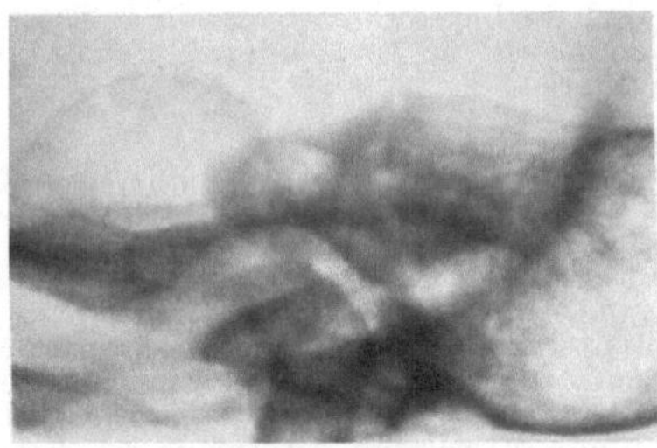

Abb. 155. Halb-sagittale Aufnahme des Schläfenbeines in einem Falle von Aneurysma der A. basilaris (s. S. 110). Die Pyramidenspitze ist vollkommen zerstört. Die Usur zeigt eine glatte,
regelmäßige Begrenzung. Das Innenohr und der
innere Gehörgang sind nicht verändert. In der
Gegend der Pyramidenspitze sieht man eine
große, nach oben konvexe, schalenförmige Verkalkung.

Fig. 155. Radiografía semi-sagital del temporal
en un caso de aneurisma de la arteria basilar. La
punta del peñasco está completamente destruída.
La usura muestra límites lisos y regulares. El
oído interno y el conducto auditivo interno no
están modificados. En la región de la punta del
peñasco se ve una calcificación grande, convexa
hacia arriba, en forma de catafilo.

Fig. 155. Half-sagittal view of the temporal
bone in a case of aneurysm of the basilar artery.
The tip of the petrous bone is completely destroyed. The erosion shows an even and regular
outline. The labyrinth and internal auditory
canal are unchanged. A large curved calcification, with an upward convexity is seen in the
region of the tip of the petrous bone.

Fig. 155. Radiographie du temporal en incidence
occipito-zygomatique dans un cas d'un anévrisme
du tronc basilaire. Le sommet du rocher est
entièrement détruit. L'érosion montre un contour
à l'emporte-pièce et régulier. L'oreille interne et
le conduit auditif interne ne sont pas modifiés.
Dans la région du sommet du rocher on distingue
une grande calcification à convexité supérieure et
en forme de coque.

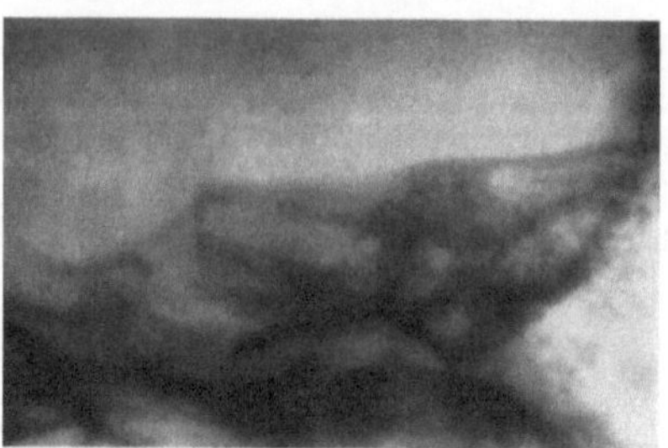

Abb. 156. Halb-sagittale Aufnahme des Schläfenbeines in einem Falle eines Neurinoms des
Trigeminus (s. S. 111). Die Incissura trigemini
ist vertieft. Der verbleibende Rest der Pyramidenspitze ist auffallend strahlendurchlässig,
wobei sich diese hellere Zone durch eine vertikale
Linie deutlich gegen den unveränderten Knochen
absetzt. Dieses Verhalten des Restes der Pyramidenspitze spricht dafür, daß auch die Impressio
trigemini vertieft ist. Der Befund ist für ein
Neurinom des Trigeminus charakteristisch.

Fig. 156. Radiografía semi-sagital del temporal
en un caso de neurinoma del trigémino. La incisura del trigémino es más profunda. El resto de la
punta del peñasco que ha quedado es llamativamente transparente; esta zona más clara se ve
netamente separada del hueso inalterado por una
línea vertical. El comportamiento del resto de
la punta del peñasco dice que también la impresión del trigémino es más profunda. El hallazgo
es característico para un neurinoma del trigémino.

Fig. 156. Half-sagittal view of the temporal
bone in a case of a neurofibroma of the trigeminal
nerve. The incisura trigemini is deepened. The
remains of the tip of the petrous bone are markedly translucent. The translucent area is clearly
separated by a vertical line from the unchanged
bone. These findings in the remains of the petrous
bone suggest also a deepening of the impressio
trigemini. These changes are diagnostic of a
neurofibroma of the trigeminal nerve.

Fig. 156. Radiographie du temporal en incidence
occipito-zygomatique dans un cas d'un neurinome
du trijumeau. La fossette du ganglion de Gasser
est creusée. Le reste du sommet du rocher montre
une transparence accentuée, cette zone se déli-
mite très nettement de la région intacte par une
ligne verticale. Cette modification confirme également l'érosion de la fossette du ganglion de Gasser.
L'image est caractéristique pour un neurinome
du trijumeau.

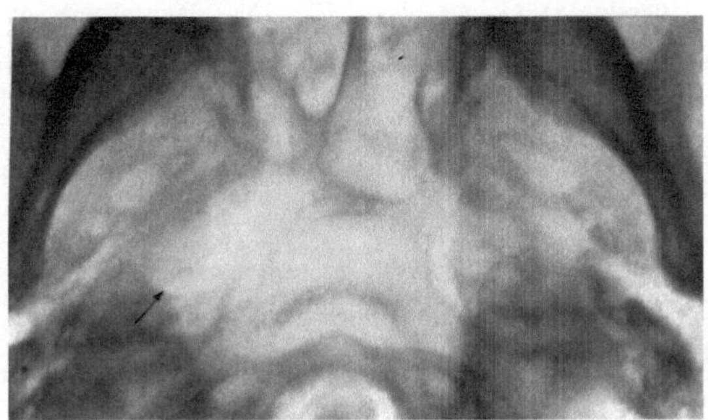

Abb. 157. Vertiko-submentale Aufnahme der Schädelbasis in einem Falle von Neurinom des Trigeminus (s. S. 111). Vergleicht man die Pyramidenspitzen beider Seiten, so fällt auf, daß die rechte Pyramidenspitze strahlendurchlässiger ist als die linke. Der hellere Bereich ist durch eine scharfe und regelmäßige, nach hinten (im Bilde unten) konvexe Linie abgegrenzt. Dieser Umstand spricht für eine starke Vertiefung der Impressio trigemini durch ein Neurinom.

Fig. 157. Radiografía vertico-submental de la base del cráneo en un caso de neurinoma del trigémino. Si se comparan las puntas de los peñascos de ambos lados, llama la atención que la punta del peñasco derecho es más transparente que la izquierda. La zona más transparente está delimitada hacia atrás (en la imagen hacia abajo) por una línea convexa, neta y regular. Esta circunstancia habla de una considerable profundización de la impresión del trigémino por un neurinoma.

Fig. 157. Vertico-submental view of the base of the skull in a case of neurofibroma of the trigeminal nerve. The right tip of the petrous bone is more translucent than the left. The translucent region has a sharp, regular, posteriorly (in the picture below) convex outline. These changes suggest a marked deepening of the impressio trigemini by a neurofibroma.

Fig. 157. Radiographie de la base du crâne en incidence vertico-submentale dans un cas d'un neurinome du trijumeau. Si l'on compare les sommets des rochers des deux côtés, on constate que le sommet du rocher droit est plus transparent que le gauche. Cette zone claire est délimitée par une ligne précise et régulière à convexité postérieure (sur l'image inférieure). Cette altération parle pour une érosion importante de la fossette du ganglion de Gasser par un neurinome.

Abb. 158. Sagittale Übersichtsaufnahme des Schädels in einem Falle eines großen Neurinoms des Nervus trigeminus (s. S. 111). Die Schädelkapsel ist nicht verändert. Die Schädelbasis zeigt linkerseits eine ausgedehnte Usur des kleinen Keilbeinflügels und eine Usur des orbitalen Anteiles des großen Keilbeinflügels, wodurch es zu einer starken Erweiterung der linken Fissura orbitalis superior gekommen ist. Noch auffälliger ist das Fehlen der linken Pyramidenspitze, wobei die Usur durch eine regelmäßige, schräg von außen-oben nach innen-unten verlaufende, leicht konvexe Linie abgegrenzt wird. Diese Art der Usur der Pyramidenspitze ermöglicht schon die Diagnose eines Neurinoms des Nervus trigeminus, welches im vorliegenden Falle von hinten in die Orbita eingebrochen ist.

Fig. 158. Radiografía sagital panorámica del cráneo en un caso de gran neurinoma del nervio trigémino. La calota craneal no está alterada. La base del cráneo muestra a la izquierda una extensa usura del ala menor del esfenoides y una usura de la región orbitaria del ala mayor del esfenoides por lo cual se ha llegado a una intensa dilatación de la fisura orbitaria superior. Aún más llamativo es la ausencia de la punta del peñasco izquierdo, en la cual la usura está limitada por una línea levemente convexa que corre oblicuamente de afuera y arriba hacia adentro y abajo. Esta forma de usura de la punta del peñasco permite ya el diagnóstico de neurinoma del nervio trigémino que, en este caso, ha invadido desde atrás la órbita.

Fig. 158. Sagittal view of the skull in a case of a large neurofibroma of the trigeminal nerve. The vault of the skull is unchanged. The base of the skull shows, on the left, extensive bone erosion of the lesser wing of the sphenoid and erosion of the orbital portion of the greater wing. This has caused a marked enlargement of the left superior orbital fissure. Even more noticeable is the absence of the left tip of the petrous bone. The lesion has an irregular, slightly convex outline, which runs from above and laterally, to below and medially. This type of erosion of the tip of the petrous bone enables one to make the diagnosis of a neurofibroma of the trigeminal nerve. In this case it invaded the orbit from the back.

Fig. 158. Radiographie du crâne de face dans un cas d'un grand neurinome du trijumeau. La voûte du crâne n'est pas modifiée. La base du crâne montre à gauche une érosion étendue de la petite aile du sphénoïde et une érosion de la partie orbitale de la grande aile du sphénoïde, si bien que la fente sphénoïdale gauche est considérablement élargie. L'absence du sommet du rocher gauche est encore plus frappante, l'érosion est ici délimitée par une ligne oblique régulière légèrement convexe; cette ligne part de la région externe supérieure vers la région interne inférieure. Le genre de cette érosion du sommet du rocher permet déjà de poser le diagnostic de neurinome du trijumeau, cette tumeur dans le cas présent a déjà pénétré dans l'orbite par sa partie postérieure.

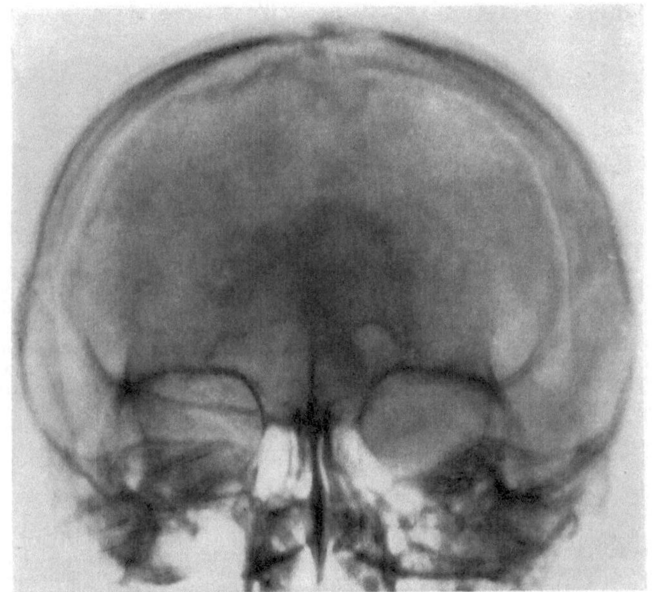

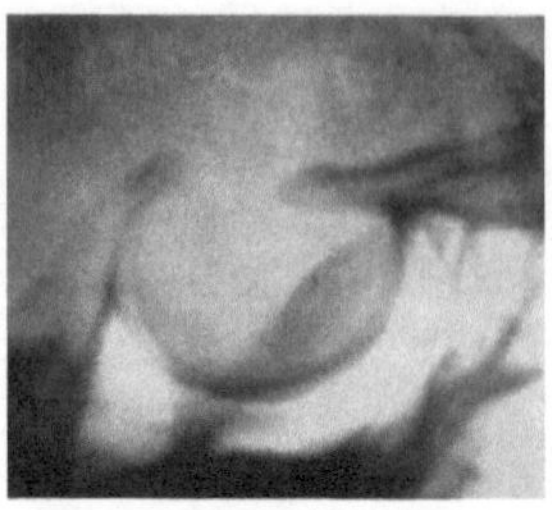 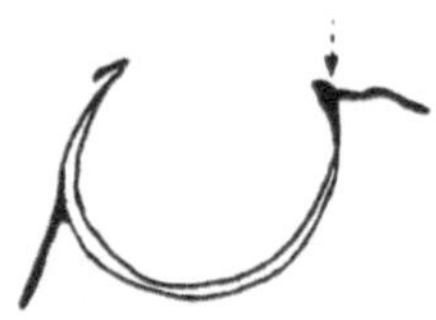

Abb. 159 und Skizze. Seitliche Ansicht der Sella turcica in einem Falle von Hypophysentumor (s. S. 112). Die Sella turcica ist regelmäßig, ballonförmig excaviert. Das Dorsum sellae ist verdünnt, etwas nach hinten konvex durchgebogen. Der Sellaboden ist stellenweise doppelt konturiert. Das Tuberculum sellae ist vorwiegend durch Osteophytenbildung (s. den Pfeil auf der Skizze) zugespitzt (der Schatten im vorderen-unteren Anteil der Sella turcica entspricht einem Jugum an der Schläfenbeinschuppe). Die Verdrängung des Sellabodens ist hier auffälliger als die Erweiterung des Sellaeinganges. Das Bild entspricht dem klassischen Befund eines eosinophilen Adenoms der Hypophyse.

Fig. 159 y esquema. Radiografía lateral de la silla turca en un caso de tumor hipofisario. La silla turca está excavada regularmente en forma de balón. El dorso de la silla turca es más delgado un poco desplazado, con convexidad posterior. El suelo de la silla turca tiene doble contorno en algunas partes. El tubérculo de la silla turca es puntiagudo por formación de osteofitos (véase la flecha en el esquema). La sombra en la parte anterior e inferior de la silla turca corresponde a un yugo a nivel de la escama del temporal. El desplazamiento del suelo de la silla turca es aquí más manifiesto que la dilatación de la entrada de la silla turca. El cuadro corresponde a la imagen clásica de un adenoma cromófilo de la hipófisis.

Fig. 159 and sketch. Lateral view of the sella turcica in a case of pituitary tumour. The sella turcica is excavated, regular and ballooned. The dorsum sellae is thinned and convexly arched posteriorly. The floor of the sella shows partly a double contour. The tuberculum sellae is pointed due to the formation of osteophytes (see arrow in sketch). (The shadow in the antero-inferior portion of the sella turcica corresponds to a jugum at the squamous portion of the temporal bone.) Here the changes in the floor of the sella are more pronounced, than the enlargement of the entry into the sella. This is the classical finding in a case of an eosinophil adenoma of the pituitary.

Fig. 159 et schéma. Vue de profil de la selle turcique dans un cas de tumeur hypophysaire. La selle turcique est régulière et ballonée. — La lame quadrilatère est amincie, elle présente une légère incurvation à convexité postérieure. Le plancher de la selle montre par place un double contour. Le tubercule pituitaire est pointu en raison d'un exophyte (voir la flèche sur le schéma) — l'ombre dans la partie antérieure inférieure de la selle correspond à une crête de l'écaille du temporal. Le refoulement du plancher de la selle vers le bas est ici plus prononcé que l'élargissement de l'entrée de la selle. L'image montre les altérations classiques dues à un adénome acidophile de l'hypophyse.

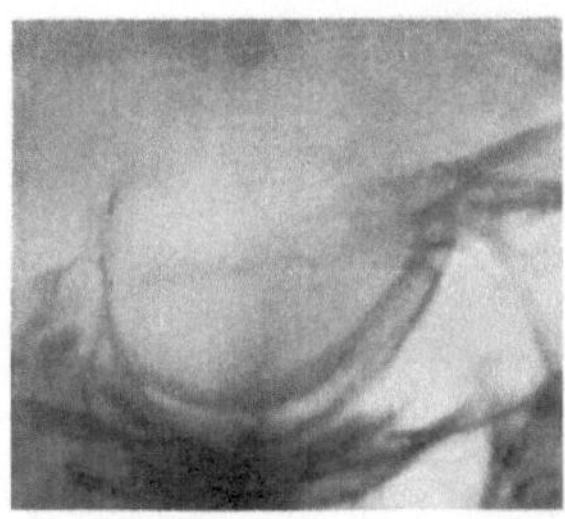 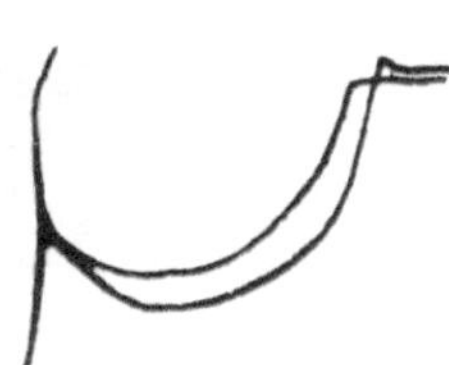

Abb. 160 und Skizze. Seitliche Ansicht der Sella turcica in einem Falle von Hypophysentumor (s. S. 112). Die Sella turcica ist regelmäßig, aber asymmetrisch excaviert, wodurch der Sellaboden doppelt konturiert ist. Das Dorsum sellae ist stark verdünnt und nach hinten verschoben, jedoch nur wenig durchgebogen. Der Sellaeingang ist stark erweitert. Der Winkel am Übergang des Sellabodens in das Planum sphenoidale ist stumpf. Das Bild entspricht dem klassischen Befund eines chromophoben Adenoms der Hypophyse.

Fig. 160 y esquema. Radiografía lateral de la silla turca en un caso de tumor de la hipófisis. La silla turca está regular pero asimétricamente ensanchada, por lo cual el suelo de la silla turca muestra doble contorno. El dorso de la silla turca está adelgazado y desplazado hacia atrás, aunque poco arqueado. La entrada de la silla turca está muy ensanchada. El ángulo formado por el paso del suelo de la silla turca en el plano esfenoidal es obtuso. La imagen corresponde al cuadro clásico de adenoma cromófobo de la hipófisis.

Fig. 160 and sketch. Lateral view of the sella turcica in a case of pituitary tumour. The sella turcica is regularly but asymmetrically excavated and therefore the floor of the sella has a double outline. The dorsum sellae is markedly thinned, posteriorly displaced, but only slightly arched. The entry to the sella is considerably enlarged. The angle at the transition of the floor of the sella into the sphenoidal plane is obtuse. This picture gives the classical findings of a chromophobe adenoma of the pituitary.

Fig. 160 et schéma. Vue de profil de la selle turcique dans un cas de tumeur hypophysaire. La selle turcique montre une excavation régulière, mais asymétrique, si bien que son plancher présente un double contour. La lame quadrilatère est très mince, elle est réfoulée en arrière, mais n'est que peu incurvée. L'entrée de la selle est très élargie. L'angle entre le plancher de la selle et la lame horizontale du sphénoïde est obtus L'image correspond aux altérations typiques provoquées par un adénome chromophobe de l'hypophyse.

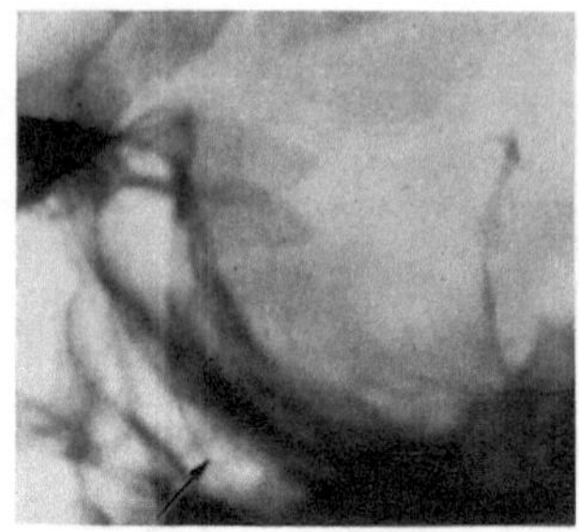

Abb. 161. Seitliche Ansicht der Sella turcica in einem Falle von Hypophysentumor. Die Sella turcica ist hochgradig excaviert (s. S. 112). Der Sellaboden ist weit nach unten verschoben und infolgedessen zum großen Teil vom Schatten des Bodens der mittleren Schädelgrube verdeckt. Das Dorsum sellae ist stark verdünnt und nach vorne konvex, da der mit einem großen Teil aus der Sella turcica herauswachsende Tumor den oberen Teil des Dorsum sellae nach hinten gedrückt hat. Der Winkel am Tuberculum sellae ist kleiner als ein rechter, was seine Ursache zum Teil in einer atypischen Lage des Planum sphenoidale hat, welches schräg von hinten-oben nach vorne-unten verläuft. Der Umstand, daß der Tumor weit aus der Sella turcica herauswächst, läßt ein chromophobes Adenom vermuten, eine Annahme, welche durch die Operation bestätigt wurde.

Fig. 161. Radiografía lateral de la silla turca en un caso de tumor de hipófisis. La silla turca está intensamente excavada. El suelo de la silla turca está intensamente desplazado hacia abajo, y, por lo tanto, enmascarado en su mayor parte por la sombra del suelo de la fosa cerebral media. El dorso de la silla turca está muy adelgazado y convexo hacia adelante. El tumor, que sobresale en gran extensión de la silla turca hacia arriba ha desplazado hacía atrás la parte superior del dorso de la silla turca. El ángulo del tubérculo de la silla turca es menor de un ángulo recto lo que tiene su causa, en parte, en una posición atípica del plano esfenoidal que corre oblicuamente de detrás y arriba hacia adelante y abajo. La circunstancia que el tumor emerge extensamente de la silla turca permite suponer un adenoma cromófobo, hipótesis que fué confirmada por la intervención.

Fig. 161. Lateral view of sella turcica in a case of pituitary tumour. The sella turcica is severely excavated. The floor of the sella is considerably displaced downwards and therefore it is mainly hidden by the shadow of the floor of the middle fossa. The dorsum sellae is markedly thinned and anteriorly convex. The tumour growing out of the sella turcica has pushed back the upper portion of the dorsum sellae. The angle at the tuberculum sellae is less than 90º. The cause of this is partly the atypical position of the sphenoidal plane which runs obliquely from behind upwards to in front and below. The fact that the tumour extends out of the sella turcica for a considerable distance suggests a chromophobe adenoma. This was confirmed at operation.

Fig. 161. Vue de profil de la selle turcique dans un cas d'une tumeur hypophysaire. La selle turcique montre une excavation considérable. Le plancher de la selle est fortement refoulé vers le bas, il est ainsi en grande partie caché par l'ombre du plancher de l'étage moyen du crâne. La lame quadrilatère est très amincie, elle présente une convexité antérieure, car la tumeur issue en grande partie de la selle turcique a repoussé en arrière la partie supérieure de la lame quadrilatère. L'angle au tubercule pituitaire est inférieur à 90º, en raison en partie de la situation atypique de la lame horizontale, qui est oblique inclinée de la partie postérieure supérieure vers la partie antérieure inférieure. Le fait que la tumeur se développe en dehors de la selle fait supposer l'existence d'un adénome chromophobe; hypothèse qui fut confirmée à l'opération.

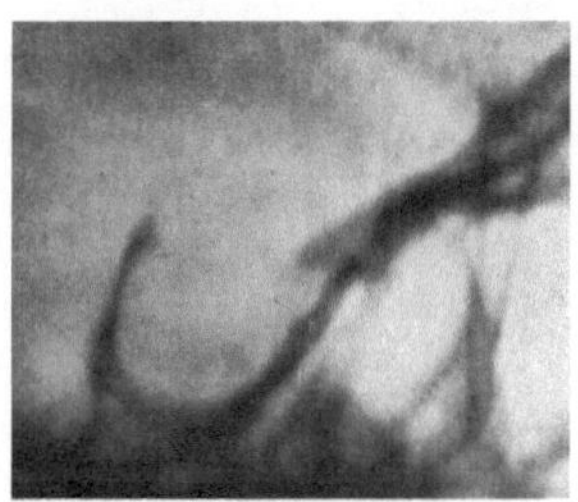

Abb. 162. Seitliche Ansicht der Sella turcica in einem Falle von eosinophilem Adenom der Hypophyse. Das Bild ist etwas atypisch (s. S. 113). Die Sella turcica ist excaviert, der Sellaeingang ist verhältnismäßig weit und der Winkel, welchen die vordere Wand der Sella turcica mit dem Planum sphenoidale bildet, ist ein stumpfer, wahrscheinlich als Ausdruck einer anatomischen Variante und nicht als Folge des vom Tumor ausgeübten Druckes.

Fig. 162. Radiografía lateral de la silla turca en un caso de adenoma eosinófilo de la hipófisis. El cuadro es algo atípico. La silla turca está excavada, la entrada de la silla turca es relativamente ancha y el ángulo que forma la pared anterior de la silla turca con el plano esfenoidal es obtuso, probablemente como expresión de una variante anatómica y no consecuencia de la compresión ejercida por el tumor.

Fig. 162. Lateral view of the sella turcica in a case of an eosinophil adenoma of the pituitary. The picture is somewhat atypical. The sella turcica is excavated. The entry to the sella is comparatively large and the angle which is formed by the anterior wall of the sella turcica and the sphenoidal plane is obtuse. This latter is probably an anatomical variant and not a result of pressure exerted by the tumour.

Fig. 162. Vue de profil de la selle turcique dans un cas d'un adénome acidophile de l'hypophyse. L'image est un peu atypique. La selle turcique est excavée, l'entrée de la selle est particulièrement large et l'angle formé par la paroi antérieure de la selle avec la lame horizontale du sphénoïde est obtus, il s'agit ici vraisemblablement d'une variété anatomique et non des suites de la compression exercée par la tumeur.

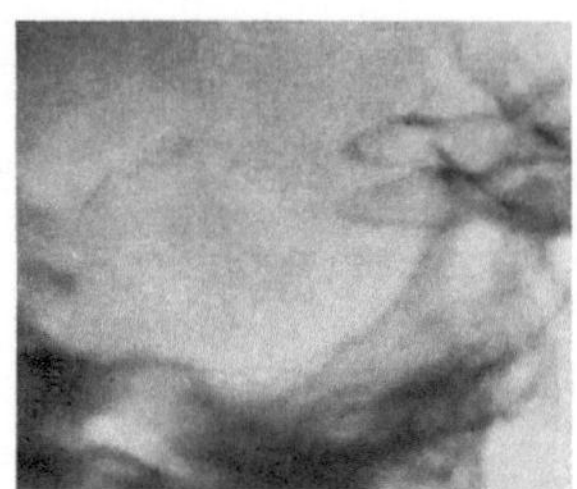 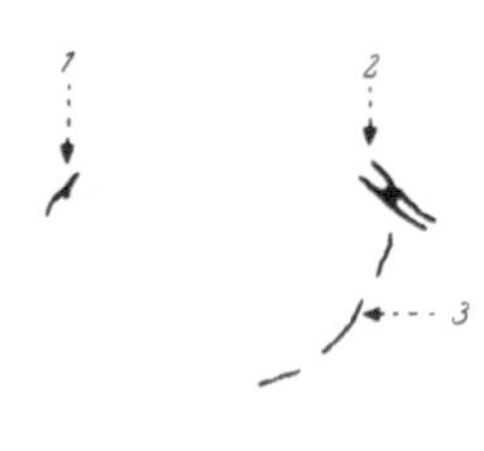

Abb. 163 und Skizze. Seitliche Ansicht der Sella turcica in einem Falle von ausgedehnter Destruktion derselben durch einen Hypophysentumor (s. S. 113). Der Boden der stark excavierten Sella turcica ist in großer Ausdehnung zerstört. Es ist nur im vorderen Anteil ein Rest desselben, der hauptsächlich dem Rande angehört, zu erkennen. Über dem Tuberculum sellae sind Osteophyten zu erkennen, deren Spitze nach oben weist. Vom Dorsum sellae ist nur mehr ein kleiner, schalenförmiger, nach hinten verschobener Rest zu sehen. Legende zur Skizze: *1* Rest des Dorsum sellae. *2* Osteophyten über dem Tuberculum sellae. *3* Rest des Sellabodens.

Fig. 163 y esquema. Radiografía lateral de la silla turca en un caso de extensa destrucción de la misma por tumor hipofisario. El suelo de la silla turca muy excavada está destruído en su mayor parte. Solamente en la parte anterior ha quedado un resto del mismo que principalmente corresponde al borde. Sobre el tubérculo de la silla turca se ven osteofitos cuyas puntas miran hacia arriba. Del dorso de la silla turca se ve un pequeño resto desplazado hacía atrás. Leyendas del esquema: *1* Resto del dorso de la silla turca. *2* Osteofitos sobre el tubérculo de la silla turca. *3* Resto del suelo de la silla turca.

Fig. 163 and sketch. Lateral view of the sella turcica showing extensive destruction caused by a pituitary tumour. The floor of the markedly excavated sella is destroyed to a large extent. Only a remnant of it, belonging mainly to the edge, is visible anteriorly. Osteophytes, whose tips point upwards, are visible above the tuberculum sellae. Only a small bowl-shaped and posteriorly displaced remnant of the dorsum sellae is seen. Legends for sketch: *1* Remnant of dorsum sellae. *2* Osteophytes above the dorsum sellae. *3* Remnant of sellar floor.

Fig. 163 et schéma. Vue de profil de la selle turcique dans un cas d'une destruction importante de la selle par une tumeur hypophysaire. Le plancher de la selle turcique fortement érodée est en grande partie détruit. Il n'en reste qu'un vestige dans la partie antérieure provenant en grande partie de son bord. On distingue des ostéophytes en-dessus du tubercule pituitaire, leur sommet est dirigé vers le haut. Il ne reste de la lame quadrilatère qu'un petit vestige en forme de coque et déplacé en arrière. Légende du schéma: *1* Reste de la lame quadrilatère. *2* Ostéophytes dominant le tubercule pituitaire. *3* Vestige du plancher de la selle.

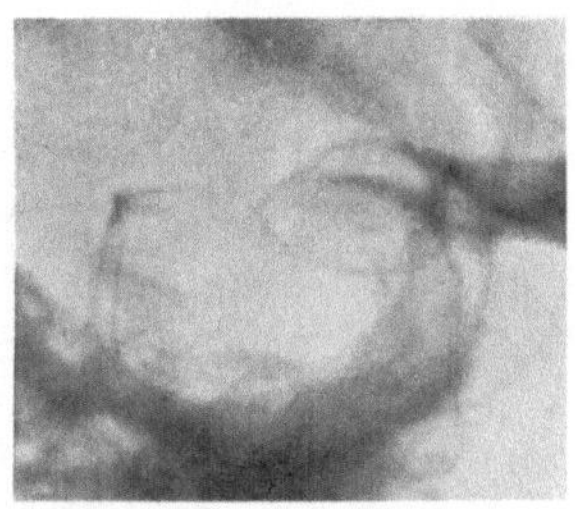 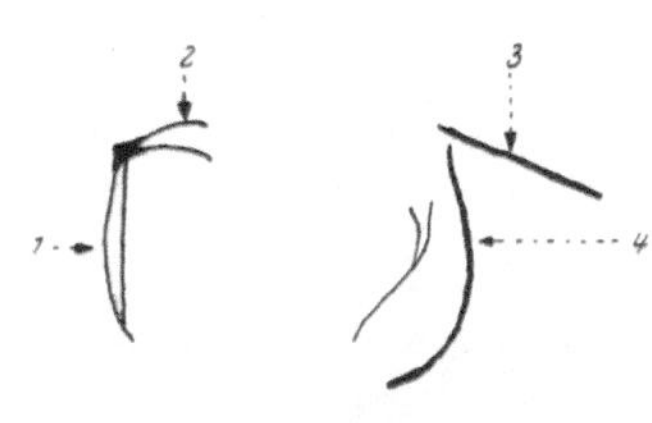

Abb. 164 und Skizze. Seitliche Ansicht der Sella turcica in einem Falle eines großen Hypophysentumors (s. S. 113). Die Sella turcica ist ausgedehnt excaviert. Der Sellaboden ist bis in das Niveau des Bodens der mittleren Schädelgruben herabgedrückt. Das Dorsum sellae ist stark verdünnt und wegen asymmetrischer Usur doppelt konturiert. An der Spitze des Dorsum sellae sind zwei nach oben konvexe Osteophyten zu sehen (die dichten, nach oben etwas konvexen Schattenlinien, welche vorne über der Gegend des Tuberculum sellae zu sehen sind, entsprechen nicht Osteophyten, sondern Knochenleisten, welche manchmal vom oberen Rande der Processus clinoidei anteriores nach vorne-medial über den oberen Rand des Canalis opticus hinweg zum Planum sphenoidale ziehen). Legende zur Skizze: *1* Verdünntes und doppelt konturiertes Dorsum sellae. *2* Osteophyten an der Spitze des Dorsum sellae. *3* Planum sphenoidale. *4* Vorderer Kontur der excavierten Sella turcica.

Fig. 164 and sketch. Lateral view of sella turcica in a case of a large pituitary tumour. The sella turcica is extensively excavated. The floor of the sella is depressed as far as the floor of the middle fossa. The dorsum sellae is markedly thinned and has a double contour due to asymmetrical bone erosion. At the tip of the dorsum sellae there are seen two upwardly convex osteophytes. (The dense, slightly upwardly convex, linear shadows, which are visible anteriorly above the region of the tuberculum sellae are not the osteophytes. They are bony crests which sometimes run from the upper edge of the anterior clinoid processes medially downward to the sphenoidal plane, passing above the upper margin of the optic canal.) Legends for sketch: *1* The thinned dorsum sellae showing double outline. *2* Osteophytes at the tip of the dorsum sellae. *3* Sphenoidal plane. *4* Anterior contour of the excavated sella turcica.

Fig. 164 y esquema. Radiografía lateral de la silla turca en un caso de gran tumor de hipófisis. La silla turca está extensamente excavada. El suelo de la silla turca está desplazado hacia abajo hasta el nivel del suelo de la fosa cerebral media. El dorso de la silla turca esta muy adelgazado y como consecuencia de una usura asimétrica tiene doble contorno. En la extremidad del dorso de la silla turca se ven dos osteofitos convexos hacia arriba (las sombras lineales, densas, un poco convexas hacia arriba, que se ven adelante sobre la región del tubérculo de la silla turca, no corresponden a osteofitos sino a trabéculas óseas que, a veces, transcurren del borde superior de las apofisis clinoides anteriores hacia adelante y adentro, pasando sobre el borde superior del canal óptico hasta el plano esfenoidal). Leyendas del esquema: *1* Dorso de la silla turca delgado y de doble contorno. *2* Osteofitos en la extremidad del dorso de la silla turca. *3* Plano esfenoidal. *4* Contorno anterior de la silla turca excavada.

Fig. 164 et schéma. Vue de profil de la selle turcique dans un cas d'une grosse tumeur hypophysaire. La selle turcique montre une excavation étendue. Le plancher de la selle est refoulé et se trouve à niveau avec le plancher de l'étage moyen du crâne. La lame quadrilatère est très amincie, elle présente un double contour en raison de l'érosion asymétrique. Au sommet de la lame quadrilatère on distingue deux ostéophytes à convexité supérieure. (Les lignes épaisses à convexité légèrement supérieure visibles dans la partie antérieure en-dessus de la région du tubercule pituitaire ne correspondent pas à des ostéophytes mais à des crêtes osseuses, qui relient parfois le bord supérieur des apophyses clinoïdes antérieures à la lame horizontale du sphénoïde en passant dans la partie antérieure interne en-dessus du bord supérieur du canal optique.) Légende du schéma: *1* Lame quadrilatère amincie et à double contour. *2* Ostéophytes au sommet de la lame quadrilatère. *3* Lame horizontale du sphénoïde. *4* Contour antérieur de la selle érodée.

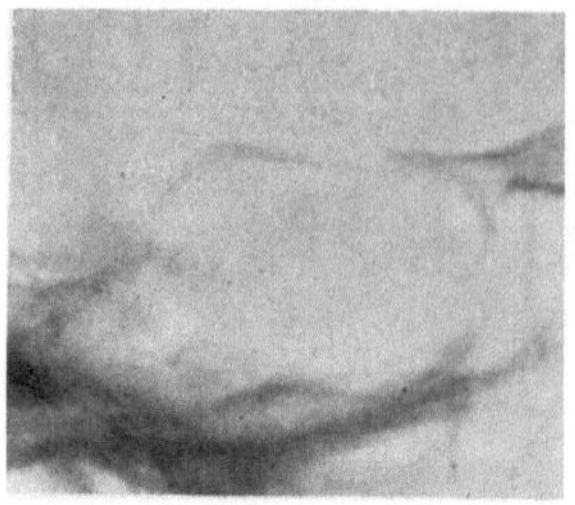

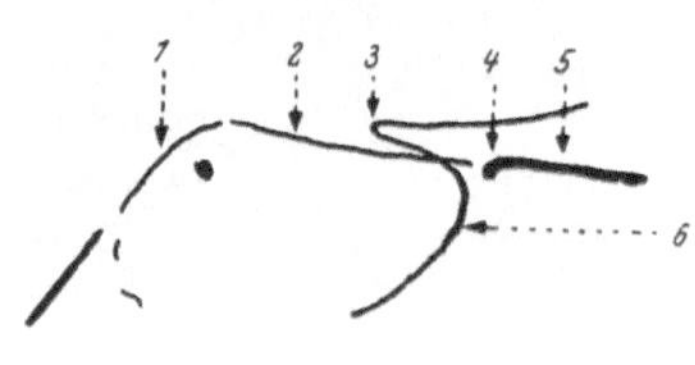

Abb. 165 und Skizze. Seitliche Ansicht der Sella turcica im Falle einer ausgedehnten Excavation derselben durch einen Hypophysentumor (s.S.113). Vom Sellaboden ist fast nichts mehr zu erkennen. Die im vorderen Anteil sichtbare, nach vorne konvexe Schattenlinie entspricht dem Kontur der durch die Zerstörung der Sella turcica besonders deutlich hervortretenden unteren Wurzel des einen Processus clinoideus anterior. Das Dorsum sellae ist stark verdünnt, gerade verlaufend und etwas schräg gelegen. Von der Spitze des Dorsum sellae zieht eine feine Schattenlinie zur Gegend des Tuberculum sellae (nicht zur Spitze des Processus clinoideus anterior!), welche einer Verkalkung des Diaphragma sellae entspricht. Legende zur Skizze: *1* Dorsum sellae. *2* Verkalktes Diaphragma sellae. *3* Spitze des Processus clinoideus anterior. *4* Gegend des Tuberculum sellae. *5* Planum sphenoidale. *6* Untere Wurzel des Processus clinoideus anterior.

Fig. 165 and sketch. Lateral view of sella turcica showing extensive excavation by a pituitary tumour. Hardly anything remains of the floor of the sella. The anteriorly convex, linear shadow visible in the anterior portion corresponds to the contour of the lower root of one of the anterior clinoid processes, which is more distinct due to the destruction of the sella. The dorsum sellae is markedly thinned, runs straight and somewhat obliquely. There is a fine linear shadow, which runs from the tip of the dorsum sellae to the region of the tuberculum sellae (not to the tip of the anterior clinoid process). This corresponds to calcification of the diaphragma sellae. Legends for sketch: *1* Dorsum sellae. *2* Calcified diaphragma sellae. *3* Tip of anterior clinoid process. *4* Region of the tuberculum sellae. *5* Sphenoidal plane. *6* Lower root of the anterior clinoid process.

Fig. 165 y esquema. Radiografía lateral de la silla turca en un caso de extensa excavación de la misma por tumor hipofisario. Del suelo de la silla turca no se ve ya casi nada. La sombra lineal que se ve en la parte anterior y que es convexa hacia adelante, corresponde al contorno de la raíz inferior de una de las apófisis clinoides anteriores la cual se ve claramente como consecuencia de la destrucción de la silla turca. El dorso de la silla turca está muy adelgazado, su trayecto es rectilíneo y está ubicado un poco oblicuamente. Desde el extremo del dorso de la silla turca corre una fina sombra lineal hacia la región del tubérculo de la silla turca (no hacía la punta de la apófisis clinoides anterior!), lo que corresponde a la calcificación del diafragma de la silla turca. Leyendas del esquema: *1* Dorso de la silla turca. *2* Diafragma de la silla turca calcificado. *3* Punta de la apofisis clinoides anterior. *4* Región del tubérculo de la silla turca. *5* Plano esfenoidal. *6* Raíz inferior de la apófisis clinoides anterior.

Fig. 165 et schéma. Vue de profil de la selle turcique dans le cas d'une érosion importante de la selle par une tumeur hypophysaire. Il ne reste presque rien du plancher de la selle. La ligne visible dans la région antérieure à convexité antérieure correspond au contour de la racine inférieure d'une apophyse clinoïde antérieure, qui est particulièrement saillante par suite de la destruction de la selle turcique. La lame quadrilatère est très amincie, rectiligne et un peu oblique. Une fine ligne joint son sommet à la région du tubercule de la selle (et non au sommet de l'apophyse clinoïde antérieure), elle correspond à une calcification du diaphragme de l'hypophyse. Légende du schéma: *1* Lame quadrilatère. *2* Diaphragme calcifié de l'hypophyse. *3* Sommet de l'apophyse clinoïde antérieure. *4* Région du tubercule de la selle. *5* Lame horizontale du sphénoïde. *6* Racine inférieure de l'apophyse clinoïde antérieure.

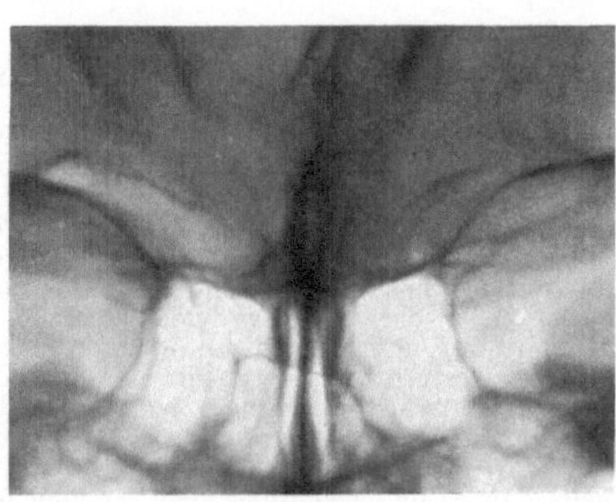 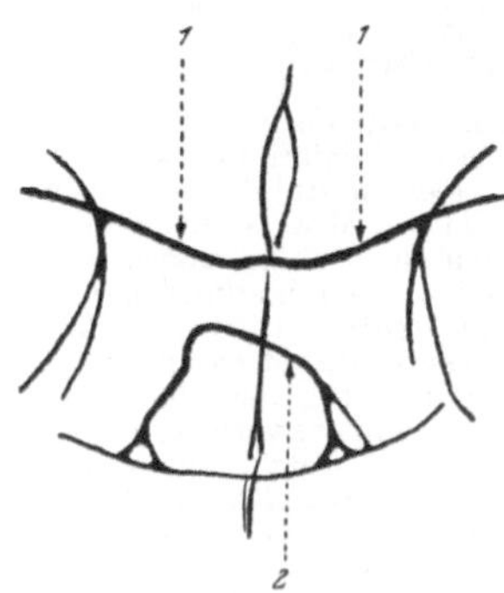

Abb. 166 und Skizze. Ansicht der mittleren Partien des Schädels in einer sagittalen Übersichtsaufnahme in einem Falle von geringgradiger, asymmetrischer Excavation der Sella turcica durch einen Hypophysentumor (s. S. 113). Man erkennt sehr gut den im Verhältnis zum Planum sphenoidale schräg verlaufenden Boden der Sella turcica. Legende zur Skizze: *1* Planum sphenoidale. *2* Schräg verlaufender Sellaboden.

Fig. 166 y esquema. Radiografía de las partes medias del cráneo en proyección sagital en un caso de excavación asimétrica y de escasa intensidad de la silla turca por tumor de hipófisis. Se ve muy bien el suelo de la silla turca que corre oblicuamente en relación al plano esfenoidal. Leyendas del esquema: *1* Plano esfenoidal. *2* Suelo de la silla turca oblicuo.

Fig. 166 and sketch. Middle portions of the skull in a sagittal view in a case of a slight asymmetric excavation of the sella turcica by a pituitary tumour. The floor of the sella turcica which runs obliquely, relative to the sphenoidal plane, is well seen. Legends for sketch: *1* Sphenoidal plane. *2* Oblique portion of sellar floor.

Fig. 166 et schéma. Vue des parties centrales du crâne sur une radiographie de face dans un cas d'une excavation minime et asymétrique de la selle turcique due à une tumeur hypophysaire. On reconnaît fort bien que le plancher de la selle est oblique par rapport à la lame horizontale du sphénoïde. Légende du schéma: *1* Lame horizontale du sphénoïde. *2* Plancher oblique de la selle turcique.

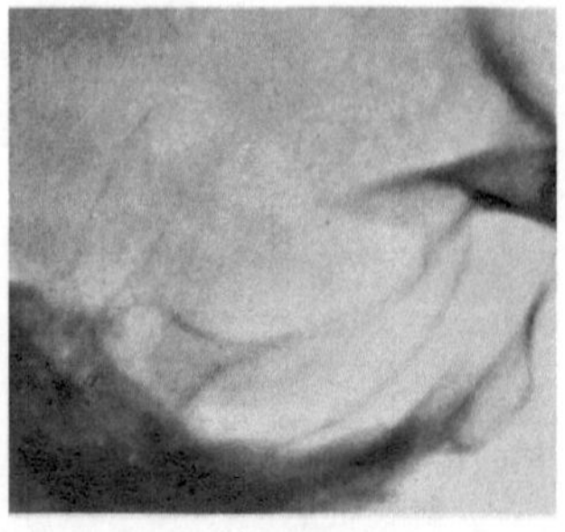

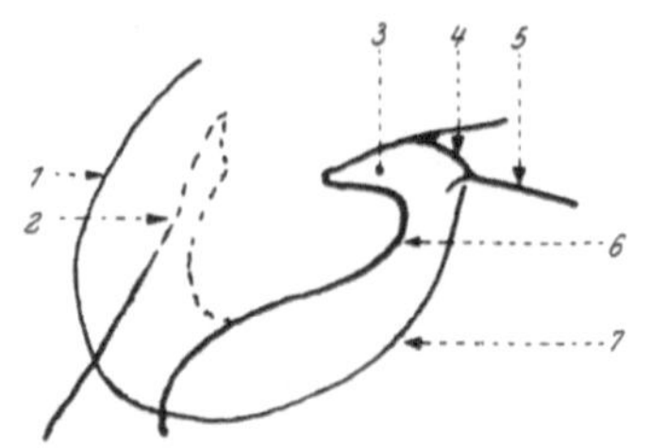

Abb. 167 und Skizze. Seitliche Ansicht der Sella turcica in einem Falle von hochgradig asymmetrischer Excavation derselben durch einen Hypophysentumor (s. S. 113). Man sieht gewissermaßen zwei Konturen einer Sella turcica, wobei beide eine erhebliche Excavation erkennen lassen. Der innere Kontur wird vorne von dem der unteren Wurzel des Processus clinoideus anterior gebildet. In seiner Verlängerung nach hinten entspricht er dem oberen Rande des verlagerten Sellabodens. Das Dorsum sellae, welches diesem Kontur entspricht, ist nicht wesentlich verdünnt, aber außerordentlich undeutlich. Hinter ihm sieht man die Schattenlinie eines stark verdünnten, nach hinten verschobenen und etwas konvexen Teiles des Dorsum sellae. Von hier läßt sich deutlich der größere Sellakontur im Bogen nach vorne bis in die Gegend des Tuberculum sellae verfolgen. Die nach oben etwas konvexe Schattenlinie, welche vom hinteren Ende des Planum sphenoidale zum oberen Kontur des Processus clinoideus anterior zieht, entspricht wieder einer Knochenleiste am oberen Rande des Canalis opticus. Legende zur Skizze: *1* Hinterer Teil des Dorsum sellae. *2* Vorderer Teil des Dorsum sellae. *3* Processus clinoideus anterior. *4* Leiste am oberen Rande des Canalis opticus. *5* Planum sphenoidale. *6* Untere Wurzel des Processus clinoideus anterior. *7* Äußerer Kontur der excavierten Sella turcica.

Fig. 167 y esquema. Radiografía lateral de la silla turca en un caso de intensa excavación asimétrica por tumor de hipófisis. Se ven en cierta manera dos contornos de una silla turca permitiendo ambos el reconocimiento de una excavación profunda. El contorno interno está formado por la raíz inferior de la apófisis clinoides anterior. En su prolongación hacia atrás corresponde al borde superior del suelo de la silla turca desplazado. El dorso de la silla turca, que corresponde a este contorno, no está muy adelgazado pero extraordinariamente impreciso. Por detrás del mismo se ve la sombra lineal de la parte del dorso de la silla turca muy delgado, algo convexo y desplazado hacía atrás. Desde aquí puede seguirse hasta la región del tubérculo de la silla turca el contorno en arco de la silla turca agrandada. La sombra lineal algo convexa hacia arriba, que corre desde el extremo posterior del plano esfenoidal hacia el contorno de la apófisis clinoides anterior, corresponde nuevamente a una trabécula ósea a nivel del borde superior del canal óptico. Leyendas del esquema: *1* Parte posterior del dorso de la silla turca. *2* Parte anterior del dorso de la silla turca. *3* Apófisis clinoides anterior. *4* Trabécula a nivel del borde superior del canal óptico. *5* Plano esfenoidal. *6* Raíz inferior de la apófisis clinoides anterior. *7* Contorno externo de la silla turca excavada.

Fig. 167 and sketch. Lateral view of sella turcica showing severe asymmetric excavation caused by a pituitary tumour. Apparently there are two contours of a sella turcica, both of which indicate marked excavation. The inner contour is formed anteriorly by the lower root of the anterior clinoid process. Its posterior extension corresponds to the upper edge of the displaced floor of the sella. The dorsum sellae which corresponds to this contour is not thinned, but extraordinarily indistinct. Posteriorly to it there is a linear shadow of a markedly thinned, posteriorly displaced, and slightly convex portion of the dorsum sellae. Starting from here the larger contour of the sella can be followed anteriorly, arching forward towards the region of the tuberculum sellae. The slightly upwardly convex, linear shadow, which extends from the posterior end of the sphenoidal plane to the upper contour of the anterior clinoid process, corresponds again to the bony crest at the upper edge of the optic canal. Legends for sketch: *1* Posterior portion of dorsum sellae. *2* Anterior portion of dorsum sellae. *3* Anterior clinoid process. *4* Bony crest at upper edge of optic canal. *5* Sphenoidal plane. *6* Lower root of anterior clinoid process. *7* Outer contour of the excavated sella turcica.

Fig. 167 et schéma. Vue de profil de la selle turcique dans un cas d'une excavation extrêmement asymétrique de la selle due à une tumeur hypophysaire. La selle turcique montre en quelque sorte deux contours, qui présentent chacun une érosion importante. Le contour interne est formé dans sa partie antérieure par la racine inférieure de l'apophyse clinoïde antérieure. Son prolongement postérieur correspond au bord supérieur du plancher refoulé de la selle. La lame quadrilatère correspondant à ce contour n'est pas notablement amincie, mais elle est extrêmement effacée. On distingue un peu en arrière la ligne d'une partie de la lame quadrilatère; cette partie, est très amincie, refoulée en arrière et légèrement convexe. A partir de cette région le contour le plus grand de la selle peut être suivi en avant jusqu'à la région du tubercule de la selle. La ligne à convexité légèrement supérieure, qui relie l'extrémité postérieure de la lame horizontale du sphénoïde au contour supérieur de l'apophyse clinoïde antérieure correspond aussi à une crête osseuse du bord supérieur du canal optique. Légende du schéma: *1* Partie postérieure de la lame quadrilatère. *2* Partie antérieure de la lame quadrilatère. *3* Apophyse clinoïde antérieure. *4* Crête du bord supérieur du canal optique. *5* Lame horizontale du sphénoïde. *6* Racine inférieure de l'apophyse clinoïde antérieure. *7* Contour externe de la selle turcique érodée.

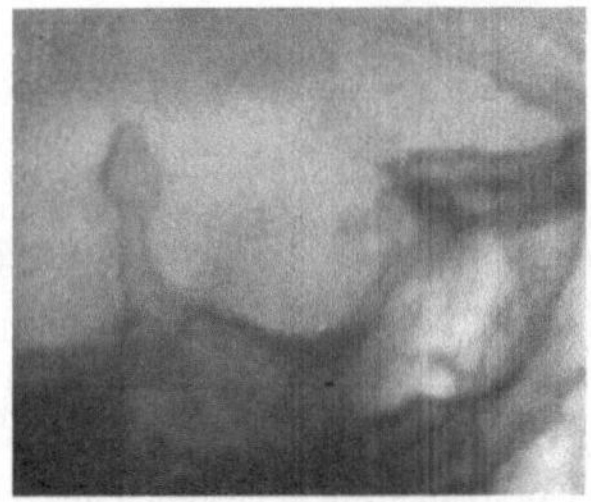

Abb. 168. Seitliche Ansicht der Sella turcica in einem Falle von Craniopharyngiom (s. S. 113). Die Sella turcica ist excaviert und zwar vorwiegend im sagittalen, weniger im axialen Durchmesser. Die Erweiterung des Sellaeinganges ist erheblich stärker als die Verdrängung des Sellabodens nach unten. In den Sellabereich projizieren sich kleine, schollige Kalkschatten. Das Bild zeigt den klassischen Befund eines suprasellaren Tumors.

Fig. 168. Radiografía lateral de la silla turca en un caso de craneofaringioma. La silla turca está excavada predominantemente en su diámetro sagital y en menor grado en el axial. La dilatación de la entrada de la silla turca es mucho más intensa que el desplazamiento del suelo de la silla turca hacia abajo. En la zona de la silla turca se proyectan pequeñas sombras cálcicas. El cuadro muestra la imagen clásica de un tumor supraselar.

Fig. 168. Lateral view of the sella turcica in a case of craniopharyngioma. The sella turcica is excavated more markedly in the sagittal and less so in the axial diameter. The enlargement of the entry of the sella is more pronounced than the depression of the sellar floor. Small, roundish, calcified shadows are visible in the region of the sella. This is the picture of the classical findings in a suprasellar tumour.

Fig. 168. Vue de profil de la selle turcique dans un cas de crânio-pharyngiome. La selle turcique est excavée et plus particulièrement dans son diamètre longitudinal que dans sa hauteur. L'élargissement de l'entrée de la selle est beaucoup plus prononcé que le refoulement du plancher de la selle vers le bas. Dans la région de la selle on distingue de petites calcifications nodulaires. L'image montre les altérations typiques d'une tumeur suprasellaire.

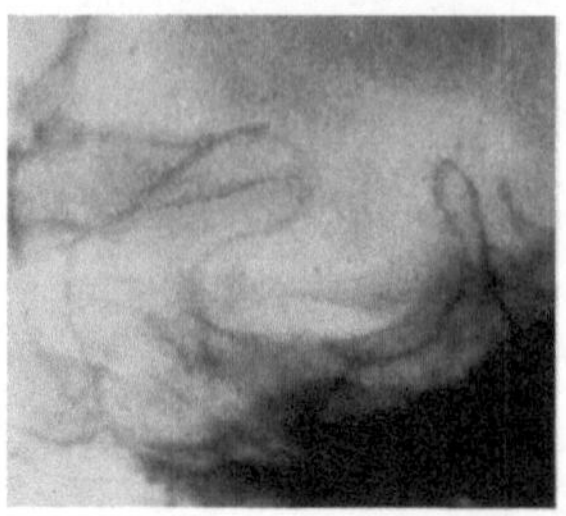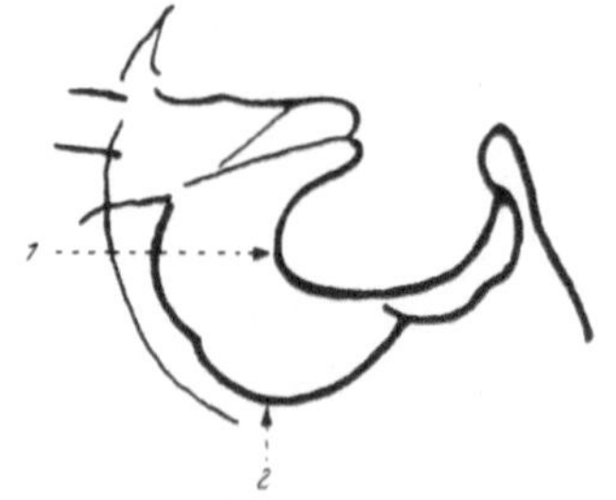

Abb. 169 und Skizze. Seitliche Ansicht der Sella turcica in einem Falle von teilweiser Zerstörung derselben durch ein von der Lamina terminalis ausgehendes Gliom (s. S. 114). Die Sella turcica zeigt hauptsächlich im vorderen Anteil eine hochgradige, stark asymmetrische Excavation. Der eine Kontur wird hier im vorderen Anteil vom Kontur der unteren Wurzel des Processus clinoideus anterior gebildet, ein Befund, welcher schon auf die starke Asymmetrie der bestehenden Excavation hinweist. Der zweite feine, bogige Kontur liegt wesentlich weiter vorne innerhalb der Keilbeinhöhle und trifft sich ungefähr in der Mitte der Sella turcica mit dem Kontur des hinteren, nur wenig veränderten Teiles des Sellabodens. Die partielle Excavation einer Sella turcica wie im vorliegenden Falle muß immer an die Möglichkeit denken lassen, daß diese Excavation nicht durch einen Hypophysentumor bedingt ist. Sie spricht aber nicht absolut gegen einen solchen, weil in seltenen Fällen auch der Hypophysentumor eine nur partielle Excavation der Sella turcica hervorrufen kann. Legende zur Skizze: *1* Untere Wurzel des einen Processus clinoideus anterior. *2* Weit in die Keilbeinhöhle verdrängter, vorderer Anteil des Sellabodens.

Fig. 169 and sketch. Lateral view of the sella turcica showing partial destruction by a glioma arising from the lamina terminalis. There is a severe, markedly asymmetrical excavation involving mainly the anterior portion of the sella turcica. The one contour is formed here by the anterior portion of the contour of the lower root of the anterior clinoid process. This finding had indicated the marked asymmetry of the excavation. The second delicate, arched contour lies considerably more anteriorly within the sphenoidal sinus. It joins approximately in the middle of the sella turcica with the outline of the posterior, and only slightly changed portion of the floor of the sella. The partial excavation of the sella, as in the given case, suggests the possibility that the excavation is not caused by a pituitary tumour. It does not, however, contradict it entirely, because a pituitary tumour can occasionally produce a partial excavation. Legends for sketch: *1* Lower root of one anterior clinoid process. *2* Anterior part of the floor of the sella, which has been considerably displaced into the sphenoidal sinus.

Fig. 169 y esquema. Radiografía lateral de la silla turca en un caso de destrucción parcial de la misma por un glioma que tiene su origen en la lámina terminal. La silla turca muestra, sobre todo en su parte anterior, una excavación intensa y muy asimétrica. Uno de los contornos es formado en la parte anterior por el contorno de la raíz inferior de la apófisis clinoides anterior, hallazgo que ya de por sí señala la intensa asimetría de la excavación existente. El segundo contorno, fino y en arco, está situado mucho más adelante, dentro del seno esfenoidal y se encuentra con el contorno del posterior aproximadamente en el medio de la silla turca, a nivel del suelo de la silla turca que en esta parte posterior está poco alterado. Una excavación parcial de la silla turca, como en el caso presente, debe hacer pensar siempre en la posibilidad de que esta excavación no es causada por un tumor de hipófisis. Pero, no habla absolutamente en contra de tal posibilidad porque en casos excepcionales también un tumor de hipófisis puede causar una excavación solamente parcial de la silla turca. Leyendas del esquema: *1* Raíz inferior de la apófisis clinoides anterior. *2* Parte anterior del suelo de la silla turca desplazado considerablemente en el seno esfenoidal.

Fig. 169 et schéma. Vue de profil de la selle turcique dans un cas d'une érosion partielle de la selle par un gliome de la lamelle sus-optique. La selle turcique présente tout particulièrement dans sa partie antérieure une excavation importante très asymétrique. La partie antérieure de l'un de ces contours est formé par celui de la racine inférieure de l'apophyse clinoïde antérieure, altération qui démontre déjà l'importante asymétrie de l'érosion. L'autre contour fin et arrondi se trouve beaucoup plus en avant à l'intérieur du sinus sphenoïdal et rejoint à peu près au milieu de la selle le contour de la partie postérieure peu modifiée du plancher de la selle. L'érosion partielle de la selle turcique, comme dans le cas présent, doit toujours faire penser à la possibilité d'une tumeur non hypophysaire; ce qui ne permet pas d'exclure une tumeur hypophysaire avec certitude, car cette tumeur peut aussi dans de très rares cas déterminer une érosion partielle de la selle turcique. Légende du schéma: *1* Racine inférieure d'une apophyse clinoïde antérieure. *2* Partie antérieure du plancher de la selle refoulé profondément dans le sinus sphénoïdal.

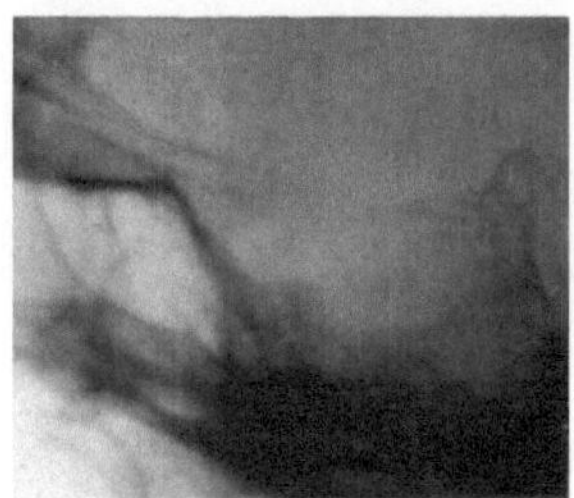

Abb. 170. Seitliche Ansicht der Sella turcica in einem Falle von suprasellarem Tumor (s. S. 114). Die Sella turcica ist excaviert und zwar hauptsächlich im sagittalen Durchmesser. Der Sellaeingang ist sehr weit. Der Winkel am Tuberculum sellae ist stumpf. An den Processus clinoidei posteriores haben sich Osteophyten gebildet, die nach oben konkav begrenzt sind.

Fig. 170. Radiografía lateral de la silla turca en un caso de tumor supraselar. La silla turca está excavada, sobre todo en su diámetro sagital. La entrada de la silla turca es ancha. El ángulo a nivel del tubérculo de la silla turca es obtuso. A nivel de las apófisis clinoides posteriores se han formado osteofitos que están limitados hacia arriba por una concavidad.

Fig. 170. Lateral view of the sella turcica in a case of suprasellar tumour. The sella is excavated mainly in its sagittal diameter. The entry to the sella is very large. The angle at the tuberculum sellae is obtuse. Osteophytes which have a concave upper margin have been formed on the posterior clinoid processes.

Fig. 170. Vue de profil de la selle turcique dans un cas d'une tumeur suprasellaire. La selle turcique est excavée surtout dans son diamètre longitudinal. L'entrée de la selle est très large. L'angle du tubercule de la selle est obtus. Les apophyses clinoïdes postérieures présentent des ostéophytes avec une concavité supérieure.

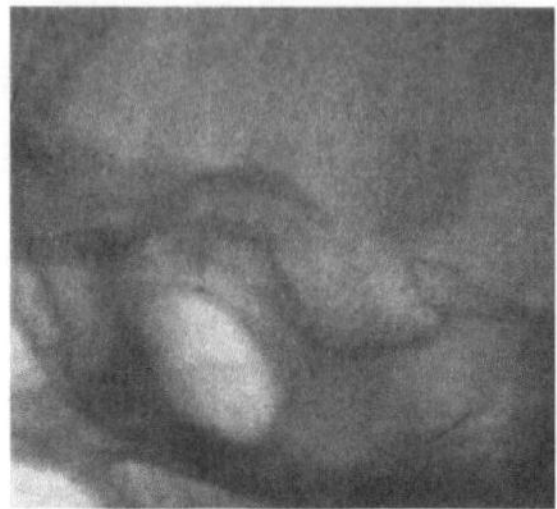

Abb. 171. Seitliche Ansicht der Sella turcica in einem Falle von Craniopharyngiom (s. S. 114). Über dem Dorsum sellae ist ein unregelmäßiger Kalkschatten zu sehen. Die Sella turcica ist etwas deformiert, aber nicht wesentlich excaviert. Das Dorsum sellae ist kurz und nach vorne geneigt. Es ist nicht verkürzt, sondern konnte sich offensichtlich wegen des darüberliegenden Tumors nicht entsprechend entwickeln. Dadurch geht auch der Sellaboden nicht in Form eines Bogens, sondern in Form eines Winkels in den vorderen Kontur des Dorsum sellae über. Der Tumor hat also schon in der Zeit der Entwicklungsperiode der Sella turcica bestanden.

Fig. 171. Radiografía lateral de la silla turca en un caso de craneofaringioma. Por encima del dorso de la silla turca se ve una sombra cálcica irregular. La silla turca está un poco deformada, pero no fundamentalmente excavada. El dorso de la silla turca es corto y está inclinado hacia adelante. No está acortado pero no pudo ostensiblemente desarrollarse como consecuencia del tumor superpuesto. Por eso el suelo de la silla turca no pasa al contorno anterior del dorso de la silla turca bajo la forma de un arco sino de un ángulo. El tumor estaba pues ya presente durante el período de desarrollo de la silla turca.

Fig. 171. Lateral view of the sella turcica in a case of a cranio-pharyngioma. Above the dorsum sellae there is an irregular calcified shadow. The sella turcica is slightly deformed, but not markedly excavated. The dorsum sellae is short and inclines anteriorly. It is not shortened, but could not develop normally, obviously because of the tumour above it. For this reason the sellar floor joins the anterior contour of the dorsum sellae, not in a curve, but at an angle. The tumour has, therefore, already existed during the period of development of the sella turcica.

Fig. 171. Vue de profil de la selle turcique dans un cas d'un crânio-pharyngiome. On distingue au-dessus de la lame quadrilatère une calcification irrégulière. La selle turcique est légèrement déformée sans présenter d'érosion importante. La lame quadrilatère est courte, elle est inclinée en avant, elle n'est raccourcie, mais elle n'a pas pu se développer normalement en raison de la tumeur sus-jacente. Il en résulte que le plancher de la selle ne présente pas une forme arrondie mais angulée pour se continuer dans le contour antérieur de la lame quadrilatère. La tumeur existait donc déjà au moment du développement de la selle turcique.

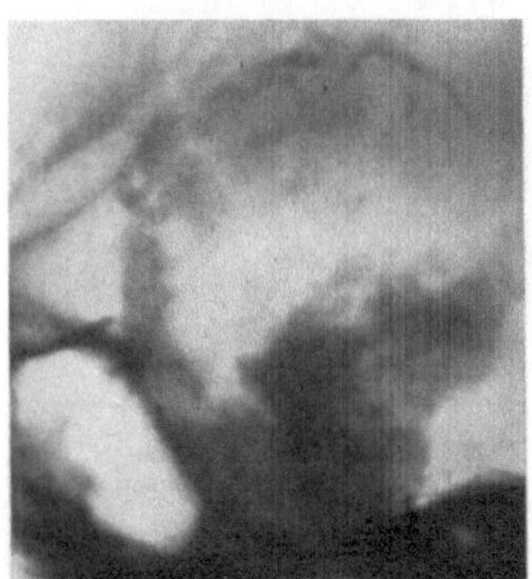

Abb. 172. Seitliche Ansicht der Sella turcica in einem Falle von ausgedehnt verkalktem Craniopharyngiom (s. S. 114). Im Bereiche der Sella turcica und über derselben sieht man eine intensive, im oberen Anteil schalenförmige Verkalkung. Von der Sella turcica läßt sich nur mehr die vordere Begrenzung erkennen, die sich vom Kalkschatten des Tumors abgrenzen läßt. Der Tumor reicht nach unten bis in das Niveau des Bodens der mittleren Schädelgruben. Der hintere Anteil des Sellabodens und das Dorsum sellae fehlen anscheinend.

Fig. 172. Radiografía lateral de la silla turca en un caso de craneofaringioma extenso calcificado. En la zona de la silla turca y por encima de la misma se ve una calcificación — en la parte superior en catafilo — de acentuada densidad. De la silla turca sólo se reconoce la delimitación anterior, que puede diferenciarse de la sombra cálcica del tumor. El tumor llega abajo hasta el nivel del suelo de la fosa cerebral media. La parte posterior del suelo y el dorso de la silla turca faltan al parecer.

Fig. 172. Lateral view of the sella turcica in a case of a large, calcified craniopharyngioma. A marked calcification, which is bowl-shaped in its upper portion, is visible in the region of the sella turcica and above it. Only the anterior margin of the sella is recognizable. It borders onto the calcified shadow of the tumour. The tumour extends downward as far as the level of the floor of the middle fossa. The posterior portion of the floor of the sella and the dorsum sellae are apparently missing.

Fig. 172. Vue de profil de la selle turcique dans un cas d'un crânio-pharyngiome calcifié important. La région sellaire et suprasellaire montre une calcification importante dont la partie supérieure est en forme de coque. De la selle turcique on ne distingue que le contour antérieur, qui peut être différencié de la calcification de la tumeur. Cette dernière s'étend vers le bas jusqu'au niveau du plancher de l'étage moyen du crâne. La partie postérieure du plancher de la selle et la lame quadrilatère semblent faire défaut.

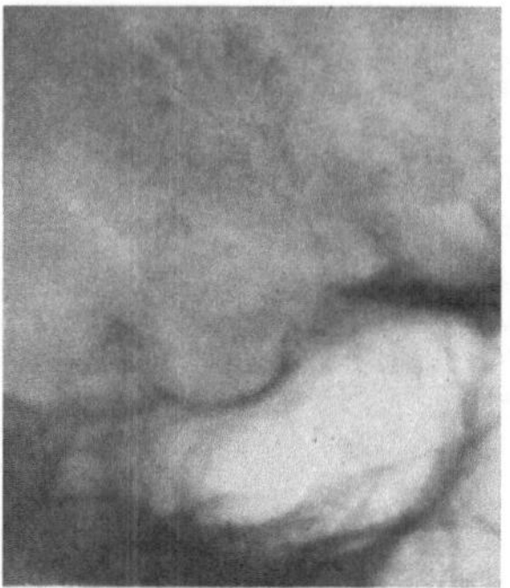

Abb. 173. Seitliche Ansicht der Sella turcica in einem Falle eines suprasellaren Glioms. Über der Sella turcica liegen zahlreiche, unregelmäßige Kalkschatten (s. S. 114). Die Sella turcica selbst ist nicht verändert, aber am Übergang der vorderen Wand der Sella turcica in das Planum sphenoidale fehlt der Kontur des Knochens infolge einer Usur desselben. Eine alleinige Usur an dieser Stelle, in der Gegend des Sulcus chiasmatis und Tuberculum sellae, die einen eigenen Typus der suprasellaren Tumoren darstellt, kann man bei suprasellaren Tumoren verschiedener Natur finden.

Fig. 173. Radiografía lateral de la silla turca en un caso de glioma supraselar. Por encima de la silla turca hay numerosas sombras cálcicas irregulares. La silla turca misma no está alterada pero en la zona de transición de la pared anterior de la silla turca hacia el plano esfenoidal falta el contorno del hueso como consecuencia de una usura del mismo. Una usura aislada en este sitio, en la zona correspondiente al surco quiasmático y tubérculo de la silla turca, que representa un tipo peculiar de tumor supraselar, puede encontrarse en tumores supraselares de variada naturaleza.

Fig. 173. Lateral view of the sella turcica in a case of a suprasellar glioma. There are numerous, irregular, calcified shadows above the sella turcica. The sella itself is not changed. However, at the transition of the anterior wall of the sella turcica into the sphenoidal plane, the contour is missing due to bone erosion. An isolated erosion in this situation i.e. in the region of the sulcus chiasmatis and the tuberculum sellae, is typical of some suprasellar tumours. This lesion can be found in suprasellar tumours of various origins.

Fig. 173. Vue de profil de la selle turcique dans un cas d'un gliome suprasellaire. De multiples calcifications irrégulières se trouvent en-dessus de la selle turcique. La selle turcique elle-même n'est pas modifiée, le contour osseux entre la lame horizontale du sphénoïde et la paroi antérieure de la selle fait toutefois défaut par suite d'une érosion. Une érosion limitée à cette région de la gouttière optique et du tubercule de la selle correspond à un type spécial des tumeurs suprasellaires, dont l'étiologie varie.

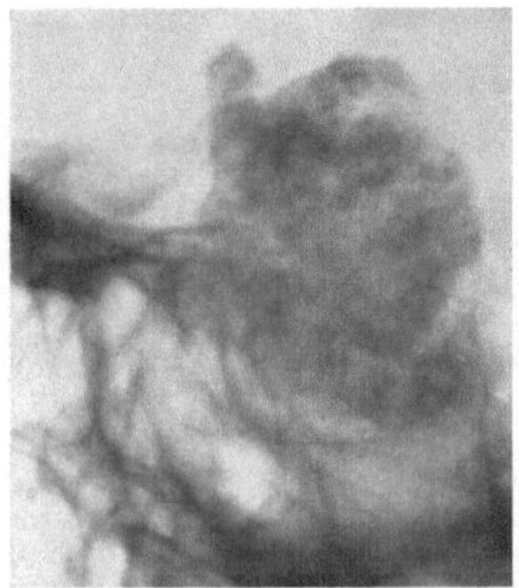

Abb. 174. Seitliche Ansicht der Sella turcica in einem Falle von Osteochondrom am Tuberculum sellae (s. S. 114). Man sieht im Bereiche der etwas excavierten Sella turcica und darüber einen ausgedehnten, gut abgegrenzten Kalkschatten. Das Bild ist dem eines stark verkalkten Craniopharyngioms ähnlich, was meist zur Verwechslung führt. Für die Differentialdiagnose ist es wichtig, daß der Tumor von der Gegend des Tuberculum sellae ausgeht und sich diese daher im Gegensatz zum Craniopharyngiom (s. Abb. 172) vom Tumor nicht abtrennen läßt, sondern in denselben aufgegangen ist.

Fig. 174. Radiografía lateral de la silla turca en un caso de osteocondroma del tubérculo de la silla turca. Se ve en la zona de la silla turca algo excavada y por encima una imagen cálcica extensa y bien limitada. El cuadro se asemeja al de un craneofaringioma intensamente calcificado, lo que induce frecuentemente a error. Desde el punto de vista diagnóstico diferencial es importante que el tumor toma su origen a nivel del tubérculo de la silla turca y que, por lo tanto, contrariamente a lo que ocurre con el craneofaringioma (vease Fig. 172), no puede diferenciarse del tumor porque se confunde con el mismo.

Fig. 174. Lateral view of the sella turcica in a case of osteo-chondroma at the tuberculum sellae. A large, well-defined, calcified shadow is visible in and above the region of the slightly excavated sella turcica. Its appearance resembles strongly a calcified craniopharyngioma, for which it is often mistaken. For the differential diagnosis it is important that the tumour should have its origin in the region of the tuberculum sellae, and that it should merge with it. This is in contrast to a craniopharyngioma (see Fig. 172) where the tumour is separate.

Fig. 174. Vue de profil de la selle turcique dans un cas d'un ostéochondrome du tubercule de la selle. On distingue dans la région de la selle turcique légèrement érodée et dans la région suprasellaire une calcification étendue et bien délimitée. L'image ressemble à celle d'un crâniopharyngiome très calcifié, ce qui peut induire en erreur. Le diagnostic différentiel doit tenir compte du fait que la tumeur trouve son origine dans la région du tubercule de la selle et que ce dernier ne peut être dissocié de la tumeur qui en est issue, ce qui n'est pas le cas pour le crâniopharyngiome (voir Fig. 172).

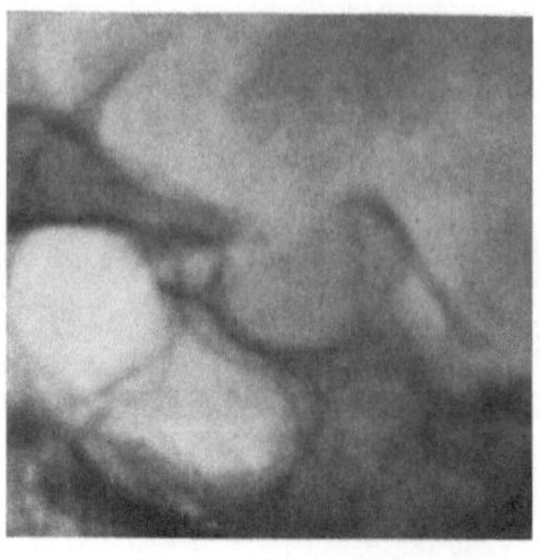

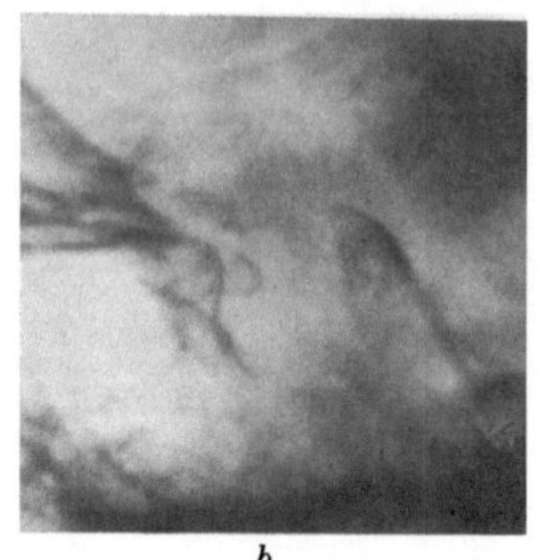

a b

Abb. 175a und b. Seitliche Ansichten der Sella turcica in einem Falle einer Metastase eines Mammacarcinoms im Keilbeinkörper (s. S. 115). Die Abb. a stammt aus einer Zeit, da noch keine pathologischen Veränderungen daselbst bestanden. Ein Vergleich mit der Abb. b läßt daher die pathologischen Veränderungen, welche diese Aufnahme zeigt, besonders klar erkennen. Der Sellaboden ist im mittleren Teil schon ganz zerstört. Das Dorsum sellae ist hauptsächlich im unteren Teil aufgehellt und undeutlich. Der Keilbeinkörper zeigt eine atypische, fleckige Struktur. Seine hintere Abgrenzung und auch die hintere Wand der Keilbeinhöhle sind nicht mehr erkennbar. Die Keilbeinhöhle ist im hinteren Anteil verschattet. Auch ein Processus clinoideus anterior ist schon usuriert. Außerdem bestehen fleckige, unregelmäßig und unscharf begrenzte Aufhellungen in der seitlichen Schädelwand, welche ebenfalls durch Metastasen hervorgerufen sind.

Fig. 175a y b. Radiografía lateral de la silla turca en un caso de metástasis de un carcinoma de mama en el cuerpo del esfenoides. La Fig. a proviene de una época en la que no había aún ninguna alteración patológica. Una comparación con la Fig. b permite reconocer mucho más claramente las alteraciones patológicas que muestra esta radiografía. El suelo de la silla turca está completamente destruído en su parte media. El dorso de la silla turca es transparente e impreciso, sobre todo en su parte inferior. El cuerpo del esfenoides muestra una estructura en mancha y atípica. Su delimitación posterior y también la pared posterior del seno esfenoidal ya no se reconocen. En su parte posterior el seno esfenoidal está opacificado. Una de las apófisis clinoides anteriores está ya usurada. Además hay transparencias en manchas irregulares y mal limitadas en la pared lateral del cráneo que son provocadas igualmente por metástasis.

Fig. 175a and b. Lateral views of the sella turcica showing a metastasis from a cancer of the breast in the body of the sphenoid bone. Fig. a has been taken at a time when there were no pathological changes. Fig. b shows the pathological changes clearly, especially when compared with Fig. a. The floor of the sella has been completely destroyed in its middle portion. The dorsum sellae, especially in the lower portion, is translucent and indistinct. The body of the sphenoid shows an atypical, speckled structure. Its posterior margin as well as the posterior wall of the sphenoidal sinus are no longer recognizable. The sphenoidal sinus is opaque in its posterior portion. One anterior clinoid process is also eroded. Further, there are speckled, irregular and indistinct translucencies in the lateral wall of the skull, which have also been caused by metastases.

Fig. 175a et b. Vues de profil de la selle turcique dans le cas d'une métastase d'un cancer du sein dans le corps du sphénoïde. La Fig. a date d'une époque, où les modifications pathologiques n'existaient pas encore. Une comparaison avec la Fig. b permet de remarquer très facilement les altérations pathologiques de cette dernière. Le plancher de la selle est déjà entièrement détruit dans sa partie moyenne. La lame quadrilatère est moins transparente et effacée surtout dans sa partie inférieure. Le corps du sphénoïde montre une structure atypique avec des taches. Sa limite postérieure et la paroi postérieure du sinus sphénoïdal ne sont plus reconnaissables. Le sinus sphénoïdal est voilé dans sa partie postérieure. Une apophyse clinoïde antérieure est déjà érodée. La paroi latérale du crâne présente en outre des lacunes irrégulières et mal délimitées, qui sont également dues à des métastases.

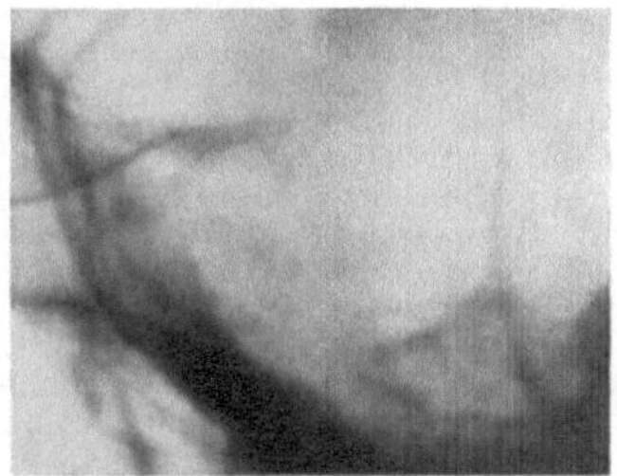

Abb. 176. Seitliche Ansicht der Sella turcica in einem Falle von Metastase eines Thyreoideacarcinoms (s. S. 115). Der vordere Anteil der Sella turcica ist zerstört, wobei ungefähr in der Mitte des Sellabodens die Grenze der Usur deutlich erkennbar ist. Die Keilbeinhöhle ist verschattet. Der noch erhaltene Rest der Sella turcica läßt eine Excavation derselben und eine Verdünnung des Dorsum sellae erkennen, welches etwas nach hinten verdrängt ist. Dieser Umstand spricht für relative Benignität des den vorderen Teil der Sella turcica zerstörenden malignen Tumors. Wir werden in einem solchen Falle gut tun, an die Möglichkeit eines Thyreoideacarcinoms zu denken, weil Metastasen eines solchen erfahrungsgemäß öfter ein relativ benignes Bild ergeben.

Fig. 176. Radiografía lateral de la silla turca en un caso de metástasis de un carcinoma tiroideo. La parte anterior de la silla turca está destruida pudiéndose reconocer claramente el límite de la usura en la mitad del suelo de la silla turca. El seno esfenoidal está opacificado. El resto de la silla turca, que aún se conserva, permite reconocer una excavación de la misma y un adelgazamiento del dorso de la silla turca que está un poco desplazado hacia atrás. Esta circunstancia habla de la benignidad relativa del tumor maligno que ha destruido la parte anterior de la silla turca. En un caso así haremos bien en pensar en la posibilidad de un carcinoma tiroideo porque las metástasis de tal tumor suelen dar frecuentemente un cuadro relativamente benigno.

Fig. 176. Lateral view of the sella turcica showing metastases from a carcinoma of the thyroid. The anterior portion of the sella turcica is destroyed. The margin of the bone erosion is clearly visible in the middle of the floor of the sella. The sphenoidal sinus is opaque. The remains of the sella turcica show an excavation and a thinning of the dorsum sellae, which is slightly displaced posteriorly. This fact suggests that the malignant tumour, destroying the anterior portion of the sella turcica is relatively slow-growing. In such a case we are well advised to think of the possibility of the thyroid, because its metastases frequently give a relatively benign appearance.

Fig. 176. Vue de profil de la selle turcique dans un cas de métastases de cancer du corps thyroïde. La partie antérieure de la selle turcique est détruite, la limite de l'érosion presqu'au milieu du plancher de la selle est bien visible. Le sinus sphénoïdal est voilé. Le vestige de la selle turcique montre une excavation et un amincissement de la lame quadrilatère, qui est légèrement refoulée en arrière. Cette altération parle pour une bénignité relative de la tumeur maligne détruisant la partie antérieure de la selle. Nous devons penser dans un tel cas à la possibilité d'un cancer de la thyroïde, car l'expérience montre que ses métastases présentent souvent une image relativement bénigne.

Abb. 177 und Skizze. Seitliche Ansicht der Sella turcica in einem Falle einer großen Metastase eines Thyreoideacarcinoms (s. S. 115). Die Sella turcica und der Keilbeinkörper sind ausgedehnt zerstört und die Grenzen der Usur sind nicht mehr erkennbar. Nur die Spitze des Dorsum sellae ist noch unverändert und in annähernd normaler Lage zu sehen. Vom hinteren-unteren Rande dieses Restes des Dorsum sellae zieht eine feine Schattenlinie im Bogen nach hinten-unten. Die klinische Diagnose war „Hypophysentumor". Diese Diagnose war vom röntgenologischen Gesichtspunkt aus folgenden Gründen abzulehnen. Der in normaler Lage befindliche Rest des Dorsum sellae spricht zusammen mit der ausgedehnten Destruktion des Keilbeinkörpers für einen infrasellar entstandenen malignen Tumor. Der feine Kalkschatten, welcher vom Rest des Dorsum sellae nach hinten-unten zieht, entspricht einer Wiederverkalkung des nach hinten verschobenen Periostes dieser Region und spricht daher für eine relative Benignität. Also war in erster Linie an eine Metastase und hier wieder an eine solche eines Thyreoideacarcinoms zu denken. Die später durchgeführte Obduktion ergab ein kleines, klinisch nicht erkennbares Carcinom der Thyreoidea mit einer großen Metastase im Keilbeinkörper. Legende zur Skizze: *1* Rest des Dorsum sellae. *2* Processus clinoidei anteriores. *3* Vordere Abgrenzung der mittleren Schädelgruben. *4* Boden der mittleren Schädelgruben. *5* Pyramidenspitze.

Fig. 177 and sketch. Lateral view of sella turcica showing a large metastasis from a carcinoma of thyroid. The sella and the body of the sphenoid bone are extensively destroyed, and the margins of the erosion are no longer recognizable. The tip only of the dorsum sellae is still undamaged, and in approximately its normal position. A fine linear shadow runs from the postero-inferior edge of this remnant and curves in a postero-inferior direction. The clinical diagnosis was "pituitary tumour". This diagnosis had to be abandoned on radiological grounds for the following reasons. The remnant of the dorsum sellae is in its normal position, and the extensive destruction of the body of the sphenoid bone suggests an infrasellar malignant tumour. The fine calcified shadow, which runs from the remnant of the dorsum sellae postero-inferiorly, corresponds to a recalcification of the posteriorly displaced periosteum in this region, and suggests a relatively slow growth. First of all a metastasis had to be suspected, and especially one from a thyroid carcinoma. The findings at necropsy showed a small, clinically unrecognizable cancer of thyroid with a large metastasis in the sphenoid body. Legends for sketch: *1* Remnant of dorsum sellae. *2* Anterior clinoid processes. *3* Anterior margin of the middle cranial fossae. *4* Floor of the middle cranial fossa. *5* Tip of petrous bone.

Fig. 177 y esquema. Radiografía lateral de la silla turca en un caso de una gran metástasis de un carcinoma tiroideo. La silla turca y el cuerpo del esfenoides están extensamente destruídos y los límites de la usura ya no pueden identificarse. Solamente la extremidad del dorso de la silla turca no está alterada y se encuentra en situación aproximadamente normal. Desde el borde postero-inferior de este resto del dorso de la silla turca corre una fina sombra lineal hacia atrás y abajo. El diagnostico clínico era «tumor de hipófisis». Este diagnóstico no podia aceptarse desde el punto de vista radiológica por las siguientes razones. El resto del dorso de la silla turca que conserva ubicación normal y la destrucción exrensa del cuerpo del esfenoides hablan de la presencia de un tumor maligno originado por debajo de la silla turca. La fina imagen cálcica que desde el resto del dorso de la silla turca corre hacia atrás y abajo corresponde a la recalcificación del periostio de esta región desplazado hacia atrás y habla por lo tanto de una relativa benignidad. En consecuencia, había que pensar, en primer término en una metástásis y dentro de estas en una de carcinoma de tiroides. La autopsia practicada más tarde reveló la presencia de un pequeño carcinoma de tiroides clínicamente irreconocible con una gran metastasis en el cuerpo del esfenoides. Leyendas del esquema: *1* Resto del dorso de la silla turca. *2* Apófisis clinoides anteriores. *3* Delimitación anterior de la fosa cerebral media. *4* Suelo de la fosa cerebral media. *5* Punta del peñasco.

Fig. 177 et schéma. Vue de profil de la selle turcique dans un cas d'une grande métastase d'un cancer de la thyroïde. La selle turcique et le corps du sphénoïde sont presqu'entièrement détruits et les limites de l'érosion sont méconnaissables. Seul le sommet de la lame quadrilatère est encore intact et sa situation à peu près normale. Du bord postérieur inférieur du reste de la lame quadrilatère part une fine ligne incurvée dirigée en arrière et vers le bas. Le diagnostic clinique était celui d'une tumeur hypophysaire. Ce diagnostic fut réfuté au point de vue radiologique pour les raisons suivantes. La situation normale du vestige de la selle turcique et la destruction étendue du corps du sphénoïde parlent pour une tumeur maligne infrasellaire. La fine calcification, qui part du reste de la lame quadrilatère et se dirige en arrière, correspond à une recalcification du périoste de cette région refoulée en arrière et peut être interprété comme un signe d'une bénignité relative. Il fallait donc penser en premier lieu à une métastase et ici à nouveau à celle d'un cancer de la thyroïde. L'autopsie effectuée plus tard révéla un petit cancer cliniquement méconnaissable de la thyroïde avec une grande métastase du corps du sphénoïde. Légende du schéma: *1* Vestige de la lame quadrilatère. *2* Apophyses clinoïdes antérieures. *3* Limite antérieure des étages moyens du crâne. *4* Plancher des étages moyens du crâne. *5* Sommet du rocher.

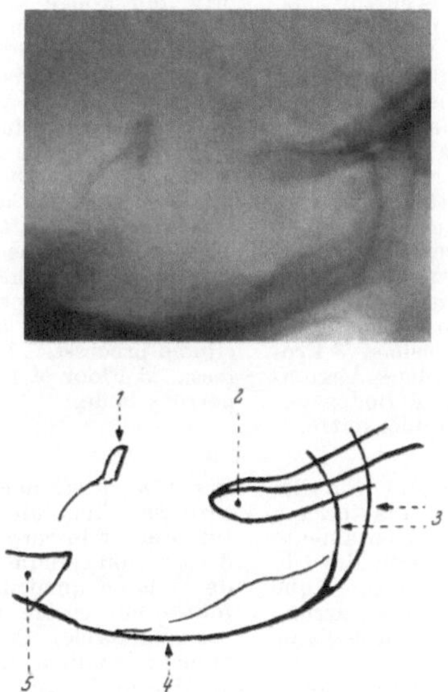

1
2
3
4
5

Abb. 178 und Skizze. Seitliche Ansicht der Sella turcica in einem Falle von Chordom (s. S. 116). Die Sella turcica und der Keilbeinkörper sind ausgedehnt zerstört. Nur ein unveränderter Rest der Spitze des Dorsum sellae, welcher geringgradig nach hinten-oben disloziert ist, ist noch zu erkennen. Dieser Befund spricht für einen malignen, infrasellar entstandenen Tumor. Unter dem Rest des Dorsum sellae sieht man einen strichförmigen, gestreckt von hinten-unten nach vorne-oben verlaufenden Kalkschatten, welcher dem wiederverkalkten und nach hinten-oben verschobenen Periost im vorderen Anteil des Clivus entsprechen muß. Dieser Befund spricht auch hier für relative Benignität, wie im Falle der Abb. 177. Die Verschiebung erfolgte jedoch hier nicht nach hinten, sondern in erster Linie nach oben. Daher war als Ausgangspunkt des Tumors eine Stelle weiter hinten als im Falle der Abb. 177 anzunehmen. Da aber Metastasen im Keilbeinkörper und nicht im basalen Anteil des Hinterhauptbeines zu entstehen pflegen, wurde ein Chordom als Ursache der Destruktion angenommen, eine Vermutung, welche durch die Operation bestätigt wurde. Legende zur Skizze: *1* Schalenförmige Verkalkung im nach oben verschobenen Periost des Clivus. *2* Unveränderter Rest des Dorsum sellae. *3* Processus clinoidei anteriores. *4* Vordere Abgrenzung der mittleren Schädelgrube. *5* Boden der mittleren Schädelgruben. *6* Pyramidenspitze.

Fig. 178 and sketch. Lateral view of sella turcica in a case of a chordoma. The sella turcica and the body of the sphenoid bone are extensively destroyed. A small, undamaged remnant only of the tip of the dorsum sellae, which is slightly displaced posteriorly and above, is recognizable. This finding suggests a malignant infrasellar tumour. Below the remnant of the dorsum sellae, a linear, calcified shadow is seen, which runs straight from behind and below, to in front and above. This shadow is due to recalcification of the periosteum which has been displaced posteriorly and above at the anterior portion of the clivus. This finding suggests slow growth, as in the case of Fig. 177. The displacement in this case, however, was not posteriorly, but mainly upwards. That is why the origin of the tumour must have been further back than in the case of Fig. 177. Since metastases are more common in the body of the sphenoid bone than in the basal portion of the occipital bone, a chordoma was suspected as the cause of the destruction. This was confirmed at operation. Legends for sketch: *1* Bowl-shaped calcification of the upwardly displaced periosteum of the clivus. *2* Unchanged remnant of dorsum sellae. *3* Anterior clinoid processes. *4* Anterior border of the middle fossa. *5* Floor of the middle fossa. *6* Tip of the petrous bone.

Fig. 178 y esquema. Radiografía lateral de la silla turca en un caso de cordoma. La silla turca y el cuerpo del esfenoides están extensamente destruídos. Sólo se reconoce un resto no alterado de la extremidad del dorso de la silla turca que está dislocado discretamente hacia atrás y arriba. Este hallazgo habla a favor de un tumor maligno, originado por debajo de la silla turca. Por debajo del resto del dorso de la silla turca se ve una imagen cálcica lineal, que corre de atrás y abajo hacia arriba y adelante y que debe corresponder al periostio recalcificado y desplazado hacia arriba y atrás en la parte anterior del clivus. Este hallazgo habla aquí también de una benignidad relativa como en el caso de la Fig. 177. El desplazamiento no se produce sin embargo aquí hacia atrás sino, en primer término, hacía arriba. Por eso debía aceptarse como origen del tumor un sitio más posterior que en el caso de la Fig. 177. Pero como las metástasis suelen originarse en el cuerpo del esfenoides y no en la base del occipital se aceptó como causa de la destrucción un cordoma, suposición que fué confirmada por la intervención. Leyendas del esquema: *1* Calcificación en catafilo del periostio del clivus desplazado hacia arriba. *2* Resto no alterado del dorso de la silla turca. *3* Apófisis clinoides anteriores. *4* Límite anterior de la fosa cerebral media. *5* Suelo de la fosa cerebral media. *6* Punta del peñasco.

Fig. 178 et schéma. Vue de profil de la selle turcique dans un cas de chordome. La selle turcique et le corps du sphénoïde montrent une destruction étendue. Un vestige intact du sommet de la lame quadrilatère, qui est légèrement refoulée en arrière et vers le haut, est encore reconnaissable. Cette altération parle pour une tumeur maligne infrasellaire. En-dessous du vestige de la lame quadrilatère on distingue une calcification linéaire s'étendant de la région postéro-inférieure vers la région antéro-supérieure, qui doit correspondre à la recalcification du périoste de la partie antérieure de la gouttière basilaire, qui est refoulée en arrière et en haut. Cette altération parle ici aussi pour une bénignité relative, comme dans le cas de la Fig. 177. Ce refoulement est surtout prononcé vers le haut, et non en arrière. On peut en déduire que le point de départ de la tumeur est situé un peu plus en arrière que celui de la Fig. 177. Mais comme les métastases se développent plus fréquemment dans le corps du sphénoïde que dans l'apophyse basilaire de l'occipital, on admit qu'un chordome était à l'origine de l'érosion, présomption qui se révêla exacte à l'opération. Légende du schéma: *1* Calcification en coquille du périoste de la gouttière basilaire refoulée vers le haut. *2* Vestige intact de la lame quadrilatère. *3* Apophyses clinoïdes antérieures. *4* Limite antérieure de l'étage moyen du crâne. *5* Plancher des étages moyens du crâne. *6* Sommet du rocher.

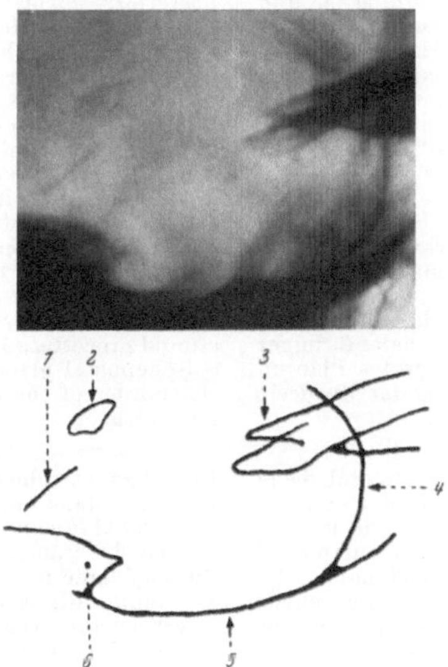
1
2
3
4
5
6

Abb. 179a und Skizze. Seitliche Ansicht der Sella turcica im Falle einer Mucocele der Keilbeinhöhle (klinische Diagnose Tumor der mittleren Schädelgrube) (s. S. 116). Die Sella turcica und der Keilbeinkörper sind ausgedehnt zerstört. Die Spitze des Dorsum sellae ist an normaler Stelle noch erkennbar, was für den infrasellaren Ursprung des Prozesses spricht. Vom Rest des Dorsum sellae zieht im Bogen nach hinten-unten eine feine Schattenlinie, welche dem nach hinten verdrängten und wieder verkalkten Periost dieser Region entspricht. Auf den Rest des Dorsum sellae und auf einen Processus clinoideus anterior projiziert sich je eine schalenförmige Verkalkung. Das Planum sphenoidale ist bogenförmig nach oben verdrängt. Sein Kontur geht vorne in eine nach vorne konvexe Linie über, die im Bogen nach unten zum Boden der mittleren Schädelgrube führt. Diese Linie entspricht der vorderen Begrenzung des Prozesses und liegt innerhalb des Siebbeinlabyrinthes. Legende zur Skizze: *1* Nach hinten verdrängtes und wieder verkalktes Periost. *2* Rest des Dorsum sellae, darunter schraffiert ein schalenförmiger Kalkschatten. *3* Gegend des Keilbeinkörpers und der Keilbeinhöhlen. *4* Processus clinoidei anteriores. *5* Schalenförmiger Kalkschatten. *6* Nach oben verlagertes Planum sphenoidale. *7* Vordere Begrenzung der Mucocele innerhalb des Siebbeinlabyrinthes.

Fig. 179a y esquema. Radiografía lateral de la silla turca en un caso de mucocele del seno esfenoidal (diagnóstico clínico: tumor de la fosa cerebral media). La silla turca y el cuerpo del esfenoides están extensamente destruídos. La extremidad del dorso de la silla turca puede reconocerse aún en ubicación normal, lo que habla en favor del origen infraselar del proceso. Del resto del dorso de la silla turca corre una sombra lineal en arco hacia abajo y atrás que corresponde al periostio desplazado hacia atrás y recalcificado. Sobre el resto del dorso de la silla turca y a nivel de la apófisis clinoides anterior se proyecta una calcificación en catafilo. El plano esfenoidal está desplazado en arco hacia arriba. Su contorno pasa hacia adelante en una línea convexa que lleva en arco hacia abajo, hacia el suelo de la fosa cerebral media. Este línea corresponde al límite anterior del proceso y se encuentra dentro del laberinto etmoidal. Leyendas del esquema: *1* Periostio desplazado hacia atrás recalcificado. *2* Resto del dorso de la silla turca y por debajo una imagen cálcica en catafilo. *3* Región del cuerpo del esfenoides y de los senos esfenoidales. *4* Apófisis clinoides anteriores. *5* Sombra cálcica en catafilos. *6* Plano esfenoidal desplazado hacia arriba. *7* Límite anterior del mucocele dentro del laberinto etmoidal.

Fig. 179a and sketch. Lateral view of sella turcica in a case of mucocele of the sphenoidal sinus. (The clinical diagnosis was tumour of the middle cranial fossa.) The sella turcica and the body of the sphenoid bone are extensively destroyed. The tip of the dorsum sellae is still recognizable in its normal position, which suggests an infrasellar origin of the lesion. There is a fine, linear shadow, which runs in a curve from the remnant of the dorsum sellae postero-inferiorly, and which is due to the recalcified and posteriorly displaced periosteum of this region. A bowl-shaped calcification is projected both onto the remnant of the dorsum sellae and onto the anterior clinoid process. The sphenoidal plane is displaced upwards and arched. The contour runs forward in an anteriorly convex curve, and bends downwards towards the floor of the middle fossa. This line corresponds to the anterior border of the lesion and lies within the ethmoidal labyrinth. Legends for sketch: *1* Periosteum displaced posteriorly and recalcified. *2* Remnant of dorsum sellae, with the bowl-shaped calcified shadow below, and hatched. *3* Region of the sphenoid body and of the sphenoidal sinuses. *4* Anterior clinoid processes. *5* Bowl-shaped calcified shadow. *6* Sphenoidal plane displaced upwards. *7* Anterior border of the mucocele within the ethmoidal labyrinth.

Fig. 179a et schéma. Vue de profil de la selle turcique dans un cas de mucocèle du sinus sphénoïdal (diagnostic clinique: tumeur de l'étage moyen du crâne). La selle turcique et le corps du sphénoïde montrent une destruction étendue. Le sommet de la lame quadrilatère est en place, il est encore reconnaissable, ce qui parle pour une origine infrasellaire de l'affection. Une fine ligne issue du vestige de la lame quadrilatère décrit un arc en arrière et vers le bas, elle correspond au périoste de cette région qui est refoulé en arrière et qui s'est recalcifié. Une calcification en forme de coquille se projette sur le vestige de la lame quadrilatère et sur une apophyse clinoïde antérieure. La lame horizontale du sphénoïde refoulée présente une convexité supérieure. Son contour antérieur se poursuit dans une ligne à convexité antérieure qui en décrivant un arc aboutit au plancher de l'étage moyen du crâne. Cette ligne correspond à la limite antérieure de l'affection et se trouve à l'intérieur des cellules ethmoïdales. Légende du schéma: *1* Périoste refoulé en arrière et recalcifié. *2* Vestige de la lame quadrilatère recouvrant une calcification hachurée en forme de coquille. *3* Région du corps du sphénoïde et des sinus sphénoïdaux. *4* Apophyses clinoïdes antérieures. *5* Calcification en forme de coquille. *6* Lame horizontale du sphénoïde refoulée vers le haut. *7* Limite antérieure du mucocèle à l'intérieur des cellules ethmoïdales.

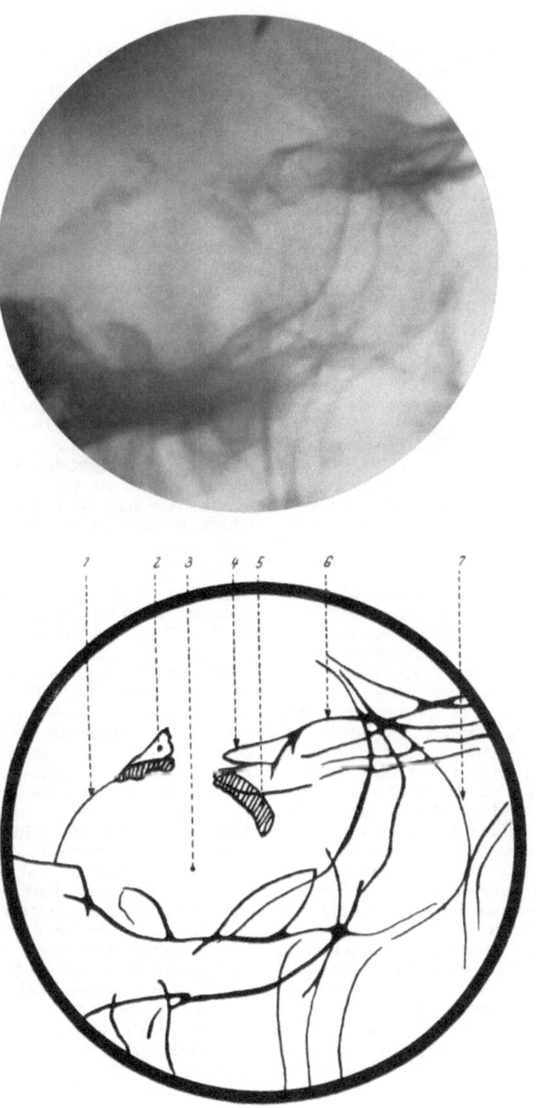

1
2
3
4
5
6
7

Abb. 179b und Skizze. Sagittale Ansicht des mittleren Schädelbereiches im gleichen Falle wie Abb. 179a (s. S. 116). Der rechte kleine Keilbeinflügel zeigt eine scharf begrenzte Usur von unten her. Das Planum sphenoidale ist nach oben verlagert. Die rechte Fissura orbitalis superior ist erweitert. Der Kontur der hinteren medialen Orbitawand fehlt rechts. Die rechte Pyramidenspitze ist zerstört. Die Grenze der Usur ist hier glatt und bogenförmig, wobei die obere Pyramidenkante den Defekt etwas überragt, was für einen tief gelegenen Ursprung des Prozesses spricht. Auf beiden Aufnahmen sprechen die Zeichen des infrasellaren Ursprunges und die Zeichen der Benignität (schalenförmige Verkalkung, Verdrängung des Knochens und gute Abgrenzung) für eine Mucocele, die operativ bestätigt wurde. Legende zur Skizze: *1* Kleiner Keilbeinflügel, rechts von unten her arrodiert. *2* Nach oben verlagertes Planum sphenoidale. *3* Laterale Begrenzung der Fissura orbitalis superior. *4* Fissura orbitalis superior, rechts erweitert. *5* Linke Pyramidenspitze. *6* Defekt der rechten Pyramidenspitze. *7* Vorderer Teil der medialen Orbitawand. *8* Hinterer Teil der medialen Orbitawand, rechts fehlend.

Fig. 179b y esquema. Radiografía sagital de la parte media del cráneo en el mismo caso de la Fig. 179a. El ala menor del esfenoides derecho muestra una usura netamente limitada hacia abajo. El plano esfenoidal está desplazado hacia arriba. La hendidura orbitaria superior está dilatada. El contorno de la pared orbitaria postero-interna falta a la derecha. La punta del peñasco derecho esta destruída. El límite de la usura es aquí liso y arqueado rebasando un poco el defecto el borde superior del peñasco, lo que habla de un proceso situado profundamente. En ambas radiografías los signos de origen infraselar y los signos de benignidad (calcificación en catafilos, desplazamiento del hueso y límite neto) hablan a favor de un mucocele que fué confirmado quirúrgicamente. Leyendas del esquema: *1* Ala menor del esfenoides usurado a la derecha desde abajo. *2* Plano esfenoidal desplazado hacia arriba. *3* Límite lateral de la fisura orbitaria superior. *4* Fisura orbitaria superior dilatada. *5* Punta del peñasco izquierdo. *6* Defecto de la punta del peñasco derecho. *7* Parte anterior de la pared interna de la órbita. *8* Parte posterior de la pared interna de la órbita, faltando a la derecha.

Fig. 179b and sketch. Sagittal view of the middle region of the skull in the same case as Fig. 179a. There is erosion of the right lesser wing of the sphenoid from below and well defined. The sphenoidal plane is displaced upwards. The right superior orbital fissure is enlarged. The contour of the postero-medial wall of the orbit is missing on the right. The right tip of the petrous bone is destroyed. The border of the lesion is smooth and curved here. The upper edge of the petrous bone is higher than the defect. For these reasons the origin of the lesion must be low. In both views the indication of infrasellar origin and of the slow growth of the lesion (bowl-shaped calcification, displacement of the bone and well-defined borderline) suggests a mucocele. This was confirmed at operation. Legends for sketch: *1* Right lesser wing of sphenoid eroded from below. *2* Sphenoidal plane displaced upwards. *3* Lateral margin of superior orbital fissure. *4* Enlarged right superior orbital fissure. *5* Left tip of petrous bone. *6* Defect in the right tip of the petrous bone. *7* Anterior portion of the medial wall of the orbit. *8* Posterior part of the medial wall of the orbit, which is missing on the right.

Fig. 179b et schéma. Vue de face de la région centrale du crâne dans le même cas que celui de la Fig. 179a. La petite aile droite du sphénoïde montre à sa partie inférieure une érosion bien délimitée. La lame horizontale du sphénoïde est refoulée vers le haut. La fente sphénoïdale droite est élargie. Le contour de la paroi postéro-interne de l'orbite fait défaut à droite. Le sommet du rocher droit est détruit. La limite de l'érosion est ici à l'emporte-pièce et arrondie, si bien que le bord supérieur du rocher surplombe légèrement l'érosion, on peut en déduire que l'origine de l'affection est située plus bas. Les signes d'une origine infrasellaire et de la bénignité (calcification en forme de coque, refoulement de l'os, limites précises) parlent pour un mucocèle, ce qui fut confirmé à l'opération. Légende du schéma: *1* Petite aile droite du sphénoïde avec érosion de la partie inférieure. *2* Lame horizontale du sphénoïde refoulée vers le haut. *3* Limite externe de la fente sphénoïdale. *4* Fente sphénoïdale droite élargie. *5* Sommet du rocher gauche. *6* Erosion du sommet du rocher droit. *7* Partie antérieure de la paroi interne de l'orbite. *8* Partie postérieure de la paroi interne de l'orbite, elle fait défaut à droite.

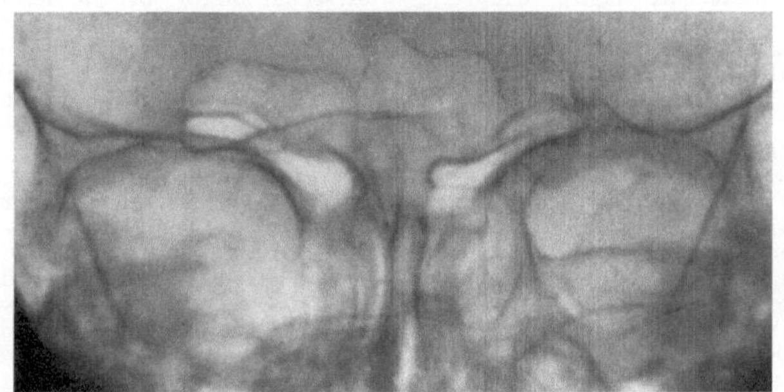

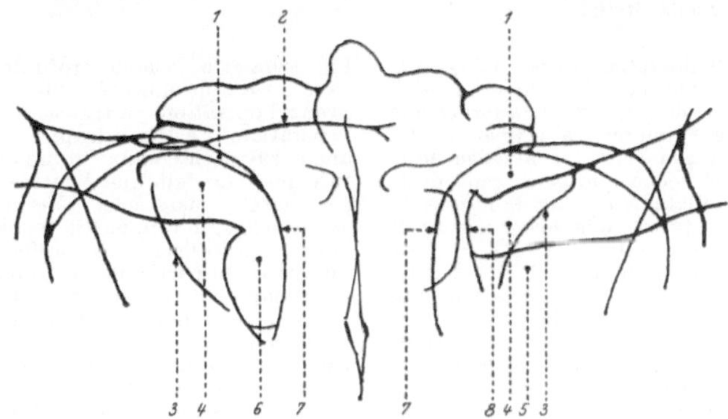

1
2
1
3 4 6 7
7
8 4 5 3

Abb. 180a und b. Seitliche Ansicht der Sella turcica in einem Falle von Mucocele der Keilbeinhöhle, a vor, b ein Jahr nach der endonasalen Operation (s. S. 116). Die Abb. a imponiert auf den ersten Blick als eine hochgradige, asymmetrische Excavation der Sella turcica. Der Umstand aber, daß der Sellaeingang trotz der hochgradigen Veränderungen an der Sella turcica nicht erweitert ist, muß sofort an den infrasellaren Ursprung des Prozesses denken lassen. Da die Abgrenzung insbesondere auch nach vorne gegen das Siebbeinlabyrinth eine deutliche ist, wird man zur Annahme einer Mucocele der Keilbeinhöhle kommen. Die Abb. b zeigt, daß nach der endonasalen Operation, bei welcher eine breite Kommunikation zwischen dem cystenartigen Tumor und der Nasenhöhle geschaffen wurde, die Sella turcica sich wieder regeneriert hat. Hätte es sich um einen cystischen endosellaren Tumor gehandelt, so wäre das Periost des Sellabodens nach vorne und unten verdrängt und bei der Operation zum großen Teil entfernt worden, was eine vollständige Regeneration der Sella turcica unmöglich gemacht hätte. Die Mucocele hatte aber das Periost des Sellabodens nach oben verdrängt und nach der operativen Entleerung der Mucocele sank es wieder an seine normale Stelle.

Fig. 180a and b. Lateral view of the sella turcica in a case of a mucocele of the sphenoidal sinus, Fig. a before, and Fig. b one year after, intranasal operation. Fig. a, at first, strongly suggests a severe, asymmetrical excavation of the sella turcica. The fact, however, that the entry to the sella is not enlarged despite the gross changes in the sella, suggests immediately an infrasellar origin for the lesion. The presumption of a mucocele of the sphenoidal sinus arises because the border of the lesion is distinct, especially in front, near the ethmoidal labyrinth. Fig. b shows that after the intranasal operation, at which a wide communication was formed between the cyst-like tumour and the nasal cavity, the sella turcica has regenerated. If this had been a cystic intrasellar tumour, then the periosteum of the floor of the sella would have been displaced anteriorly and below. At operation the greater part of it would have been removed and complete regeneration of the sella turcica would have been impossible. The mucocele however, displaced the periosteum of the floor of the sella upwards, and the drainage of the mucocele at the operation resulted in its return to its normal position.

Fig. 180a y b. Radiografía lateral de la silla turca en un caso de mucocele del seno esfenoidal, a antes y b 1 año después de la intervención endonasal. La Fig. a impone, a primera vista, como una intensa y asimétrica excavación de la silla turca. Pero, el hecho que la entrada de la silla turca no está dilatada a pesar de la intensa alteración de la silla turca, debe hacer pensar de inmediato en el origen infraselar del proceso. Como la delimitación es neta también adelante hacia el laberinto etmoidal, debe llegarse a aceptar un mucocele del seno esfenoidal. La Fig. b muestra que la silla turca se ha regenerado nuevamente después de la intervención endonasal que consistió en practicar una ancha comunicación entre el tumor quístico y la cavidad nasal. Si se hubiera tratado de un tumor quístico endoselar, el periostio del suelo de la silla turca hubiera sido desplazado hacia adelante y abajo y extirpado en su mayor parte durante la intervención lo que hubiera hecho imposible una completa regeneración de la silla turca. El mucocele ha desplazado el periostio del suelo de la silla turca hacia arriba y después de la extirpación quirúrgica del mucocele volvió a bajar a su sitio normal.

Fig. 180a et b. Vue de profil de la selle turcique dans un cas de mucocèle du sinus sphénoïdal, a avant l'opération «intranasale» b un an après l'opération. La Fig. a frappe à première vue par une excavation étendue et asymétrique de la selle turcique. Le fait que l'entrée de la selle n'est pas élargie, malgré les altérations importantes de la selle, doit immédiatement faire penser à l'origine infrasellaire de l'affection. Comme ses limites et en particulier sa limite antérieure avec les cellules ethmoïdales sont précises, on arrive à poser le diagnostic d'un mucocèle du sinus sphénoïdal. La Fig. b montre qu' après l'opération «intranasale», qui a créé une large communication entre la tumeur cystique et la cavité nasale, la selle turcique s'est régénérée. S'il s'était agi d'une tumeur kystique intrasellaire, le périoste du plancher de la selle aurait été refoulé en avant et vers le bas et aurait dû être exstirpé dans sa plus grande partie lors de l'opération, ce qui aurait rendu impossible une régénération totale de la selle turcique. Le mucocèle avait refoulé le plancher de la selle vers le haut, et ce dernier reprit sa place normale une fois le mucocèle vidé à l'opération.

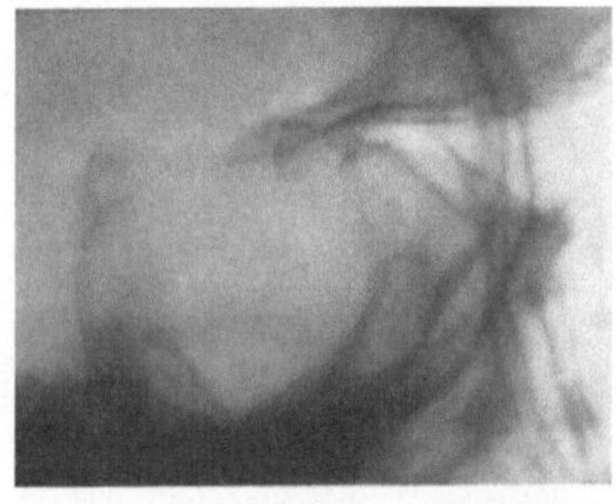

a

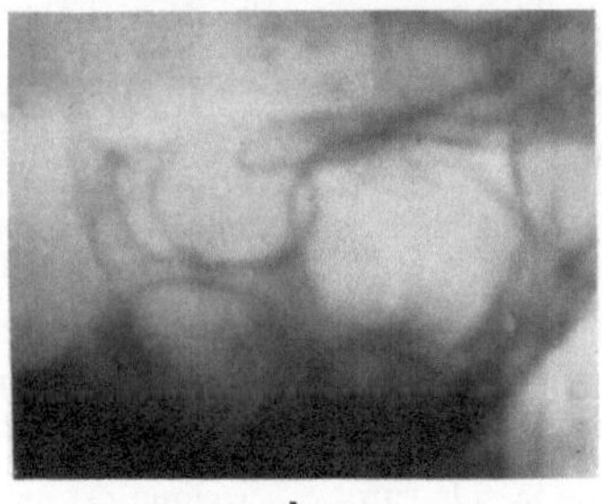

b

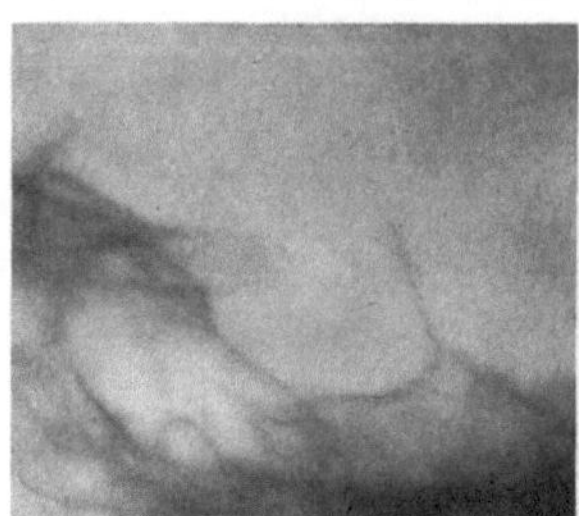

Abb. 181. Seitliche Ansicht der Sella turcica in einem Falle eines taubeneigroßen, parasellaren Meningioms (s. S. 116). Die Sella turcica ist vorwiegend im sagittalen Durchmesser excaviert. Das Dorsum sellae ist verdünnt und gerade. Die für einen Hypophysentumor etwas atypische Form der Excavation der Sella turcica muß an die Möglichkeit denken lassen, daß dieselbe durch einen andersartigen Prozeß excaviert ist.

Fig. 181. Radiografía lateral de la silla turca en un caso de meningioma paraselar del tamaño de un huevo de paloma. La silla turca está excavada en su diámetro sagital. El dorso de la silla turca está adelgazado y recto. La forma de la excavación de la silla turca es algo atípica para un tumor de hipófisis y, por lo tanto, debe hacer pensar que está excavada por un proceso de otra naturaleza.

Fig. 181. Lateral view of the sella turcica in a case of a parasellar meningioma, the size of a pigeon's egg. The sella turcica is excavated mainly in its sagittal diameter. The dorsum sellae is thinned and straight. This kind of excavation of the sella turcica which is somewhat atypical for a pituitary tumour, suggests the possibility that it is due to a different lesion.

Fig. 181. Vue de profil de la selle turcique dans le cas d'un méningiome juxtasellaire atteignant les dimensions d'un oeuf de pigeon. La selle turcique est excavée, particulièrement dans sona diamètre longitudinal. La lame quadrilatère est amincie et droite. La forme de l'érosion de la selle est un peu atypique pour une tumeur hypophysaire, elle doit faire penser à la possibilité d'un procès d'une autre origine.

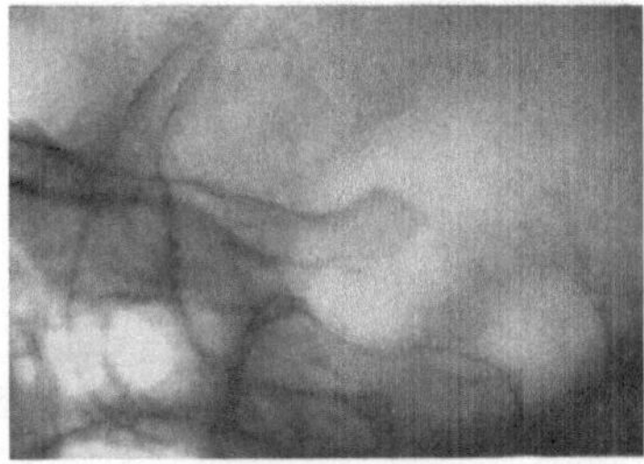

Abb. 182. Seitliche Ansicht der Sella turcica in einem Falle eines parasellaren Meningioms (siehe S. 117). Es besteht eine ausgedehnte, asymmetrische Usur der Sella turcica. Der obere und hintere Kontur der kleineren Keilbeinhöhle ist bis etwa zur Mitte des ehemaligen Sellabodens gut zu sehen. Von der größeren Keilbeinhöhle ist nur die hintere Wand unter dem sehr undeutlichen Dorsum sellae zu erkennen. Ihr oberer Kontur bzw. der des Sellabodens ist im hinteren Teil nicht zu sehen. Verfolgt man den Kontur des Orbitadaches nach hinten über den Kontur des kleinen Keilbeinflügels bis zum Processus clinoideus anterior, so sieht man, daß auf der im Bilde tieferliegenden Seite von diesem nur die obere Corticalis erhalten ist. Der Rest ist zerstört. Diese Art der Usur spricht für den parasellar gelegenen Tumor.

Fig. 182. Radiografía lateral de la silla turca en un caso de meningioma paraselar. Hay una usura extensa, asimétrica de la silla turca. El contorno superior y posterior del seno esfenoidal pequeño puede reconocerse hasta aproximadamente la mitad del primitivo suelo de la silla turca. Del seno esfenoidal mayor sólo se reconoce la pared posterior, por debajo del dorso de la silla turca poco preciso. Su contorno superior, respectivamente el del suelo de la silla turca, no es visible en su parte posterior. Si se persigue el contorno del techo de la órbita hacia atrás, por encima del contorno del ala menor del esfenoides hasta la apófisis clinoides anterior, se ve que en el lado situado más profundamente en la imagen sólo se conserva de este la cortical superior. El resto está destruído. Este tipo de usura habla de un tumor paraselar.

Fig. 182. Lateral view of the sella turcica in a case of a parasellar meningioma. There is extensive, asymmetrical erosion of the sella. The upper and posterior contour of the smaller sphenoidal sinus is clearly seen as far as the middle of the original floor of the sella. Only the posterior wall of the larger sphenoidal sinus is recognizable beneath the very indistinct dorsum sellae. Its upper contour, or the floor of the sella, is not seen in its posterior portion. Only the upper cortex remains of the contour of the roof of the orbit over its entire length, i.e. from the roof of the orbit to the lesser wing of the sphenoid as far as the anterior clinoid process, on the side appearing low in the film. The rest is destroyed. This type of erosion suggests a parasellar tumour.

Fig. 182. Vue de profil de la selle turcique dans un cas d'un méningiome juxtasellaire. Il existe une érosion étendue et asymétrique de la selle turcique. Le contour supérieur et postérieur du sinus sphénoïdal le plus petit est bien visible jusqu'à la moitié environ de l'ancien plancher de la selle. Seule la paroi postérieure du sinus sphénoïdal le plus grand est encore visible sous la lame quadrilatère très effacée. Son contour supérieur ou le plancher de la selle n'est pas visible dans la partie postérieure. Si l'on étudie le contour de la voûte de l'orbite en arrière en suivant le contour de la petite aile du sphénoïde jusqu'à l'apophyse clinoïde antérieure on remarque que seule la corticale supérieure des régions situées sur l'image en-dessous de ce contour est encore intacte. Tout le reste est détruit. Cette forme d'érosion parle pour une tumeur juxtasellaire.

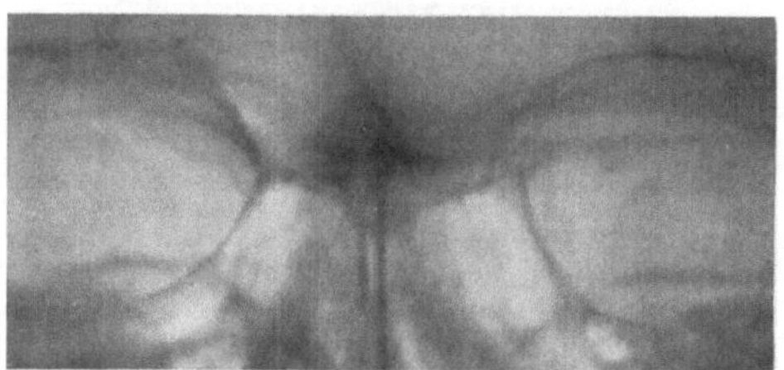

Abb. 183. Sagittale Ansicht des mittleren Schädelbereiches in einem Falle eines parasellaren Meningioms links (s. S. 117). Der Vergleich beider Seiten zeigt, daß der mediale Teil des linken kleinen Keilbeinflügels von unten her arrodiert ist. Dadurch und durch geringe Usur auch des orbitalen Randes des großen Keilbeinflügels ist die linke Fissura orbitalis superior erweitert.

Fig. 183. Radiografía sagital de la parte media del cráneo en un caso de meningioma paraselar izquierdo. La comparación de ambos lados muestra que la parte interna del ala menor del esfenoides izquierdo está usurada desde abajo. Por esto y por la usura más discreta también del borde orbitario del ala mayor del esfenoides, la fisura superior está dilatada.

Fig. 183. Sagittal view of the middle region of the skull in a case of a left parasellar meningioma. Comparing both sides it is apparent that the medial portion of the left lesser wing of the sphenoid has been eroded from below. As a result of this, and of a slight erosion of the orbital edge of the greater wing of the sphenoid, the left superior orbital fissure has been enlarged.

Fig. 183. Vue de face de la région centrale du crâne dans un cas d'un méningiome juxtasellaire gauche, En comparant les deux côtés, on constate que la partie interne de la petite aile du sphénoïde gauche montre une érosion dans sa partie inférieure. Cette altération et une petite érosion du bord orbitaire de la grande aile du sphénoïde déterminent un élargissement de la fente sphénoïdale gauche.

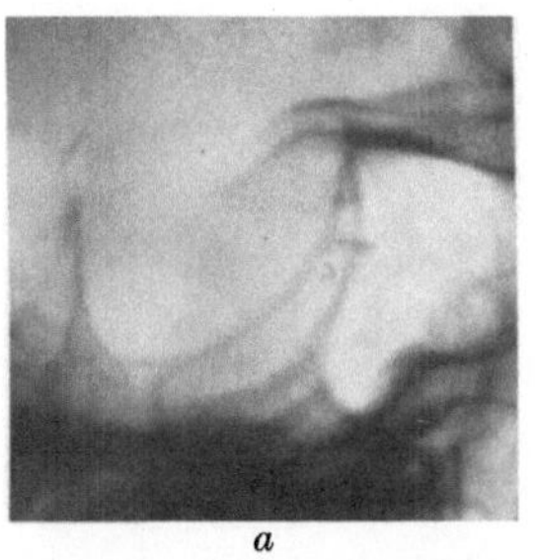

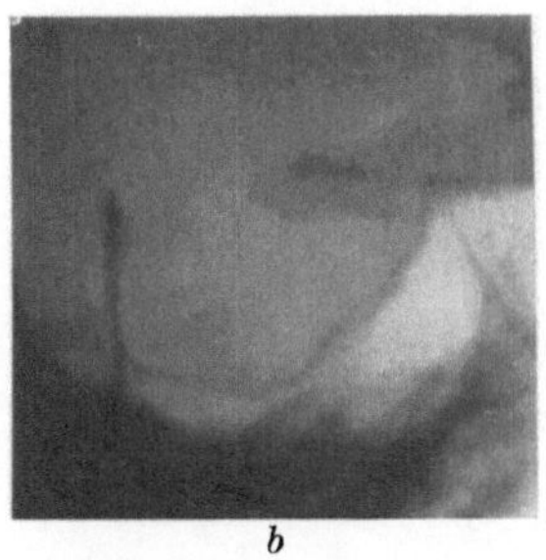

a   b

Abb. 184a und b. Seitliche Ansicht der Sella turcica zweier Fälle mit einander ähnlicher Sella-excavation, die aber verschiedene Ursachen hat (s. S. 118). Die stärkere Excavation im hinteren Anteil und das verdünnte, geradestehende Dorsum sellae sind häufiger bei endocranieller Drucksteigerung zu finden. In der Abb. a sieht man aber über der Spitze des Dorsum sellae einen kleinen, strichförmigen Kalkschatten, welcher mit Sicherheit für einen Hypophysentumor spricht. Im gleichen Sinne spricht die Asymmetrie der Usur, kenntlich an der doppelten Konturierung des Sellabodens, und der durch Osteophytenbildung spitze Winkel am Tuberculum sellae. In der Abb. b ist der Boden der excavierten Sella etwas unregelmäßig, wellenförmig. Der Übergang des vorderen Sellakonturs in das Planum sphenoidale liegt im Verhältnis zu den Processus clinoidei anteriores zu weit vorne. Die Sella turcica ist demnach hier durch eine starke Depression des Tuberculum sellae erweitert, was auf die bestehende endocranielle Drucksteigerung hinweist. Das gerade, spießartig aufragende Dorsum sellae läßt einen Tumor der hinteren Schädelgrube annehmen (es handelte sich um einen Kleinhirntumor).

Fig. 184a and b. Two lateral views of the sella turcica showing similar excavations, due to different causes. The more marked excavation in the posterior portion, and the thinned, upright, straight dorsum sellae is found more frequently with increased intracranial pressure. In Fig. a there is a small linear calcified shadow above the tip of the dorsum sellae. This is diagnostic of a pituitary tumour. The asymmetry of the bone erosion, which is shown by the double contour of the floor of the sella and the acute angle at the tuberculum sellae caused by osteophyte formation, confirms the diagnosis. In Fig. b the floor of the excavated sella is slightly irregular and wavy. The transition of the anterior contour of the sella into the sphenoidal plane is too far forward in relation to the anterior clinoid processes. Therefore the sella turcica has been enlarged at this point by a marked depression of the tuberculum sellae, which points to the presence of increased intracranial pressure. The straight pointed upright position of the dorsum sellae suggests a tumour of the posterior fossa. (In this case it was a cerebellar tumour.)

Fig. 184a y b. Radiografía lateral de la silla turca de dos casos con excavación semejante de la silla turca, pero de causas distintas. La excavación intensa en la parte posterior y el dorso de la silla turca, adelgazado y derecho es más frecuente en los aumentos de presión endocraneana. En la Fig. a se visualiza por encima de la punta del dorso de la silla turca una pequeña sombra cálcica lineal que habla, con toda seguridad, en favor de un tumor hipofisario. En el mismo sentido habla la asimetría de la usura, reconocible en el contorno doble del suelo de la silla turca y por el ángulo agudo del tubérculo de la silla turca por formación de osteofitos. En la Fig. b el suelo de la silla turca excavada es algo irregular, ondulado. El paso del contorno anterior de la silla turca en el plano esfenoidal está situado un poco demasiado hacia adelante en relación a las apófisis clinoides anteriores. La silla turca está aquí dilatada como consecuencia de una intensa depresión del tubérculo de la silla turca. El dorso de la silla turca que es muy recto permite suponer la existencia de un tumor en la fosa cerebral posterior (se trata de un tumor de cerebelo).

Fig. 184a et b. Vue dei profl de la selle turcique de deux cas présentant des excavations semblables de la selle, mais dont l'origine est différente. L'excavation plus accentuée dans la partie postérieure et la lame quadrilatère amincie et verticale se rencontrent plus fréquemment dans l'hypertension intracrânienne. La Fig. a montre en-dessus du sommet de la lame quadrilatère une petite calcification linéaire, qui parle sûrement pour une tumeur hypophysaire. L'asymétrie de l'excavation, reconnaissable au double contour du plancher de la selle, et l'angle aigu formé par des ostéophytes au tubercule de la selle confirment encore ce diagnostic. Le plancher de la selle érodée est un peu irrégulier et ondulé sur la Fig. b. Le passage entre le contour antérieur de la selle et la lame horizontale du sphénoïde est situé un peu trop en·avant si l'on se base sur la situation des apophyses clinoïdes antérieures. La selle turcique y est élargie par une forte dépression du tubercule de la selle, ce qui prouve l'existence d'une hypertension intracrânienne. La lame quadrilatère verticale en forme de pointe fait penser à une tumeur de l'étage postérieur du crâne (il s'agissait d'une tumeur du cervelet).

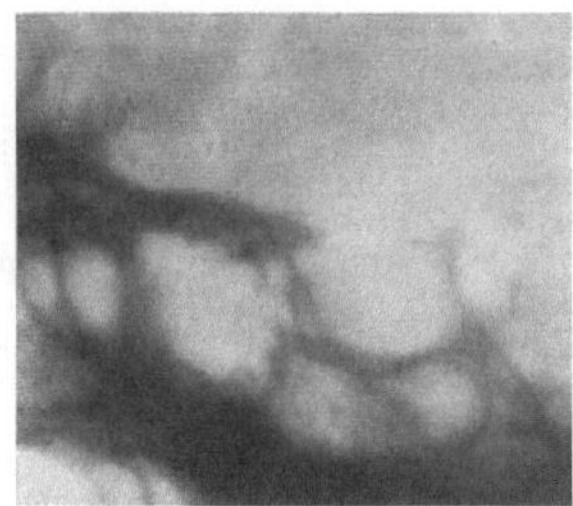

Abb. 185. Seitliche Ansicht der Sella turcica in einem Falle eines suprasellaren Meningioms. Die Sella turcica selbst ist nicht verändert (s. S. 118). Das ziemlich dünne Dorsum sellae ist im oberen Anteil etwas zurückgebogen. Die Processus clinoidei posteriores sind durch Osteophyten, deren obere Begrenzung konkav ist, verlängert. Dieser Befund spricht für einen suprasellaren Tumor.

Fig. 185. Radiografía lateral de la silla turca en un caso de meningioma suprasellar. La silla turca misma no está alterada. El dorso de la silla turca, bastante delgado, está un poco arqueado hacia atrás en su parte superior. Las apófisis clinoides posteriores están prolongadas por osteofitos cuyos límites superiores son cóncavos. Este cuadro habla en favor de un tumor suprasellar.

Fig. 185. Lateral view of sella turcica in a case of a suprasellar meningioma. The sella itself is unchanged. The relatively thin dorsum sellae is bent backwards in its upper portion. The posterior clinoid processes are lengthened by osteophytes, whose upper outline is concave. This finding suggests a suprasellar tumour.

Fig. 185. Vue de profil de la selle turcique dans un cas d'un méningiome suprasellaire. La selle turcique elle-même n'est pas modifiée. La lame quadrilatère assez mince est légèrement recourbée dans sa partie supérieure. Les apophyses clinoïdes postérieures sont prolongées par des ostéophytes à concavité supérieure. Ces altérations parlent pour une tumeur suprasellaire.

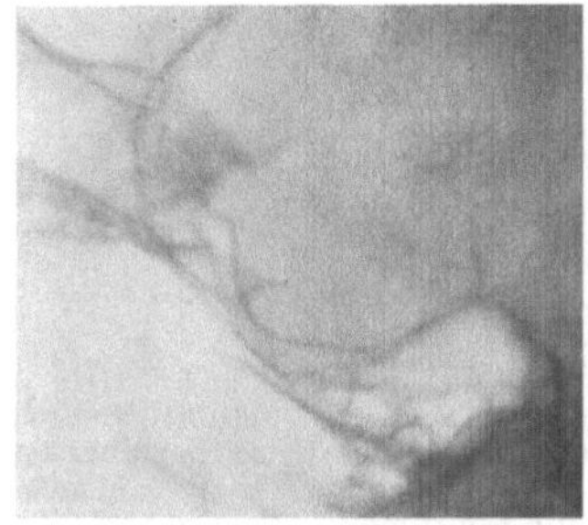

Abb. 186. Seitliche, etwas cranial-exzentrische
Aufnahme der Sella turcica in einem Falle eines
parasellaren Meningioms (s. S. 118). Durch die
cranial-exzentrische Stellung des Fokus gelangt
der filmnahe kleine Keilbeinflügel besser zur Darstellung. Er liegt im Bilde erheblich höher, der
filmferne erheblich tiefer als das Tuberculum
sellae. Man sieht eine unregelmäßige Excavation
der Sella turcica mit einem dünnen, sehr undeutlichen Dorsum sellae. Der (im Bilde höherlie-
gende) filmnahe kleine Keilbeinflügel zeigt eine
unregelmäßige Verdichtung und an der Spitze
des etwas arrodierten Processus clinoideus anterior einen nach oben weisenden Osteophyten, womit die Wachstumsrichtung des Tumors angegeben ist. Die bestehende Knochenverdichtung
spricht für ein Meningiom.

Fig. 186. Radiografía algo cráneo-excéntrica de
la silla turca en un caso de meningioma supraselar. Como consecuencia de la posición cráneo-
excéntrica del foco se ve mejor el ala menor del
esfenoides situado cerca del film. En la radiografía está situado mucho más alto y el alejado
del film mucho más bajo que el tubérculo de la
silla turca. Se ve una excavación irregular de la
silla turca con un dorso de la silla turca poco identificable. El ala menor del esfenoides situado cerca
del film (en la radiografía situado más alto)
muestra una opacificación irregular y, en la punta
de la apófisis clinoides anterior, algo usurada, un
osteofito que señala hacia arriba con lo cual se
indica la orientación del crecimiento tumoral. La
opacificación ósea habla en favor de un meningioma.

Fig. 186. Lateral, slightly cranially eccentric
view of the sella turcica in a case of a parasellar
meningioma. The cranially eccentric focussing
makes the lesser wing of the sphenoid nearer to
the film appear more clearly. In this view it lies
considerably higher, and the one further from
the film is considerably lower than the tuberculum sellae. An irregular excavation of the sella
turcica is seen with a thin, very indistinct dorsum
sellae. The nearer lesser wing of the sphenoid
(appearing higher in the view) shows an irregular
increase in density and an osteophyte pointing
upwards at the tip of the slightly eroded anterior
clinoid process. Thus the direction of growth of
the tumour is given. The existing increase in
density suggests a meningioma.

Fig. 186. Radiographie de profil de la selle turcique le foyer de l'ampoule étant légérement déplacé en direction céphalique dans un cas d'un
méningiome juxtasellaire. Cette incidence permet une meilleure illustration de la petite aile
du sphénoïde proche du film. Elle se trouve sur
l'image bien plus haut située que le tubercule de la
selle. Alors que l'aile proche de l'ampoule est
beaucoup plus basse. On distingue une excavation irrégulière de la selle turcique avec une lame
quadrilatère mince et très imprécise. La petite
aile du sphénoïde proche du film (sur l'image la
plus haute) montre une condensation irrégulière
et le sommet de l'apophyse clinoïde antérieure
légèrement érodée un ostéophyte dirigé vers le
haut, ce qui indique la direction du développement de la tumeur. La condensation osseuse
parle pour un méningiome.

Abb. 187a bis h. Seitliche Ansicht der Sella turcica in acht verschiedenen Fällen, von welchen immer je zwei einander außerordentlich ähnlich sind (s. S. 120). Es handelt sich jedoch jeweils in dem einen Falle um einen Hypophysentumor, in dem anderen Falle um eine Sellaexcavation durch endocranielle Drucksteigerung. Erstere sind die Fälle a bis d, letztere die Fälle e bis h. In keinem der Fälle können Zweifel darüber bestehen, daß pathologische Veränderungen an der Sella turcica vorliegen. Trotzdem ist in diesen Fällen allein aus dem Bilde der Sella turcica eine Differentialdiagnose nicht möglich. Wenn auch in ausgesprochen pathologischen Fällen derartige Ähnlichkeiten selten sind, so wird daraus doch klar, daß in Fällen an der Grenze der Norm die Differentialdiagnose noch viel schwieriger ist.

Fig. 187a hasta h. Radiografía lateral de la silla turca en ocho casos distintos de los que cada dos se parecen entre sí. Sin embargo, en uno de los casos se trata de un tumor de hipófisis y en el otro de una excavación por aumento de presión endocraneana. Los primeros son los casos a hasta d; los últimos los casos e hasta h. En ninguno de los casos puede dudarse que hay alteraciones patológicas de la silla turca. Con todo, no es posible un diagnóstico diferencial deducido únicamente por la alteración de la silla turca. Si bien en casos manifiestamente patológicos estas semejanzas son excepcionales, el diagnóstico diferencial es particularmente difícil cuando se trata de casos límites con lo normal.

Fig. 187a to h. Lateral view of sella turcica in eight different cases, two of which are always extraordinarily alike. In each pair, however, one shows a pituitary tumour, and the other excavation of the sella due to an increase in intracranial pressure. The former are the cases a to d, the latter the cases e to h. In none of the cases is there any doubt that pathological changes have occurred at the sella turcica. In spite of this, differential diagnosis is not possible on the basis of the appearance of the sella turcica alone. Although such similarities are rare in obviously pathological cases, it becomes apparent that in borderline cases, differential diagnosis is even more difficult.

Fig. 187a à h. Vue de profil de la selle turcique dans huit cas différents dont chaque groupe de deux présente de grandes analogies. Il s'agit toujours dans l'un des cas d'une tumeur hypophysaire et dans l'autre d'une excavation de la selle par une hypertension intracrânienne. Les premiers sont les cas a à d, et les seconds e à h. Les altérations pathologiques de la selle sont certaines dans tous les cas. Le diagnostic différentiel basé sur l'image seule de la selle turcique est cependant impossible dans tous ces cas. Bien que des analogies aussi prononcées soient rares dans des cas pathologiques, il est clair que le diagnostic différentiel est encore plus difficile pour les cas aux limites du normal.

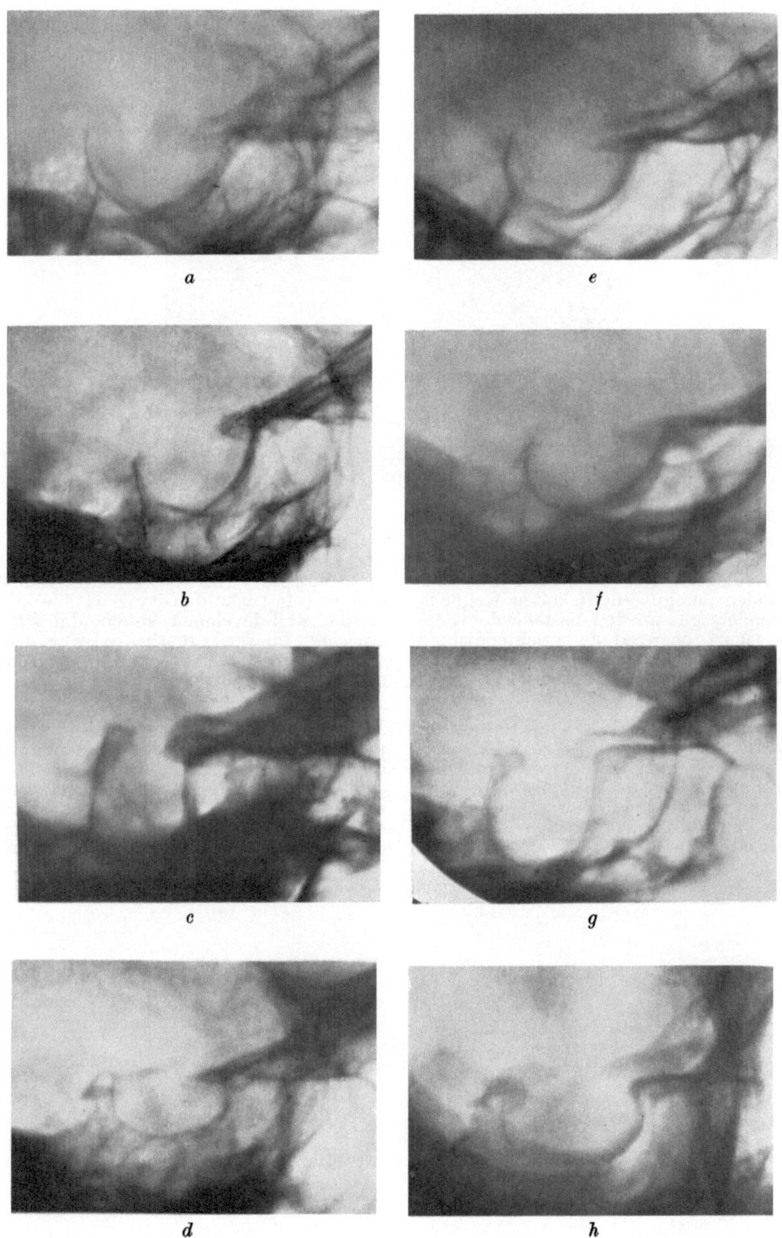

a
e
b
f
c
g
d
h

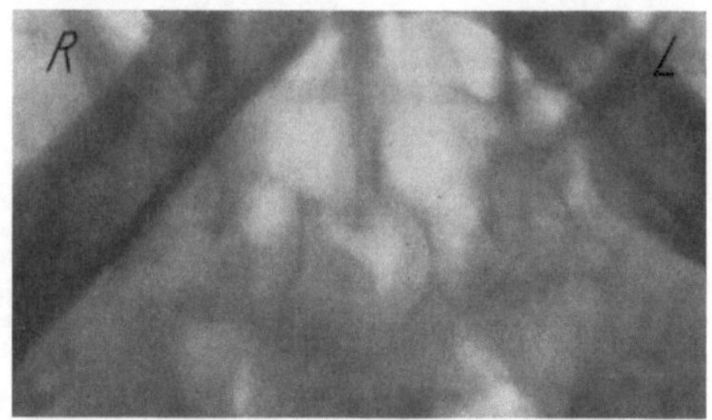

Abb. 188. Vertiko-submentale Aufnahme der hinteren Nasennebenhöhlen (s. S. 128). Man sieht an den Wänden der gut entwickelten Keilbeinhöhlen, besonders gut an den bestehenden Septen, einen scharf begrenzten, weichteildichten Begleitschatten, welcher den verbreiterten Weichteilen in den Keilbeinhöhlen entspricht.

Fig. 188. Radiografía vertico-submental de los senos paranasales posteriores. Se ve en las paredes de los senos esfenoidales bien desarrollados, sobre todo muy bien en los tabiques existentes, una imagen de partes blandas bien limitada que corresponde a partes blandas ensanchadas dentro de los senos esfenoidales.

Fig. 188. Vertico-submental view of the posterior nasal accessory sinuses. A sharply defined shadow of soft tissue density is visible at the walls of the well-developed sphenoidal sinuses, and especially marked at the existing septa. This shadow corresponds to the hypertrophied soft tissues in the sphenoidal sinuses.

Fig. 188. Radiographie des sinus paranasaux postérieurs en incidence verticosubmentale. On distingue sur les parois des sinus sphénoïdaux, qui sont bien développés, et tout particulièrement sur la cloison qui les sépare, une opacité bien délimitée ayant la densité des parties molles, qui correspond à une extension de ces dernières dans les sinus sphénoïdaux.

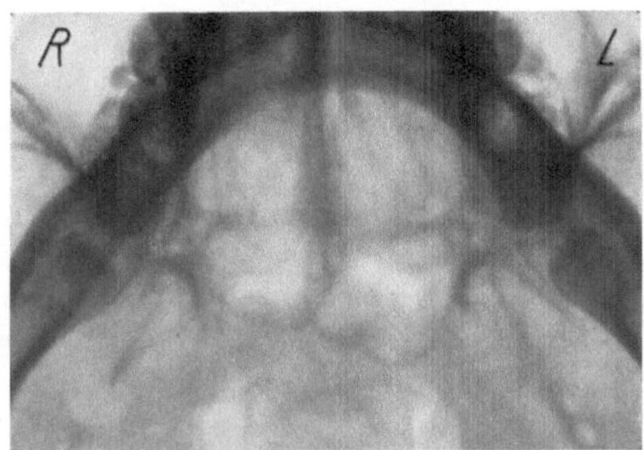

Abb. 189. Vertiko-submentale Aufnahme der hinteren Nasennebenhöhlen (s. S. 128). Man sieht auch hier, ähnlich wie in Abb. 188, einen weichteildichten Schatten an den Wänden der Keilbeinhöhlen, doch handelt es sich hier um Weichteile, welche von außen in die normalen Keilbeinhöhlen hineinprojiziert sind. Der Weichteilschatten an der vorderen Wand der Keilbeinhöhlen entspricht den hinteren Enden der mittleren Muscheln. Der Weichteilschatten an der lateralen Wand entspricht den zum Teil in die Keilbeinhöhlen hineinprojizierten, etwas hypertrophischen Tonsillen und der Schatten an der hinteren Wand der Keilbeinhöhlen hypertrophischem adenoidem Gewebe am Rachendach.

Fig. 189. Radiografía vertico-submental de los senos paranasales posteriores. Se ve aquí también, a semejanza de la Fig. 188, una sombra de partes blandas en las paredes de los senos esfenoidales, pero se trata aqui de partes blandas que, desde afuera, se han proyectado en el interior de los senos esfenoidales. La sombra de partes blandas a nivel de la pared anterior de los senos esfenoidales corresponden a las extremidades posteriores de las conchas medias. La sombra de partes blandas en la pared lateral corresponde a las amígdalas algo hipertróficas proyectadas en parte en el interior de los senos esfenoidales y la sombra en la pared posterior de los senos esfenoidales a tejido adenoideo hipertrófico del techo de la faringe.

Fig. 189. Vertico-submental view of the posterior nasal accessory sinuses. There is a soft tissue shadow at the walls of the sphenoidal sinus, similar to that in Fig. 188. However in this case the soft tissues have been projected from outside into the normal sphenoidal sinuses. The soft tissue shadow at the anterior wall of the sphenoidal sinuses corresponds to the posterior ends of the middle turbinates. The soft tissue shadow on the lateral wall corresponds to the hypertrophied tonsils partly projected into the sphenoidal sinuses. The shadow at the posterior wall corresponds to the hypertrophied adenoid tissue at the fauces.

Fig. 189. Radiographie des sinus paranasaux postérieurs en incidence verticosubmentale. On distingue ici aussi comme sur la Fig. 188, une opacité de même densité sur les parois des sinus sphénoïdaux, mais il s'agit ici de parties molles extérieures qui se projettent sur des sinus sphénoïdaux normaux. L'opacité de la paroi antérieure des sinus sphénoïdaux est due à la partie postérieure des cornets moyens. L'opacité de la paroi externe correspond en partie aux amygdales légèrement hypertrophiées qui se projettent sur les sinus sphénoïdaux et celle de la paroi postérieure des sinus sphénoïdaux à une hypertrophie des végétations adénoïdes.

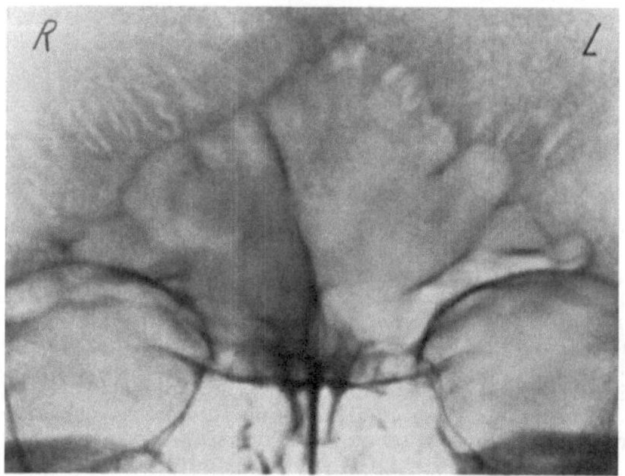

Abb. 190. Sagittale Aufnahme der Stirnhöhlen (s. S. 128). Im unteren Teil der rechten Stirnhöhle ist ein nach oben scharf und bogig begrenzter Weichteilschatten zu sehen, welcher einer Schleimhautschwellung daselbst entspricht.

Fig. 190. Radiografía sagital de los senos frontales. En la parte inferior del seno frontal derecho se ve una sombra de parte blanda bien limitada hacia arriba, arqueada que corresponde a un edema de la mucosa del mismo.

Fig. 190. Sagittal view of the frontal sinuses. A soft tissue shadow which is arched and well defined above, is visible in the lower portion of the right frontal sinus. This is due to swelling of the mucous membrane.

Fig. 190. Radiographie des sinus frontaux de face. On distingue dans la partie inférieure du sinus frontal droit une opacité peu dense bien délimitée à convexité supérieure, elle correspond à un épaississement de la muqueuse de cette région.

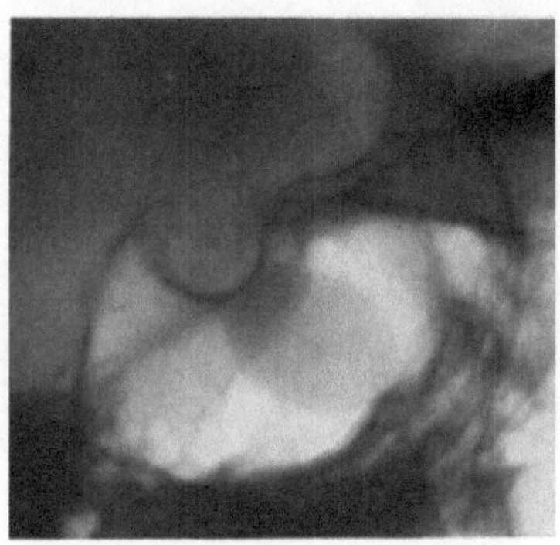

Abb. 191. Seitliche Ansicht der Keilbeinhöhlen
(s. S. 129). Vom Dach der Keilbeinhöhle ragt
ungefähr in der Mitte ein rundlicher, gut begrenzter Weichteilschatten nach unten. Er kann
einem Polypen, aber auch einer circumskripten
Schleimhautschwellung entsprechen.

Fig. 191. Radiografía lateral de los senos esfenoidales. Del techo del seno esfenoidal cuelga,
aproximadamente en la parte media, una sombra
de parte blanda redondeada, bien limitada.
Puede corresponder a un pólipo pero también a
un edema circunscrito de la mucosa.

Fig. 191. Lateral view of the sphenoidal sinuses,
A round, well defined soft tissue shadow pointing downwards is visible at the middle of the
roof of the sphenoidal sinus. This may be due
to a polyp but also to a circumscribed swelling of
the mucous membrane.

Fig. 191. Vue de profil des sinus sphénoïdaux.
Une opacité ronde peu dense et bien délimitée
provenant de la voûte du sinus sphénoïdal se
projette à peu près au milieu du sinus. Elle
peut être due à un polype, comme à un épaississement circonscrit de la muqueuse.

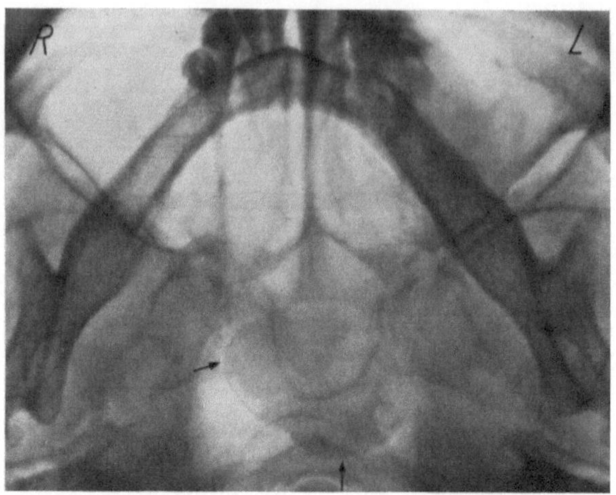

Abb. 192. Axiale Ansicht der Nebenhöhlen (siehe S. 129). Die linke Kieferhöhle ist verschattet. In den Naso-Pharynx ragt von links-vorne her ein großer, gut begrenzter, tumorartiger Weichteilschatten hinein, der einem Choanalpolypen entspricht. Sonst sind, insbesondere auch im Bereiche des Skeletes und der restlichen Nasennebenhöhlen (auch in den weiteren Projektionen zur Untersuchung derselben) keine pathologischen Veränderungen nachweisbar, was für die Differentialdiagnose gegenüber einem Neoplasma wichtig ist.

Fig. 192. Radiografía axial de los senos paranasales. El seno maxilar izquierdo está opacificado. En la naso-faringe emerge en su interior, desde adelante e izquierda, una sombra de parte blanda de tipo tumoral, grande y bien limitada, que corresponde a un pólipo de la coana. Por lo demás, no hay alteraciones patológicas, sobre todo tampoco en el esqueleto y los restantes senos paranasales (tampoco en otras proyecciones efectuadas en el examen), lo que tiene importancia diagnóstico diferencial con respecto a una neoplasia.

Fig. 192. Axial view of the nasal accessory sinuses. The left maxillary sinus is opaque. There is a large, well defined tumour-like soft tissue shadow, which protrudes into the naso-pharynx from the left anteriorly. This corresponds to a choanal polyp. Apart from this there are no pathological changes visible, either in the bones or in the remaining sinuses (when looked for in further views). This is important for the differential diagnosis of a neoplasm.

Fig. 192. Vue des sinus paranasaux en incidence axiale. Le sinus maxillaire gauche est voilé. Une grosse opacité bien délimitée présentant la densité et l'aspect d'une tumeur des tissus mous se projette dans la partie antérieure gauche du naso-pharynx, elle correspond à un polype des choanes. Aucune autre modification pathologique n'est décelable aussi bien en ce qui concerne le squelette que les autres sinus paranasaux, il en est de même sur les examens effectués sous d'autres incidences, ce qui est important pour le différencier d'un néoplasme.

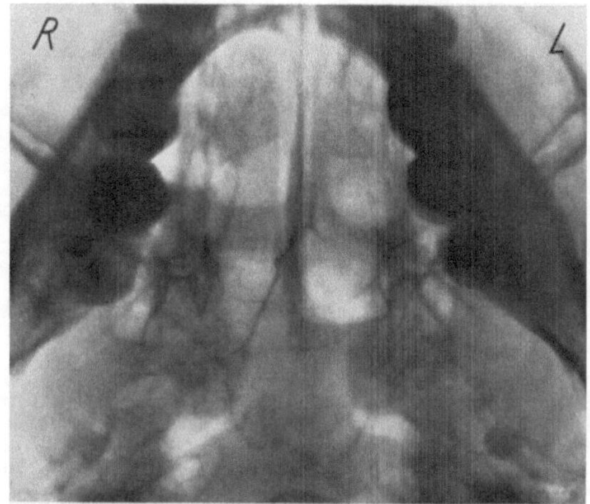

Abb. 193. Axiale Aufnahme der hinteren Nasennebenhöhlen bei horizontalem Strahlengang (siehe S. 130). Die Keilbeinhöhlen und die Siebbeinzellen beider Seiten sind zum größten Teil verschattet. Zum Teil enthalten sie noch Luft. Die Grenze zwischen den noch lufthaltigen hellen und den verschatteten, luftleeren Teilen der pneumatischen Räume wird durch horizontale Linien dargestellt, welche den Niveaus freier Flüssigkeit entsprechen.

Fig. 193. Radiografía axial de los senos paranasales posteriores con rayo horizontal. Los senos esfenoidales y las células etmoidales de ambos lados están opacificados en su mayor parte. En parte aún contienen aire. Los límites entre los aún permeables y transparentes y los opacificados y no permeables partes de los espacios neumáticos se representan con líneas horizontales que corresponden al nivel del líquido libre.

Fig. 193. Axial view of the posterior nasal accessory sinuses with the X-ray beam directed horizontally. The sphenoidal sinuses and the ethmoidal cells on both sides are largely opaque. In part they still contain air. The border-line between the aerated, translucent and the opaque air-free parts of the sinuses is horizontal, which corresponds to a free fluid level.

Fig. 193. Radiographie des sinus paranasaux postérieurs en incidence arxiale. Les sinus sphénoïdaux et les cellules ethmoïdales des deux côtés sont en grande partie voilés. Ils contiennent encore un peu d'air. La limite entre les parties claires encore aériques et les parties voilées des sinus est représentée par des lignes horizontales, qui correspondent aux niveaux liquides.

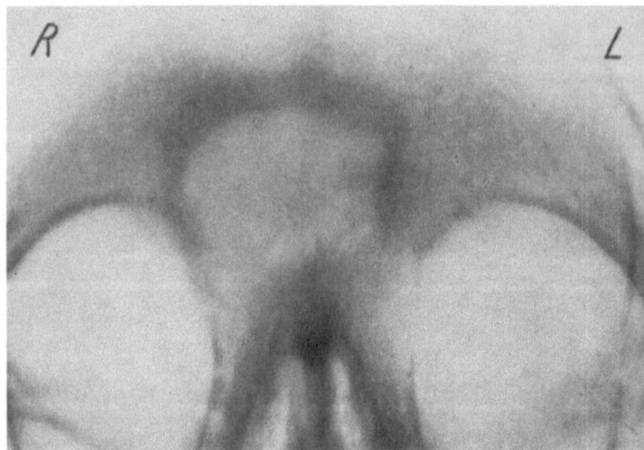
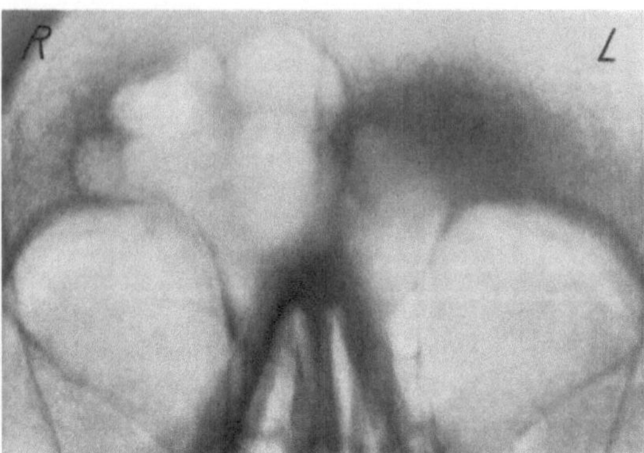

a

b

Abb. 194a und b. Ausschnitt aus einer sagittalen Aufnahme der Nasennebenhöhlen I. Serie (siehe S. 130). Die Abb. a zeigt eine Verschattung aller dargestellten Nebenhöhlen. Die rechte Stirnhöhle ist von einem breiten, regelmäßigen Saum verdichteten Knochens umgeben. Diese reaktive Knochenverdichtung, von manchen als „Perisinusitis" bezeichnet, ist die Folge eines bestehenden chronischen Empyems. Die Abb. b zeigt die dargestellten Nebenhöhlen normal hell. In der Umgebung der linken Stirnhöhle besteht eine diffuse Knochenverdichtung. Diese kann einer anatomischen Variante entsprechen. Sie kann aber auch die Folge eines jetzt vollkommen abgeheilten, akuten Stirnhöhlenempyems sein, bei welchem eine Knochenaffektion bestanden hat. Eine Differentialdiagnose ist nur durch die Anamnese — und auch durch diese nicht immer — möglich.

Fig. 194a and b. Section from a sagittal view of the nasal accessory sinuses of the first series. Fig. a shows that all visible sinuses are opaque. The right frontal sinus is surrounded by a broad regular zone of increased bone density. This reactive increase of bone density is sometimes termed "perisinusitis" and is the result of a chronic empyema. Fig. b shows the visible sinuses normally translucent. In the surroundings of the left frontal sinus there is a diffuse increase in bone density. This could correspond to an anatomical variant. It could however also be the result of a completely healed acute frontal sinus empyema which also involved the bone. A differential diagnosis is possible only on the basis of the history and even then not always.

Fig. 194a y b. Sector de una radiografía sagital de los senos paranasales Iera serie. La Fig. a muestra una opacificación de todos los senos paranasales proyectados. El seno frontal derecho está rodeado por un halo regular y ancho de hueso más denso. Esta neoformación ósea reactiva, que algunos denominan «perisinusitis», es la consecuencia de un empiema crónico existente. La Fig. b muestra los senos paranasales normalmente claros. En el hueso que rodea el seno frontal izquierdo hay una opacificación difusa del hueso. Esta puede corresponder a una variante anatómica. Pero puede ser también la consecuencia de un empiema agudo del seno frontal completamente curado, que se acompañó de un proceso óseo. El diagnóstico diferencial sólo es posible por la anamnesis y aún así no siempre.

Fig. 194a et b. Détail d'une radiographie de face des sinus paranasaux de Ier ordre. La Fig. a montre une opacification de tous les sinus visibles. Le sinus frontal gauche est entouré d'un large liséré régulier constitué par une condensation osseuse. Cette réaction par condensation, que certains nomment «périsinusite», résulte d'un empyème chronique. La Fig. b montre une clarté normale des sinus visibles. Une condensation osseuse diffuse existe dans le voisinage du sinus frontal gauche. Elle peut correspondre à une variété anatomique. Mais elle peut aussi être l'expression d'un empyème aigu du sinus frontal entièrement guéri à l'heure actuelle, mais qui a déterminé une lésion osseuse. Le diagnostic différentiel n'est possible que par l'histoire du malade — il ne l'est même pas toujours.

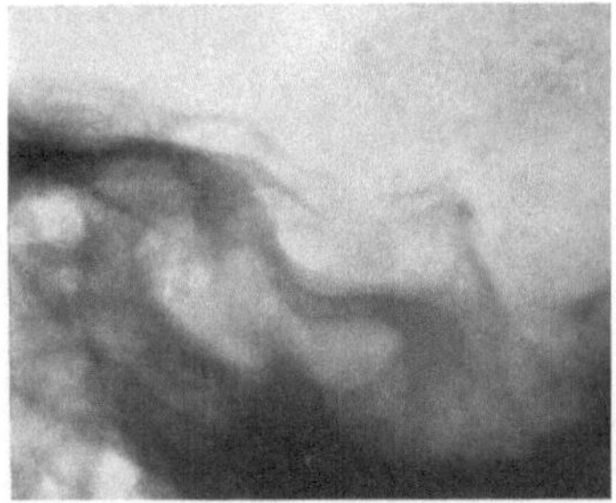

Abb. 195. Seitliche Ansicht einer Keilbeinhöhle mit einem chronischen Empyem und reaktiver Knochenverdichtung (s. S. 131). Die Keilbeinhöhle ist verschattet und ihre Wände sind erheblich verdickt und verdichtet.

Fig. 195. Radiografía lateral de un seno esfenoidal con empiema crónico y opacificación ósea reaccional. El seno esfenoidal está opacificado y sus paredes están considerablemente aumentadas de espesor y de opacidad.

Fig. 195. Lateral view of the sphenoidal sinuses showing chronic empyema and a reactive increase in bone density. The sphenoidal sinus is opaque and its walls are markedly thickened and dense.

Fig. 195. Vue de profil d'un sinus sphénoïdal avec un empyème chronique et une réaction par condensation. Le sinus sphénoïdal est voilé, ses parois sont très épaissies et denses.

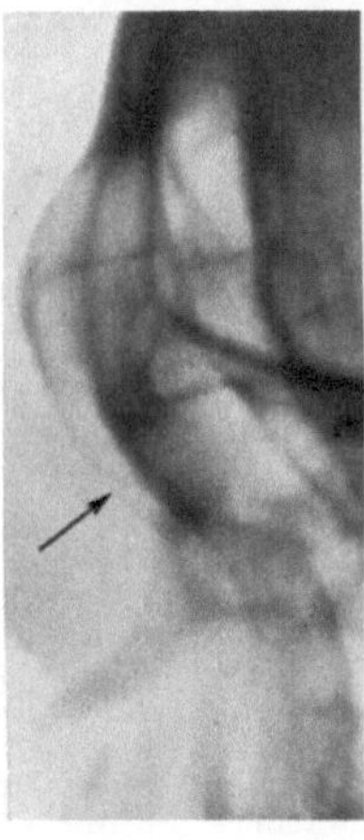

Abb. 196. Tangentiale Ansicht der vorderen Stirnhöhlenwand in einem Falle eines Durchbruches eines akuten Stirnhöhlenempyems (siehe S. 131). Knapp über der Nasenwurzel ist die vordere Stirnhöhlenwand infolge einer Usur daselbst nicht mehr erkennbar.

Fig. 196. Radiografia tangencial de la pared anterior del seno frontal en un caso de ruptura de un empiema agudo del seno frontal. Inmediatamente por encima de la raíz de la nariz, la pared anterior del seno frontal ya no puede reconocerse como consecuencia de usura del mismo.

Fig. 196. Tangential view of the anterior wall of a frontal sinus, showing perforation by an acute frontal sinus empyema. Just above the root of the nose the anterior wall is no longer recognizable because it has been eroded.

Fig. 196. Vue tangentielle de la paroi antérieure des sinus frontaux dans un cas de perforation d'un empyème aigu des sinus frontaux. La paroi antérieure des sinus frontaux juste en-dessus de la racine du nez n'est plus reconnaissable en raison d'une érosion de cette région.

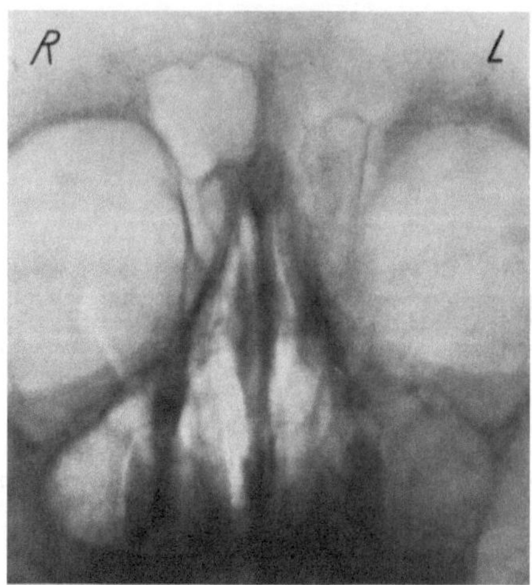

Abb. 197. Sagittale Ansicht der Nasennebenhöhlen I. Serie in einem Falle eines akuten Empyems der linken vorderen Nebenhöhlen und Sequestration der ganzen linken Stirnhöhle (siehe S. 131). Die linken Nebenhöhlen sind dicht und homogen verschattet. Die ganze linke Stirnhöhle und die angrenzenden Siebbeinzellen sind von einer durch akute Knochenresorption bedingten, schmalen Aufhellung umgeben. Die Stirnhöhlenwand ist als solche noch erkennbar.

Fig. 197. Radiografía sagital de los senos paranasales I^era serie en un caso de empiema agudo de los senos paranasales anteriores izquierdos y secuestración de todo el seno frontal izquierdo. Los senos paranasales izquierdos están intensamente y homogéneamente opacificados. Todo el seno frontal izquierdo y las celdas etmoidales vecinas están rodeados por un delgado halo transparente determinado por reabsorción aguda de hueso. La pared del seno frontal se reconoce aún como tal.

Fig. 197. Sagittal view of the nasal accessory sinuses of the first series showing an acute empyema of the left anterior sinuses and sequestration of the whole of the left frontal sinus. The left accessory sinuses are densely and homogeneously opaque. The whole of the left frontal sinus and the neighbouring ethmoidal cells are surrounded by a narrow translucency caused by an acute bone absorption. The wall of the frontal sinus is no longer recognizable.

Fig. 197. Vue de face des sinus paranasaux de Ier ordre dans le cas d'un empyème aigu des sinus antérieurs gauche et d'une ostéonécrose avec séquestre de tout le sinus frontal gauche. Tous les sinus gauche montrent une opacité dense et homogène. Tout le sinus frontal gauche et les cellules ethmoïdales voisines sont entourés d'une clarté étroite correspondant à l'ostéolyse aiguë. La paroi du sinus frontal est encore reconnaissable comme telle.

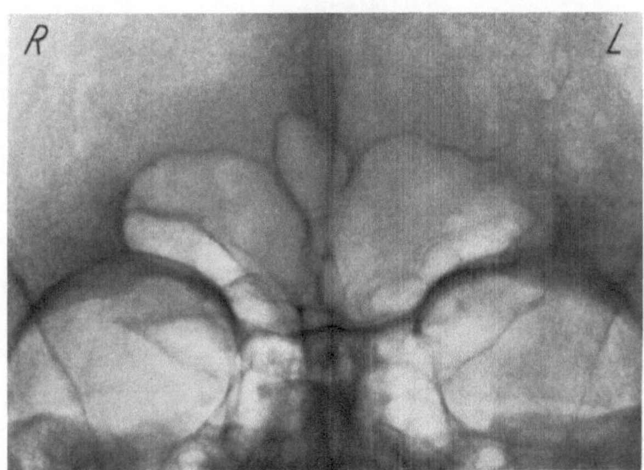

Abb. 198. Sagittale Ansicht der Stirnhöhlen (s. S. 131). Anomalie der Stirnhöhlenbegrenzung links. Die Wand der im übrigen normalen linken Stirnhöhle ist im lateralen-oberen Teil — vermutlich in Zusammenhang mit einer dort bestehenden Gefäßanomalie, die aber nicht pathologisch ist — nicht erkennbar.

Fig. 198. Radiografía sagital de los senos frontales. Anomalía de los límites del seno frontal a la izquierda. La pared del seno frontal izquierdo que, por lo demás es normal, no se reconoce en su parte lateral y superior, probablemente en relación a una anomalía vascular allí existente pero que no es patológica.

Fig. 198. Sagittal view of the frontal sinuses. There is an anomaly of the margin of the left frontal sinus. The wall of the otherwise normal left frontal sinus is not recognizable in its upper lateral portion. This is probably due to a vessel anomaly at that site which is not of pathological significance.

Fig. 198. Vue de face des sinus frontaux. Anomalie de la limite du sinus frontal gauche. La seule particularité du sinus frontal gauche est le fait que sa paroi supérieure externe est invisible — cette modification est probablement en rapport avec une anomalie vasculaire de cette région qui n'est pas pathologique.

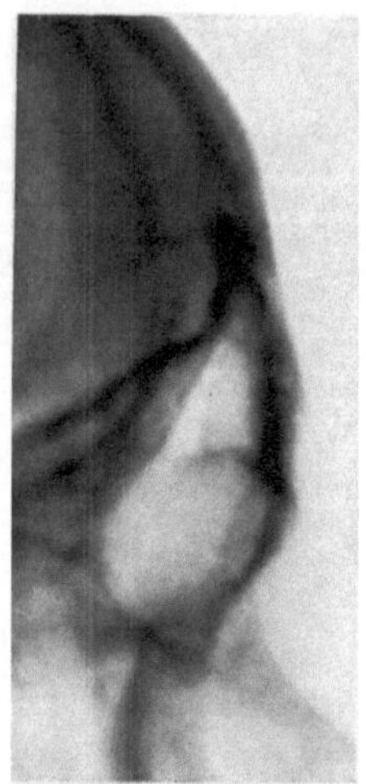

Abb. 199. Tangentiale Ansicht einer Stirnhöhlenvorderwand in einem Falle eines akuten Stirnhöhlenempyems mit Knochenaffektion (s. S. 131). Als Ausdruck der Mitbeteiligung des Knochens zeigt die vordere Wand der Stirnhöhle eine unregelmäßige Oberfläche und kleine Aufhellungen, hervorgerufen durch Knochenresorption. Eine periostale Reaktion ist nicht erkennbar.

Fig. 199. Radiografía tangencial de la pared anterior de un seno frontal en un caso de un empiema agudo del seno frontal con reacción del hueso. Como expresión de la participación del hueso, la pared anterior del seno frontal muestra una superficie irregular y pequeñas transparencias provocadas por reabsorción ósea. No se reconoce una reacción perióstica.

Fig. 199. Tangential view of the anterior wall of a frontal sinus in a case of acute empyema with bone involvement. The anterior wall of the frontal sinus shows an irregular surface and small translucencies. This is an expression of bone involvement by absorption. A periosteal reaction is not seen.

Fig. 199. Vue tangentielle de la paroi antérieure d'un sinus frontal dans le cas d'un empyème aigu de ce sinus avec lésion osseuse. La participation osseuse de la paroi antérieure du sinus frontal se traduit par une surface irrégulière avec de petites lacunes correspondant à l'ostéolyse. Une réaction périostée n'est pas reconnaissable.

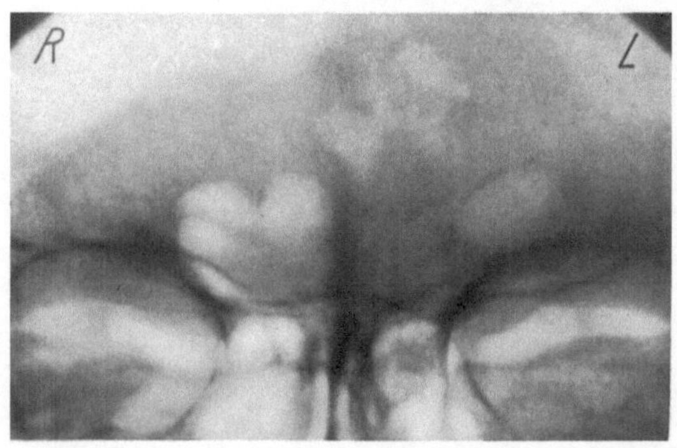

Abb. 200. Sagittale Ansicht der Stirnhöhlen in einem Falle eines akuten Empyems der linken Stirnhöhle mit beginnender Osteomyelitis des Stirnbeines (s. S. 131). Die linke Stirnhöhle ist verschattet. Im medialen-oberen Teil ist ihre Wand nicht mehr erkennbar. Hier sieht man im Anschluß an die Stirnhöhle eine undeutliche, unregelmäßig und unscharf begrenzte Aufhellung als Ausdruck einer akuten Knochenresorption im Bereiche der der Stirnhöhle benachbarten Diploe. Im lateralen Anteil ist der Kontur der Stirnhöhle noch erkennbar.

Fig. 200. Radiografía sagital de los senos frontales en un caso de empiema agudo del seno frontal izquierdo con osteomielitis inicial del frontal. El seno frontal izquierdo está opacificado. En su parte supero-interna su pared ya no puede reconocerse. Aquí se ve, junto al seno frontal, una transparencia poco marcada, irregular y mal limitada como expresión de una reabsorción ósea aguda en la zona del diploe vecino al seno frontal. En la parte lateral todavía se reconoce el contorno del seno frontal.

Fig. 200. Sagittal view of the frontal sinuses in a case of acute empyema on the left with commencing osteomyelitis of the frontal bone. The left frontal sinus is opaque. Its wall is no longer recognizable in its medial upper portion. An indistinct irregular and ill-defined translucency is visible adjoining the frontal sinus. This is due to bone absorption in the region of the diploe, neighbouring onto the frontal sinus. The contour of the frontal sinus in its lateral portion is still visible.

Fig. 200. Vue de face des sinus frontaux dans un cas d'un empyème aigu du sinus frontal gauche avec début d'ostéomyélite du frontal. Le sinus frontal gauche est voilé. Sa paroi n'est plus reconnaissable dans sa partie supérieure interne. On y distingue en continuation du sinus frontal une lacune peu précise, irrégulière et mal délimitée qui est l'expression d'une ostéolyse aiguë de la région du diploé proche du sinus frontal. Le contour du sinus frontal est encore reconnaissable dans sa partie externe.

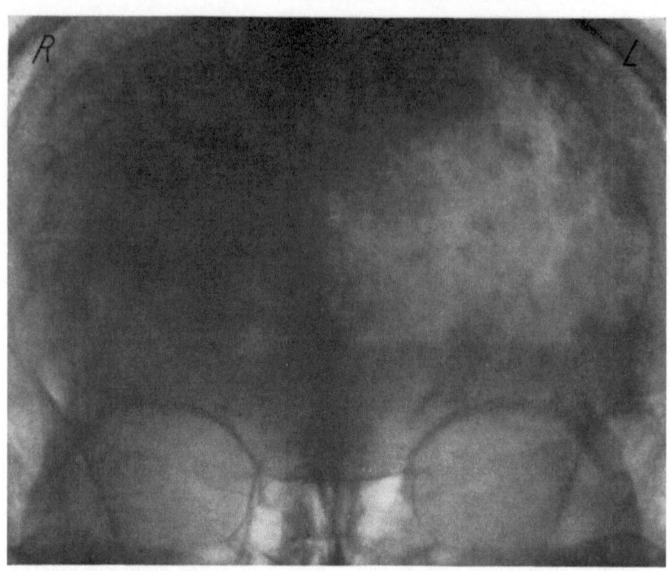

Abb. 201. Ausschnitt aus einer sagittalen Übersichtsaufnahme des Schädels im Falle einer Osteomyelitis des Stirnbeines im Anschluß an ein linksseitiges, akutes Stirnhöhlenempyem (s. S. 131).
Im Bereiche des linken Stirnbeines sieht man eine
große, ganz unregelmäßig und unscharf begrenzte
Aufhellung als Ausdruck der akuten Knochenresorption. Innerhalb dieser Aufhellung sieht man
zum Teil ziemlich dichte, kleine, unregelmäßige
Kalkschatten, welche multiplen Sequestern entsprechen. Außerdem sieht man aber im gleichen
Bereich auch etwas regelmäßigere, größere, zarte,
zum Teil rundliche Kalkschatten, welche Inseln
neugebildeten und schon wieder etwas verkalkten
Knochens entsprechen.

Fig. 201. Sector de una radiografía sagital panorámica del cráneo en un caso de osteomielitis del
frontal en consecuencia de un empiema agudo del
seno frontal izquierdo. En la zona correspondiente
al seno frontal izquierdo se ve una transparencia
grande, irregular e imprecisamente limitada como
expresión de reabsorción ósea aguda. Dentro de esta
transparencia, se ven sombras cálcicas en parte
bastante densas, pequeñas e irregulares, que
corresponden a múltiples secuestros. Además, se
ven en la misma región sombras cálcicas algo
más regulares, grandes, delicadas y en parte
redondeadas que corresponden a islas de hueso
neoformado y nuevamente algo calcificado.

Fig. 201. Section from a sagittal view of the skull
in a case of osteomyelitis of the frontal bone
following a left-sided acute frontal sinus empyema.
Acute bone absorption can be recognized by a
large, completely irregular, indistinct translucency in the area of the left frontal bone. Within this translucency there are partly fairly dense,
small, irregular calcified shadows of multiple
sequestra. Further, there are in the same region
slightly more regular, larger, delicate, partly
round, calcified shadows, which are islets of
newly-formed and already calcified bone.

Fig. 201. Détail d'une radiographie du crâne de
face dans le cas d'une ostéomyélite du frontal
survenue à la suite d'un empyème aigu du sinus
frontal gauche. On distingue dans la région de
l'os frontal gauche une grande lacune très irrégulière et mal délimitée qui est l'expression de
l'ostéolyse aiguë. On distingue à l'intérieur de
cette lacune des petites calcifications irrégulières
en partie assez denses, qui correspondent à de
nombreux séquestres. On voit en outre dans la
même région des calcifications plus régulières,
plus grosses, fines, en partie rondes, qui correspondent à des travées d'ostéoproduction se
recalcifiant déjà.

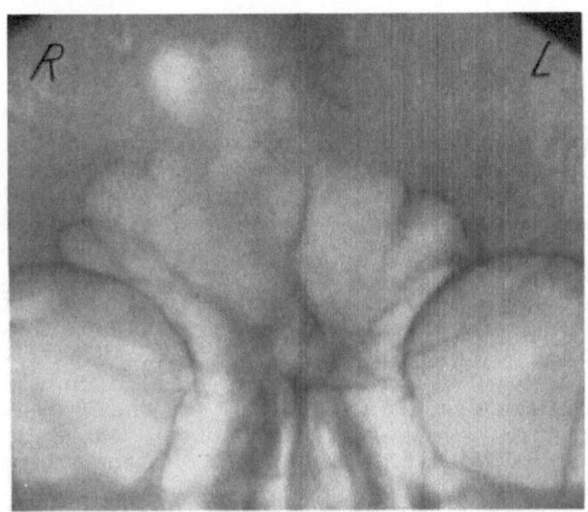

Abb. 202. Sagittale Ansicht der Stirnhöhlen in einem Falle von Meningitis (s. S. 131). Oberhalb der rechten Stirnhöhle sieht man im Stirnbein eine größere, unscharf begrenzte Aufhellung, welche nach unten bis an den oberen Rand der Stirnhöhle reicht. Der Kontur derselben ist an dieser Stelle etwas undeutlich, doch noch erkennbar. Die rechte Stirnhöhle ist verschattet. Bei diesem Patienten bestand klinisch eine Meningitis bei sonst negativem Befund. Auch der lokale Befund am Stirnbein und der rhinologische Befund waren negativ. Möglicherweise handelte es sich um eine primäre Osteomyelitis des Stirnbeines mit sekundärer Mitbeteiligung der Stirnhöhle. Die Größe des bestehenden Knochenabscesses bei noch erkennbarem Stirnhöhlenkontur läßt an diese Möglichkeit denken.

Fig. 202. Radiografía sagital de los senos frontales en un caso de meningitis. Por encima del seno frontal derecho se ve en el frontal una transparencia grande, de límites poco precisos que, por debajo, llega hasta el borde superior del seno frontal. El contorno del mismo es en este sitio poco claro pero aún identificable. El seno frontal derecho esta opacificado. En este paciente había clinicamente una meningitis. El hallazgo local en el frontal y el examen rinológico fué negativo. Probablemente se trata de una osteomielitis primitiva del frontal con participación secundaria del seno frontal. El tamaño del absceso óseo existente y los contornos del seno frontal aún reconocibles hacen pensar en esta posibilidad.

Fig. 202. Sagittal view of frontal sinuses in a case of meningitis. There is a large ill-defined translucency in the frontal bone above the right frontal sinus. This translucency reaches below the upper edge of the frontal sinus. The contour of the sinus is slightly indistinct, but still recognizable in this region. The right frontal sinus is opaque. Apart from the meningitis, there were no other clinical findings. There were no local signs at the frontal bone and the examination of the nasal cavity was negative. This was probably a case of primary osteomyelitis of the frontal bone with secondary involvement of the frontal sinus. The size of the existing bone abscess in the presence of the still recognizable contour of the frontal sinus also suggests this possibility.

Fig. 202. Vue de face des sinus frontaux dans un cas de méningite. Le frontal droit montre endessus du sinus frontal une grande zone claire mal délimitée qui s'étend vers le bas jusqu'au bord supérieur du sinus frontal. Le contour du sinus est dans cette région un peu imprécis mais encore reconnaissable. Le sinus frontal droit est voilé. L'image clinique du malade était celle d'une méningite sans autres altérations. L'examen local du frontal et de la cavité nasale était également normal. Il s'agit probablement d'une ostéomyélite primaire du frontal avec une participation secondaire du sinus frontal. Les dimensions de l'abcès osseux et le contour encore intact du sinus frontal y font également penser.

Abb. 203a und b. Seitliche Übersichtsaufnahmen des Schädels in zwei verschiedenen Fällen mit multiplen, kleinen, unscharf begrenzten, zum Teil konfluierenden Destruktionsherden, innerhalb welcher auf beiden Aufnahmen kleine, sequesterartige Kalkschatten zu sehen sind (s. S. 132). Im Falle der Abb. a handelt es sich um eine Osteomyelitis, im Falle der Abb. b um Metastasen eines Mammacarcinoms. Die Ähnlichkeit dieser beiden, klinisch bisweilen lokal symptomlosen Affektionen kann sehr groß sein. Bezüglich der Differentialdiagnose bedenke man, daß die kleinen, durch Metastasen hervorgerufenen Destruktionsherde regellos verstreut zu sein pflegen. Bei der Osteomyelitis ist immer ein gewisser Zusammenhang mit der Stelle der primären Lokalisation, entsprechend der Ausbreitung entlang der Gefäßbahnen und manchmal auch entlang der Nähte, festzustellen. Durch Gefäßthrombosen kann es dabei auch zur Verbreiterung von Gefäßbändern kommen, was im hinteren Teil der Abb. a der Fall zu sein scheint.

Fig. 203a y b. Radiografías laterales panorámicas del cráneo en dos distintos casos con focos destructivos múltiples, pequeños, imprecisamente limitados, en parte confluyentes, dentro de los cuales se ven en ambas radiografías sombras cálcicas pequeñas de tipo secuestro. En el caso de la Fig. a se trata de una osteomielitis, en el caso de la Fig. b de metástasis de un carcinoma de mama. La semejanza de estas dos afecciones que clínicamente a veces no causan síntomas locales, puede ser muy grande. En lo que respecta al diagnóstico diferencial téngase en cuenta que los focos de destrucción pequeños, causados por metástasis suelen estar diseminados sin orden alguno. En el caso de la osteomielitis siempre hay cierta relación con el sitio de la primer localización, su extensión se hace a lo largo de las vías vasculares y también a lo largo de las suturas. Como consecuencia de trombosis vasculares puede comprobarse, a veces, también ensanchamiento de los vasos, lo que parece suceder en la parte posterior de la Fig. a.

Fig. 203a and b. Lateral views of the skull in two different cases showing multiple, small, ill-defined, partly confluent areas of destruction. In both views there are, within these, small, calcified shadows resembling sequestra. Case a is one of osteomyelitis and case b, one of metastases from a carcinoma of the breast. The similarity of both these cases can be very marked. They may also have no local symptoms. For differential diagnosis one has to bear in mind that the small areas of destruction caused by metastases are distributed at random. In the case of osteomyelitis there is always a certain connection with the place of primary localisation, demonstrating the spread of the lesion along vessels and sometimes along sutures. Dilatation of vessels as a result of vascular thrombosis may occur. This seems to be the case in the posterior portion of Fig. a.

Fig. 203a et b. Radiographies du crâne de profil dans deux cas différents présentant de multiples petits foyers ostéolytiques, mal délimités et confluents par place à l'intérieur desquels on distingue sur les deux radiographies de petites calcifications semblables à des séquestres. Il s'agit d'une ostéomyélite dans le cas de la Fig. a, et de métastases d'un cancer du sein dans celui de la Fig. b. L'analogie de ces deux affections dont les symptômes locaux font parfois défaut peut être très grande. Au point de vue du diagnostic différentiel, il faut relever que la dissémination des petits foyers ostéolytiques des métastases est généralement plus irrégulière. Dans l'ostéomyélite on relève toujours un certain rapport des foyers avec le foyer initial, correspondant à l'extension le long des vaisseaux ou des sutures. Les thromboses peuvent déterminer un élargissement des empreintes vasculaires, ce qui semble être le cas dans la partie postérieure de la Fig. a.

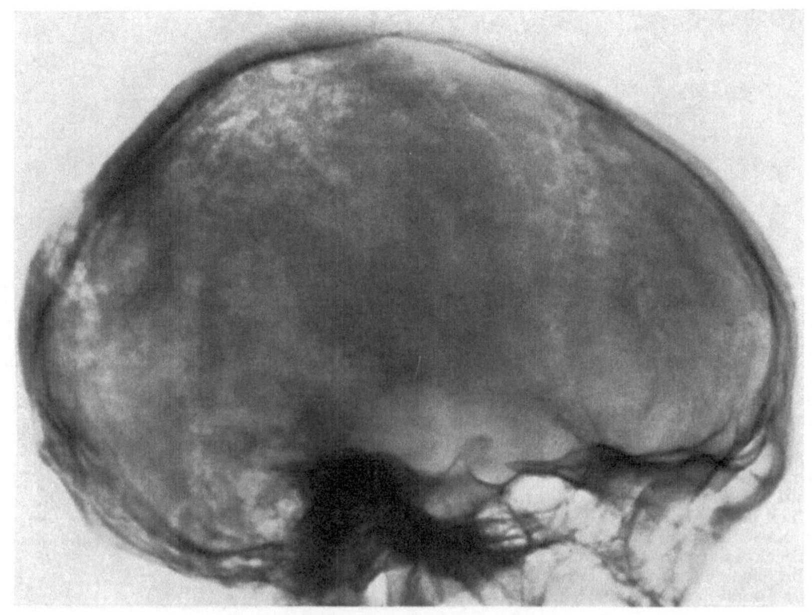

a

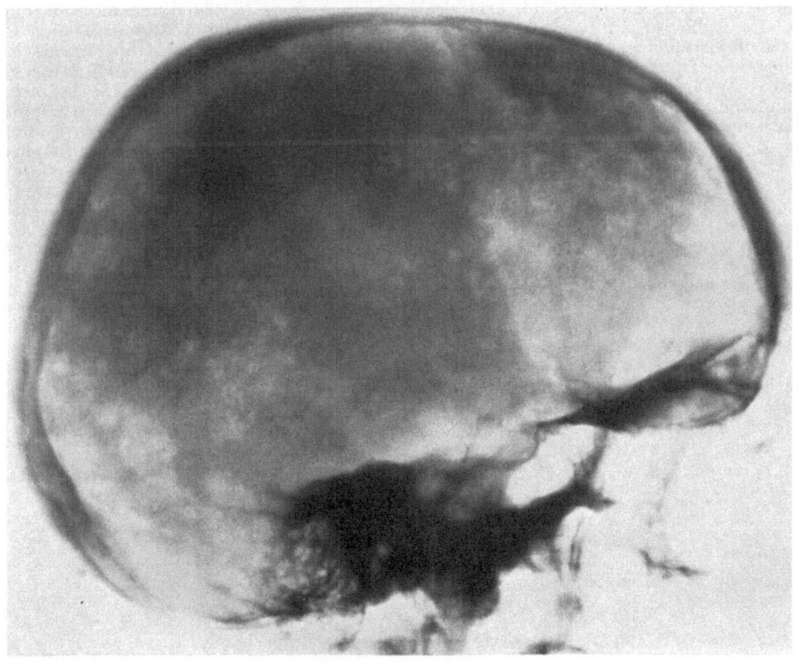

b

Abb. 204. Sagittale Ansicht der vorderen Nasennebenhöhlen in einem Falle von linksseitigem
Exophthalmus (s. S. 132). Die Aufnahme zeigt
gut entwickelte Nebenhöhlen. Beide Kieferhöhlen, beide Stirnhöhlen und das linke vordere
Siebbeinlabyrinth sind dicht verschattet. In der
Nachbarschaft des lateralen Anteiles der rechten
Stirnhöhle besteht eine Knochenverdichtung,
welche auf das Vorhandensein eines chronischen
Empyems hinweist. Die mediale Hälfte der linken Stirnhöhle und die angrenzenden Siebbeinzellen sind knöchern verödet. Dadurch hat der
laterale Teil der ersteren keinen Zusammenhang
mit der Nase mehr und es ist zur Ausbildung
einer Pyocele gekommen, welche in die Orbita
durchgebrochen ist. An der betreffenden Stelle
ist das Orbitadach nicht mehr zu erkennen.

Fig. 204. Radiografía sagital de los senos paranasales anteriores en un caso de exoftalmo
izquierdo. La radiografía muestra senos paranasales bien desarrollados. Ambos senos maxilares, ambos senos frontales y el laberinto etmoidal anterior izquierdo están muy opacificados.
En la vecindad de la parte lateral del seno frontal
derecho hay una opacificación ósea que señala la
existencia de un empiema crónico. La parte
interna del seno frontal izquierdo y las celdas
etmoidales vecinas están obliteradas por tejido
óseo. Como consecuencia la parte lateral del seno
frontal no tiene relación con la cavidad nasal y
se ha formado aquí un piocele que ha irrumpido
en el interior de la órbita. En el sitio correspondiente ya no se reconoce el techo de la órbita.

Fig. 204. Sagittal view of the anterior nasal
accessory sinuses in a case of left-sided exophthalmos. The sinuses are well developed. Both maxillary sinuses, both frontal sinuses and the left
anterior ethmoidal labyrinth are opaque. In the
neighbourhood of the lateral portion of the right
frontal sinus there is a zone of increased bone
density suggesting the presence of a chronic
empyema. The medial half of the left frontal
sinus and the bordering ethmoidal cells have
become ossified. For this reason its lateral portion is no longer connected with the nose and a
pyocele has resulted, which has perforated into
the orbit. In this region the roof of the orbit is
no longer recognizable.

Fig. 204. Vue de face des sinus antérieurs paranasaux dans le cas d'une exophtalmie gauche.
La radiographie montre des sinus bien développés.
Les sinus maxillaires, frontaux et les cellules
ethmoïdales antérieures gauches présentent un
voile dense. Le voisinage de la paroi externe
du sinus frontal droit montre une condensation
osseuse qui révèle l'existence d'un empyème
chronique. La moitié interne du sinus frontal
gauche et les cellules ethmoïdales voisines sont
ossifiées. Il en résulte que la partie externe de
ces régions n'est plus en rapport avec le nez et
il s'y est formé un empyème, qui a envahi
l'orbite. La voûte de l'orbite n'est plus reconnaissable à cet endroit.

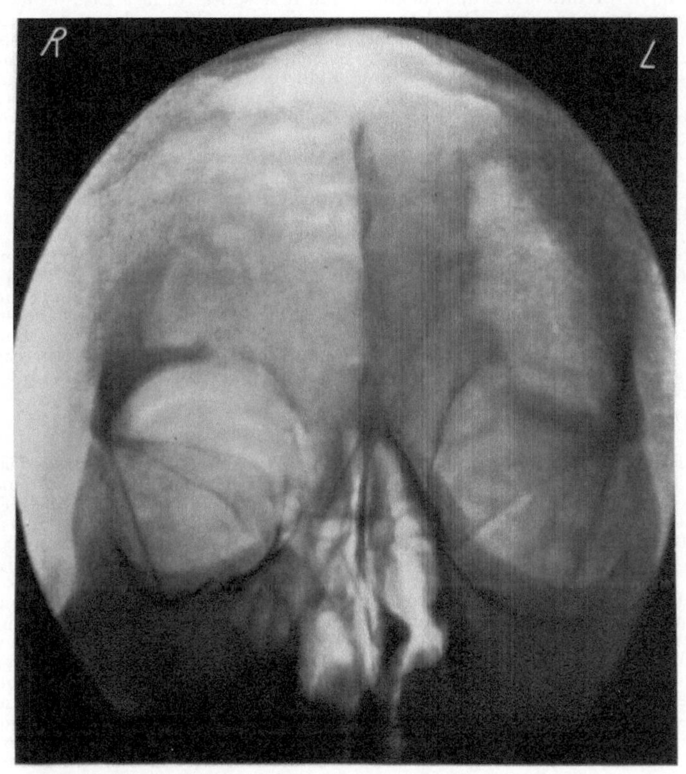

R
L

Abb. 205a und b. Sagittale-horizontale Aufnahme der Nasennebenhöhlen (a) und sagittale,
cranial-exzentrische Aufnahme der Nasennebenhöhlen I. Serie (b) eines Falles mit akuter, nekro-
tisierender Pansinusitis (s. S. 132). Die Abb. a
läßt keine eindeutigen pathologischen Veränderungen erkennen. Die Abb. b zeigt eine geringe,
fleckige Verschattung beider Stirnhöhlen, rechts
mehr als links und eine geringe wandständige
Verschattung der rechten Kieferhöhle. Trotz der
geringen, röntgenologisch nachweisbaren Veränderungen bestand eine schwerste akute Pansinusitis, welche schon wenige Tage nach der
Untersuchung durch Meningitis zum Exitus letalis führte. Der Befund ist nur so zu erklären, daß
es durch eine Nekrose der Schleimhaut zu keiner
größeren Eiterretention gekommen ist, da die
Ostien nicht durch geschwellte Schleimhaut verlegt wurden. Wegen des schlechten Zustandes
des Patienten konnten die Aufnahmen nicht mit
horizontalem Strahlengang angefertigt werden.
Möglicherweise hätten derartige Aufnahmen in
der einen oder anderen Nebenhöhle ein kleines
Flüssigkeitsniveau erkennen lassen, welches den
Fall besser geklärt hätte.

Fig. 205a and b. Sagittal-horizontal view of the
nasal accessory sinuses (a) and sagittal, cranially
eccentric view of the nasal accessory sinuses of
the first series (b) in a case of acute necrotising
pansinusitis. Fig. a shows no clear-cut pathological changes. Fig. b shows some speckled
opacities of both frontal sinuses, more so on the
right than on the left, and some marginal opacity
along the walls of the right maxillary sinus.
Despite the slight changes observed radiologically, a very severe acute pansinusitis was present
which terminated in death through meningitis a
few days after the examination. The findings
can be explained only by the fact that the necrosis of the mucous membranes did not lead to
marked pus retention, because the openings were
not blocked by swollen mucous membrane. Owing to the poor condition of the patient, views
using a horizontal beam could not be taken.
Probably such views would have shown a small
fluid level in one or another of the sinuses, which
would have helped to clarify the case.

Fig. 205a y b. Radiografía sagital-horizontal de
los senos paranasales (a) y radiografía cráneo-
excéntrica de los senos paranasales I[era] serie (b) de
un caso de pansinusitis necrotizante aguda. La
Fig. a no permite reconocer alteraciones patológicas indudables. La Fig. b muestra una discreta
opacificación en manchas de ambos senos frontales, a la derecha más que a la izquierda y una
opacificación escasa en las paredes del seno maxilar
derecho. A pesar de las alteraciones radiológicas
escasas, existía en este caso una grave pansinusitis aguda que, pocos días después del examen,
determinó la muerte por meningitis. Este hallazgo
puede explicarse asi, que como consecuencia
de la necrosis de la mucosa no se produjo una
mayor retención de pus ya que los orificios no
fueron ocluídos por mucosa edematosa. Por el
mal estado del paciente las radiografías no pu-
dieron ser practicadas con rayo horizontal.
Probablemente estas radiografías hubieran podido
comprobar en uno u otro seno paranasal un
pequeño nivel líquido que hubiera aclarado mejor
el caso.

Fig. 205a et b. Radiographie des sinus paranasaux de Ier ordre de face en incidence horizontale (a) et le rayon étant incliné en direction
céphalique (b) d'un cas d'une pansinusite aiguë
nécrosante. La Fig. a ne montre pas d'altérations
pathologiques prononcées. La Fig. b présente
une légère opacification mouchetée des sinus
frontaux, à droite plus prononcée qu' à gauche et
une légère opacification pariétale du sinus maxillaire droit. Bien que les altérations radiologiques
visibles fussent minimes, il existait une pansinusite aiguë grave qui détermina chez le malade
quelques jours après l'examen une méningite
mortelle. Le cas ne peut être expliqué que de la
façon suivante, la nécrose de la muqueuse n'a
conduit à aucune collection purulente importante,
les orifices n'étant pas obstrués par un épaississement de la muqueuse. L'état du malade ne
permit pas d'effectuer les radiographies en incidence horizontale, ce qui aurait peut-être per-
mis de déceler un petit niveau liquide dans l'un
ou l'autre des sinus facilitant ainsi le diagnostic
de ce cas.

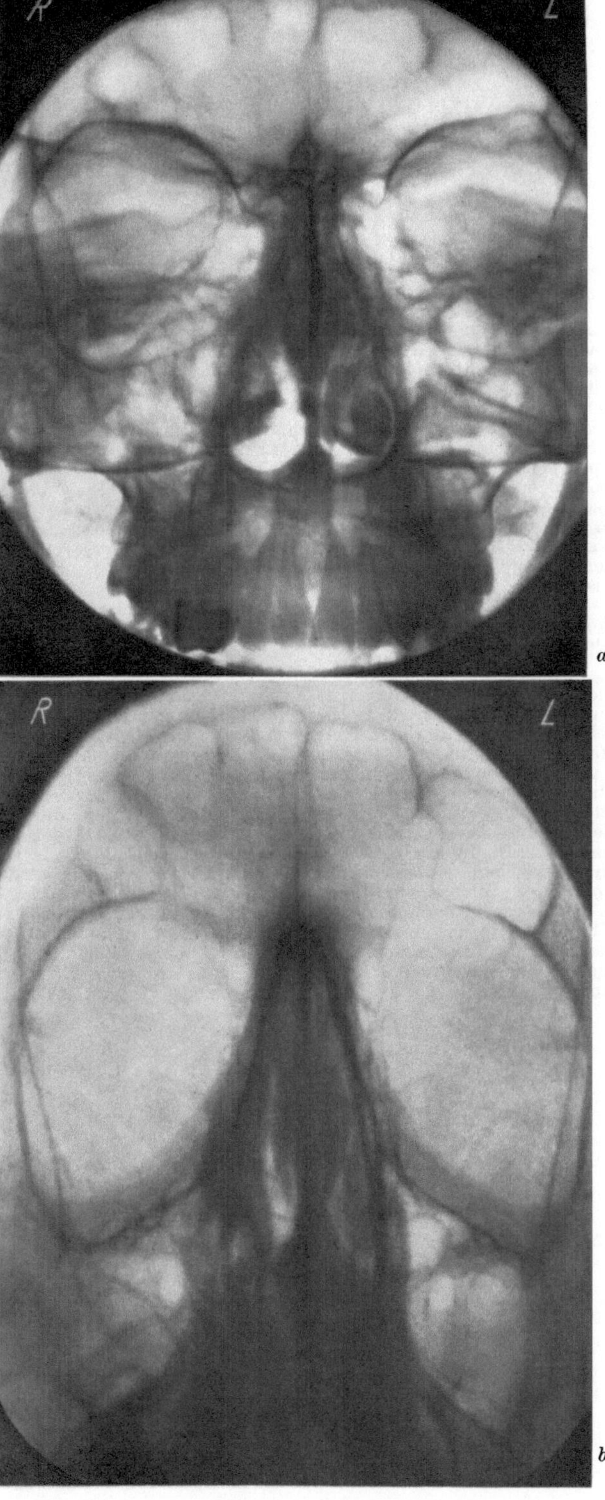

Abb. 206 a und b. Ausschnitt aus einer sagittalen Aufnahme der Nasennebenhöhlen I. Serie mit unklaren Verhältnissen im Stirnhöhlenbereich (s. S. 133). Im Falle der Abb. a fehlten die Stirnhöhlen vollkommen, was an einer tangentialen Aufnahme eindeutig zu erkennen war. Die scheinbaren Stirnhöhlenkonturen sind durch die Ränder vertiefter Impressiones digitatae im Stirnbereich vorgetäuscht. Im Falle der Abb. b bestehen große, verschattete Stirnhöhlen, die aber kaum zu erkennen sind, weil der Kontrast einerseits durch den fehlenden Luftgehalt, anderseits durch eine bestehende senile Porose des Skeletes stark vermindert ist. Würden die Konturen der Stirnhöhlen nicht stellenweise noch undeutlich erkennbar sein, so könnte man an eine Aplasie der Stirnhöhlen denken.

Fig. 206 a y b. Sector de una radiografía sagital de los senos paranasales I^era serie con situaciones poco claras a nivel de los senos frontales. En el caso de la Fig. a faltaban por completo los senos frontales, lo que pudo establecerse sin ninguna duda en una radiografía tangencial. Los aparentes contornos de los senos frontales son simulados por los bordes de impresiones digitales muy acusadas. En el caso de la Fig. b hay senos frontales grandes, opacificados, pero que apenas pueden reconocerse, porque el contraste está muy reducido por falta de aire y, en parte, por porosis senil del hueso. Si los contornos de los senos frontales no fueran identificables, aunque poco claramente, en algunas partes, se pensaría en una aplasia de los senos frontales.

Fig. 206 a and b. Section from a sagittal view of the nasal accessory sinuses of the first series with indefinite findings in the areas of the frontal sinuses. In case a the frontal sinuses were missing completely, which was clearly recognizable in a tangential view. The apparent contours of the frontal sinuses are caused by the margins of the impressiones digitatae in the frontal region. Fig. b shows large, opaque frontal sinuses, which are hardly recognizable. The contrast was markedly reduced by two factors—one, the missing air content, and two, the senile porosis of the bone. One might have diagnosed aplasia of the frontal sinus, were it not possible to recognize in some parts the contours of the frontal sinuses.

Fig. 206 a et b. Détail d'une radiographie de face des sinus paranasaux de Ier ordre avec des altérations difficiles à expliquer des sinus frontaux. Il y a une aplasie totale des sinus frontaux dans le cas de la Fig. a, qui était encore plus démonstrative sur la radiographie en incidence tangentielle. Les contours apparents des sinus frontaux provenaient des bords des impressions digitales accentuées de la région frontale. Dans le cas de la Fig. b il existe de grands sinus frontaux voilés, qui sont à peine visibles en raison du contraste peu prononcé entre les sinus voilés et l'accentuation de la transparence du crâne due à l'ostéoporose sénile du malade. Si les contours des sinus frontaux n'étaient par places encore légèrement visibles, on pourrait penser à une aplasie.

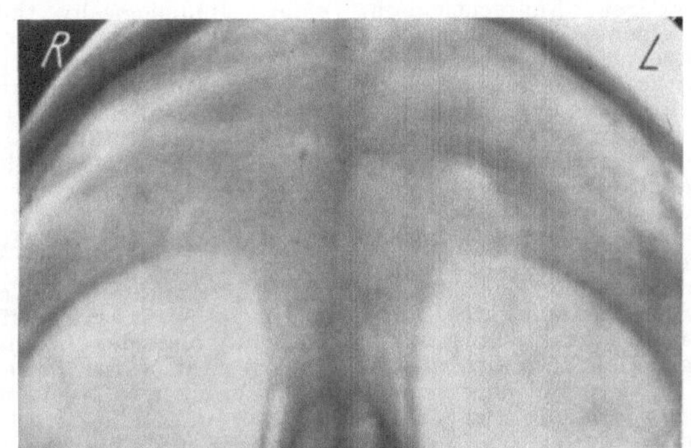

a

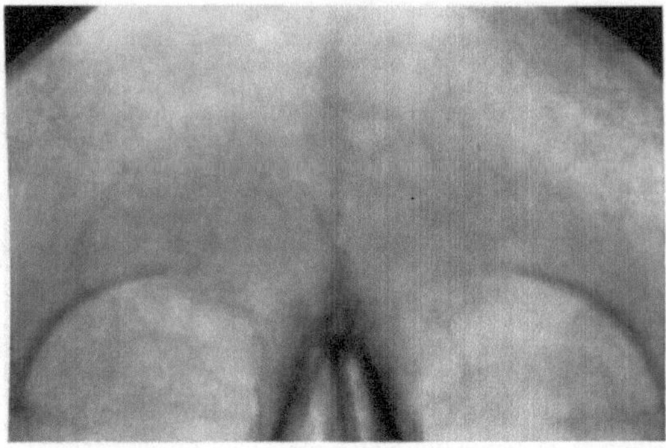

b

Abb. 207. Sagittale, etwa 15⁰ cranial-exzentrische
Aufnahme der vorderen Nasennebenhöhlen und
der Orbitae in einem Falle von akuter Pansinusitis
mit Orbitaphlegmone links, bei einem Kinde
(s. S. 134). Die Nebenhöhlen sind für das Alter
des Kindes schon gut entwickelt. Beide Kieferhöhlen waren normal lufthaltig. Die Siebbeinzellen beider Seiten und die rechte Stirnhöhle
sind homogen verschattet. Die linke Stirnhöhle
ist hell und erweckt den Eindruck eines guten
Luftgehaltes. Trotzdem ist die linke Stirnhöhle
die am schwersten erkrankte Nebenhöhle. Ihre
relativ gute Helligkeit ist durch beginnende
Knochenaffektion zu erklären. Röntgenologisch
läßt sich dies durch folgende Überlegung erschließen: Es besteht eine sichere akute Nebenhöhlenaffektion. Dafür spricht schon die Verschattung der rechten Stirnhöhle und der rechten
Siebbeinzellen, die eindeutig ist. Links ist nur
eine Verschattung der Siebbeinzellen zu erkennen,
die ebenfalls eindeutig ist. Eine isolierte Verschattung des Siebbeinlabyrinthes ist jedoch bei
einer entzündlichen Nebenhöhlenaffektion sehr
unwahrscheinlich. Es muß daher eine Miterkran-
kung der benachbarten Stirnhöhle oder Kieferhöhle angenommen werden. Da am guten Luftgehalt der Kieferhöhle nicht zu zweifeln ist, muß
eine Erkrankung der Stirnhöhle auch dieser Seite
angenommen werden. Dann spricht aber gerade
ihre auffallende Helligkeit für die beginnende
Knochenaffektion ihrer Wände.

Fig. 207. Radiografía sagital, cráneo-excéntrica
en 15⁰, de los senos paranasales anteriores y de
la órbita en un caso de pansinusitis aguda con
flemón orbitario izquierdo en un niño. Para la
edad del niño los senos paranasales están ya bien
desarrollados. Ambos senos maxilares eran bien
permeables. Las celdas etmoidales de ambos
lados y el seno frontal derecho están homogéneamente opacificados. El seno frontal derecho
es claro y hace la impresión de contener suficiente
aire. A pesar de esto, es el seno frontal izquierdo
el más afectado de todos los senos paranasales.
Su claridad relativamente buena se explica por
iniciación de un proceso óseo. Radiológicamente
este último puede deducirse de acuerdo a las
siguientes consideraciones: existe aquí, con toda
seguridad, una afección aguda de los senos paranasales. A favor de ella habla ya la opacificación
del seno frontal derecho y de las celdas etmoidales
derechas, que es indudable. A la izquierda sólo
se comprueba una opacificación de las celdas
etmoidales, que también es indudable. La opacificación aislada del laberinto etmoidal es dudosa
en una afección inflamatoria de los senos paranasales. Por estos motivos debe aceptarse la
participación del seno frontal o maxilar vecino.
Como no puede dudarse de la buena permeabili-
zación del seno maxilar, debe aceptarse también
la participación del seno frontal del mismo lado.
Su notoria claridad habla, precisamente, de la
iniciación de una afección ósea en sus paredes.

Fig. 207. Sagittal, approximately 15⁰ cranially
eccentric view of a child's anterior nasal accessory sinuses and of the orbit in a case of acute
pansinusitis with inflammation in the left orbit.
The accessory sinuses are well developed for the
age of the child. Both maxillary sinuses were
normally translucent. The ethmoidal cells on
both sides and the right frontal sinus are homogeneously opaque. The left frontal sinus is
translucent and gives the impression of being
well aerated. Despite this, it is the left frontal
sinus which is most affected. Its relative translucency is due to the beginning of bone involvement. Radiologically this conclusion can be
reached as follows: There is definite acute involvement of the sinuses. This is clearly shown
by the opacity of the right frontal sinus and the
right ethmoidal cells. On the left, one can clearly recognize only an opacity of the ethmoidal
cells. An isolated opacity of the ethmoidal
labyrinth is however very unlikely in an inflammatory involvement of the sinuses. Therefore
affection of the neighbouring frontal or maxillary
sinuses must be assumed. Since there is no doubt
of the normal air content of the maxillary sinus,
one must presume an affection of the frontal
sinus on this side. In that event, the marked
translucency of the frontal sinus suggests the
beginning of bone involvement of its walls.

Fig. 207. Radiographie des sinus paranasaux
antérieurs et des orbites de face, le rayon étant
incliné d'environ 15⁰ en direction céphalique chez
un enfant atteint d'une pansinusite aiguë avec
phlegmon de l'orbite gauche. Les sinus sont
déjà bien développés, si l'on tient compte de
l'âge de l'enfant. La transparence des sinus
maxillaires est normale. Les cellules ethmoïdales
et le sinus frontal droit montrent une opacité
homogène. Le sinus frontal gauche montre une
transparence normale, il semble contenir de l'air.
Le sinus frontal gauche est pourtant le plus
gravement atteint. Sa clarté relative est due à
une lésion osseuse à ses débuts. On peut le
déduire radiologiquement en constatant qu'il
existe certainement une sinusite aiguë. L'opacité
prononcée du sinus frontal droit et des cellules ethmoïdales droites le confirment. A gauche, seules
les cellules ethmoïdales montrent un voile prononcé. Une opacification isolée des cellules ethmoïdales est peu vraisemblable lors d'une sinusite.
On doit donc admettre une affection du sinus
frontal ou maxillaire voisin. Comme la transparence du sinus maxillaire est normale, il faut
admettre une sinusite frontale gauche. La transparence accentuée de ce sinus parle pour une
affection osseuse de ses parois à ses débuts.

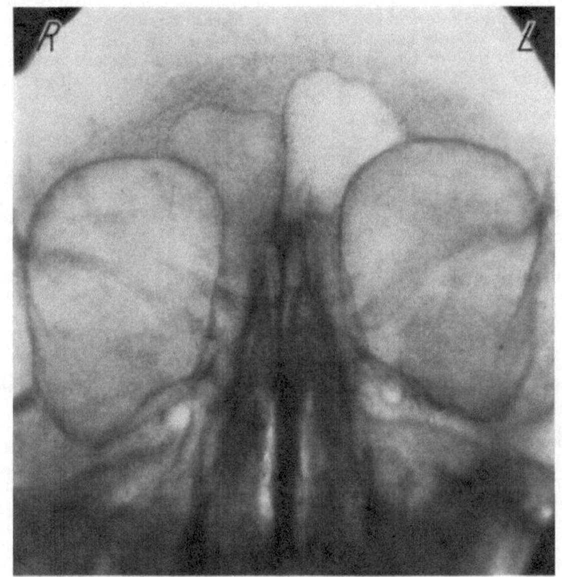

R
L

Abb. 208a und b. Sagittale, cranial-exzentrische Aufnahme der Nasennebenhöhlen desselben Falles in verschiedenen Stadien einer Pansinusitis (siehe S. 134). Die erste Aufnahme (Abb. a) zeigt eine homogene Verschattung der Kieferhöhle und der vorderen Siebbeinzellen beiderseits. Die rechte Stirnhöhle scheint annähernd normal hell zu sein. Die linke Stirnhöhle ist im medialen Teil verschattet, im lateralen gut hell, also hier lufthaltig. In diesem Falle ist die schwersterkrankte Nebenhöhle die anscheinend gut helle rechte Stirnhöhle, was auf Grund des Röntgenbildes entgegen der Ansicht des Klinikers vermutet wurde. Es ist bei einer sicheren Pansinusitis unwahrscheinlich, daß von den Stirnhöhlen nur eine und diese nur im medialen Bereich verschattet ist. Es ist wahrscheinlicher, daß es sich hier um ein Ödem der Schleimhaut bei schwerer Erkrankung der benachbarten Stirnhöhle handelt. Dann spricht aber die relative Helligkeit derselben für die beginnende Knochenaffektion. Eine Kontrollaufnahme wenige Tage später (Abb. b) zeigte links insoferne eine Besserung, als die vorderen Siebbeinzellen wieder heller waren und in der linken Kieferhöhle nur mehr eine wandständige Verschattung durch Schleimhautschwellung bestand. Rechts ist dagegen der Kontur der Stirnhöhle als Ausdruck der fortschreitenden Knochenaffektion erheblich undeutlicher geworden. Die Corticalis ist hier zum großen Teil nicht mehr erkennbar.

Fig. 208a and b. Sagittal, cranially eccentric view of the nasal accessory sinuses in the same patient showing different stages of pansinusitis. Fig. a shows on both sides a homogeneous opacity of the maxillary sinuses and the anterior ethmoidal cells. The right frontal sinus appears to be almost normally translucent. The left frontal sinus is opaque in its medial portion and normally translucent in its lateral portion, i.e. it contains air. In this case the apparently normally translucent right frontal sinus is the most involved one. This was considered to be so on the basis of the X-ray appearance in spite of the opinion of the clinician. In the case of a definite pansinusitis it is unlikely that an opacity would be found in only one of the frontal sinuses and then only in its medial portion. It is more likely that an oedema of the mucous membrane would be visible in the presence of a severe involvement of the neighbouring frontal sinuses. In that case the relative translucency of these suggest commencing bone involvement. A control film taken a few days later (Fig. b) shows on the left an improvement, in that the anterior ethmoidal cells have become more translucent and in the left maxillary sinus there is only an opacity next to the wall which is caused by mucous membrane swelling. In contrast to this, the contour of the right frontal sinus has become more indistinct as a result of the developing bone involvement. The cortex is in its major part no longer recognizable.

Fig. 208a y b. Radiografía sagital, cráneo-excéntrica de los senos paranasales del mismo caso en distintos estadios de una pansinusitis. La primera radiografía (Fig. a) muestra una opacificación homogénea del seno maxilar y de las celdas etmoidales de ambos lados. El seno frontal derecho parece ser de claridad bastante normal. El seno frontal izquierdo está opacificado en su parte interna, en su parte lateral bien claro, es decir con aire. En este caso el seno paranasal más afectado es el seno frontal derecho, aparentemente bien claro, lo que se interpretórad iológicamente en contra de la opinión del clínico. En una pansinusitis segura es improbable que de los senos frontales esté afectado solamente uno y este únicamente en su parte interna. Lo más probable es, que se trate, en este caso, de un edema de la mucosa con afección grave del seno frontal vecino. La relativa claridad de este habla en favor de un proceso óseo en comienzo. Una radiografía de control tomada pocos días después (Fig. b), mostraba a la izquierda una mejoría en el sentido que las celdas etmoidales eran nuevamente claras y en el seno maxilar izquierdo se comprobaba unicamente una sombra en sus paredes provocada por edema de la mucosa. A la derecha, en cambio, el contorno del seno frontal se ha vuelto menos preciso como expresión de una afección ósea progresiva. La cortical ya no se reconoce en su mayor parte.

Fig. 208a et b. Radiographies des sinus paranasaux de face, le rayon étant incliné en direction céphalique du même cas au cours d'une pan sinusite. La première radiographie (Fig. a) montre une opacité homogène des sinus maxillaires et des cellules ethmoïdales antérieures. Le sinus frontal droit montre une transparence qui paraît normale. La partie interne du sinus frontal gauche est voilé, sa partie externe transparente, elle contient donc de l'air. Le sinus le plus atteint est toutefois le sinus frontal droit dont la transparence paraît entièrement normale, la radiographie le faisait supposer contrairement au point de vue du clinicien. Il est invraisemblable dans une pansinusite qu'un seul des sinus frontaux soit opaque et seulement dans sa partie interne. Il est vraisemblable qu'il s'agit ici d'un oedème de la muqueuse lors d'une affection grave du sinus frontal voisin. La clarté relative de ce sinus parle donc pour une affection osseuse à ses débuts. Un examen de contrôle effectué quelques jours plus tard (Fig. b) montrait une amélioration à gauche, les cellules ethmoïdales antérieures présentaient une transparence normale et le sinus maxillaire gauche n'avait plus qu'une opacité pariétale, correspondant à un épaissement de la muqueuse. A droite par contre le contour du sinus frontal est devenu beaucoup plus imprécis, ce qui correspond à une extension du processus ostéolytique. La plus grande partie de la corticale de cette région n'est plus reconnaissable.

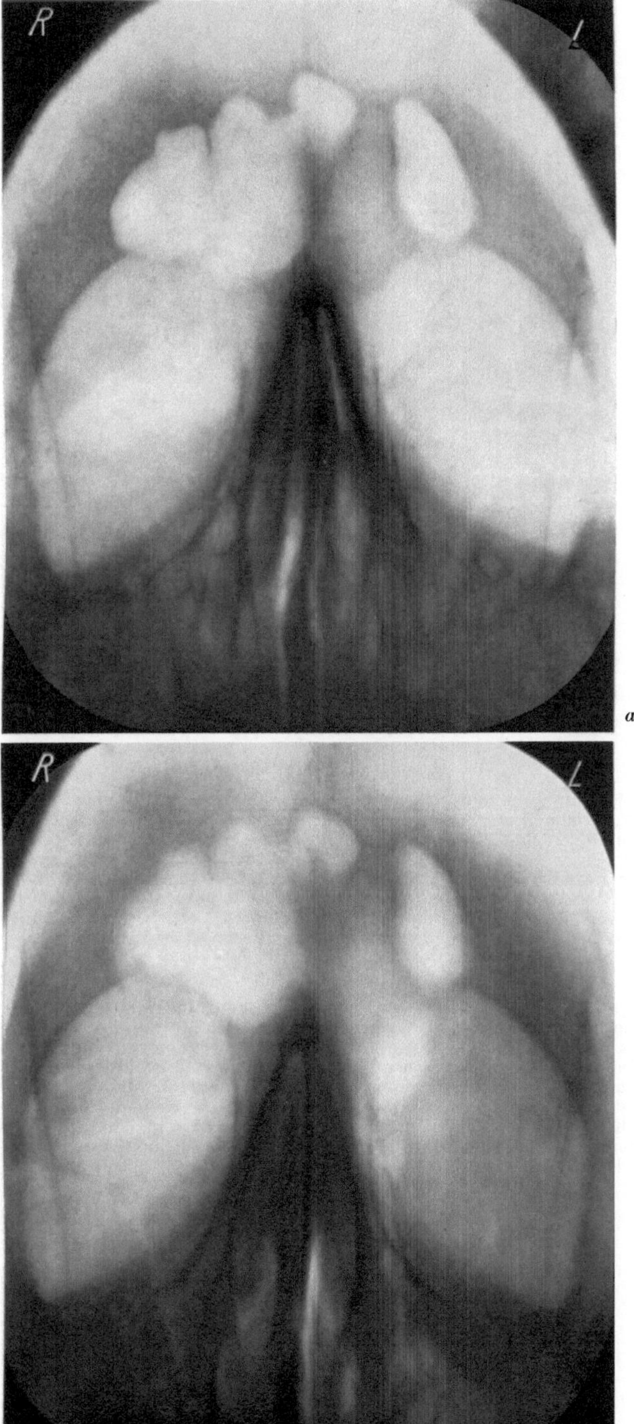

a

b

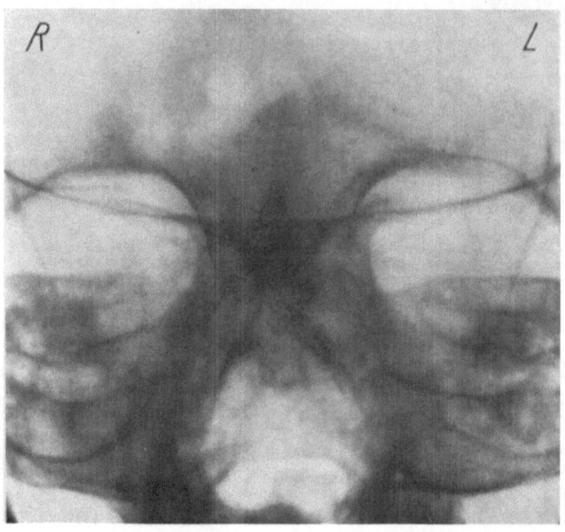

Abb. 209. Sagittale Aufnahme der Nasennebenhöhlen in einem Falle einer Lues derselben (siehe S. 134). Die Nebenhöhlen sind dicht verschattet. Die Dichte der Verschattung ist nicht nur durch den fehlenden Luftgehalt, sondern auch durch intensive, reaktive Knochenneubildung bedingt. Letztere ist besonders deutlich im Bereiche des Siebbeines zu erkennen. Außerdem besteht ein großer Defekt des Nasenseptum.

Fig. 209. Radiografía sagital de los senos paranasales en un caso de sífilis de los mismos. Los senos paranasales están intensamente opacificados. La densidad de la opacificación está condicionada no solamente por la falta de contenido aéreo sino también por intensa reacción de neoformación ósea. Esta última es particularmente notable en el etmoides. Además hay un gran defecto a nivel del tabique nasal.

Fig. 209. Sagittal view of the nasal accessory sinuses showing syphilitic involvement. The sinuses are densely opaque. The density of the shadow is caused by the absence of air, but also by marked reactive new bone formation. The latter is very clearly visible in the region of the ethmoid bone. Further there is a large defect in the nasal septum.

Fig. 209. Radiographie de face des sinus paranasaux dans un cas d'une syphilis de cette région. Les sinus montrent une opacité dense, qui ne correspond pas seulement à une absence d'air mais encore à une ostéoproduction intense de réaction. Cette dernière est particulièrement développée dans la région de l'ethmoïde. La cloison nasale montre en outre une grande érosion.

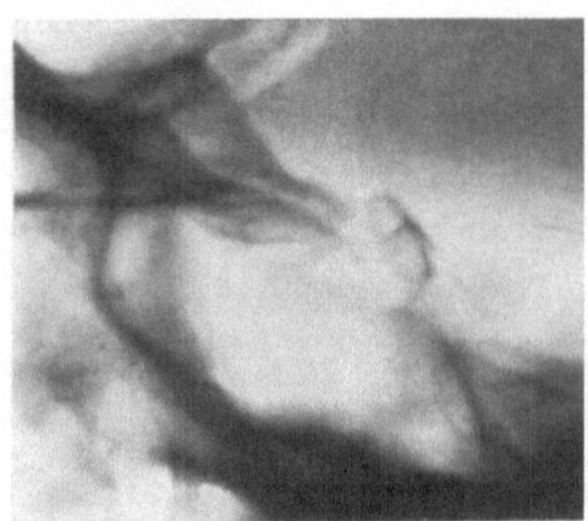

Abb. 210. Seitliche Ansicht der Sella turcica und der Keilbeinhöhlen in einem Falle einer alten luischen Affektion derselben (s. S. 134). Im Bereiche der Sella turcica fehlt das Dach der Keilbeinhöhle vollkommen, so daß der vordere und mittlere Teil des Sellabodens nicht zu sehen ist.

Fig. 210. Radiografía lateral de la silla turca y de los senos esfenoidales en un caso de una afección sifilítica de antigua data de los mismos. A nivel de la silla turca falta el techo del seno esfenoidal por completo de tal manera que la parte anterior y media del suelo de la silla turca no se ven.

Fig. 210. Lateral view of sella turcica and the sphenoidal sinuses showing long-standing syphilitic disease. In the region of the sella turcica the roof of the sphenoidal sinus is missing completely, and the anterior and middle portion of the floor of the sella is not visible.

Fig. 210. Vue de profil de la selle turcique et des sinus sphénoïdaux dans un cas d'une affection syphilitique ancienne de cette région. La paroi supérieure des sinus sphénoïdaux fait entièrement défaut, si bien que la partie antérieure et la partie moyenne du plancher de la selle ne sont plus visibles.

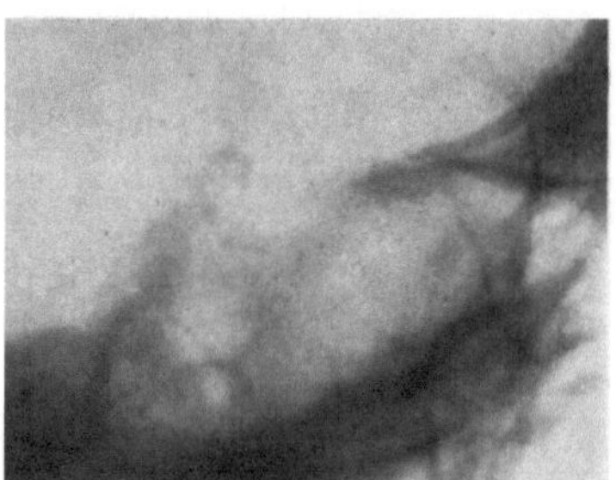

Abb. 211. Seitliche Ansicht der Sella turcica und der Keilbeinhöhlen im Falle einer Tuberkulose (s. S. 134). Die Keilbeinhöhlen sind verschattet. Ihre Wände sowie der Sellaboden, das Dorsum sellae und der anschließende, hintere Kontur des Keilbeinkörpers sind unscharf. Auch die Struktur des nichtpneumatisierten Teiles des Keilbeinkörpers ist unscharf und undeutlich, zum Teil aufgehellt.

Fig. 211. Radiografía lateral de la silla turca y de los senos esfenoidales en un caso de tuberculosis. Los senos esfenoidales están opacificados. Sus paredes, como así también el suelo de la silla turca, el dorso de la silla turca y el contorno posterior del cuerpo del esfenoides vecino, son poco precisos. También la estructura de la zona no neumatizada del esfenoides es poco clara y precisa, en parte más transparente.

Fig. 211. Lateral view of sella turcica and the sphenoidal sinuses showing tuberculosis. The sphenoidal sinuses are opaque. Their walls, the floor of the sella, the dorsum sellae and the neighbouring posterior contour of the body of the sphenoid are indistinct. The structure of the non-aerated part of the sphenoid body is unclear, faint and partly more translucent.

Fig. 211. Vue de profil de la selle turcique et des sinus sphénoïdaux dans un cas de tuberculose. Les sinus sphénoïdaux sont voilés. Leurs parois, le plancher de la selle, la lame quadrilatère, et le contour postérieur du corps du sphénoïde sont imprécis. La structure de la partie non pneumatisée du corps du sphénoïde est également peu nette, imprécise et en partie transparente.

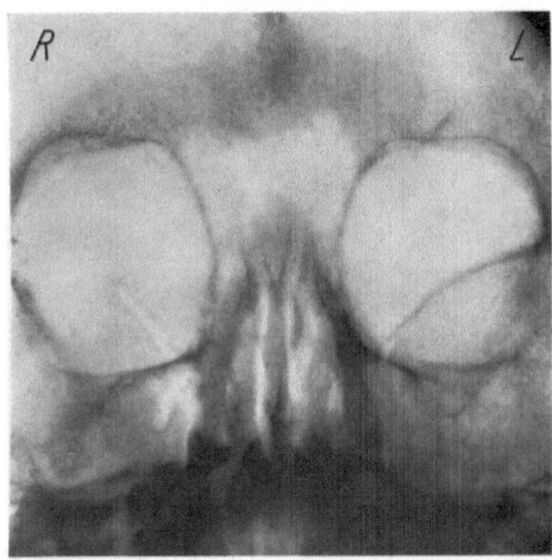

Abb. 212. Sagittale Aufnahme der Nasennebenhöhlen I. Serie eines Kindes, bei welchem klinisch wegen einer Schwellung an der Nasenwurzel die Vermutungsdiagnose eines Sarkoms gestellt und dann eine Tuberkulose festgestellt wurde (siehe S. 135). Das Röntgenbild zeigt die Nebenhöhlen schon gut entwickelt und sämtliche verschattet. Die Stirnhöhlenkonturen sind sehr unregelmäßig und unscharf. Eine Corticalis ist hier nicht mehr erkennbar und das Septum interfrontale fehlt. Dieser Befund könnte ohne weiteres auch durch ein Sarkom bedingt sein. Gegen die Annahme eines solchen spricht jedoch der Umstand, daß auch beiderseits im Bereiche der Kieferhöhlen eine Knochenaffektion besteht und die Konturen hier im lateralen Anteil verschwunden sind. Außerdem besteht auch ein größerer unscharf begrenzter Resorptionsherd in der rechten lateralen Orbitawand im oberen Teil des großen Keilbeinflügels. Dieser Befund macht ein Blastom unwahrscheinlich und spricht im Sinne einer Tuberkulose.

Fig. 212. Radiografía sagital de los senos paranasales Iera serie en un niño en el cual clínicamente se planteó el diagnóstico de probabilidad de un sarcoma por una tumefacción a nivel de la raiz de la nariz y en el cual se comprobó una tuberculosis. La radiografía muestra senos paranasales bien desarrollados y opacificados. Los contornos de los senos frontales son irregulares y poco precisos. Ya no puede reconocerse una cortical y falta el tabique interfrontal. Este hallazgo podría ser provocado también por un sarcoma. En contra de tal interpretación habla el hecho que en ambos lados, en la zona correspondiente a los senos maxilares, hay una afección ósea y que los contornos de las partes laterales han desaparecido aquí. Además está presente un foco de reabsorción grande y mal limitado en la pared lateral derecha de la órbita, en la parte superior del ala mayor del esfenoides. Este hallazgo hace poco probable que se trate de un blastoma y habla en favor de una tuberculosis.

Fig. 212. Sagittal view of the nasal accessory sinuses of the first series, of a child. Clinically a swelling at the base of the nose led to the suspicion of a sarcoma, but tuberculosis was later found. The film shows well developed sinuses, all of which are opaque. The contours of the frontal sinuses are very irregular and indistinct. The cortex is here no longer recognizable and the septum interfrontale is missing. This finding could easily have been caused by a sarcoma. However this is contradicted by the fact that there is bone involvement in both maxillary sinuses, and that their lateral outlines have disappeared. Further there is a largeish, ill-defined area of absorption in the right lateral wall of the orbit, in the upper portion of the greater wing of the sphenoid. This finding makes a blastoma unlikely and suggests tuberculosis.

Fig. 212. Radiographie de face des sinus paranasaux de Ier ordre chez un enfant; une tuméfaction de la racine du nez fit poser le diagnostic clinique d'un sarcome, puis d'une tuberculose. La radiographie montre que les sinus sont déjà bien développés et qu'ils sont tous voilés. Les contours des sinus frontaux sont très irréguliers et imprécis. On ne distingue plus de corticale de cette région et la cloison médiane des sinus frontaux fait défaut. Toutes ces altérations pourraient être dues à un sarcome. Contre ce diagnostic parle le fait qu'il existe une ostéite bilatérale dans la région des sinus maxillaires et que les contours de la région externe y ont disparu. Il existe en outre un grand foyer d'érosion mal délimité dans la paroi externe de l'orbite droite dans la partie supérieure de la grande aile du sphénoïde. Celà est invraisemblable pour un néoplasme et parle pour une tuberculose.

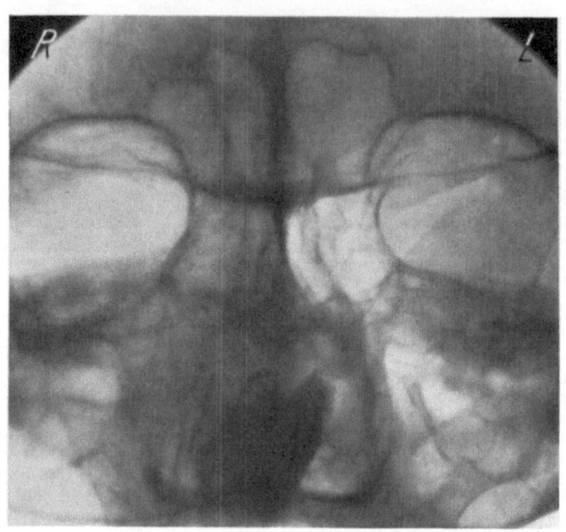

Abb. 213. Sagittale Ansicht der Nasennebenhöhlen in einem Falle eines Rhinolithen mit sekundärem Empyem (s. S. 135). Alle rechtsseitigen Nebenhöhlen sind homogen verschattet. Am Nasenboden sieht man ziemlich median den dichten, unregelmäßigen Schatten eines großen Rhinolithen.

Fig. 213. Radiografía sagital de los senos paranasales en un caso de litiasis nasal con empiema secundario. Todos los senos paranasales derechos están homogéneamente opacificados. En el suelo de la cavidad nasal se ve, en la parte interna, la sombra densa e irregular de un gran rinolito.

Fig. 213. Sagittal view of nasal accessory sinuses of a rhinolith with secondary empyema. All sinuses on the right are homogeneously opaque. Roughly near the middle of the nasal floor there is the dense irregular shadow of the rhinolith.

Fig. 213. Vue de face des sinus paranasaux dans un cas d'un rhinolithe avec un empyème secondaire. Tous les sinus du côté droit montrent une opacité homogène. Sur le plancher des fosses nasales on distingue dans la région médiane l'ombre dense et irrégulière d'un gros rhinolithe.

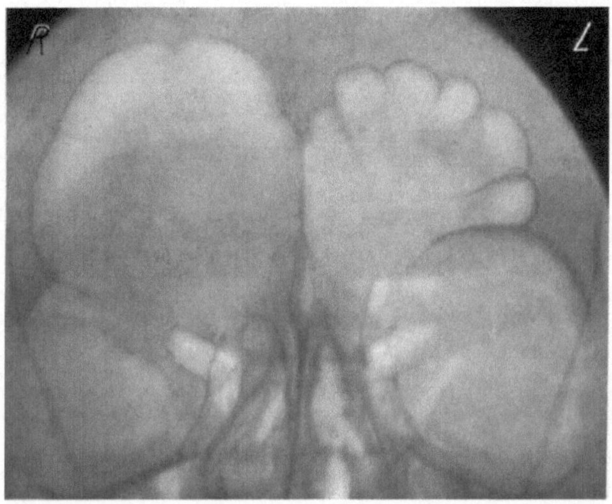

Abb. 214. Sagittale, etwa 20⁰ cranial-exzentrische Aufnahme der vorderen Nasennebenhöhlen in einem Falle einer Mucocele der rechten Stirnhöhle. Die rechte Stirnhöhle ist etwas verschattet (s. S. 135). Sie ist größer als die linke und regelmäßiger begrenzt ohne Septen und Buchten. Der Stirnhöhlenboden bzw. der entsprechende Teil des Orbitarandes und Orbitadaches fehlt fast zur Gänze. Nur im lateralen Bereich ist noch ein Rest des Stirnhöhlenbodens vorhanden, welcher nach unten verdrängt ist.

Fig. 214. Radiografía, 20⁰ cráneo-excéntrica de los senos paranasales anteriores en un caso de mucocele del seno frontal derecho. El seno frontal derecho está un poco opacificado. Es más grande que el izquierdo y está más regularmente limitado, sin tabiques ni fosas. El suelo del seno frontal y, respectivamente, la parte correspondiente del borde y techo orbitario faltan casi por completo. Solamente en la parte lateral existe aún un resto del suelo del seno frontal que está desplazado hacia abajo.

Fig. 214. Sagittal, approximately 20⁰ cranially eccentric view of the nasal accessory sinuses in a case of a mucocele of the right frontal sinus. The right frontal sinus is slightly opaque. It is larger than the left; it is more regularly defined, without any septa or recesses. The floor of the frontal sinus, i.e., the corresponding portion of the orbital outline, as well as the roof of the orbit, are almost entirely missing. Only in its lateral portion, a remnant of the floor is present, and has been displaced downwards.

Fig. 214. Radiographie des sinus paranasaux antérieurs de face, le rayon incident étant incliné d'environ 20° en direction céphalique dans un cas d'un mucocèle du sinus frontal droit. Le sinus frontal droit est légèrement voilé, il est plus grand que le gauche et montre des limites plus régulières sans cloisonnement et sans échancrure. La paroi inférieure du sinus frontal, c à d, la partie correspondante du bord de l'orbite et de la voûte de l'orbite fait presqu'entièrement défaut. Seule la partie externe montre encore un vestige de cette paroi inférieure, qui est refoulée vers le bas.

Abb. 215. Sagittale, horizontale Aufnahme der Nasennebenhöhlen im Falle einer Mucocele des linken, vorderen Siebbeinlabyrinthes (s. S. 136). Die Nebenhöhlen der linken Seite sind verschattet. Sucht man den hinteren und vorderen Kontur der medialen Orbitawand, so sieht man rechts normale Verhältnisse. Links ist ein Kontur zu sehen, der vom Übergang des Planum sphenoidale in den kleinen Keilbeinflügel schräg nach unten und lateral zum Boden der mittleren Schädelgrube zieht und daher dem hinteren Anteil der medialen Orbitawand entspricht. Lateral von diesem Kontur sieht man einen zweiten, der in der Verlängerung des oberen Orbitakonturs zu finden ist, aber nicht wie normal nach abwärts zum unteren Orbitakontur verläuft, sondern schräg nach unten-lateral. Hier endet er und ist nicht mehr weiter zu verfolgen. Es handelt sich hier um den Kontur des vorderen Teiles der medialen Orbitawand, der zum Teil zerstört, zum Teil gegen die Orbita zu verdrängt ist. Dieser Umstand spricht für die Mucocele des vorderen Siebbeinlabyrinthes. Würde man die Konturen anatomisch nicht richtig lokalisieren, so könnte man aus dieser Aufnahme — wie es auch von anderer Seite geschah — zu der irrigen Annahme eines malignen Tumors des hinteren Siebbeinlabyrinthes mit Zerstörung der medialen Orbitawand in diesem Bereiche (dem normalerweise der laterale Kontur entspricht) kommen. (Vgl. Abb. 230.)

Fig. 215. Sagittal, horizontal view of the nasal accessory sinuses, showing a mucocele in the left anterior ethmoidal labyrinth. The sinuses on the left are opaque. On the right the anterior and posterior contour of the medial wall of the orbit are normal. On the left a contour is seen, which runs from the point of transition of the lesser wing of the sphenoid into the sphenoidal plane obliquely downwards and laterally to the floor of the middle fossa. This contour therefore corresponds to the posterior portion of the medial wall of the orbit. Lateral to this there is a second contour which can be found in the prolongation of the upper contour of the orbit. It does not, however, run as normally, downwards to the lower orbital contour, but in an oblique, downward and lateral direction. It ends here and cannot be followed any further. This is the contour of the anterior portion of the medial wall of the orbit, which has been partly destroyed and partly displaced towards the orbit. This finding suggests a mucocele of the anterior ethmoidal labyrinth. In the absence of correct anatomical localisation of the contour, the false diagnosis of a malignant tumour of the posterior ethmoidal labyrinth, with destruction of the medial orbital wall in this region could have been made—as it actually has been made. (The area corresponds normally to the lateral contour. See Fig. 230.)

Fig. 215. Radiografía sagital, horizontal, de los senos paranasales en un caso de mucocele del laberinto etmoidal anterior izquierdo. Los senos paranasales del lado izquierdo están opacificados. Si se busca el contorno posterior y anterior de la pared interna de la órbita, se ven, a la derecha, condiciones normales. A la izquierda se ve un contorno que corre desde la zona de transición del plano esfenoidal hacia el ala menor del esfenoides oblicuamente hacia abajo y lateralmente al suelo de la fosa cerebral media y que corresponde, por lo tanto, a la parte posterior de la pared interna de la órbita. Lateralmente de este contorno se ve otro, que se encuentra en la prolongación del contorno superior de la órbita, pero, que no corre, como sucede normalmente, hacia abajo, hacia el contorno inferior de la órbita, sino oblicuamente hacia abajo y afuera. Aquí termina y ya no se lo puede seguir. Se trata aquí del contorno de la parte anterior de la pared orbitaria interna que, en parte, está destruído y en parte está desplazado hacia la órbita. Esta circunstancia habla en favor de un mucocele de la parte anterior del laberinto etmoidal. Si los contornos no se localizan anatómicamente en forma correcta se podría llegar a la conclusión — equivocada tal cual ocurrió — de que se trata de un tumor maligno de la parte posterior del laberinto etmoidal con destrucción de la pared interna de la órbita en esta región (a la que corresponde normalmente el contorno lateral). (Véase Fig. 230.)

Fig. 215. Radiographie de face en incidence horizontale des sinus paranasaux dans le cas d'un mucocèle des cellules ethmoïdales antérieures gauche. Les sinus du côté gauche sont voilés. Si l'on cherche le contour postérieur et antérieur de la paroi interne de l'orbite, on distingue une image normale à droite. A gauche, on voit un contour qui du passage de la lame horizontale du sphénoïde à la petite aile du sphénoïde se dirige obliquement vers le bas et vers l'extérieur jusqu'au plancher de l'étage moyen du crâne et qui correspond ainsi à la partie postérieure de la paroi interne de l'orbite. A la partie externe de ce contour on en distingue un second, qui se trouve dans le prolongement du contour supérieur de l'orbite, mais qui ne se dirige pas normalement vers le bas c. à d. vers le contour inférieur de l'orbite, mais obliquement vers la région inférieure et externe. Il se termine là et ne peut être suivi plus loin. Il s'agit ici du contour de la partie antérieure de la paroi interne de l'orbite, qui est en partie détruite, et en partie refoulée vers l'orbite. Ces altérations parlent pour un mucocèle des cellules ethmoïdales antérieures. Si la localisation des contours ne correspondait pas à l'anatomie, on pourrait poser le diagnostic radiologique — comme d'autres l'ont fait — d'une tumeur maligne des cellules ethmoïdales postérieures avec destruction de la paroi interne de l'orbite dans cette région, qui correspond au contour externe dans des conditions normales (comparer la Fig. 230).

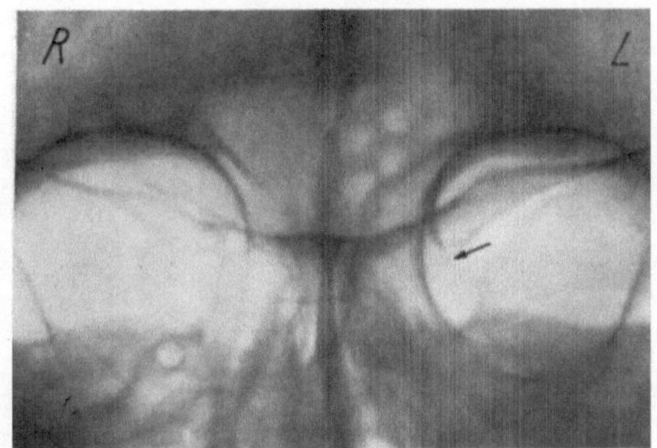

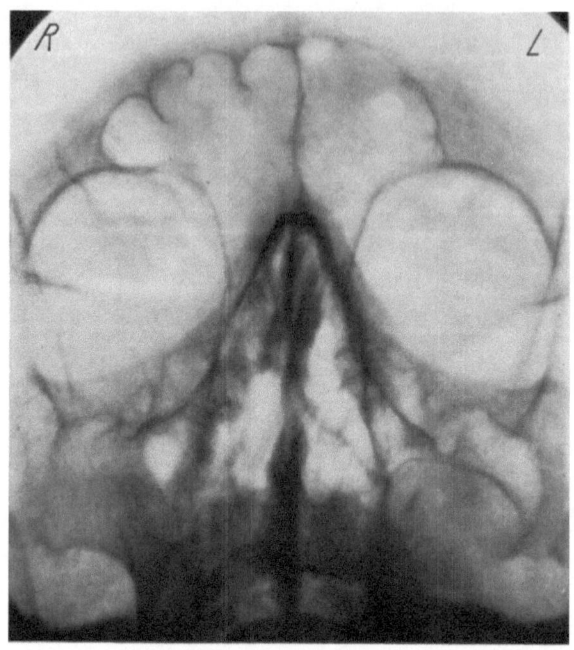

Abb. 216. Sagittale Ansicht der Nasennebenhöhlen I. Serie eines Falles mit einer großen radikulären Zahncyste im linken Oberkiefer (siehe S. 136). Der laterale Kontur der linken Kieferhöhle fehlt im unteren Teil. Ungefähr in der Mitte dieser Kieferhöhle sieht man den nach oben konvexen Kontur der Knochenschale, welche die große, in die Kieferhöhle eingebrochene Zahncyste vom noch verbleibenden Lumen der Kieferhöhle trennt.

Fig. 216. Radiografía sagital de los senos paranasales Iᵉʳᵃ serie en un caso de gran quiste radicular dentario en el maxilar superior. El contorno lateral del seno maxilar izquierdo falta en la parte inferior. Aproximadamente en la mitad de este seno maxilar se ve el contorno convexo hacia arriba de la cubierta ósea, que separa el gran quiste dentario — irrumpido en el interior del seno maxilar — del resto de la cavidad maxilar.

Fig. 216. Sagittal view of the nasal accessory sinuses of the first series in a case showing a large apical dental cyst in the left upper jaw. The lower part of the lateral contour of the left maxillary sinus is missing. Approximately in the middle of this sinus, there is a bowlshaped, upwardly convex, bony outline, which separates the remaining part of the maxillary sinus from the large dental cyst which has penetrated into it.

Fig. 216. Vue de face des sinus paranasaux de Iᵉʳ ordre dans un cas d'un gros kyste radiculaire du maxillaire supérieur gauche. Le contour externe du sinus maxillaire gauche fait défaut dans sa partie inférieure. On distingue environ au centre du sinus maxillaire le contour à convexité supérieure de la coque osseuse qui sépare le gros kyste dentaire pénétrant dans le sinus maxillaire du reste de lumière de ce dernier.

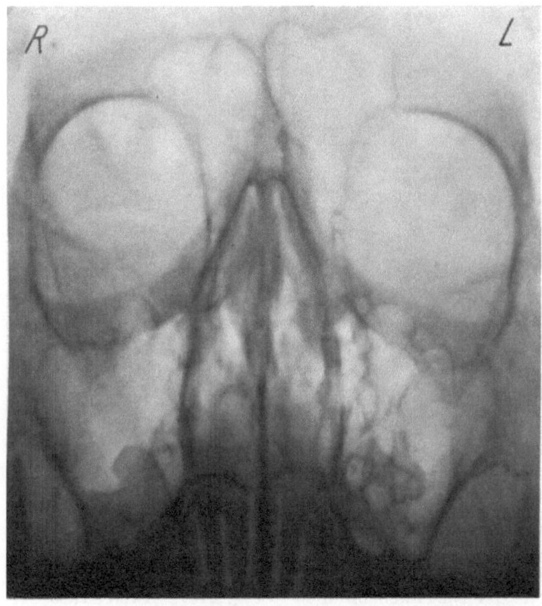

Abb. 217. Sagittale Ansicht der Nasennebenhöhlen I. Serie eines Falles mit Osteombildung
nach radikulären Zahncysten (s. S. 136). Beiderseits sieht man am Boden der Kieferhöhle einen
unregelmäßigen, aber scharf begrenzten knochendichten Schatten, welcher einer Osteombildung
auf Basis einer nach außen entleerten und dann
geschrumpften radikulären Zahncyste entspricht.

Fig. 217. Radiografía sagital de los senos paranasales Iᵉʳᵃ serie de un caso con formación de
osteoma después de un quiste dentario radicular.
En ambos lados se ve en el suelo de los senos
maxilares una sombra irregular, pero netamente
limitada y de densidad ósea que corresponde a
un osteoma, formado por un quiste radicular,
que se ha vaciado hacia afuera y luego se ha
retraído.

Fig. 217. Sagittal view of the nasal accessory
sinuses of the first series in a case showing the
formation of an osteoma, following an apical
dental cyst. On both sides an irregular but well-
defined shadow of bony density is seen on the
floor of the maxillary sinus. This corresponds to
osteoma formation, which followed external
drainage and shrinkage of the apical dental cyst.

Fig. 217. Vue de face des sinus paranasaux de
Iᵉʳ ordre dans un cas de formation d'un ostéome
résultant de kystes radiculaires dentaires. Le
plancher des sinus maxillaires montre une ombre
irrégulière, mais bien délimitée et à densité
osseuse, qui correspond à la formation d'un
ostéome. Ce dernier s'est développé à partir
d'un kyste radiculaire dentaire qui s'est vidé à
l'extérieur, puis atrophié.

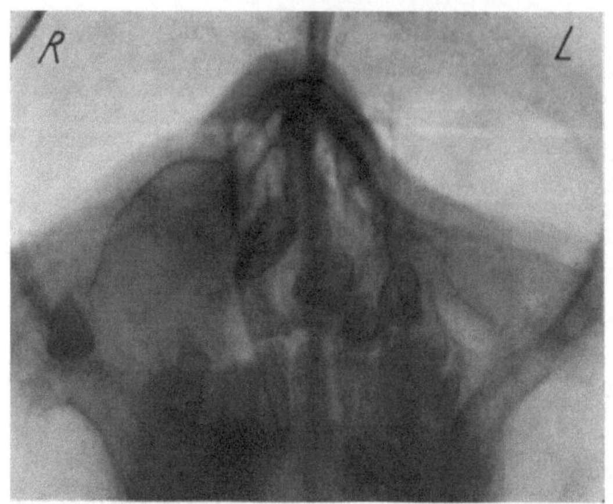

Abb. 218. Axiale Ansicht der Nasennebenhöhlen I. Serie bzw. des Gesichtsschädels eines Kindes mit einer großen, rechtsseitigen, follikulären Zahncyste (s. S. 137). An Stelle der rechten Kieferhöhle sieht man ein großes, cystisches Gebilde, durch welches die vordere Wand des Oberkiefers nach vorne und oben verdrängt ist und an dessen Peripherie verlagerte Zahnkeime zu sehen sind, so innerhalb der Nase und des Jochbeines.

Fig. 218. Radiografía axial de senos paranasales I^era serie (del macizo facial) de un niño con quiste dentario folicular derecho voluminoso. En lugar del seno maxilar derecho se ve una gran formación quística que desplaza la pared anterior del maxilar superior hacia adelante y arriba y en cuya periferia se ven gérmenes dentarios desplazados así dentro de la nariz y también del cigoma.

Fig. 218. Axial view of the nasal accessory sinuses of the first series (of the facial skeleton) of a child showing a large right-sided follicular dental cyst. A large cystic structure is seen in the place of the right maxillary sinus. The anterior wall of the upper jaw has been displaced anteriorly and upwards by it. On the periphery of this cyst, as well as in the nose and the malar bone there are displaced denticles.

Fig. 218. Vue en incidence axiale des sinus paranasaux de Ier ordre d'un enfant présentant un kyste folliculaire volumineux à droite. On distingue à la place du sinus maxillaire droit une grande formation kystique, qui refoule la paroi antérieure du maxillaire supérieur en avant et vers le haut et qui présente à sa périphérie une ébauche de dent incluse, à l'intérieur du nez et de l'os malaire.

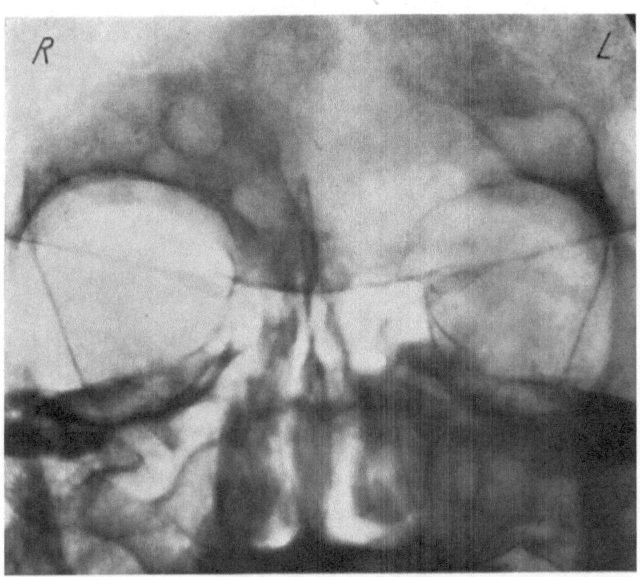

Abb. 219. Sagittale Ansicht der Nasennebenhöhlen eines Falles mit chronischer Nebenhöhlenentzündung und Zustand nach Radikaloperation der linken Stirnhöhle (s. S. 137). Im lateralen Teil der linken Stirnhöhle, die bis zum äußerenoberen Orbitawinkel reicht, ist die Corticalis derselben noch gut erkennbar. Im übrigen Bereich fehlt sie. Dieser Befund spricht dafür, daß im lateralen Teil noch Schleimhaut vorhanden ist. Außerdem besteht eine vollständige Verschattung der linken Kiefer- und rechten Stirnhöhle.

Fig. 219. Radiografía sagital de los senos paranasales en un caso de inflamación crónica de los senos paranasales y estado después de intervención radical del seno frontal izquierdo. En la parte lateral del seno frontal izquierdo, que llega hasta el ángulo súpero-externo de la órbita, la cortical del seno todavía es bien identificable. En las demás partes falta. Este hallazgo habla del hecho, que en la parte lateral todavía se conserva la mucosa. Además hay opacificación completa del seno maxilar izquierdo y seno frontal derecho.

Fig. 219. Sagittal view of the nasal accessory sinuses in a case of chronic inflammation of the sinuses. It also shows the condition after radical surgery on the left frontal sinus. The cortex is still well recognized in the lateral portion of the left frontal sinus as far as the upper outer angle of the orbit. It is missing in the other regions. This finding suggests that the mucous membrane is still present in the lateral portion. Further, the left maxillary and the right frontal sinuses are completely opaque.

Fig. 219. Vue de face des sinus paranasaux dans un cas de sinusite chronique avec séquelles d'opération radicale du sinus frontal gauche. Dans la partie externe du sinus frontal gauche qui s'étend jusqu'à l'angle supéro-externe de l'orbite la corticale est encore bien reconnaissable, elle fait défaut sur le reste de la paroi. Cette altération parle pour la présence de muqueuse dans la partie externe. Le sinus maxillaire gauche et le frontal droit montrent en outre une opacité totale.

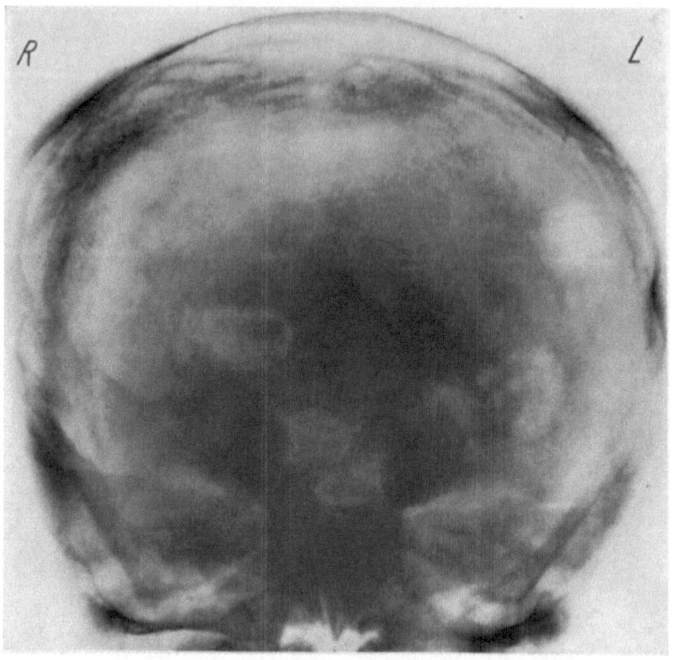

Abb. 220. Sagittale Übersichtsaufnahme des Schädels eines Kindes mit fibröser Dysplasie (siehe S. 138). Es besteht eine außerordentlich intensive Verdichtung und auch Verdickung des Knochens und zwar im Bereiche des mittleren Stirnbeines, des beiderseitigen Siebbeinlabyrinthes, des Keilbeinkörpers und beider kleiner Keilbeinflügel. Die Verdichtung ist im Stirnbein nicht deutlich abgegrenzt. In ihrem Bereiche und in ihrer nächsten Umgebung bestehen rundliche, Pseudocysten entsprechende Aufhellungen.

Fig. 220. Radiografía panorámica sagital del cráneo de un niño con displasia fibrosa. Existe un aumento extraordinario de la densidad y también del espesor del hueso en la parte media del hueso frontal, ambos lados del laberinto etmoidal, del cuerpo del esfenoides y de ambas alas menores del esfenoides. En esta zona hay transparencias redondeadas que corresponden a pseudoquistes.

Fig. 220. Sagittal view of the skull of a child with fibrous dysplasia. A very marked thickening and increase in bone density is present in the middle region of the frontal bone, in both ethmoidal labyrinths, in the body of the sphenoid and in both lesser wings of the sphenoid. The increase in density is not clearly outlined in the frontal bone. Within and near it there are round translucencies, which correspond to pseudocysts.

Fig. 220. Radiographie du crâne de face chez un enfant atteint d'une dysplasie fibreuse. La région frontale centrale montre une condensation osseuse extrêmement développée avec un épaissement de l'os; ces altérations sont également visibles aux cellules ethmoïdales des deux côtés, au corps du sphénoïde et aux petites ailes du sphénoïde. La condensation ne présente pas de limites nettes dans la région frontale. Des lacunes rondes ressemblant à des pseudokystes se trouvent dans la région et dans le voisinage de cette zone de condensation.

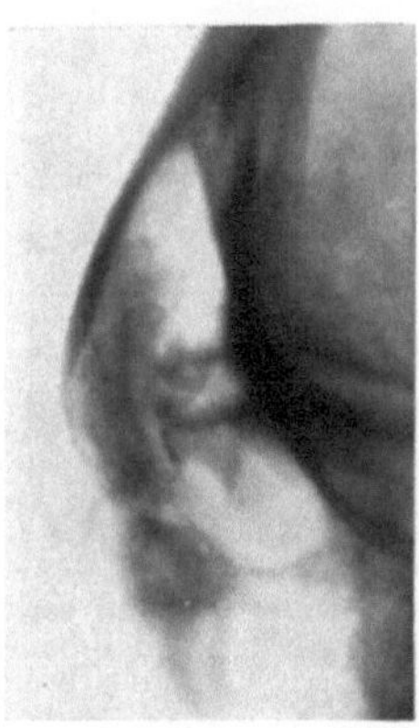

Abb. 221. Tangentiale Aufnahme der Stirnhöhle in einem Falle von Chondrom in derselben (siehe S. 138). Man sieht im vorderen-unteren Teil der Stirnhöhle einen nach oben scharf und buckelig begrenzten, weichteildichten Schatten. Die vordere Wand der Stirnhöhle ist an der betreffenden Stelle von hinten her verdünnt.

Fig. 221. Radiografía lateral del seno frontal en un caso de condroma en el seno. Se ve en la parte antero-inferior del seno frontal una sombra de densidad semejante a la de partes blandas, limitada hacia arriba en forma nítida y arqueada. La pared anterior del seno frontal está enrarecida desde atrás.

Fig. 221. Tangential view of the frontal sinus in a case of a chondroma within it. A soft tissue-like density, which has a well defined and hump-like upper margin is seen in the anteriorinferior portion of the frontal sinus. At this place the anterior wall of the frontal sinus is thinned from behind.

Fig. 221. Radiographie des sinus frontaux en incidence tangentielle dans un cas de chondrome de ces sinus. On distingue dans la partie antérieure inférieure du sinus frontal une ombre assez dense, ayant la densité des parties molles dont le contour supérieur est bien dessiné et bosselé. La paroi antérieure du sinus frontal est amincie dans sa partie postérieure au niveau de cette formation.

Abb. 222. Sagittale Ansicht der Nasennebenhöhlen I. Serie in einem Falle von Chondrom der linken Stirnhöhle (s. S. 138). Die Stirnhöhle und das vordere Siebbeinlabyrinth beider Seiten und die linke Kieferhöhle sind vollkommen verschattet. Die Corticalis der linken Stirnhöhle ist zum größten Teil nicht mehr erkennbar. Auch am oberen Kontur der Orbita fehlt die dichte Grenzlinie. Er ist nach abwärts verlagert und verläuft unregelmäßig. Im Bereiche der linken Stirnhöhle sind rundliche Aufhellungen zu sehen, welche aber nicht Buchten der Stirnhöhle entsprechen, sondern durch Knochenusur bedingt sind. Außerdem sieht man hier rundliche, dichte Kalkschatten von Hanfkorn- bis Erbsengröße.

Fig. 222. Radiografía sagital de los senos paranasales Iᵉʳᵃ serie en un caso de condroma del seno frontal izquierdo. El seno frontal y la parte anterior del laberinto etmoidal en ambos lados y el seno maxilar izquierdo están completamente opacificados. La cortical del seno frontal izquierdo ya no se reconoce en su mayor parte. También a nivel del contorno superior de la órbita falta el borde a límite denso. Está desplazado hacia abajo y transcurre irregularmente. A nivel del seno frontal izquierdo se ven transparencias redondeadas pero que no corresponden a fosas del seno frontal sino a usuras. Además se ven aquí sombras cálcicas densas y redondeadas del tamaño de un grano de mijo hasta el de una lenteja.

Fig. 222. Sagittal view of the nasal accessory sinuses of the first series in a case of a chondroma of the left frontal sinus. Both frontal sinuses and anterior ethmoidal labyrinths as well as the left maxillary sinus are completely opaque. The cortex of the left frontal sinus is largely unrecognizable. The dense borderline at the upper contour of the orbit is also missing. It has been displaced downwards and is irregular. Round translucencies are seen in the region of the left frontal sinus. These are not recesses of the frontal sinus, but have been produced by bone erosion. Further there are round, dense, calcified shadows varying in size from a hemp seed to a pea.

Fig. 222. Vue de face des sinus paranasaux de Iᵉʳ ordre dans un cas d'un chondrome du sinus frontal gauche. Les sinus frontaux, les cellules ethmoïdales antérieures et le sinus maxillaire gauche sont entièrement voilés. La plus grande partie de la corticale du sinus maxillaire gauche n'est plus reconnaissable. Le contour supérieur de l'orbite ne présente plus de limite dense. Il est refoulé vers le bas et montre un parcours irrégulier. On distingue dans la région du sinus frontal gauche des lacunes rondes, qui ne correspondent pas aux échancrures du sinus frontal. mais à des érosions osseuses. On remarque en outre dans cette région des calcifications rondes et denses atteignant les dimensions d'un grain de chanvre à celles d'un petit pois.

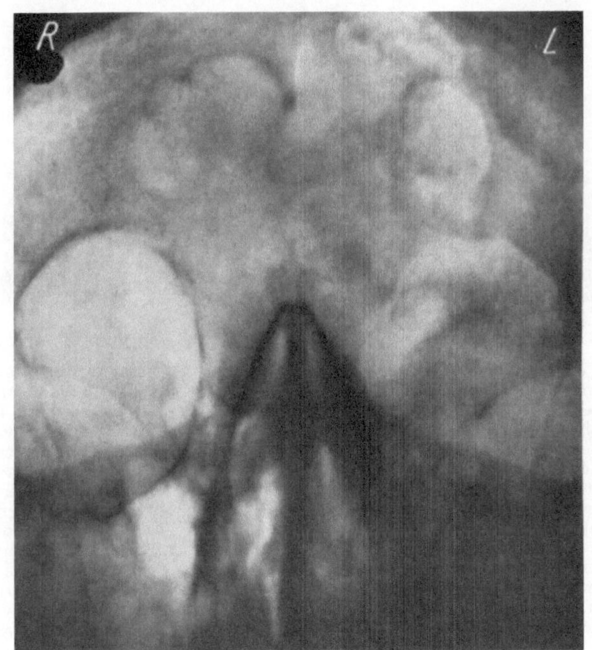

Abb. 222

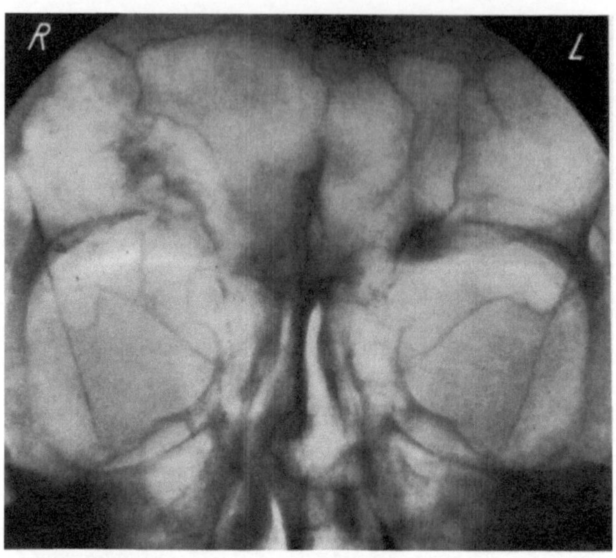

Abb. 223

Abb. 223. Sagittale, etwa 15° cranial-exzentrische Aufnahme der Stirnhöhlen in einem Falle von Chondrom der rechten Stirnhöhle (s. S. 138). Die Stirnhöhlen sind sehr stark entwickelt. Es besteht beiderseits eine große orbitale Bucht, welche nach hinten bis an den hinteren Rand der kleinen Keilbeinflügel reicht und in den oberen Teil der großen Keilbeinflügel vordringt. Es ist keine Verschattung der Nebenhöhlen festzustellen. Über dem medialen Teil des rechten oberen Orbitarandes besteht im Stirnhöhlenbereich eine nur nach oben-medial etwas deutlicher abgegrenzte Aufhellung, in deren Zentrum eine atypische, unregelmäßige Knochenzeichnung zu sehen ist.

Fig. 223. Radiografía sagital, 15° cráneo-excéntrica de los senos frontales en un caso de condroma del seno frontal derecho. Los senos frontales están muy desarrollados. De ambos lados existen fosas orbitarias grandes que llegan, por detrás, hasta el margen posterior de las alas menores del esfenoides y que invaden la parte superior de las alas mayores del esfenoides. No se comprueba opacificación de los senos paranasales. Por encima de la parte interna del borde superior de la órbita derecha hay, en la zona correspondiente al seno frontal, una zona transparente que solo puede identificarse algo mejor en su parte superointerna, en cuyo centro se ve estructura ósea irregular y atípica.

Fig. 223. Sagittal, approximately 15° cranially eccentric view of the frontal sinuses in a case of chondroma of the right frontal sinus. The frontal sinuses are well developed on both sides. There is a large orbital recess, which reaches posteriorly as far as the posterior margin of the lesser wing of the sphenoid, and extends into the upper portion of the greater wing of the sphenoid. The nasal accessory sinuses are not opaque. A translucency which is well-defined only in its upper medial portion is present above the medial part of the right upper orbital margin in the region of the frontal sinus. In the centre of this translucency there are atypical irregular bony markings.

Fig. 223. Radiographie des sinus frontaux de face, le rayon étant incliné d'environ 15° en direction céphalique dans un cas d'un chondrome du sinus frontal droit. Les sinus frontaux sont très développés. Ils présentent des deux côtés une grande échancrure orbitaire, qui s'étend en arrière jusqu'au bord postérieur de la petite aile du sphénoïde et pénétre dans la partie supérieure de la grande aile du sphénoïde. Les sinus paranasaux ne sont pas voilés. En dessus de la région interne du bord supérieur de l'orbite droite on distingue dans la région du sinus frontal une lacune, qui n'est bien délimitée que dans sa partie supéro-interne et qui présente en son centre une structure osseuse irrégulière et atypique.

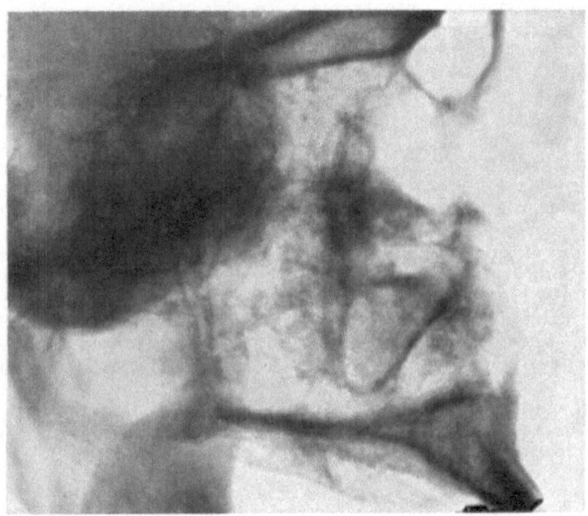

Abb. 224. Seitliche Ansicht des Oberkiefers in einem Falle von Chondrom desselben (s. S. 138). Im Bereich der Kieferhöhle und stellenweise diesen auch überschreitend, sieht man zahlreiche kleine, unregelmäßige Kalkschatten. Die vordere Wand der Kieferhöhle ist etwas nach vorne verschoben, verdünnt und stellenweise auch durchbrochen.

Fig. 224. Proyección de perfil del maxilar superior en un caso de condroma del mismo. A nivel del seno maxilar y, en parte, rebasando éste, se ven numerosos pequeños focos irregulares de calcificación. La pared anterior del seno maxilar está un poco desplazada hacia adelante, adelgazada y en ciertos lugares también destruída.

Fig. 224. Lateral view of the upper jaw in a case of a chondroma. Numerous small, irregular, calcified shadows are seen in the region of the maxillary sinuses, partly extending beyond them. The anterior wall of the maxillary sinus is displaced slightly anteriorly, thinned, and perforated in parts.

Fig. 224. Vue de profil du maxillaire supérieur dans un cas d'un chondrome de cet os. On distingue dans la région du sinus maxillaire et par places un peu en dehors de multiples petites ombres irrégulières à structure osseuse. La paroi antérieure du sinus maxillaire est légèrement refoulée en avant, amincie et par places perforée.

Abb. 225. Sagittale Ansicht des Gesichtsschädels und der Nasennebenhöhlen I. Serie eines Falles mit einem Chondrom der linken Kieferhöhle (siehe S. 138). Im vorliegenden Falle war akut eine Schwellung über der linken Wange aufgetreten und daselbst Pergamentknittern zu fühlen. Der Kliniker dachte an eine große Zahncyste. Das Röntgenbild zeigt den linken Kieferhöhlenbereich vollkommen verschattet. Von den normalen Konturen der Kieferhöhle ist fast nichts mehr zu sehen. Unten-lateral fehlt der Kontur vollkommen. Höher oben im Bereiche der Zygomaticusbucht ist der Kontur erkennbar, jedoch lateralwärts verschoben. Der untere Orbitarand ist vollkommen zerstört. Vom Dach der Kieferhöhle sieht man nur mehr einen nach oben verschobenen und nach oben konvexen, schalenförmigen Rest, der sich im Bilde auf den medialen Teil des kleinen Keilbeinflügels projiziert. Der röntgenologische Befund spricht für einen benignen, expansiv wachsenden Tumor, dessen Art jedoch auf Grund des Röntgenbefundes nicht mit Sicherheit angegeben werden kann. Eine große Zahncyste oder eine Mucocele der Kieferhöhle ist bei einem solchen Röntgenbefund weniger wahrscheinlich, da beide die Kieferhöhlenwände regelmäßiger verdrängen.

Fig. 225. Radiografía lateral del maxilar superior y de los senos paranasales I. Serie en un caso con condroma del seno maxilar izquierdo. En este caso había aparecido en forma aguda una tumefacción a nivel de la mejilla izquierda, lugar donde se palpaba crujido de pergamino. El clínico pensó en un gran quiste dentario. El cuadro radiológico muestra que el seno maxilar izquierdo está completamente opacificado. Ya no se ve casi nada del contorno normal del seno maxilar. Abajo y lateralmente, el contorno falta por completo. Más arriba, en la zona correspondiente a la fosa cigomática, el contorno puede individualizarse, aunque lateralmente desplazado. El borde inferior de la órbita está completamente destruído. Del techo del seno maxilar se ve solamente un resto, una cáscara, desplazada hacia arriba y convexa en su parte superior que, en la radiografía, se proyecta en la parte interna del ala menor del esfenoides. El hallazgo radiológico habla de un tumor benigno de crecimiento expansivo cuya naturaleza no puede señalarse basándose únicamente en las características radiológicas. Es poco probable que con este cuadro radiológico pueda tratarse de un gran quiste dentario o de un mucocele del seno maxilar ya que ambos desplazan en forma más regular las paredes del seno maxilar.

Fig. 225. Sagittal view of the facial skeleton and the nasal accessory sinuses of the first series in a case of chondroma of the left maxillary sinus. There was an acute swelling above the left cheek in this patient, in which crepitations were felt. The clinician suspected a large dental cyst. The film shows a total opacity of left maxillary sinus area. The normal contours of the maxillary sinus are almost invisible. The contour is completely missing below laterally. Further above, in the area of the zygomatic recess, the contour is recognizable, but displaced laterally. The lower outline of the orbit is completely destroyed. There is only a small remnant of the roof of the maxillary sinus, which is displaced upwards. It is bowl-shaped and convex above, and is projected in the picture onto the medial portion of the lesser wing of the sphenoid. The X-ray finding suggests a benign, expanding tumour, the nature of which cannot be determined accurately radiologically. A large dental cyst, or a mucocele of the maxillary sinus are not very probable radiologically, since both displace the walls of the maxillary sinuses more regularly.

Fig. 225. Vue de face du squelette de la face et des sinus paranasaux de I er ordre d'un cas d'un chondrome du sinus maxillaire gauche. Chez ce malade une tuméfaction de la joue gauche s'était développée très rapidement, elle présentait à la palpation des froissements semblables à ceux du parchemin. Le clinicien pensait à un volumineux kyste dentaire. La radiographie montre que toute la région du sinus maxillaire gauche est voilée. On ne voit presque plus les contours normaux du sinus maxillaire. Le contour de la région inférieure et externe fait entièrement défaut. Dans la région supérieure au voisinage de l'échancrure zygomatique le contour est reconnaissable, il est toutefois déplacé vers l'extérieur. Le bord inférieur de l'orbite est entièrement détruit. De la paroi supérieure du sinus maxillaire on ne distingue plus qu'un vestige en forme de coque à convexité supérieure et refoulé vers le haut; ce vestige se projette sur la radiographie sur la partie interne de la petite aile du sphénoïde. Ces altérations radiologiques parlent pour une tumeur expansive bénigne, dont la radiographie ne permet pas de préciser la nature. Un volumineux kyste dentaire ou un mucocèle du sinus maxillaire sont peu probables avec de telles altérations radiologiques, car tous deux déterminent un refoulement beaucoup plus régulier des parois des sinus maxillaires.

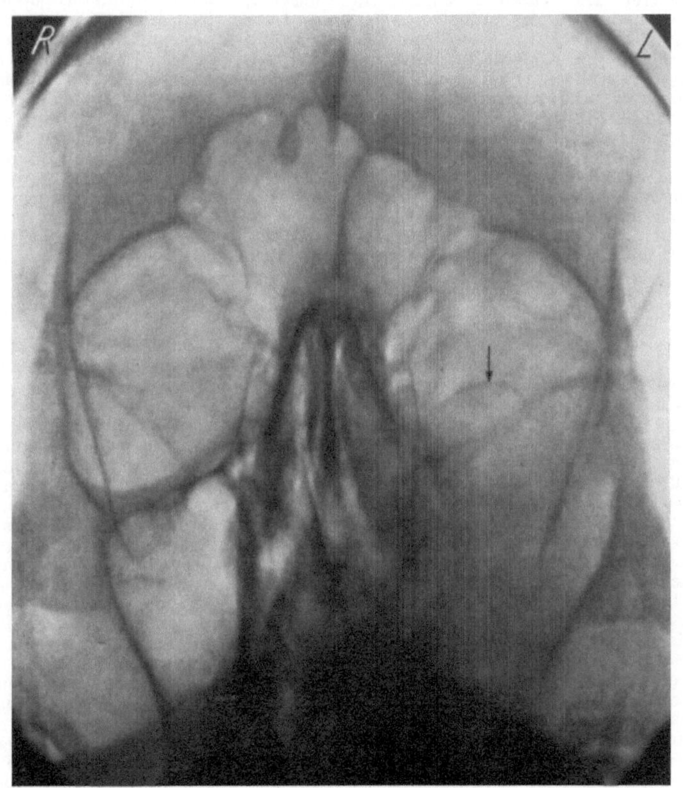
R
L

Abb. 226a und b. Sagittale Ansicht des Gesichtsschädels und der Nasennebenhöhlen I. Serie (a)
und submento-vertikale Aufnahme der Schädelbasis und hinteren Nebenhöhlen (b) in einem Falle
vom Fibrom der rechten Kieferhöhle (s. S. 139).
Die Abb. a zeigt die rechte Kieferhöhle vollkommen verschattet. Die Wände derselben sind
— soweit überhaupt noch erkennbar — nach
außen verdrängt. Ein tangential getroffener Teil
der verlagerten vorderen Kieferhöhlenwand gelangt ungefähr in der Mitte der Kieferhöhle als
nach oben konkaver schalenförmiger Schatten
zur Darstellung. Das Septum nasi ist stark nach
links verdrängt und zum Teil zerstört. Die Abb. b
zeigt in der Nasenhöhle einen großen, weichteildichten Tumorschatten, dessen regelmäßige hintere Begrenzung sich in die Keilbeinhöhlen hineinprojiziert und hier nach hinten (im Bilde
unten) konvex ist. Auch hier sieht man das Septum der Nase zum Teil zerstört, zum Teil nach
links verdrängt. An der Schädelbasis sind keine
pathologischen Veränderungen nachweisbar.

Fig. 226a y b. Radiografía sagital del macizo
facial y de los senos paranasales I^{era} serie (a) y radiografía submento-vertical de la base del cráneo y
senos paranasales posteriores (b) en un caso de
fibroma del seno maxilar derecho. La Fig. a
muestra el seno maxilar derecho completamente
opacificado. Las paredes del mismo, hasta donde
son aún identificables, están desplazados hacia
afuera. Una parte de la pared anterior del seno
maxilar desplazada y tomada tangencialmente se
proyecta más o menos en la parte media del seno
maxilar como sombra delgada y cóncavo hacia arriba. El tabique de la nariz está intensamente desplazado hacia la izquierda y en parte destruído.
La Fig. b muestra en la cavidad nasal una sombra
tumoral grande de partes blandas cuyo límite
regular posterior se proyecta dentro del seno
esfenoidal y que es aquí (en la imagen abajo),
hacia atrás, convexo. Aquí se ve también el
tabique de la nariz en parte destruído, desplazado
hacia la izquierda. En la base del cráneo no se
ven alteraciones patológicas.

Fig. 226a and b. Sagittal view (a) of the facial
skeleton and the nasal accessory sinuses of the
first series in a case of a fibroma of the right
maxillary sinus. Fig. b is the submento-vertical
view of the base of the skull and the posterior
sinuses in the same case. Fig. a shows the right
maxillary sinus completely opaque. Its walls,
as far as they can be seen, are displaced outwardly. A tangentially projected portion of the
displaced anterior wall of the maxillary sinus
appears near the middle of the sinus as an
upwardly concave, bowl-shaped shadow. The
nasal septum is markedly displaced to the left
and partly destroyed. Fig. b shows a large
shadow of a tumour of soft tissue density in the
nasal cavity. Its regular posterior outline is
projected into the sphenoidal sinuses, and appears
convex posteriorly (below, in the picture). Here
too the nasal septum is partly destroyed and
partly displaced to the left. No pathological
changes are seen in the base of the skull.

Fig. 226a et b. Vue de face du squelette de la
face et de ses sinus paranasaux de Ier ordre
(a) et radiographie de la base du crâne et des
sinus postérieurs en incidence submento-verticale (b) dans le cas d'un fibrome du sinus maxillaire droit. La Fig. a montre que le sinus maxillaire droit est entièrement voilé. Ses parois
pour autant qu'elles soient reconnaissables sont
refoulées vers l'extérieur. Une partie de la paroi
antérieure déplacée du sinus maxillaire se trouve
sous une incidence tangentielle, elle est visible
environ au centre du sinus maxillaire sous la
forme d'une ombre en forme de coque à concavité
supérieure. La cloison nasale est fortement déplacée vers la gauche, elle est en partie détruite.
La Fig. b montre dans les fosses nasales une
grande ombre tumorale ayant la densité des
tissus mous, sa limite postérieure régulière se
projette dans les sinus sphénoïdaux, elle y présente une convexité postérieure (sur l'image inférieure). On distingue également la déviation
partielle vers la gauche de la cloison nasale et
sa destruction partielle. La base du crâne ne
présente pas de modifications pathologiques.

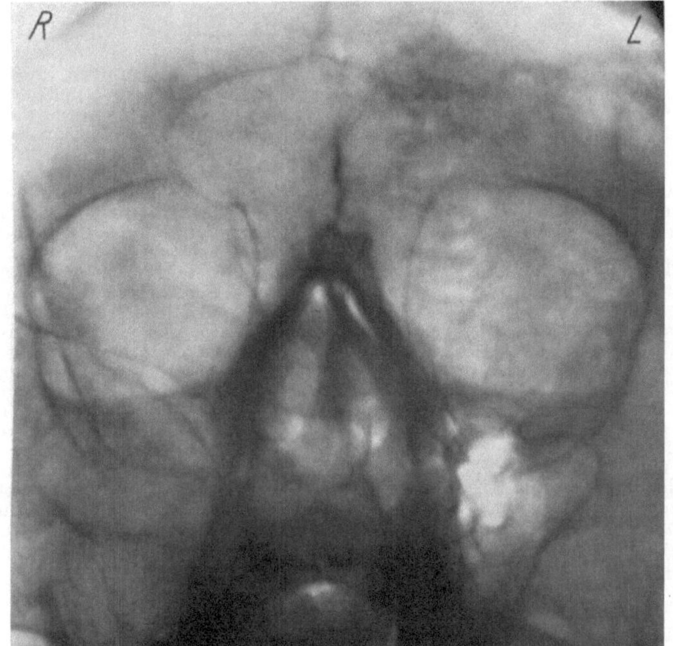

a

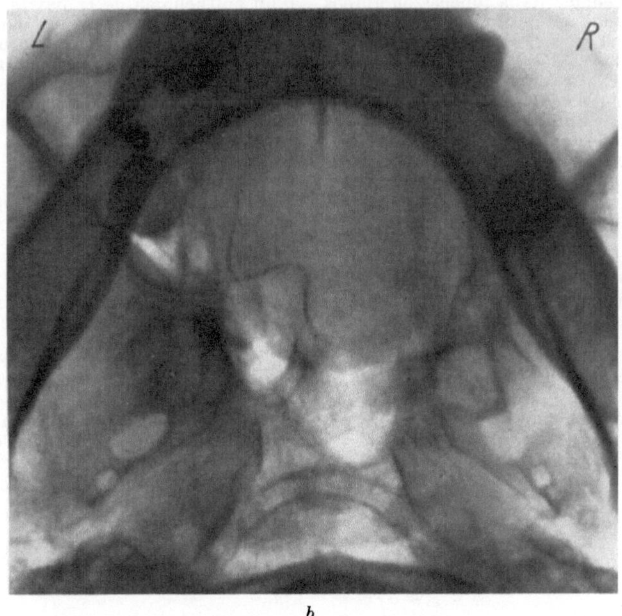

b

Abb. 227a und b. Sagittale, etwa 25⁰ cranial-exzentrische Aufnahme der vorderen Nasennebenhöhlen (a) und seitliche Aufnahme der Nase (b) im Falle eines Carcinoms der vorderen Nase (s. S. 139). Die Abb. a zeigt eine Schleimhautschwellung in beiden Kieferhöhlen, rechts stärker als links und eine homogene Verschattung der Stirnhöhle und der vorderen Seibbeinzellen beiderseits. Das Septum interfrontale fehlt. Im unteren Teil der Stirnhöhlen ist eine undeutlich abgegrenzte Aufhellung zu sehen, die — wie sich aus der Seitenansicht ergibt — die Ursache in einer Zerstörung der vorderen Wand der Stirnhöhlen in diesem Bereiche hat. Die Nasenbeine sind im oberen Abschnitt zerstört und ihr Kontur ist hier infolgedessen kaum mehr erkennbar. Die Abb. b zeigt, daß von den Nasenbeinen nur mehr der distale Teil in einer Länge von etwa 1 cm erhalten ist und die vordere Stirnhöhlenwand im unteren Anteil, in der Gegend der Nasenwurzel, fehlt. Verfolgt man den Kontur der hinteren Wand der Stirnhöhle nach unten und hinten, so kann man feststellen, daß hier am Übergang in den Boden der vorderen Schädelgrube eine größere Unterbrechung vorhanden ist. Der Tumor ist also schon in die vordere Schädelgrube durchgebrochen.

Fig. 227a y b. Radiografía sagital, 25⁰ cráneo-excéntrica de los senos paranasales anteriores (a) y radiografía lateral de la nariz (b) en caso de carcinoma de la parte anterior de la nariz. La Fig. a muestra un edema de la mucosa en ambos senos maxilares, más intensa a la derecha que a la izquierda y una opacificación homogénea del seno frontal y de las celdas etmoidales anteriores de ambos lados. Falta el tabique interfrontal. En la parte inferior de los senos frontales se ve una transparencia de límites difíciles de establecer que — tal cual surge de la proyección lateral — tiene su causa en la destrucción de la pared anterior de los senos frontales. Los huesos propios de la nariz están destruídos en su parte superior y sus contornos son difícilmente reconocibles a este nivel. La Fig. b muestra. que de los huesos propios de la nariz solamente se conserva el segmento distal en una longitud de 1 cm y que falta la pared anterior del seno frontal en su parte inferior, en la región de la raíz de la nariz. Si se persigue el contorno de la pared posterior del seno frontal hacia abajo y atrás, se puede comprobar que cuando pasa al suelo de la fosa cerebral anterior, hay una interrupción grande. El tumor ha invadido, por lo tanto, ya la fosa cerebral anterior.

Fig. 227a and b. Sagittal, approximately 25⁰ cranially eccentric view (a) of the nasal accessory sinuses and lateral view (b) of the nose in a case of carcinoma of the anterior nares. Fig. a shows a mucous membrane swelling in both maxillary sinuses, which is more marked on the right, and a homogeneous opacity of both the frontal sinuses and the ethmoidal cells. The septum interfrontale is missing. An ill-defined translucency is visible in the lower portion of the frontal sinuses, which is caused by destruction of the anterior wall of the frontal sinuses in this region. This can be deduced from the lateral view. The upper portions of the nasal bones are destroyed and their contour is therefore hardly recognizable. Fig. b shows that only the distal portion of the nasal bone remains, which is not longer than 1 cm. The anterior wall of the frontal sinus in its lower portion and in the region of the root of the nose is missing. The contour of the posterior wall of the frontal sinus is widely interrupted behind and below at its transition into the floor of the anterior cranial fossa. The tumour has therefore already penetrated into the anterior cranial fossa.

Fig. 227a et b. Radiographie de face des sinus paranasaux antérieurs le foyer de l'ampoule étant déplacé de 25⁰ en direction céphalique (a) et radiographie de profil du nez (b) dans un cas d'un épithelioma de la partie antérieure du nez. La Fig. a montre un épaississement de la muqueuse des sinus maxillaires, à droite plus prononcé qu'à gauche, une opacification homogène des sinus frontaux et des cellules ethmoïdales antérieures des deux côtés. La cloison médiane des sinus frontaux fait défaut. La partie inférieure des sinus frontaux montre une lacune irrégulièrement délimitée, qui provient d'une destruction de la paroi antérieure des sinus frontaux de cette région, comme la radiographie de profil le démontre. Les os propres du nez sont détruits dans la région supérieure et leurs contours y sont à peine reconnaissables. La Fig. b montre que seule la partie distale des os propres du nez subsiste encore sur une longueur d'environ un cm. et que la partie inférieure de la paroi antérieure des sinus frontaux fait défaut dans la région de la racine du nez. Si l'on examine le contour de la paroi postérieure du sinus frontal vers le bas et en arrière on constate qu'il présente une interruption importante à l'endroit où il se continue dans le plancher de l'étage antérieur du crâne. La tumeur a donc déjà envahi l'étage antérieur du crâne.

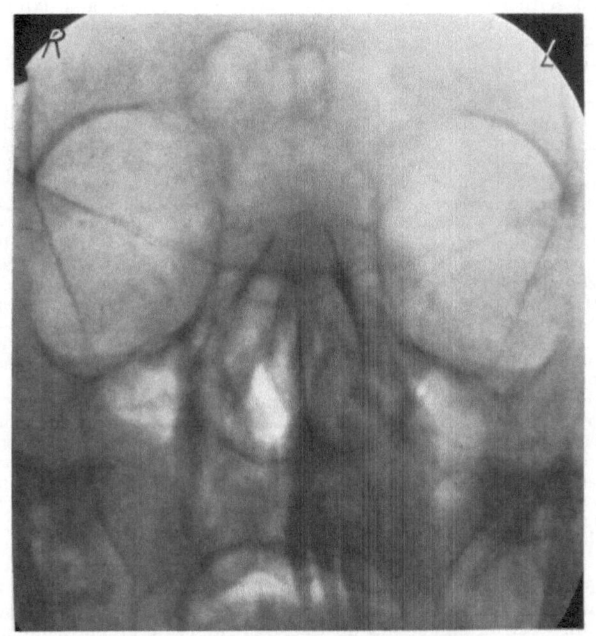

a

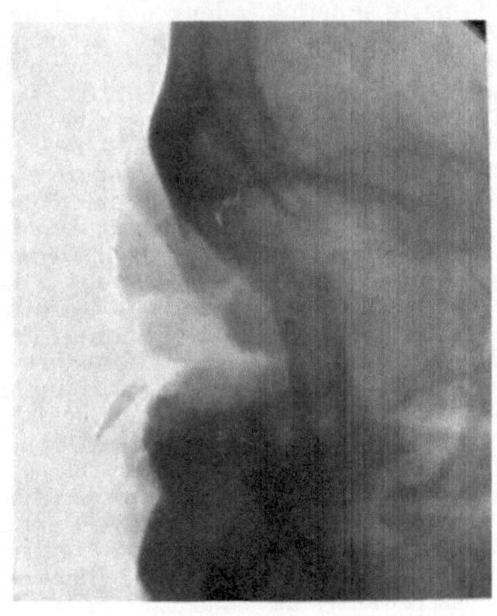

b

Abb. 228a und b. Sagittale Ansicht der Nasennebenhöhlen (a) und seitliche Ansicht der Keilbeinhöhlen (b) in einem Falle eines Carcinoms der
hinteren Nase (s. S. 139). Die Abb. a zeigt in
erster Linie eine Verschattung der Siebbeinzellen
beider Seiten und des oberen Teiles der Nasenhöhle. Der Kontur des hinteren Teiles der medialen Orbitawand fehlt ebenfalls auf beiden
Seiten. Der Kontur des vorderen Teiles ist noch
erkennbar. Die kleinen Keilbeinflügel sind beiderseits sehr undeutlich, was seine Ursache aber
in einer bestehenden senilen Porose haben kann.
Das Planum sphenoidale ist ebenfalls nicht zu
erkennen. Dagegen sieht man etwas tiefer deutlich den Boden der Sella turcica. Die Verschattung der Siebbeinzellen beider Seiten und die
Zerstörung der medialen Orbitawand im hinteren
Teil auf beiden Seiten spricht für einen malignen
Tumor im hinteren Abschnitt der Nase. Da wohl
das Planum sphenoidale zerstört ist, der Boden
der Sella turcica aber noch erkennbar ist, so ist
anzunehmen, daß der Tumor nicht von der Keilbeinhöhle, sondern vom hintersten Abschnitt der
Nasenhöhle seinen Ausgang genommen hat. In
Übereinstimmung damit zeigt die Abb. b die
Keilbeinhöhlen verschattet. Die vordere Wand
der Keilbeinhöhlen, das Planum sphenoidale und
das Tuberculum sellae fehlen. Die restlichen Wände der Keilbeinhöhlen sind noch erhalten.

Fig. 228a and b. Sagittal view (a) of the nasal
accessory sinuses and lateral view (b) of the
sphenoidal sinuses in a case of carcinoma of the
posterior portion of the nose. Fig. a shows predominantly a bilateral opacity of the ethmoidal
cells and the upper portion of the nasal cavity.
The contour of the posterior part of the medial
orbital wall is missing on both sides. The contour
of the anterior portion is still recognizable. Both
lesser wings of the sphenoid are indistinct. The
cause of this, however, may be a senile porosis.
The sphenoidal plane is also not recognizable.
In contrast, the floor of the sella turcica is more
distinct. The bilateral opacity of the ethmoidal
cells, and the bilateral destruction of the posterior
portions of the medial orbital walls suggest a
malignant tumour in the posterior portion of the
nose. Since the sphenoidal plane is destroyed,
but the floor of the sella is still recognizable,
it can be concluded that the tumour originates
not in the sphenoidal sinuses, but in the posterior
portion of the nasal cavity. Fig. b supports this
and shows, that the sphenoidal sinuses are opaque.
Their anterior wall, the sphenoidal plane, and
the tuberculum sellae are missing. The remaining
walls of the sphenoidal sinuses are still intact.

Fig. 228a y b. Radiografía sagital de los senos
paranasales (a) y radiografía lateral de los senos
esfenoidales (b) en un caso de carcinoma de la
parte posterior de la nariz. La Fig. a muestra,
en primer término, una opacificación de las celdas
etmoidas de ambos lados y de la parte superior
de la cavidad nasal. En ambos lados falta también el contorno de la parte posterior de la pared
interna de la órbita. El contorno de la parte
anterior aún es identificable. Las alas menores
del esfenoides son, en ambos lados, poco reconocibles lo que puede tener su causa en una
porosis senil. El plano esfenoidal tampoco puede
reconocerse. En cambio, algo más abajo se ve
claramente el suelo de la silla turca. La opacificación de las celdas etmoidales en ambos lados
y la destrucción de la pared interna de la órbita
en la parte posterior, también en ambos lados,
habla de un tumor maligno en la parte posterior
de la cavidad nasal. Si bien el plano esfenoidal
está destruído pero conservado el suelo de la silla
turca, es de interpretar que el tumor se ha originado no en el seno esfenoidal sino en la parte
posterior de la cavidad nasal. En apoyo de esta
interpretación la Fig. b muestra los senos esfenoidales opacificados. La pared anterior de los senos
esfenoidales, el plano esfenoidal y el tubérculo
de la silla turca faltan. Las paredes restantes de
los senos esfenoidales están aún conservadas.

Fig. 228a et b. Vue de face des sinus paranasaux
(a) et vue de profil des sinus sphénoïdaux (b)
dans un cas d'un épithelioma de la région postérieure du nez. La Fig. a montre en premier lieu
une opacification des cellules ethmoïdales des
deux côtés et de la partie supérieure des fosses
nasales. Le contour de la partie postérieure de
la paroi interne de l'orbite fait également défaut
des deux côtés. Le contour de la partie antérieure est encore visible. Les petites ailes du
sphénoïde sont très imprécises ce qui peut résulter
de l'ostéoporose sénile du malade. La lame horizontale du sphénoïde n'est également pas reconnaissable. On distingue par contre très nettement le plancher de la selle turcique, il est un
peu bas situé. L'opacification des cellules ethmoïdales des deux côtés et la destruction de la
paroi interne de l'orbite dans sa partie postérieure également des deux côtés parlent pour
une tumeur maligne de la partie postérieure du
nez. Comme la lame horizontale du sphénoïde
est détruite et le plancher de la selle turcique
encore visible on peut admettre que la tumeur a
son point de départ non dans le sinus sphénoïdal
mais dans la partie postérieure des fosses nasales.
La Fig. b confirme cette hypothèse, elle montre
une opacification des sinus sphénoïdaux. La
paroi antérieure des sinus sphénoïdaux, la lame
horizontale du sphénoïde et le tubercule de la
selle font défaut. Les autres parois des sinus
sphénoïdaux sont encore intactes.

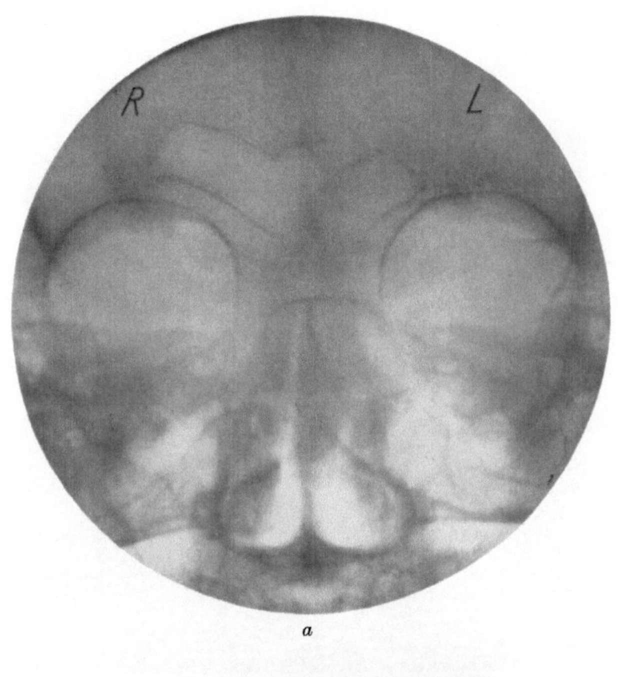

a

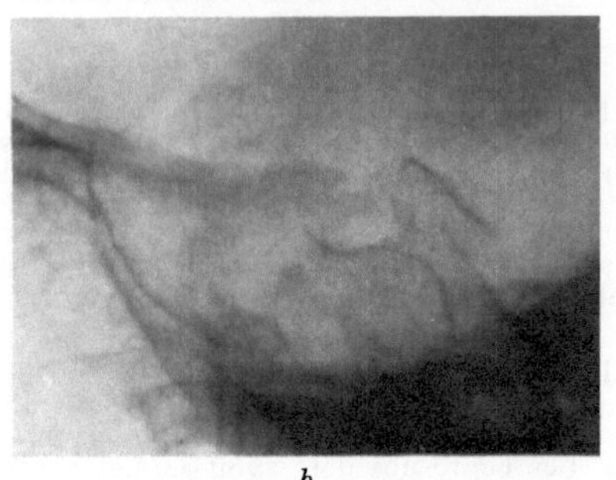

b

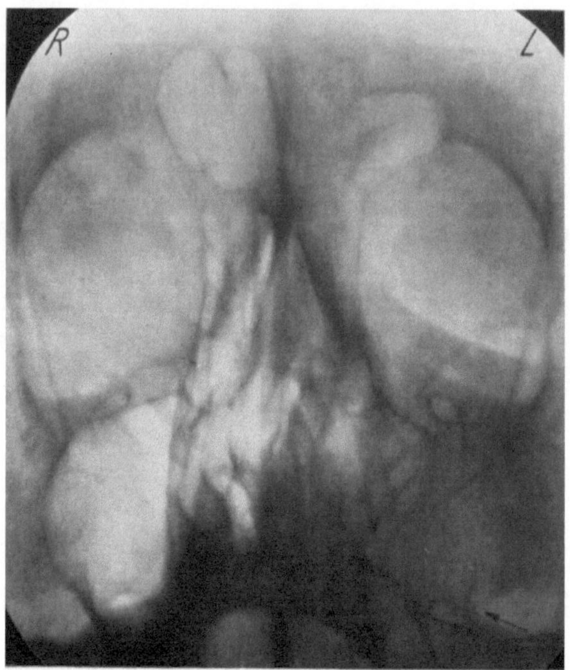

Abb. 229. Sagittale Ansicht der Nasennebenhöhlen I. Serie in einem Falle von Carcinom der
linken Kieferhöhle (s. S. 140) Die Nebenhöhlen
der linken Seite sind verschattet. Die Konturen
der linken Kieferhöhle sind unscharf und undeutlich. Im unteren Teil der lateralen Wand der
Kieferhöhle besteht ein Defekt.

Fig. 229. Radiografía sagital de los senos paranasales I[era] serie en un caso de carcinoma del seno
maxilar izquierdo. Los senos paranasales del lado
izquierdo están opacificados. Los contornos del
seno maxilar izquierdo son poco precisos y difíciles de identificar. En la parte inferior de la
pared lateral del seno maxilar hay un defecto.

Fig. 229. Sagittal view of the nasal accessory
sinuses of the first series in a case of carcinoma
of the left maxillary sinus. The sinuses on the
left side are opaque. The contours of the left
maxillary sinus are indistinct. A defect is present
in the lower portion of the lateral wall of the
maxillary sinus.

Fig. 229. Vue de face des sinus paranasaux de
Ier ordre dans un cas d'un épithélioma du sinus
maxillaire gauche. Les sinus du côté gauche sont
voilés. Les contours du sinus maxillaire gauche
sont imprécis et flous. La paroi externe du sinus
maxillaire montre une érosion dans sa partie
inférieure.

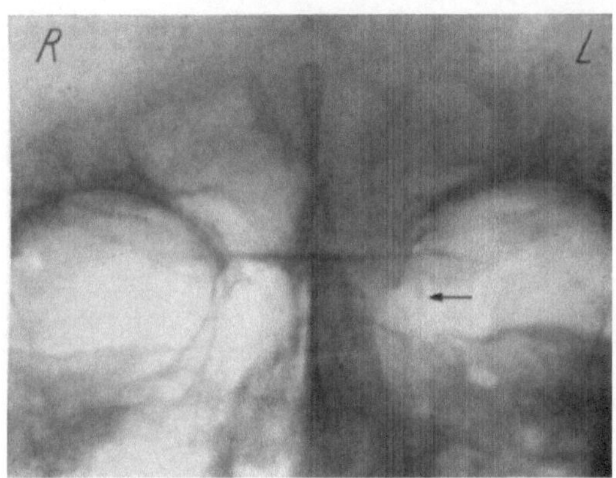

Abb. 230. Sagittale Ansicht der Nasennebenhöhlen in einem Falle von Carcinom des linken
Siebbeinlabyrinthes (s. S. 141). Die linken Nebenhöhlen sind vollständig verschattet. Im Bereiche
des Siebbeinlabyrinthes fehlt die mediale Wand
der Orbita. Die obere Grenze der Durchbruchstelle ist deutlich erkennbar.

Fig. 230. Radiografía sagital de los senos paranasales en un caso de carcinoma del laberinto
etmoidal izquierdo. Los senos paranasales izquierdos están completamente opacificados. En
la región del laberinto etmoidal falta la pared
interna de la órbita. El límite superior del sitio
de irrupción se reconoce claramente.

Fig. 230. Sagittal view of the nasal accessory
sinuses in a case of carcinoma of the left ethmoidal labyrinth. The left sinuses are completely
opaque. The medial wall of the orbit is missing
in the region of the ethmoidal labyrinth. The
upper margin of the perforation is clearly seen.

Fig. 230. Vue de face des sinus paranasaux dans
un cas d'un épithélioma des cellules ethmoïdales
gauches. Les sinus gauches sont entièrement
voilés. La paroi interne de l'orbite fait défaut
dans la région des cellules ethmoïdales. La limite
supérieure de la zone de pénétration est bien
visible.

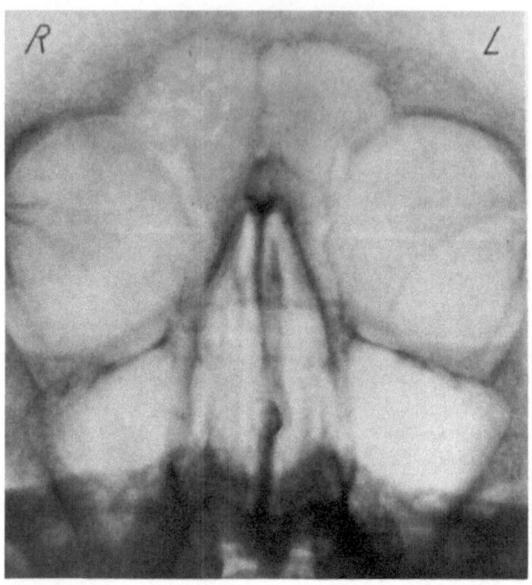

Abb. 231. Sagittale, etwa 30⁰ cranial-exzentrische Aufnahme der vorderen Nasennebenhöhlen in einem Falle eines Carcinoms der rechten Stirnhöhle (s. S. 141). Die rechte Stirnhöhle und das rechte vordere Siebbeinlabyrinth sind homogen verschattet. Die rechte Kieferhöhle zeigt eine wandständige Verschattung durch Schleimhautschwellung. Die Konturen der rechten Stirnhöhle sind etwas unscharf und in ihrem Bereiche sind kleine, rundliche, unscharf begrenzte Aufhellungen zu sehen. Dieser Befund ist für ein Stirnhöhlencarcinom charakteristisch.

Fig. 231. Radiografía sagital, 30⁰ cráneo-excéntrica de los senos paranasales anteriores en un caso de carcinoma del seno frontal derecho. El seno frontal derecho y el laberinto etmoidal derecho anterior están homogéneamente opacificados. El seno maxilar derecho muestra una opacificación en sus paredes por edema de la mucosa. Los contornos del seno frontal derecho son poco precisos y en su zona se ven transparencias pequeñas, redondeadas y mal limitadas. Este hallazgo es característico de un carcinoma del seno frontal.

Fig. 231. Sagittal, approx. 30⁰ cranially eccentric view of the anterior nasal accessory sinuses in a case of carcinoma of the right frontal sinus. The right frontal sinus and the right anterior ethmoidal labyrinth are homogeneously opaque. In the right maxillary sinus there is an opacity at the walls caused by swelling of the mucous membrane. The contours of the right frontal sinus are not very clear and there are small, roundish ill-defined translucencies. These findings are diagnostic of a carcinoma of the frontal sinus.

Fig. 231. Radiographie de face des sinus paranasaux antérieurs avec déplacement de 30° du foyer de l'ampoule en direction céphalique, dans un cas d'un épithélioma du sinus frontal droit. Le sinus frontal droit et les cellules ethmoïdales antérieures droites montrent une opacification homogène. Le sinus maxillaire droit présente une opacité pariétale par épaississement de la muqueuse. Les contours du sinus frontal droit sont un peu flous et l'on distingue dans sa région des petites lacunes rondes et mal délimitées. Ces altérations sont caractéristiques d'un épithélioma des sinus frontaux.

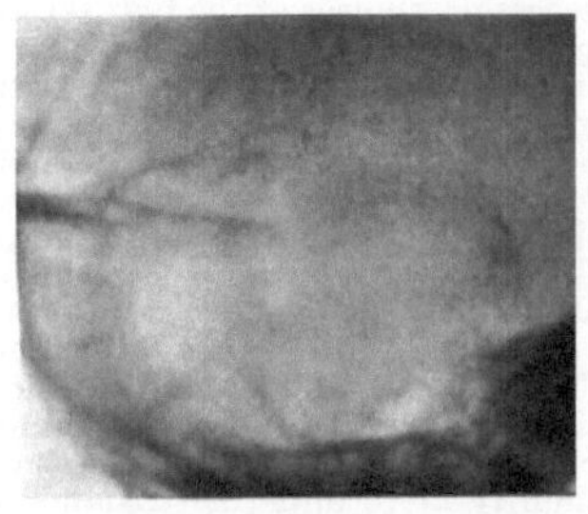

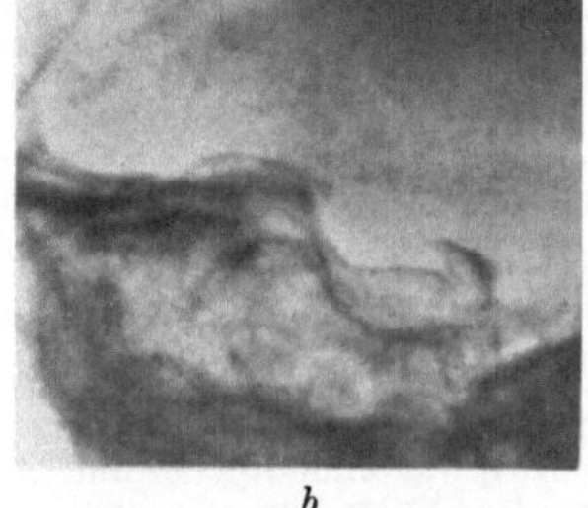

a   *b*

Abb. 232a und b. Seitliche Ansicht der Keilbeinhöhlen in einem Falle von Hämangio-Sarkom
der Keilbeinhöhle vor der Bestrahlung (a) und
einige Jahre nach der Bestrahlung (b) (s. S. 142).
Die Abb. a zeigt außer einer Verschattung der
Keilbeinhöhlen eine ausgedehnte Zerstörung des
Keilbeinkörpers. Nur von der Spitze des Dorsum
sellae ist noch ein kleiner, nach hinten-oben verschobener Rest zu sehen. Die Abb. b zeigt eine
weitgehende Regeneration des Knochens. Die
Konturen des Keilbeinkörpers, insbesondere auch
die der Sella turcica sind wieder erkennbar.

Fig. 232a y b. Radiografía lateral de los senos
esfenoidales en un caso de hemangio-sarcoma de
los senos esfenoidales antes de la irradiación (a)
y algunos años después de la irradiación (b). La
Fig. a muestra, fuera de una opacificación de
los senos esfenoidales, una extensa destrucción
del cuerpo del esfenoides. Solamente se ve aún
de la punta del dorso de la silla turca un pequeño
resto desplazado hacia arriba y atrás. La Fig. b
muestra una extensa regeneración del hueso. Los
contornos del cuerpo del esfenoides, sobre todo
los de la silla turca, son nuevamente idenitfi-
cables.

Fig. 232a and b. Lateral view of the sphenoidal
sinuses in a case of haemangio-sarcoma of the
sphenoidal sinus (a) before and (b) several years
after radiotherapy. Fig. a shows opacity of the
sphenoidal sinuses and extensive destruction of
the body of the sphenoid bone. Only a small
remnant of the tip of the dorsum sellae is visible
displaced posteriorly and above. Fig. b shows
notable regeneration of the bone. The contours
of the sphenoid body and the sella turcica are
again recognizable.

Fig. 232a et b. Vue de profil des sinus sphénoïdaux dans un cas d'un angio-sarcome des sinus
sphénoïdaux avant l'irradiation (a) et quelques
années après (b). La Fig. a montre une opacification des sinus sphénoïdaux et une destruction
importante du corps du sphénoïde. Il ne reste
qu'un petit vestige du sommet de la lame quadrilatère et il est déplacé en arrière et vers le haut.
La Fig. b montre une restitution importante de
l'os. Les contours du corps du sphénoïde et de
la selle turcique sont à nouveau bien visibles.

Abb. 233a und b. Sagittale Aufnahme der Nasennebenhöhlen I. Serie (a) und vertiko-submentale Aufnahme der hinteren Nasennebenhöhlen und der Schädelbasis (b) in einem Falle eines klinisch nicht erkennbaren Sarkoms des Epipharynx (siehe S. 143). Klinisch bestand eine Neuralgie des Nervus auriculo-temporalis und ein sekretorischer Katarrh des Mittelohres linkerseits. Der rhinologische Befund war negativ. Die Abb. a zeigt ausschließlich eine wandständige Verschattung der linken Kieferhöhle durch Schleimhautschwellung. Die Abb. b zeigt eine Verschattung der linken Keilbeinhöhle und der benachbarten Siebbeinzellen. Die Zeichung des Processus pterygoideus ist linkerseits etwas undeutlicher und unschärfer als rechts. Das linke Foramen ovale ist erheblich erweitert. Der röntgenologische Befund spricht für einen malignen Tumor im linken Epipharynx. Eine Probeexcision aus dem linken Epipharynx ergab im Gegensatz dazu den histologischen Befund eines Fibroms. Nach einem Jahr erschien die Patientin wieder in einem stark reduzierten Allgemeinzustand und mit multiplen Metastasen.

Fig. 233a y b. Radiografía sagital de los senos paranasales I. Serie (a) y radiografía vertico-submental de los senos paranasales posteriores y de la base del cráneo (b) en un caso de sarcoma de la epifaringe no susceptible de reconocimiento clínico. Clínicamente había una neuralgia del nervio aurículo-temporal y catarro secretante del oído medio a la izquierda. El exámen rinológico fué negativo. La Fig. a muestra exclusivamente una opacificación del seno maxilar izquierdo por edema de la mucosa. La Fig. b muestra una opacificación del seno esfenoidal izquierdo y de las celdas etmoidales vecinas. La estructura de la apófisis pterigoides es, a la izquierda, más imprecisa y menos clara que a la derecha. El agujero oval izquierdo está considerablemente dilatado. El exámen radiológico habla de un tumor maligno de la epifaringe izquierda. La biopsia de epifaringe izquierda reveló, por el contrario, un fibroma. Un año después apareció nuevamente la paciente con estado general muy comprometido y con metástasis múltiples.

Fig. 233a and b. Sagittal view of the nasal accessory sinuses of the first series (a) and vertico-submental view of the posterior nasal accessory sinuses and the base of the skull (b) in a case of a sarcoma of the nasopharynx, which had not been recognized clinically. Clinically, neuralgia of the auriculo-temporal nerve and catarrh of the left middle ear with discharge, were present. Examination of the nose was negative. Fig. a shows only an opacity at the walls of the maxillary sinuses due to mucous membrane swelling. Fig. b shows an opacity of the left sphenoidal sinus and the adjoining ethmoidal cells. The bony markings of the left pterygoid process are slightly more indistinct, than those of the right. The left foramen ovale is considerably enlarged. The radiological findings suggest a malignant tumour in the left nasopharynx. In contrast to this, biopsy from the left nasopharynx disclosed histologically a fibroma. One year later the patient came up again in a poor general condition and with multiple metastases.

Fig. 233a et b. Radiographie de face des sinus paranasaux de Ier ordre (a) et radiographie des sinus postérieurs et de la base du crâne en incidence vertico-submentale (b) dans un cas d'un sarcome de l'épipharynx dont l'examen clinique ne pouvait poser le diagnostic. Le malade présentait une névralgie de l'auriculo-temporal et une inflammation avec hypersécrétion de l'oreille moyenne à gauche. La rhinoscopie était normale. La Fig. a ne montre qu'une opacification pariétale du sinus maxillaire gauche due à un épaississement de la muqueuse. La Fig. b montre une opacification du sinus sphénoïdal gauche et des cellules ethmoïdales avoisinantes. L'image de l'apophyse ptérygoïde gauche est plus floue et plus imprécise que celle de l'apophyse droite. Le trou ovale gauche est très agrandi. Les altérations radiologiques parlent pour une tumeur maligne de l'épipharynx gauche. Mais une biopsie de l'épipharynx gauche révéla à l'histologie l'existence d'un fibrome. La malade revint un an après dans un état général très réduit et avec de multiples métastases.

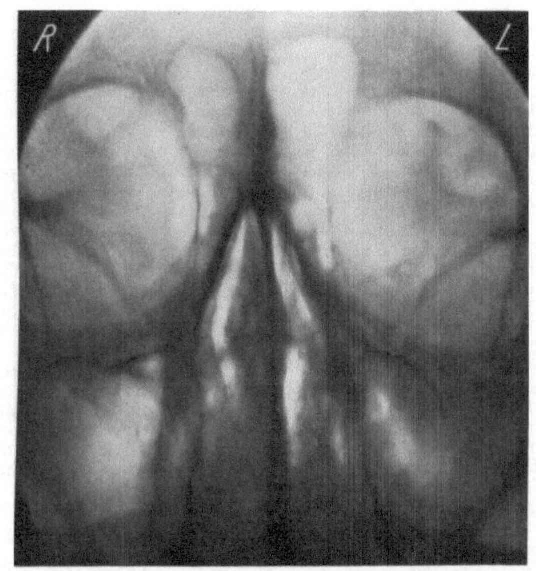

a

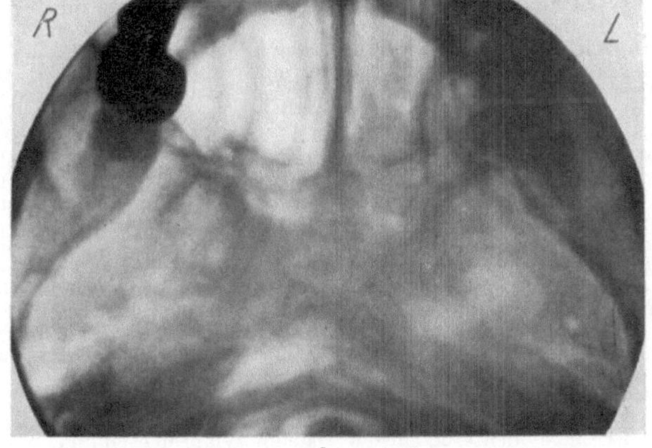

b

Abb. 234a und b. Submento-vertikale Aufnahmen (a) in einem Fall eines Epipharynxcarcinoms, (b) in einem Fall einer anatomischen Variante, die ein ähnliches Bild zeigt wie bei einer Knochenusur durch einen Epipharynxtumor (s. S. 143). Die Abb. a zeigt die linke Keilbeinhöhle verschattet und ihren hinteren-lateralen Kontur undeutlich. Auch die Zeichnung des Processus pterygoideus ist undeutlich. Die mediale Begrenzung des Foramen ovale ist nicht mehr erkennbar, die laterale ist undeutlich und es besteht hier im Bereich des großen Keilbeinflügels und der benachbarten Partien der Pyramide, also in der Tubengegend, eine Knochenusur, so daß auch der vordere Kontur der Pyramide nicht mehr zu erkennen ist. Diese Veränderungen sind für einen malignen Epipharynxtumor charakteristisch. In der Abb. b fehlt linkerseits die mediale Begrenzung des Foramen ovale und des Foramen spinosum, wodurch ein Defekt ähnlich wie in Abb. a vorgetäuscht wird. Es handelt sich aber hier nur um eine anatomische Variante. Abgesehen davon, daß bei dem Patienten klinisch nicht der geringste Verdacht eines Epipharynxtumors bestand, wäre bei einem Epipharynxtumor, der hier schon einen so deutlichen Defekt im Boden der mittleren Schädelgrube gesetzt hat, zu erwarten, daß auch der gleichseitige Processus pterygoideus usuriert und die gleichseitige Keilbeinhöhle wenigstens teilweise verschattet ist.

Fig. 234a y b. Radiografías submento-verticales (a) en un caso de carcinoma de la epifaringe y (b) en un caso de variante anatómica que muestra un cuadro semejante al de una usura ósea por tumor de la epifaringe. En la Fig. a se ve el seno esfenoidal izquierdo opacificado y mal definido su contorno lateral y posterior. También la estructura de la apófisis pterigoides es imprecisa. El límite interno del agujero oval no se reconoce y se ve aquí, en la zona del ala mayor del esfenoides y partes vecinas del peñasco, es decir en la region tubaria, una usura ósea, de tal manera que tampoco puede reconocerse ya el contorno anterior del peñasco. Estas alteraciones son características para un tumor de la epifaringe. En la Fig. b falta a la izquierda el límite interno del agujero oval y del agujero espinoso con lo cual se aparenta un defecto semejante al de la Fig. a. Pero, aquí se trata solamente de una variante anatómica. Fuera del hecho que en este paciente no existía ni la más mínima sospecha de un tumor de epifaringe, si se tratara de tal, habría en este caso, en el que el defecto de la fosa cerebral media es tan evidente, al mismo tiempo, también un proceso de usura a nivel de la apófisis pterigoides y una opacificación siquiera parcial del seno esfenoidal.

Fig. 234a and b. Submento-vertical views (a) in a case of carcinoma of the nasopharynx, (b) in a case of an anatomical variant, showing great similarity to the bone erosion of a tumour of the nasopharynx. In Fig. a the left sphenoidal sinus is opaque, and its postero-lateral contour is indistinct. The markings of the pterygoid process are also indistinct. The medial margin of the foramen ovale is no longer recognizable, whilst the lateral one is indistinct. Bone erosion is found in the region of the greater wing of the sphenoid and in the neighbouring portions of the petrous bone, i.e. in the region of the Eustachian tube. As a result of this the anterior contour of the petrous bone is no longer visible. These changes are characteristic of a malignant tumour of the nasopharynx. In Fig. b the medial borders of the foramen ovale and of the foramen spinosum are missing on the left. This simulates a defect similar to that in Fig. a. Here, however, it is only an anatomical variant. Apart from the fact that there was not the slightest clinical suspicion, one could have expected erosion of the homolateral pterygoid process, and at least a partial opacity of the sphenoidal sinus on the same side, in a case of an nasopharyngeal tumour causing such a distinct defect in the floor of the middle cranial fossa.

Fig. 234a et b. Radiographies en incidence submento-verticale d'un cas d'un épithélioma de l'épipharynx (a) et d'un cas d'une variété anatomique (b); cette dernière présente une image identique à celle d'une érosion osseuse due à une tumeur de l'épipharynx. La Fig. a montre que le sinus sphénoïdal gauche est voilé et que son contour postérieur et externe est flou. Le dessin de l'apophyse ptérygoïde est également imprécis. La paroi interne du trou ovale n'est plus reconnaissable, la paroi externe est floue et l'on distingue une érosion osseuse de la région de la grande aile du sphénoïde et des parties voisines du rocher, c. à d., de la région de la trompe d'Eustache, si bien que le contour antérieur du rocher n'est également plus reconnaissable. Ces modifications sont caractéristiques d'une tumeur maligne de l'épipharynx. Sur la Fig. b la limite interne du trou ovale et du trou petit rond fait défaut à gauche, il en résulte une image ressemblant à l'érosion de la Fig. a. Il ne s'agit ici que d'une variété anatomique. Si l'on ne tient pas compte du fait que le malade ne présentait aucun symptôme clinique suspect d'une tumeur de l'épipharynx, on devrait s'attendre à une tumeur de l'épipharynx déterminant une telle érosion du plancher de l'étage moyen du crâne à une érosion de l'apophyse ptérygoïde du côté atteint et à une opacification au moins partielle du sinus sphénoïdal de ce côté.

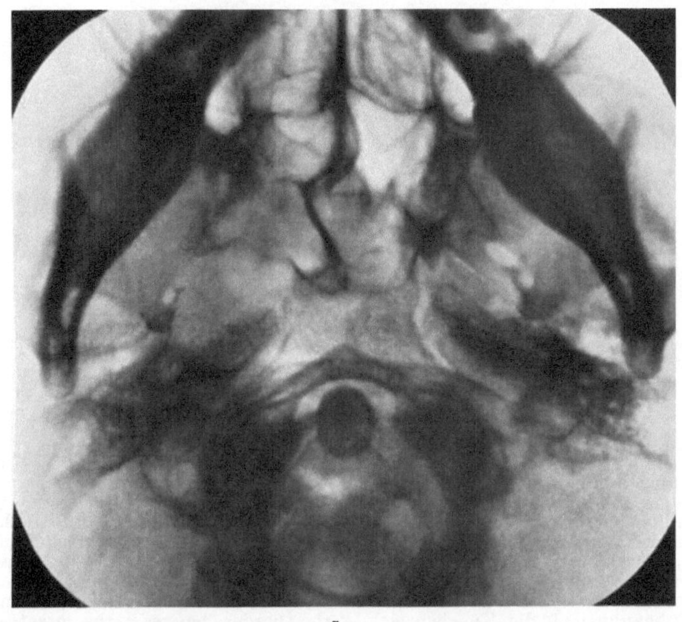

a

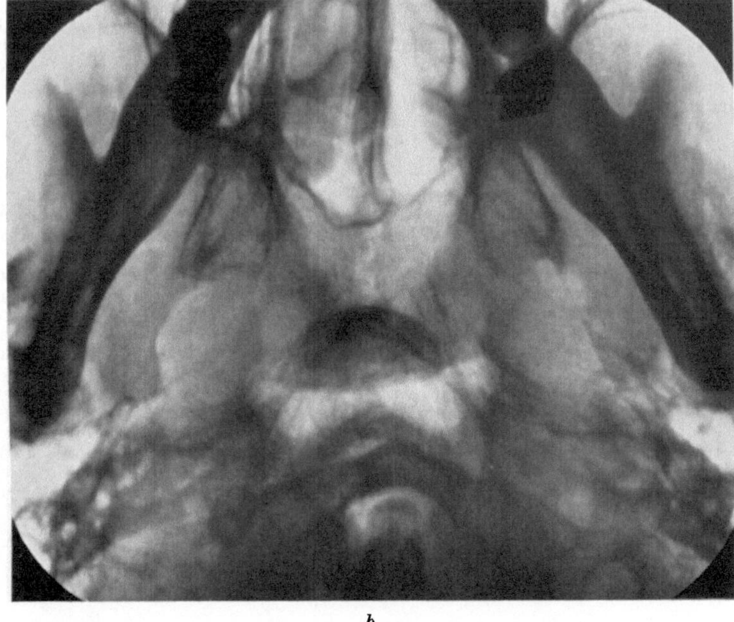

b

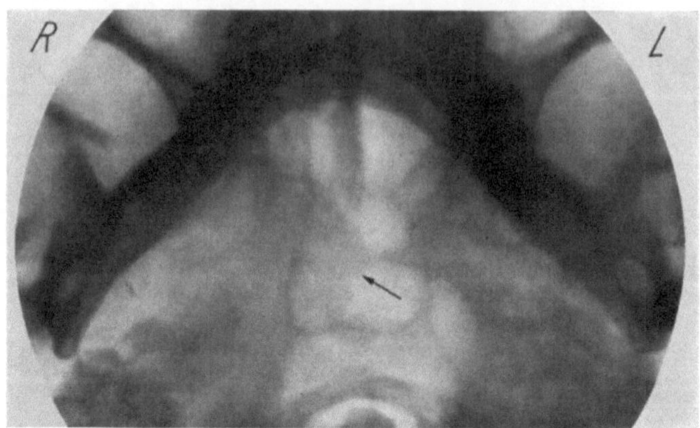

Abb. 235. Vertiko-submentale Aufnahme der hinteren Nasennebenhöhlen und der Schädelbasis in einem Falle eines Sarkoms in der Gegend der rechten Rosenmüllerschen Grube (s. S. 143). Man sieht in den hellen Pharynxraum von rechts her einen regelmäßig und gut abgegrenzten Weichteilschatten hineinragen. Dieser Schatten hat eine Ähnlichkeit mit dem einer hypertrophischen Tonsille. Vergleicht man jedoch die Knochenzeichnung beider Seiten an der Grenze zwischen dem großen Keilbeinflügel und der Pyramidenspitze, so sieht man, daß dieselbe rechts erheblich undeutlicher ist. Es ist demnach hier schon zu einer Infiltration des Knochens gekommen. Daher kann auch der sichtbare Schatten nicht einer hypertrophischen Tonsille entsprechen. Der Weichteiltumor muß vielmehr höher oben an der Schädelbasis gelegen sein.

Fig. 235. Radiografía vértico-submental de los senos paranasales posteriores y de la base del cráneo en un caso de un sarcoma en la región de la fosa derecha de Rosenmueller. Desde la derecha se ve entrar en el espacio claro de la epifaringe una sombra de partes blandas de límites regulares y bien definidos. Esta sombra se asemeja a la de una amígdala hipertrofica. Pero si se compara la estructura ósea de ambos lados, en el límite entre las alas mayores del esfenoides y la punta del peñasco, se ve que ésta es a la derecha poco precisa. Se ha llegado pues aquí ya a la infiltración del hueso. Por esta razón la sombra tumoral visible no puede corresponder a una amígdala hipertrófica. El tumor de partes blandas debe estar ubicado mucho más alto, en la base del cráneo.

Fig. 235. Vertico-submental view of the posterior nasal accessory sinuses in a case of sarcoma in the region of the right fossa of Rosenmüller. Within the translucent space of the pharynx one can see a regular and well-defined soft-tissue shadow projecting from the right into it. This shadow is similar to that of a hypertrophied tonsil. A comparison of the bone markings at the border between the greater wing of the sphenoid and the tip of the petrous bone on both sides, shows that the right side is considerably less distinct. Infiltration of the bone has already taken place here. Therefore the visible shadow cannot correspond to a hypertrophied tonsil. The soft-tissue tumour must be considerably higher at the base of the skull.

Fig. 235. Radiographie vertico-submentale des sinus paranasaux postérieurs et de la base du crâne dans le cas d'un sarcome de la région de la fossette de Rosenmuller à droite. On voit qu'une ombre présentant la densité des tissus mous régulière et bien délimitée provenant de la droite se projette dans la lumière claire du pharynx. Cette ombre ressemble à une hypertrophie de l'amygdale. Si l'on compare toutefois la structure osseuse des deux côtés dans la région entre la grande aile du sphénoïde et le sommet du rocher, on remarque qu'elle est à droite beaucoup plus floue. Une atteinte de l'os s'y est déjà développée. Cette ombre ne peut donc correspondre à une hypertrophie de l'amygdale. La tumeur présentant la densité des tissus mous doit plutôt se trouver plus haut dans la région de la base du crâne.

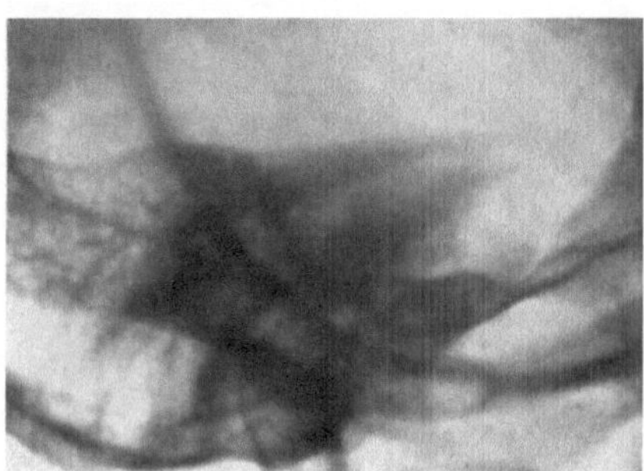

Abb. 236. Halb-sagittale Aufnahme eines Schläfenbeines in einem Falle eines Carcinoms des Epipharynx, welches durch die Schädelbasis durchgebrochen ist (s. S. 143). Die Aufnahme zeigt eine unscharf begrenzte Usur der Pyramidenspitze von unten her. Der obere Teil der Pyramide überragt in charakteristischer Weise den Defekt.

Fig. 236. Radiografía semi-sagital de un temporal en un caso de carcinoma de la epifaringe que ha irrumpido a través de la base del cráneo. La radiografía muestra una usura imprecisamente limitada de la punta del peñasco desde abajo. La parte superior del peñasco está situada en forma característica por encima del defecto.

Fig. 236. Half-sagittal view of the temporal bone in a case of carcinoma of the nasopharynx, which has perforated the base of the skull. The view shows an ill-defined erosion of the tip of the petrous bone from below. The upper portion of the petrous bone overhangs the defect in a characteristic fashion.

Fig. 236. Radiographie d'un rocher en incidence occipito-zygomatique dans un cas d'un épithélioma de l'épipharynx, qui a envahi la base du crâne. La radiographie montre une érosion mal délimitée de la partie inférieure du sommet du rocher. La partie supérieure du rocher surplombe l'érosion de façon caractéristique.

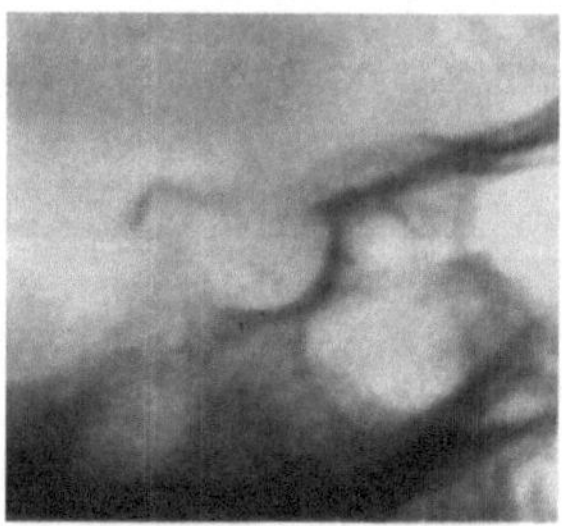

Abb. 237. Seitliche Ansicht der Sella turcica und ihrer Umgebung in einem Falle eines median die Schädelbasis durchwachsenden Carcinoms des Epipharynx (s. S. 143). Die Aufnahme zeigt eine Verschattung der Keilbeinhöhlen. Der hintere, nicht pneumatisierte Teil des Keilbeinkörpers weist als Ausdruck der Tumorinfiltration eine erheblich vergröberte und unscharfe Struktur auf.

Fig. 237. Radiografía lateral de la silla turca y de sus vecindades en un caso de carcinoma de la epifaringe que invade la base del cráneo en su parte media. La radiografía muestra una opacificación de los senos esfenoidales. La parte posterior, no neumatizada, del cuerpo del esfenoides muestra, como expresión de infiltración tumoral, una estructura muy grosera y poco precisa.

Fig. 237. Lateral view of the sella turcica and its surroundings in a case of a carcinoma of the nasopharynx perforating the base of the skull medially. The sphenoidal sinuses are opaque. The posterior non air-filled portion of the body of the sphenoid bone has a markedly coarsened and indistinct structure, which is a result of infiltration by the tumour.

Fig. 237. Vue de profil de la selle turcique et de son entourage dans un cas d'un épithélioma de l'épipharynx infiltrant la région médiane de la base du crâne. La radiographie montre une opacification des sinus sphénoïdaux. La partie postérieure non pneumatisée du corps du sphénoïde montre par suite de l'infiltration tumorale une structure très grossière et floue.

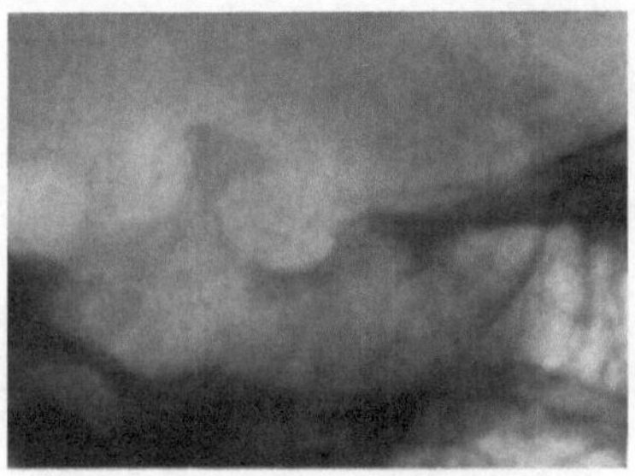

Abb. 238. Seitliche Ansicht der Sella turcica und ihrer Umgebung in einem Falle eines median die Schädelbasis durchwachsenden Carcinoms des Epipharynx. Die Keilbeinhöhlen sind verschattet (s. S. 143). Die hintere Wand der Keilbeinhöhlen ist nicht mehr erkennbar. Der hintere, nicht pneumatisierte Teil des Keilbeinkörpers ist als Ausdruck der Tumorinfiltration hochgradig aufgehellt und strukturarm. Die hintere Begrenzung des Knochens ist im Bereiche des Clivus kaum mehr erkennbar.

Fig. 238. Radiografía lateral de la silla turca y de sus vecindades en un caso de carcinoma de la epifaringe que invade la base del cráneo en su parte media. Los senos esfenoidales están opacificados. La pared posterior de los senos esfenoidales ya no se reconoce. La parte posterior no neumatizada del cuerpo esfenoidal es muy clara y no tiene estructura como expresión de la infiltración tumoral. El límite posterior del hueso apenas se reconoce en la zona correspondiente al clivus.

Fig. 238. Lateral view of the sella turcica and its surroundings in a case of a carcinoma of the nasopharynx which has grown into the base of the skull. The sphenoidal sinuses are opaque. Their posterior wall is no longer visible. The posterior non air-filled portion of the body of the sphenoid is markedly translucent and of poor structure as a result of infiltration by the tumour. The posterior borders of the bone in the region of the clivus are hardly visible.

Fig. 238. Vue de profil de la selle turcique et de son entourage dans un cas d'un épithélioma de l'épipharynx infiltrant la région médiane de la base du crâne. Les sinus sphénoïdaux sont voilés. Leur paroi postérieure n'est plus reconnaissable. La partie postérieure non pneumatisée du corps du sphénoïde est par suite de l'infiltration tumorale extrêmement transparente et sa structure raréfiée. La limite postérieure de l'os n'est plus reconnaissable dans la région de la gouttière basilaire.

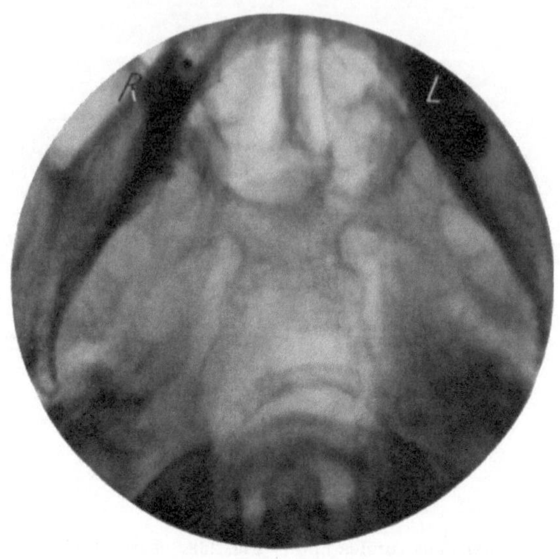

Abb. 239. Axiale Ansicht der Schädelbasis in einem Falle eines Chordoms, welches klinisch als Epipharynxtumor imponierte (s. S. 144). In der Pars basilaris des Hinterhauptbeines sieht man eine große unregelmäßig und unscharf begrenzte Aufhellung, welche ihre Ursache in der Knochenresorption durch das Chordom hat. Das Zungenbein projiziert sich auf diesen Bereich.

Fig. 239. Radiografía axial de la base del cráneo en un caso de cordoma que clínicamente imponía como tumor de la epifaringe. En la porción basilar del occipital se ve una transparencia grande, irregular, imprecisamente limitada, que tiene su causa en la reabsorción ósea por el cordoma. El hueso hioides se proyecta en esta zona.

Fig. 239. Axial view of the base of the skull in a case of chordoma simulating a typical nasopharyngeal tumour. A large irregular and ill-defined translucency is present in the basilar part of the occipital bone. This is due to bone absorption by a chordoma. The hyoid bone is projected onto this region.

Fig. 239. Vue en incidence axiale de la base du crâne dans un cas d'un chordome, dont les symptômes cliniques étaient ceux d'une tumeur de l'épipharynx. On distingue dans l'apophyse basilaire de l'occipital une grande lacune irrégulière et mal délimitée, qui provient de la résorption osseuse par le chordome. L'os hyoïde se projette dans cette région.

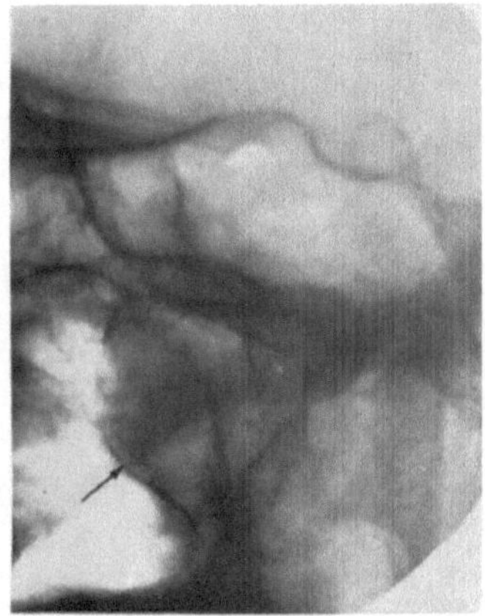

Abb. 240. Seitliche Ansicht des Epipharynx und der benachbarten Nasennebenhöhlen in einem Falle von Fibrom des Epipharynx (s. S. 144). Der untere Teil der sehr geräumigen Keilbeinhöhle ist vom Schatten eines gut begrenzten Weichteiltumors eingenommen, welcher nach oben bis an den Sellaboden reicht. Der noch verbleibende Rest des Lumens der Keilbeinhöhle ist gut hell, also unverändert, was für die absolute Benignität des vorhandenen Tumors spricht. Der Kontur des Tumorschattens läßt sich nach unten weiter verfolgen. Man sieht, daß der Tumor die hintere Wand der Kieferhöhle im Bogen nach vorne gedrängt hat. An der Stelle der stärksten Krümmung ist sie etwas usuriert und daher hier undeutlich.

Fig. 240. Lateral view of the nasopharynx and the neigbouring nasal accessory sinuses in a case of fibroma of the nasopharynx. The lower portion of the very spacious sphenoidal sinus is filled by a shadow of a well-defined soft tissue tumour, which extends upwards as far as the floor of the sella. The remainder of the lumen of the sphenoidal sinus is normally translucent and unchanged, which strongly suggests that the tumour is benign. One can follow the contour of the tumour inferiorly. The tumour has displaced the posterior wall of the sphenoidal sinus in an arch anteriorly. It is somewhat eroded and indistinct at the point of greatest curvature.

Fig. 240. Radiografía lateral de la epifaringe y de los senos paranasales vecinos en un caso de fibroma de la epifaringe. La parte inferior del seno esfenoidal muy amplio, está ocupado por la sombra de un tumor de partes blandas bien limitado que, hacia arriba, llega hasta el suelo de la silla turca. El resto de cavidad, que queda del seno esfenoidal es bien claro, es decir inalterado, lo que habla a favor de la absoluta benignidad del tumor existente. El contormo de la sombra tumoral puede seguirse hacia abajo. Se ve que el tumor ha desplazado la pared posterior del seno maxilar, en arco, hacia adelante. En el sitio de la máxima incurvación la pared está algo usurada y, en consecuencia, poco nítida.

Fig. 240. Vue de profil de l'épipharynx et des sinus paranasaux voisins dans le cas d'un fibrome de l'épipharynx. La partie inférieure des sinus sphénoïdaux très développés est occupée par l'ombre d'une tumeur bien délimitée, des parties molles qui s'étend vers le haut jusqu'au plancher de la selle turcique. Le reste de lumière du sinus sphénoïdal montre une clarté normale intacte, ce qui parle pour la bénignité certaine de la tumeur. Le contour de l'ombre de la tumeur peut être suivi vers le bas. On voit que la tumeur a refoulé la paroi postérieure du sinus maxillaire en avant en formant une voussure. Une érosion peu prononcée est visible à l'endroit où la voussure est la plus marquée, cette région est un peu floue.

Abb. 241a bis c. Sagittale Aufnahme der Nasennebenhöhlen I. Serie (a), vertiko-submentale Aufnahme der hinteren Nasennebenhöhlen und der Schädelbasis (b) und seitliche Aufnahme der hinteren Nasennebenhöhlen (c) in einem Falle eines großen Angiofibroms des Epipharynx (s. S. 145). Die Abb. a zeigt eine vollständige Verschattung der linken Kieferhöhle, deren Wände zum großen Teil zerstört sind. Die Abb. b zeigt einen großen, regelmäßigen, weichteildichten Tumorschatten, welcher den Pharynx von links her einengt. Die Konturen der linken Keilbeinhöhle und des linken Processus pterygoideus sind nicht mehr erkennbar. Der parasellare Teil des linken großen Keilbeinflügels und die linke Pyramidenspitze sind zerstört. Der Defekt ist unscharf begrenzt. Die Abb. c zeigt in erster Linie eine ausgedehnte Usur des Keilbeinkörpers. Die Keilbeinhöhlen sind verschattet. Ihre Wände sind besonders im hinteren Anteil kaum mehr erkennbar. Ebenso ist der Kontur des Knochens im hinteren Teil der Sella turcica und im Bereiche des Clivus kaum mehr zu sehen. Das Bild erinnert an das einer malignen Tumorinfiltration. Trotzdem handelte es sich um einen benignen Tumor. Nach Röntgenbestrahlung mit einer nicht zu hohen Dosis sistierten die Blutungen und der Tumor bildete sich etwas zurück. Im Laufe der folgenden Jahre verschwand er gänzlich, ohne zu recidivieren oder zu metastasieren.

Fig. 241a to c. Sagittal view of the nasal accessory sinuses of the first series (a), vertico-submental view of the posterior nasal accessory sinuses and the base of the skull (b), and lateral view of the posterior nasal accessory sinuses (c) in the case of a large angio-fibroma of the nasopharynx. Fig. a shows the left maxillary sinus to be completely opaque. The walls are partly destroyed. Fig. b shows a large regular soft tissue density shadow of a tumour, which compresses the pharynx from the left. The contours of the left sphenoidal sinus and of the left pterygoid process are no longer recognizable. The parasellar portion of the left greater wing of the sphenoid and of the tip of the left petrous bone are destroyed. The defect is ill-defined. Fig. c shows mainly extensive bone erosion of the body of the sphenoid. The sphenoidal sinuses are opaque. Their walls, especially posteriorly, are hardly recognizable. Also the contour of the bones in the posterior portion of the sella turcica and in the area of the clivus are hardly visible. The appearance is reminiscent of infiltration by a malignant tumour. In spite of this, it is a benign tumour. After radiotherapy to a moderate dosage, the bleeding stopped and the tumour regressed slightly. In the course of the following years the tumour disappeared completely without subsequent recurrence or metastases.

Fig. 241a hasta c. Radiografía sagital de los senos paranasales I^{era} serie (a), radiografía verticosubmental de los senos paranasales posteriores y de la base del cráneo (b) y radiografía lateral de los senos paranasales posteriores (c) en un caso de gran angiofibroma de la epifaringe. La Fig. a muestra una opacificación completa del seno maxilar izquierdo cuyas paredes están destruídas en su mayorparte. La Fig. b muestra una sombra tumoral de partes blandas, grande y regular, que estrecha la faringe desde la izquierda. Los contornos del seno esfenoidal izquierdo y de la apofisis pterigoides izquierda ya no se reconocen. La región paraselar del ala mayor del esfenoides izquierdo y la punta del peñasco izquierdo están destruídos. El defecto no tiene límites precisos. La Fig. c muestra, en primer término, una extensa usura del cuerpo del esfenoides. Los senos esfenoidales están opacificados. Sus paredes ya no se reconocen sobre todo en su parte posterior. Asimismo, el contorno del hueso en la parte posterior de la silla turca y en la región del clivus, apenas se distinguen. El cuadro recuerda al correspondiente a una infiltración tumoral maligna. Sin embargo, se trata de un tumor benigno. Después de irradiaciones, con dosis no demasiado elevadas, la hemorragia se detuvo y el tumor disminuyó algo de volumen. En el curso de los años siguientes desapareció del todo sin recidivar ni provocar metástasis.

Fig. 241a à c. Radiographie de face des sinus paranasaux de Ier ordre (a), radiographie des sinus postérieurs et de la base du crâne en incidence vertico-submentale (b) et radiographie de profil des sinus postérieures de la face (c) dans un cas d'un «angio-fibrome» volumineux de l'épipharynx. La Fig. a montre une opacification totale du sinus maxillaire gauche, dont les parois sont en grande partie détruites. La Fig. b montre l'ombre importante et régulière d'une tumeur présentant la densité des tissus mous qui rétrécit le pharynx par la gauche. Les contours du sinus sphénoïdal gauche et de l'apophyse ptérygoïde gauche ne sont plus reconnaissables. La partie juxta-sellaire de la grande aile gauche du sphénoïde et le sommet du rocher gauche sont détruits. L'érosion est mal délimitée. La Fig. c montre en premier lieu une érosion étendue du corps du sphénoïde. Les sinus sphénoïdaux sont voilés. Leurs parois sont àpeine reconnaissables dans la partie postérieure. Le contour osseux est également à peine visible dans la région postérieure de la selle turcique et de la gouttière basilaire. L'image présente une analogie à celle d'une infiltration tumorale maligne. Il s'agit pourtant d'une tumeur bénigne. Après une roentgenthérapie à doses peu élevées, les hémorragies cessèrent, et la tumeur régressa partiellement. Elle disparut complètement au cours des années suivantes sans présenter de récidives ou de métastases.

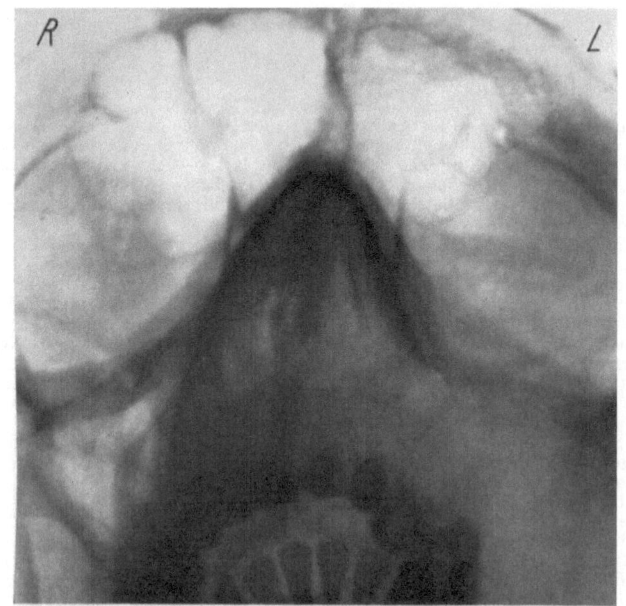

a

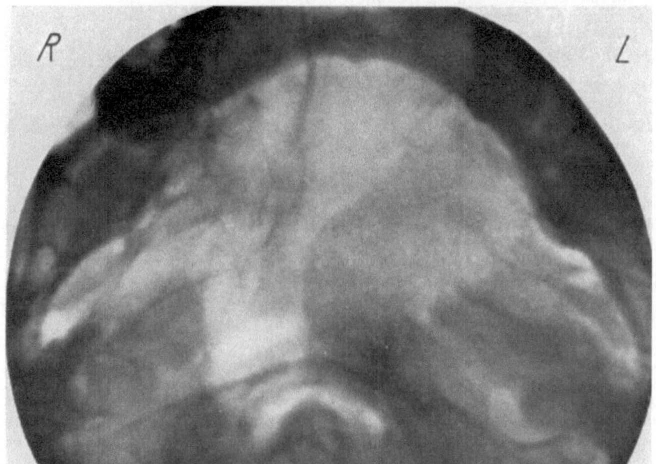

b

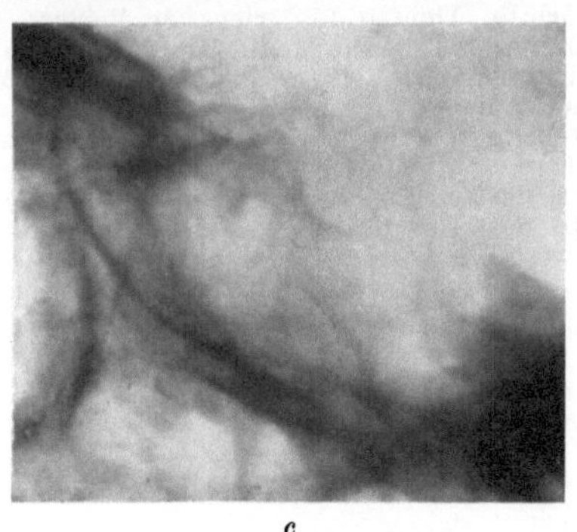

c

Abb. 242a und b. Sagittale Ansicht des mittleren Schädelbereiches in einem Falle eines Sarkoms des Nasenrachens vor und nach Röntgenbestrahlung (s. S. 146). Die letztere Aufnahme zeigt normale Verhältnisse, so daß ihr Vergleich mit der ersteren die hier vorliegenden pathologischen Veränderungen leichter erkennen läßt. Die Aufnahmen stammen von einem Kinde, welches bis zu einer vor wenigen Wochen akquirierten Grippe über keinerlei Beschwerden klagte. Im Verlaufe der Grippe trat ein linksseitiger Exophthalmus auf. Der Kliniker vermutete bei dem ungebärdigen und daher nur schwer zu untersuchenden Kinde eine postgrippöse Nebenhöhlenaffektion mit einer orbitalen Komplikation. Das Röntgenbild ergab dagegen einen überraschenden Befund. Die Abb. a zeigt eine Verschattung aller Nebenhöhlen der linken Seite. Die Aufnahme ist etwas asymmetrisch eingestellt und deswegen ist innerhalb der linken Orbita schon der Processus clinoideus anterior als dichterer Schatten zu sehen. Es fehlen aber hier die Schattenlinie des Planum sphenoidale und die des hinteren Teiles der medialen Orbitawand. Innerhalb der rechten Orbita ist über der Pyramidenspitze ein nach außen konvexer, kleiner, schalenförmiger Kalkschatten zu sehen. Dieser Befund spricht bei einem Kinde im Gegensatz zum Erwachsenen nicht im Sinne einer Benignität des Tumors, der wegen der Destruktion des Planum sphenoidale und des hinteren Anteiles der linken medialen Orbitawand anzunehmen ist.

Fig. 242a y b. Radiografía sagital de la parte media del cráneo en un caso de sarcoma de la cavidad nasofaríngea antes y después de la irradiación. La última radiografía muestra condiciones normales de manera que su comparación con la primera permite reconocer mejor las alteraciones patológicas. Las radiografías provienen de un niño que, hasta una gripe adquirida hace unas semanas, no se quejaba de ningún trastorno. En el curso de la gripe apareció una exoftalmia izquierda. El clínico supuso, en este niño indócil y difícil de examinar, una sinusitis postgripal con complicación orbitaria. El exámen radiológico reveló, en cambio, un hecho sorpresivo. La Fig. a muestra una opacificación de todos los senos paranasales izquierdos. La radiografía es algo asimétrica razón por la cual, dentro de la órbita izquierda, se ve a la apófisis clinoides anterior como sombra densa. Pero falta aquí, la sombra lineal del plano esfenoidal y la de la parte posterior de la pared interna de la órbita. Dentro de la órbita derecha se ve, por encima de la punta del peñasco, una imagen cálcica pequeña, convexa hacia afuera. Este hallazgo habla, en un niño, contrariamente a lo que sucede en el adulto, no en sentido de benignidad del tumor, diagnosticado como consecuencia de la destrucción del plano esfenoidal y de la parte posterior de la pared interna de la órbita izquierda.

Fig. 242a and b. Sagittal view of the middle region of the skull in the case of a sarcoma of the nasopharynx, before and after radiotherapy. The latter view shows normal conditions and by comparison with it, the pathological changes in the former are more easily recognized. The patient was a child, who had no complaints until a few weeks previously, when it developed influenza. In the course of this a left-sided exophthalmos developed. The clinician suspected postinfluenzal involvement of the sinuses with a complication in the orbit of the child, who was difficult to examine. Fig. a shows all accessory sinuses on the left to be opaque. Since the view is slightly asymmetrical the anterior clinoid process is projected into the left orbit as a dense shadow. However the shadow line of the sphenoidal plane and of the posterior portion of the medial wall of the orbit are missing. A small, outwardly convex, bowl-shaped calcified shadow is visible within the right orbit above the tip of the petrous bone. This finding suggests in a child, in contrast to an adult, not a benign tumour, but the possibility of a malignant condition. This has to be considered because of the destruction of the sphenoidal plane and of the posterior portion of the medial wall of the left orbit.

Fig. 242a et b. Vue de face de la région centrale du crâne dans le cas d'un sarcome du nasopharynx avant et après la roentgenthérapie. La dernière radiographie montre un état normal, si bien que la comparaison avec la première permet facilement d'y reconnaître les modifications pathologiques. Les radiographies ont été prises chez un enfant qui ne présenta aucun symptôme jusqu' à une grippe qui se déclara quelques semaines auparavant. Une exophtalmie gauche se développa au cours de cette affection. Le clinicien pensa qu'il s'agissait chez cet enfant récalcitrant et par conséquent difficile à examiner d'une sinusite postgrippale avec une complication orbitale. La radiographie révéla des modifications inattendues. La Fig. a montre une opacification de tous les sinus du côté gauche. La radiographie est prise sous une incidence un peu asymétrique et c'est pourquoi l'on distingue l'apophyse clinoïde antérieure sous forme d'une ombre dense à l'intérieur de l'orbite gauche. L'ombre de la lame horizontale du sphénoïde et celle de la partie postérieure de la paroi interne de l'orbite font défaut. On distingue à l'intérieur de l'orbite droite en-dessus du sommet du rocher une petite calcification en forme de coque et à convexité externe. Ces altérations ne parlent pas chez un enfant pour une tumeur bénigne, comme ce serait le cas chez un adulte, et cela en raison de la destruction de la lame horizontale du sphénoïde et de la partie postérieure de la paroi interne de l'orbite gauche.

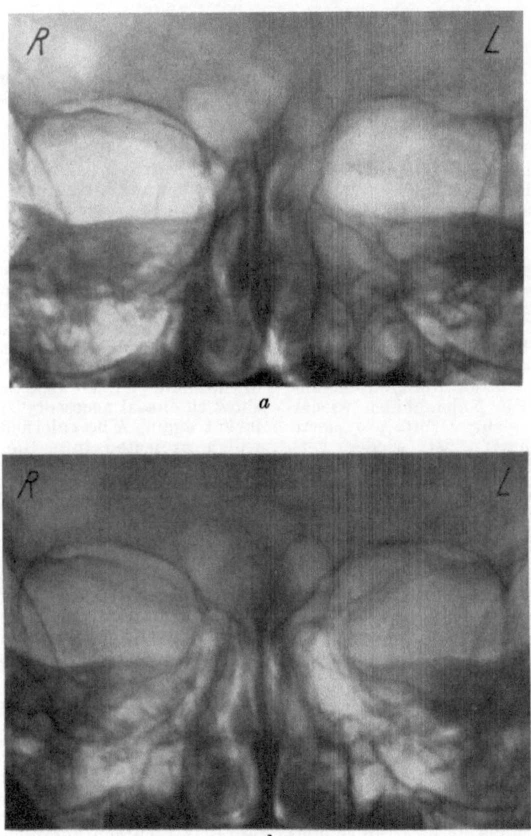

R
L
a
R
L
b

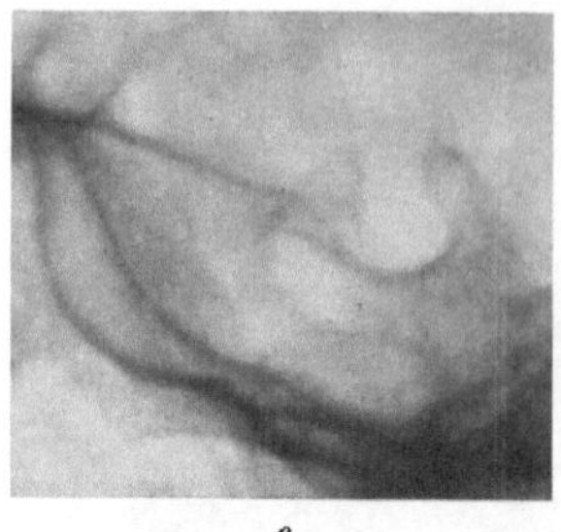

c

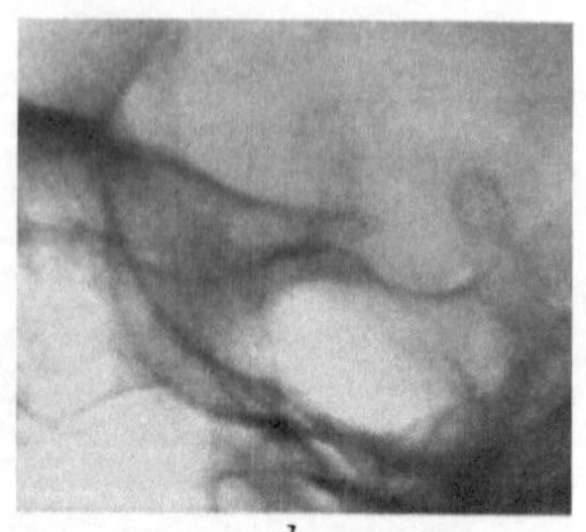

d

Abb. 242c und d. Seitliche Ansicht der Nebenhöhlen im gleichen Fall wie Abb. 242a und b, (c) vor und (d) nach Bestrahlung (s. S. 146). Die Abb. c zeigt ebenfalls die Verschattung der Nebenhöhlen und besonders im Vergleich mit der Aufnahme nach der Bestrahlung (d) noch klarer das Fehlen des Planum sphenoidale. Auf Grund des Röntgenbefundes handelt es sich also um einen großen malignen Tumor im hinteren Nasen-Rachenraum mit Durchbruch in die linke Orbita, in die vordere und in beide mittlere Schädelgruben. Die Aufnahmen nach der Röntgenbestrahlung (b und d) zeigen die Nebenhöhlen wieder normal hell. Der in die rechte Orbita projizierte schalenförmige Kalkschatten ist wieder verschwunden. Das Planum sphenoidale und auch der hintere Teil der medialen Orbitawand ist wieder in normaler Weise erkennbar. Ein Jahr nach der Bestrahlung trat ein Recidiv auf, welches zum Exitus letalis führte.

Fig. 242c and d. Lateral view of the nasal accessory sinuses in the same case as in Fig. 242a and b, c being prior to, and d after, radiotherapy. Fig. c shows the nasal accessory sinuses to be opaque and especially so when compared with the view taken after radiotherapy d, and also even more clearly the absence of the sphenoidal plane. The X-ray findings therefore demonstrate a large malignant tumour in the posterior nasal region, which has penetrated into the left orbit and into the anterior and both the middle fossae of the skull. The views after radiotherapy b and d show the nasal accessory sinuses normally translucent again. The calcified bowl-shaped shadow which projected into the right orbit has disappeared. Both the sphenoidal plane and the posterior portion of the medial wall of the orbit are again seen normally. One year after radiotherapy a recurrence resulted in death.

Fig. 242c y d. Radiografía lateral de los senos paranasales en el mismo caso de la Fig. 242a y b, (c) antes y (d) después de la irradiación. La Fig.c muestra igualmente la opacificación de los senos paranasales y, sobre todo, por comparación con la radiografía tomada después de la irradiación (d) más claramente aún, la falta del plano esfenoidal. Segun el hallazgo radiológico se trata de un gran tumor maligno en la parte posterior de la cavidad nasofaríngea con invasión en el interior de la órbita izquierda, en la fosa cerebral anterior y ambas fosas cerebrales medias. Las radiografías tomadas después de las irradiaciones (b y d) muestran los senos paranasales nuevamente transparentes. La sombra cálcica, que se proyectaba en el interior de la órbita derecha, ha desaparecido. El plano esfenoidal y también la parte posterior de la pared interna de la órbita se reconocen nuevamente en su aspecto normal. 1 año despúes de la irradiación apareció una recidiva que determinó la muerte.

Fig. 242c et d. Vue de profil des sinus paranasaux dans le même cas que celui de la Fig. 242a et b; c avant l'irradiation, d après. La Fig. c montre également l'opacification des sinus paranasaux et l'absence de la lame horizontale du sphénoïde, qui est beaucoup plus prononcée, en comparant cette fig. avec la Fig. d. Si l'on se base sur les modifications radiologiques, il s'agit donc d'une tumeur maligne étendue du nasopharynx postérieur avec envahissement de l'orbite gauche, de l'étage antérieur et des étages moyens du crâne. Les radiographies effectuées après la roentgenthérapie (b et d) montrent que les sinus paranasaux ont une transparence normale. La calcification en forme de coque, qui se projette dans l'orbite droite a disparu. La lame horizontale du sphénoïde et la partie postérieure de la paroi interne de l'orbite sont à nouveau visibles à leur place normale. Une récidive se déclara une année après l'irradiation, son issue fut fatale.

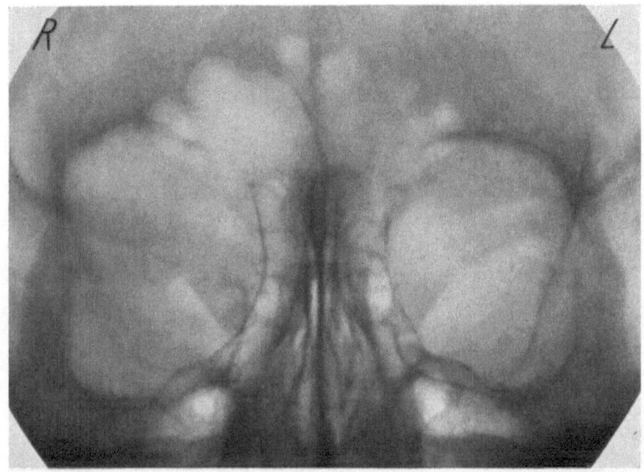

Abb. 243. Sagittale, etwa 15⁰ cranial-exzentrische Aufnahme der Orbitae und Nasennebenhöhlen in einem Falle von Adenom der Tränendrüse rechts und dadurch bedingtem Exophthalmus (s. S. 146). Die Nasennebenhöhlen sind normal hell. Vergleicht man den oberen Orbitarand beider Seiten, so erkennt man, daß rechts im Bereiche des äußeren-oberen Orbitawinkels eine erhebliche Excavation der Orbita besteht. Das Stirnbein ist an dieser Stelle verdünnt. Die Usur zeigt vollkommen glatte Grenzen, ein Befund, welcher für einen benignen intraorbitalen Tumor in der Gegend der Tränendrüse spricht. Man beachte, daß es durch den raumfordernden intraorbitalen Tumor auch zu einer geringen Excavation der Orbita im Bereiche des äußeren-unteren Orbitawinkels gekommen ist.

Fig. 243. Radiografía sagital, 15⁰ cráneo-excéntrica de la órbita y senos paranasales en un caso de adenoma de la glándula lacrimal derecha y exoftalmia consiguiente. Los senos paranasales son normalmente claros. Si se compara el borde superior de ambos lados se observa que a nivel del ángulo supero-externo de la órbita derecha hay una excavación profunda de la órbita. El frontal está adelgazado a esta altura. La usura muestra límites completamente lisos, hallazgo que habla a favor de un tumor intraorbitario benigno en la región de la glándula lacrimal. Téngase en cuenta que como consecuencia del tumor intraorbitario de crecimiento expansivo se ha producido también una discreta excavación a nivel del ángulo ínfero-externo de la órbita.

Fig. 243. Sagittal, approximately 15⁰ cranially eccentric view of the orbits and the nasal accessory sinuses in the case of a right-sided adenoma of the lachrymal gland, which has caused exophthalmos. The nasal accessory sinuses are normally translucent. A comparison of both upper orbital margins shows, that there is a considerable excavation on the right of the orbit in the region of its upper outer angle. The frontal bone at this place is thinned. The erosion shows completely smooth outlines, which suggest a benign intraorbital tumour in the region of the lachrymal gland. One should notice that the space requirements of the expanding intraorbital tumour has also led to a slight excavation of the orbit in the region of the outer, lower angle.

Fig. 243. Radiographie de face des orbites et des sinus paranasaux le foyer de l'ampoule étant déplacé d'environ 15⁰ en direction céphalique dans un cas d'un adénome des glandes lacrymales à droite déterminant une exophtalmie. Les sinus paranasaux montrent une transparence normale. Si l'on compare le bord supérieur de l'orbite des deux côtés, on remarque une érosion importante de l'orbite à droite dans la région de l'angle externe supérieur. Le frontal est aminci dans cette région. L'érosion montre des limites précises à l'emporte-pièce, ce qui parle pour une tumeur bénigne orbitaire de la région des glandes lacrymales. Il faut remarquer que la tumeur orbitaire envahissante a produit une petite excavation de l'orbite aussi dans la région de l'angle externe inférieur.

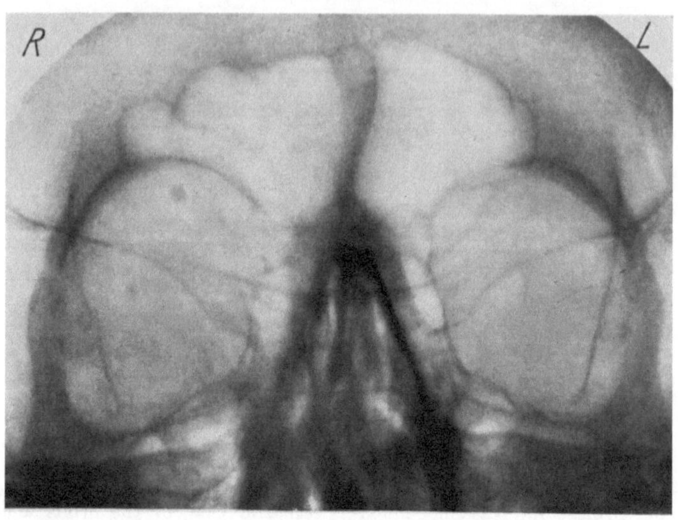

Abb. 244. Sagittale, etwa 15⁰ cranial-exzentrische Aufnahme der Orbitae und Nasennebenhöhlen in einem Falle eines rechtsseitigen Exophthalmus infolge eines intraorbitalen Hämangioms (s. S. 146). Die rechte Orbita zeigt eine geringe, gleichmäßige Excavation, ein Befund, welcher bei einem Erwachsenen im Sinne eines benignen, intraorbitalen, raumfordernden Prozesses zu werten ist. Innerhalb der rechten Orbita sind kleine, rundliche Kalkschatten zu sehen, welche Phlebolithen entsprechen und zur Diagnose des Hämangioms führen.

Fig. 244. Radiografía sagital, 15⁰ cráneo excéntrica, de la órbita y senos paranasales en un caso de exoftalmia derecha como consecuencia de un hemangioma intraorbitario. La órbita derecha muestra una excavación escasa y uniforme, hallazgo que en un adulto debe ser imputado a un proceso intraorbitario benigno a crecimiento expansivo. Dentro de la órbita derecha se ven sombras cálcicas pequeñas y redondeadas que corresponden a flebolitos y que conducen al diagnóstico de hemangioma.

Fig. 244. Sagittal, approximately 15⁰ cranially eccentric view of the orbits and the nasal accessory sinuses in a case of right-sided exophthalmos due to intraorbital haemangioma. There is a slight regular excavation in the right orbit which in an adult has to be judged as a benign intraorbital space requiring lesion. Small, round, calcified shadows are seen within the right orbit which correspond to phleboliths, and lead to the diagnosis of a haemangioma.

Fig. 244. Radiographie de face des orbites et des sinus paranasaux le foyer de l'ampoule étant déplacé d'environ 15⁰ en direction céphalique dans un cas d'une exophtalmie droite due à un angiome orbitaire. L'orbite droite montre une petite excavation régulière, modification qui chez l'adulte correspond à une affection orbitaire envahissante bénigne. A l'intérieur de l'orbite droite on distingue des petites calcifications rondes, qui correspondent à des phlébolithes et permettent de poser le diagnostic d'un angiome.

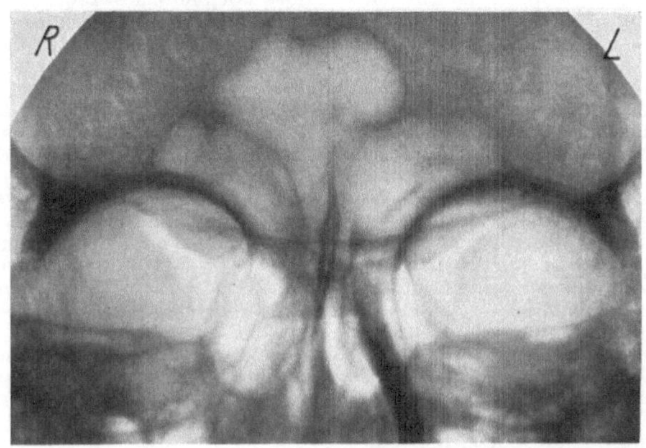

Abb. 245. Sagittale Ansicht des mittleren Schädelbereiches in einem Falle von rechtsseitigem Exophthalmus (s. S. 147). Die Aufnahme zeigt eine Verschattung des rechten hinteren Siebbeinlabyrinthes und eine Usur des hinteren Teiles der rechten medialen Orbitawand, deren Kontur im Röntgenbild etwas unregelmäßig und undeutlich ist. Der Befund spricht für einen Tumor in der Orbitaspitze mit Einbruch in das Siebbeinlabyrinth. Der histologische Befund lautete „Endotheliom".

Fig. 245. Radiografía sagital de la parte media del cráneo en un caso de exoftalmia derecha. La radiografía muestra una opacificación de la parte posterior del laberinto etmoidal derecho y una usura de la parte posterior de la pared interna derecha de la órbita cuyo contorno es en la radiografía algo irregular y poco preciso. Este hallazgo habla de un tumor en el vértice de la cavidad orbitaria con irrupción en el interior del laberinto etmoidal. El examen histológico habló de un «endotelioma».

Fig. 245. Sagittal view of the middle region of the skull in a case of right-sided exophthalmos. The view shows that the right posterior labyrinth of the ethmoid is opaque and that there is an erosion of the posterior portion of the medial wall of the right orbit, whose contour is slightly irregular and indistinct in the film. This finding suggests a tumour at the orbital summit with perforation into the ethmoidal labyrinth. The histological finding was that of an "endothelioma".

Fig. 245. Vue de face de la région centrale du crâne dans un cas d'une exophtalmie droite. La radiographie montre que les cellules ethmoïdales postérieures droites sont voilées et que la paroi interne de l'orbite droite présente une érosion dans sa partie postérieure, dont le contour sur la radiographie est un peu irrégulier et flou. Ces altérations parlent pour une tumeur du sommet de l'orbite avec envahissement des cellules ethmoïdales. Le diagnostic histologique était celui d'un « endothéliome ».

Abb. 246a und b. Sagittale, etwa 20⁰ cranial-exzentrische (a) und sagittale horizontale (b) Aufnahme der Orbitae und Nasennebenhöhlen in einem Falle eines rechtsseitigen Exophthalmus infolge eines intraorbitalen Plattenepithelcarcinoms (s. S. 147). Die Abb. a ist für eine exakte Beurteilung der Nebenhöhlen nicht geeignet, da die Projektion etwas asymmetrisch ist. Der Fokus stand etwas rechts von der Median-Sagittalebene, weswegen die rechte seitliche Nasenwand mit ihren Weichteilen das rechte Siebbeinlabyrinth überlagern. Vergleicht man jedoch den oberen Orbitakontur auf beiden Seiten, so hat man den Eindruck, daß im Bereiche des rechten äußeren oberen Orbitawinkels eine geringe, unscharf begrenzte Aufhellung bestehe. Da es sich hier um eine Veränderung am Orbitadach handeln müßte, so ist zu erwarten, daß diese auf einer Aufnahme ohne Verschiebung des Fokus nach cranial besser zu sehen ist, weil in einer solchen Projektion das Dach der Orbita von den Strahlen tangential getroffen wird. Dementsprechend zeigt die Abb. b an der betreffenden Stelle eine breite Unterbrechung des Konturs des Orbitadaches, wobei die Grenze des Defektes deutlich hervortritt und keine Anzeichen einer Verdrängung des Knochens bestehen. Der Befund spricht daher für ein malignes intraorbitales Neoplasma. Die teilweise Verschattung der linksseitigen Nebenhöhlen ist ein Nebenbefund.

Fig. 246a y b. Radiografía sagital, 20⁰ cráneo-excéntrica (a) y radiografía sagital horizontal (b) de la órbita y senos paranasales en un caso de exoftalmia derecha como consecuencia de un carcinoma a epitelio plano intraorbitario. La Fig. a no se presta para una valoración exacta de los senos paranasales ya que la proyección es algo asimétrica. El foco estaba situado un poco a la derecha del plano sagital medio, razón por la cual la pared lateral derecha de la nariz se superpone con sus partes blandas sobre el laberinto etmoidal. Pero, si se compara el contorno superior de la órbita de ambos lados se tiene la impresión que a nivel del ángulo supero-externo de la órbita derecha hay una transparencia de límites poco precisos. Como debe tratarse de una alteración a nivel del techo de la órbita, es de esperar que en una radiografía sin desplazamiento del foco hacia la extremidad cefálica, la alteración se vea mejor porque en tal proyección el techo de la órbita es tomado tangencialmente por los rayos. Correspondientemente la Fig. b muestra, en el sitio correspondiente, una ancha interrupción del contorno del techo orbitario, resaltando claramente el límite del defecto y no apareciendo signos de desplazamiento del hueso. El hallazgo habla por lo tanto a favor de una neoplasia maligna intraorbitaria. La opacificación parcial de los senos paranasales del lado izquierdo es un hallazgo secundario.

Fig. 246a and b. Sagittal approximately 20⁰ cranially eccentric (a) and sagittal horizontal (b) view of the orbits and of the nasal accessory sinuses in a case of right-sided exophthalmos due to an intraorbital squamous carcinoma. Fig. a does not allow an exact assessment of the nasal accessory sinuses because it is asymmetrical. The focus was slightly to the right of the medial sagittal plane and as a result of this the right lateral nasal wall and its soft tissues overlap the right ethmoidal labyrinth. A comparison of the upper orbital contours on both sides gives the impression that there is a slight, ill-defined translucency in the region of the right upper and outer angle of the orbit. A change in the roof of the orbit would appear more clearly with the focus not directed cranially. In such a view the roof of the orbit is seen tangentially. Accordingly Fig. b shows a wide interruption of the contour of the orbital roof. The borders of the defect are distinct and there is no indication of a displacement of the bone. This finding suggests a malignant intraorbital neoplasm. The partial opacity of the left sinuses is an additional finding.

Fig. 246 a et b. Radiographies de face des orbites et des sinus paranasaux le foyer de l'ampoule étant déplacé d'environ 20⁰ en direction céphalique (a) et en incidence horizontale (b) dans un cas d'une exophtalmie droite due à un épithélioma baso-cellulaire de l'orbite. La Fig. a ne permet pas de juger de façon satisfaisante les sinus paranasaux, car l'incidence est un peu asymétrique. Le foyer de l'ampoule se trouvait un peu à droite du plan sagittal médian, c'est pourquoi la paroi externe droite du nez avec ses parties molles recouvre les cellules ethmoïdales droites. Si l'on compare le contour supérieur de chaque orbite on a l'impression que la région de l'angle supérieur externe de l'orbite droite montre une petite clarté mal délimitée. Comme il devrait s'agir d'une modification de la voûte de l'orbite, on peut attendre une meilleure illustration sur la radiographie en incidence horizontale, la voûte de l'orbite y étant représenté sous une incidence tangentielle. La Fig. b montre en effet une interruption importante du contour de la voûte de l'orbite dans cette région, les limites de l'érosion sont bien mises en évidence, on ne distingue pas de signes de refoulement de l'os. Ces altérations parlent pour un néoplasme orbitaire malin. L'opacification partielle des sinus à gauche ne constitue qu'une trouvaille accessoire.

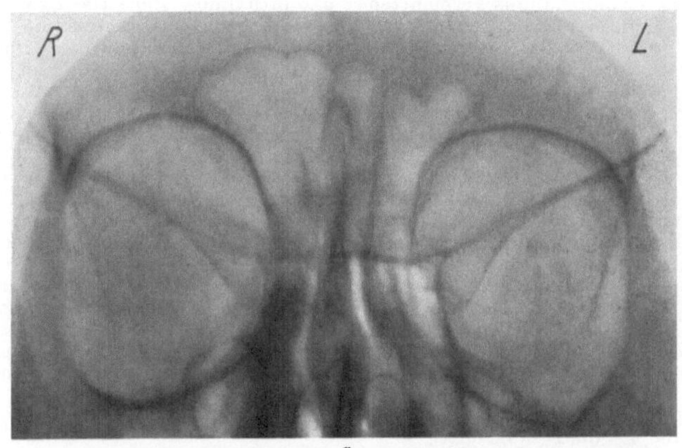
R
L
a

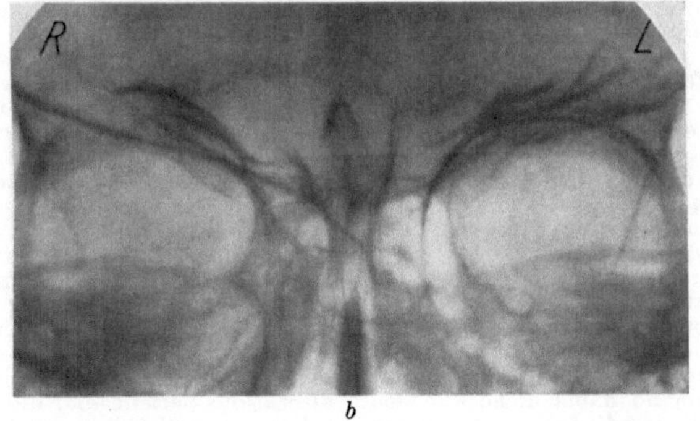
R
L
b

Abb. 247a und b. Sagittale, etwa 10⁰ cranial-exzentrische Aufnahme der Orbitae und Nasen-nebenhöhlen in einem Falle von rechtsseitigem Exophthalmus infolge einer Metastase eines Osteosarkoms vor (a) und nach (b) Röntgen-bestrahlung (s. S. 148). Die Abb. a zeigt einen eigenartigen Befund. Die ganze rechte Orbita ist verschattet. Diese Tatsache war nicht allein durch die infolge des Exophthalmus vermehrten Weichteile zu erklären, da der Exophthalmus nur gering war. Es war daher anzunehmen, daß es sich um eine diffuse Kalkeinlagerung in einem Tumor handle. Abgesehen davon sind rechts der kleine Keilbeinflügel, die Fissura orbitalis superior und der benachbarte Teil des großen Keilbein-flügels nicht zu erkennen. Auch von der Linea innominata sieht man nur den oberen Teil. Dieser Befund spricht wohl für einen malignen Tumor, doch war sein Zustandekommen nicht einfach zu erklären, um so mehr als die Patientin verschwie-gen hatte, daß sie zwei Jahre vorher an einer anderen Stelle wegen eines histologisch verifizier-ten Osteosarkoms bestrahlt worden war. Die Abb. b, welche einige Zeit nach Röntgenbestrah-lung angefertigt wurde, läßt nun alle Einzelheiten innerhalb der rechten Orbita wieder erkennen. Sie zeigt außerdem eine fleckige Verdichtung des großen Keilbeinflügels und zeigt damit die Stelle, von welcher die Metastase ausgegangen ist.

Fig. 247a and b. Sagittal, approximately 10⁰ cranially eccentric view of the orbits and nasal accessory sinuses in a case of right sided exoph-thalmos due to a metastasis from an osteogenic sarcoma, (a) before, and (b) after, radiotherapy. Fig. a shows an unusual finding. The whole of the right orbit is opaque. This could not be explained by the increase in soft tissue due to exophthalmos, since the exophthalmos was not severe. One had to presume that this was due to diffuse calcification in a tumour. Apart from that, the right lesser wing of the sphenoid, the superior orbital fissure, and the neighbouring portion of the greater wing of the sphenoid are not recognizable. Only the upper portion of the linea innominata is visible. These findings sug-gest a malignant tumour, but its origin was not easily explained, especially as the patient did not reveal that, two years previously, she had re-ceived radiotherapy to another site, for a histo-logically proven osteogenic sarcoma. Fig. b was taken some time after radiotherapy and all de-tails within the right orbit are again clearly visible. It also shows an area of speckled, increased den-sity in the greater wing of the sphenoid. This reveals the place where the metastasis started.

Fig. 247a y b. Radiografía sagital, 10⁰ cráneo-excéntrica, de la órbita y senos paranasales en un caso de exoftalmia derecha como consecuencia de una metástasis de un osteosarcoma antes (a) y después (b) de la irradiación. La Fig. a muestra un hallazgo peculiar. Toda la órbita derecha está opacificada. Este hecho no podía explicarse únicamente por aumento de partes blandas ya que la exoftalmia era discreta. Por lo tanto era de admitir que se trataba de inclusiones cálcicas difu-sas en un tumor. Fuera de esto, no se reconocen a la derecha el ala menor del esfenoides, la fisura orbi-taria superior y la parte vecina del ala mayor del esfenoides. De la línea innominada solo se ve la parte superior. Este hallazgo habla ciertamente de la presencia de un tumor maligno pero su origen era difícil de explicar tanto más si se tiene en cuenta que la enferma no había dicho que dos años antes había sido irradiada en otro lugar por presentar un osteosarcoma con comprobación histológica. La Fig. b, que fué practicada poco después de la irradiación, permite reconocer todos los detalles nuevamente dentro de la órbita derecha. Muestra, además, densidades en mancha del ala mayor del esfenoides, señalando así el sitio de donde partió la metástasis.

Fig. 247a et b. Radiographie de face des orbites et des sinus le foyer de l'ampoule étant déplacé d'environ 10⁰ en direction céphalique dans un cas d'exophtalmie droite provenant d'une méta-stase d'un ostéosarcome, avant l'irradiation (a), après (b). La Fig. a montre une modification peu ordinaire. L'orbite droite est entièrement voilée. Cette altération n'est pas seulement due à la densité plus grande des parties molles par suite de l'exophtalmie, car cette dernière est peu importante. On peut donc admettre qu'il s'agit d'une calcification diffuse à l'intérieur d'une tumeur. En outre la petite aile du sphénoïde, la fente sphénoïdale, et la région voisine de la grande aile du sphénoïde à droite ne sont plus visibles. On ne distingue également plus que la partie supérieure de la ligne innominée. Ces altérations parlent pour une tumeur maligne, son origine était difficile à préciser, d'autant plus que la malade avait passé sous silence qu'une autre région avait été irradiée deux ans auparavant pour un ostéosarcome vérifié histologiquement. La Fig. b effectuée quelque temps après l'irra-diation permet de reconnaître à nouveau toutes les parties de l'intérieur de l'orbite droite. Elle présente en outre une densité en petites taches de la grande aile du sphénoïde, ce qui nous indi-que l'endroit d'où la métastase s'est développée.

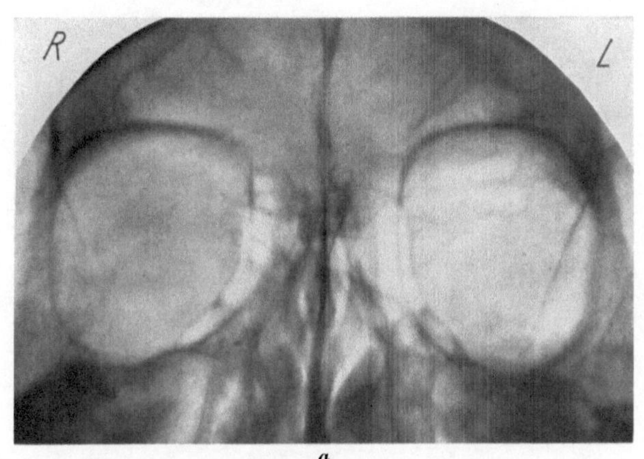

a

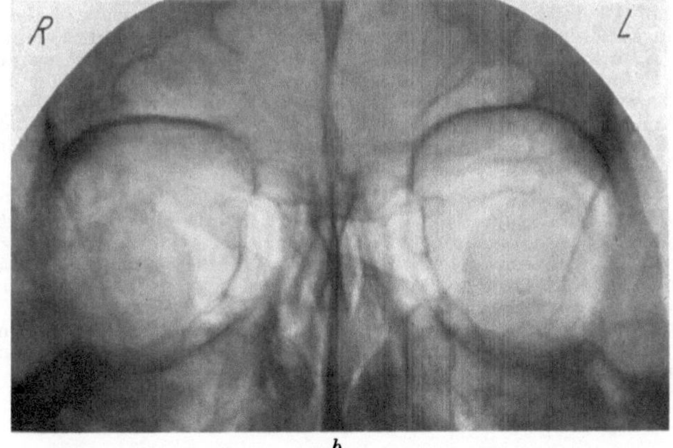

b

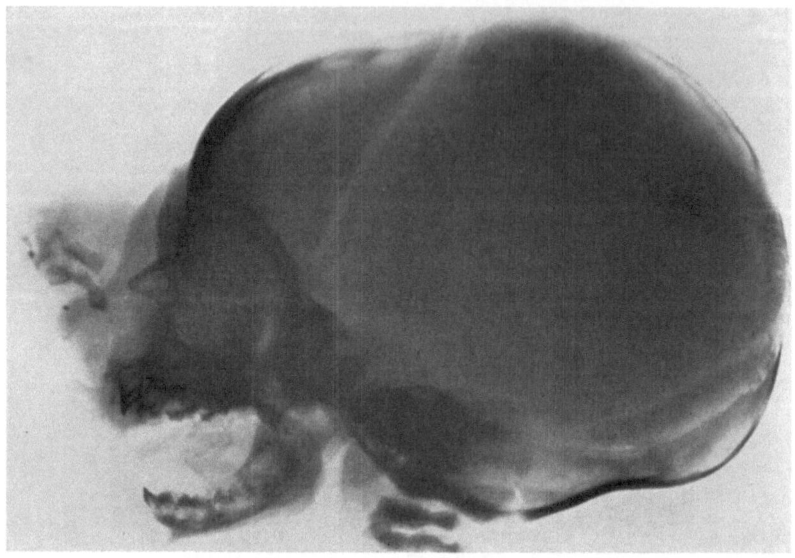

Abb. 248. Seitliche Übersichtsaufnahme des Kopfes eines Säuglings mit einem großen Dermoid in der Gegend der Nase (s. S. 147). Der Skeletschädel zeigt keine Deformation. Es besteht nur in der Gegend der Nasenwurzel ein kleiner Defekt im Knochen. Im Weichteilschatten des Dermoids sind knochendichte Schatten zu sehen, welche rudimentären Skeletteilen entsprechen.

Fig. 248. Radiografía lateral panorámica del cráneo de un lactante con un gran dermoide en la región de la nariz. El esqueleto del cráneo no muestra ninguna deformación. Solamente en la zona de la raíz de la nariz hay un pequeño defecto en el hueso. Dentro de la sombra de partes blandas del dermoide se ven sombras de densidad ósea que corresponden a partes rudimentarias del esqueleto.

Fig. 248. Lateral view of the head of an infant with a large dermoid in the region of the nose. The bones of the skull show no deformation. There is only a small bony defect in the region of the base of the nose. Within the soft-tissue shadow of the dermoid there are shadows of bony density. These correspond to rudimentary skeletal structures.

Fig. 248. Radiographie du crâne de profil d'un nourrisson avec un grand kyste dermoïde de la région du nez. La voûte du crâne ne présente pas de modification. Seule la région de la racine du nez montre une petite érosion. Dans l'ombre des parties molles du kyste dermoïde on distingue des ossifications, qui correspondent à des parties rudimentaires de squelette.

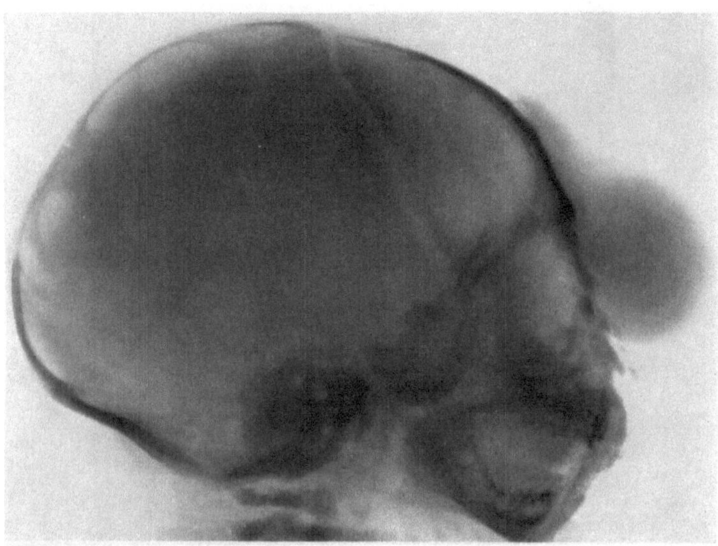

Abb. 249. Seitliche Übersichtsaufnahme des Kopfes eines Säuglings mit einer vorderen Encephalo-Meningocele (s. S. 147). Im Bereiche des Weichteilschattens sind im Gegensatz zum Falle der Abb. 248 keine Kalkschatten zu erkennen. Im Gegensatz zu diesem besteht hier ein großer Defekt in der Gegend der Nase, dessen oberer Rand an dem scharfen Absetzen des Stirnbeines in der Höhe der Orbitadächer zu erkennen ist. Die knöcherne Nase ist deformiert und die verbildeten Nasenbeine sind nach unten disloziert.

Fig. 249. Radiografía lateral de la cabeza de un lactante con un encéfalo-meningocele anterior. Dentro de la sombra de partes blandas no se ven, contrariamente a lo que sucede con el caso de la Fig. 248, imágenes cálcicas. Pero, en cambio, hay aquí un defecto grande en la región de la nariz, cuyo borde superior se reconoce por la interrupción brusca del frontal a la altura de los techos de las órbitas. La nariz ósea está deformada y los huesos propios de la nariz deformados están dislocados hacía abajo.

Fig. 249. Lateral view of an infant's head with an anterior encephalo-meningocele. In contrast to Fig. 248 there is no calcification within the soft-tissue shadow. Also there is a large defect in the nasal region, the upper margin of which is recognizable by a clear separation from the frontal bones at the level of the orbital roofs. The bony portions of the nose are deformed and dislodged downwards.

Fig. 249. Radiographie du crâne de profil d'un nourrisson avec un encéphalo-méningocèle antérieur. Contrairement au cas de la Fig. 248, on ne distingue pas de calcifications à l'intérieur de l'ombre des parties molles. En outre la région nasale présente une érosion importante, son bord supérieur est reconnaissable au niveau des voûtes des orbites à l'interruption brusque du frontal. La partie osseuse du nez est déformée et les os propres du nez déformés sont déplacés vers le bas.

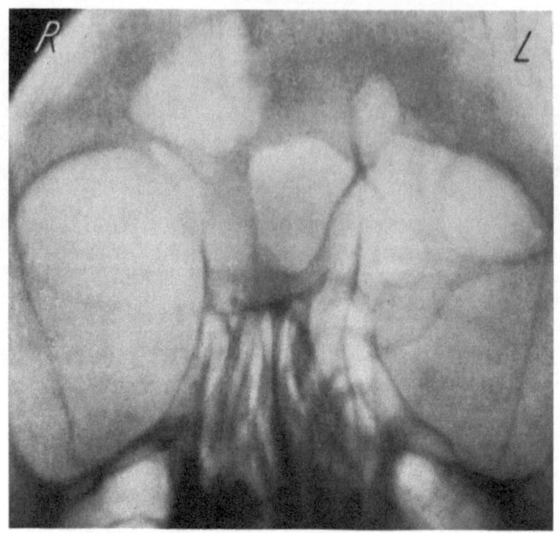

Abb. 250. Sagittale, etwa 20⁰ cranial-exzentrische Aufnahme der Stirn- und Nasenregion eines Erwachsenen mit einer Encephalo-Meningocele (s. S. 147). Die oberhalb des Nasenseptum sichtbare scharf begrenzte Aufhellung entspricht nicht einer Stirnhöhle, sondern dem Knochendefekt der Encephalo-Meningocele. Rechts und links davon sind in gleicher Höhe und weiter oben die Siebbeinzellen und Stirnhöhlen zu erkennen. Eine Verwechslung des durch die Encephalo-Meningocele bedingten Knochendefektes mit einer Bucht der Stirnhöhle ist in der sagittalen Aufnahme leicht möglich.

Fig. 250. Radiografía sagital, 20⁰ cráneo-excéntrica de la región del frontal y de la nariz de un adulto con un encéfalo-meningocele. La transparencia situada por encima del tabique de la nariz, bien limitada, no corresponde a un seno frontal sino al defecto óseo del encéfalo-meningocele. A la izquierda y derecha del mismo pueden reconocerse a la misma altura y más arriba las celdas etmoidales y los senos frontales. En esta radiografía sagital es fácil una confusión del defecto óseo causado por el encéfalo-meningocele con una fosa del seno frontal.

Fig. 250. Sagittal, approximately 20⁰ cranially eccentric view of the frontal and nasal region of an adult with an encephalo-meningocele. The well-defined translucency above the nasal septum corresponds, not to a frontal sinus, but to the bony defect of an encephalo-meningocele. To the right and left of this, above and at a similar level are the ethmoidal cells and the frontal sinuses. The bony defect caused by the encephalo-meningocele is easily mistaken in the sagittal view for a recess of the frontal sinus.

Fig. 250. Radiographie de face de la région frontale et nasale le foyer de l'ampoule étant déplacé de 20⁰ en direction céphalique dans un cas d'un encéphalo-méningocèle. La lacune bien délimitée située en-dessous de la cloison nasale ne correspond pas à un sinus frontal, mais à une érosion osseuse de l'encéphalo-méningocèle. Les cellules ethmoïdales et les sinus frontaux sont reconnaissables à droite et à gauche de cette lacune au même niveau et un peu en-dessous. Sur la radiographie de face, on peut facilement confondre l'érosion due à l'encéphalo-méningocèle avec une échancrure du sinus frontal.

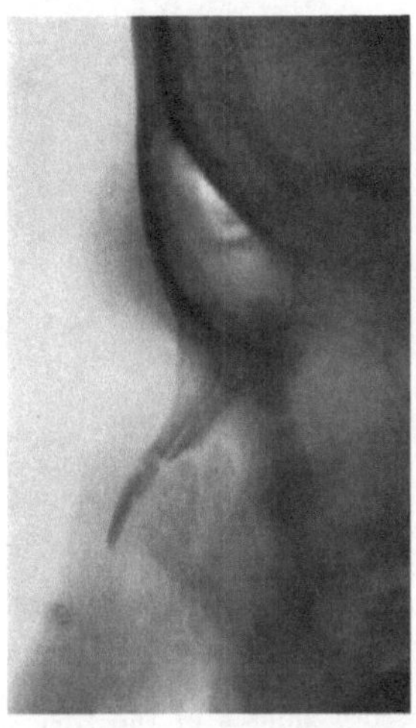

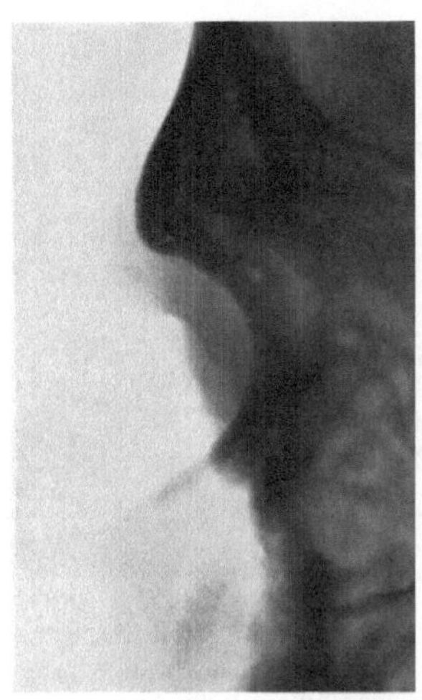

a   b

Abb. 251a und b. Seitliche Ansicht der äußeren Nase in einem normalen Fall (a) und im
Falle der Abb. 250 mit einer Encephalo-Meningocele (b) (s. S. 147). Ein Vergleich der beiden Abbildungen a und b zeigt deutlich den atypischen
Verlauf der Profillinie im Nasenbereich bei einer
oberhalb der Nase bestehenden Encephalo-Meningocele. Der Kontur des Stirnbeines geht nicht
wie normal kontinuierlich in den der Nasenbeine
über, sondern setzt an einer Stelle plötzlich ab,
die etwas höher gelegen ist als jene, wo man normalerweise den Boden der Stirnhöhlen sieht. An
dieser Stelle tritt der Kontur infolge des hier
bestehenden großen Defektes im Bogen stark
zurück und geht dann in den Kontur der etwas
nach unten verdrängten Nasenbeine über.

Fig. 251 a and b. Lateral view of the outer
nose in a normal case (a) and in the case shown
in Fig. 250 with an encephalo-meningocele (b).
The atypical shape of the profile line in the nasal
region, due to the encephalo-meningocele, becomes apparent when comparing (a) and (b). The
contour of the frontal bone does not show the
normally continuous transition into the nasal
bones. It is suddenly interrupted at a place,
which is slightly higher than the normal position
of the floor of the frontal sinuses. Here the contour deviates markedly in a curve backwards
because of the large defect and then joins the
contour of the nasal bones, which have been
displaced downwards.

Fig. 251 a y b. Radiografía lateral de la parte
externa de la nariz en un caso normal (a) y en
el caso de la Fig. 250 con un encéfalo-meningocele (b). Una comparación de las figuras a y
b muestra claramente el trayecto atípico del perfil
a nivel de la nariz en un encéfalo-meningocele
localizado por encima de la nariz. El contorno
del frontal no pasa en forma continuada al de los
huesos de la nariz sino que se interrumpe brus-
camente en un sitio, que está situado algo más alto
del que corresponde normalmente al suelo de los
senos frontales. En este sitio el contorno retro-
cede, en arco, intensamente hacía atrás como consecuencia del extenso defecto y sigue luego con
el contorno de los huesos de la nariz algo desplazado hacia abajo.

Fig. 251 a et b. Vue de profil de la partie
externe du nez dans un cas normal (a) et dans
le cas de la Fig. 250 avec un encéphalo-méningocèle (b). En comparant les Fig. a et b on remarque nettement le parcours atypique de la ligne
de profil de la région nasale résultant d'un encéphalo-méningocèle situé au-dessus du nez. Le
contour du frontal ne se continue pas comme
normalement dans les os propres du nez, mais
s'interrompt brusquement à un endroit, qui est
situé un peu en-dessus de la paroi inférieure des
sinus frontaux sur un crâne normal. Le contour
s'efface dans cette région en raison de l'érosion
étendue, décrit une convexité en arrière et se
poursuit dans le contour des os propres du nez,
qui sont un peu refoulés vers le bas.

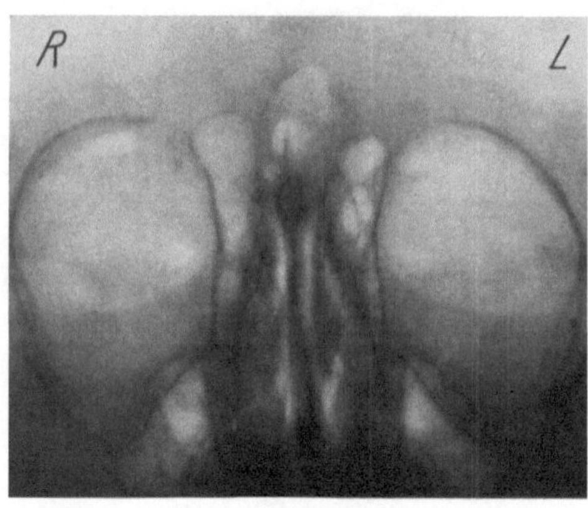

a

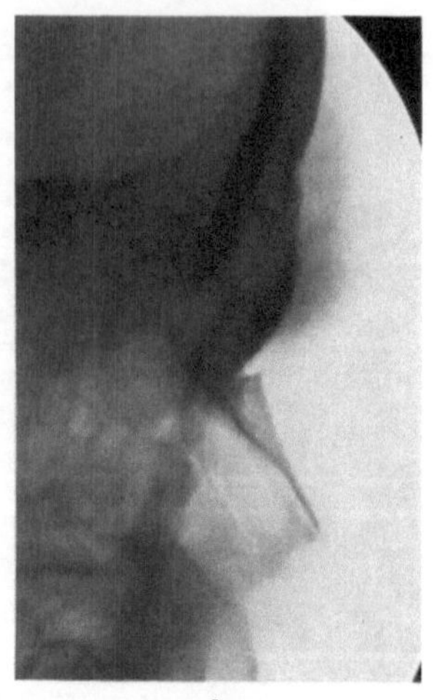

b

Abb. 252a und b. Sagittale Ansicht der Nasennebenhöhlen I. Serie (a) und seitliche Ansicht der Nase (b) eines Kindes mit einer weichen Geschwulst am Nasenrücken in der Gegend der Nasenwurzel (s. S. 147). Die Abb. a zeigt median unmittelbar über der Nase eine längsovale, gut begrenzte Aufhellung und im unteren Teil derselben eine kleinere, rundliche, intensivere Aufhellung. Rechts und links davon sind pneumatische Räume zu sehen, welche kleinen Stirnhöhlen bzw. vorgeschobenen Siebbeinzellen entsprechen. Diese Aufnahme läßt nicht erkennen, ob es sich um eine Defektbildung durch eine Encephalo-Meningocele oder ein Dermoid handelt. Das Seitenbild b zeigt einen im allgemeinen normalen Verlauf der Profillinie, nur ist an der Nasenwurzel ein kleiner, scharf begrenzter Defekt zu erkennen. Dieser Befund spricht eher für ein Dermoid als für eine Encephalo-Meningocele. Die Operation ergab keine sichere Entscheidung, da sich die cystenartige Geschwulst zapfenartig in das Schädelinnere fortsetzte. Die histologische Untersuchung ergab ein Dermoid.

Fig. 252a and b. Sagittal view of the nasal accessory sinuses of the first series (a) and lateral view of the nose (b) of a child with a soft tumour of the nose in the region of its base. A well-defined translucency is shown in Fig. a medially, immediately above the nose. It is oval and has in its lower portion a small, round and more marked translucency. On the right and left of it are air spaces which correspond to the small frontal sinuses or upward developed ethmoidal cells. In this view it is impossible to decide whether the defect is due to an encephalo-meningocele or to a dermoid. In the lateral view (b), however, the profile line is roughly normal, but there is a small well-defined defect at the base of the nose. This suggests a dermoid rather than an encephalo-meningocele. The operation did not help in the diagnosis, because the cyst-like growth continued conically into the skull. Histological examination revealed a dermoid.

Fig. 252a y b. Radiografía sagital de los senos paranasales Iera serie (a) y radiografía lateral de la nariz (b) en un niño con una tumoración blanda a nivel del dorso de la nariz en la región de la raiz de la nariz. La Fig. a muestra en el medio, inmediatemente por encima de la nariz, una transparencia ovoide, bien limitada y en la parte inferior de la misma una transparencia más intensa, más pequeña y redondeada. A la derecha e izquierda se ven espacios neumáticos que corresponden a pequeños senos frontales, respectivamente a celdas etmoidales. Esta radiografía no permite reconocer si se trata de un defecto provocado por un encéfalo-meningocele o por un quiste dermoideo. La radiografía lateral b muestra un trayecto en general normal de la linea del perfil, solo que en la raíz de la nariz se puede comprobar un pequeño defecto, nítidamente limitado. Este hallazgo habla más bien a favor de un dermoide y no de un encéfalo-meningocele. La intervención no aclaró perfectamente la situación ya que la tumoración quística se prolongaba en el interior del cráneo. El exámen histológico reveló un quiste dermoideo.

Fig. 252a et b. Vue de face des sinus paranasaux de Ier ordre (a) et vue de profil du nez (b) d'un enfant avec une tumeur des parties molles du dos du nez dans la région de la racine. La Fig. a montre une lacune située juste au-dessus du nez, ovalaire, bien délimitée et présentant à sa partie inférieure une clarté plus petite, ronde et beaucoup plus accentuée. A gauche et à droite de cette dernière on distingue des cavités pneumatisées qui correspondent à des sinus frontaux rudimentaires ou à des cellules ethmoïdales refoulées en avant. La radiographie ne permet pas de discerner s'il s'agit d'une érosion due à un encéphalo-méningocèle ou à un kyste dermoïde. Sur la radiographie de profil b on voit que la ligne de profil montre un dessin à peu près normal, on observe toutefois une petite érosion bien délimitée de la racine du nez. Cette altération parle plus pour un kyste dermoïde que pour un encéphalo-méningocèle. L'opération ne permit pas de préciser le diagnostic, car la tumeur kystique se prolongeait dans l'intérieur du crâne. L'examen histologique révéla l'existence d'un kyste dermoïde.

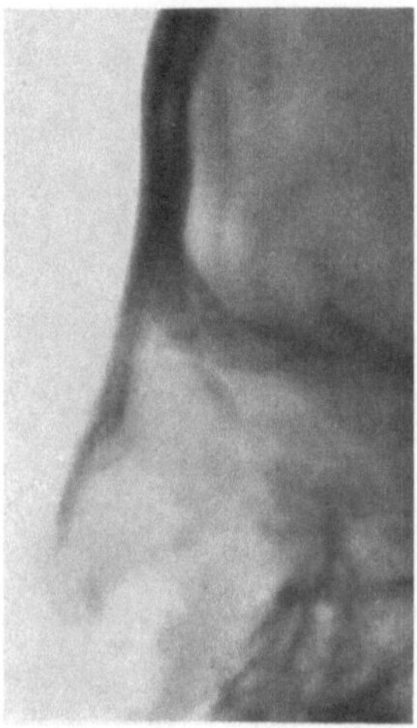

Abb. 253. Seitliche Ansicht der Nase in einem
Falle einer vorderen, basalen Encephalo-Meningocele (s. S. 147). Auch hier zeigt die Profillinie
keinen normalen Verlauf. Im Gegensatz zum
Falle der Abb. 251 ist jedoch hier der unterste
Teil des Stirnbeines mit den angrenzenden Nasenbeinen durch die in die Nasenhöhle eingedrungene
und nicht oberhalb der Nasenbeine durchgedrun-
gene Encephalo-Meningocele nach vorne gedrückt.

Fig. 253. Radiografía lateral de la nariz en un
caso de encéfalo-meningocele anterior basal.
Aquí tampoco la línea del perfil presenta trayecto
normal. Contrariamente a lo que sucede con el
caso de la Fig. 251, aquí la parte inferior del
frontal con los huesos vecinos de la nariz ha
sido desplazado hacía adelante por el encéfalo-
meningocele que ha invadido la cavidad de la
nariz y no la región situada por encima de los
huesos propios de la nariz.

Fig. 253. Lateral view of the nose in a case of
an anterior basal encephalo-meningocele. Here
also the profile line lacks normal contours. In
contrast to the case in Fig. 251, the lower portion of the frontal bone and the neighbouring
nasal bones have been displaced forward. The
encephalo-meningocele has penetrated into the
nasal cavity and not, as in Fig. 251, perforated
just above the nasal bones.

Fig. 253. Vue de profil du nez dans un cas d'un
encéphalo-méningocèle antérieur basal. Le dessin
de profil montre également un parcours anormal.
C'est ici la partie inférieure du frontal avec les
os propres du nez qui sont refoulés en avant par
l'encéphalo-méningocèle qui a pénétré dans les
fosses nasales, alors que dans le cas 251, l'encéphalo-méningocèle s'était développé au-dessus
des os propres du nez.

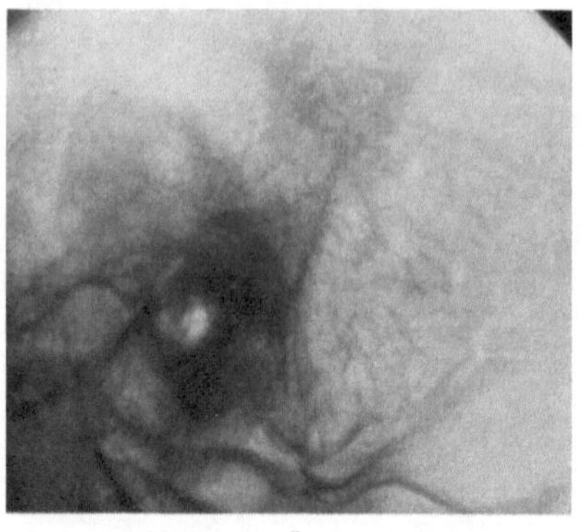

a

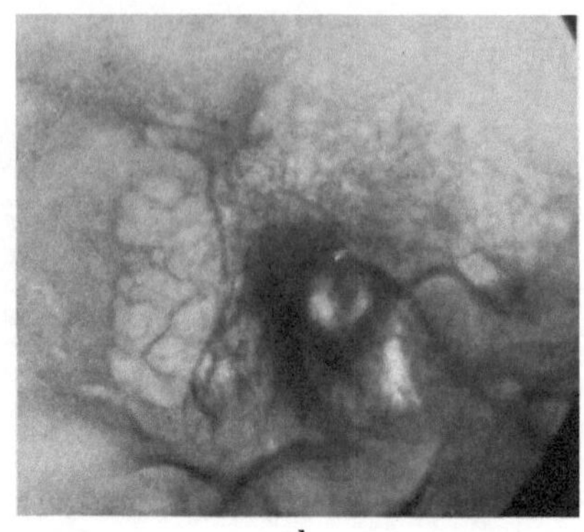

b

Abb. 254a und b. Halb-seitliche Aufnahme beider Schläfenbeine in einem Falle einer akuten Otitis media und Mastoiditis (s. S. 149). a Kranke, b gesunde Seite zum Vergleich. Die Pneumatisation ist gut entwickelt, etwas unregelmäßig, klein- bis mittelzellig. Die Zellen reichen nach vorne mit einem breiten Ausläufer bis in die vordere Zygomaticuswurzel, nach hinten bis hinter den Sinus sigmoideus. Auf der kranken Seite sind das Antrum mastoideum und die pneumatischen Zellen des Warzenfortsatzes verschattet. Besonders im hinteren Teil des pneumatischen Systems sieht man deutlich, daß die Zellkonturen zwar annähernd normal dicht sind, jedoch unregelmäßig, vielfach unterbrochen. Der Befund entspricht einer Knochenaffektion, wobei die Usur des Knochens vorwiegend vom Zellumen aus erfolgt.

Fig. 254a and b. Half-lateral views of both temporal bones in a case of acute otitis media and mastoiditis. a is the involved and b the normal side. The air system is well developed, slightly irregular, with cells varying from small to medium-sized. The cells extend widely to the anterior zygomatic root in front, and behind the sigmoid sinus posteriorly. The mastoid antrum and the cells of the mastoid process are opaque on the involved side. The cell contours in the posterior part, although normally dense, are irregular and frequently interrupted. These findings suggest bone involvement. The bone erosion starts mainly from within the cells.

Fig. 254a y b. Radiografía semi-lateral de ambos temporales en un caso de otitis media aguda y mastoiditis. a lado enfermo, b lado sano para comparar. La neumatización está bien desarrollada, algo irregular, las celdas están de tamaño pequeño a mediano. Las celdas llegan adelante con una ancha prolongación hasta la raiz anterior del cigoma, hacia atrás hasta detrás del seno sigmoideo. En el lado enfermo están opacificados el antro mastoideo y las celdas neumáticas de la apófisis mastoides. Es, sobre todo, en la parte posterior del sistema neumático donde se ve claramente que si bien los contornos de las celdas son aproximadamente nítidos, son irregulares y frecuentemente están interrumpidos. El hallazgo corresponde a una afección ósea, cumpliéndose la usura del hueso predominantemente desde la luz de las celdas.

Fig. 254a et b. Radiographies en incidence temporo-tympanique des temporaux dans un cas d'une otite moyenne aiguë avec mastoïdite. a côté malade; b côté normal. La pneumatisation est bien développée, les cellules sont un peu irrégulières de petites et moyennes dimensions. Elles s'étendent en avant par une large cavité jusqu'à la racine transverse du zygoma, et en arrière jusque derrière le sinus sigmoïde. L'antre et les cellules pneumatisées de l'apophyse mastoïde sont voilés du côté malade. Les cavités pneumatisées de la région postérieure montrent des contours dont l'épaisseur est à peu près normales, ils sont toutefois un peu irréguliers et souvent interrompus. Ces altérations parlent pour une lésion osseuse, dans laquelle l'érosion trouve son point de départ dans la lumière de la cellule pneumatisée.

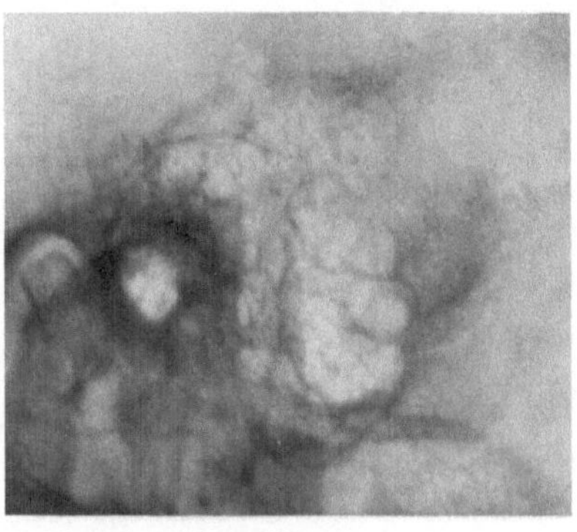

a

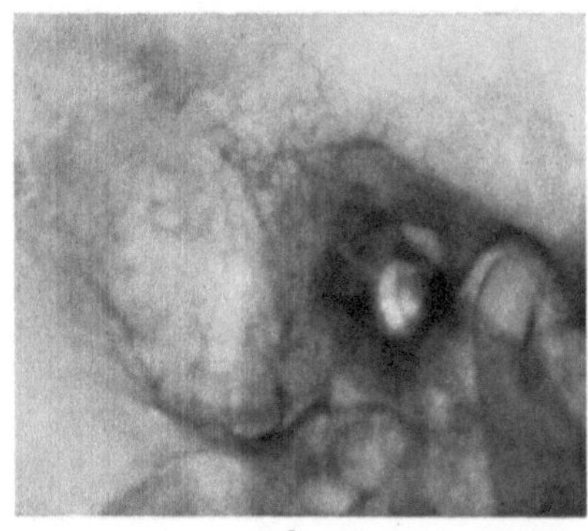

b

Abb. 255a und b. Halb-seitliche Aufnahme beider Schläfenbeine in einem Falle einer akuten Otitis media und Mastoiditis (s. S. 149). a Gesunde, b kranke Seite. Das pneumatische System ist von normaler Ausdehnung und mittelzelliger Struktur. Das Antrum mastoideum und die Zellen sind auf der kranken Seite verschattet. Im hinteren-unteren Anteil sind die Zellkonturen zwar noch ziemlich regelmäßig, jedoch sind die Zellbälkchen deutlich aufgehellt. Dieser Befund spricht für eine akute Knochenresorption, welche vorwiegend von Gefäßkanälen und noch vorhandenen Markräume ausgeht.

Fig. 255a y b. Radiografía semi-lateral de ambos temporales en un caso de otitis media aguda y mastoiditis. a Lado sano. b Lado enfermo. El sistema neumático es de extensión normal y compuesto de celdas medianas. El antro mastoideo y las celdas están opacificadas en el lado enfermo. En la parte postero-inferior los contornos de las celdas son aún bastante regulares pero más transparentes. Este hallazgo habla de una reabsorción aguda de hueso que interesa predominantemente canales vasculares y espacios medulares aún existentes.

Fig. 255a and b. Half-lateral view of both temporal bones in a case of acute otitis media and mastoiditis. a is the normal, b the involved side. The air system is of normal extent and its cells of medium size. The mastoid antrum and the cells are opaque on the involved side. Although the cell contours in the posterior lower portion are still regular, they are certainly more translucent. This finding suggests acute bone absorption which has taken place, mainly in the vascular canals and the existing marrow-spaces.

Fig. 255a et b. Radiographie en incidence temporo-tympanique des temporaux dans un cas d'une otite moyenne aiguë avec mastoïdite. a côté normal; b côté malade. Les cavités pneumatisées montrent une extension normale avec des cellules de dimensions moyennes. L'antre et les cellules sont voilés du côté malade. Les contours des cellules de la région postérieure inférieure sont assez réguliers, la transparence de ces trabecules de ces cellules est accentuée. Ces altérations parlent pour une ostéolyse aiguë, qui atteint tout particulièrement les canaux vasculaires et les cavités médullaires encore présentes.

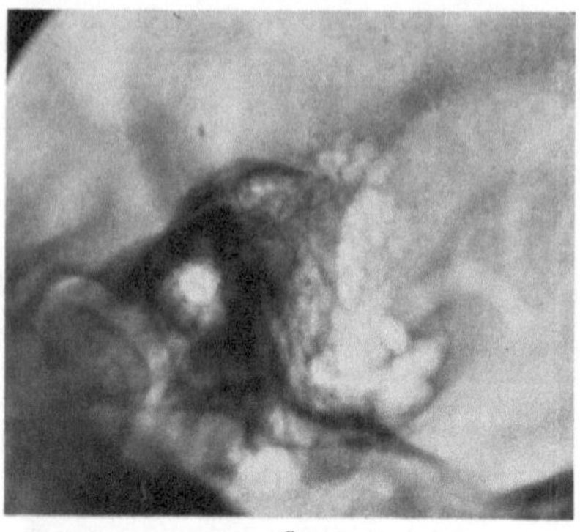

a

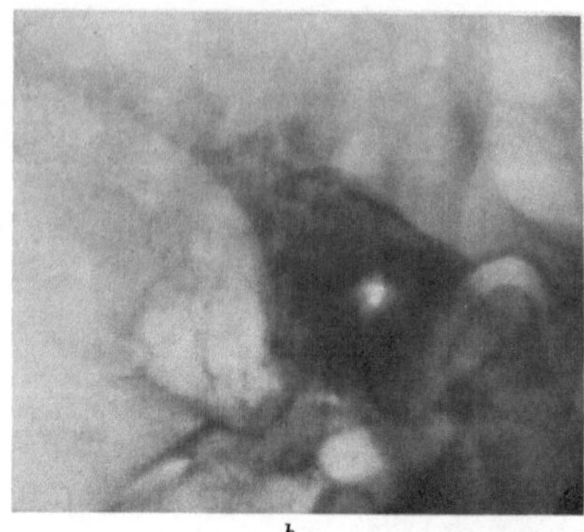

b

Abb. 256a und b. Halb-seitliche Aufnahmen bei-der Schläfenbeine in einem Falle einer akuten Otitis media und Mastoiditis (s. S. 150). a Ge-sunde, b kranke Seite. Das pneumatische System ist von mittlerer Ausdehnung und mittelzelliger Struktur. Auf der kranken Seite sind das Antrum mastoideum und die Zellen verschattet. Im un-teren Anteil des pneumatischen Systems besteht hier eine große, unregelmäßig begrenzte Aufhel-lung, welche durch Knochendestruktion und da-durch bedingtes Konfluieren von Zellen hervor-gerufen ist. Innerhalb dieser Aufhellung sind noch Reste von Zellkonturen zu sehen. Kleine punktförmige Schatten vorwiegend im vorderen-oberen Anteil entsprechen kleinen Sequestern. Der Sinus sigmoideus ist geringgradig vorge-lagert.

Fig. 256a and b. Half lateral view of both tem-poral bones in a case of acute otitis media and mastoiditis. a is the normal, and b the in-volved side. The air system is of normal extent, and the cells are of medium size. The mastoid antrum and the cells are opaque on the involved side. There is a large translucency with irregular margins in the lower portion of the air system. This has been produced by bone destruction which led to a confluence of the cells. Remnants of cell contours are still visible within the trans-lucency. Small punctate shadows seen mainly in the upper anterior portion correspond to small sequestra. The sigmoid sinus is slightly displaced anteriorly.

Fig. 256a y b. Radiografía semi-lateral de ambos temporales en un caso de otitis media aguda y mastoiditis. a Lado sano. b Lado enfermo. El sistema neumático es de extensión mediana y sus celdas son de tamaño mediano. En el lado enfermo el antro mastoideo y las celdas están opacificadas. En la parte inferior del sistema neumático se ve una transparencia grande, irregu-larmente limitada, provocada por destrucción ósea y confluencia de celdas consiguiente. Dentro de esta transparencia se ven aún restos de con-tornos de celdas. Las pequeñas sombras punti-formes, predominantemente en la parte antero-superior, corresponden a pequeños secuestros. El seno sigmoideo está discretamente desplazado hacia adelante.

Fig. 256a et b. Radiographie en incidence tem-poro-tympanique des temporaux dans un cas d'une otite moyenne aiguë avec mastoïdite. a Côté normal. b Côté malade. Les cavités pneumatisées montrent une extension normale avec des cellules de dimensions moyennes. L'antre et les cellules sont voilés du côté malade. Dans la région inférieure des cavités pneumatisées on voit une grande lacune à contours irréguliers, qui résulte d'une ostéolyse avec confluence des cellules de cette région. On distingue encore des vestiges de contours cellulaires à l'intérieur de cette érosion. Des petites ombres pointillées se rencontrent surtout dans la partie antérieure supérieure, elles correspondent à de petits séquestres. Légère antéposition du sinus sigmoïde.

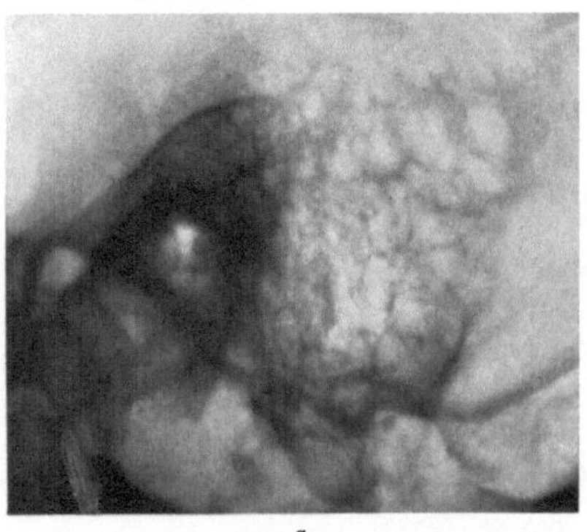

a

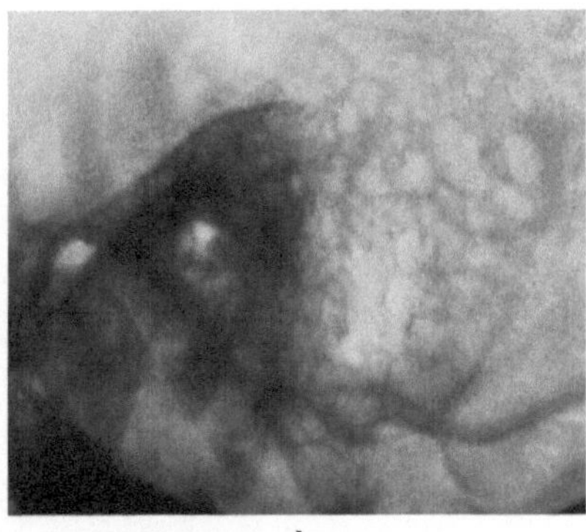

b

Abb. 257a und b. Halb-seitliche Aufnahme eines Schläfenbeines in einem Falle einer akuten Otitis media und Mastoiditis, aufgenommen in einem Intervall von einer Woche (s. S. 150). a Erste, b zweite Aufnahme. Die Abb. a zeigt ein gut entwickeltes pneumatisches System von etwas unregelmäßiger, klein- bis mittelzelliger Struktur. Das Antrum mastoideum und die Zellen sind verschattet. Im hinteren-oberen Teil des pneumatischen Systems zeigen die Zellen keine deutliche Corticalis und die Zellwände sind hier dick. Dieser Befund spricht für eine Pneumatisationsstörung daselbst vom hyperplastischen Typus. Etwa 2 cm oberhalb der Warzenfortsatzspitze sieht man eine kleine, unregelmäßig begrenzte Aufhellung, in deren Bereiche Zellkonturen zu fehlen scheinen. Es handelt sich hier um eine eben erkennbare, circumskripte Knochendestruktion. Die Abb. b zeigt diese Aufhellung eine Woche später deutlich vergrößert und jetzt bietet die Diagnose der Mastoiditis keine Schwierigkeiten mehr.

Fig. 257a y b. Radiografías semi-laterales de un temporal en un caso de otitis media aguda y mastoiditis tomadas en intervalo de una semana. a primera y b segunda radiografía. La Fig. a muestra un sistema neumático bien desarrollado de estructura algo irregular, de celdas pequeñas y medianas. El antro mastoideo y las celdas están opacificadas. En la parte postero-superior del sistema neumático las celdas no muestran una cortical bien evidente y las paredes de las celdas son aquí más gruesas. Este hallazgo habla de un trastorno de la neumatización de tipo hiperplásico. A 2 cm por encima de la punta de la apófisis mastoides se ve una transparencia pequeña, irregularmente limitada en cuya zona parecen faltar los contornos de las celdas. Se trata aquí de una destrucción ósea circunscripta, recién reconocible. La Fig. b muestra esta transparencia 1 semana después y marcadamente aumentada de manera que el diagnóstico de mastoiditis ya no ofrece dificultades.

Fig. 257a and b. Half-lateral views of a temporal bone in a case of acute otitis media and mastoiditis taken at an interval of one week. Fig. a is the first, Fig. b the second view. Fig. a shows a well-developed air system with irregular, small to medium-sized cells. The mastoid antrum and the cells are opaque. The cells in the posterior upper portion of the air system have an indistinct cortex and their walls are thickened. This finding suggests a disturbance of aeration of the hyperplastic type. A small translucency with irregular outline is seen approx. 2 cm above the tip of the mastoid process. Here the cell contours seem to be missing. This is a just recognizable circumscribed area of bone destruction. Fig. b shows that one week later this translucency has clearly become larger and there is no longer any difficulty about the diagnosis of mastoiditis.

Fig. 257a et b. Radiographie d'un temporal en incidence temporo-tympanique dans un cas d'une otite moyenne aiguë avec mastoïdite, les radiographies ont été prises à une semaine d'intervalle. a Première radiographie. b Seconde radiographie. La Fig. a montre des cavités pneumatisées bien développées, les cellules sont un peu irrégulières, elles sont de petites et moyennes dimensions. L'antre et les cellules sont voilés. Les cellules de la partie supérieure postérieure ne montrent pas de corticale et leurs parois sont épaisses. Ces modifications parlent pour une altération de la pneumatisation dans le sens d'une hyperplasie. A environ 2 cm. en-dessus de l'extrémité de l'apophyse mastoïde on distingue une petite lacune à contours irréguliers, les contours cellulaires de cette région semblent même faire défaut. Il s'agit ici d'une érosion àpeine visible, bien localisée. La Fig. b montre que cette lacune s'est notablement développée si bien que le diagnostic de mastoïdite ne présente aucune difficulté.

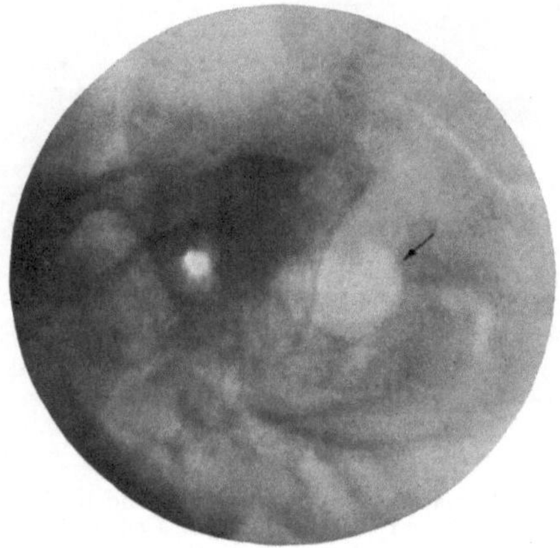

Abb. 258. Halb-seitliche Aufnahme des Schläfenbeines in einem Falle einer akuten Otitis media
und Mastoiditis (s. S. 150). Die Pneumatisation
ist etwas gehemmt. Das Antrum mastoideum und
die Zellen sind verschattet. In der Höhe des
Emissarium mastoideum besteht ein großer,
ziemlich gut begrenzter Hohlraum, dem jedoch
die Corticalis zum größten Teil fehlt. Er ist
durch Konfluieren von Zellen entstanden.

Fig. 258. Radiografía semi-lateral del temporal
en un caso de otitis media aguda y mastoiditis.
La neumatización está un poco inhibida. El antro
mastoideo y las celdas están opacificadas. A la
altura de la emisaria mastoidea se comprueba
un espacio vacío grande y bastante bien limitado
pero al cual le falta la cortical en su mayor parte.
Se ha originado como consecuencia de la confluencia de celdas.

Fig. 258. Half-lateral view of the temporal bone
in a case of acute otitis media and mastoiditis.
The aeration is slightly inhibited. The mastoid
antrum and the cells are opaque. A large, fairly
well-defined cavity exists at the level of the emissarium mastoideum, the cortex of which is missing to a large extent. It originates from cells
that have become confluent.

Fig. 258. Radiographie du temporal en incidence
temporo-tympanique dans un cas d'une otite
moyenne aiguë avec mastoïdite. Légère inhibition de la pneumatisation. L'antre et les cellules
mastoïdiennes sont voilés. Au niveau de l'émissaire mastoïdienne on voit une grande cavité
assez bien délimitée, dont la corticale fait défaut
dans sa plus grande partie. Elle a été formée
par la confluence de cellules.

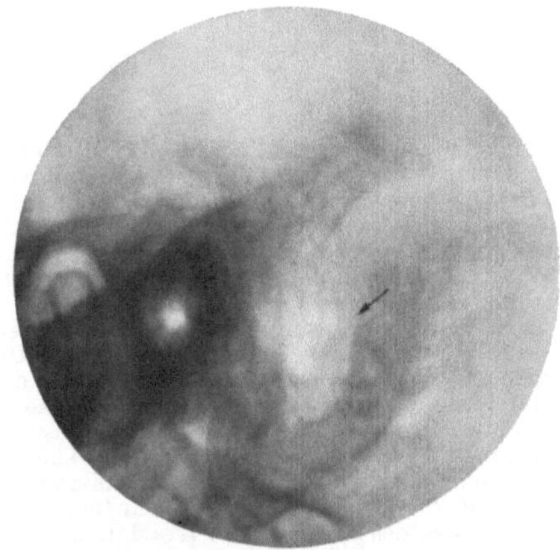

Abb. 259. Halb-seitliche Aufnahme des Schläfenbeines in einem Falle einer akuten Otitis media und Mastoiditis (s. S. 150). Die Pneumatisation ist etwas gehemmt. Das Antrum mastoideum und die Zellen sind verschattet. Etwas hintenunten vom Antrum mastoideum und lateral vom Sinus sigmoideus besteht eine große, unscharf begrenzte Aufhellung, welche ihre Ursache in einer frischen Knochenresorption hat. In ihrem Bereiche fehlt zum Teil auch der Kontur des Sulcus sigmoideus. Bei einer derartigen Lokalisation einer frischen Knochendestruktion ist fast mit Sicherheit das Bestehen eines perisinuösen Abscesses anzunehmen. Der perisinuöse Absceß als solcher macht jedoch keine röntgenologischen Symptome und kann daher auch röntgenologisch nicht diagnostiziert werden.

Fig. 259. Radiografía semi-lateral del temporal en un caso de otitis media aguda y mastoiditis. La neumatizacion está un poco inhibida. El antro mastoideo y las celdas están opacificadas. Algo por detrás y por debajo del antro mastoideo y lateralmente del seno sigmoideo hay una transparencia grande, mal limitada, que tiene su origen en una reabsorción ósea reciente. En su zona falta en parte también el contorno del surco sigmoideo. Frente a una tal localización de una destrucción ósea reciente debe aceptarse con casi toda seguridad, la existencia de un absceso perisinusal. El absceso perisinusal como tal no causa, sin embargo, síntomas radiológicos y no puede ser en consecuencia, diagnosticado radiológicamente.

Fig. 259. Half-lateral view of the temporal bone in a case of an acute otitis media and mastoiditis. The aeration is slightly inhibited. The mastoid antrum and the cells are opaque. A large ill-defined translucency can be found posteriorly and below the mastoid antrum and laterally to the sigmoid sinus. It has been caused by recent bone absorption. The contours of the sigmoid sulcus are partly missing in this region. In view of such localisation of the bone destruction it can be inferred with certainty, that there is an abscess around the sinus. Such a perisinuos abscess does not produce radiological signs and can therefore not be diagnosed radiologically.

Fig. 259. Radiographie du temporal en incidence temporo-tympanique dans un cas d'une otite moyenne aiguë avec mastoïdite. Légère inhibition de la pneumatisation. L'antre et les cellules mastoidiennes sont voilés. On distingue un peu en arrière et en-dessous de l'antre, dans la région externe au sinus sigmoïde une lacune importante mal délimitée, qui est due à une ostéolyse récente. Elle atteint également la gouttière sinusale dont le contour fait partiellement défaut. Une telle localisation d'une ostéolyse récente indique généralement l'existence d'un abcès de la région voisine du sinus. Un tel abcès ne présente toutefoie aucun symptôme radiologique et la radiologie ns peut poser son diagnostic.

Abb. 260. Halb-seitliche Aufnahme eines Schläfenbeines und seiner Umgebung in einem Falle einer Osteomyelitis im Anschluß an die Operation einer Mastoiditis (s. S. 151). Die Ohrmuschel konnte in diesem Falle nicht nach vorne geklappt werden und man sieht daher ihren Schatten hinter dem der Pyramide. Die nach hinten konvex begrenzte Aufhellung zwischen Pyramide und Ohrmuschel ist zum Teil durch Luft in derselben hervorgerufen, ihre hintere Begrenzung durch Weichteile der Ohrmuschel. Die obere und hintere Begrenzung des basalen Teiles der Pyramide, also die Gegend des Sulcus sigmoideus und des Tegmen ist infolge der bestehenden Knochenusur vollkommen unregelmäßig und unscharf. Im anschließenden Bereich des Schläfenbeines, des Hinterhauptbeines und des Scheitelbeines besteht eine ausgedehnte unscharf und undeutlich abgegrenzte Aufhellung bedingt durch das Fortschreiten der Knochenresorption in der Diploe. Im hinteren Anteil der Aufhellung sieht man zahlreiche, unregelmäßige Kalkschatten, welche Sequestern entsprechen.

Fig. 260. Half-lateral view of a temporal bone and its surroundings in a case of osteomyelitis following an operation for mastoiditis. In this case the pinna could not be folded forward, when taking the film, and its shadow is therefore seen behind the petrous bone. The posteriorly convex translucency between the pinna and the petrous bone is caused partly by air in the pinna and its posterior outline by the soft tissue of the pinna. The upper and posterior outlines of the basal portion of the petrous bone are completely irregular and indistinct as a result of the existing bone erosion. This is seen in the region of the sigmoid sulcus and the tegmen. In the adjoining region of the temporal, occipital and parietal bones there is a large, ill-defined and indistinct translucency caused by the progressing bone absorption in the diploe. In the posterior portion of the translucency there are numerous, irregular, calcified shadows, which correspond to sequestra.

Fig. 260. Radiografía semi-lateral de un temporal y de sus vecindades en un caso de una osteomielitis después de una intervención de una mastoiditis. El pabellón de la oreja no ha sido posible reclinalo hacia adelante y, en consecuencia, se ve su sombra detrás del peñasco. La transparencia limitada hacia atrás por una línea convexa, situada entre peñasco y pabellón de la oreja, es provocada en parte por aire en la misma, su límite posterior por partes blandas del pabellón de la oreja. Los límites superior y posterior de la porción basal del peñasco, es decir la región del surco sigmoideo y del tegmen, es completamente irregular e impreciso como consecuencia de la usura ósea existente. En la región vecina del temporal, del occipital y del parietal se ve una transparencia extensa de delimitación imprecisa y poco clara determinada por la progresión de la reabsorción ósea en el díploe. En la parte posterior de la transparencia se ven numerosas manchas cálcicas irregulares que corresponden a secuestros.

Fig. 260. Radiographie d'un temporal et de son entourage en incidence temporo-tympanique dans un cas d'une ostéomyélite qui s'est déclarée à la suite de l'opération d'une mastoïdite. Le pavillon de l'oreille n'a pas pu être replié en avant dans ce cas, c'est pourquoi son ombre est visible derrière celle du rocher. La clarté à convexité postérieure située entre le rocher et le pavillon de l'oreille est due en partie à l'air contenu dans ce dernier, sa limite postérieure correspond aux parties molles du pavillon. La limite supérieure et la limite postérieure de la partie inférieure du rocher, c. à d., la région de la gouttière sinusale et du toit de la caisse sont irrégulières et imprécises en raison de l'érosion. Dans les régions voisines du temporal, de l'occipital et du pariétal on observe une clarté étendue, floue et mal délimitée résultant de l'extension de l'ostéolyse dans le diploé. La partie postérieure de cette clarté montre plusieurs calcifications irrégulières, qui correspondent à des séquestres.

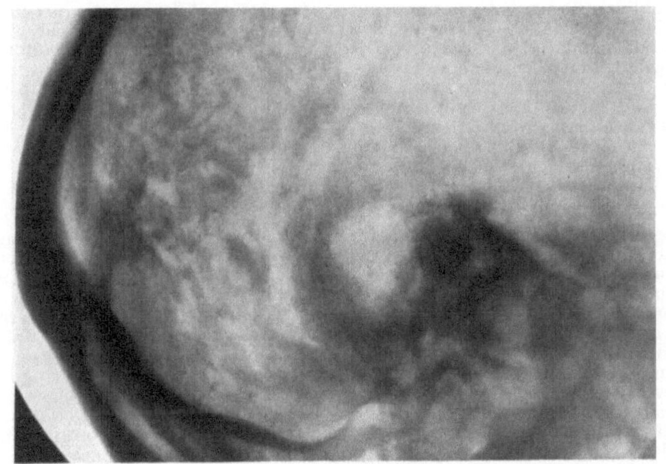

Abb. 261. Halb-seitliche Aufnahme eines Schläfenbeines und seiner Umgebung in einem Fall von Osteomyelitis (s. S. 151). Das pneumatische System ist fast normal. Nur im hinteren Anteil sind die Zellen etwas verschattet und hinten-oben ist auch die Grenze des pneumatischen Systems etwas undeutlich. Hinter dem pneumatischen System sieht man zahlreiche größere, zum Teil konfluierende und unscharf begrenzte Aufhellungen, in deren Bereiche viele kleine, dichte Schatten zu sehen sind. Die Veränderungen betreffen hauptsächlich die Gegend des Sulcus transversus und seine Umgebung. Sie sind für eine Osteomyelitis charakteristisch. Die Patientin wurde von einer Augenklinik wegen Sehstörungen zur Untersuchung des Schädels überwiesen. Lokal bestanden klinisch keinerlei Symptome. Die Anamnese ergab, daß Monate vorher ein Furunkel hinter dem Ohr bestanden hatte, der vom Arzt incidiert wurde und in normaler Zeit abheilte. Offensichtlich hatte sich eine symptomlose Thrombophlebitis und anschließend eine ebenso symptomlose Osteomyelitis entwickelt. Die Patientin starb an einem Hirnabsceß.

Fig. 261. Radiografía semi-lateral de un temporal y de su vecindad en un caso de osteomielitis. El sistema neumático es casi normal. Solamente en la parte posterior las celdas están un poco opacificadas y por detrás y arriba el límite del sistema neumático es también algo impreciso. Detrás del sistema neumático se ven transparencias numerosas, grandes, en parte confluyentes y mal limitadas en cuyo territorio se ven numerosas y pequeñas sombras densas. Estas alteraciones interesan, principalmente, la zona del seno transverso y sus vecindades. Son características de una osteomielitis. La paciente fué remitida para un examen del cráneo por una clínica oftalmológica porque presentaba trastornos visuales. La anamnesis reveló que meses antes había tenido un furúnculo detrás del oído, que fué incidido por el médico y que curó en tiempo normal. Ostensiblemente se había desarrollado una tromboflebitis asintomática y, luego, una osteomielitis igualmente asintomática. La enferma falleció a consecuencia de un absceso cerebral.

Fig. 261. Half-lateral view of a temporal bone and its surroundings in a case of osteomyelitis. The air system is almost normal. Only in its posterior portion are the cells slightly opaque and its outline is slightly indistinct above posteriorly. Behind the air system there are numerous, large, partly confluent, ill-defined translucencies, with small dense shadows within them. The changes have occurred mainly in the region of the transverse sulcus and its surroundings. They are characteristic of osteomyelitis. The patient was sent for X-ray examination of the skull from the department of ophthalmology because of visual disturbances. Clinically there were no localising symptoms. A few months previously the patient had a furuncle behind her ear, which was incised by the doctor and which had healed normally. Apparently a symptomless thrombophlebitis and a consequent symptomless osteomyelitis had developed. The patient died from a cerebral abscess.

Fig. 261. Radiographie d'un temporal et de son entourage en incidence temporo-tympanique dans un cas d'ostéomyélite. La pneumatisation des cellules est à peu près normale. Dans la région postérieure les cellules sont légèrement voilées et la limite supérieure postérieure des cavités pneumatisées est un peu imprécise. En arrière des cavités pneumatisées on distingue de nombreuses clartés grandes, mal délimitées, elles confluent par place et elles présentent dans leur voisinage de nombreuses petites ombres denses. Les altérations atteignent principalement la région de la gouttière sinusale et son entourage, elles sont caractéristiques d'une ostéomyélite. La malade souffrant de troubles visuels nous fut envoyé pour un examen du crâne par une clinique ophtalmologique. La région atteinte ne présentait aucun symptôme clinique. La malade reconnut toutefois avoir souffert d'un furoncle de la région rétroauriculaire quelques mois auparavant, il fut incisé par un médecin et guérit sans retard. Une thrombophlébite à symptomatologie muette s'est alors vraisemblablement développée, elle fut suivie d'une ostéomyélite à symptomatologie tout aussi muette. La malade mourut d'un abcès cérébral.

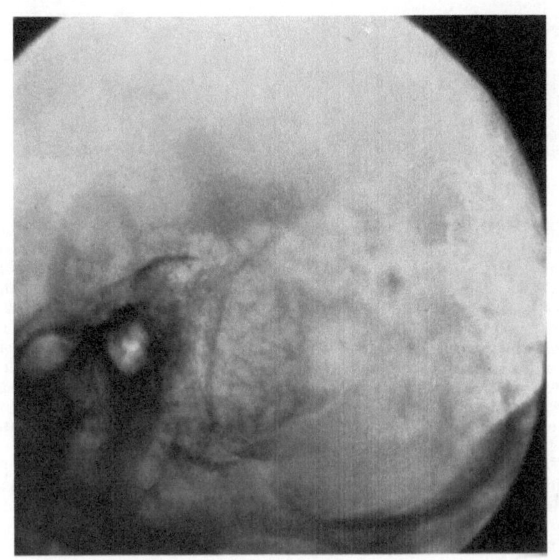

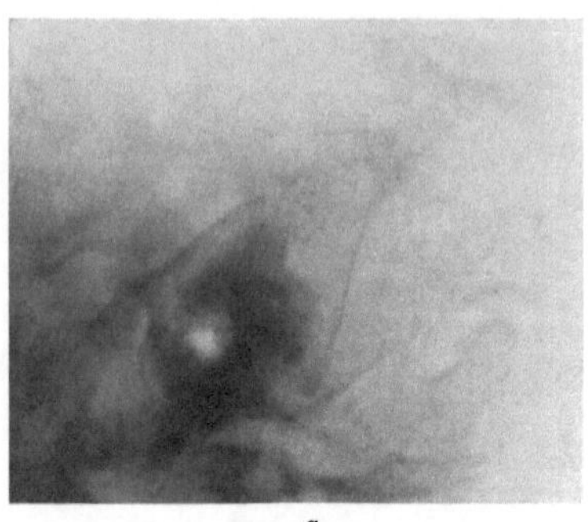

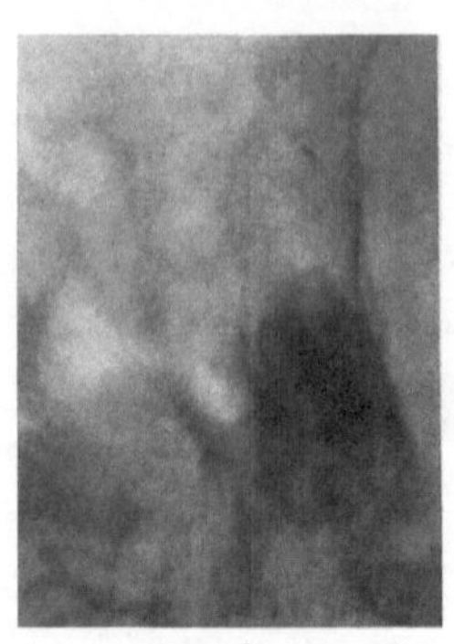

a   *b*

Abb. 262a und b. Halb-seitliche (a) und halb-axiale (b) Aufnahme eines Schläfenbeines eines Kindes mit einer Mastoiditis und Osteomyelitis (s. S. 151). Die Abb. a läßt keine Pneumatisation erkennen. Man könnte glauben, daß es sich um ein nicht pneumatisiertes Mastoid handelt. Die Abb. b läßt jedoch auch das Antrum mastoideum nicht erkennen, welches bei fehlender Pneumatisation gut zu sehen sein müßte, es sei denn, daß das Antrum klein und verschattet und der nicht pneumatisierte Knochen sklerotisch ist. Letzteres ist aber, wie die Dichte des Mastoids zeigt, sicher nicht der Fall. Das Fehlen des Antrum mastoideum im Röntgenbild spricht daher in einem solchen Falle für das Bestehen einer ausgedehnten Destruktion, welche schon über die Grenzen des pneumatischen Systems hinaus auf die Diploe übergegriffen hat.

Fig. 262a und b. Halb-seitliche Anmerkung.

Fig. 262a and b. Half-lateral (a) and half-axial (b) views of a child's temporal bone with mastoiditis and osteomyelitis. There are no air spaces in Fig. a. One might believe that the mastoid is not pneumatised. Fig. b shows, however, that the mastoid antrum is also not recognizable. If pneumatisation were absent, the antrum would be seen clearly. It appears therefore that the antrum is small and opaque and that the non-pneumatised bone is sclerotic. The latter is, however, not the case, as shown by the density of the mastoid. In such a case the absence of the mastoid antrum in the film suggests the presence of extensive destruction, which has extended beyond the borders of the air system into the diploe.

Fig. 262a y b. Radiografía semi-lateral (a) y semi-axial (b) de un temporal de un niño con una mastoiditis y osteomielitis. La Fig. a no permite reconocer ninguna neumatización. Podría creerse que se trata de una mastoides no neumatizada. Pero, la Fig. b tampoco permite reconocer el antro mastoideo que debería verse bien en ausencia de neumatización sea que el antro sea pequeño y esté opacificado y el hueso no neumatizado esté esclerosado. Pero esto último no ocurre teniendo en cuenta la densidad de la mastoides. En un caso así, la falta de antro mastoideo en la radiografía, habla a favor de la existencia de una destrucción extensa que ya ha invadido el diploe pasando los límites del sistema neumático.

Fig. 262a et b. Radiographie d'un temporal en incidence temporo-tympanique (a) et en incidence fronto-mastoïdienne (b) chez un enfant atteint d'une mastoidite avec ostéomyélite. La Fig. a montre une absence totale de pneumatisation. On pourrait croire qu'il s'agit d'une inhibition totale de la pneumatisation de la portion mastoïdienne. La Fig. b ne permet pas non plus de distinguer l'antre, qui devrait être visible en cas d'absence de pneumatisation, à moins qu'il ne soit petit et voilé et que l'os non pneumatisé montre une sclérose. Ce qui n'est certainement pas le cas, si l'on tient compte de la densité de la portion mastoïdienne. L'absence de l'antre sur la radiographie parle donc dans un cas semblable pour une érosion osseuse étendue qui a déjà dépassé les limites des cavités pneumatisées et a envahi le diploé.

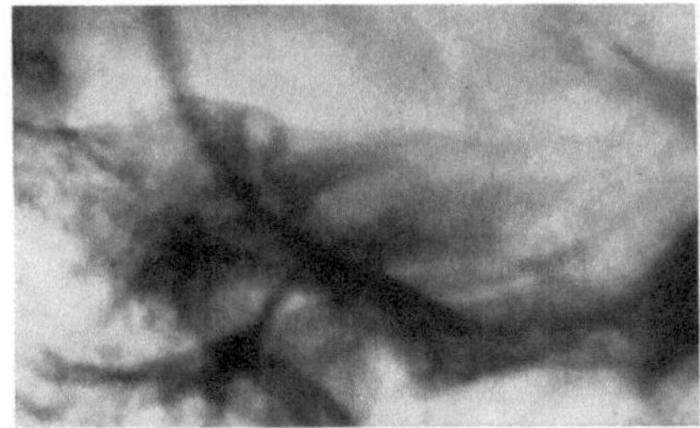

Abb. 263. Halb-sagittale Aufnahme des Schläfenbeines in einem Falle einer akuten Labyrinthitis
im Anschluß an eine Antrotomie wegen Mastoiditis (s. S. 151). Die Aufnahme zeigt, daß die
Operation unvollständig war und im Bereich der
Pars mastoidea noch zahlreiche, verschattete Zellen vorhanden sind. Der obere Bogengang ist im
oberen Anteil als Ausdruck der bestehenden
Labyrinthitis erheblich erweitert.

Fig. 263. Radiografía semi-lateral del temporal
en un caso de laberintitis aguda después de una
antrotomía por mastoiditis. La radiografía muestra que la intervención ha sido incompleta y que
en la zona de la mastoides hay aún numerosas
celdas opacificadas. El conducto semicircular
superior está considerablemente dilatado en su
parte superior como expresión de la laberintitis
existente.

Fig. 263. Half-sagittal view of the temporal bone
in a case of acute labyrinthitis following an antrotomy for mastoiditis. The view shows, that the
operation was incomplete and that numerous
opaque cells are present in the region of the pars
mastoidea. The upper semicircular canal is considerably enlarged in its upper portion, due to
the existing labyrinthitis.

Fig. 263. Radiographie du temporal en incidence
occipito-zygomatique dans un cas d'une labyrinthite aiguë survenue à la suite d'une antrotomie pour mastoïdite. La radiographie montre
que l'opération a été incomplète et que de nombreuses cavités mastoïdiennes pneumatisées sont
encore voilées. Le canal semi-circulaire supérieur
est très élargi dans sa partie supérieure, ce qui
est l'expression de la labyrinthite.

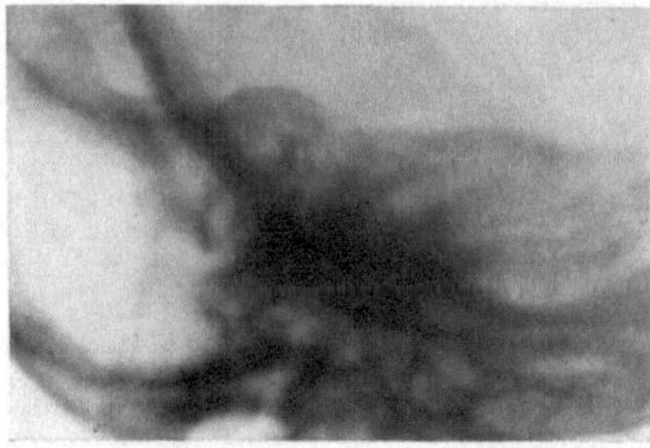

Abb. 264. Halb-sagittale Aufnahme des Schläfenbeines eines Kindes mit Sequestration des Labyrinthes im Verlaufe einer Scharlach-Otitis (siehe
S. 151). Im Bereiche der Pars mastoidea besteht
ein ausgedehnter Defekt nach Operation. Die
knöcherne Labyrinthkapsel ist im Bereiche der
Bogengänge von einer durch Knochenresorption
bedingten, schmalen Aufhellungszone umgeben.
Der Rest des oberen und hinteren Bogenganges
ist als Ausdruck der Sequesterbildung auffallend
dicht.

Fig. 264. Radiografía semi-sagital de un temporal
en un niño con secuestración del laberinto en el
curso de una otitis escarlatinosa. Hay un defecto
extenso en la zona de la porción mastoidea
después de la intervención. La cápsula ósea del
laberinto está rodeada, en la zona de los conductos
semicirculares, de una zona transparente delgada
provocada por reabsorción ósea. En el resto de
los conductos semicirculares superior y posterior,
el hueso es marcadamente denso como expresión
de la formación de secuestro.

Fig. 264. Half-sagittal view of a childs's temporal
bone showing sequestration of the labyrinth,
which occurred during an otitis of scarlet fever.
An extensive defect following operation is present
in the region of the pars mastoidea. The bony
capsule of the labyrinth is surrounded in the
region of the semicircular canals by a small, translucent zone, which was caused by bone absorption. The bone is markedly dense in the area of
the remaining upper and lower semicircular canals
due to sequestra formation.

Fig. 264. Radiographie du temporal en incidence
occipito-zygomatique chez un enfant avec formation de séquestres du labyrinthe à la suite
d'une otite après scarlatine. Dans la région de
la portion mastoïdienne on observe une cavité
opératoire étendue. La capsule osseuse du labyrinthe est entourée dans la région des canaux
semi-circulaires d'une zone claire et étroite due
à l'ostéolyse. Les vestiges osseux des canaux
semi-circulaires supérieur et postérieur sont très
denses par suite de la formation de séquestres.

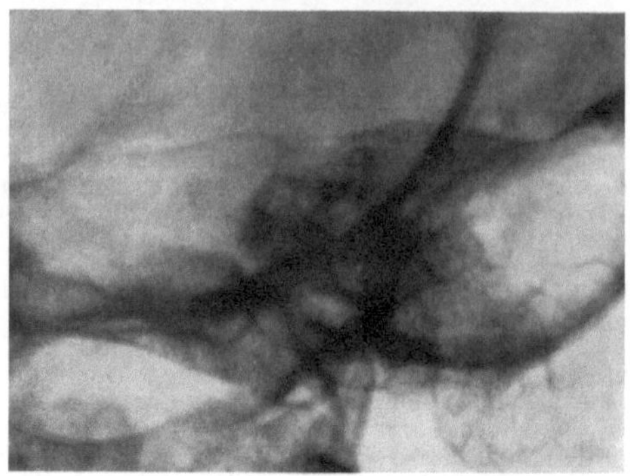

Abb. 265. Halb-sagittale Aufnahme des Schläfenbeines in einem Falle von Petrositis im Verlaufe einer akuten Otitis media (s. S. 152). Im Bereiche der Pars mastoidea besteht ein operativer Defekt, in dessen Umgebung aber noch reichlich verschattete Zellen vorhanden sind. Die Pyramidenspitze ist aufgehellt und strukturlos. Die noch deutlich erkennbare feine Corticalis an der oberen Pyramidenkante spricht dafür, daß die Pyramidenspitze gut pneumatisiert war. An Stelle der Zellen besteht jetzt hier eine große Einschmelzung.

Fig. 265. Radiografía semi-sagital del temporal en un caso de petrositis en el curso de una otitis media aguda. En la zona de la porción mastoidea existe un defecto quirúrgico en cuyos alrededores existen aún numerosas celdas opacificadas. La punta del peñasco es transparente y no presenta estructura. La fina cortical que aún se reconoce a nivel del borde superior del peñasco señala que la punta del peñasco estaba bien neumatizada. En el lugar de las celdas hay ahora aquí una amplia zona de fusión.

Fig. 265. Half-sagittal view of a temporal bone in a case of petrositis which has occurred during an attack of acute otitis media. In the region of the pars mastoidea there is an operation defect in whose neighbourhood, however, there are still many markedly opaque cells. The tip of the petrous bone is translucent and lacks structure. The still clearly visible, fine cortex at the upper pyramidal edge suggests that the tip of the petrous bone was well pneumatised. Now there is a large cavity, in the place of the cells.

Fig. 265. Radiographie du temporal en incidence occipito-zygomatique dans un cas de pétrosite survenue au cours d'une otite moyenne aiguë. Dans la région de la portion mastoïdienne on observe une cavité opératoire et dans son voisinage de très nombreuses cellules voilées. Le sommet du rocher est transparent et sans structure. La fine corticale encore reconnaissable du bord supérieur du rocher nous indique que le sommet du rocher était bien pneumatisé. Les cellules y sont maintenant remplacées par une fontei mportante.

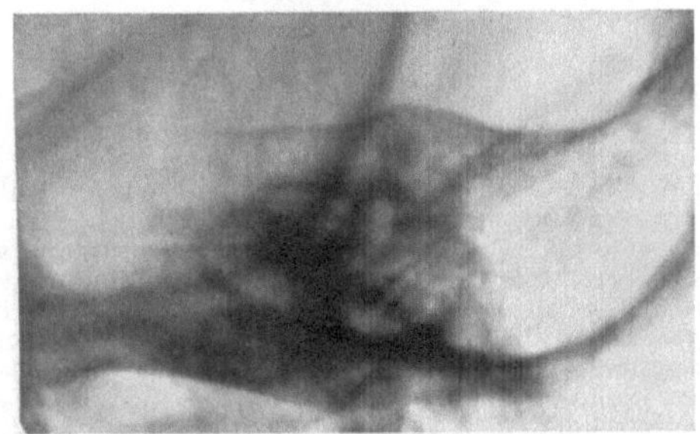

Abb. 266. Halb-sagittale Aufnahme eines Schläfenbeines in einem Fall von Petrositis im Verlauf
einer akuten Otitis media (s. S. 152). Im Bereiche
der Pars mastoidea besteht ein großer operativer
Defekt. In der Nachbarschaft des Labyrinthes
sind noch Zellen zu sehen. Die ganze Pyramidenspitze war pneumatisiert. Man erkennt dies, abgesehen von undeutlicher Zellstruktur über dem
inneren Gehörgang, an der relativen Helligkeit
der Pyramidenspitze und an der dünnen, im
Bereiche der oberen Pyramidenkante sichtbaren
Corticalis. Die eigentliche Pyramidenspitze ist
zerstört und fehlt daher im Röntgenbild. Hier
ist auch der obere Kontur der Pyramide nicht
mehr zu sehen.

Fig. 266. Radiografía semi-sagital de un temporal
en un caso de petrositis en el curso de una otitis
media aguda. En la zona de la porción mastoidea
hay un gran defecto quirúrgico. Se ven aún
celdas en las vecindades del laberinto. Toda la
punta del peñasco estaba neumatizada. Se reconoce esto, fuera de la estructura celular imprecisa por encima del conducto auditivo interno,
por la transparencia relativa de la punta del
peñasco y por la cortical delgada visible en la
región del borde superior del peñasco. La propria
punta del peñasco está destruída y falta, por
lo tanto, en la radiografía. Aquí tampoco se ve
el contorno superior del peñasco.

Fig. 266. Half-sagittal view of the temporal bone
in a case of petrositis during an attack of acute
otitis media. In the region of the pars mastoidea
there is a large operation defect. Some cells are
still visible in the neighbourhood of the labyrinth.
The whole of the tip of the petrous bone was
pneumatised. This can be deduced not only from
the indistinct structure of the cells above the
auditory canal, but also from the relative translucency of the tip of the petrous bone and from
the thin, visible cortex in the region of the upper
edge of the petrous bone. The actual tip of the
petrous bone is destroyed and is missing in the
film. Here, the upper contour of the petrous
bone is also no longer visible.

Fig. 266. Radiographie du temporal en incidence
occipito-zygomatique dans un cas de pétrosite
au cours d'une otite moyenne aiguë. La région
de la portion mastoïdienne montre une cavité
opératoire importante. On distingue encore des
cellules dans le voisinage du labyrinthe. Le
sommet du rocher était entièrement pneumatisé.
On le remarque même en ne tenant pas compte
d'un dessin cellulaire peu précis en-dessus du
conduit auditif interne à la clarté relative du
sommet du rocher et à la minceur de la corticale
visible dans la région du bord supérieur du rocher.
Le sommet du rocher proprement dit est détruit,
il n'est donc pas visible sur la radiographie. Le
contour supérieur du rocher de cette région n'est
également plus visible.

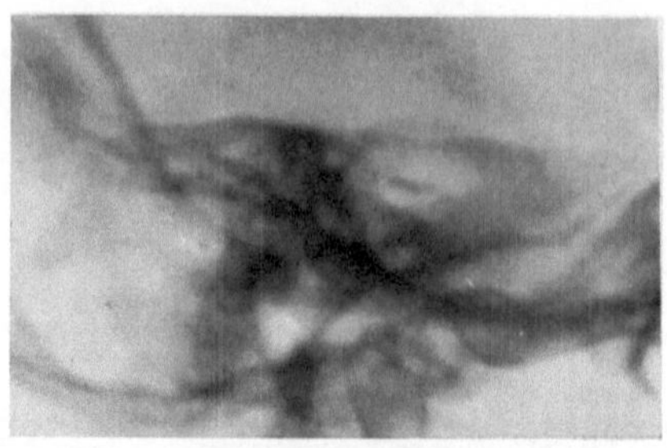

Abb. 267. Halb-sagittale Aufnahme des Schläfenbeines in einem Falle von Petrositis (s. S. 152). Im Bereiche der Pars mastoidea besteht ein ausgedehnter operativer Defekt. Nur in der Gegend des Labyrinthes sind noch einzelne, kleine Zellen erkennbar. Spitzenwärts vom oberen Bogengang sieht man in der Gegend des inneren Gehörganges und darüber eine durch akute Knochenresorption hervorgerufene unscharf begrenzte Aufhellung, in deren unterem Anteil ein Rest der oberen Wand des inneren Gehörganges als dichter, länglicher Schatten zu sehen ist. Offenbar handelt es sich hier um einen Sequester. Dieser Fall ist insoferne interessant, als zur Zeit der Röntgenuntersuchung klinisch keine Zeichen eines akuten Mittelohroder Spitzenprozesses bestanden. Das Kind hatte zwei Jahre vorher im Anschluß an eine Grippe eine Pansinusitis und beiderseitige Mittelohrentzündung durchgemacht. Im Verlaufe derselben traten — bei einem damals hinsichtlich der Pyramidenspitze negativen Röntgenbefund Gradenigo-Symptome auf, welche nach Operation wieder verschwanden. Nun hatte das Kind nach einer neuerlichen Grippe wieder eine Sinusitis und gelegentlich der deswegen durchgeführten Röntgenuntersuchung der Nasennebenhöhlen wurde der akute Pyramidenspitzenprozeß gefunden. Die ersten klinischen Symptome desselben traten eine Woche später auf.

Fig. 267. Half-sagittal view of the temporal bone in a case of petrositis. There is a large operation defect in the region of the pars mastoidea. Only a few small cells are still recognizable in the region of the labyrinth. An ill-defined translucency, caused by acute bone absorption is found in the region of the auditory canal above the upper semicircular canal. Within the lower portion of the translucency a remnant of the wall of the auditory canal produces a longitudinal shadow. Obviously this is a sequestrum. This case is interesting because at the time of the X-ray examination there were no clinical signs of acute middle ear disease or of involvement of the tip of the petrous bone. Two years previously, following influenza, the child had developed a pansinusitis and inflammation of both middle ears. In the course of this illness the child developed the Gradenigo symptom complex, despite negative X-ray findings at the tip of the petrous bone. These symptoms disappeared after operation. Now the child had developed influenza again with sinusitis. The X-ray examination carried out for this reason revealed an acute lesion of the tip of the petrous bone. The first clinical symptoms appeared one week later.

Fig. 267. Radiografía semi-sagital del temporal en un caso de petrositis. En la región de la porción mastoidea hay un extenso defecto quirúrgico. Solamente en la zona del laberinto se ven algunas celdas aisladas y pequeñas. Hacia adentro del conducto semicircular superior se ve, en la región del conducto auditivo interno y por encima, una transparencia mal limitada determinada por reabsorción ósea aguda en cuya parte inferior se ve en forma de sombra densa y alargada un resto de la pared superior del conducto auditivo interno. Ostensiblemente se trata aquí de un secuestro. Este caso es interesante teniendo en cuenta que en el momento del exámen radiológico no había signos de un proceso agudo del oído medio o de la punta del peñasco. El niño había hecho, en el curso de una grippe, hace 2 años, una pansinusitis y otitis media de ambos lados. En el curso de la misma — con exámen radiológico practicado entonces negativo en lo que respecta a la punta del peñasco — presentó síntomas de Gradenigo que desaparecieron nuevamente después de la operación. Luego, a raíz de una nueva grippe, el niño tuvo nuevamente una sinusitis y, como una eventualidad del exámen radiológico de los senos paranasales efectuado, se comprobó el proceso agudo de la punta del peñasco. Los primeros síntomas clínicos del mismo aparecieron una semana después.

Fig. 267. Radiographie du temporal en incidence occipito-zygomatique dans un cas de pétrosite. Dans la région de la portion mastoïdienne on observe une grande cavité opératoire. Quelques petites cellules isolées sont encore visibles dans la région du labyrinthe. Le rocher montre entre son sommet et le canal semi-circulaire supérieur, en-dessous du conduit auditif interne et dans son entourage une érosion mal délimitée due à une ostéolyse aiguë, sa partie inférieure montre encore un vestige de la paroi supérieure du conduit auditif interne sous la forme d'une ombre dense et allongée. Il s'agit ici vraisemblablement d'un séquestre. L'intérêt de ce cas provient du fait qu'au moment de la radiographie le malade ne présentait aucun symptôme clinique d'une otite moyenne aiguë ou d'une affection du sommet du rocher. L'enfant avait eu deux ans auparavant à la suite d'une grippe une pansinusite avec une otite moyenne bilatérale. Au cours de ces affections il avait eu des signes d'un syndrôme de Gradenigo, qui disparurent après l'opération, la radiographie avait alors été négative en ce qui concerne une affection du sommet du rocher. À la suite d'une nouvelle grippe l'enfant présenta de nouveau une sinusite et c'est à cette occasion que la radiographie des sinus paranasaux révéla une affection aiguë du sommet du rocher, dont les premiers symptômes cliniques ne furent manifestes qu'une semaine plus tard.

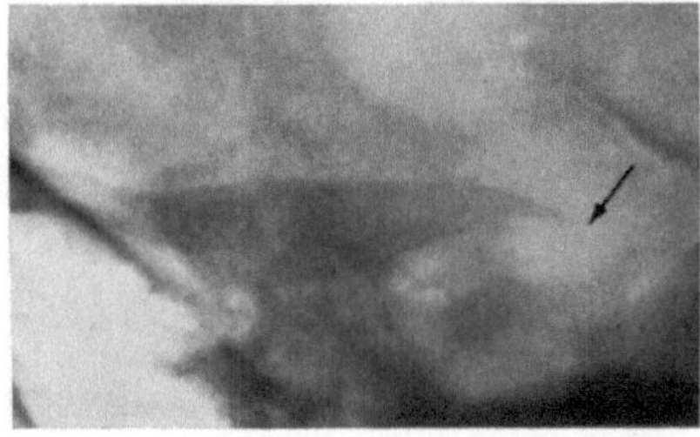

Abb. 268. Halb-sagittale Aufnahme des Schläfenbeines in einem Falle von Petrositis im Verlaufe einer akuten Otitis media (s. S. 152). Im Bereiche der Pars mastoidea besteht ein großer operativer Defekt, in dessen Umgebung außer kleinen perilabyrinthären Zellen keine Zellstruktur mehr erkennbar ist. Im Bereiche der nicht erkennbar pneumatisierten Pyramidenspitze besteht spitzenwärts vom inneren Gehörgang eine rundliche, unscharf begrenzte Aufhellung, welche auf eine kurze Strecke auch die obere Pyramidenkante in der Gegend der Incissura trigemini mit einbezieht. Sie spricht für eine akute Knocheneinschmelzung daselbst. Da keine Pneumatisation der Pyramidenspitze zu erkennen ist, dürfte es sich um eine metastatische Osteomyelitis daselbst handeln.

Fig. 268. Radiografía semi-sagital del temporal en un caso de petrositis en el curso de una otitis media aguda. En la región de la parte mastoidea hay un gran defecto operatorio, en cuyas vecindades, fuera de celdas perilaberínticas pequeñas, no se ve estructura celular. En la zona correspondiente a la punta del peñasco no neumatizado se ve, cerca del conducto auditivo interno, una transparencia redondeada, mal limitada que interesa, en un corto trecho, también el borde superior del peñasco en la región correspondiente a la incisura del trigémino. Esto habla a favor de una fusión aguda del hueso en ese sitio. Como no se visualiza neumatización de la punta del peñasco, debe tratarse de una osteomielitis metastática.

Fig. 268. Half-sagittal view of the temporal bone in a case of petrositis during an attack of acute otitis media. In the region of the pars mastoidea there is a large operation defect, in the neighbourhood of which no cell structures are visible other than small perilabyrinthine cells. In the region of the tip of the petrous bone which is not recognizably pneumatised, there is a round ill-defined translucency between the tip and the auditory canal. This translucency involves partly the upper edge of the petrous bone in the region of the incisura trigemini. It suggests acute bone destruction. Here a metastatic osteomyelitis is probable, since no cells in the tip of the petrous bone are recognizable.

Fig. 268. Radiographie du temporal en incidence occipito-zygomatique dans un cas d'une pétrosite au cours d'une otite moyenne aiguë. Dans la région de la portion mastoïdienne on distingue une grande cavité opératoire, qui n'est entourée d'aucune cellule, à part quelques petites autour du labyrinthe . Dans la région du sommet du rocher, dont la pneumatisation n'est pas reconnaissable, on observe une érosion ronde et mal délimitée qui se trouve entre le conduit auditif interne et le sommet du rocher, cette érosion atteint même sur une courte distance la crête supérieure du rocher dans la région de la fossette du ganglion de Gasser. Cette altération parle pour une ostéolyse aiguë de cette région. Comme le sommet du rocher ne présente pas de pneumatisation, il doit s'agir ici d'une ostéomyélite métastatique.

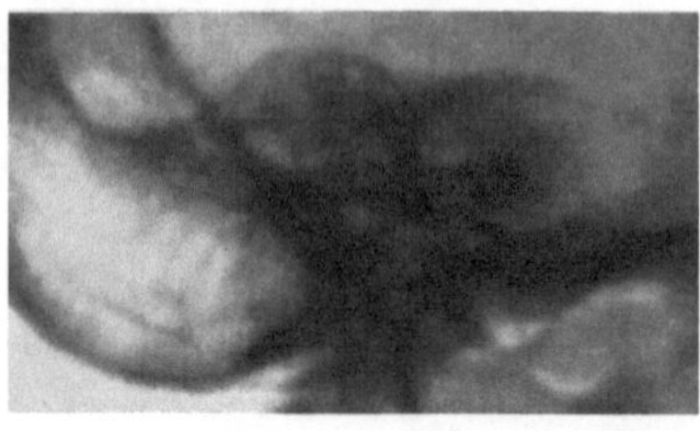

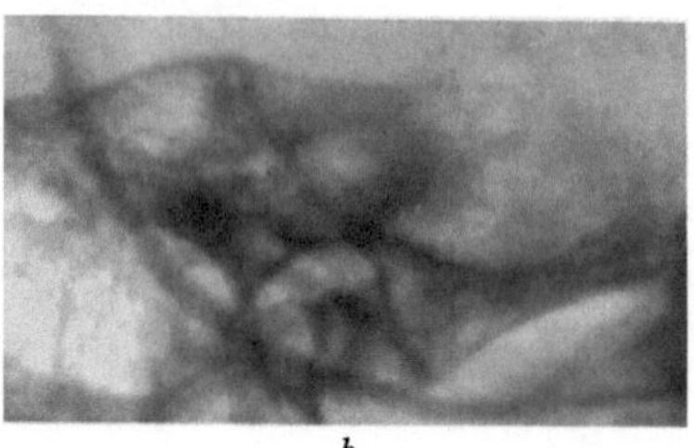

a   b

Abb. 269a und b. Halb-sagittale Aufnahme zweier Schläfenbeine, a im Falle einer im Verlaufe einer chronischen Otitis media aufgetretenen Petrositis, b im Falle eines Epipharynxcarcinoms (s. S. 152). Im Falle a besteht im Bereiche der nicht erkennbar pneumatisierten Pyramidenspitze eine durch Knochendestruktion bedingte, unregelmäßig und unscharf begrenzte Aufhellung, welche im lateralen Teil der Incissura trigemini bis an die obere Pyramidenkante reicht und durch entzündliche Knochenresorption bedingt ist. Im Falle b besteht eine fast völlige Destruktion der Pyramidenspitze mit unregelmäßigen Grenzen. Die Art der Usur ist für ein Epipharynxcarcinom insoferne etwas atypisch, als die Destruktion den kompakten Labyrinthkern in der Gegend des inneren Gehörganges umgreift und die obere Pyramidenkante nicht spangenartig den Defekt überragt. Man kann sich ohne weiteres vorstellen, daß das Bild hier in einem früheren Stadium dem der Abb. a ähnlich war.

Fig. 269a and b. Half-sagittal view of two temporal bones (a) in a case of petrositis, which has developed during chronic otitis media and (b) in a case of carcinoma of the nasopharynx. In case a an irregular and ill-defined translucency caused by bone destruction is seen in the region of the tip of the petrous bone, which is not recognizably pneumatised. This translucency extends from the lateral part of the incisura trigemini up to the upper edge of the petrous bone, and is caused by inflammatory bone absorption. In case b there is almost complete destruction of the tip of the petrous bone with an irregular margin. This type of erosion is slightly atypical for a carcinoma of the nasopharynx, because the destruction involves the compact labyrinth in the region of the auditory canal, and the upper edge of the petrous bone does not overhang the defect. One can, however, imagine the appearance was similar to Fig. a at an earlier stage.

Fig. 269a y b. Radiografía semi-sagital de dos temporales a en un caso de una petrositis en el curso de una otitis media crónica, b en el caso de un carcinoma de la epifaringe. En el caso a se ve en la zona correspondiente a la punta del peñasco no neumatizado una transparencia irregular y mal limitada causada por destrucción ósea que en la parte lateral de la incisura del trigémino llega hasta el borde superior del peñasco y que es motivada por reabsorción inflamatoria del hueso. En el caso b hay una destrucción casi completa de la punta del peñasco con límites irregulares. La forma de la usura es algo atípica para un carcinoma epifaríngeo ya que la destrucción rodea el núcleo laberíntico compacto en la región del conducto auditivo interno y el borde superior del peñasco no supera el defecto. Es de imaginar que este cuadro era semejante, en su estadio más inicial, al de la Fig. a.

Fig. 269a et b. Radiographie de deux temporaux en incidence occipito-zygomatique a dans le cas d'une pétrosite qui s'est déclarée au cours d'une otite moyenne chronique, b dans le cas d'un épithélioma de l'épipharynx. On distingue dans le cas a dans la région du sommet pneumatisé du rocher qui n'est pas visible, une lacune irrégulière et mal délimitée, qui est due à une érosion, qui s'étend dans la partie externe de la fossette du ganglion de Gasser jusqu'à la crête supérieure du rocher, elle est due à une ostéolyse inflammatoire. Dans le cas b le sommet du rocher est presqu'entièrement détruit, il montre des limites irrégulières. Le genre de l'érosion est un peu atypique pour un épithélioma de l'épipharynx, en effet la destruction entoure le noyau dense du labyrinthe dans la région du conduit auditif interne, et le bord supérieur du rocher ne surplombe pas l'érosion en formant un éperon. On peut fort bien se représenter, que cette image ressemble à celle de la Fig. a dans un stade plus précoce.

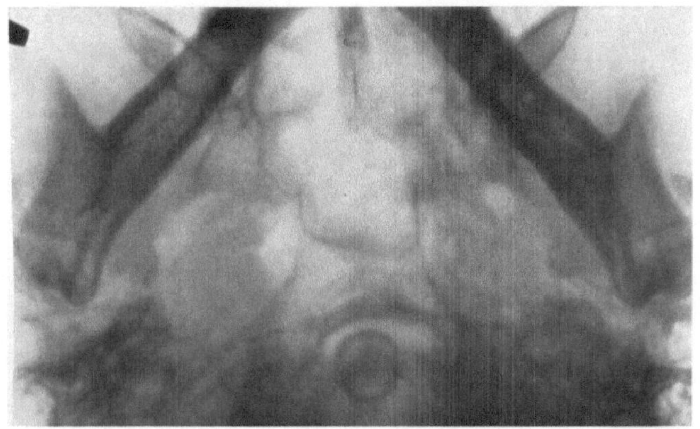

Abb. 270. Vertiko-submentale Ansicht der Schädelbasis in einem Falle einer ausgedehnten Petrositis rechts (s. S. 152). Die ganze rechte Pyramidenspitze fehlt. Am Skelet der Umgebung sind jedoch keine pathologischen Veränderungen nachweisbar. Ein solcher Befund wäre bei einem Epipharynxcarcinom unwahrscheinlich, weil in einem solchen Falle eine Mitbeteiligung des großen Keilbeinflügels zu erwarten wäre.

Fig. 270. Radiografía vértico-submental de la base del cráneo en un caso de petrositis extensa del lado derecho. Falta toda la punta del peñasco. Sin embargo, en el esqueleto de la zona vecina no se ven alteraciones patológicas. Tal hallazgo sería poco probable en un carcinoma epifaríngeo porque en un caso así es de esperar la participación del ala mayor del esfenoides.

Fig. 270. Vertico-submental view of the base of the skull in a case of extensive right-sided petrositis. The whole of the right tip of the petrous bone is missing. There are no pathological changes in the surrounding bones. Such a finding is unlikely in a case of carcinoma of the nasopharynx, because then involvement of the greater wing of the sphenoid would also be expected.

Fig. 270. Vue de la base du crâne en incidence vertico-submentale dans un cas d'une pétrosite étendue à droite. Tout le sommet du rocher droit fait défaut. Les régions osseuses voisines ne montrent toutefois aucune modification pathologique. Ces altérations sont peu vraisemblables pour un épithélioma de l'épipharynx, car l'on devrait s'attendre à une participation des grandes ailes du sphénoïde.

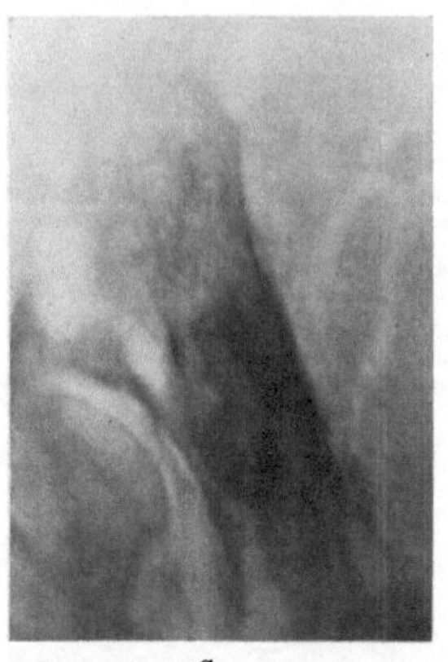

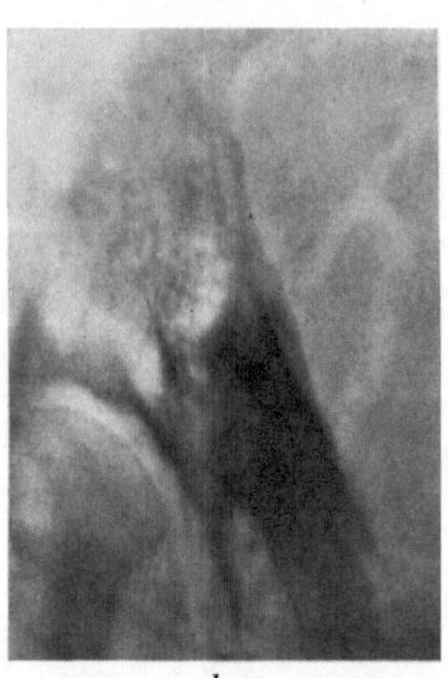

a   b

Abb. 271a und b. Halb-axiale Aufnahmen eines Schläfenbeines im Stadium einer floriden Mittelohrentzündung (a) und im Stadium der Heilung (b) (s. S. 153). Die Abb. a zeigt das Antrum mastoideum und die Zellen vollkommen verschattet. Die Abb. b zeigt das Antrum mastoideum und einzelne periantrale Zellen wieder gut hell, also wieder lufthaltig.

Fig. 271a y b. Radiografía semi-axial de un temporal en un caso de una otitis media en estadio agudo (a) y en estadio de curación (b). La Fig. a muestra el antro mastoideo y las celdas opacificadas. La Fig. b muestra el antro mastoideo y algunas celdas periantrales nuevamente transparentes, es decir con aire.

Fig. 271a and b. Half-axial views of a temporal bone in the stage of a florid inflammation of the middle ear (a) and in the stage of healing (b). Fig. a shows that the mastoid antrum and the cells are completely opaque. Fig. b shows that the mastoid antrum and a few periantral cells are again translucent, i.e. they contain air.

Fig. 271a et b. Radiographies d'un temporal en incidence fronto-mastoïdienne dans une otite moyenne en plein développement (a) et en voie de guérison (b). La Fig. a montre que l'antre et les cellules sont entièrement voilés. La Fig. b montre que l'antre et les cellules voisines sont bien transparents, ils contiennent donc de nouveau de l'air.

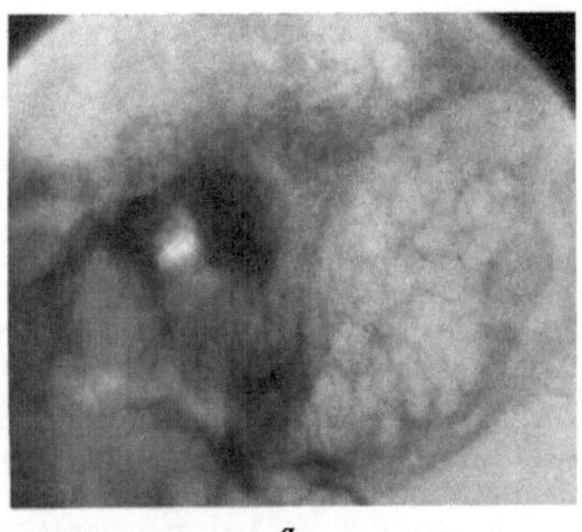
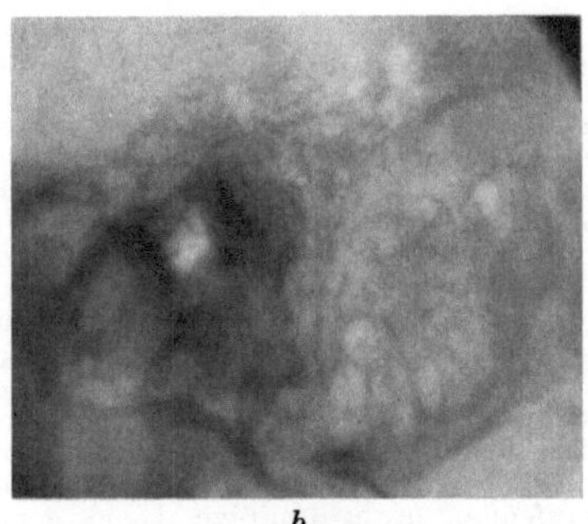

a   b

Abb. 272a und b. Halb-seitliche Aufnahme eines Schläfenbeines im Stadium einer floriden Mittelohrentzündung (a) und im Stadium der Heilung (b) (s. S. 153). Die Abb. a zeigt ein gut entwickeltes pneumatisches System von mittelzelliger Struktur. Das Antrum mastoideum und die Zellen sind verschattet. Im mittleren und hinteren Anteil des pneumatischen Systems ist die Zellstruktur als Ausdruck einer schon bestehenden Mastoiditis unscharf und undeutlich. Die Abb. b, aufgenommen im Stadium der klinischen Heilung, zeigt die Gegend des Antrum mastoideum und einzelne Zellen wieder heller, also wieder etwas lufthaltig. Im allgemeinen ist die Zellstruktur wieder etwas deutlicher. Im hinteren Anteil des Zellsystems hat die Dichte der Verschattung als Ausdruck einer reaktiven Knochenneubildung zugenommen und in diesem Bereiche ist auch die Zellstruktur noch undeutlicher geworden.

Fig. 272a y b. Radiografías semi-laterales de un temporal en un caso de una otitis media en estadio agudo (a) y en estadio de curación (b). La Fig. a muestra un sistema neumático bien desarrollado con celdas medianas. El antro mastoideo y las celdas están opacificadas. En la parte media y posterior del sistema neumático la estructura celular es poco precisa y clara como expresión de una mastoiditis. La Fig. b, tomada en estadio de curación clínica, muestra la región del antro mastoideo y algunas celdas aisladas nuevamente transparentes, es decir nuevamente con aire. En general, la estructura celular es nuevamente más nítida. En la parte posterior del sistema celular la densidad de la opacidad ha aumentado como expresión de una neoformación ósea reactiva y en esta zona la estructura celular se ha vuelto más imprecisa.

Fig. 272a and b. Half-lateral views of a temporal bone in the stage of a florid middle ear inflammation (a) and in the stage of healing (b). Fig. a shows a well developed air system with middle sized cells. The mastoid antrum and the cells are opaque. The cell structure is indistinct in the middle and posterior part of the air system, due to an existing mastoiditis. Fig. b taken during the stage of clinical recovery shows the region of the mastoid antrum, and a few cells are again more translucent, i.e. they again contain air. Generally the cell structure appears more distinct. In the posterior portion of the cell system the opacity has increased in density due to reactive new bone formation. The cell structure in this region, therefore has become even more indistinct.

Fig. 272a et b. Radiographies d'un temporal en incidence temporo-tympanique dans une otite moyenne en plein développement (a) et en voie de guérison (b). La Fig. a montre un système de cellules bien pneumatisées et de dimensions moyennes. L'antre et les cellules sont voilés. Dans la partie moyenne et la partie postérieure du système des cellules, les contours cellulaires sont flous et peu précis en raison d'une mastoïdite préexistante. La Fig. b dans le stade de la guérison montre que la région de l'antre et des cellules est à nouveau transparente, elle contient à nouveau un peu d'air. Le dessin cellulaire en général est mieux prononcé. Dans la partie postérieure du système cellulaire la densité de l'opacité s'est accentuée dans le sens d'une ostéoformation de réaction, le dessin cellulaire de cette région est devenu encore plus imprécis.

Abb. 273a bis c. Halb-seitliche Aufnahmen eines Schläfenbeines während und nach der Abheilung einer akuten Mastoiditis (s. S. 153). Die Abb. a zeigt ein gut entwickeltes pneumatisches System von mittelzelliger Struktur. Die Zellen reichen nach vorne bis über den äußeren Gehörgang, nach hinten bis hinter den Sinus sigmoideus. Das Antrum mastoideum und die Zellen sind verschattet. Die Zellstruktur ist im ganzen Bereich unscharf und undeutlich. Hinten-oben in der Umgebung des oberen Sinusknies ist sie schon fast ganz verschwunden. Hier ist der Knochen als Ausdruck der akuten Resorption stark aufgehellt. Diese Aufhellung grenzt sich nach unten durch eine schräg von hinten-unten nach vorne-oben verlaufende, unregelmäßige Linie gegen einen Bereich ab, in welchem die Verschattung auffallend dicht ist, mithin schon reparative Knochenneubildung besteht. Die Abb. b zeigt diesen Bereich der reparativen Knochenneubildung zwei Wochen später nach oben hin weiter ausgedehnt und es besteht jetzt nur mehr lateral vom oberen Sinusknie eine kleine, unscharf begrenzte, intensive Aufhellung. Die Abb. c zeigt zwei Jahre später nach klinischer Heilung ein kleines pneumatisches System von ziemlich kleinzelliger Struktur. Der größte Teil der Zellen ist knöchern verödet.

Fig. 273a to c. Half-lateral views of the temporal bone during and after the healing of an acute mastoiditis. Fig. a shows a well developed pneumatic system. The cells extend anteriorly over the external auditory canal and posteriorly behind the sigmoid sinus. The mastoid antrum and the cells are opaque. The cell structure is indistinct and unclear in the whole area. Posteriorly and above in the region of the upper bend of the sinus, this structure has already disappeared completely. Here the bone is rather translucent due to acute absorption. This translucency has an irregular outline, which runs obliquely from below posteriorly, to above anteriorly. This irregular outline borders on an area of increased density due to already marked regenerative new bone formation. Fig. b shows this area of new bone formation more extensive at its upper border two weeks later and there is only a small, indistinctly outlined area of marked translucency laterally to the upper bend of the sinus. Fig. c was taken two years after clinical cure and shows a small air system with relatively small size cells. The greater part of the cells have become ossified.

Fig. 273a hasta c. Radiografías semi-laterales de un temporal durante y después de la curación de una mastoiditis aguda. La Fig. a muestra un sistema neumático bien desarrollado de estructura celular mediana. Las células llegan por delante hasta más allá del conducto auditivo externo, hacia atrás hasta el seno sigmoideo. El antro mastoideo y las células están opacificados. La estructura de las celdas es poco clara y precisa en toda la región. En la parte posterior y superior, en las vecindades de la rodilla superior del seno, esta estructura ha desaparecido casi por completo. Aquí el hueso es muy claro, como expresión de la reabsorción aguda. Esta transparencia limita hacia abajo por una línea irregular oblicua de atrás y abajo hacia adelante y arriba con una zona en la cual la opacificación es llamativamente densa, en la que ya hay neoformación ósea reparativa. La Fig. b muestra dos semanas después esta región de neoformación ósea extendida hacia arriba. Permanece únicamente una transparencia intensiva, pequeña, mal limitada lateral de la rodilla superior del seno. La Fig. c muestra, 2 años después de curación clínica, un sistema neumático pequeño de estructura celular pequeña. La mayor parte de las celdas está obliterada por osificación.

Fig. 273a à c. Radiographies d'un temporal en incidence temporo-tympanique au cours d'une mastoïdite aiguë et après sa guérison. La Fig. a montre que les cellules de dimensions moyennes sont bien développées et bien pneumatisées. Elles s'étendent en avant jusqu'en-dessus du conduit auditif externe, et en arrière jusque derrière le sinus sigmoïde. L'antre et les cellules sont voilés. La structure cellulaire de toute cette région est peu précise et floue. Dans la partie postéro-supérieure dans la région du coude du sinus elle a déjà presqu'entièrement disparu. L'os y montre une densité très diminuée par suite de l'ostéolyse aiguë. Cette région est limitée par une ligne irrégulière s'étendant de la partie postérieure inférieure vers la partie antérieure supérieure d'une zone dont l'opacité est très dense, car il y existe déjà une ostéoformation de réparation. La Fig. b montre que deux semaines plus tard cette zone s'est étendue vers le haut, et il n'existe plus qu'une petite érosion mal délimitée et très prononcée dans la région externe au coude du sinus. La Fig. c prise deux ans après la guérison clinique montre que les cellules pneumatisées sont petites. La majorité des cellules sont ossifiées.

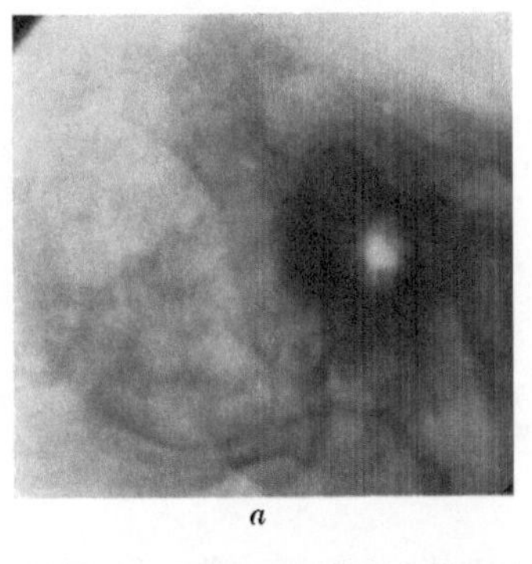

a

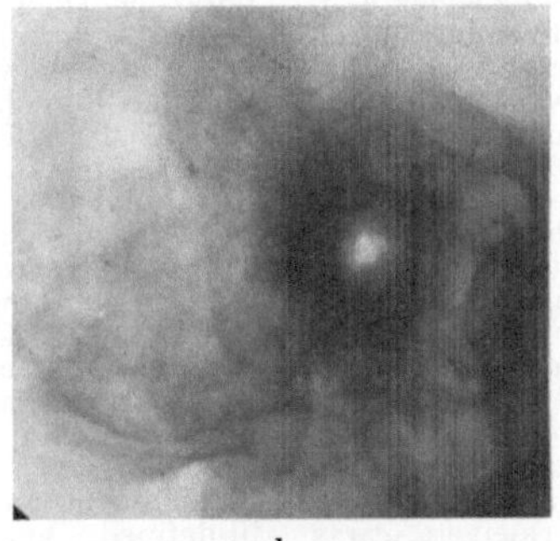

b

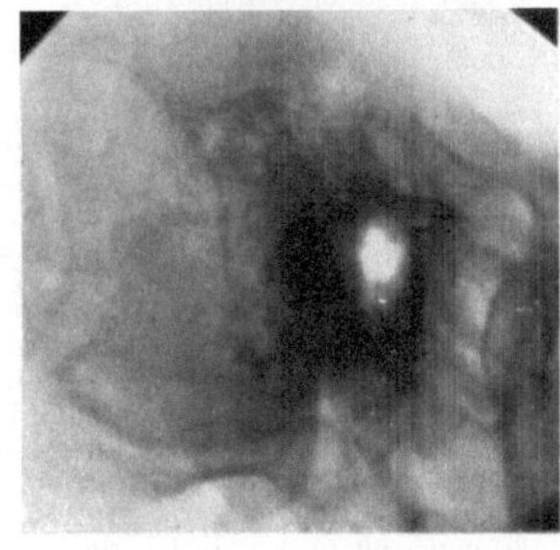

c

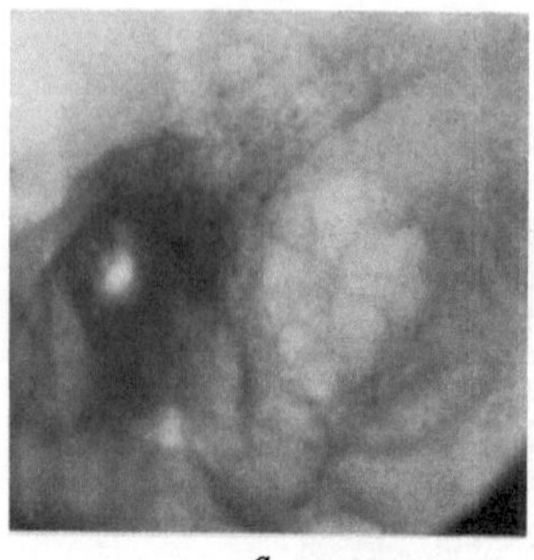

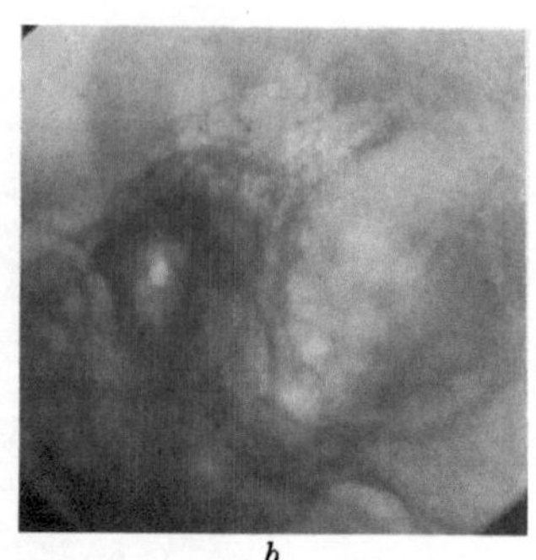

a   b

Abb. 274a und b. Halb-seitliche Aufnahmen eines Schläfenbeines im Stadium der beginnenden akuten Mastoiditis (a) und nach Abheilung derselben (b) (s. S. 153). Die Abb. a zeigt ein pneumatisches System von normaler Ausdehnung und etwas unregelmäßiger, gemischtzelliger Struktur. Das Antrum mastoideum und die Zellen sind verschattet. Im Bereiche der größeren Hohlräume im mittleren Anteil des pneumatischen Systems sind die Zellkonturen als Ausdruck einer beginnenden Mastoiditis etwas unscharf und undeutlich. Die Abb. b zeigt nach klinischer Heilung ein halbes Jahr später die Zellen des pneumatischen Systems zum größten Teil wieder normal hell. Nur im mittleren Anteil, wo auf der Abb. a eine beginnende Knochenaffektion zu erkennen war, sind sie noch verschattet. Die Zellen sind hier durch Knochenneubildung verkleinert, etwas unscharf begrenzt und lassen keine deutliche Corticalis erkennen. Das Bild gleicht hier nun dem einer Pneumatisationsstörung auf Basis einer Schleimhauthyperplasie.

Fig. 274a y b. Radiografías semi-laterales de un temporal en estadio inicial de una mastoiditis aguda (a) y después de la curación de la misma (b). La Fig. a muestra un sistema neumático de extensión normal, de estructura irregular y de celulas mixtas. El antro mastoideo y las celdas están opacificadas. En la zona correspondiente a las cavidades de tamaño mayor, en la parte media del sistema neumático, los contornos de las celdas son imprecisos como expresión de una mastoiditis en comienzo. La Fig. b muestra, después de la curación clínica, medio año más tarde, la mayor parte de las celdas del sistema neumático nuevamente claras. Solamente en la parte media, allí donde en la Fig. a se veía una afección ósea en comienzo, están todavía opacificadas. Aquí las celdas están disminuídas de tamaño por neoformación ósea, algo imprecisamente limitadas y no se puede identificar claramente la cortical. El cuadro corresponde a un trastorno de la neumatizatión por hiperplasia de la mucosa.

Fig. 274a and b. Half-lateral views of the temporal bone showing the beginning of acute mastoiditis (a), and appearances after it became healed, (b). Fig. a shows an air system of normal extent with slightly irregular structure and cells of various sizes. The mastoid antrum and the cells are opaque. In the region of the larger cells in the middle portion of the air system, the cell contours appear slightly unclear and indistinct. This is the appearance of a commencing mastoiditis. Fig. b shows that half a year later, after clinical cure, the greater part of the cells of the air system have become normally translucent. Only in the middle portion some opaqueness remains. This corresponds to the area of commencing bone involvement in Fig. a. Here the cells have become smaller by new bone formation, ill-defined, and have not a clearly visible cortex. This appearance is similar to a disturbance of aeration caused by mucous membrane hyperplasia.

Fig. 274a et b. Radiographies d'un temporal en incidence temporo-tympanique au début d'une mastoïdite aiguë (a) et après la guérison (b). La Fig. a montre un système de cellules pneumatisées de dimensions diverses et dont l'extension est normale. L'antre et les cellules sont voilés. Dans la partie centrale du système des cellules au voisinage des cavités plus importantes, les contours cellulaires sont peu précis et flous, ce qui correspond au début de la mastoïdite. La Fig. b montre six mois après la guérison clinique que la plupart des cellules pneumatisées présentent à nouveau une transparence normale. Les cellules de la région centrale seules sont encore voilées, à l'endroit où la Fig. a y montrait une lésion osseuse à ses débuts. Les cellules sont ici réduites par l'ostéoformation, elles sont mal délimitées et ne présentent pas de corticale prononcée. L'image ressemble à celle d'un trouble de la pneumatisation résultant d'une hyperplasie de la muqueuse.

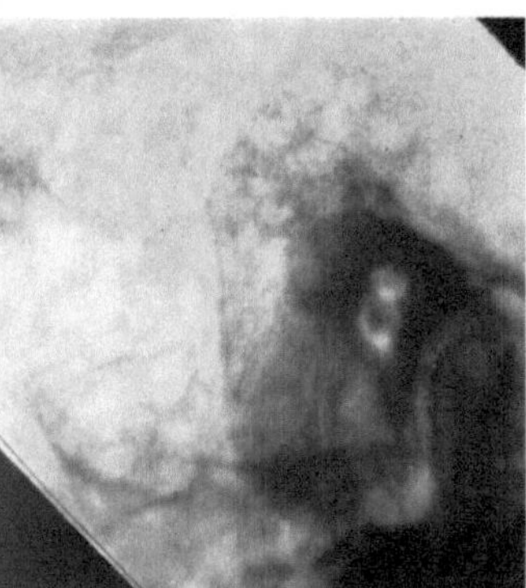
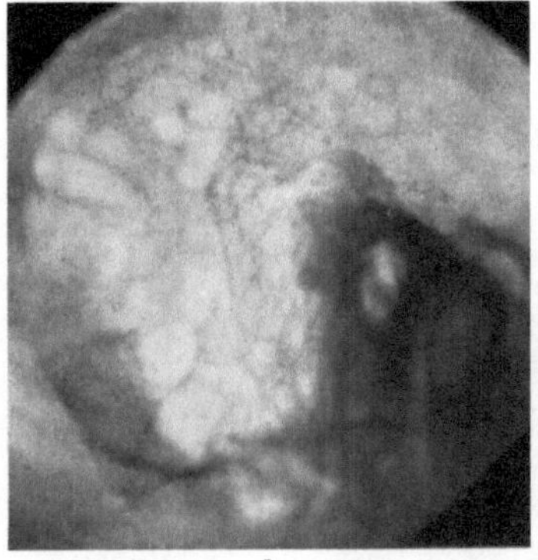
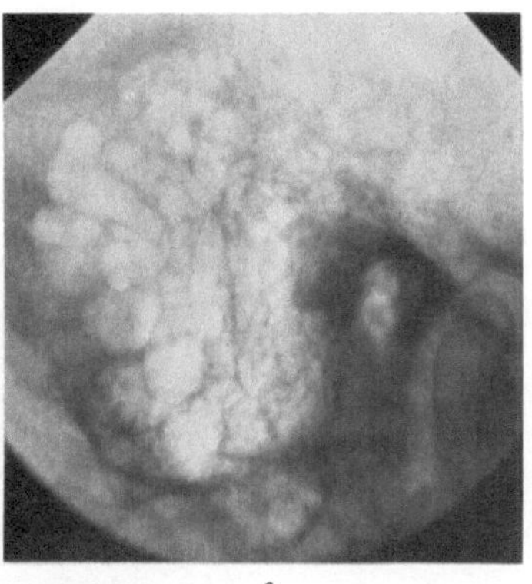

a   b   c

Abb. 275a bis c. Halb-seitliche Aufnahmen eines Schläfenbeines im Stadium einer abheilenden Mastoiditis und nach Heilung derselben (s. S. 153). Die Aufnahme der Abb. a wurde vier Wochen nach Beginn der Erkrankung aufgenommen. Den Anlaß zur Röntgenuntersuchung gab eine verzögerte Heilungstendenz ohne ausgesprochene Symptome einer Mastoiditis. Dieses Bild zeigt ein sehr gut entwickeltes pneumatisches System von gemischtzelliger Struktur. Das Antrum mastoideum und die Zellen sind verschattet. Stellenweise ist die Verschattung auffallend dicht, was für eine reparative Knochenneubildung spricht. Die Zellkonturen sind im ganzen Bereich als Ausdruck einer bestehenden Knochenaffektion unscharf und undeutlich. Die Abb. b zeigt einige Wochen später nach klinischer Heilung die Zellstruktur wieder deutlicher und ein Teil der Zellen ist wieder lufthaltig geworden. Im mittleren Anteil und hinten-unten besteht noch eine ziemlich dichte Verschattung. Die Abb. c zeigt etwa 18 Monate später wieder fast normale Verhältnisse. Die Mastoiditis ist demnach hier ausnahmsweise mit einer restitutio ad integrum abgeheilt.

Fig. 275a hasta c. Radiografías semi-laterales de un temporal en el estadio de una mastoiditis en vias de curación y después de la curación de la misma. La Fig. a fué tomada 4 semanas después de iniciada la enfermedad. Motivo del exámen radiológico fué un retardo del proceso de curación sin síntomas manifiestos de mastoiditis. Esta radiografía muestra un sistema neumático muy bien desarrollado de estructura celular mixta. El antro mastoideo y las celdas están opacificadas. En ciertas partes la opacificación es manifiestamente intensa, lo que habla de un proceso de reparación ósea. Los contornos de las células son poco precisos y poco claros como expresión de un proceso óseo presente. La Fig. b muestra, algunas semanas después de la curación clínica, una estructura celular mas evidente y parte de las células vuelven a presentarse permeabilizadas con aire. En la parte media, y por detrás y abajo, persiste aún una opacificación bastante densa. La Fig. c muestra 18 meses después un cuadro casi normal. La mastoiditis ha curado en este caso en forma excepcional con una restitutio ad integrum.

Fig. 275a to c. Half-lateral views of the temporal bone showing the appearances during and after healing of a mastoiditis. Fig. a was taken four weeks after the beginning of the illness. The reason for the X-ray investigation was the prolonged period of healing, without any definite symptoms of mastoiditis. This view shows a well developed air system with cells of various sizes. The mastoid antrum and the cells are opaque. In parts this opacity is markedly dense, suggesting regenerative new bone formation. The existing bone involvement is demonstrated by the ill-defined and unclear cell contours in the whole area. Fig. b a few weeks after clinical cure, shows that the cell structure has again become clearer and some of the cells contain air. In the middle portion, and posteriorly below, there is still a fairly dense opacity. Fig. c taken eighteen months later, shows almost normal appearances. The mastoiditis has in this case healed exceptionally well, with a return of conditions to a normal state.

Fig. 275a à c. Radiographies d'un temporal en incidence temporo-tympanique dans une mastoïdite en voie de guérison et après la guérison. La radiographie de la Fig. a a été prise 4 semaines après le début de l'affection. L'examen radiologique fut demandé en raison du retard dans l'évolution de la guérison et en l'absence de tout symptôme prononcé de mastoïdite. Cette image montre un système bien développé de cellules de différentes dimensions. L'antre et les cellules sont voilés. Cette opacification est par place très prononcée, ce qui parle pour une ostéoformation de réparation. Les contours des cellules de toute cette région sont imprécis et flous en raison de l'affection osseuse. La Fig. b montre que la structure cellulaire est à nouveau plus précise et que quelques cellules contiennent de l'air quelques semaines après la guérison clinique. La région centrale et inférieure postérieure montre une opacité assez dense. La Fig. c effectuée environ 18 mois plus tard montre un état à peu près normal. La mastoïdite s'est exceptionnellement guérie avec une restitution totale.

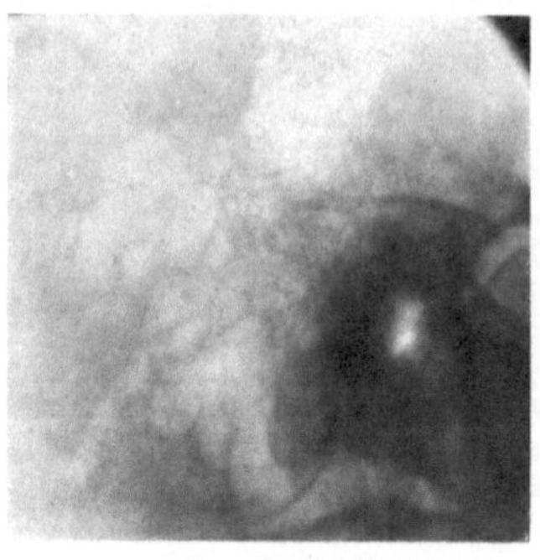

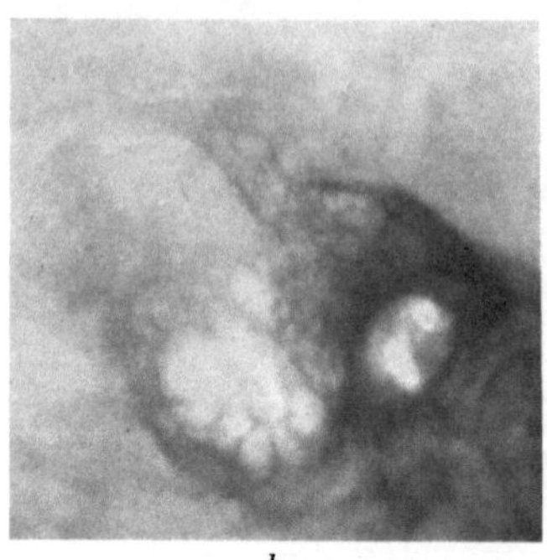

a   b

Abb. 276a und b. Halb-seitliche Aufnahme zweier Schläfenbeine, das eine (a) im Stadium einer akuten Mittelohrentzündung, das zweite (b) klinisch gesund (s. S. 154). Die Abb. a zeigt eine gute, unregelmäßige, gemischtzellige Pneumatisation und eine Verschattung des Antrum mastoideum und der Zellen. Über der Warzenfortsatzspitze besteht ein größerer, unregelmäßig konfigurierter Hohlraum, von welchem sich schwer sagen läßt, ob er durch Konfluieren von Zellen bei bestehender Mastoiditis entstanden ist, oder ob er sein Vorhandensein einer Pneumatisationsstörung verdankt. Ich hatte eher das letztere vermutet, obwohl klinisch der Verdacht einer Mastoiditis bestand. Da der Fall ohne Operation ausheilte, blieb er ungeklärt. Die Abb. b zeigt eine ähnliche Hohlraumbildung im Warzenfortsatz eines klinisch Gesunden, welche ihre Ursache in einer Pneumatisationsstörung hat.

Fig. 276a y b. Radiografía semi-lateral de dos temporales, uno (a) en el estadio de una otitis aguda, el segundo (b) clínicamente sano. La Fig. a muestra una neumatización buena, irregular, a células mixtas y una opacificación del antro mastoideo y de las células. Por encima de la punta de la apófisis mastoides se ve un espacio cavitario grande e irregularmente configurado del cual es difícil decir si se ha formado por confluencia de celdas en una mastoiditis presente o si es el resultado de un trastorno de la neumatización. Supusimos más bien lo último a pesar de que clínicamente existía la sospecha de una mastoiditis. Como el caso curó sin operación, quedó sin aclaración. La Fig. b muestra una formación cavitaria parecida en la apófisis mastoides en un sujeto clínicamente sano cuyo origen era un trastorno de la neumatización.

Fig. 276a and b. Half-lateral views of two temporal bones. One (a) during the stage of acute inflammation of the middle ear, and the second (b) clinically uninvolved. Fig. a shows a well developed, irregular air system with cells of various sizes, and opaqueness of the mastoid antrum and the cells. There is a large irregular cavity above the tip of the mastoid process. It is difficult to say, whether it was formed by confluence of cells due to an existing mastoiditis, or whether it has been caused by a disturbance of the pneumatisation. I suspected the latter although clinically there was a suspicion of a mastoiditis. As the patient recovered without operation, the answer remains unclear. Fig. b shows similar cavity formation in the mastoid process in a clinically normal patient. Its cause is a disturbance of pneumatisation.

Fig. 276 a et b. Radiographies de deux temporaux en incidence temporo-tympanique l'un (a) au cours d'une otite moyenne aiguë, l'autre (b) présentant un état clinique normal. La Fig. a montre que les cellules pneumatisées sont bien développées, un peu irrégulières et de dimensions variables, l'antre et les cellules sont voilés. Une grande cavité à configuration irrégulière se trouve au-dessus de l'extrémité de l'apophyse mastoïde, on ne peut préciser si cette formation est due à une confluence des cellules au cours d'une mastoïdite ou si elle résulte d'un trouble de la pneumatisation. Cette dernière hypothèse me semblait plus probable, bien que l'examen clinique fût très suspect d'une mastoïdite. L'affection guérit sans opération, si bien que le diagnostic ne put être posé. La Fig. b montre une formation cavitaire identique dans l'apophyse mastoïde, l'examen clinique est ici entièrement normal, il s'agit d'un trouble de la pneumatisation.

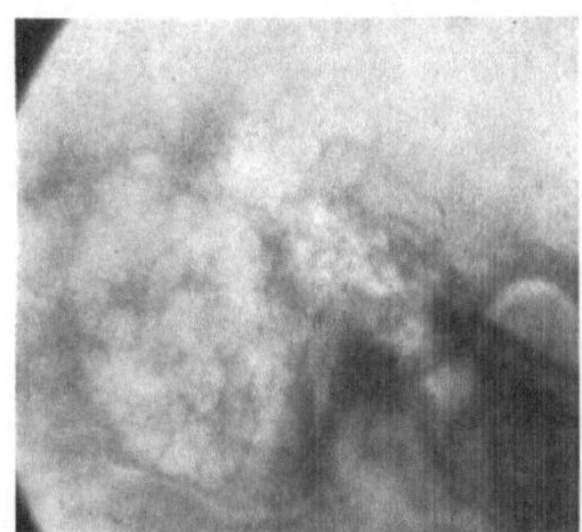

Abb. 277. Halb-seitliche Aufnahme eines klinisch gesunden Schläfenbeines mit Pneumatisationsstörung (s. S. 154). Das pneumatische System ist gut entwickelt. Der größte Teil desselben ist jedoch verschattet und in diesem Bereiche ist auch die Zellstruktur außerordentlich unscharf, unregelmäßig und undeutlich. Wäre auch der übrige Teil des pneumatischen Systems verschattet, so könnte man an das Bestehen einer Knochenaffektion infolge einer akuten Mastoiditis denken.

Fig. 277. Radiografia semi-lateral de un temporal clínicamente sano con trastornos de la neumatización. El sistema neumático está bien desarrollado. Sin embargo, la mayor parte del mismo está opacificado y en esta zona también la estructura celular es imprecisa, irregular y poco clara. Si también el resto del sistema neumático estuviese opacificado se podría pensar en una afección ósea como consecuencia de una mastoiditis aguda.

Fig. 277. Half-lateral view of a clinically healthy temporal bone showing a disturbance in pneumatisation. The air system is well developed. Its greater part, however, is opaque, and in this region the cell structure is extraordinarily unclear, irregular, and indistinct. One would have suspected bone involvement due to acute mastoiditis, if the remainder of the air system had been opaque.

Fig. 277. Radiographie d'un temporal en incidence temporo-tympanique avec un trouble de le pneumatisation chez une personne dont l'examen clinique est normal. Le système des cellules pneumatisées est bien développé. La majorité des cellules sont toutefois voilées et leur structure est extrêmement floue, imprécise et irrégulière. Si tout le reste du système des cellules était également voilé, on pourrait penser à une lésion osseuse résultant d'une mastoïdite aiguë.

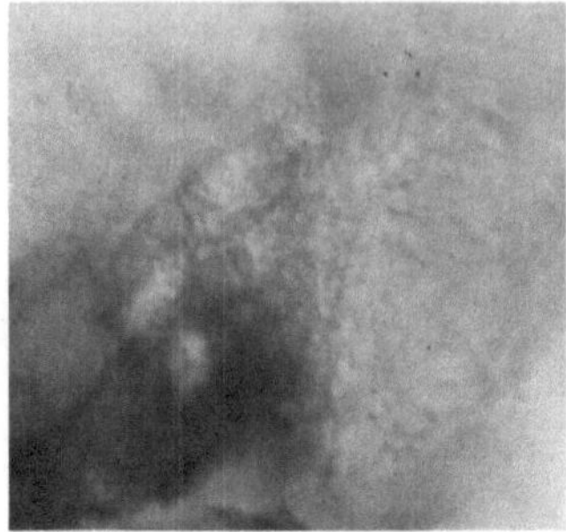

Abb. 278. Halb-seitliche Aufnahme eines klinisch gesunden, kindlichen Schläfenbeines (s. S. 154). Die Abbildung zeigt ein schon gut entwickeltes pneumatisches System. In einem großen Teil desselben, vorwiegend aber im hinteren Anteil, sind die Zellen verschattet und die Zellkonturen zum Teil unscharf und undeutlich. Würde klinisch eine akute Otitis und röntgenologisch eine Verschattung des ganzen pneumatischen Systems bestehen, so könnte man nicht entscheiden, ob auch eine Mastoiditis besteht oder nicht.

Fig. 278. Radiografía semi-lateral de un temporal infantil clínicamente sano. La radiografía muestra un sistema neumático ya bien desarrollado. En gran parte del mismo, pero sobre todo, en su parte posterior, las celdas están opacificadas y los contornos de las céldas son en parte imprecisos y poco claros. Si clínicamente hubiese una otitis aguda y radiológicamente una opacificación de todo el sistema neumático, no podría decidirse si hay también una mastoiditis o no.

Fig. 278. Half-lateral view of a clinically healthy temporal bone of a child. The view shows an air system already well developed. The cells are opaque and the cell contours partly unclear and indistinct in a considerable portion of the air system, especially posteriorly. It would have been difficult to decide whether a mastoiditis existed, if an acute otitis had been present clinically, as well as an opacity of the whole air system radiologically.

Fig. 278. Radiographie d'un temporal en incidence temporo-tympanique chez un enfant ne présentant aucun symptôme clinique. La figure montre un système de cellules pneumatisées déjà bien développé. Une grande partie de ces cellules surtout celles de la région postérieure sont voilées et leurs contours sont par place flous et imprécis. S'il y avait cliniquement une otite aiguë et radiologiquement une opacification de tout le système des cellules pneumatisées, on ne pourrait se prononcer sur l'existence ou l'absence d'une mastoïdite.

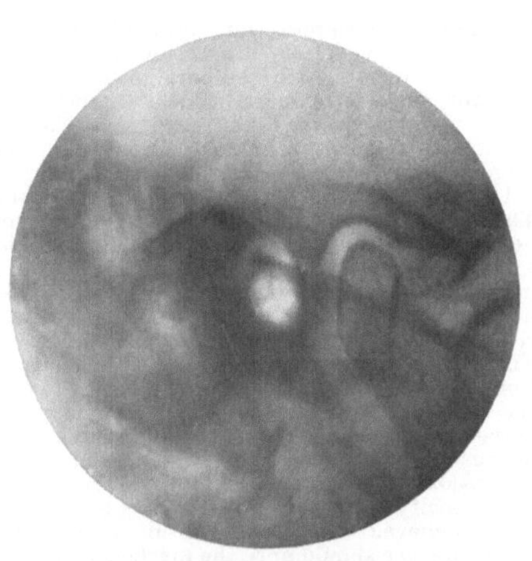 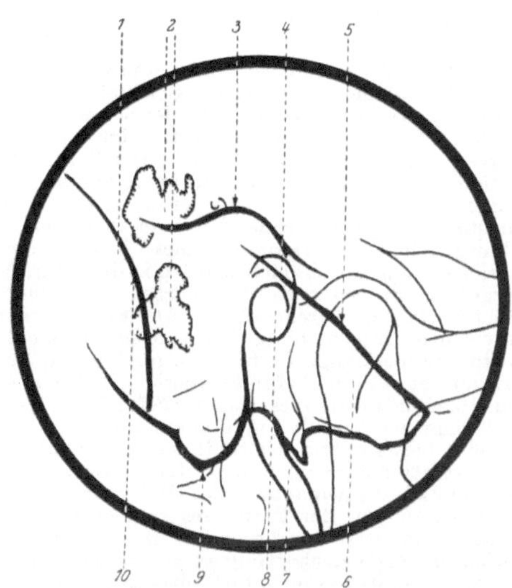

Abb. 279 und Skizze. Halb-seitliche Aufnahme eines Schläfenbeines in einem Falle einer chronischen, desquamativen Mittelohrentzündung mit geringer Knochenaffektion (s. S. 155). Es besteht eine erhebliche Hemmung der Pneumatisation. In der Gegend des hinteren Petrosus-Winkels sieht man einen größeren, unregelmäßig begrenzten, verschatteten Hohlraum, der anscheinend durch Konfluieren einiger Zellen nach Zerstörung der Zellbälkchen zustande gekommen ist. Ein ähnlicher Hohlraum liegt etwas weiter unten. Legende zur Skizze: *1* Sulcus sigmoideus. *2* Bereich der Knochenusur. *3* Tegmen. *4* Attik. *5* Obere Pyramidenkante. *6* Pyramidenspitze, *7* Processus styloideus. *8* Äußerer Gehörgang, Paukenhöhle und innerer Gehörgang aufeinanderprojiziert. *9* Spitze des Warzenfortsatzes. *10* Tangential dargestellter Teil der knöchernen Sinusschale.

Fig. 279 and sketch. Half-lateral view of a temporal bone in a case of a chronic desquamating inflammation of the middle ear, with slight bone involvement. Considerable inhibition of pneumatisation is seen. A largish, irregularly defined, opaque cavity is visible in the region behind the petrosal angle. This has apparently been caused by the confluence of several cells following destruction of their bony structure. A similar cavity is situated slightly below. Legends for sketch: *1* Sigmoid sulcus. *2* Region of bone erosion. *3* Tegmen. *4* Attic. *5* Upper edge of petrous bone. *6* Tip of petrous bone. *7* Styloid process. *8* External auditory canal, tympanic cavity, and internal auditory canal superimposed. *9* Tip of the mastoid process. *10* Tangentially viewed portion of the bony cortex of the sinus.

Fig. 279 y esquema. Radiografía semi-lateral de un temporal en un caso de una otitis crónica descamativa con escasa afección ósea. Hay una considerable inhibición de la neumatización. En la región correspondiente al ángulo posterior del petroso se ve una cavidad grande, irregularmente limitada y opacificada que se ha formado, aparentemente, por confluencia de algunas células por destrucción de los tabiques celulares. Una cavidad semejante está situada un poco más abajo. Leyendas del esquema: *1* Surco sigmoideo. *2* Zona de la usura ósea. *3* Tegmen. *4* Atico. *5* Borde superior del peñasco. *6* Punta del peñasco. *7* Apófisis estiloides. *8* Conducto auditivo externo, caja del tímpano y conducto auditivo interno superpuesto. *9* Punta de la mastoides. *10* Parte ósea de la escama sinusal proyectada tangencialmente.

Fig. 279 et schéma. Radiographie d'un temporal en incidence tempore-tympanique dans un cas d'une otite moyenne desquamative chronique avec légère participation osseuse. Il y a une inhibition importante de la pneumatisation. Dans la région de l'angle postérieur du rocher on distingue une grande cavité voilée à contours irréguliers, qui semble résulter de la confluence de quelques cellules à la suite de la destruction des trabécules cellulaires. Une cavité identique se trouve un peu plus bas. Légende du schéma: *1* Gouttière sinusale. *2* Région de l'érosion. *3* Tegmen. *4* Attique. *5* Crête supérieure du rocher. *6* Sommet du rocher. *7* Apophyse styloïde. *8* Conduit auditif externe, caisse du tympan et conduit auditif interne se projettant les uns sur les autres. *9* Extrémité de l'apophyse mastoïde. *10* Partie de la coque osseuse du sinus sous une incidence tangentielle.

Abb. 280. Anterior-posteriore, cranial-exzentrische Aufnahme der hinteren Schädelgrube zur vergleichsweisen Darstellung beider Schläfenbeine (s. S. 155). Das linke Schläfenbein zeigt röntgenologisch normale Verhältnisse bei guter Pneumatisation. Rechts besteht eine starke Hemmung der Pneumatisation und ein sehr geräumiges Antrum mastoideum. Die Größe desselben hatte einen Röntgenologen zur Diagnose eines Cholesteatoms verleitet. Die Aufnahmen wurden in diesem Falle wegen andauernder Kopfschmerzen nach einem Schädeltrauma durchgeführt. Da sich bei der klinischen Untersuchung des rechten Ohres eine kleine, randständige Perforation fand, wurde auf Grund der Röntgenbefunde operiert, dabei aber im Mittelohr nichts Wesentliches gefunden. Dieser Fall zeigt deutlich, daß man allein auf Grund der Größe eines Antrum mastoideum noch nicht ein Cholesteatom annehmen darf. Ich selbst hatte in diesem Falle die Annahme eines solchen abgelehnt, einerseits wegen der Form des großen Antrum, andererseits weil mir besonders in der Spezialaufnahme die Verschattung zu gering schien und ich annahm, daß es noch lufthaltig sei. — Nebenbei beachte man die starke Asymmetrie des Dorsum sellae, welche einen harmlosen Zufallsbefund darstellt und zeigt, daß man mit dem Schlusse einer tumorbedingten Usur des Dorsum sellae aus einer Asymmetrie sehr vorsichtig sein muß.

Fig. 280. Antero-posterior, cranially eccentric view of the posterior cranial fossa, taken in order to compare both temporal bones. Radiologically the left temporal bone is normal, with good pneumatisation. On the right there is marked inhibition of pneumatisation and a very large mastoid antrum. The size of the latter has led a radiologist to diagnose a cholesteatoma. The views were taken because of continuous headaches following a head injury. Since clinical examination of the right ear revealed a small perforation near the edge, an operation was undertaken, on the basis of the X-ray findings. Nothing abnormal was found in the middle ear. This case demonstrates clearly that a cholesteatoma cannot be diagnosed by the large size of the mastoid antrum alone. I personally disagreed with this diagnosis, in the first place, because of the shape of the large antrum, and in the second place, because in the special views the opacity was not sufficiently pronounced, and I believed that it still contained air. Apart from this, one should note the marked asymmetry of the dorsum sellae, which is an accidental harmless finding. This shows that one must be careful about diagnosing bone erosion due to a tumour, on the basis of asymmetry of the dorsum sellae alone.

Fig. 280. Radiografía ántero-posterior, cráneoexcéntrica de la fosa cerebral posterior para la proyección comparativa de ambos temporales. El temporal izquierdo muestra radiológicamente elementos normales con buena neumatización. A la derecha hay una intensa inhibición de la neumatización y un antro mastoideo espacioso. El volumen del mismo había inducido a un radiólogo a hacer el diagnóstico de colesteatoma. Las radiografías se practicaron en este caso por dolores de cabeza constantes después de un trauma de cráneo. Como el examen clínico comprobó en el oído derecho una perforación marginal pequeña se intervino quirúrgicamente en base al hallazgo radiológico pero sin que se encontrara nada fundamental. Este caso demuestra claramente que no debe aceptarse un colesteatoma solamente en base al tamaño del antro mastoideo. Yo mismo había rechazado la posibilidad de tal, por una parte por la forma del antro voluminoso y por otra parte porque en una radiografía con incidencia especial me parecía que la opacidad era demasiado escasa por lo cual supuse que aún contenía aire. — Obsérvese, además, la intensa asimetría del dorso de la silla turca que representa un hallazgo casual que demuestra que la asimetría no debe inducir a aceptar una usura de tipo tumoral del dorso de la silla turca.

Fig. 280. Radiographie fronto-occipitale de l'étage postérieur du crâne, le foyer de l'ampoule étant déplacé en direction céphalique pour un examen comparatif des temporaux. Le temporal gauche montre une image radiologique normale avec une bonne pneumatisation. Il existe à droite une forte inhibition de la pneumatisation et un antre très développé. Les dimensions de ce dernier ont même incité un radiologiste à poser le diagnostic d'un cholestéatome. Les radiographies furent effectuées dans ce cas, le malade se plaignant de céphalées persistantes après un traumatisme cranien. Comme l'examen clinique de l'oreille droite montrait une petite perforation marginale, on opéra le malade en tenant compte des altérations radiologiques, l'oreille moyenne ne révéla toutefois rien de particulier. Ce cas montre clairement que l'on n'a pas le droit de poser le diagnostic de cholestéatome en ne tenant compte que des dimensions de l'antre. Je n'avais même pas accepté ce diagnostic dans ce cas en raison de la forme de ce grand antre et du fait surtout que l'opacité sur l'incidence spéciale me parut trop minime et du fait que je pensais que l'antre contenait de l'air. On peut observer en outre une asymétrie prononcée de la lame quadrilatère, qui est due à une anomalie sans importance; il faut être très prudent pour poser le diagnostic d'érosion de la lame quadrilatère par une tumeur en tenant compte d'une asymétrie.

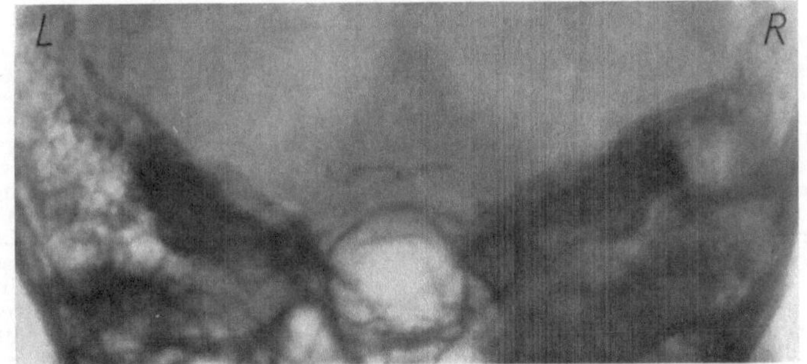

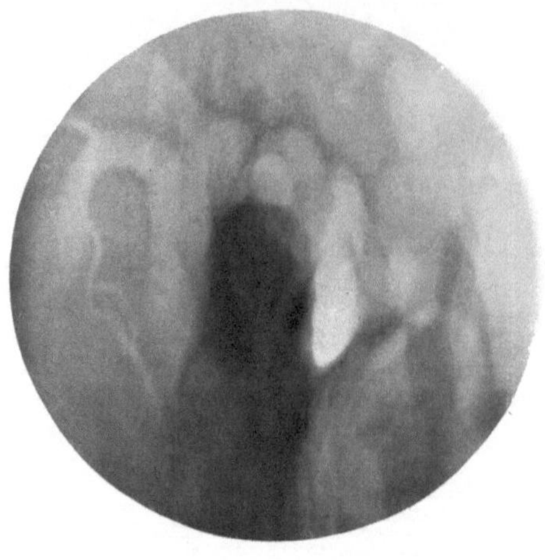

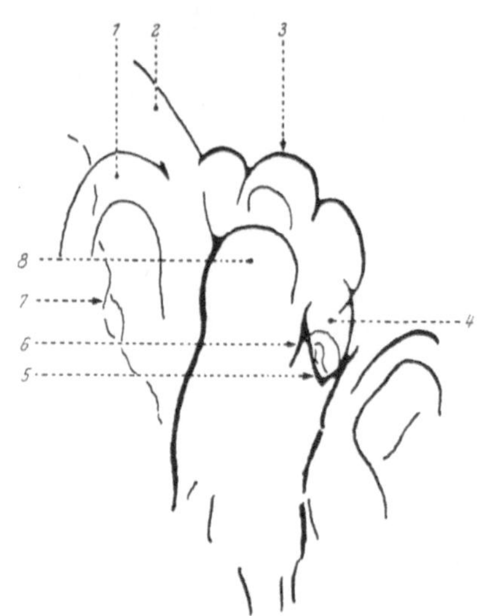

Abb. 281 und Skizze. Halb-axiale Aufnahme eines Schläfenbeines in einem Falle eines großen Cholesteatoms (s. S. 157). Es sind keine Zellen erkennbar. An Stelle des Antrum mastoideum sieht man die Aufhellung eines großen, glatt und bogig begrenzten Hohlraumes, der breit in den geräumigen Attik übergeht. Die laterale Wand des letzteren ist kaum mehr erkennbar. Die Grenzen des Hohlraumes sind durch den schmalen Schatten einer feinen Verdichtungszone im benachbarten Knochen besonders hervorgehoben. Der Befund entspricht dem typischen Bild einer Cholesteatomhöhle und ist dem Befunde eines Epidermoides an einer anderen Stelle des Schädels weitgehend ähnlich, da es sich ja hier um einen patho-anatomisch ähnlichen Vorgang handelt. Legende zur Skizze: *1* Infolge Sinusthrombose stark erweitertes Emissarium mastoideum. *2* Sulcus sigmoideus. *3* Laterale Wand der Cholesteatomhöhle. *4* Erweiterter Attik. *5* Lateraler Rand des Os tympanicum. *6* Vorderer Kontur des Warzenfortsatzes. *7* Sutura occipito-mastoidea. *8* Labyrinthkern.

Fig. 281 and sketch. Half-axial view of the temporal bone in a case of a large cholesteatoma. No cells are visible. In place of the mastoid antrum there is a translucency of a large cavity with smooth and curved margins, which extends widely into the spacious attic. The lateral wall of the latter is hardly recognizable. The margins of the cavity are especially emphasized by the fine shadow of a zone of increased density in the neighbouring bone. These findings correspond to the typical picture of a cholesteatoma cavity. They are very similar to the findings of an epidermoid in another location in the skull, because they have a similar anatomical and pathological development. Legends for sketch: *1* Markedly dilated emissarium mastoideum, due to thrombosis of the sinus. *2* Sigmoid sulcus. *3* Lateral wall of the cholesteatoma cavity. *4* Enlarged attic. *5* Lateral edge of the tympanic bone. *6* Anterior contour of the mastoid process. *7* Occipito-mastoideal suture. *8* The osseous labyrinth.

Fig. 281 y esquema. Radiografía semi-axial de un temporal en un caso de gran colesteatoma. No se ven céldas. En lugar del antro mastoideo se ve la transparencia de una gran cavidad de límites lisos y arqueados que comunica ampliamente con el ático que es espacioso. La pared lateral del mismo apenas se reconoce. Los límites de la cavidad se destacan por la sombra delgada de una zona de condensación ósea en el hueso vecino. Este hallazgo corresponde al cuadro típico de una cavidad colesteatomatosa y se parece a la imagen de un epidermoide en otro sitio del cráneo ya que se trata de un proceso anátomo-patológico parecido. Leyendas del esquema: *1* Emisaria mastoidea muy dilatada como consecuencia de trombosis del seno. *2* Surco sigmoideo. *3* Pared lateral de la cavidad colesteatomatosa. *4* Atico dilatado. *5* Borde lateral del hueso timpánico. *6* Contorno anterior de la apófisis mastoidea. *7* Sutura occípito-mastoidea. *8* Núcleo del laberinto.

Fig. 281 et schéma. Radiographie d'un temporal en incidence fronto-mastoïdienne dans un cas d'un grand cholestéatome. Aucune cellule n'est visible. On distingue à la place de l'antre une grande cavité à limites nettes et arrondies qui se prolonge dans un vaste attique. La paroi externe de ce dernier est à peine reconnaissable. Les contours de la cavité sont particulièrement prononcés en raison de l'ombre d'un liseré d'une zone fine de condensation de l'os voisin. Ces altérations correspondent à l'image typique de la cavité d'un cholestéatome, qui est presque identique à celle d'un kyste épidermoïde d'une autre partie du crâne; car il s'agit pour les deux affections d'un processus anatomo-pathologique identique. Légende du schéma: *1* Emissaire mastoïdienne très dilatée en raison de la thrombose du sinus. *2* Gouttière sinusale. *3* Paroi externe de la cavité du cholestéatome. *4* Attique élargi. *5* Bord externe de l'os tympanal. *6* Contour antérieur de l'apophyse mastoïde. *7* Suture occipito-mastoïdienne. *8* Noyau labyrinthique.

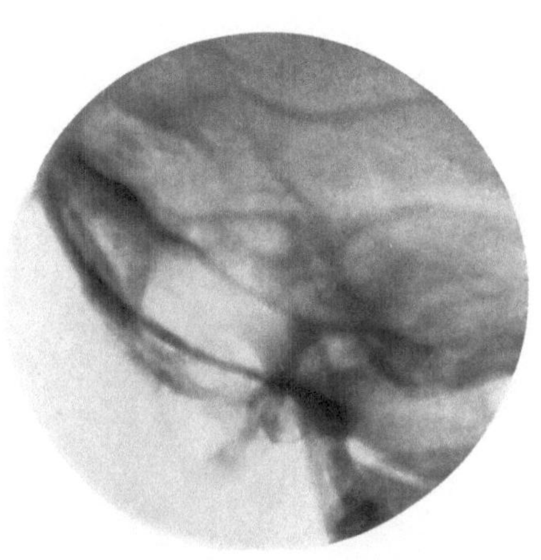 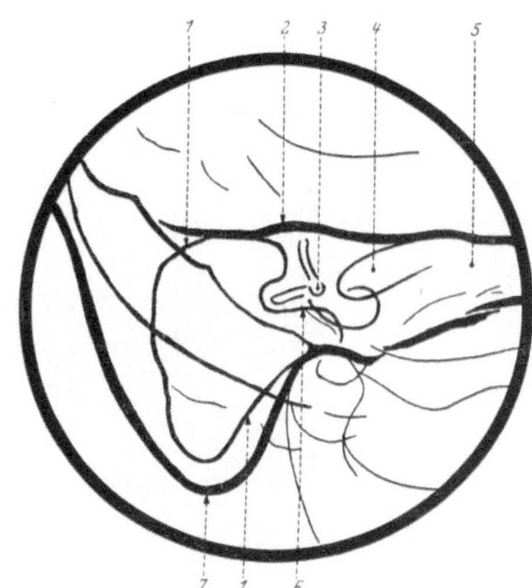

Abb. 282 und Skizze. Halb-sagittale Aufnahme eines Schläfenbeines in einem Falle eines großen Cholesteatoms (s. S. 158). Die Pars mastoidea ist nicht pneumatisiert. Sie ist vielmehr von einem großen, glattwandigen Hohlraum eingenommen, der einer großen Cholesteatomhöhle entspricht. Auch am Labyrinth ist die Grenze desselben vollkommen glatt und der laterale Bogengang ragt in ihn hinein. Legende zur Skizze: *1* Wand der Cholesteatomhöhle. *2* Eminentia arcuata. *3* Vestibulum. *4* Innerer Gehörgang. *5* Pyramidenspitze. *6* Rand der Labyrinthkapsel. *7* Warzenfortsatzspitze.

Fig. 282 y esquema. Radiografía semi-sagital de un temporal en un caso de gran colesteatoma. La porción mastoidea no está neumatizada. Está ocupada más bien por una cavidad grande, de paredes lisas que corresponde a una cavidad colesteatomatosa grande. También en el laberinto el límite del mismo es completamente liso y el conducto semicircular lateral invade la región patológica. Leyendas del esquema: *1* Pared de la cavidad colesteatomatosa. *2* Eminencia arcuata. *3* Vestíbulo. *4* Conducto auditivo interno. *5* Punta del peñasco. *6* Borde de la cápsula del laberinto. *7* Punta de la apófisis mastoidea.

Fig. 282 and sketch. Half-sagittal view of the temporal bone in a case of a large cholesteatoma. The pars mastoidea is not pneumatised. It is occupied mainly by a large cavity with smooth walls, which corresponds to a large cholesteatoma cavity. Its borders are also completely smooth at the labyrinth and the lateral semicircular canal projects into it. Legends for sketch: *1* Wall of the cholesteatoma. *2* Eminentia arcuata. *3* Vestibule. *4* Internal auditory canal. *5* Tip of the petrous bone. *6* Edge of the capsule of the labyrinth. *7* Tip of the mastoid process.

Fig. 282 et schéma. Radiographie du temporal en incidence occipito-zygomatique dans un cas d'un cholestéatome important. La portion mastoïdienne n'est pas pneumatisée, elle est presqu'entièrement occupée par une grande cavité à parois lisses, qui correspond à la cavité étendue d'un cholestéatome. Sa limite labyrinthique est également parfaitement lisse et le canal semi-circulaires externe se projette dans sa lumière. Légende du schéma: *1* Paroi de la cavité du cholestéatome. *2* Eminentia arcuata. *3* Vestibule. *4* Conduit auditif interne. *5* Sommet du rocher. *6* Bord de la capsule labyrinthique. *7* Extrémité de l'apophyse mastoïde.

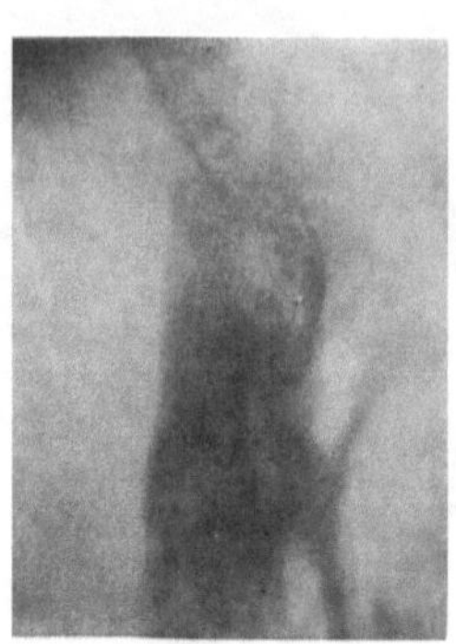 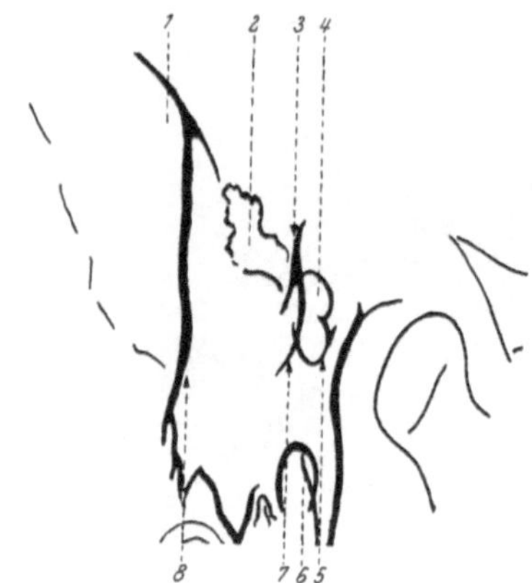

Abb. 283 und Skizze. Halb-axiale Aufnahme eines Schläfenbeines in einem Falle eines Attikcholesteatoms (s. S. 158). Die Pneumatisation ist gehemmt. Das normal große Antrum mastoideum und die vorhandenen Zellen sind verschattet. Die laterale Attikwand zeigt einen scharf begrenzten Defekt, welcher den oberen Teil des Anulus tympanicus mit einbezieht. Legende zur Skizze: *1* Sulcus sigmoideus. *2* Nicht wesentlich erweitertes Antrum mastoideum. *3* Gegend der Spina supra meatum. *4* Defekt der lateralen Attikwand. *5* Lateraler Rand des Os tympanicum. *6* Canalis caroticus. *7* Vorderer Kontur des Warzenfortsatzes. *8* Hinterer Kontur der Pyramide.

Fig. 283 y esquema. Radiografía semi-axial de un temporal en un caso de colesteatoma del ático. La neumatización está inhibida. El antro mastoideo de tamaño normal y las celdas presentes están opacificadas. La pared lateral del ático muestra un defecto nítidamente limitado que interesa la parte superior del anillo timpánico. Leyendas del esquema: *1* Surco sigmoideo. *2* Antro mastoideo no fundamentalmente dilatado. *3* Región de la espina supra meatum. *4* Defecto de la pared lateral del ático. *5* Borde lateral del hueso timpánico. *6* Canal carotídeo. *7* Contorno anterior de la apófisis mastoides. *8* Contorno posterior del peñasco.

Fig. 283 and sketch. Half-axial view of the temporal bone in a case of a cholesteatoma of the attic. There is inhibition of pneumatisation. The mastoid antrum is of normal size and the cells are opaque. The lateral wall of the attic shows a clearly defined defect which involves also the upper part of the anulus tympanicus. Legends for sketch: *1* Sigmoid sulcus. *2* Mastoid antrum, not markedly enlarged. *3* Region of the spina supra meatum. *4* Defect in the lateral wall of the attic. *5* Lateral edge of tympanic bone. *6* Carotid canal. *7* Anterior contour of the mastoid process. *8* Posterior contour of the petrous bone.

Fig. 283 et schéma. Radiographie d'un temporal en incidence fronto-mastoïdienne dans un cas d'un cholestéatome de l'attique. Il existe une inhibition de la pneumatisation. L'antre de dimensions normales et les cellules existantes sont voilés. La paroi externe de l'attique montre une érosion bien délimitée qui comprend également la partie supérieure du cercle tympanal. Légende du schéma: *1* Gouttière sinusale. *2* Antre à peine élargi. *3* Région de la spina supra meatum. *4* Erosion de la paroi externe de l'attique. *5* Bord externe de l'os tympanal. *6* Canal carotidien *7* Contour antérieur de l'apophyse mastoïde. *8* Contour postérieur du rocher.

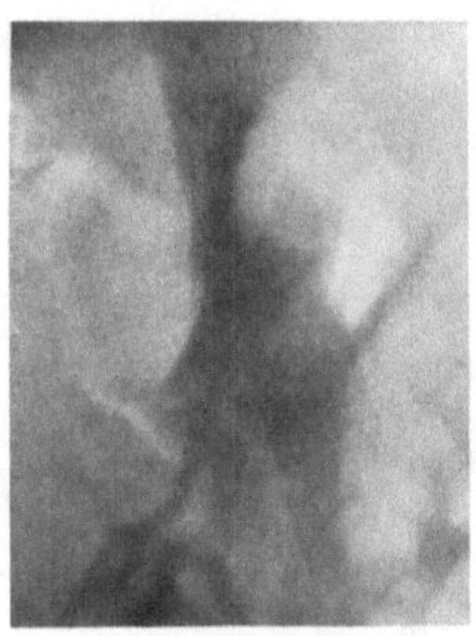 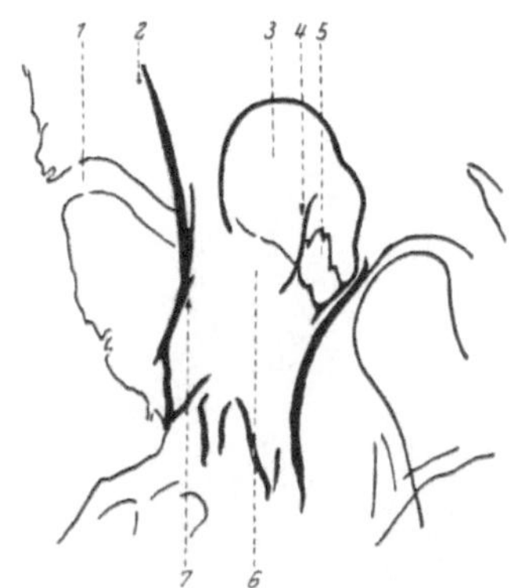

Abb. 284 und Skizze. Halb-axiale Aufnahme eines Schläfenbeines in einem Fall eines großen Cholesteatoms (s. S. 158). Es sind keine Zellen erkennbar. Das Antrum mastoideum ist stark ausgeweitet und geht breit in den Attik über. Die ganze hintere-obere Gehörgangswand ist zerstört. Die durch die Cholesteatomhöhle bedingte Aufhellung zeigt eine scharfe und regelmäßige Begrenzung und am Rand derselben besteht eine geringe Knochenverdichtung. Es handelt sich hier um das typische Bild eines Cholesteatoms, das zu einer natürlichen Radikaloperation geführt hat. Legende zur Skizze: *1* Emissarium mastoideum. *2* Sulcus sigmoideus. *3* Cholesteatomhöhle im Bereich der Pars mastoidea. *4* Vorderer Kontur des Warzenfortsatzes. *5* Großer Defekt der lateralen Attikwand. *6* Labyrinthkern. *7* Hintere Begrenzung der Pyramide.

Fig. 284 y esquema. Radiografía semi-axial de un temporal en un caso de un gran colesteatoma. Ya no se reconocen celdas. El antro mastoideo está muy dilatadoy; comunica ampliamente con el ático. Toda la pared póstero-superior del conducto auditivo externo está destruida. La transparencia determinada por la cavidad colesteatomatosa muestra límites netos, regulares y en la zona marginal de la misma hay una condensación ósea escasa. Se trata aquí del cuadro típico de un colesteatoma que provocó una destrucción ósea, llamada „operación radical natural". Leyendas del esquema: *1* Emisaria mastoidea. *2* Surco sigmoideo. *3* Cavidad colesteatomatosa en la zona de la porción mastoidea. *4* Contorno anterior de la apófisis mastoidea. *5* Defecto grande de la pared lateral de ático. *6* Núcleo laberíntico. *7* Límite posterior del peñasco.

Fig. 284 and sketch. Half-axial view of the temporal bone in a case of a large cholesteatoma. No cells are recognizable. The mastoid antrum is markedly enlarged and extends widely into the attic. The whole of the posterior and upper wall of the auditory canal is destroyed. The translucency due to the cavity of the cholesteatoma has a sharp and regular outline and at the edge there is slight increase in bone density. This is the typical picture of a cholesteatoma, which has led to a natural radical operation. Legends for sketch: *1* Emissarium mastoideum. *2* Sigmoid sulcus. *3* Cavity of cholesteatoma in the region of the pars mastoidea. *4* Anterior contour of mastoid process. *5* Large defect in the lateral wall of the attic. *6* Osseous labyrinth. *7* Posterior border of the petrous bone.

Fig. 284 et schéma. Radiographie d'un temporal en incidence fronto-mastoïdienne dans un cas d'un grand cholestéatome. On ne reconnaît aucune cellule. L'antre est très élargi et se prolonge largement dans l'attique. Toute la paroi postéro-supérieure du conduit auditif est détruite. La clarté due à la cavité du cholestéatome montre une limite précise et découpée, son bord présente une fine zone de condensation osseuse. Il s'agit ici de l'image typique d'un cholestéatome, qui a déterminé une opération radicale «naturelle». Légende du schéma: *1* Emissaire mastoïdienne. *2* Gouttière sinusale. *3* Cavite du cholestéatome dans la région de la portion mastoïdienne. *4* Contour antérieur de l'apophyse mastoïdienne. *5* Erosion importante de la paroi externe de l'attique. *6* Noyau labyrinthique. *7* Limite postérieure du rocher.

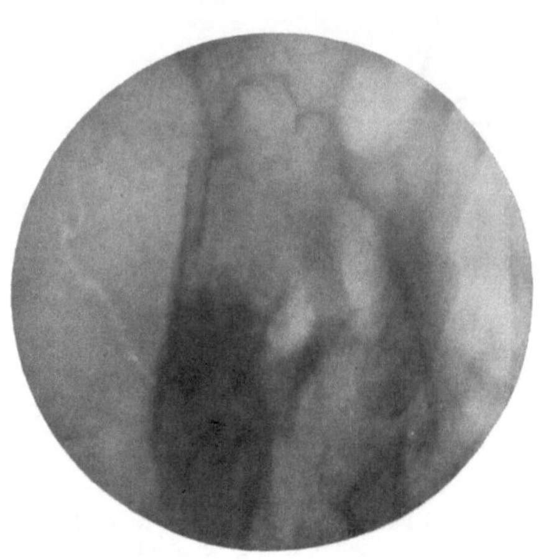

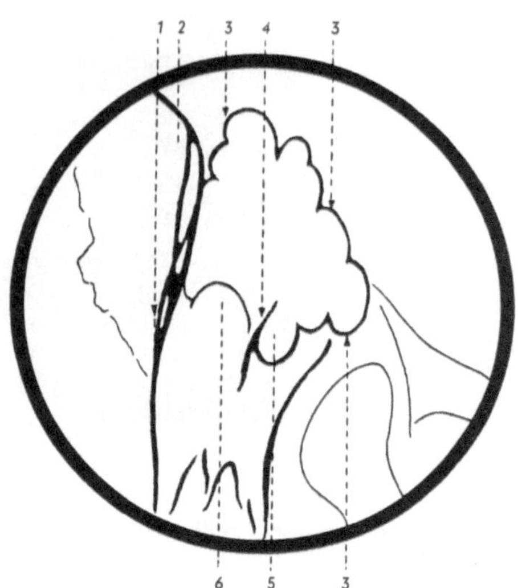

Abb. 285 und Skizze. Halb-axiale Aufnahme eines kindlichen Schläfenbeines in einem Falle eines sehr großen Antrumcholesteatoms (s. S. 159). Weder das Antrum mastoideum noch Zellen sind erkennbar. Die ganze Pars mastoidea ist von einer strukturlosen, glatt und bogig begrenzten, von einer feinen Schattenlinie eingerahmten Aufhellung eingenommen, welche einer außerordentlich großen Cholesteatomhöhle entspricht. Trotz der Größe der Höhle ist die hintere Gehörgangswand in normaler Weise erkennbar, nicht usuriert. Legende zur Skizze: *1* Hinterer Kontur der Pyramide. *2* Sulcus sigmoideus. *3* Rand der Cholesteatomhöhle. *4* Hintere Gehörgangswand. *5* Attik. *6* Labyrinthkern.

Fig. 285 and sketch. Half-axial view of a child's temporal bone with a very large cholesteatoma of the antrum. Neither the mastoid antrum nor the cells are recognizable. The whole of the pars mastoidea is occupied by a translucency without structure, which has a smooth and curved outline, surrounded by a fine line of increased density. This corresponds to an extremely large cavity of a cholesteatoma. Despite the size of the cavity the posterior wall of the auditory canal is normal and shows no erosion. Legends for sketch: *1* Posterior contour of the petrous bone. *2* Sigmoid sulcus. *3* Edge of the cavity of the cholesteatoma. *4* Posterior wall of the auditory canal. *5* Attic. *6* Osseous labyrinth.

Fig. 285 y esquema. Radiografía semi-axial de un temporal infantil en un caso de colesteatoma voluminoso del antro. No se reconoce el antro mastoideo ni tampoco celdas. Toda la región mastoidea está ocupada por una zona transparente que no muestra estructura alguna, de límites lisos y arqueados, rodeada por una delgada sombra opaca que corresponde a una cavidad colesteatomatosa de extraordinaria extensión. A pesar del tamaño de la cavidad, la pared posterior del conducto auditivo se reconoce en forma normal y no usurada. Leyendas del esquema: *1* Contorno posterior del peñasco. *2* Surco sigmoideo. *3* Borde de la cavidad colesteatomatosa. *4* Pared posterior del conducto auditivo. *5* Atico. *6* Núcleo laberíntico.

Fig. 285 et schéma. Radiographie du temporal en incidence fronto-mastoïdienne chez un enfant atteint d'un cholestéatome important de l'antre. On ne reconnait ni l'antre, ni les cellules. Toute la portion mastoïdienne est occupée par une lacune sans structure, à contours nets et arrondis, entourée d'un fin liséré opaque, qui correspond à une cavité extrêmement développée d'un cholestéatome. Malgré les dimensions de la cavité la paroi postérieure du conduit auditif est reconnaissable, elle est normale, et ne présente pas d'érosion. Légende du schéma: *1* Contour postérieur du rocher. *2* Gouttière sinusale. *3* Bord de la cavité du cholestéatome. *4* Paroi postérieure du conduit auditif. *5* Attique. *6* Noyau labyrinthique.

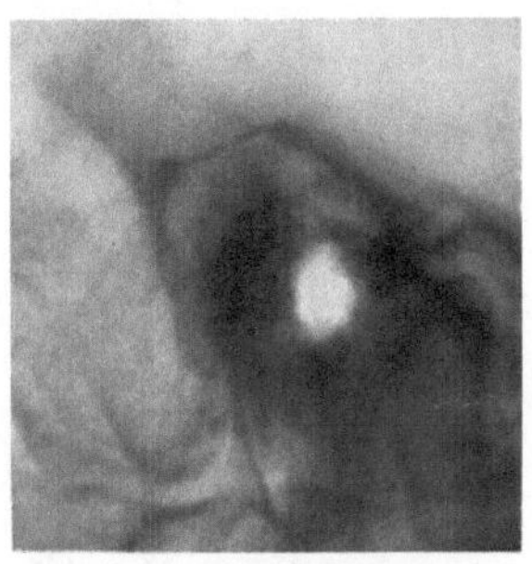 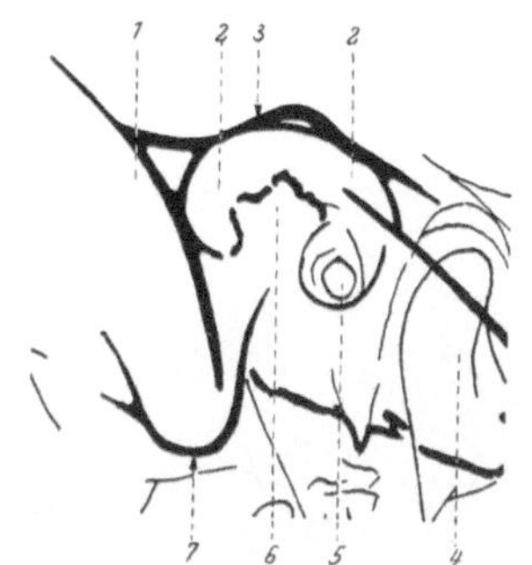

Abb. 286 und Skizze. Halb-seitliche Aufnahme eines Schläfenbeines in einem Falle eines großen Cholesteatoms (s. S. 159). Es ist keine Pneumatisation erkennbar. Hinten und oben von der dem äußeren Gehörgang, der Paukenhöhle und dem inneren Gehörgang entsprechenden Aufhellung sieht man innerhalb des Pyramidenschattens eine zweite, große, nach hinten, oben und vorne glatt begrenzte Aufhellung, welche einer großen Cholesteatomhöhle entspricht. Dabei entspricht der Teil über dem äußeren Gehörgang dem erweiterten Attik, der übrige Teil dem erweiterten Antrum. Nach oben erfolgt die Begrenzung durch das im hinteren Teil etwas verdünnte Tegmen, nach hinten durch die knöcherne Sinusschale. Die untere Begrenzung ist nicht zu sehen, weil die Cholesteatomhöhle hier vom kompakten Labyrinthkern überlagert wird. Der Sinus sigmoideus ist vorwiegend im unteren Teil etwas vorgelagert. Legende zur Skizze: *1* Sulcus sigmoideus. *2* Cholesteatomhöhle. *3* Tegmen. *4* Kieferköpfchen. *5* Äußerer Gehörgang, Paukenhöhle und innerer Gehörgang übereinanderprojiziert. *6* Labyrinthkern. *7* Warzenfortsatzspitze.

Fig. 286 y esquema. Radiografía semi-lateral de un temporal en un caso de colesteatoma voluminoso. No se reconoce neumatización. Por detrás y encima de la transparencia correspondiente al conducto auditivo externo, a la caja del tímpano y al conducto auditivo interno se ve, dentro de la sombra del peñasco, otra transparencia grande, nítidamente limitada hacía atrás, arriba y adelante que corresponde a una gran cavidad colesteatomatosa. La parte situada por encima del conducto auditivo externo corresponde al ático dilatado, la parte restante al antro dilatado. Hacia arriba el límite corresponde al tegmen un poco adelgazado en su parte posterior, hacia atrás a la escama ósea del seno. El límite inferior no se visualiza porque a este nivel la cavidad colesteatomatosa está superpuesta al núcleo laberíntico compacto. El seno sigmoideo está un poco desplazado hacia adelante en la parte inferior. Leyendas del esquema: *1* Surco sigmoideo. *2* Cavidad colesteatomatosa. *3* Tegmen. *4* Cabeza del maxilar. *5* Conducto auditivo externo, caja del tímpano y conducto auditivo interno superpuestos. *6* Núcleo laberíntico. *7* Punta de la apófisis mastoidea.

Fig. 286 and sketch. Half-lateral view of the temporal bone with a large cholesteatoma. No pneumatisation is recognizable. Posteriorly and above the translucency formed by the external auditory canal, the tympanic cavity and the internal auditory canal, there is a second translucency within the shadow of the petrous bone. It is large, well-defined posteriorly, anteriorly and above, and represents a large cavity of a cholesteatoma. The portion above the external auditory canal corresponds to the enlarged attic, the remaining portion corresponds to the enlarged antrum. It is bordered above in its posterior portion by the slightly thinned tegmen, and posteriorly by the bony cortex of the sinus. The lower outline of the cavity is not visible, because it is superimposed by the density of the osseous labyrinth. The sigmoid sinus is displaced anteriorly, mainly in its lower portion. Legends for sketch: *1* Sigmoid sulcus. *2* Cavity of the cholesteatoma. *3* Tegmen. *4* Mandibular condyle. *5* External auditory canal, tympanic cavity and internal auditory canal superimposed. *6* Osseous labyrinth. *7* Tip of the mastoid process.

Fig. 286 et schéma. Radiographie d'un temporal en inicncdee temporo-tympanique dans un cas d'un grand cholestéatome. On ne distingue aucune pneumatisation. On observe en arrière et en-dessus de la clarté correspondant au conduit auditif externe, à la caisse du tympan et au conduit auditif interne une autre lacune de grandes dimensions présentant des limites précises postérieures, supérieures et antérieures, cette dernière correspond à la cavité d'un cholestéatome. La partie située en-dessus du conduit auditif externe correspond à l'attique élargi, et le reste à l'antre agrandi. La limite supérieure se poursuit dans la partie postérieure du tegmen un peu aminci, et la postérieure dans la coque osseuse du sinus. La limite inférieure n'est pas visible, parce que la cavité du cholestéatome y est cachée par le noyau compact du labyrinthe. Le sinus sigmoïde montre surtout dans sa partie inférieure une légère antéposition. Légende du schéma: *1* Gouttière sinusale. *2* Cavité du cholestéatome. *3* Tegmen. *4* Condyle du maxillaire inférieur. *5* Conduit auditif externe, caisse du tympan et conduit auditif interne se projettant les uns sur les autres. *6* Noyau labyrinthique. *7* Extrémité de l'apophyse mastoïde.

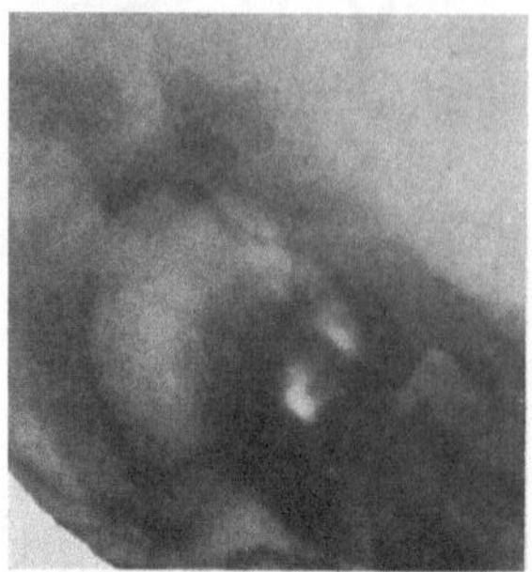 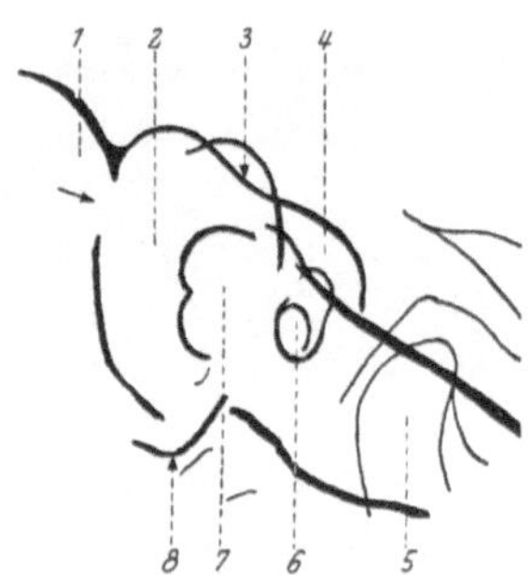

Abb. 287 und Skizze. Halb-seitliche Aufnahme eines Schläfenbeines mit einem in die hintere Schädelgrube durchgebrochenen Cholesteatom (s. S. 159). Es ist keine Pneumatisation zu erkennen. Die durch die große Cholesteatomhöhle im Bereich des Mastoids bedingte Aufhellung zeigt regelmäßige, scharfe Grenzen und einen feinen Verdichtungssaum. Unterhalb des oberen Sinusknies ist der Kontur der knöchernen Sinusschale als Ausdruck eines Durchbruches daselbst unterbrochen. Legende zur Skizze: *1* Sulcus sigmoideus. *2* Cholesteatomhöhle. *3* Verdünntes Tegmen. *4* Attik. *5* Kieferköpfchen. *6* Äußerer Gehörgang, Paukenhöhle und innerer Gehörgang übereinanderprojiziert. *7* Labyrinthkern. *8* Spitze des Warzenfortsatzes.

Fig. 287 y esquema. Radiografía semi-lateral de un temporal con un colesteatoma que ha invadido la fosa cerebral posterior. No se reconoce ninguna neumatización. La transparencia determinada a nivel de la mastoides por la cavidad colesteatomatosa presenta límites regulares y precisos y, además, un fino halo de condensación. Por debajo de la rodilla superior del seno, el contorno de la escama ósea del seno está interrumpido como expresión de la destrucción. Leyendas del esquema: *1* Surco sigmoideo. *2* Cavidad colesteatomatosa. *3* Tegmen adelgazado. *4* Atico. *5* Cabeza del maxilar. *6* Conducto auditivo externo, caja del tímpano y conducto auditivo interno superpuestos. *7* Núcleo laveríntico. *8* Punta de la apófisis mastoides.

Fig. 287 and sketch. Half-lateral view of the temporal bone with a cholesteatoma which has perforated into the posterior cranial fossa. No pneumatisation is recognizable. The large cavity of the cholesteatoma in the region of the mastoid has produced a regular, well-defined translucency with a thin outline of increased density. The contour of the bony cortex of the sinus is interrupted below the upper sinus bend by the perforation. Legends for sketch: *1* Sigmoid sulcus. *2* Cavity of the cholesteatoma. *3* Thinned tegmen. *4* Attic. *5* Mandibular condyle. *6* External auditory canal, tympanic cavity, and internal auditory canal superimposed. *7* Osseous labyrinth. *8* Tip of the mastoid process.

Fig. 287 et schéma. Radiographie d'un temporal en incidence temporo-tympanique dans un cas d'un cholestéatome pénétrant dans l'étage postérieur du crâne. On ne distingue aucune pneumatisation. La clarté de la région mastoïdienne due à la grande cavité du cholestéatome montre des limites régulières et nettes avec un fin liséré de condensation. En dessous du coude supérieur du sinus le contour de la coque osseuse du sinus est interrompu, ce qui correspond à l'endroit ou le cholestéatome s'est étendu vers le bas. Légende du schéma: *1* Gouttière sinusale. *2* Cavité du cholestéatome. *3* Tegmen aminci. *4* Attique. *5* Condyle du maxillaire inferieur. *6* Conduit auditif externe, caisse du tympan et conduit auditif interne se projetant les uns sur les autres. *7* Noyau labyrinthique. *8* Extrémité de l'apophyse mastoïde.

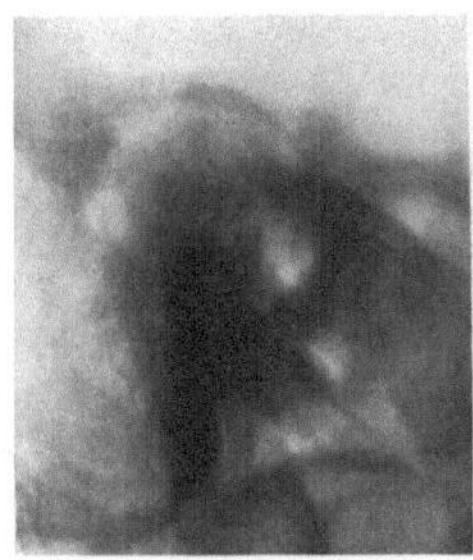

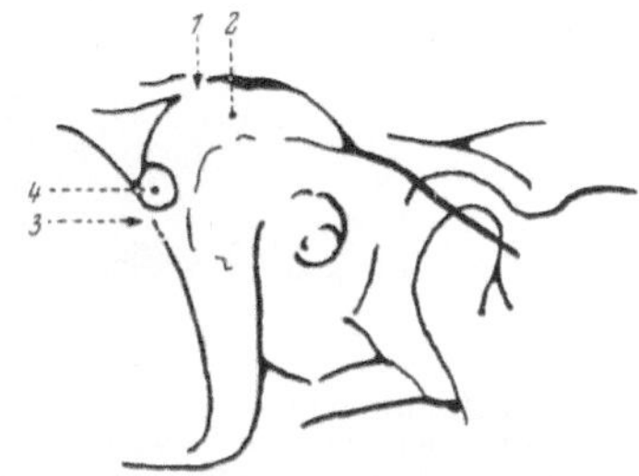

Abb. 288 und Skizze. Halb-seitliche Aufnahme eines Schläfenbeines in einem Falle von Cholesteatom, welches nach hinten, nach oben und nach außen durchgebrochen ist (s. S. 159). Man sieht wieder bei fehlender Pneumatisation die typische Cholesteatomhöhle im Antrumbereich. Das Tegmen ist im hinteren Teil in einem größeren Bereich schon sehr undeutlich, durch das Cholesteatom usuriert. Auch der Kontur der knöchernen Sinusschale ist in der Höhe der Cholesteatomhöhle auf eine kurze Strecke unterbrochen. An derselben Stelle sieht man auch eine kreisrunde Aufhellung, welche einem Durchbruch nach außen, am Planum mastoideum, entspricht. Legende zur Skizze: *1* Usur am Tegmen. *2* Cholesteatomhöhle. *3* Usur an der knöchernen Sinusschale. *4* Fistel am Planum mastoideum.

Fig. 288 y esquema. Radiografía semi-lateral de un temporal en un caso de colesteatoma que ha irrumpido hacia atrás, arriba y afuera. Se ve nuevamente falta de neumatización y la típica cavidad colesteatomatosa en la zona del antro. El tegmen es poco nítido en gran parte de su límite posterior, usurado por el colesteatoma. También el contorno de la escama ósea del seno está interrumpido en un corto trecho a la altura de la cavidad colesteatomatosa. En el mismo sitio se ve también una transparencia redondeada que corresponde a una irrupción hacia afuera, hacia el plano mastoideo. Leyendas del esquema: *1* Usura en el tegmen. *2* Cavidad colesteatomatosa. *3* Usura a nivel de la escama ósea del seno. *4* Fístula en el plano mastoideo.

Fig. 288 and sketch. Half-lateral view of a temporal bone in a case of a cholesteatoma which has perforated posteriorly, above and externally. With pneumatisation absent, a typical cavity of a cholesteatoma is again seen in the region of the antrum. The posterior portion of the tegmen is to a large extent indistinct and eroded by the cholesteatoma. The contour of the bony cortex of the sinus is also interrupted for a short distance at the level of the cavity of the cholesteatoma. A circular translucency is seen in the same place and this corresponds to an external perforation at the mastoid plane. Legends for sketch: *1* Erosion at the tegmen. *2* Cavity of the cholesteatoma. *3* Erosion at the bony cortex of the sinus. *4* Fistula at the mastoid plane.

Fig. 288 et schéma. Radiographie d'un temporal en incidence temporo-tympanique dans un cas d'un cholestéatome, qui s'est développé en arrière, vers le haut, et vers l'extérieur. On distingue à nouveau l'absence de pneumatisation et la cavité typique du cholestéatome dans la région de l'antre. La partie postérieure du tegmen est déjà très peu précise sur une région étendue, elle est érodée par le cholestéatome. Le contour osseux de la coque du sinus est également interrompu sur une courte distance à la hauteur de la cavité du cholestéatome. A cette place on distingue une cavité ronde, qui correspond à une extension vers l'extérieur dans le plan mastoïdien. Légende du schéma: *1* Erosion du tegmen. *2* Cavité du cholestéatome. *3* Erosion de la coque osseuse du sinus. *4* Fistule du plan mastoidïen.

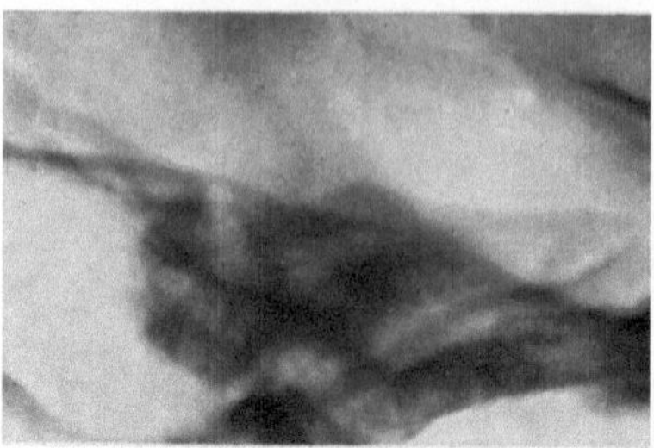

Abb. 289. Halb-sagittale Aufnahme eines Schläfenbeines in einem Falle von operierter chronischer Otitis und akuter Labyrinthitis (s. S. 159). Im Bereiche der Pars mastoidea besteht ein großer Defekt nach Radikaloperation. Die im Röntgenbild sichtbaren Details des Labyrinthes zeigen als Ausdruck der bestehenden akuten Labyrinthitis eine erhebliche Erweiterung.

Fig. 289. Radiografía semi-sagital de un temporal en un caso de otitis crónica operada y laberintitis aguda. En la región de la porción mastoidea hay un gran defecto después de la intervención radical. Los detalles correspondientes al laberinto en la radiografía muestran una considerable dilatación como expresión de la laberintitis aguda xistente.

Fig. 289. Half-sagittal view of the temporal bone in a case of operated chronic otitis and acute labyrinthitis. There is a large defect due to the radical operation in the region of the pars mastoidea. The enlarged details of the labyrinth, visible in the film, are a result of the acute labyrinthitis.

Fig. 289. Radiographie d'un temporal en incidence occipito-zygomatique dans un cas d'une otite moyenne chronique opérée et d'une labyrinthite aiguë. La grande cavité d'une opération radicale est visible dans la région de la portion mastoïdienne. Les détails du labyrinthe visibles sur la radiographie sont très agrandis en raison de la présence d'une labyrinthite aiguë.

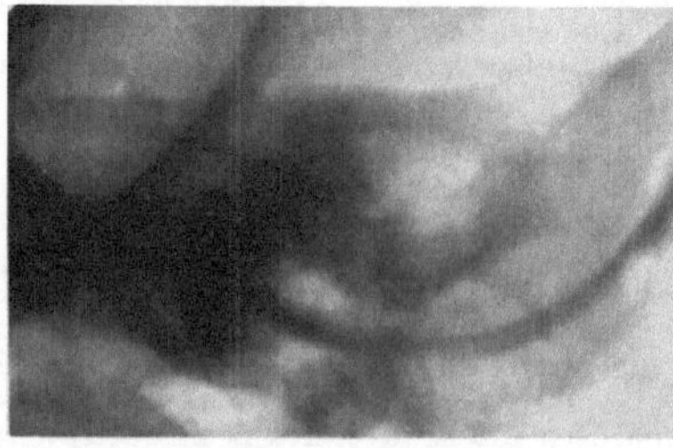

Abb. 290. Halb-sagittale Aufnahme eines Schläfenbeines in einem Falle von chronischer Mittelohrentzündung und Verödung des Labyrinthes nach Labyrinthitis (s. S. 159). Es ist keine Pneumatisation erkennbar. Das Antrum mastoideum ist groß, vermutlich durch Knochenusur etwas erweitert. Die Einzelheiten des Labyrinthes sind nicht erkennbar. An ihrer Stelle sieht man nur dichten, sklerotischen Knochen.

Fig. 290. Radiografía semi-sagital de un temporal en un caso de otitis crónica y esclerosis del laberinto después de una laberintitis. No se ve neumatización alguna. El antro mastoideo es grande, probablemente agrandado por usura ósea. No se reconocen detalles del laberinto. En su lugar sólo se ve hueso denso, esclerótico.

Fig. 290. Half-sagittal view of the temporal bone in a case of chronic inflammation of the middle ear and ossification of the labyrinth, following labyrinthitis. No pneumatisation is recognizable. The mastoid antrum is large, possibly due to bone erosion. The details of the labyrinth are not recognizable. Their place is taken by dense sclerotic bone.

Fig. 290. Radiographie d'un temporal en incidence occipito-zygomatique dans un cas d'un otite moyenne chronique et d'une destruction du labyrinthe par une labyrinthite. On ne distingue aucune pneumatisation. L'antre est grand, il est probablement un peu élargi par une érosion osseuse. Les détails du labyrinthe ne sont plus reconnaissables. On distingue à leur place une sclérose dense de l'os.

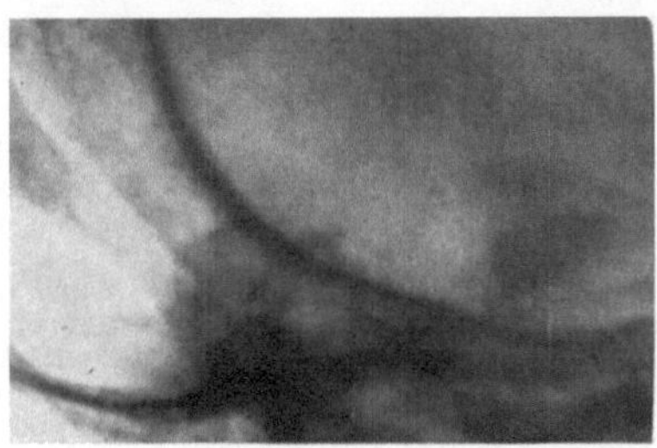

Abb. 291. Halb-sagittale Aufnahme eines Schläfenbeines in einem Falle eines ungewöhnlich großen Cholesteatoms mit Zerstörung des Labyrinthes (s. S. 159). Die Pars mastoidea und die Pyramide sind zum größten Teil zerstört. Von der Pyramide sind nur mehr Reste des kompakten Labyrinthkernes und die Spitze erhalten. Hier zeigt die Usur eine ziemlich regelmäßige Begrenzung.

Fig. 291. Radiografía semi-sagital de un temporal en un caso de colesteatoma excepcionalmente grande con destrucción del laberinto. La porción mastoidea y el peñasco están destruídos en su mayor parte. Del peñasco sólo se conservan restos del núcleo laberíntico compacto y la punta. Aquí la usura muestra una limitación bastante regular.

Fig. 291. Half-sagittal view of the temporal bone in a case of an unusually large cholesteatoma with destruction of the labyrinth. The pars mastoidea and the petrous bone are mainly destroyed. There are only remnants of the compact osseous labyrinth and of the tip of the petrous bone. The erosion shows here a fairly regular outline.

Fig. 291. Radiographie d'un temporal en incidence occipito-zygomatique dans un cas d'un cholestéatome extrêmement étendu avec destruction du labyrinthe. La portion mastoïdienne et le rocher sont détruits en grande partie. Il ne reste du rocher que des vestiges du labyrinthe noyau compact et le sommet. L'érosion y montre des limites assez régulières.

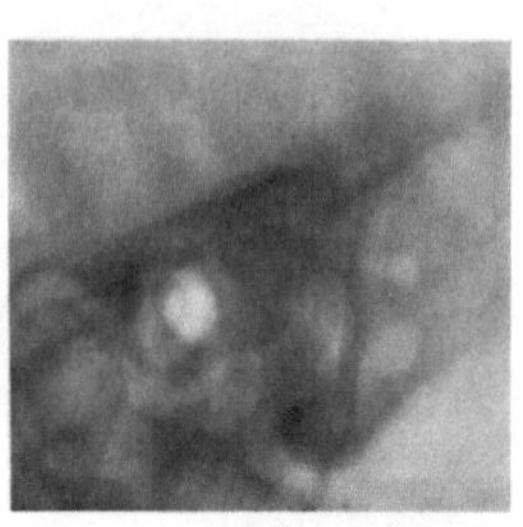

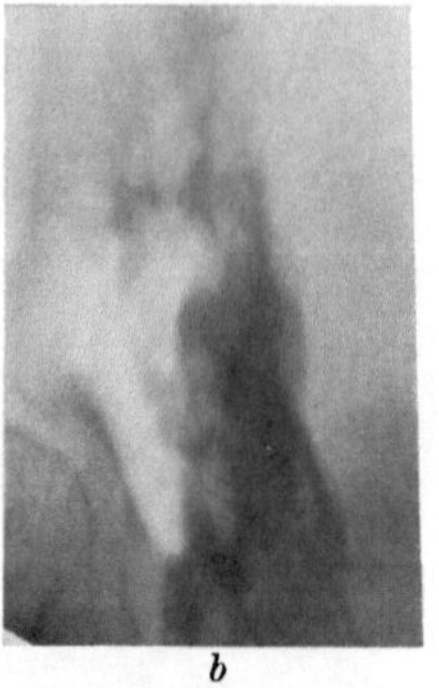

a   *b*

Abb. 292a und b. Halb-seitliche (a) und halb-axiale (b) Aufnahme des Schläfenbeines in einem Falle eines Cholesteatoms der Paukenhöhle (siehe S. 160). Die Abb. a zeigt im Mastoid einige verschattete Zellen, sonst aber in diesem Bereiche nichts Auffälliges. Dagegen fehlt der obere Teil des Schattens des Os tympanicum. Dadurch ist der vordere Kontur des Warzenfortsatzes besonders deutlich zu erkennen. Die Abb. b zeigt, abgesehen von einzelnen verschatteten Zellen in der Umgebung des Antrum mastoideum, dieses verschattet und unregelmäßig erweitert. Es geht breit in den Attik über und der Schatten der hinteren-oberen Gehörgangswand fehlt. Ebenso fehlt der größte Teil des Schattens des Os tympanicum, so daß dessen lateraler Rand nicht sichtbar ist und sich die dem Attik entsprechende Aufhellung in gleicher Intensität bis zur Tubengegend fortsetzt. Vom Os tympanicum ist nur der Schatten der vorderen Gehörgangswand und vorderen Paukenhöhlenwand zu erkennen. Es liegt also ein Cholesteatom vor, welches in atypischer Weise insbesondere auch den ganzen Boden der Paukenhöhle zerstört hat.

Fig. 292a y b. Radiografía semi-lateral (a) y semi-axial (b) del temporal en un caso de un colesteatoma del oído medio. La Fig. a muestra en la mastoides algunas células opacificadas, pero nada más llamativo en esta región. En cambio falta la parte superior de la sombra del hueso timpánico. En consecuencia, el contorno de la apófisis mastoides se ve muy claramente. La Fig. b muestra, fuera de algunas células aisladas opacificadas, alrededor del antro mastoideo, este último opacificado e irregularmente dilatado. Tiene amplia comunicación con el ático y falta la sombra correspondiente a la parte póstero-superior de la pared del conducto auditivo. Asimismo falta la mayor parte de la sombra del hueso timpánico de tal manera que su borde lateral no es visible y la transparencia correspondiente al ático se prolonga, con la misma intensidad, hasta la región de la trompa. Del hueso timpánico solo se reconoce la sombra de la pared anterior del conducto auditivo y la pared anterior de la caja del tímpano. Hay, pues, un colesteatoma que, en forma atípica, ha destruído también todo el suelo de la caja del tímpano.

Fig. 292a and b. Half-lateral (a) and half-axial (b) views of the temporal bone in a case of a cholesteatoma of the tympanic cavity. Fig. a shows a few opaque cells in the mastoid but otherwise nothing unusual in this region. In contrast, the upper portion of the shadow of the tympanic bone is missing. As a result, the anterior contour of the mastoid process is seen very distinctly. Fig. b shows the mastoid antrum opaque and irregularly enlarged, and a few cells in its surroundings are opaque. The antrum extends widely into the attic and the shadow of the upper posterior wall of the auditory canal is missing. The major part of the shadow of the tympanic bone is also missing, so that its lateral edge is not visible. Therefore the translucency which corresponds to the attic apparently continues as far as the region of the Eustachian tube. The anterior walls of the auditory canal and of the tympanic cavity are all that remain of the os tympanicum. Therefore there is a cholesteatoma here, which in an atypical fashion, has destroyed the whole floor of the tympanic cavity.

Fig. 292a et b. Radiographies du temporal en incidence temporo-tympanique (a) et fronto-mastoïdienne (b) dans un cas de cholestéatome de la caisse du tympan. La Fig. a montre dans le mastoïde quelques cellules voilées, sans cela pas d'autres modifications pathologiques de cette région. La partie supérieure de l'ombre de l'os tympanal fait par contre défaut. Il en résulte que le contour antérieur de l'apophyse mastoïde est particulièrement visible. La Fig. b montre que l'antre irrégulièrement élargi est voilé, il en est de même de quelques cellules isolées de son entourage. L'antre s'étend largement dans l'attique et l'ombre de la paroi postéro-supérieure du conduit auditif fait défaut. L'ombre de la plus grande partie de l'os tympanal fait également défaut, si bien que son bord externe n'est pas visible et que la clarté correspondant à l'attique se continue avec la même intensité jusqu'à la région de la trompe d'Eustache. L'ombre de la paroi antérieure du conduit auditif et de la caisse du tympan est la seule partie visible de l'os tympanal. Ces modifications sont dues à un cholestéatome qui a détruit en outre de façon atypique tout le plancher de la caisse du tympan.

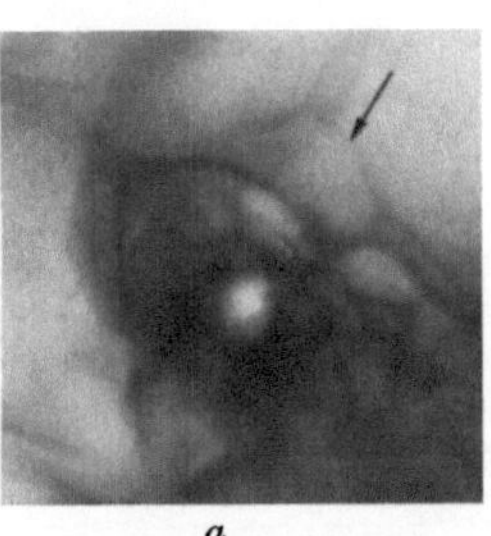

a

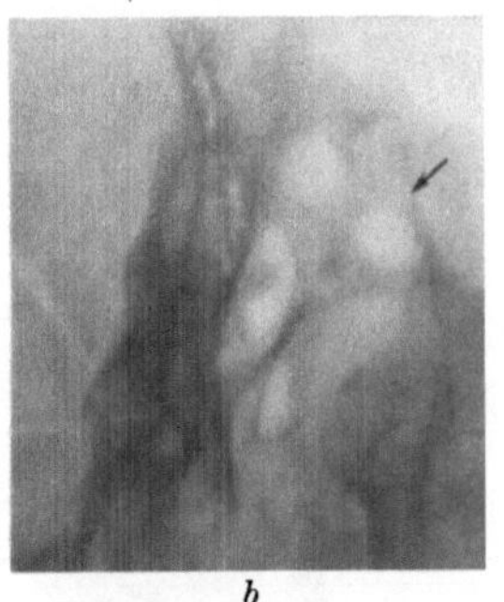

b

Abb. 293a und b. Halb-seitliche (a) und halb-axiale (b) Aufnahme eines Schläfenbeines in einem Falle eines atypischen Cholesteatoms im Bereiche des Attik und der hinteren Zygomaticuswurzel (s. S. 160). Die Abb. a läßt keine Pneumatisation erkennen. In der Gegend des Antrum mastoideum und des Attik sieht man eine große, scharf begrenzte Aufhellung. Darüber hinaus sieht man in der hinteren Zygomaticuswurzel ebenfalls eine scharf begrenzte Aufhellung, welche vom Schatten eines schmalen Verdichtungssaumes im Knochen umgeben ist. Die Abb. b zeigt ein sehr geräumiges, regelmäßig begrenztes und verschattetes Antrum mastoideum. Auch der Attik ist sehr geräumig. Seine Abgrenzung und die Gehörknöchelchen sind noch undeutlich erkennbar. Außen-oben von ihm sieht man auch hier in der hinteren Zygomaticuswurzel eine scharf und bogig begrenzte Aufhellung, welche von einer feinen Schattenlinie umgeben ist. Es handelt sich hier also um ein Cholesteatom, welches vorwiegend in der hinteren Zygomaticuswurzel und im Attik, wahrscheinlich auch im Antrum gelegen ist. Möglicherweise handelt es sich um ein Epidermoid, welches sekundär in die Mittelohrräume eingebrochen ist.

Fig. 293a and b. Half-lateral (a) and half-axial (b) views of the temporal bone in a case of an atypical cholesteatoma in the region of the attic and the posterior zygomatic root. No pneumatisation is visible in Fig. a. A large well-defined translucency is situated in the region of the mastoid antrum and the attic. Further, there is a well defined translucency, with a narrow zone of increased density in the bone around it, situated in the posterior zygomatic root. Fig. b shows a large, regularly outlined, opaque mastoid antrum. The attic too is very large. Its outline and the auditory ossicles are still recognizable. Laterally and above there is a well defined translucency here too, with a curved outline in the posterior zygomatic root. This translucency is also surrounded by a fine line of increased density. These are the signs of a cholesteatoma located, to a large extent, in the posterior zygomatic root and the attic, and probably also in the antrum. It might be an epidermoid, which has secondarily invaded the middle ear.

Fig. 293a y b. Radiografía semi-lateral (a) y semi-axial (b) de un temporal en un caso de colesteatoma atípico en la región del ático y de la raíz posterior del cigoma. La Fig. a no deja reconocer ninguna neumatización. En la región del antro mastoideo y del ático, se ve una transparencia grande y bien limitada. Fuera de esto se visualiza, a nivel de la raíz posterior del cigoma, igualmente una transparencia nítidamente limitada que está rodeada por una delgada zona de condensación ósea. La Fig. b muestra un antro mastoideo espacioso, regularmente limitado y opacificado. También el ático es espacioso. Su delimitación y los huesecillos del oído se reconocen aún con escasa precisión. Por fuera y por encima se ve también aquí en la raíz posterior del cigoma una transparencia de límites precisos y arqueados que está rodeada por una fina sombra lineal. Se trata por lo tanto aquí de un colesteatoma que está localizado predominantemente en la raíz posterior del cigoma y en el ático y probablemente también en el antro. Posiblemente se trata de un epidermoide que, secundariamente, ha invadido el espacio del oído medio.

Fig. 293a et b. Radiographie d'un temporal en incidence temporo-tympanique (a) et fronto-mastoïdienne (b) d'un cas d'un cholestéatome atypique dans la région de l'attique et de la racine longitudinale de l'apophyse zygomatique. La Fig. a ne montre aucune pneumatisation. On distingue une grande clarté bien délimitée dans la région de l'antre et de l'attique. On voit en outre vers l'extérieur dans la racine longitudinale de l'apophyse zygomatique une clarté également bien délimitée, et entourée d'un fin liséré de condensation osseuse. La Fig. b montre que l'antre est très vaste, il est voilé, ses limites sont régulières. L'attique est également très vaste. Ses limites et les osselets de l'ouïe sont à peine reconnaissables. On distingue une clarté bien délimitée et à contours arrondis avec un fin liséré de condensation osseuse, qui est située un peu en dessus et à l'extérieur de l'attique également dans la racine longitudinale de l'apophyse zygomatique. Il s'agit ici d'un cholestéatome, qui est situé principalement dans la racine longitudinale de l'apophyse zygomatique et dans l'attique et probablement aussi dans l'antre. Il est possible qu'il s'agisse d'un kyste épidermoïde, qui a pénétré secondairement dans les cavités de l'oreille moyenne.

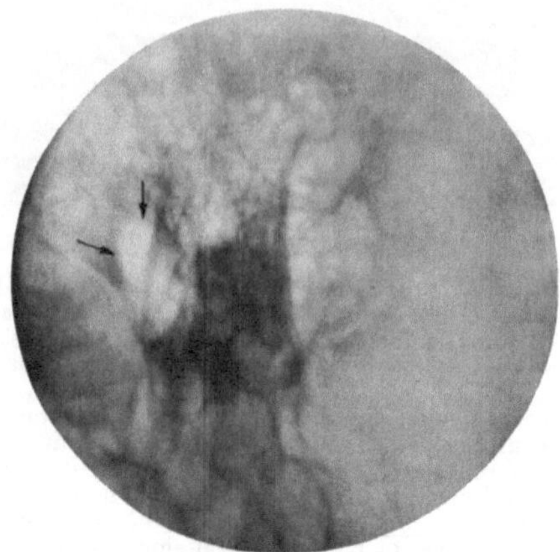

Abb. 294. Halb-axiale (etwas zu weit vorne ein-
gestellte) Aufnahme eines Schläfenbeines in einem
Falle eines Attikcholesteatoms bei guter Pneumatisation (s. S. 160). Im Bereiche der Pars
mastoidea liegen normale Verhältnisse vor. Das
pneumatische System ist sehr gut entwickelt.
Sowohl die Zellen als auch das Antrum mastoideum sind gut hell, also normal lufthaltig. Dagegen fehlen die Gehörknöchelchen und die laterale Attikwand. Die Usur zeigt hier die für das
Cholesteatom charakteristische, vollkommen glatte und regelmäßige Begrenzung.

Fig. 294. Radiografía semi-axial (con incidencia
un poco demasiado hacia adelante) de un temporal en un caso de colesteatoma del ático con
buena neumatización. En la zona de la porción
mastoidea la situación es normal. El sistema
neumático está muy bien desarrollado. Tanto las
células como el antro mastoideo son bien claras,
es decir normalmente permeables. En cambio,
faltan los huesecillos del oído y la pared lateral
del ático. La usura muestra aquí las características del colesteatoma, límites lisos y regulares.

Fig. 294. Half-axial (slightly anteriorly directed)
view of the temporal bone with good pneumatisation and a cholesteatoma of the attic. The
region of the pars mastoidea is normal. The air
system is well-developed. The cells, as well-
as the mastoid antrum, are normally translucent,
i.e., normally air-filled, but the auditory ossicles
and the lateral wall of the attic are missing. This
lesion shows the typical completely smooth and
regular outline of a cholesteatoma.

Fig. 294. Radiographie d'un temporal en incidence fronto-mastoïdienne (rayon incident un
peu trop en avant) dans un cas d'un cholestéatome de l'attique avec une bonne pneumatisation. La portion mastoïdienne ne montre pas de
particularités. Le système des cellules pneumatisées est très bien développé. Les cellules et
l'antre montrent une transparence normale, ils
contiennent donc de l'air. Les osselets de l'ouïe
et la paroi externe de l'attique font par contre
défaut. L'érosion montre ici également les limites
régulières et lisses caractéristiques pour un cholestéatome.

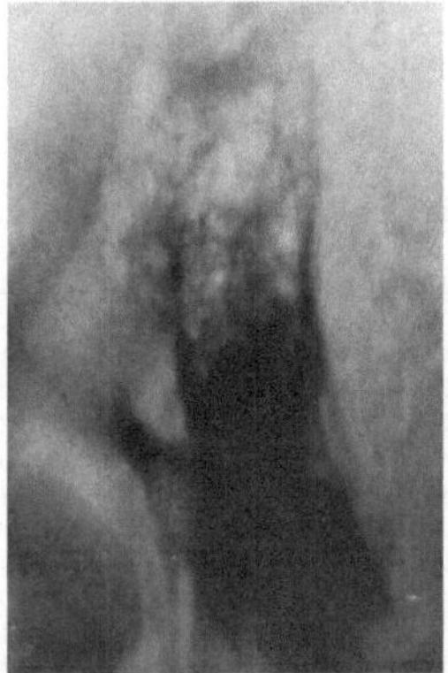

Abb. 295. Halb-axiale Aufnahme eines Schläfenbeines in einem Falle eines Antrumcholesteatoms
bei guter Pneumatisation (s. S. 160). Die Aufnahme zeigt ein normal entwickeltes und normal
helles, also lufthaltiges Zellsystem. Nur das Antrum mastoideum ist verschattet. Es bestehen
keinerlei Zeichen einer Knochenusur. Aus dem
Röntgenbild allein ist die Diagnose eines Antrumcholesteatoms nicht zu stellen. Im Zusammenhang mit dem klinischen Befund einer chronischen
Eiterung ergibt sich allerdings der Verdacht, da
der Röntgenbefund nicht dem einer chronischen
Eiterung entspricht.

Fig. 295. Radiografía semi-axial de un temporal
en un caso de colesteatoma del antro con buena
neumatización. La radiografía muestra un sistema celular normalmente desarrollado y normalmente transparente, es decir permeable. Solamente el antro mastoideo está opacificado. No
hay signo alguno de usura ósea. Por la radiografía solamente es imposible concretar el
diagnóstico de un colesteatoma del antro. En
relación con el hallazgo clínico de una supuración
crónica surge, sin embargo, la sospecha ya que
la imagen radiológica no corresponde a una supuración crónica.

Fig. 295. Half-axial view of the temporal bone
with good pneumatisation and a cholesteatoma
of the antrum. The cell system is normally
developed and normally translucent, i.e. air-
filled. Only the mastoid antrum is opaque. There
is no sign of bone erosion. From the film alone
a cholesteatoma of the antrum cannot be diagnosed. However the clinical finding of chronic
suppuration suggests this, since the X-ray findings
do not correspond to chronic suppuration.

Fig. 295. Radiographie d'un temporal en incidence fronto-mastoïdienne dans un cas d'un cholestéatome de l'antre avec une bonne pneumatisation. La radiographie montre un système de
cellules bien développées avec une transparence
normale, elles contiennent donc de l'air. Seule
la région de l'antre est voilée. On ne distingue
aucun signe d'érosion. La radiographie ne permet pas à elle seule de poser le diagnostic de
cholestéatome de l'antre. L'image clinique vient
compléter le tableau, il existe un empyème chronique, ce qui incite à penser au cholestéatome.
car les altérations radiologiques ne correspondent
pas à celles d'un empyème chronique.

Abb. 296a bis c. Halb-seitliche (a) und halb-axiale (b) sowie halb-sagittale (c) Aufnahme eines Schläfenbeines in einem Falle eines Cholesteatoms bei guter Pneumatisation (s. S. 160). Die Abb. a zeigt ein pneumatisches System von mittlerer Ausdehnung und klein- bis mittelzelliger Struktur. Das Antrum und die Zellen sind verschattet. Zeichen einer Knochenaffektion sind auf dieser Aufnahme nicht erkennbar. Der Sinus sigmoideus ist im unteren Anteil etwas vorgelagert und im ganzen auch etwas lateralponiert. Die Abb. b zeigt darüber hinaus ein geräumiges, unregelmäßig begrenztes Antrum mastoideum, welches breit in den Attik übergeht, dessen laterale Wand sehr undeutlich ist. Die hintere Gehörgangswand fehlt. Es liegt also ein Befund vor wie bei einer natürlichen Radikaloperation. Die Abb. c zeigt eine auffallend scharfe Abgrenzung des kompakten Labyrinthkernes gegen das erweiterte Antrum, ein Befund, wie er uns vom Cholesteatom her bekannt ist. Trotzdem also hier wegen der guten Pneumatisation das charakteristische Bild der Cholesteatomhöhle mit ihrer scharfen, bogigen Begrenzung und dem feinen Verdichtungssaum fehlt, kann man im Röntgenbild das Cholesteatom an der Art des von ihm gesetzten Defektes — der natürlichen Radikaloperation und der scharfen Begrenzung des Labyrinthkernes — erkennen.

Fig. 296a hasta c. Radiografía semi-lateral (a), semi-axial (b) y semi-sagital (c) de un temporal en un caso de colesteatoma con buena neumatización. La Fig. a muestra un sistema neumático de mediana extensión y compuesto de células pequeñas a medianas. El antro y las células están opacificadas. En esta radiografía no se ven signos de afección ósea. El seno sigmoideo está, en su parte inferior, algo desplazado hacia adelante y, en su conjunto, también lateralizado. Ademas la Fig. b muestra un antro mastoideo espacioso e irregularmente limitado que se comunica ampliamente con el ático cuya pared lateral es muy poco precisa. La pared posterior del conducto auditivo falta. El hallazgo corresponde a una intervención radical natural. La Fig. c muestra una limitación llamativamente precisa del núcleo compacto del laberinto con respecto al antro dilatado, hallazgo que es conocido ya en el colesteatoma. A pesar de que aquí falta, a causa de la buena neumatización, el cuadro característico de la cavidad colesteatomatosa con su límite preciso y arqueado y el fino halo de condensación ósea, se puede reconocer en la radiografía el colesteatoma por las características del defecto que causa: operación radical natural y límites netos del núcleo compacto del laberinto.

Fig. 296a to c. Half-lateral (a), half-axial (b), and half-sagittal (c) views of the temporal bone with good pneumatisation and a cholesteatoma. Fig. a shows an air system of moderate extent with small to middle-sized cells. The antrum and the cells are opaque. Signs of bone involvement are not recognizable in this view. The sigmoid sinus is slightly displaced anteriorly in its lower portion and is on the whole somewhat laterally placed. In addition Fig. b shows a large mastoid antrum with irregular borders. It merges widely with the attic, the lateral wall of which is very indistinct. The posterior wall of the auditory canal is missing. The findings are therefore those of a natural radical operation. Fig. c shows a markedly sharp outline of the compact osseus labyrinth, against the enlarged antrum. This finding is well-known as indicating cholesteatoma. Because of the good pneumatisation, the characteristic picture of a cholesteatoma cavity, with its sharp curved outline and fine zone of increased bone density, is missing. Despite this the nature of the defect in the picture, which is similar to that of a radical operation, and the sharp outline of the osseus labyrinth enable one to diagnose a cholesteatoma.

Fig. 296a à c. Radiographies d'un temporal en incidence temporo-tympanique (a), en incidence fronto-mastoïdienne (b) et en incidence occipito-zygomatique (c) dans un cas d'un cholestéatome avec une bonne pneumatisation. La Fig. a montre un système de cellules pneumatisées de petites et moyennes dimensions avec une extension normale. L'antre et les cellules sont voilés. La radiographie ne montre aucun signe de lésion osseuse. Le sinus sigmoïde montre dans son ensemble une certaine latéro-position et dans sa partie inférieure une antéro-position. La Fig. b montre en outre un antre vaste, à limites irrégulières, qui se prolonge largement dans l'attique, dont la paroi externe est très imprécise. La paroi postérieure du conduit auditif fait défaut. Les modifications correspondent à celles d'une opération radicale «naturelle». La Fig. c montre une limite très nette entre le noyau labyrinthique compact et l'antre élargi — altération qui nous est bien connue avec un cholestéatome —. Bien que l'image caractéristique de la cavité du cholestéatome avec ses contours nets et arrondis et son fin liséré de condensation osseuse fasse défaut en raison de la bonne pneumatisation, la radiographie permet de reconnaître un cholestéatome à son genre d'érosion — opération radicale «naturelle» et limite précise du noyau labyrinthique —.

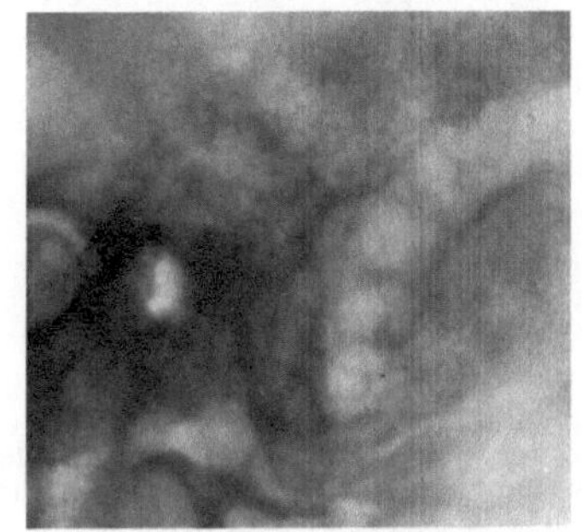

a

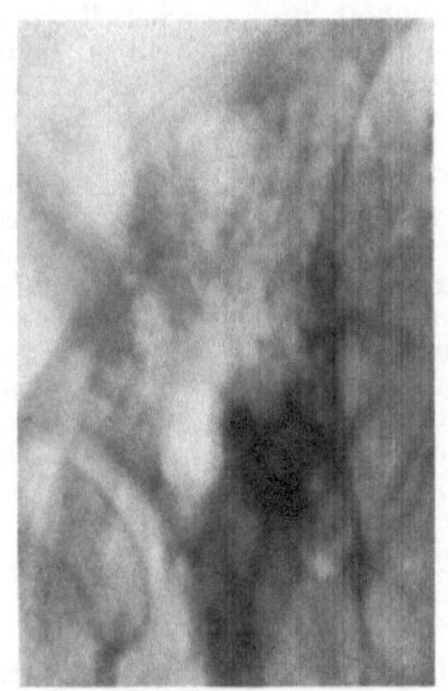

b

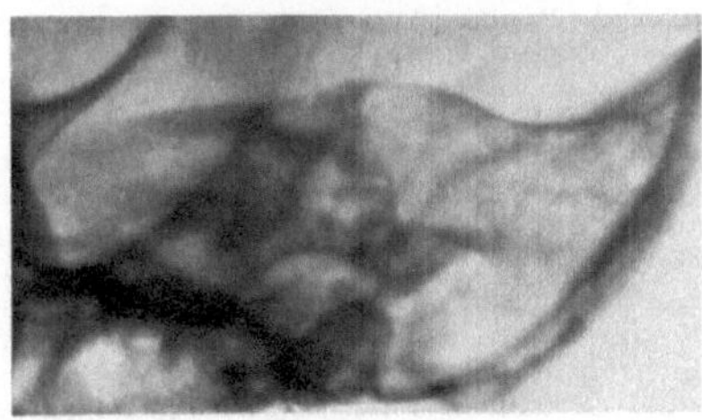

c

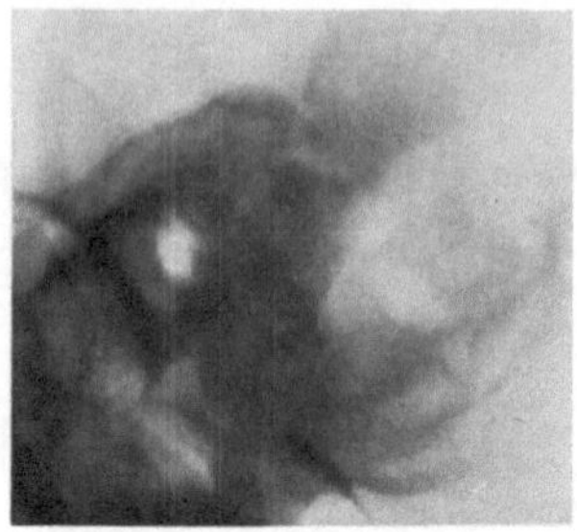

Abb. 297. Halb-seitliche Aufnahme eines Schläfenbeines in einem Falle einer chronischen Mittelohrentzündung mit akuter Exacerbation (s. S. 161). Es besteht eine starke Pneumatisationshemmung. Lateral vom Sinus sigmoideus sieht man in halber Höhe desselben drei verschattete Zellen. Diese Zellen zeigen eine relativ große Helligkeit und eine auffallend unscharfe Begrenzung, ein Befund, welcher für eine akute Knochenresorption daselbst spricht. Der Fall ist auch des klinischen Verlaufes wegen von Interesse. Der Patient stand wegen seiner chronischen Otitis seit Jahr und Tag in klinischer Behandlung bzw. Beobachtung. Er lag auf der Internen Klinik wegen einer fieberhaften Grippe. Nach einem kurzen fieberfreien Intervall setzten plötzlich septische Temperaturen ein, für welche der Internist keine Erklärung fand. Auch der Otologe nahm keinen Zusammenhang mit dem Ohr an, da das Ohr klinisch trocken war. Auf Grund des Röntgenbefundes wurde trotzdem operiert, eine akute Knochenaffektion im Bereiche der beschriebenen Zellen und eine ausgedehnte Sinusthrombose gefunden.

Fig. 297. Half-lateral view of the temporal bone in the case of chronic inflammation of the middle ear with acute exacerbation. Pneumatisation is markedly inhibited. Three opaque cells are visible half way up and laterally to the sigmoid sinus. These cells, however, are relatively translucent with ill-defined margins. This points to an acute bone absorption. Clinically, this case is of some interest. The patient had been under clinical observation for many years because of his chronic otitis. He was in the department for internal medicine in hospital, because of a feverish influenza. After a short apyrexial interval he suddenly developed temperatures suggestive of sepsis, which could not be explained by the physician. Since the ear was found to be dry clinically, even the ear nose and throat specialist did not suspect a connection with the ear. X-ray findings, however, justified an operation. Not only were the bones acutely affected in the region of the cells mentioned above, but an extensive thrombosis of the sinus was found.

Fig. 297. Radiografía semi-lateral de un temporal en un caso de otitis media crónica con exacerbación aguda. Hay intensa inhibición de la neumatización. Lateralmente del seno sigmoideo se ve, a mitad de altura del mismo, tres células opacificadas. Estas células muestran, sin embargo, relativa claridad y una limitación llamativamente imprecisa, hallazgo que habla de una reabsorción aguda de hueso en el mismo lugar. El caso es también de interés por su evolución clínica. El paciente estaba sometido a tratamiento y observación clínica por su otitis crónica desde hace años. Estaba internado en la clínica interna por una gripe febril. Después de un corto intervalo afebril aparecieron de pronto temperaturas sépticas para las cuales el internista no encontraba explicación. Tampoco el otólogo pensaba en una relación con el oído ya que clínicamente el oído no presentaba secreción. En base a la radiografía se operó sin embargo, encontrándose una afección ósea aguda en la zona de las células mencionadas y una trombosis extensa de seno.

Fig. 297. Radiographie d'un temporal en incidence temporo-tympanique dans un cas d'une otite moyenne chronique avec crise aiguë. Il existe une inhibition importante de la pneumatisation. On distingue à mi-hauteur du sinus sigmoïde et dans la région externe trois cellules voilées. Ces dernières montrent toutefois une transparence relative importante et des limites très imprécises, altérations qui parlent pour une ostéolyse aiguë de cette région. L'évolution clinique du cas est également digne d'intérêt. Le malade fut de tout temps en traitement ou en observation clinique pour son otite chronique. Il se trouvait alors dans la division de médecine interne pour une affection grippale. Après un intervalle afébrile de courte durée, des températures septiques se déclarèrent subitement, sans que le spécialiste de médecine interne en put déceler l'origine. L'oto-rhino-laryngologiste ne put également lui attribuer d'origine, car l'oreille était sèche. Le malade fut quand même opéré sur la base des modifications radiologiques, et l'on trouva une affection osseuse aiguë dans la région des cellules décrites avec une thrombose étendue du sinus.

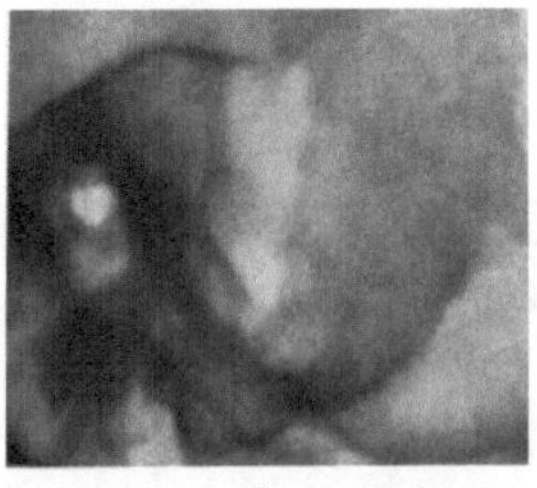

a

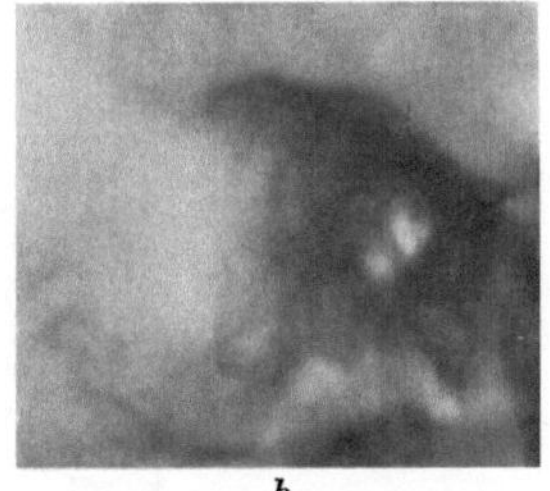

b

Abb. 298a und b. Halb-seitliche Aufnahme des Schläfenbeines in zwei verschiedenen Fällen von Cholesteatom (s. S. 161). Die Abb. a zeigt eine große Cholesteatomhöhle, in deren Bereich die ganze knöcherne Sinusschale zerstört ist. Nur am oberen Sinusknie sieht man noch den Beginn des Konturs derselben. Davor liegt ein atypischer Kontur, gebildet vom Rande der usurierten hinteren Pyramidenfläche, dahinter liegt der Kontur des hinteren Randes der Cholesteatomhöhle. Dieser Kontur ist, wie es gewöhnlich einer Cholesteatomhöhle entspricht, scharf und regelmäßig. Die Abb. b zeigt an gleicher Stelle eine vollkommen unscharf und undeutlich begrenzte Aufhellung, in deren Bereiche die knöcherne Sinusschale fast nicht mehr zu erkennen ist. Es handelt sich hier ebenfalls um eine große Cholesteatomhöhle, deren Konturen jedoch infolge einer akuten Exacerbation der Eiterung mit akuter Knochenaffektion vollkommen unscharf und undeutlich geworden sind.

Fig. 298a y b. Radiografía semi-lateral del temporal en dos casos distintos de colesteatoma. La Fig. a muestra una gran cavidad colesteatomatosa en cuya zona está destruída toda la escama ósea del seno. Solamente a nivel de la rodilla superior del seno se ve aún el comienzo del contorno del mismo. Por delante se ve un contorno atípico formado por el borde del plano posterior del peñasco usurado, por detrás está situado el contorno del borde posterior de la cavidad colesteatomatosa. Este contorno es, como corresponde habitualmente a una cavidad colesteatomatosa, preciso y regular. La Fig. b muestra, en el mismo sitio, una transparencia de límites imprecisos y poco claros, en cuya zona la escama ósea del seno ya casi no se reconoce. Se trata aquí también de una gran cavidad colesteatomatosa cuyos contornos no son precisos ni claros como consecuencia de una exacerbación aguda de la supuración con afección aguda del hueso.

Fig. 298a and b. Half-lateral views of the temporal bones in two cases of cholesteatoma. In Fig. a a large cholesteatoma cavity is visible, and the whole of the bony cortex of the sinus has been destroyed. Only the beginning of its contour is seen close to the upper sinus bend. Anteriorly there can be found the atypical outline which is formed by the edge of the eroded posterior plane of the petrous bone. At the back there is the posterior outline of the cholesteatoma cavity. This outline is well-defined and regular, and corresponds to the usual appearance of a cholesteatoma cavity. Fig. b shows a translucency in the same position. Its borders are very indistinctly defined. The bony cortex of the sinus is practically unrecognizable in this region. This is also an example of a large cholesteatoma cavity, the outlines of which have become completely ill-defined and indistinct as a result of an acute exacerbation of the inflammatory process, which has led to acute bone involvement.

Fig. 298a et b. Radiographies du temporal en incidence temporo-tympanique dans deux cas différents de cholestéatome. La Fig. a montre une grande cavité de cholestéatome avec une destruction de toute la coque osseuse du sinus voisin. Son contour n'est visible que dans la région du coude supérieur du sinus. Un peu en avant on distingue le contour atypique du bord de la face postérieure érodée du rocher, et en arrière le contour du bord postérieur de la cavité du cholestéatome. Ce contour est net et régulier, comme il l'est d'habitude avec la cavité d'un cholestéatome. La Fig. b montre à la même place une clarté mal délimitée et imprécise, la coque osseuse du sinus dans cette région n'est presque plus reconnaissable. Il s'agit ici également d'une vaste cavité de cholestéatome, dont les contours sont imprécis et flous en raison d'une poussée aiguë de l'empyème avec participation osseuse aiguë.

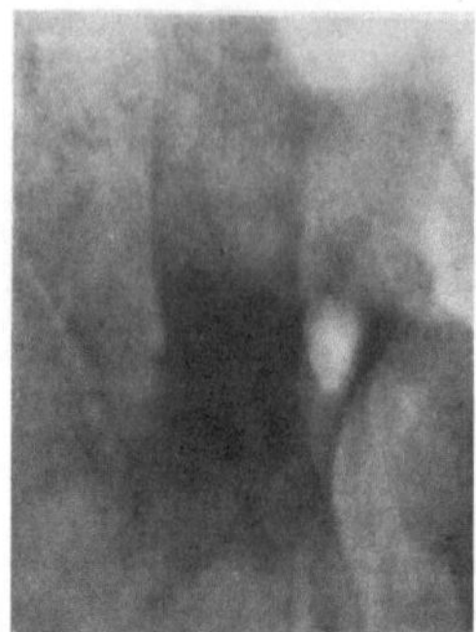

Abb. 299. Halb-axiale Aufnahme eines kindlichen Schläfenbeines mit einer akut exacerbierten Cholesteatomeiterung (s. S. 161). Die bestehende Cholesteatomhöhle ist als solche kaum zu differenzieren, da ihre Konturen infolge des Übergreifens der akut exacerbierten Eiterung auf den Knochen vollkommen unscharf und undeutlich geworden sind. Wir stehen hier vor der gleichen Tatsache, wie sie Abb. 262 bei der akuten Osteomyelitis des Kindes gezeigt hat. Es ist möglich, daß in solchen Fällen der Destruktionsherd als solcher im Röntgenbild nicht einwandfrei zu erkennen ist und daß nur das Fehlen des Antrum mastoideum im Röntgenbild bei zweifelsohne nicht sklerotischem Warzenfortsatz auf das Bestehen eines solchen hinweist.

Fig. 299. Radiografía semi-lateral de un temporal infantil con una supuración colesteatomatosa en exacerbación aguda. La cavidad colesteatomatosa apenas es reconocible como tal ya que sus contornos se han vuelto imprecisos y poco claros como consecuencia de invasión del hueso por la supuración en exacerbación aguda. Estamos aquí frente al mismo hecho que muestra la Fig. 262 en la osteomielitis aguda del niño. Es posible que en tales casos la destrucción no puede identificarse claramente en la radiografía. Entonces solamente la falta del antro mastoideo en el cuadro radiológico de una apófisis mastoides indudablemente no esclerosada, señala la existencia de tal.

Fig. 299. Half-axial view of a child's temporal bone with an acute exacerbation of the inflammatory process in a cholesteatoma. The existing cholesteatoma cavity can hardly be differentiated as such. Its contours have become completely ill-defined because of the involvement of the bone due to an acute exacerbation of the inflammatory process. Here we see the same findings as were shown in Fig. 262 in a case of an acute osteomyelitis in a child. It is possible that the origin of the destruction is not clearly recognizable in the film in such cases, but it is suggested by the absence of the mastoid antrum, whilst the mastoid process is obviously non-sclerotic.

Fig. 299. Radiographie du temporal en incidence fronto-mastoïdienne chez un enfant atteint d'une poussée aiguë d'empyème dans un cholestéatome. La cavité du cholestéatome est à peine reconnaissable comme telle, car ses contours sont devenus très imprécis et se sont effacés en raison de l'extension de l'empyème aigu sur le squelette voisin. Nous nous trouvons ici dans la même situation que celle de la Fig. 262 avec l'ostéomyélite aiguë de l'enfant. Il est possible dans de tels cas que le foyer de destruction ne puisse être nettement décelé sur la radiographie et que seule l'absence de l'antre sur la radiographie nous indique l'existence d'une ostéomyélite, si l'apophyse mastoïde ne montre pas de sclérose.

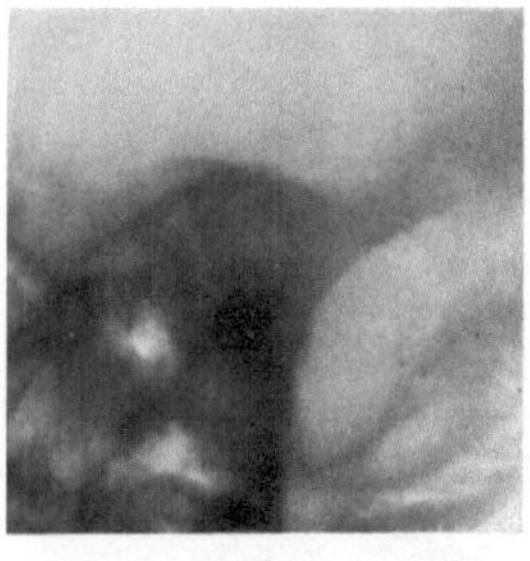

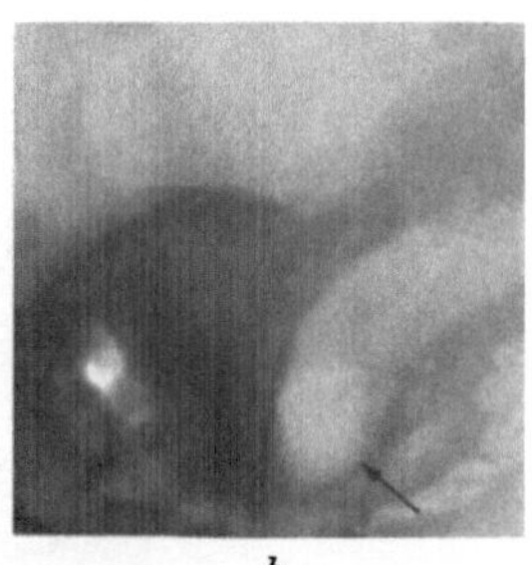

Abb. 300a und b. Halb-seitliche Aufnahme eines Schläfenbeines mit chronischer Mittelohreiterung. a vor der akuten Exacerbation der Eiterung. b im Stadium der akuten Exacerbation (s. S. 161). Die Abb. a zeigt eine komplette Hemmung der Pneumatisation und ein sehr großes, verschattetes Antrum mastoideum. Der Sinus sigmoideus ist etwas lateral-poniert. Die Abb. b zeigt im Stadium einer im Anschluß an eine Angina aufgetretenen akuten Exacerbation der Eiterung eine große, unscharf begrenzte Aufhellung im unteren Teil des Warzenfortsatzes lateral vom Sinus sigmoideus. Diese Aufhellung hat früher nicht bestanden und ist der Ausdruck einer akuten Knochenaffektion daselbst. Bei der Operation war makroskopisch an dieser Stelle noch kein auffälliger Befund zu erheben, doch zeigte der Sinus sigmoideus hier einen fibrinösen Belag und eine beginnende Thrombose.

Fig. 300a y b. Radiografía semi-lateral de un temporal con otitis supurativa crónica, a antes de la exacerbación aguda de la supuración y b, en estadio de exacerbación aguda. La Fig. a muestra una completa inhibición de la neumatización y un antro mastoideo grande y opacificado. El seno sigmoideo está un poco lateralizado. La Fig. b muestra el estado de exacerbación de la supuración como consecuencia de una angina, una transparencia de límites imprecisos en la parte inferior de la apófisis mastoides, lateralmente del seno sigmoideo. Esta transparencia no existía antes y es la expresión de un proceso óseo agudo del mismo. Durante la operación no pudo comprobarse macroscópicamente nada llamativo en este sitio, pero el seno mostraba alli un depósito fibrinoso y una trombosis inicial.

Fig. 300a and b. Half-lateral view of a temporal bone in a case of chronic inflammation of the middle ear, before the acute exacerbation (a), and during the acute exacerbation (b). Fig. a shows a complete inhibition of pneumatisation and a very large opaque mastoid antrum. The sigmoid sinus is slightly displaced laterally. Fig. b demonstrates acute exacerbation of the infection following a tonsillitis. It shows a large ill-defined translucency in the lower part of the mastoid process, laterally to the sigmoid sinus. This translucency did not exist before, and is the expression of acute bone involvement in that area. During the operation, no special finding was observed macroscopically in this region, but the sigmoid sinus showed a fibrinous covering and the beginning of thrombosis.

Fig. 300a et b. Radiographie d'un temporal en incidence temporo-tympanique avec une otite moyenne chronique purulente a avant la poussée aiguë, b en plein stade d'empyème. La Fig. a montre une inhibition totale de la pneumatisation et un antre vaste et voilé. Légère latéroposition du sinus sigmoïde. La Fig. b montre une poussée aiguë de l'empyème à la suite d'une angine, on distingue une grande clarté mal délimitée dans la partie inférieure de l'apophyse mastoïde à l'extérieur du sinus sigmoïde. Cette clarté n'existait pas auparavant, elle est l'expression d'une affection osseuse aiguë de cette région. L'opération ne révéla pas de modifications macroscopiques de cette région, le sinus sigmoïde présentait pourtant un dépôt de fibrine et une thrombose à ses débuts.

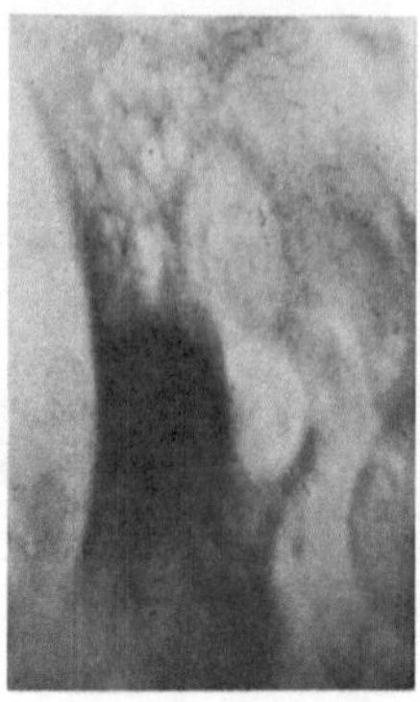

Abb. 301. Halb-axiale Aufnahme eines Schläfenbeines mit einer Pseudo-Mucocele (s. S. 161). Klinisch bestand in diesem Falle eine chronische Mittelohrentzündung mit einer Senkung der hinteren-oberen Gehörgangswand, die mit dem übrigen klinischen Befund nicht in Einklang stand. Das Röntgenbild zeigt eine etwas gehemmte Pneumatisation. Das normal große Antrum mastoideum und die Zellen sind zum großen Teil gut hell, also sicher teilweise noch lufthaltig. Auch im Bereiche des Attik sind röntgenologisch keine pathologischen Veränderungen zu erkennen. Dagegen sieht man im Bereiche der hinteren Gehörgangswand, die als solche nicht erkennbar ist, eine große, längsovale, scharf und regelmäßige begrenzte Aufhellung, in deren Umgebung der Knochen etwas verdichtet ist. Dieser Hohlraum hat große Ähnlichkeit mit einer Cholesteatomhöhle, doch ist seine Lokalisation mit einer derartigen Annahme nicht in Übereinstimmung zu bringen. Es ist daher ein cystischer Hohlraum anzunehmen. Die Operation ergab eine Pseudo-Mucocele.

Fig. 301. Radiografía semi-axial de un temporal con un pseudo-mucocele. Clínicamente había en este caso una otitis media crónica con un descenso de la pared póstero-superior del conducto auditivo, que no coincidía con el restante hallazgo clínico. La radiografía muestra una neumatización un poco inhibida. El antro mastoideo, de dimensiones normales, y las células son bien claras, es decir parcialmente permeables con toda seguridad. Tampoco en la zona correspondiente al ático se comprueban alteraciones patológicas. En cambio, en la zona de la pared posterior del conducto auditivo, que no es reconocible como tal, se ve una transparencia grande, ovoide, de límites precisos y regulares, en cuyas vecindades el hueso es algo más denso. Esta cavidad tiene gran semejanza con una cavidad colesteatomatosa pero su localización no corresponde a tal interpretación. Debe aceptarse por lo tanto la presencia de una cavidad quística. La operación reveló un pseudomucocele.

Fig. 301. Half-axial view of the temporal bone with a pseudo-mucocele. A chronic inflammation of the middle ear was found clinically with a lowering of the posterior upper wall of the auditory canal. This finding did not agree with the rest of the clinical observations. The film showed a slightly inhibited pneumatisation. The mastoid antrum is of normal size, and the mastoid cells are largely translucent, which suggests that they are certainly air filled in parts. The film did not show any pathological changes in the region of the attic. However in the region of the posterior wall of the auditory canal, which is itself not discernible, a large oval, well-defined and regular translucency is visible with a slight increase in density of the surrounding bone. This translucency resembles a cholesteatoma cavity, but its position is not in agreement with this suggestion. Therefore a cystic cavity has to be assumed. The operation showed a pseudo-mucocele.

Fig. 301. Radiographie d'un temporal en incidence fronto-mastoïdienne avec un «pseudomucocèle». L'image clinique de ce cas était celui d'une otite moyenne chronique avec un affaissement de la paroi postéro-supérieure du conduit auditif, ce qui ne concordait pas avec les autres symptômes cliniques. La radiographie montre une légère inhibition de la pneumatisation. L'antre de dimensions normales et les cellules ont en grande partie une transparence normale, elles contiennent encore partiellement de l'air. La région de l'attique ne montre radiologiquement aucune modification pathologique. On distingue par contre dans la région de la paroi postérieure du conduit auditif, paroi qui n'est pas reconnaissable, une vaste clarté en forme d'ovale allongé bien délimitée et à contours francs. L'os présente une légère condensation dans le voisinage de cette clarté. Cette cavité présente une analogie avec celle d'un cholestéatome, sa localisation ne concorde pas avec une telle hypothèse. Il faut donc admettre l'existence d'une cavité kystique. L'opération révéla l'existence d'un «pseudo-mucocèle».

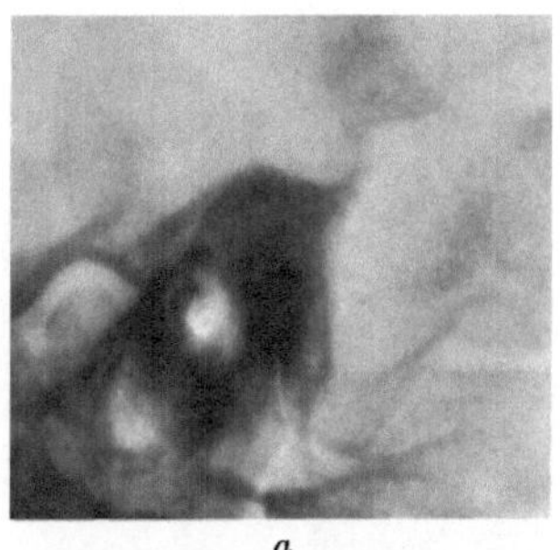

a

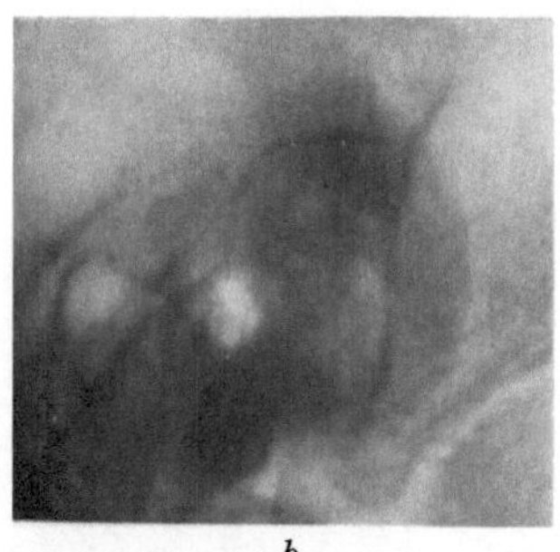

b

Abb. 302a und b. Halb-seitliche Aufnahme zweier Schläfenbeine, die eine (a) in einem Falle einer gewöhnlichen chronischen Mittelohrentzündung, die andere (b) in einem Falle einer Mittelohrtuberkulose (s. S. 162). Im Falle der Abb. a besteht eine komplette, im Falle der Abb. b eine fast komplette Pneumatisationshemmung. Sonst zeigt die Abb. a, abgesehen von einer geringen Ante- und Lateralposition des Sinus sigmoideus, nichts Auffälliges. Die Abb. b zeigt im Vergleich mit der Abb. a deutlich eine erhöhte Strahlendurchlässigkeit vorwiegend des basalen Anteiles der Pyramide, bedingt durch eine diffuse Knochenresorption. Dadurch tritt der Kontur der Sinusschale und des Tegmen wesentlich deutlicher — schalenartig — hervor, als normal. Auch der kompakte Labyrinthkern scheint weniger dicht zu sein und hebt sich infolgedessen weniger deutlich ab. Dieser Befund spricht für das Bestehen einer Tuberkulose.

Fig. 302a y b. Radiografía semi-lateral de un temporal, una (a) en un caso de otitis media crónica común, la otra (b) en un caso de otitis media tuberculosa. En el caso de la Fig. a hay una inhibición total y en el caso b casi total de la neumatización. Por lo demás, la Fig. a no muestra, fuera de una escasa ántero- y lateroposición del seno sigmoideo, nada llamativo. La Fig. b muestra, en comparación con la Fig. a, una mayor transparencia en forma bien clara, predeminantemente en la parte basal del peñasco determinada por una reabsorción ósea difusa. De esta manera el contorno de la escama sinusal y del tegmen se destacan más netamente — en forma de escama — de lo que ocurre en condiciones normales. También el núcleo laberíntico compacto parece ser menos denso y, en consecuencia, se destaca menos. Este hallazgo habla en favor de la existencia de una tuberculosis.

Fig. 302a and b. Half-lateral views of two temporal bones: a shows a case of simple chronic inflammation of the middle ear, and b of tuberculosis of the middle ear. In case a there is a complete, and in case b an almost complete, inhibition of pneumatisation. In case a nothing unusual is visible apart from a slight anterior and lateral displacement of the sigmoid sinus. Comparing Fig. b with Fig. a, an increased translucency becomes apparent in the region of the basal part of the petrous bone. This is caused by diffuse bone absorption. For this reason, the contour of the bony cortex of the sinus and of the tegmen is more clearly seen than normally. The osseous labyrinth appears less dense, and is therefore less distinct. These findings suggest tuberculosis.

Fig. 302a et b. Radiographies de temporaux en incidence temporo-tympanique, l'un (a) dans un cas d'une otite moyenne chronique banale, l'autre (b) dans un cas d'une tuberculose de l'oreille moyenne. Le cas de la Fig. a montre une inhibition totale de la pneumatisation, celui de la Fig. b une inhibition presque totale. La Fig. a ne montre pas d'autres particularités, à part une légère antéroposition et latéroposition du sinus sigmoïde. La Fig. b montre par raport à la Fig. a une transparence plus grande, surtout dans la région inférieure du rocher, elle est due à une ostéolyse diffuse. Il en résulte que le contour de la coque du sinus et du tegmen est beaucoup mieux prononcé que d'habitude. Le noyau labyrinthique compact semble également moins dense, c'est pourquoi il est moins accentué. Ces altérations parlent pour l'existence d'une tuberculose.

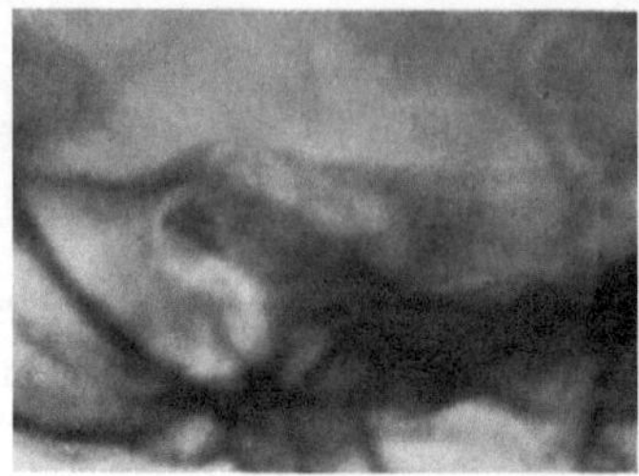

Abb. 303. Halb-sagittale Aufnahme eines kindlichen Schläfenbeines mit einer Totalsequestration
des Labyrinthes bei Mittelohrtuberkulose (siehe
S. 163). Der ganze kompakte Labyrinthkern ist
von einer schmalen Aufhellungszone umgeben,
welche durch frische Knochenresorption bedingt
ist. Er befindet sich also in Sequestration. Der
kompakte Knochen des Labyrinthkernes ist stellenweise aufgehellt, und in seinem Innern sind die
Einzelheiten des Labyrinthes zum großen Teil
nicht mehr in normaler Weise erkennbar.

Fig. 303. Radiografía semi-sagital de un temporal infantil con secuestración total del laberinto
en una tuberculosis del oído medio. Todo el
núcleo compacto del laberinto está rodeado por
una delgada zona transparente, determinada por
reabsorción ósea reciente. Se encuentra, por lo
tanto, en secuestración. El hueso compacto del
núcleo laberíntico es transparente parcialmente
y en su interior ya no se reconocen, en su mayor
parte, las particularidades del laberinto.

Fig. 303. Half-sagittal view of a child's temporal
bone with complete sequestration of the labyrinth due to tuberculosis of the middle ear. The
whole compact osseous labyrinth is surrounded
by a narrow translucent zone caused by recent
bone absorption. It has become a sequestrum.
The compact bone of the osseous labyrinth has
become translucent in parts and most of the
details of the inner labyrinth are no longer
normally recognizable.

Fig. 303. Radiographie d'un temporal en incidence occipito-zygomatique chez un enfant présentant un séquestre total du labyrinthe au cours
d'une otite moyenne tuberculeuse. Tout le noyau
labyrinthique compact est entouré d'une fine zone
claire, qui est due à une ostéolyse récente. Il se
trouve donc en pleine zone de séquestre. L'os
compact du noyau labyrinthique montre par place
des clartés et sa structure interne ne permet pas
de distinguer dans leur plus grande partie les
détails du labyrinthe de façon normale.

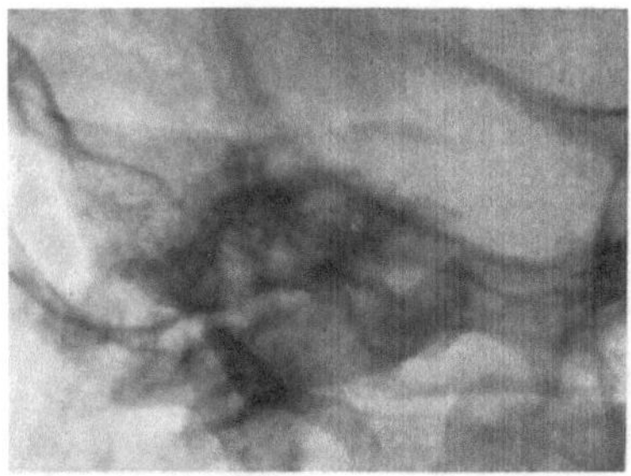

Abb. 304. Halb-sagittale Aufnahme eines Schläfenbeines mit einer tuberkulösen Petrositis (s. S. 163).
Im Bereiche des Mastoids besteht ein Defekt
nach Antrotomie. Im Bereiche der Pyramidenspitze besteht ein ausgedehnter, unscharf begrenzter Defekt, der noch Reste einer Pneumatisation erkennen läßt und sich durch nichts von
einem solchen durch eine gewöhnliche Petrositis
unterscheidet. Auffällig war allein der klinische
Befund. Wenige Monate vor der Röntgenuntersuchung wurde bei der Patientin in der vierten
Woche einer akuten Mittelohrentzündung wegen
Verdacht auf Mastoiditis eine Antrotomie durchgeführt. Normaler Heilungsverlauf. Seit einigen
Wochen bestand eine heftige Trigeminusneural-
gie. Da das Trommelfell und die Operationsnarbe
nichts Auffälliges zeigten, lehnte der Otologe einen
Zusammenhang mit dem Ohr ab und überwies die
Patientin an den Neurologen, welcher die Rönt-
genuntersuchung veranlaßte. Ein auftretender
Senkungsabsceß führte dann zur Diagnose der
Tuberkulose.

Fig. 304. Radiografía semi-axial de un temporal
con una petrositis tuberculosa. En la zona de la
mastoides hay un defecto después de una antrotomía. En la región de la punta del peñasco hay
un defecto extenso y mal limitado que aún presenta restos de neumatización y que en nada se
diferencia de uno provocado por una petrositis
común. Llamativo era únicamente la evolución
clínica. Pocos meses antes del examen radiológico
se practicó en la paciente una antrotomía en la
cuarta semana de una otitis media aguda por
sospecha de una mastoiditis. Período de curación
normal. Desde algunas semanas se comprueba
intensa neuralgia del trigémino. Como la membrana
del tímpano y la cicatriz operatoria no mostraban
nada llamativo, el otólogo negó toda relación con
el oído y remitió la paciente al neurólogo quien
pidió el exámen radiológico. La comprobación de
un absceso descendente facilitó el diagnóstico de
tuberculosis.

Fig. 304. Half-sagittal view of the temporal bone
in a case of tuberculous petrositis. In the mastoid
region there is a defect which followed antrotomy.
A large and ill-defined defect can be seen in
the area of the tip of the petrous bone. This
still shows the remains of pneumatisation, and
is indistinguishable from a defect caused by
ordinary petrositis. Only the clinical findings
were suspicious. A few months before the X-ray
examination, antrotomy was performed because
of a suspected mastoiditis during the fourth week
of an inflammation of the middle ear. The
healing was normal. For some few weeks the
patient suffered from trigeminal neuralgia. The
ear nose and throat specialist did not consider
a connection with the ear because the tympanic
membrane and the scar of the operation were
quite normal. The patient was referred to the
neurologist who requested the X-ray examination.
A cold abscess led to the diagnosis of tuberculosis.

Fig. 304. Radiographie d'un temporal en incidence occipito-zygomatique dans un cas d'une
pétrosite tuberculeuse. La région mastoïdienne
montre la cavité opératoire d'une antrotomie. Le
sommet du rocher présente une érosion étendue
et mal délimitée, qui montre encore les vestiges
d'une pneumatisation, son image est identique à
celle d'une pétrosite banale. Le tableau clinique
par contre était spécial. La malade fut opérée
dans la 4e semaine d'une otite moyenne aiguë,
on procéda à une antrotomie, car l'on suspectait
une mastoïdite. La radiographie fut effectuée
quelques mois plus tard. L'évolution après l'antrotomie fut normale. Depuis quelques semaines
la malade se plaignait de violentes névralgies du
trijumeau. Comme le tympan et la cicatrice
opératoire ne montraient rien de spécial, l'oto-
rhino-laryngologue pensa qu'il ne s'agissait pas
d'une affection de l'oreille et envoya la malade
au neurologue, qui demanda un examen radiologique. L'apparition d'un abcès froid permit
alors de poser le diagnostic d'une tuberculose.

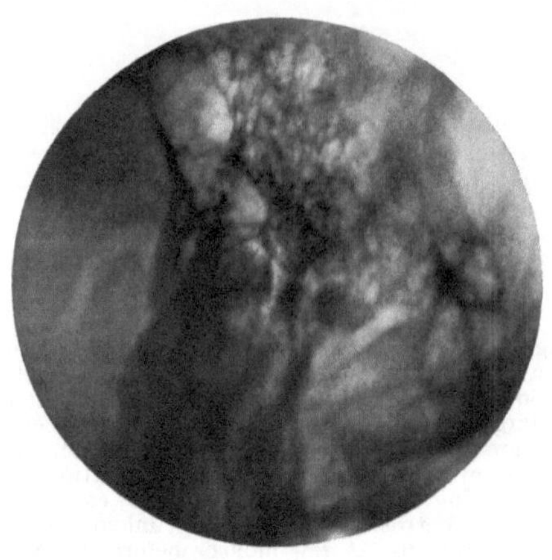
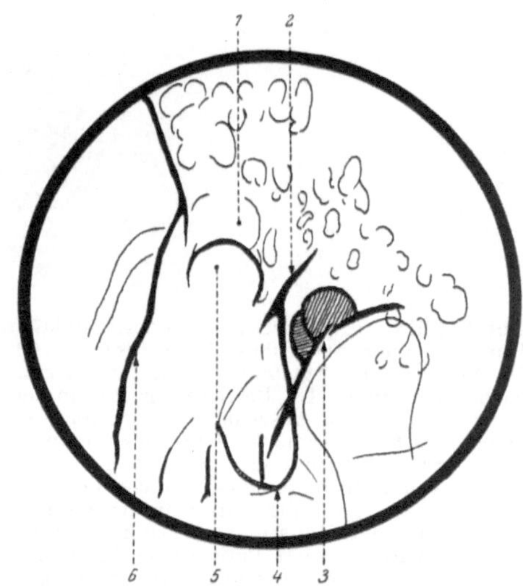

Abb. 305 und Skizze. Halb-sagittale Aufnahme eines Schläfenbeines mit einer Exostose im äußeren Gehörgang (s. S. 164). An der vorderen Gehörgangswand sieht man an der Grenze zwischen Os tympanicum und Schläfenbeinschuppe einen erbsengroßen, runden, dichten, der vorderen Gehörgangswand breitbasig aufsitzenden Schatten. Legende zur Skizze: *1* Antrum mastoideum. *2* Hintere Gehörgangswand. *3* Osteom an der vorderen Gehörgangswand. *4* Spitze des Warzenfortsatzes. *5* Labyrinthkern. *6* Hinterer Kontur der Pyramide.

Fig. 305 y esquema. Radiografía semi-lateral de un temporal con una exóstosis en el conducto auditivo externo. A nivel de la pared anterior del conducto auditivo se visualiza, en el límite entre hueso timpánico y escama temporal, una sombra del tamaño de una lenteja, redondeada, densa que asienta sobre una amplia base a nivel de la pared anterior del conducto auditivo. Leyendas del esquema: *1* Antro mastoideo. *2* Pared posterior del conducto auditivo. *3* Osteoma a nivel de la pared anterior del conducto auditivo. *4* Punta de la apófisis mastoides. *5* Núcleo laberíntico. *6* Contorno posterior del peñasco.

Fig. 305 and sketch. Half-sagittal view of the temporal bone showing an exostosis in the external auditory canal. A round dense shadow, the size of a pea, can be seen with its base on the anterior auditory wall, at the border between the os tympanicum and the squamous portion of the temporal bone. Legends for sketch: *1* Mastoid antrum. *2* Posterior wall of the auditory canal. *3* Osteoma at the anterior wall of the external auditory canal. *4* Tip of the mastoid process. *5* Osseous labyrinth. *6* Posterior contour of the petrous bone.

Fig. 305 et schéma. Radiographie d'un temporal en incidence fronto-mastoïdienne dans un cas d'une exostose du conduit auditif externe. On distingue sur la paroi antérieure du conduit auditif externe à la limite entre l'os tympanal et l'écaille du temporal une ombre ronde, dense de la grosseur d'un petit pois et largement fixée à la paroi antérieure. Légende du schéma: *1* Antre. *2* Paroi postérieure du conduit auditif. *3* Ostéome de la paroi antérieure du conduit auditif. *4* Extrémité de l'apophyse mastoïde. *5* Noyau labyrinthique. *6* Contour postérieur du rocher.

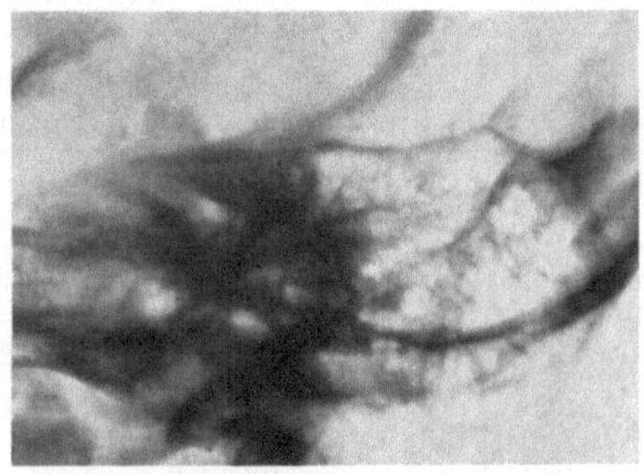

Abb. 306. Halb-sagittale Aufnahme eines Schläfenbeines mit einer Exostose am inneren Gehörgang (s. S. 164). Über der oberen Pyramidenkante bzw. über dem inneren Gehörgang sieht man im Zusammenhang mit dem Felsenbein den buckelig und scharf begrenzten Schatten einer Exostose. Der innere Gehörgang ist schmal.

Fig. 306. Radiografía semi-sagital de un temporal con una exóstosis a nivel del conducto auditivo interno. Por encima del borde superior del peñasco, respectivamente por encima del conducto auditivo interno se ve, en relación con el peñasco, la sombra prominente y nítidamente limitada de una exóstosis. El conducto auditivo interno es delgado.

Fig. 306. Half-sagittal view of a temporal bone with an exostosis in the internal auditory canal. A domed and well-defined shadow of an exostosis is visible above the upper rim of the petrous bone, or the internal auditory canal in connection with the petrous bone. The internal auditory canal is narrow.

Fig. 306. Radiographie d'un temporal en incidence occipito-zygomatique dans un cas d'une exostose du conduit auditif interne. On distingue en-dessus de la crête supérieur du rocher, c. à d. en-dessus du conduit auditif interne l'ombre bosselée et bien délimitée d'une exostose. Le conduit auditif interne est étroit.

Abb. 307 und Skizze. Halb-axiale Aufnahme des Schläfenbeines in einem Fall von Hämangiom im Bereich des Mittelohres und des äußeren Gehörganges (s. S. 164). Es besteht eine fast komplette Pneumatisationshemmung. Das Antrum mastoideum ist normal groß und verschattet. Unmittelbar vor demselben sieht man im Bereich des äußeren Gehörganges eine große, scharf und regelmäßig begrenzte Aufhellung, die von einer feinen Schattenlinie begrenzt ist. Diese Aufhellung setzt sich in den Bereich der Paukenhöhle und der Tube hinein fort. Die vordere Gehörgangswand, der Attik und ein großer Teil des Os tympanicum sind nicht mehr erkennbar. Die scharfe Begrenzung des Defektes und die feine Verdichtungszone erinnern an ein Cholesteatom, doch ist die Lokalisation der Knochenveränderungen im äußeren Gehörgang und in den Paukenhöhle für ein Cholesteatom ungewöhnlich und spricht daher im Sinne eines anderen benignen Tumors. Legende zur Skizze: *1* Sulcus sigmoideus. *2* Kompakter Labyrinthkern. *3* Antrum mastoideum. *4* Lateraler Rand der Knochenusur durch das Hämangiom. *5* Durch Knochenusur erweiterte Paukenhöhle. *6* Usur im Bereich der Tube. *7* Canalis caroticus. *8* Schnecke.

Fig. 307 y esquema. Radiografía semi-axial del temporal en un caso de hemangioma en la zona del oído medio y del conducto auditivo externo. Existe una casi completa inhibición de la neumatización. El antro mastoideo tiene tamaño normal y está opacificado. Inmediatamente por delante del mismo se visualiza una transparencia grande, de límites regulares y precisos en la zona correspondiente al conducto auditivo externo, que está limitada por una sombra lineal fina. Esta transparencia se prolonga dentro de la caja del tímpano y de la trompa. La pared anterior del conducto auditivo, el ático y una gran parte del hueso timpánico ya no se reconocen. La limitación precisa del defecto y la fina zona de condensación recuerda al colesteatoma, pero la localización de las alteraciones óseas a nivel del conducto auditivo externo y en el oido medio, excepcional para un colesteatoma, habla, por lo tanto en el sentido de otro tumor benigno. Leyendas del esquema: *1* Surco sigmoideo. *2* Núcleo compacto del laberinto. *3* Antro mastoideo. *4* Borde lateral de la usura ósea causada por el hemangioma. *5* Caja del tímpano dilatada por usura ósea. *6* Usura en la zona de la trompa. *7* Conducto carotídeo. *8* Caracol.

Fig. 307 and sketch. Half-axial view of the temporal bone in a case of a haemangioma in the region of the middle ear and the external auditory canal. Pneumatisation is almost completely inhibited. The mastoid antrum is of normal size and opaque. A large, regular and sharply defined translucency, surrounded by a line of increased density, is visible immediately in front of the mastoid antrum, in the region of the external auditory canal. This translucency extends into the region of the tympanic cavity and the Eustachian tube. The anterior wall of the external auditory canal and the tympanic cavity are markedly thinned. The posterior wall of the auditory canal, the attic and a large part of the tympanic bone, are no longer recognizable. The sharp border of the defect, and the fine zone of increased density suggest a cholesteatoma, but the localization of the bone changes in the external auditory canal and in the tympanic cavity are unusual for a cholesteatoma. It suggests, however, another benign tumour. Legends for sketch: *1* Sigmoid sulcus. *2* Compact osseous labyrinth. *3* Mastoid antrum. *4* Lateral margin of the bone erosion caused by the haemangioma. *5* Tympanic cavity enlarged by the bone destruction. *6* Erosion in the region of the Eustachian tube. *7* Carotid canal. *8* Cochlea.

Fig. 307 et schéma. Radiographie du temporal en incidence fronto-mastoïdienne dans un cas d'un angiome de la région de l'oreille moyenne et du conduit auditif externe. L'inhibition de la pneumatisation est presque totale. L'antre de dimensions normales est voilé. On distingue juste devant l'antre dans la région du conduit auditif externe une vaste lacune à limites franches et régulières, qui est entourée d'un fin liséré de condensation. Cette lacune se continue dans la région de la caisse du tympan et de la trompe d'Eustache. La paroi antérieure du conduit auditif, l'attique et la plus grande partie de l'os tympanal ne sont plus reconnaissables. La limite précise de la cavité et son liséré font penser à un cholestéatome, la localisation de ces modifications osseuses dans le conduit auditif externe et dans la caisse du tympan est rare pour un cholestéatome et parle plutôt pour une autre tumeur bénigne en voie de développement. Légende du schéma: *1* Gouttière sinusale. *2* Noyau labyrinthique compact. *3* Antre. *4* Bord externe de l'érosion due à l'angiome. *5* Caisse du tympan élargie par l'érosion. *6* Erosion de la région de la trompe. *7* Canal carotidien. *8* Limaçon.

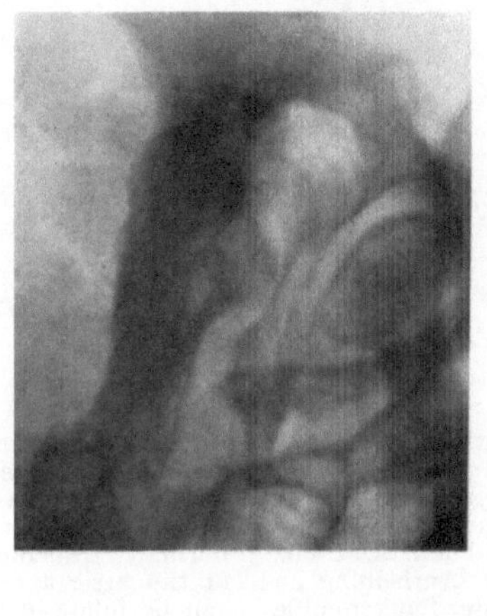

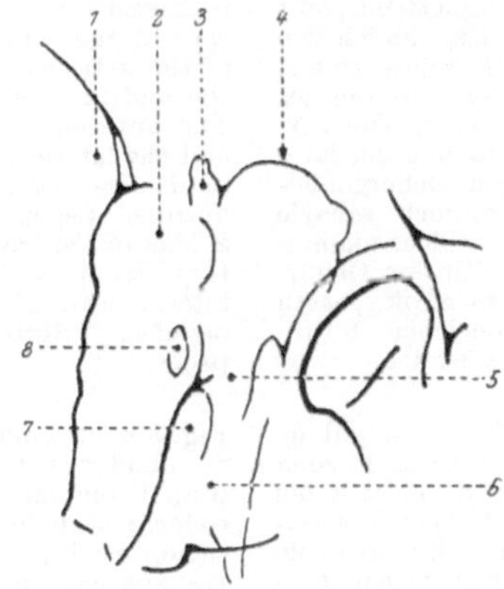
1
2
3
4
8
5
7
6

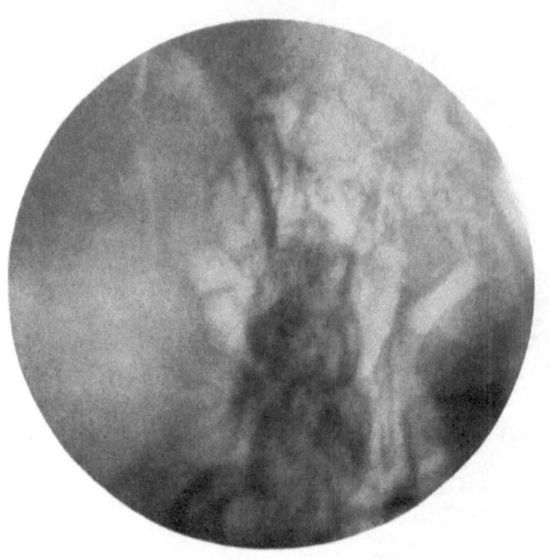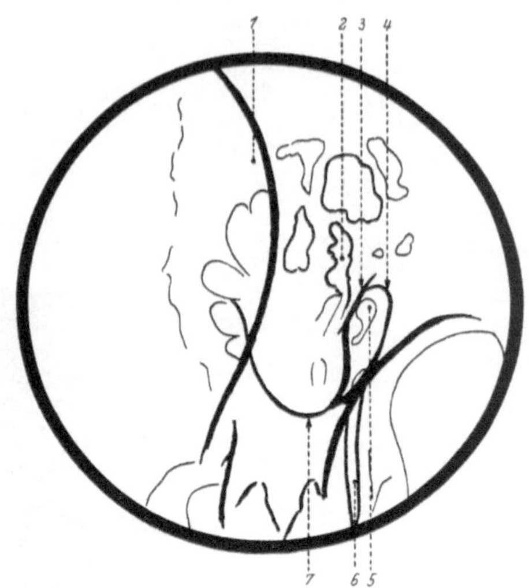

Abb. 308 und Skizze. Halb-axiale Aufnahme eines Schläfenbeines in einem Fall eines Leiomyom im Bereich des äußeren Gehörganges und der Paukenhöhle (s. S. 164). Das pneumatische System ist gut entwickelt und normal hell. An Stelle der lateralen Attikwand ist eine Aufhellung zu sehen, die sich bis in den Bereich der Paukenhöhle verfolgen läßt, und durch einen kompletten Defekt der lateralen Attikwand bedingt ist, ähnlich wie bei einem Durchbruch eines Attikcholesteatoms. Innerhalb des Defektes ist aber der Schatten der Gehörknöchelchen deutlich erkennbar. Die vordere Gehörgangswand ist verdünnt und der laterale Teil des Bodens des äußeren Gehörganges fehlt. Der Defekt zeigt vollkommen scharfe Grenzen. Legende zur Skizze: *1* Sulcus sigmoideus. *2* Antrum mastoideum. *3* Hintere Gehörgangswand. *4* Lateraler Rand des Attik, dessen laterale Wand fehlt. *5* Gehörknöchelchen. *6* Processus styloideus. *7* Warzenfortsatzspitze.

Fig. 308 y esquema. Radiografía semi-axial de un temporal en un caso de leiomioma en la zona del conducto auditivo externo y de la caja del tímpano. El sistema neumatico está bien desarrollado e de transparencia normal. En lugar de la pared lateral del ático se ve una transparancia, que se puede perseguir hasta la caja del tímpano y que es provocada por un defecto completo de la pared lateral del ático en forma semejante a lo que ocurre con la irrupción de un colesteatoma del ático. Dentro del defecto se reconocen, sin embargo, claramente los huesecillos del oído medio. La pared anterior del conducto auditivo está adelgazada y la parte lateral del suelo del conducto auditivo externo falta. El defecto muestra límites completamente nítidos. Leyendas del esquema: *1* Surco sigmoideo. *2* Antro mastoideo. *3* Pared posterior del conducto auditivo. *4* Borde lateral del ático cuya pared lateral falta. *5* Huesecillos del oído. *6* Apófisis estiloides. *7* Punta de la apófisis mastoides.

Fig. 308 and sketch. Half-axial view of the temporal bone in a case of a leiomyoma in the region of the external auditory canal and the tympanic cavity. The air system is well developed and normally translucent. In place of the lateral wall of the attic a translucency can be seen, which can be followed into the tympanic cavity. This is caused by a complete destruction of the lateral wall of the attic and is similar to a perforation of the attic by a cholesteatoma. The shadow of the auditory ossicles is visible within the defect. The anterior wall of the auditory canal is thin and the lateral portion of the floor of the external auditory canal is missing. The lesion has a sharp outline. Legends for sketch: *1* Sigmoid sulcus. *2* Mastoid antrum. *3* Posterior wall of the auditory canal. *4* Lateral border of the attic, the lateral wall of which is missing. *5* Auditory ossicles. *6* Styloid process. *7* Tip of the mastoid process.

Fig. 308 et schéma. Radiographie d'un temporal en incidence fronto-mastoïdienne dans un cas d'un léiomyome de la région du conduit auditif externe et de la caisse du tympan. La pneumatisation est bien développée et les cellules ont une transparence normale. On distingue à la place de la paroi externe de l'attique une lacune, qui s'étend jusqu'à la région de la caisse du tympan et qui résulte d'une destruction totale de la paroi externe de l'attique, comme on la rencontre lors d'un l'envahissement de l'attique par un cholestéatome. L'ombre des osselets de l'ouïe est toutefois bien visible à l'intérieur de la lacune. La paroi antérieure du conduit auditif est amincie et la partie externe de la paroi inférieure du conduit auditif externe fait défaut. La lacune montre des limites parfaitement précises. Légende du schéma: *1* Gouttière sinusale. *2* Antre. *3* Paroi postérieure du conduit auditif. *4* Bord externe de l'attique dont la paroi externe fait défaut. *5* Osselets de l'ouïe. *6* Apophyse styloïde. *7* Extrémité de l'apophyse mastoïde.

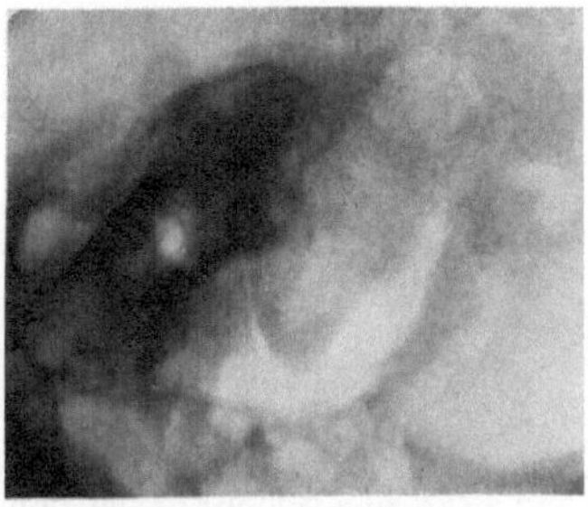

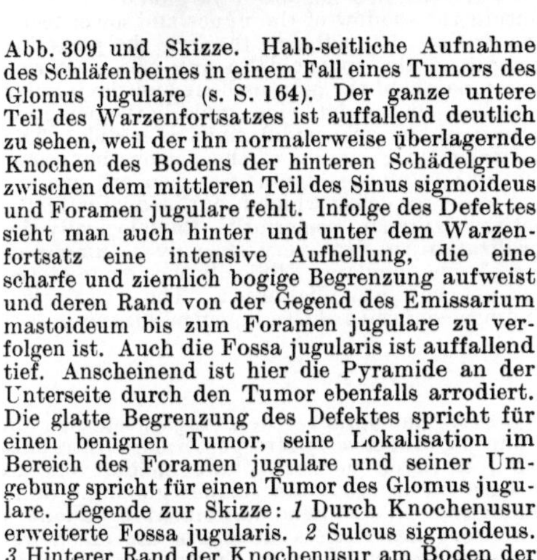

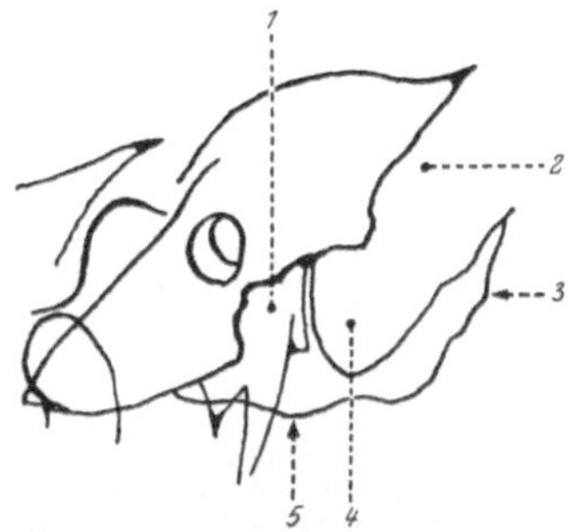

Abb. 309 und Skizze. Halb-seitliche Aufnahme des Schläfenbeines in einem Fall eines Tumors des Glomus jugulare (s. S. 164). Der ganze untere Teil des Warzenfortsatzes ist auffallend deutlich zu sehen, weil der ihn normalerweise überlagernde Knochen des Bodens der hinteren Schädelgrube zwischen dem mittleren Teil des Sinus sigmoideus und Foramen jugulare fehlt. Infolge des Defektes sieht man auch hinter und unter dem Warzenfortsatz eine intensive Aufhellung, die eine scharfe und ziemlich bogige Begrenzung aufweist und deren Rand von der Gegend des Emissarium mastoideum bis zum Foramen jugulare zu verfolgen ist. Auch die Fossa jugularis ist auffallend tief. Anscheinend ist hier die Pyramide an der Unterseite durch den Tumor ebenfalls arrodiert. Die glatte Begrenzung des Defektes spricht für einen benignen Tumor, seine Lokalisation im Bereich des Foramen jugulare und seiner Umgebung spricht für einen Tumor des Glomus jugulare. Legende zur Skizze: *1* Durch Knochenusur erweiterte Fossa jugularis. *2* Sulcus sigmoideus. *3* Hinterer Rand der Knochenusur am Boden der hinteren Schädelgrube. *4* Warzenfortsatz. *5* Medialer Rand der Knochenusur am Boden der hinteren Schädelgrube.

Fig. 309 and sketch. Half-lateral view of the temporal bone in the case of a tumour of the glomus jugulare. The whole of the lower portion of the mastoid process is unusually distinct. This is due to the absence of the floor of the posterior cranial fossa, between the middle portion of the sigmoid sinus and the jugular foramen, which is normally superimposed. As a result of this defect there is a marked translucency behind and below the mastoid process. The translucency has a sharp and fairly curved margin and its edge can be followed from the region of the emissarium mastoideum to the jugular foramen. The jugular fossa is also unusually deep. Probably the lower aspect of the petrous bone has been eroded by the tumour. The smooth margins of the defect suggest a benign tumour. Its localization in the region of the jugular foramen and its surroundings suggest a tumour of the glomus jugulare. Legends for sketch: *1* Jugular fossa enlarged by bone erosion. *2* Sigmoid sulcus. *3* Posterior margin of the bone erosion in the floor of the posterior cranial fossa. *4* Mastoid process. *5* Medial edge of the bone erosion in the floor of the posterior cranial fossa.

Fig. 309 y esquema. Radiografía semi-lateral del temporal en un caso de tumor del globo yugular. Toda la parte inferior de la apófisis mastoides se ve llamativamente bien porque el hueso, que normalmente suele superponérsele, el suelo de la fosa cerebral posterior entre la parte media del seno sigmoideo y el agujero yugular, falta. Como consecuencia del defecto se ve también, por detrás y por debajo de la apófisis mastoides, una transparencia que muestra un límite preciso y bastante arqueado y cuyo borde puede seguirse desde la zona de la emisaria mastoidea hasta el agujero yugular. También la fosa yugular es llamativamente profunda. Al parecer, el peñasco está igualmente erosionado en su parte inferior por el tumor. El límite liso del defecto habla a favor de un tumor benigno, su localización en la zona del agujero yugular y sus vecindades habla de un tumor del glomo yugular. Leyendas del esquema: *1* Fosa yugular dilatada por usura ósea. *2* Surco sigmoideo. *3* Pared posterior de la usura ósea en el suelo de la fosa cerebral posterior. *4* Apófisis mastoides. *5* Borde interno de la usura ósea en el suelo de la fosa cerebral posterior.

Fig. 309 et schéma. Radiographie d'un temporal en incidence temporo-tympanique dans un cas d'une tumeur glomique de la jugulaire. Toute la partie inférieure de l'apophyse mastoïde est extrêmement bien visible, car les parties osseuses du plancher de l'étage postérieur du crâne situées entre la partie moyenne du sinus sigmoïde et du trou déchiré postérieur font défaut, elles ne peuvent ainsi recouvrir l'apophyse mastoïde, comme elles le font normalement. L'érosion produit en outre en arrière et en-dessous de l'apophyse mastoïde une lacune importante avec des contours un peu arrondis et francs, on peut suivre son bord depuis la région de l'émissaire mastoïdienne jusqu'au trou déchiré postérieur. La fosse jugulaire est également particulièrement profonde. Il semble que le rocher soit ici érodé à sa surface inférieure par la tumeur. La limite franche de l'érosion parle pour une tumeur bénigne, la localisation dans la région du trou déchiré postérieur pour une tumeur glomique de la jugulaire. Légende du schéma: *1* Fosse jugulaire élargie par l'érosion. *2* Gouttière sinusale. *3* Bord postérieur de l'érosion au plancher de l'étage postérieur du crâne. *4* Apophyse mastoïde. *5* Bord interne de l'érosion au plancher de l'étage postérieur du crâne.

Abb. 310. Anterior-posteriore (perorale), caudal-exzentrische Aufnahme der hinteren Schädelgrube in einem Falle eines Tumors des Glomus jugulare (s. S. 164). Innerhalb der oberen und unteren Zahnreihe sieht man linkerseits deutlich die hintere Begrenzung der Keilbeinhöhle, die hintere-untere Begrenzung der Pyramide und das Foramen jugulare. Rechterseits ist ebenfalls die hintere Begrenzung der Keilbeinhöhle zu sehen. Die hintere-untere Begrenzung der Pyramide und die Begrenzung des Foramen jugulare fehlt infolge eines großen, nach medial und hinten nicht deutlich abgrenzbaren Defektes. Die Lokalisation der Knochenusur spricht auch hier vom röntgenologischen Standpunkt mit größter Wahrscheinlichkeit für einen Tumor des Glomus jugulare. Klinisch wurde ein Epipharynxtumor angenommen. Der histologische Befund bestätigte die röntgenologische Annahme.

Fig. 310. Radiografía antero-posterior (peroral), caudo-excéntrica de la fosa cerebral posterior en un caso de tumor del globo yugular. Dentro de la línea superior e inferior de las piezas dentarias se ve, a la izquierda, claramente el límite posterior del seno esfenoidal, el límite postero-inferior del peñasco y de la fosa yugular. A la derecha se puede ver también el límite posterior del seno esfenoidal. El límite postero-inferior del peñasco y el límite del agujero yugular faltan a causa de un defecto grande difícilmente de delimitar hacia adentro y atrás. La localización de la usura ósea habla aquí también, desde el punto de vista radiológico, con gran probabilidad, de un tumor del glomo yugular. El clínico supuso un tumor de la epifaringe. El hallazgo histológico confirmó la interpretación radiológica.

Fig. 310. Antero-posterior (through the mouth) caudally eccentric view of the posterior cranial fossa in a case of a tumour of the glomus jugulare. Within the shadow of the upper and lower teeth one can see distinctly on the left, the posterior margin of the sphenoidal sinus, the posterior lower margin of the petrous bone and the jugular foramen. On the right side similarly the posterior border of the sphenoidal sinus is visible. The posterior lower margin of the petrous bone and the margin of the jugular foramen are missing due to a large defect which is outlined indistinctly both medially and posteriorly. Radiologically the localization suggests very strongly a tumour of the glomus jugulare. Clinically a tumour of the nasopharynx was diagnosed. The histological findings confirmed the radiological diagnosis.

Fig. 310. Radiographie de l'étage postérieur du crâne en incidence antéro-postérieure (intrabuccale), le rayon incident étant incliné vers les pieds dans un cas d'une tumeur glomique de la jugulaire. On distingue nettement à gauche à l'intérieur des rangées de dents des mâchoires supérieure et inférieure la limite postérieure du sinus sphénoïdal, la limite postéro-inférieure du rocher et celle du trou déchiré postérieur. On distingue également à droite la limite postérieure du sinus sphénoïdal; la limite postéro-inférieure du rocher et du trou déchiré postérieur fait défaut, en raison d'une érosion importante mal délimitée dans sa partie interne et postérieure. La localisation de l'érosion parle au point de vue radiologique avec la plus grande des vraisemblances pour une tumeur glomique de la jugulaire. Le diagnostic clinique était celui d'une tumeur de l'épipharynx. L'examen histologique confirma le diagnostic radiologique.

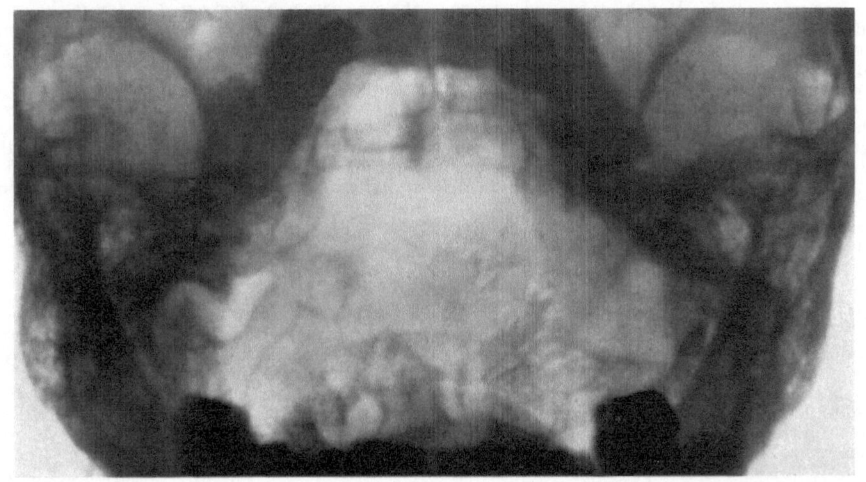

Abb. 311. Halb-seitliche Aufnahme des Schläfenbeines in einem Fall eines in das Mittelohr durchgebrochenen Sarkoms der Dura (s. S. 165). Klinisch war ein Tumor im äußeren Gehörgang sichtbar und die Probeexcision ergab ein Sarkom, weswegen ein Sarkom des Mittelohres angenommen wurde. Der Röntgenbefund ergibt eine ausgedehnte, unscharf begrenzte Destruktion im Bereich des Bodens der hinteren Schädelgrube. Die Destruktion betrifft sowohl einen großen Teil der Hinterhauptschuppe als auch der Pars mastoidea. Von dem ursprünglich vermutlich gut entwickelten pneumatischen System ist nur mehr der vordere und obere Teil erhalten. Die Zellen sind hier verschattet. Der hintere und untere Teil des pneumatischen Systems ist bis an den vorderen Rand des Warzenfortsatzes zerstört. Die hintere Begrenzung des Warzenfortsatzes und der Sulcus sigmoideus sind nicht mehr erkennbar. Der ausgedehnte, unscharf begrenzte Defekt spricht mit größter Wahrscheinlichkeit für einen malignen Tumor, seine Lokalisation spricht für die Dura der hinteren Schädelgrube als Ausgang desselben. Eine Probeexcision aus dem Bereich des Defektes des Bodens der hinteren Schädelgrube führte zur Diagnose „brauner Tumor". Der weitere Verlauf jedoch ergab eindeutig ein Sarkom.

Fig. 311. Half lateral view of the temporal bone in a case of a sarcoma of the dura which has penetrated into the middle ear. Clinically there was a visible tumour in the external auditory canal and the biopsy revealed a sarcoma. The diagnosis was a sarcoma of the middle ear. The film shows extensive, ill-defined destruction in the region of the floor of the posterior cranial fossa. The destruction involves a large portion of the squamous portion of the occipital bone and the pars mastoidea. The originally well developed air-system is destroyed except for the anterior and the upper portions. Here the cells are opaque. The posterior and lower portions of the air-system are destroyed as far as the anterior edge of the mastoid process. The posterior margin of the mastoid process and the sigmoid sulcus are no longer recognizable. The extensive ill-defined defect suggests very strongly a malignant tumour. Its origin, deduced from its localization is presumably the dura of the posterior fossa. A biopsy from the region of the defect in the floor of the posterior fossa was diagnosed as a so called "brown tumour". The clinical course, however, was clearly that of a sarcoma.

Fig. 311. Radiografía semi-lateral de un temporal en un caso de sarcoma de la duramadre que ha invadido el oído medio. Clínicamente se veía un tumor en conducto auditivo externo y la biopsia reveló la existencia de un sarcoma, por lo cual se aceptó la existencia de un sarcoma del oído medio. La radiografía revela una destrucción extensa y mal limitada en la zona correspondiente al suelo de la fosa cerebral posterior. La destrucción comprende tanto una gran parte de la escama del occipital como también la porción mastoidea. Del sistema neumático, presumiblemente bien desarrollado, solo se conserva la parte anterior y superior. Las células están aquí opacificadas. La parte posterior e inferior del sistema neumático está destruído hasta el margen anterior de la apófisis mastoides. Los límites posteriores de la apófisis mastoides y el surco sigmoideo ya no se reconocen. El extenso y mal limitado defecto habla, con mucha probabilidad, en favor de un tumor maligno, su localización dice que el punto de partida del mismo es la duramadre de la fosa cerebral posterior. Una biopsia, tomada de la región del defecto en el suelo de la fosa cerebral posterior, llevó al diagnóstico de «tumor pardo». La evolución ulterior réveló, sin embargo, un sarcoma.

Fig. 311. Radiographie du temporal en incidence temporo-tympanique dans un cas d'un sarcome de la dure-mère pénétrant dans l'oreille moyenne. La tumeur était directement visible dans le conduit auditif externe et la biopsie révéla l'existence d'un sarcome, si bien que l'on admit qu'il s'agissait d'un sarcome de l'oreille moyenne. La radiographie montre une destruction étendue et mal délimitée de la région du plancher de l'étage postérieur du crâne. Cette destruction atteint une grande partie de l'écaille de l'occipital et la portion mastoïdienne. Du système des cellules apparemment bien pneumatisées, seules celles de la région antérieure et supérieure persistent, elles sont toutefois voilées. Les cellules de la partie postérieure et inférieure sont détruites jusqu'à la région du bord antérieur de l'apophyse mastoïde. Les limites postérieures de l'apophyse mastoïde et la gouttière sinusale ne sont plus reconnaissables. L'érosion étendue et mal délimitée parle avec la plus grande des vraisemblances pour une tumeur maligne, sa localisation fait penser que la dure-mère de l'étage postérieur du crâne en est l'origine. Une biopsie de la région de l'érosion du plancher de l'étage postérieur du crâne donna le diagnostic d'une néoformation tumorale brune. L'évolution ultérieure confirma toutefois le diagnostic d'un sarcome.

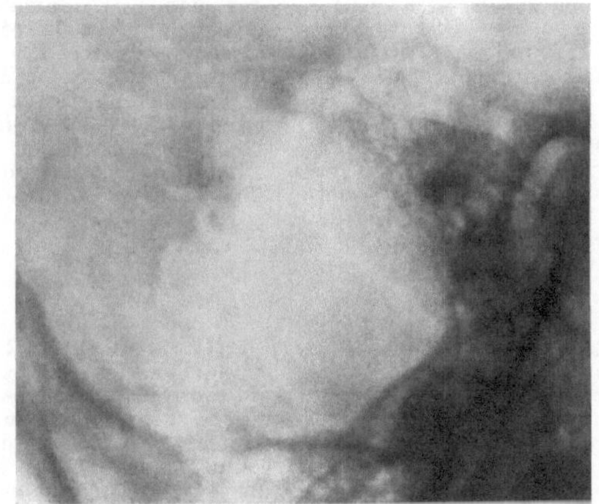

Abb. 312

Abb. 312 und Skizze. Halb-seitliche Aufnahme des Schläfenbeines eines Kindes, welches bei klinisch negativem Befund an Schwindelanfällen litt und wiederholt leichte Otitiden durchgemacht hatte (s. S. 165). Das Röntgenbild zeigt ein, soweit noch vorhanden, normal entwickeltes verschattetes pneumatisches System von mittelzelliger Struktur. Im unteren Anteil besteht eine ausgedehnte Destruktion, in welche die knöcherne Sinusschale mit einbezogen ist und die bis in die Gegend des Foramen jugulare heranreicht. Der Defekt zeigt nach hinten und unten ziemlich gute, nach oben und vorne unregelmäßige Begrenzung. Der Kontur des Warzenfortsatzes ist noch gut erkennbar und normal. Differentialdiagnostisch kommen ein Sarkom der hinteren Schädelgrube, ein eosinophiles Granulom oder ein brauner Tumor in Frage. Bei Kindern führt ein Sarkom größerer Ausdehnung meist zu einer schalenförmigen Auftreibung des Knochens, die im vorliegenden Fall fehlt. Es wurde daher in erster Linie, auch im Hinblick auf den negativen klinischen Befund, an ein eosinophiles Granulom gedacht. Nach Bestrahlung verschwand der Defekt vollkommen unter Zellneubildung. Legende zur Skizze: *1* Grenze der Usur im Bereich des pneumatischen Systems. *2* Foramen jugulare. *3* Corticalis des durch Knochenusur ausgehöhlten Processus mastoideus. *4* Rand der Knochenusur im Bereich der hinteren Schädelgrube. *5* Noch erhaltener Kontur der hinteren Grenze des pneumatischen Systems. *6* Sulcus sigmoideus.

Fig. 312 and sketch. Half lateral view of the temporal bone of a child. The child had suffered from dizziness and repeated slight attacks of otitis. The clinical findings were negative. The film shows the remains of a well-developed opaque air-system with cells of medium size. In its lower portion there is extensive destruction involving the bony cortex of the sinus and reaching the region of the foramen jugulare. The defect is fairly well-defined posteriorly and below, but has an irregular margin anteriorly and above. The outline of the mastoid process is still well recognizable and normal. The differential diagnosis would lie between a sarcoma of the posterior fossa, an eosinophilic granuloma, or a "brown tumour". A large sarcoma in children results usually in a bowl-shaped deformation of the bone, which is not found in this case. For this reason, and because of the negative clinical findings, an eosinophilic granuloma was suspected. After radiotherapy the defect disappeared completely and new cells were formed. Legends for sketch: *1* Outline of the lesion in the air-system. *2* Jugular foramen. *3* Cortex of the mastoid process, excavated by bone erosion. *4* Outline of the bone erosion in the region of the posterior fossa. *5* Remaining contour of the posterior border of the air-system. *6* Sigmoid sulcus.

Fig. 312 y esquema. Radiografía semi-lateral de un temporal de un niño que, con hallazgo clínico negativo, presentaba accesos de mareos y que repetidas veces había hecho discretas otitis. La radiografía muestra un sistema neumático, hasta donde aún estaba conservado, normalmente desarrollado y opacificado, de células medianas. En la parte inferior hay una extensa destrucción que interesa también la escama ósea del seno y que llega hasta la zona del agujero yugular. El defecto presenta hacia abajo y atrás límites bastante netos, hacia arriba y adelante irregulares. El contorno de la apófisis mastoides se reconoce aún bien y es normal. Desde el punto de vista diagnóstico diferencial entran en consideración un sarcoma de la fosa cerebral posterior, un granuloma eosinófilo o un tumor pardo. En el niño, un sarcoma de cierta extensión determina la insuflación en catafilos del hueso, lo que en este caso falta. Por eso se pensó, en primer término, también teniendo en cuenta el examen clínico negativo, en un granuloma eosinófilo. Después de la radioterapia, el defecto desapareció completamente con neoformación de células. Leyendas del esquema: *1* Límite de la usura en la zona del sistema neumático. *2* Agujero yugular. *3* Cortical de la apófisis mastoides socavada por la usura ósea. *4* Borde de la usura ósea en el territorio de la fosa cerebral posterior. *5* Contorno aún conservado del límite posterior del sistema neumático. *6* Surco sigmoideo.

Fig. 312 et schéma. Radiographie du temporal en incidence temporo-tympanique chez un enfant qui souffrait de vertiges avec un examen clinique négatif, et qui avait eu des otites légères récidivantes. La radiographie montre un système de cellules pneumatisées de dimensions moyennes qui sont voilées, pour autant qu'elles soient encore visibles. Dans la partie inférieure on distingue une destruction étendue qui comprend la coque osseuse du sinus et qui atteint la région du trou déchiré postérieur. L'érosion présente dans sa partie postérieure et inférieure des limites assez précises, qui sont irrégulières dans la partie supérieure et antérieure. Le contour de l'apophyse mastoïde est encore bien visible et normal. Le diagnostic différentiel se pose entre un sarcome de l'étage postérieur du crâne, un granulome éosinophile et une tumeur à myéloplaxes. Un sarcome de grandes dimensions détermine chez l'enfant généralement une dilatation de l'os en forme de coque, ce qui n'est pas le cas ici. On pensa donc en premier lieu en raison de l'image clinique négative à un granulome éosinophile. L'érosion disparut entièrement après l'irradiation et des nouvelles cellules se développèrent. Légende du schéma: *1* Limite de l'érosion dans la région des cellules pneumatisées. *2* Trou déchiré postérieur. *3* Corticale de l'apophyse mastoïde érodée. *4* Bord de l'érosion dans la région de l'étage postérieur du crâne. *5* Vestige du contour de la limite postérieure des cellules pneumatisées. *6* Gouttière sinusale.

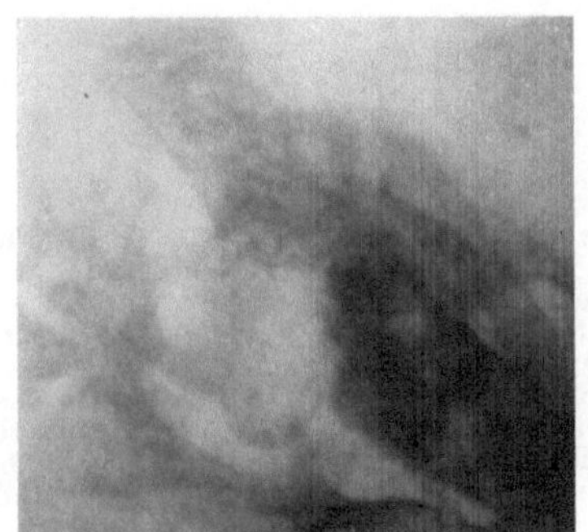

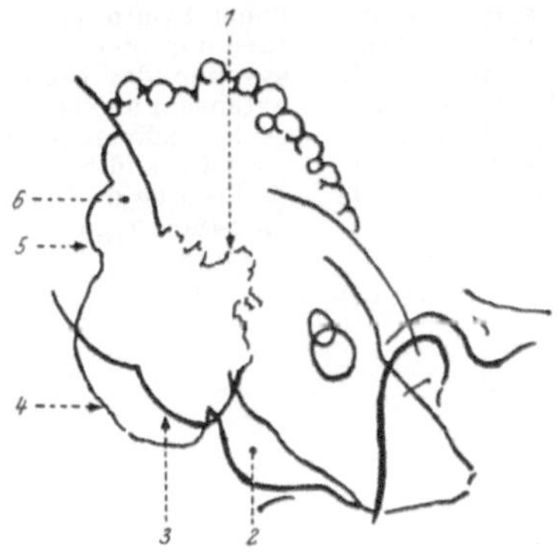

Abb. 313. Halb-axiale Aufnahme eines Schläfenbeines in einem Fall einer ausgedehnten Usur
durch ein Epitheliom des äußeren Gehörganges
(s. S. 165). Das pneumatische System ist anscheinend von mittlerer Ausdehnung und ziemlich
kleinzelliger Struktur. Antrum und Zellen sind
verschattet. In der Gegend des äußeren Gehörganges und der angrenzenden Partien der Schläfenbeinschuppe besteht ein großer, unregelmäßig und
unscharf begrenzter Defekt.

Fig. 313. Radiografía semi-axial de un temporal
en un caso de usura extensa por epitelioma del
conducto auditivo externo. El sistema neumático
es, aparentemente, de extensión mediana y de
células bastante pequeñas. El antro y las células
están opacificadas. En la región del conducto
auditivo externo y de las partes limítrofes de la
escama del temporal hay un defecto grande, de
límites irregulares e imprecisos.

Fig. 313. Half axial view of the temporal bone
in a case of extensive erosion caused by an
epithelioma of the external auditory canal. The
air-system is apparently of moderate extent and
shows fairly small cells. The cells and the antrum
are opaque. In the region of the external auditory canal and the adjoining portion of the
squamous portion of the temporal bone there is a
large, irregular, ill-defined defect.

Fig. 313. Radiographie d'un temporal en incidence fronto-mastoïdienne dans un cas d'un épithélioma étendu du conduit auditif externe. Le
système des cellules pneumatisées montre une
extension moyenne et des cellules petites. L'antre
et les cellules sont voilés. Dans la région du
conduit auditif externe et des parties voisines
de l'écaille du temporal on distingue une érosion
étendue irrégulière et mal délimitée.

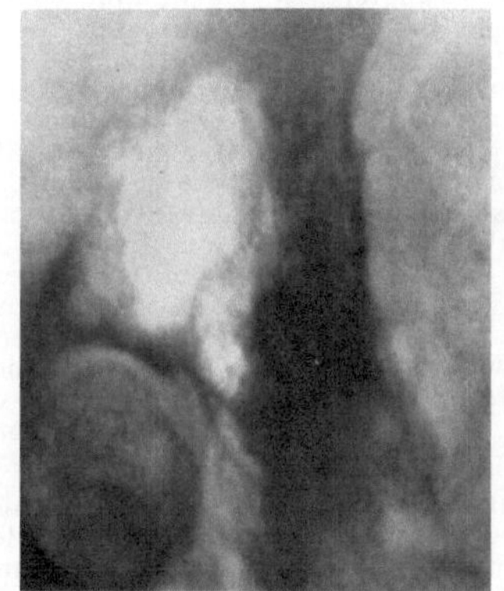

Abb. 314 und Skizze. Ausschnitt aus einer axialen Aufnahme der Schädelbasis in einem Fall eines Epithelioms des äußeren Gehörganges (siehe S. 166). Klinisch bestanden Schmerzen im Ohr und eine kleine Granulation am Boden des äußeren Gehörganges, unmittelbar vor dem Trommelfell. Das Röntgenbild zeigt eine ausgedehnte Destruktion des Os tympanicum und des angrenzenden Teiles der Schläfenbeinschuppe. Der äußere Rand des Os tympanicum ist noch zu sehen, doch fehlt die vordere Wand des äußeren Gehörganges und der Paukenhöhle. Man sieht hier vor dem kompakten Labyrinthkern eine große, unregelmäßig und unscharf begrenzte Aufhellung, die bis in den Bereich der Kiefergelenkspfanne reicht. Legende zur Skizze: *1* Keilbeinhöhlen. *2* Foramen ovale. *3* Foramen spinosum. *4* Unterkiefer. *5* Mediale Grenze der Knochenusur am Boden der mittleren Schädelgrube. *6* Kieferköpfchen. *7* Äußerer Gehörgang. *8* Rest des äußeren Teiles des Os tympanicum. *9* Pyramidenspitze.

Fig. 314 y esquema. Sector de una radiografía axial de la base del cráneo en un caso de un epitelioma del conducto auditivo externo. Clínicamente hay dolores en el oído y una pequeña granulación en el suelo del conducto auditivo externo, inmediatamente delante del tímpano. La radiografía muestra una extensa destrucción del hueso timpánico y de las partes limítrofes de la escama del temporal. El margen externo del hueso timpánico se ve aún pero falta la pared anterior del conducto auditivo externo y de la caja del tímpano. Se ve aquí, por delante del núcleo compacto del laberinto, una transparencia grande, irregular e imprecisamente limitada que llega hasta el territorio de la cavidad glenoidea del maxilar. Leyendas del esquema: *1* Senos esfenoidales. *2* Agujero oval. *3* Agujero espinoso. *4* Maxilar inferior. *5* Límite interno de la usura ósea en el suelo de la fosa cerebral media. *6* Cabeza del maxilar. *7* Conducto auditivo externo. *8* Resto de la parte externa del hueso timpánico *9* Punta del peñasco.

Fig. 314 and sketch. Section from an axial view of the base of the skull in a case of an epithelioma of the external auditory canal. Clinically the patient had earache and small granulations on the floor of the external auditory canal, immediately in front of the tympanic membrane. Radiologically there was extensive destruction of the tympanic bone and the adjoining portion of the squamous portion of the temporal bone. The outer edge of the tympanic bone is still visible, but the anterior wall of the auditory canal and the tympanic cavity are missing. There is a large irregular and ill-defined translucency in front of the compact osseous labyrinth and extending as far as the temporo-mandibular joint. Legends for sketch: *1* Sphenoidal sinuses. *2* Foramen ovale. *3* Foramen spinosum. *4* Lower jaw. *5* Medial outline of the bone erosion in the floor of the middle cranial fossa. *6* Mandibular condyle. *7* External auditory canal. *8* Remnant of the outer portion of the os tympanicum. *9* Tip of the petrous bone.

Fig. 314 et schéma. Détail d'une radiographie en incidence axiale de la base du crâne dans un cas d'un épithélioma du conduit auditif externe. Au point de vue clinique, le malade se plaignait d'otalgies, et l'on voyait une petite granulation de la paroi inférieure du conduit auditif externe, un peu en avant du tympan. La radiographie montre une destruction étendue de l'os tympanal et des régions voisines de l'écaille du temporal. Le bord externe de l'os tympanal est encore visible, mais la paroi antérieure du conduit auditif externe et de la caisse du tympan font défaut. On y distingue devant le noyau labyrinthique compact une lacune étendue, irrégulière et mal délimitée qui s'étend jusqu'à la région de la cavité glénoide de l'articulation temporo-maxillaire. Légende du schéma: *1* Sinus sphénoïdaux. *2* Trou ovale. *3* Trou petit rond. *4* Maxillaire inférieur. *5* Limite interne de l'érosion du plancher de l'étage moyen du crâne. *6* Condyle du maxillaire inférieur. *7* Conduit auditif externe. *8* Vestige de la partie externe de l'os tympanal. *9* Sommet du rocher.

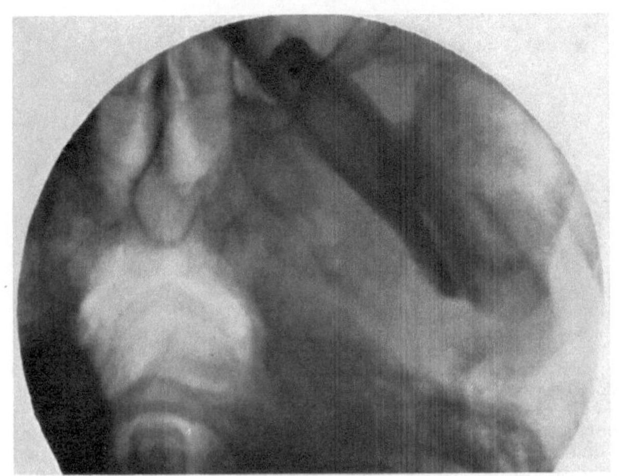

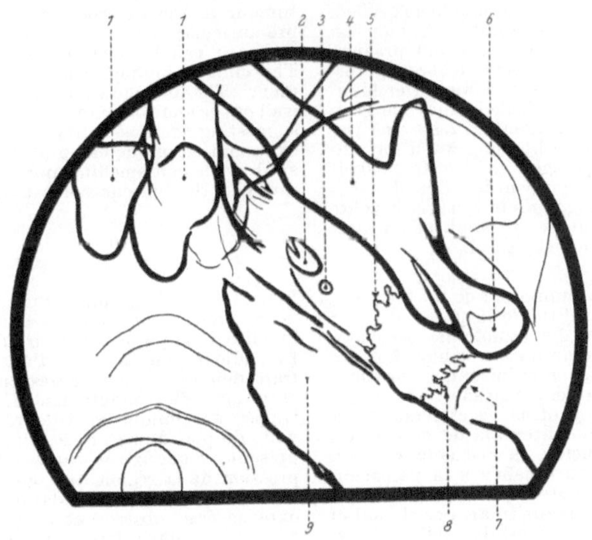

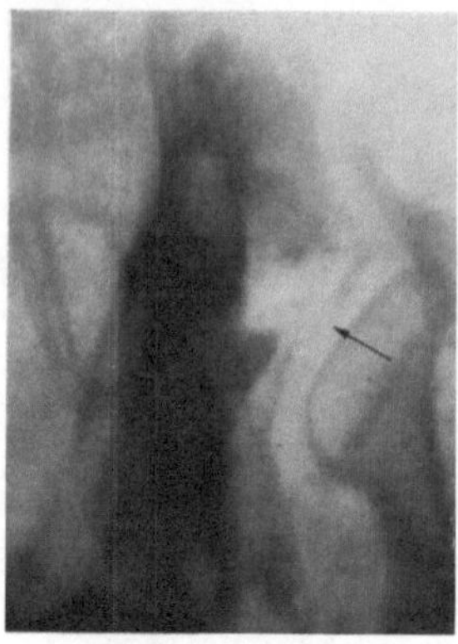

Abb. 315. Halb-axiale Aufnahme eines Schläfenbeines in einem Fall von Osteomyelitis der vorderen Gehörgangswand (s. S. 166). Die Aufnahme stammt von einer Patientin, die seit vielen Jahren an einem chronischen Ekzem des äußeren Gehörganges litt, welches zeitweise auf der Klinik, zeitweise auswärts behandelt wurde. Nach einem Intervall von über einem Jahr erschien die Patientin wieder auf der Klinik mit einem großen, derben, nicht druckschmerzhaften Tumor im Bereich des äußeren Gehörganges und präauricular, durch welchen der äußere Gehörgang verlegt und daher nicht einzusehen war. Der klinische Aspekt ließ an die Möglichkeit eines malignen Tumors denken. Das Röntgenbild zeigt eine Destruktion der vorderen Gehörgangswand mit unscharfen Grenzen, weswegen an die Möglichkeit eines Epithelioms gedacht wurde. Eine Inspektion des äußeren Gehörganges in Narkose brachte einen alten Tampon zutage mit stinkendem Eiter und deckte eine Osteomyelitis auf.

Fig. 315. Radiografía semi-axial de un temporal en un caso de osteomielitis de la pared anterior del conducto auditivo. La radiografía pertenece a una enferma que desde hace muchos años era portadora de un eczema crónico del conducto auditivo externo que era tratado, por algún tiempo, en la clínica y otras veces fuera de la misma. Después de un intervalo de más de un año apareció nuevamente la paciente con un tumor grande, duro, no sensible a la palpación en la zona correspondiente al conducto auditivo externo y a la región preauricular, por el cual el conducto auditivo externo estaba obliterado y, por lo tanto, imposible de inspeccionar. El aspecto clínico hacía pensar en la posibilidad de un tumor maligno. La radiografía muestra una destrucción de la pared anterior del conducto auditivo con límites imprecisos, razón por la cual se pensó en la posibilidad de un epitelioma. La inspección del conducto auditivo externo, bajo narcosis, reveló la presencia de un tapón de antigua data con supuración fétida y, además, una osteomielitis.

Fig. 315. Half axial view of the temporal bone in a case of osteomyelitis of the anterior wall of the auditory canal. The film is that of a patient who had for many years a chronic eczema of the external auditory canal, which was treated partly in hospital and partly outside. After an interval of more than a year the patient returned to the clinic with a large, firm, non-tender tumour in the external auditory canal and the pre-auricular region. This blocked the external auditory canal which could not be examined. The clinical findings suggested a malignant tumour. The film shows destruction of the anterior wall of the auditory canal with indefinite margins, suggesting the possibility of an epithelioma. At examination of the ear under anaesthesia an old swab with foul smelling pus was discovered and revealed the presence of osteomyelitis.

Fig. 315. Radiographie d'un temporal en incidence fronto-mastoïdienne dans un cas d'ostéomyélite de la paroi antérieure du conduit auditif. La radiographie est celle d'une malade, qui souffrait depuis de nombreuses années d'un eczéma chronique du conduit auditif externe, elle fut traitée en clinique et ailleurs. Après un intervalle de plus d'une année, elle revint en clinique présentant une grosse tumeur dure, indolore à la pression de la région du conduit auditif externe et de la région préauriculaire; le conduit auditif externe était obstrué et ne pouvait être visible. L'image clinique faisait penser à la possibilité d'une tumeur maligne. La radiographie montre une destruction de la paroi antérieure du conduit auditif externe avec des limites imprécises, si bien que l'on pensa à la possibilité de l'existence d'un épithélioma. Un examen du conduit auditif externe sous narcose révéla la présence d'un vieux tampon avec un pus fétide et l'existence d'une ostéomyélite.

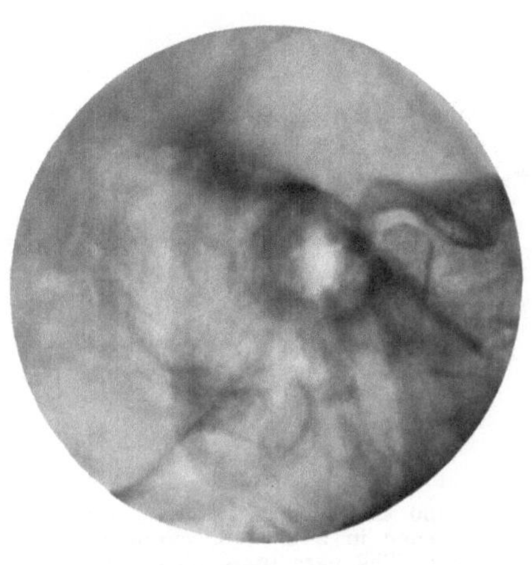

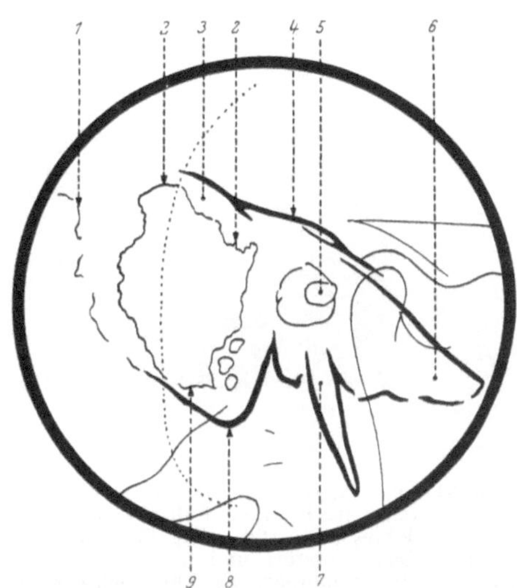

Abb. 316 und Skizze. Halb-seitliche Aufnahme des Schläfenbeines mit einer klinisch fraglichen chronischen Otitis (s. S. 166). Das Röntgenbild zeigt, daß das pneumatische System ziemlich gut entwickelt war und die noch vorhandenen Zellen verschattet sind. Im hinteren-oberen Anteil ist in einem größeren Bereich keine Zellstruktur mehr zu erkennen und es besteht hier eine unscharf begrenzte Destruktion. Da klinisch keine Zeichen einer akuten Otitis oder akuten Exacerbation einer chronischen Otitis bestanden, spricht dieser Befund für einen malignen Tumor. Legende zur Skizze: *1* Sutura occipito-mastoidea. *2* Oberer Rand der Knochenusur. *3* Sulcus sigmoideus. *4* Tegmen. *5* Äußerer Gehörgang, Paukenhöhle und innerer Gehörgang übereinanderprojiziert. *6* Pyramidenspitze. *7* Processus styloideus. *8* Processus mastoideus. *9* Unterer Rand der Knochenusur im Bereich des Processus mastoideus.

Fig. 316 and sketch. Half lateral view of the temporal bone in a case of clinically doubtful chronic otitis. The film shows a well-developed air-system. The cells which still exist are opaque. There is extensive loss of cell structure in the posterior upper portion and an ill-defined area of destruction. These findings suggested a malignant tumour, because clinically there were no signs of an acute otitis or an acute exacerbation of a chronic otitis. Legends for sketch: *1* Sutura occipito-mastoidea. *2* Upper margin of the bone erosion. *3* Sigmoid sulcus. *4* Tegmen. *5* External auditory canal, tympanic cavity and internal auditory canal superimposed. *6* Tip of the petrous bone. *7* Styloid process. *8* Mastoid process. *9* Lower edge of bone erosion in the region of the mastoid process.

Fig. 316 y esquema. Radiografía semi-lateral del temporal con una otitis crónica clínicamente dudosa. La radiografía muestra que el sistema neumático estaba bastante bien desarrollado y que las celdas aún existentes estaban opacificadas. En la parte posterior y superior no hay estructura celular en un extenso territorio y se localiza aquí una destrucción imprecisamente limitada. Como clínicamente no había signos de una otitis aguda o de la exacerbación aguda de una otitis crónica, este hallazgo habla a favor de un tumor maligno. Leyendas del esquema: *1* Sutura occipito-mastoidea. *2* Borde superior de la usura ósea. *3* Surco sigmoideo. *4* Tegmen. *5* Conducto auditivo externo, caja del tímpano y conducto auditivo interno superpuestos. *6* Punta del peñasco. *7* Apófisis estiloides. *8* Apófisis mastoides. *9* Borde inferior de la usura ósea en la zona de la apófisis mastoides.

Fig. 316 et schéma. Radiographie du temporal en incidence temporo tympanique dans un cas avec le diagnostic clinique probable d'otite moyenne chronique. La radiographie montre que la pneumatisation est assez bien développée et que les cellules encore présentes sont voilées. Dans la région postéro-supérieure on ne reconnaît plus de structure cellulaire sur un espace important et l'on y voit une érosion mal délimitée. Comme il n'y avait aucun symptôme clinique d'une otite aiguë ou d'une poussée aiguë d'une otite chronique, ces altérations parlent pour une tumeur maligne. Légende du schéma: *1* Suture occipito-mastoïdienne. *2* Bord supérieur de l'érosion. *3* Gouttière sinusale. *4* Tegmen. *5* Conduit auditif externe, caisse du tympan et conduit auditif interne se projetant les uns sur les autres. *6* Sommet du rocher. *7* Apophyse styloïde. *8* Apophyse mastoïde. *9* Bord inférieur de l'érosion dans la région de l'apophyse mastoïde.

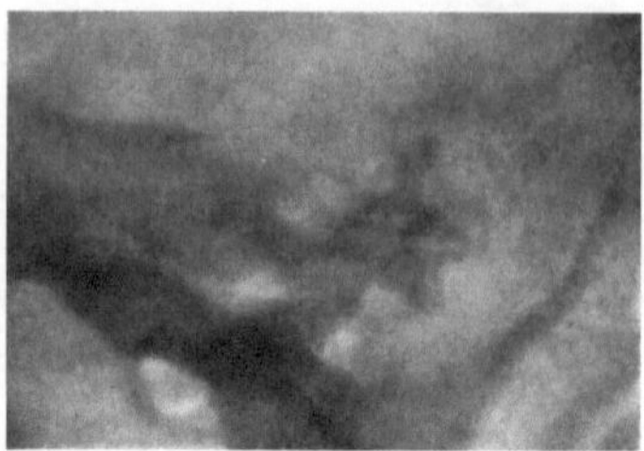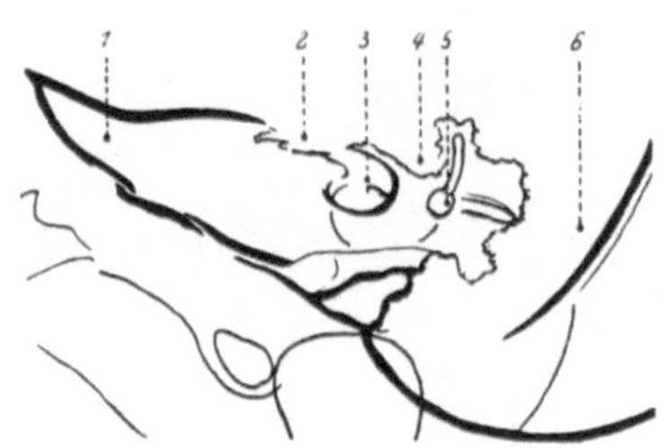

Abb. 317 und Skizze. Halb-sagittale Aufnahme des Schläfenbeines in einem Fall eines Carcinoms des Mittelohres (s. S. 166). Die Pars mastoidea ist ausgedehnt zerstört und es sind hier keine Details mehr erkennbar. Es fehlt auch die sogenannte Spange, das ist die obere Pyramidenkante, zwischen seitlicher Schädelwand und Eminentia arcuata. Der kompakte Labyrinthkern ist durch Knochenusur verschmälert. Die Knochenusur hat im oberen Teil über das Labyrinth hinaus auf die Pyramidenspitze übergegriffen und es fehlt auch hier der obere Kontur des lateralen Teiles der Pyramidenspitze. Die obere Begrenzung des inneren Gehörganges ist noch erkennbar. Legende zur Skizze: *1* Pyramidenspitze. *2* Knochenusur in der Gegend des inneren Gehörganges. *3* Innerer Gehörgang. *4* Knochenusur in der Gegend der Fossa subarcuata. *5* Vestibulum. *6* Gegend der zerstörten Pars mastoidea.

Fig. 317 y esquema. Radiografía semi-sagital del temporal en un caso de carcinoma del oído medio. La porción mastoidea está extensamente destruída y aquí ya no se conocen detalles. Falta también el borde superior del peñasco, entre pared lateral del cráneo y eminencia arcuata. El núcleo compacto del laberinto está adelgazado por usura ósea. La usura ósea se ha extendido por la punta del peñasco, pasando el laberinto en la parte superior. Falta aquí también el borde superior de la parte lateral de la punta del peñasco. El límite superior del conducto auditivo interno se reconoce aún. Leyendas del esquema: *1* Punta del peñasco. *2* Usura ósea en la zona del conducto auditivo interno. *3* Conducto auditivo interno. *4* Usura ósea en la región de la fosa subarcuata. *5* Vestíbulo. *6* Región de la porción mastoidea destruída.

Fig. 317 and sketch. Half sagittal view of the temporal bone in a case of carcinoma of the middle ear. The pars mastoidea is extensively destroyed and no details are recognizable here. The structure is missing, which normally forms the upper contour of the petrous bone between the lateral wall of the skull and the eminentia arcuata. The compact osseous labyrinth is reduced in size by bone erosion. The erosion has extended above the labyrinth into the tip of the petrous bone, and the upper contour of the lateral part of the tip of the petrous bone is also missing. The upper outline of the internal auditory canal is still recognizable. Legends for sketch: *1* Tip of the petrous bone. *2* Bone erosion in the region of the internal auditory canal. *3* Internal auditory canal. *4* Bone erosion in the region of the fossa subarcuata. *5* Vestibule. *6* Region of the destroyed pars mastoidea.

Fig. 317 et schéma. Radiographie du temporal en incidence occipito-zygomatique dans un cas d'un épithélioma de l'oreille moyenne. La portion mastoïdienne montre une destruction étendue et ne permet plus de distinguer de détails. Le contour supérieur du rocher entre la paroi latérale du crâne et l'eminentia arcuata fait également défaut. Le noyau labyrinthique compact est réduit par l'érosion osseuse. L'érosion s'est étendue dans la partie supérieure à travers le labyrinthe au sommet du rocher, et le contour supérieur de la partie externe du sommet du rocher fait également défaut. La limite supérieure du conduit auditif interne est encore visible. Légende du schéma: *1* Sommet du rocher. *2* Erosion de la région du conduit auditif interne. *3* Conduit auditif interne. *4* Erosion de la région de la fossa subarcuata. *5* Vestibule. *6* Région de la portion mastoïdienne détruite.

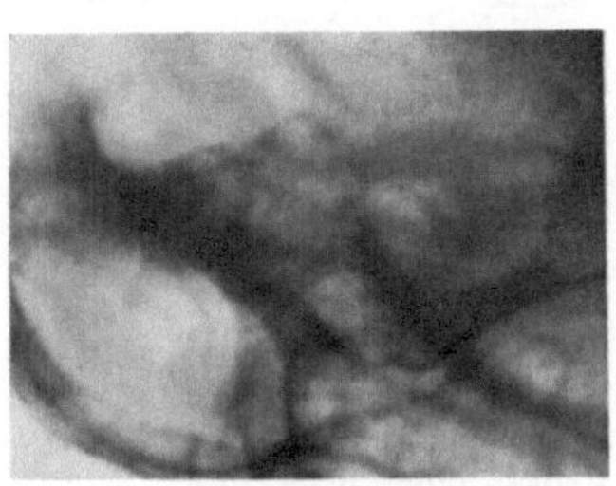

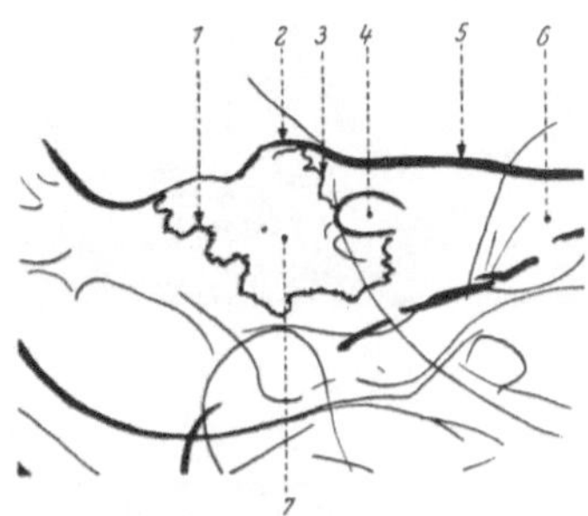

Abb. 318 und Skizze. Halb-sagittale Aufnahme des Schläfenbeines in einem Fall von Carcinom des Mittelohres (s. S. 166). Es bestand röntgenologisch eine] komplette Pneumatisationshemmung. Das Antrum war mittelgroß und verschattet, ohne Zeichen einer Knochenusur. Die vorliegende Aufnahme zeigt eine ausgedehnte Zerstörung des kompakten Labyrinthkernes. Das Carcinom hat also, ohne Knochenveränderungen in der Pars mastoidea zu setzen, von der Paukenhöhle aus direkt das Labyrinth zerstört. Legende zur Skizze: *1* Lateraler Rand der Knochenusur. *2* Eminentia arcuata. *3* Medialer Rand der Knochenusur. *4* Innerer Gehörgang. *5* Oberer Pyramidenkontur. *6* Pyramidenspitze. *7* Großer Knochendefekt an Stelle des Labyrinths.

Fig. 318 y esquema. Radiografía semi-sagital del temporal en un caso de carcinoma del oído medio. Se comprobaba radiológicamente una completa inhibición de la neumatización. El antro es de tamaño mediano y está opacificado, sin signo alguno de usura ósea. La radiografía muestra además una extensa destrucción del núcleo compacto del laberinto. Leyendas del esquema: *1* Borde lateral de la usura ósea. *2* Eminencia arcuata. *3* Borde interno de la usura ósea. *4* Conducto auditivo interno. *5* Borde superior del peñasco. *6* Punta del peñasco. *7* Gran defecto óseo en lugar del laberinto.

Fig. 318 and sketch. Half sagittal view of the temporal bone in a case of carcinoma of the middle ear. Radiologically there is complete inhibition of pneumatisation. The antrum was of moderate size and opaque without signs of bone erosion. Extensive destruction of the compact osseous labyrinth is seen in the film. This means that the carcinoma has destroyed the labyrinth directly from the tympanic cavity, without causing bone changes in the pars mastoidea. Legends for sketch: *1* Lateral outline of bone erosion. *2* Eminentia arcuata. *3* Medial outline of bone erosion. *4* Internal auditory canal. *5* Upper contour of the petrous bone. *6* Tip of petrous bone. *7* Large bone defect at the site of the labyrinth.

Fig. 318 et schéma. Radiographie du temporal en incidence occipito-zygomatique dans un cas d'un épithélioma de l'oreille moyenne. L'inhibition de la pneumatisation est totale. Sur la radiographie l'antre est de dimensions moyennes et voilé, il ne présente pas de signe d'érosion. La radiographie présente montre une destruction étendue du noyau labyrinthique compact. L'épithélioma de la caisse du tympan a détruit directement le labyrinthe sans produire de lésion osseuse de la portion mastoïdienne. Légende du schéma: *1* Bord externe de l'érosion. *2* Eminentia arcuata. *3* Bord interne de l'érosion. *4* Conduit auditif interne. *5* Contour supérieur du rocher. *6* Sommet du rocher. *7* Erosion importante de la région labyrinthique.

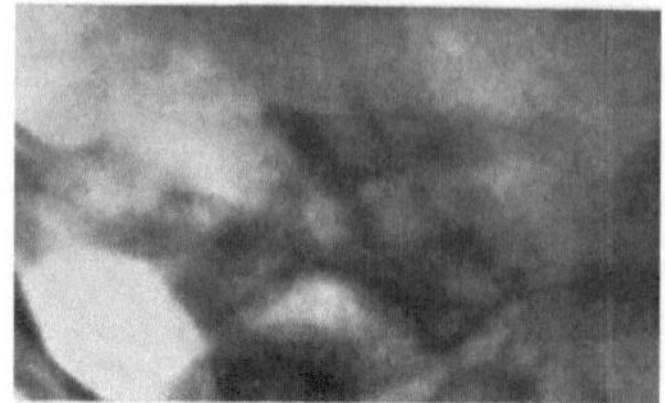 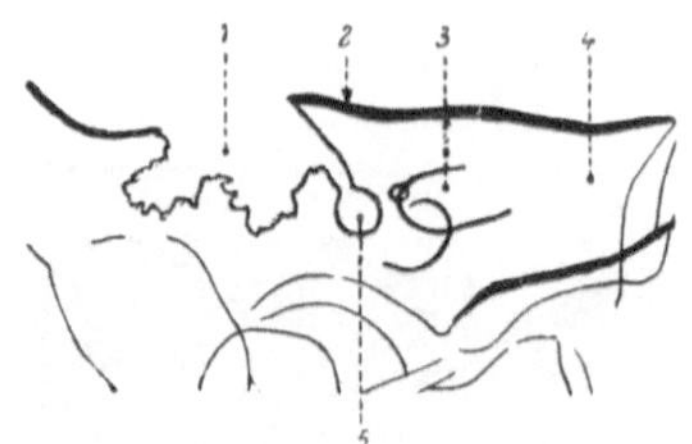

Abb. 319 und Skizze. Halb-sagittale Aufnahme eines Schläfenbeines eines Falles von Myeloblastom (s. S. 167). Das Röntgenbild zeigt einen ausgedehnten Defekt im oberen Anteil der Pars mastoidea, wobei auch die obere Pyramidenkante im lateralen Anteil, die sogenannte Spange, zerstört ist. Die Knochenusur hat schon auf das Labyrinth übergegriffen. Der laterale Bogengang ist nicht mehr erkennbar. Vom oberen Bogengang ist nur mehr die mediale, nicht aber die laterale Begrenzung zu sehen. Der erhobene Röntgenbefund könnte einem Carcinom entsprechen. Die Operation ergab jedoch ein Myeloblastom. Kurze Zeit später trat bei dem Patienten eine ähnliche Destruktion auch am anderen Schläfenbein auf. Legende zur Skizze: *1* Unscharf begrenzter Defekt im Bereich der Pars mastoidea, der hier die obere Pyramidenkante mit einbezieht. *2* Oberer Kontur der Pyramide. *3* Innerer Gehörgang. *4* Pyramidenspitze. *5* Vestibulum.

Fig. 319 and sketch. Half sagittal view of the temporal bone in a case of a myeloma. An extensive defect can be seen in the upper portion of the pars mastoidea, which also involves the lateral portion of the upper edge of the petrous bone. The bone erosion has already extended into the labyrinth. The lateral semicircular canal is no longer recognizable. Only the medial and not the lateral portion of the upper canal is visible. The radiological picture may correspond to a carcinoma. Operation however showed a myeloma. Shortly afterwards the patient developed similar destruction in the other temporal bone. Legends for sketch: *1* Ill-defined defect in the area of the pars mastoidea, involving the upper edge of the petrous bone. *2* Upper contour of the petrous bone. *3* Internal auditory canal. *4* Tip of petrous bone. *5* Vestibule.

Fig. 319 y esquema. Radiografía semi-sagital de un temporal en un caso de mieloblastoma. La radiografía muestra un defecto extenso de la parte superior de la porción mastoidea, estando también destruído el borde superior del peñasco en su parte lateral. La usura ósea ha invadido ya el laberinto. El conducto semicircular lateral ya no se reconoce. Del conducto semicircular superior se ve solamente el límite interno pero no el lateral. El hallazgo radiológico podría corresponder a un carcinoma. La intervención reveló, sin embargo, un mieloblastoma. Poco tiempo después apareció en el enfermo una destrucción semejante también en el otro temporal. Leyendas del esquema: *1* Defecto imprecisamente limitado en el territorio de la porción mastoide a que aquí interesa también el borde superior del peñasco. *2* Contorno superior del peñasco. *3* Conducto auditivo interno. *4* Punta del peñasco. *5* Vestíbulo.

Fig. 319 et schéma. Radiographie d'un temporal en incidence occipito-zygomatique dans un cas d'un myéloblastome. La radiographie montre une érosion étendue dans la partie supérieure de la portion mastoïdienne; la crête supérieure du rocher dans sa région externe est détruite. L'érosion s'est déjà étendue jusqu'au labyrinthe. Le canal semi-circulaire externe n'est plus reconnaissable. On ne distingue plus que la paroi interne du canal semi-circulaire supérieur, la paroi externe a disparu. Les altérations radiologiques pourraient correspondre à un épithélioma. L'opération révéla toutefois l'existence d'un myéloblastome. Le malade présenta quelque temps plus tard une érosion identique de l'autre temporal. Légende du schéma: *1* Erosion mal délimitée de la région de la portion mastoïdienne, avec participation de la crête supérieure du rocher. *2* Contour supérieur du rocher. *3* Conduit auditif interne. *4* Sommet du rocher. *5* Vestibule.

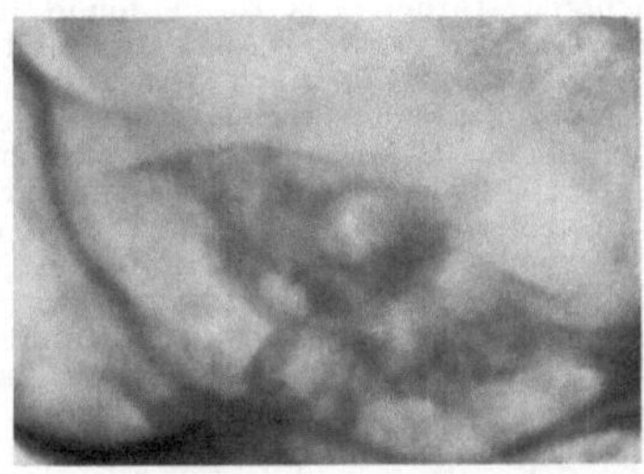

Abb. 320. Halb-sagittale Aufnahme des Schläfenbeines in einem Fall von ausgedehnter Destruktion durch ein Myeloblastom (s. S. 167). Die Pars
mastoidea ist fast zur Gänze zerstört. Der kompakte Labyrinthkern ist arrodiert, unregelmäßig
und unscharf begrenzt und an Stelle der normalen
Labyrinthdetails zeigt er in seinem Inneren unregelmäßige und unscharf begrenzte Aufhellungen.
Die Pyramidenspitze ist ebenfalls zerstört. Auch
hier liegt ein Befund vor, der in ähnlicher Weise
durch ein Carcinom zustande kommen könnte.

Fig. 320. Radiografía semi-sagital del temporal
en un caso de extensa destrucción por un mieloblastoma. La porción mastoidea está casi totalmente destruída. El núcleo compacto del laberinto está erosionado, irregular e imprecisamente
limitado y en vez de los detalles normales del
laberinto muestra, en su interior, transparencias
irregulares de límites imprecisos. La punta del
peñasco está igualmente destruída. Un hallazgo
semejante podría ser provocado también por un
carcinoma.

Fig. 320. Half sagittal view of the temporal bone
showing extensive destruction due to a myeloma.
The pars mastoidea is almost completely destroyed. The compact osseous labyrinth is eroded,
irregular and ill-defined and has within it, instead of the normal details, irregular and ill-
defined translucencies. The tip of the petrous
bone is also destroyed. In this case, also, the
findings could have been caused by a carcinoma.

Fig. 320. Radiographie du temporal en incidence
occipito-zygomatique dans un cas d'une érosion
étendue due à un myéloblastome. La portion
mastoïdienne est presqu'entièrement détruite. Le
noyau labyrinthique compact est érodé, irrégulier
et mal délimité; en lieu et place du détail normal
du labyrinthe on distingue des lacunes irrégulières et mal délimitées. Le sommet du rocher est
également détruit. Les altérations de ce cas
également pourraient correspondre à celles d'un
épithélioma.

Abb. 321a und b. Halb-seitliche Aufnahme eines Schläfenbeines in einem Fall von Myeloblastom vor der Operation (a) und ein halbes Jahr nach der Operation (b) (s. S. 167). Klinisch bestand in dem Fall eine subakute Otitis mit Verdacht auf Mastoiditis. Die Aufnahme a zeigt eine etwas gehemmte, ziemlich kleinzellige Pneumatisation mit Verschattung der Zellen. Die Zellwände sind außerordentlich unregelmäßig und unscharf. Über dem äußeren Gehörgang besteht ein kleiner, ziemlich scharf begrenzter Defekt, kenntlich an der im Bilde oberhalb des Tegmen sichtbaren Aufhellung. Ein zweiter solcher Defekt, der etwas größer ist, besteht in der Gegend des hinteren Petrosus-Winkels und ein dritter unmittelbar anschließend darüber, schon im Bereich des Scheitelbeines. Die relativ gute Begrenzung der Defekte spricht gegen eine Osteomyelitis und für das Bestehen eines Tumors. Die multiplen Defekte sind jedoch sowohl beim Carcinom als auch bei einem Sarkom unwahrscheinlich, weswegen, zum Teil auch wegen der relativ guten Begrenzung der Defekte, an ein Myeloblastom gedacht wurde. Der Befund wurde histologisch bestätigt. Die Aufnahme b zeigt einen großen Defekt, der weit in das Scheitelbein hineinreicht und erheblich größer ist als der seinerzeit bei der Operation gesetzte Defekt. Die Begrenzung des Defektes ist ziemlich glatt und stellenweise bogig. Die Knochenusur durch das Myeloblastom, welches nicht bestrahlt wurde, ist also weiter fortgeschritten.

Fig. 321a y b. Radiografía semi-lateral de un temporal en un caso de mieloblastoma antes de la operación (a) y ¹/₂ año después de la operación (b). Clínicamente había en este caso una otitis subaguda con sospecha de mastoiditis. La radiografía a muestra una neumatización algo inhibida en su desarrollo a celdillas bastante pequeñas y con opacificación de las mismas. Las paredes de las celdillas son extraordinariamente irregulares y poco precisas. Por encima del conducto auditivo externo existe un defecto pequeño, bastante nítidamente limitado, reconocible por la transparencia visible por encima del tegmen. Un segundo defecto semejante, que es algo más grande, se localiza en la zona del ángulo petroso posterior y un tercero inmediatamente por encima, ya en el territorio correspondiente al parietal. Los límites relativamente buenos de los defectos hablan en contra de una osteomielitis y en favor de un tumor. Pero, tanto en el carcinoma como en el sarcoma, es excepcional el defecto múltiple razón por la cual, en parte también por los límites relativamente netos de los defectos, se pensó en un mieloblastoma, interpretación que tuvo confirmación histológica. La radiografía b muestra un gran defecto que invade ampliamente el parietal y que es mucho más grande que el defecto provocado por la operación. Los límites del defecto son bastante lisos y, en parte, arqueados. La usura ósea provocada por el mieloblastoma, que no fué irradiado, ha seguido avanzando.

Fig. 321a and b. Half lateral view of the temporal bone in a case of myeloma (a) before operation and (b) six months later. Clinically there was in this case a subacute otitis and a suspicion of mastoiditis. Fig. a shows slightly inhibited pneumatisation with cells of small size which are opaque. The cell walls are extraordinarily irregular and indistinct. Above the external auditory canal there is a small fairly well-defined defect visible as a translucency above the tegmen. A second such defect, which is slightly larger, is to be found in the region of the posterior petrosal angle. Immediately above there is a third defect already in the parietal bone. The relatively good definition of the defects contra-indicates an osteomyelitis and suggests the presence of a tumour. Multiple defects are unlikely to occur with a carcinoma or a sarcoma. For this reason and because of the relatively good definition of the defects a myeloma appeared likely. This finding was confirmed histologically. Fig. b shows a large defect extending far into the parietal bone. It is considerably larger than that produced at operation. The outline of the defect is fairly smooth and partly curved. The bone erosion caused by the myeloma, which had not been irradiated, has therefore progressed.

Fig. 321a et b. Radiographies d'un temporal en incidence temporo-tympanique dans un cas d'un myéloblastome avant l'opération (a) et 6 mois après l'opération (b). L'image clinique était celle d'une otite subaiguë avec soupçon de mastoïdite. La radiographie a montre que la pneumatisation des cellules plutôt petites est un peu inhibée. Les cellules sont voilées. Leurs parois sont extrêmement irrégulières et imprécises. On distingue en-dessus du conduit auditif externe une petite érosion assez bien délimitée, qui se reconnaît sur l'image par la lacune située au-dessus du tegmen. Une autre érosion identique un peu plus importante se trouve dans la région de l'angle postérieur du rocher et une troisième juste en-dessus dans la région du pariétal. Les limites assez nettes des érosions parlent contre l'existence d'une ostéomyélite et pour celle d'une tumeur. Les multiples érosions sont toutefois peu vraisemblables aussi bien pour un épithélioma que pour un sarcome, c'est pourquoi l'on pensa en raison des limites assez franches des lacunes à un myéloblastome, qui fut confirmé à l'examen histologique. La radiographie b montre une grande lacune qui s'étend largement dans le pariétal et qui est bien plus importante que celle de l'opération. Ses limites sont assez franches et par place arrondies. Le myéloblastome, qui n'a pas été irradié, a continué à se développer en érodant l'os.

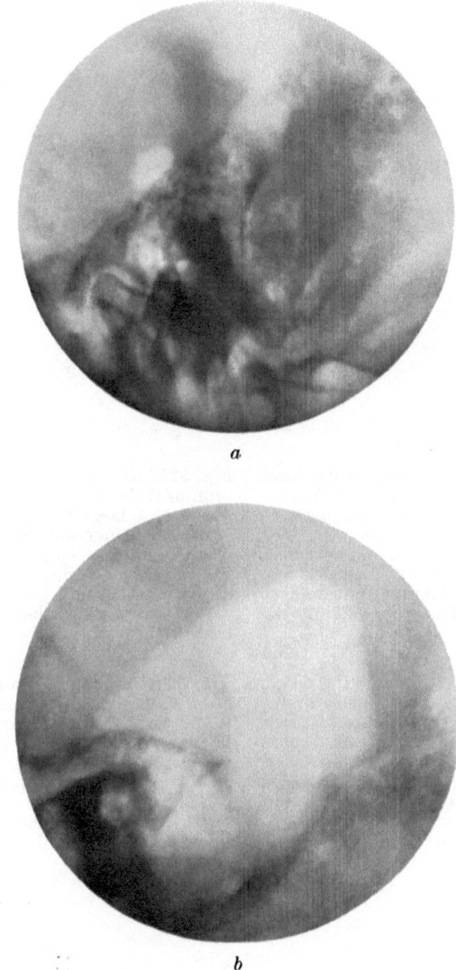

a

b

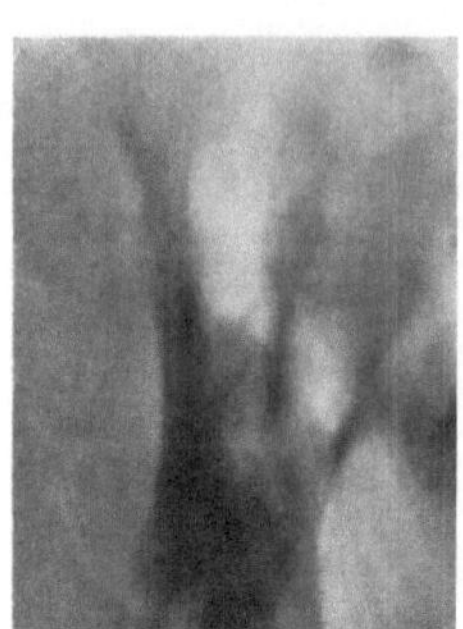 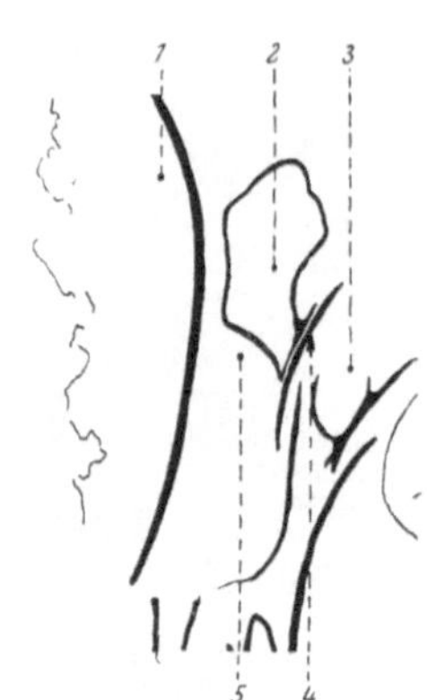

Abb. 322 und Skizze. Halb-axiale Aufnahme eines Schläfenbeines mit einem Defekt nach Antrotomie (s. S. 168). An Stelle des Antrum mastoideum sieht man einen großen, ziemlich gut begrenzten Defekt. Die hintere Gehörgangswand und der Attik sind nicht verändert. Legende zur Skizze: *1* Sulcus sigmoideus. *2* Antrotomiedefekt. *3* Äußerer Gehörgang. *4* Hintere Gehörgangswand. *5* Labyrinthkern.

Fig. 322 y esquema. Radiografía semi-axial de un temporal con un defecto después de antrotomía. En vez del antro mastoideo se ve un defecto grande, bastante bien limitado. La pared posterior del conducto auditivo y el ático no están alterados. Leyendas del esquema: *1* Surco sigmoideo. *2* Defecto de la antrotomía. *3* Conducto auditivo externo. *4* Pared posterior del conducto auditivo. *5* Núcleo laberíntico.

Fig. 322 and sketch. Half axial view of the temporal bone with a defect after antrotomy. There is a large fairly well-defined defect at the site of the mastoid antrum. The posterior wall of the auditory canal and the attic are normal. Legends for sketch: *1* Sigmoid sulcus. *2* Defect due to antrotomy. *3* External auditory canal. *4* Posterior wall of the auditory canal. *5* Osseous labyrinth.

Fig. 322 et schéma. Radiographie d'un temporal en incidence fronto-mastoïdienne dans un cas d'une cavité après antrotomie. On distingue à la place de l'antre une grande lacune, assez bien délimitée. La paroi postérieure du conduit auditif et l'attique ne sont pas modifiés. Légende du schéma: *1* Gouttière sinusale. *2* Cavité après antrotomie. *3* Conduit auditif externe. *4* Paroi postérieure du conduit auditif. *5* Noyau labyrinthique.

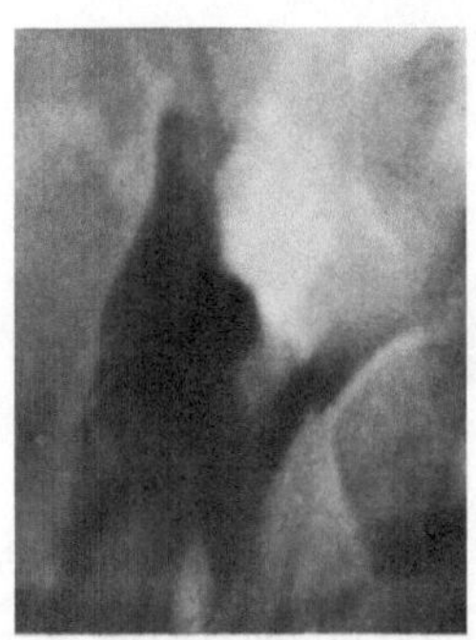 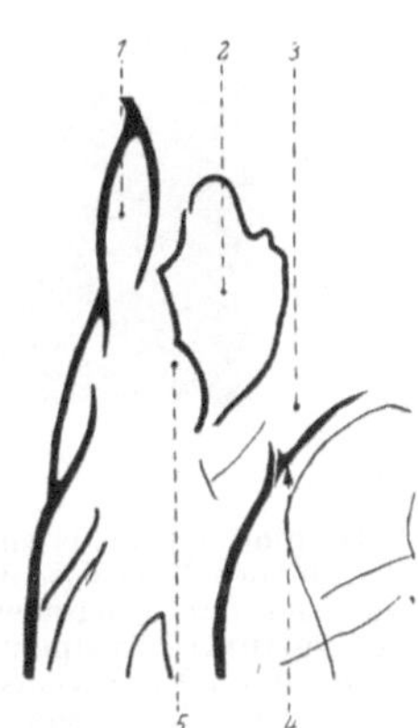

Abb. 323 und Skizze. Halb-axiale Aufnahme eines Schläfenbeines mit einem Defekt nach Radikaloperation (s. S. 168). An Stelle des Antrum mastoideum sieht man einen großen, etwas unscharf begrenzten Defekt. Die hintere Gehörgangswand ist nicht sichtbar, da sie in den Defekt mit einbezogen ist. Legende zur Skizze: *1* Sulcus sigmoideus. *2* Defekt nach Radikaloperation, die hintere Gehörgangswand fehlt. *3* Äußerer Gehörgang. *4* Vordere Gehörgangswand. *5* Labyrinthkern.

Fig. 323 y esquema. Radiografía semi-axial de un temporal con un defecto después de intervención radical. En lugar del antro mastoideo se ve un defecto grande, un poco irregularmente limitado. La pared posterior del conducto auditivo no es visible ya que está comprendida en el defecto. Leyendas del esquema: *1* Surco sigmoideo. *2* Defecto después de la intervención radical, la pared posterior del conducto auditivo falta. *3* Conducto auditivo externo. *4* Pared anterior del conducto auditivo. *5* Núcleo laberíntico.

Fig. 323 and sketch. Half axial view of a temporal bone showing a defect following radical operation. A large somewhat ill-defined defect is seen at the site of the mastoid antrum. The posterior wall of the auditory canal is not visible because it is in the defect. Legends for sketch: *1* Sigmoid sulcus. *2* Defect following radical operation. The posterior wall of the auditory canal is missing. *3* External auditory canal. *4* Anterior wall of auditory canal. *5* Osseous labyrinth.

Fig. 323 et schéma. Radiographie d'un temporal en incidence fronto-mastoïdienne dans un cas d'une cavité après opération radicale. On distingue à la place de l'antre une grande cavité à contours un peu imprécis. La paroi postérieure du conduit auditif n'est pas visible, car elle fait partie de la cavité. Légende du schéma: *1* Gouttière sinusale. *2* Cavité après opération radicale. *3* Conduit auditif externe. *4* Paroi antérieure du conduit auditif. *5* Noyau labyrinthique.

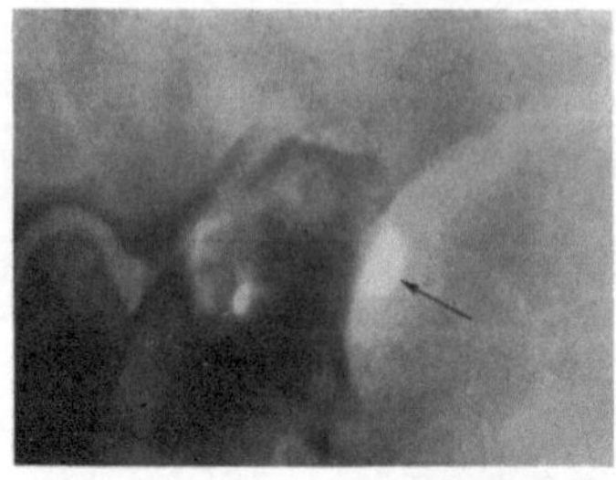

Abb. 324. Halb-seitliche Aufnahme eines Schläfenbeines mit operativer Freilegung des Sinus sigmoideus (s. S. 169). Im Bereich der Pars mastoidea sieht man in der Gegend des Antrum einen Operationsdefekt, doch läßt sich in dieser Projektionsrichtung nicht feststellen, ob es sich um einen Defekt nach Antrotomie oder Radikaloperation handelt. Es ist in der Umgebung des Defektes keine Zellstruktur nachweisbar. In halber Höhe des Sinus sieht man eine bohnengroße, scharf begrenzte Aufhellung, die durch einen Defekt in der knöchernen Sinusschale hervorgerufen ist. Der Operateur hat hier an einer kleinen Stelle den Sinus freigelegt, um nachzusehen, ob an ihm Veränderungen vorhanden sind. Ein derartiger Defekt würde bei der Operation nicht gesetzt werden, wenn nicht beabsichtigt wäre, den Sinus sigmoideus freizulegen.

Fig. 324. Radiografía semi-lateral de un temporal con puesta al descubierto del seno sigmoideo. En el territorio pe la porción mastoidea se ve en la zona del antro un defecto operatorio pero nada puede comprobarse en esta incidencia de la proyección si se trata de un defecto después de una antrotomía o por intervención radical. A media altura del seno se visualiza una transparencia del tamaño de un poroto, nítidamente limitada, provocada por un defecto en la escama ósea del seno. El cirujano ha puesto al descubierto aquí en una pequeña abertura el seno para ver si hay alteraciones a este nivel. Un defecto así no sería provocado por la intervención quirúrgica si su finalidad no fuera poner al descubierto el seno sigmoideo.

Fig. 324. Half lateral view of the temporal bone with operative exposure of the sigmoid sinus. An operation defect is present in the pars mastoidea in the region of the antrum. In this particular view it is not possible to decide whether the defect followed an antrotomy or a radical operation. No cell structure is seen surrounding the defect. A well-defined translucency, the size of a bean is seen half way up the sinus. This is caused by a defect in the bony cortex of the sinus. The surgeon has opened the sinus here for a small distance in order to see whether any changes had occurred. Such a defect would not have been produced at operation, had the aim not been to expose the sigmoid sinus.

Fig. 324. Radiographie d'un temporal en incidence temporo-tympanique avec dénudation opératoire du sinus sigmoïde. On distingue dans la portion mastoïdienne et dans la région de l'antre une cavité opératoire; l'incidence ne permet pas de préciser s'il s'agit d'une cavité après antrotomie ou après opération radicale. Le voisinage de la cavité ne montre pas de cellules. On distingue à mi-hauteur du sinus une cavité bien délimitée, de la grosseur d'un haricot, qui est due à une lacune de la coque osseuse du sinus. L'opérateur a dénudé ici le sinus sur une courte distance, pour voir s'il présentait des modifications. Une telle lacune opératoire ne serait pas créée, si l'on n'avait pas prévu de dénuder le sinus sigmoïde.

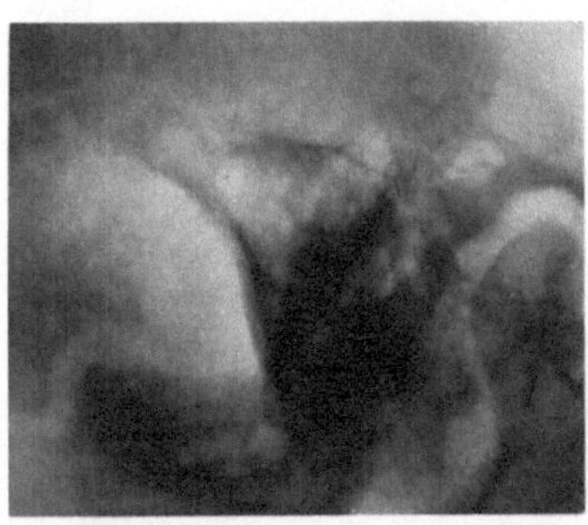

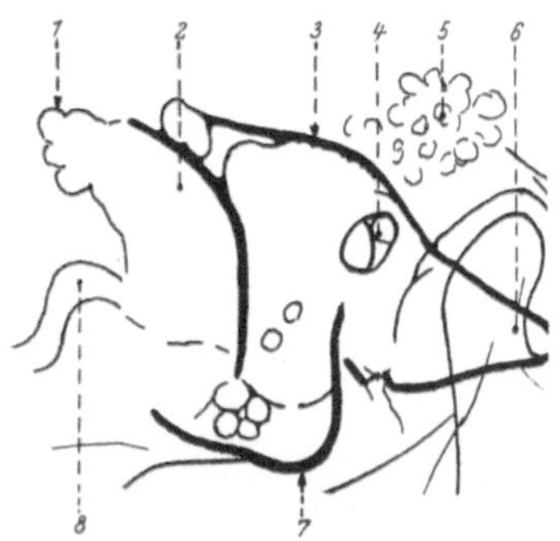

Abb. 325 und Skizze. Halb-seitliche Aufnahme eines Schläfenbeines mit einem Defekt nach unvollständiger Mastoidektomie und ausgedehnter Freilegung des Sinus (s. S. 169). In der hinteren Zygomaticuswurzel und in der zweiten Etage liegt noch je ein großer Komplex verschatteter Zellen. Die Freilegung des Sinus ist hier im Röntgenbild nicht erkennbar, da die Freilegung ziemlich weit lateral erfolgte und daher der Kontur der knöchernen Sinusschale nicht unterbrochen ist. Die Aufhellung im Bereich des Sinus ist durch die Operation bedingt und es läßt sich aus dem Röntgenbild nicht sagen, ob hier die knöcherne Sinusschale noch erhalten ist oder nicht, da sie auf jeden Fall im Hinblick auf die gute Pneumatisation, die bestanden hat, dünn war und sie nur in Aufsicht zur Ansicht kommt. Legende zur Skizze: *1* Zellkonturen im hinteren-oberen Anteil des ehemaligen pneumatischen Systems. *2* Sulcus sigmoideus, dessen knöcherne Wand teilweise entfernt ist. *3* Tegmen. *4* Äußerer Gehörgang, Paukenhöhle und innerer Gehörgang übereinanderprojiziert. *5* Großer, nicht eröffneter Zellkomplex in der hinteren Zygomaticuswurzel. *6* Pyramidenspitze. *7* Warzenfortsatz, in dem noch ein größerer Komplex nicht eröffneter Zellen gelegen ist. *8* Emissarium mastoideum,

Fig. 325 and sketch. Half lateral view of the temporal bone with a defect following an incomplete mastoidectomy and extensive opening up of the sinus. There is a large complex of opaque cells in the posterior zygomatic root and in the area of the second floor. The opening up of the sinus is here not visible in the film, since it was carried out somewhat laterally and the contour of the bony cortex of the sinus is not interrupted. The increased translucency in the region of the sinus has been produced by the operation, but it is not possible to decide from the film whether or not the bony cortex of the sinus still remains in the area. In any case it must have been thin because of the well-developed air-system and would appear so in the given projection. Legends for sketch: *1* Contours of cells in the posterior upper portion of the original air-system. *2* Sigmoid sulcus whose bony wall is partly removed. *3* Tegmen. *4* External auditory canal, tympanic cavity and internal auditory canal superimposed. *5* Large, not opened up complex of cells in the posterior zygomatic root. *6* Tip of petrous bone. *7* Mastoid process containing a larger complex of unopened cells. *8* Emissarium mastoideum.

Fig. 325 y esquema. Radiografía semi-lateral de un temporal con un defecto por mastoidectomía incompleta y puesta al descubierte extensa del seno. A nivel de la raíz posterior del cigoma y en el segundo piso se visualizen aglomeraciones grandes de celdillas opacificadas. La puesta al descubierto del seno no se reconoce en la radiografía, ya que la intervención se practicó bien lateralmente razón por la cual el contorno de la escama ósea del seno no está interrumpido. La transparencia en la zona del seno está condicionada por la operación y no es posible decir, de acuerdo a la imagen radiológica, si la escama ósea está aquí aún conservada o no ya que en todo caso teniendo en cuenta la buena neumatización que existió, era delgada y sólo se visualiza de frente. Leyendas del esquema: *1* Contornos celulares en la porción póstero-superior del sistema antes neumático. *2* Surco sigmoideo cuyo pared ósea ha sido extirpada en parte. *3* Tegmen *4* Conducto auditivo externo, caja del tímpano y conducto auditivo interno superpuestos. *5* Complejo celular grande no abierto en la raíz posterior del cigoma. *6* Punta del peñasco. *7* Apófisis mastoides en el cual hay todavía un complejo de celdillas no abiertas. *8* Emisaria mastoidea.

Fig. 325 et schéma. Radiographie d'un temporal en incidence temporo-tympanique avec une lacune après une mastoïdectomie incomplète et une dénudation étendue du sinus. Dans la racine longitudinale de l'apophyse zygomatique et dans le second étage on distingue encore à chaque région un ensemble étendu de cellules voilées. La dénudation du sinus ne peut être reconnue ici sur la radiographie, car elle a été effectuée plus à l'extérieur et la coque osseuse du sinus ne montre pas d'interruption de ses contours. La lacune de la région du sinus est due à l'opération et la radiographie ne permet pas de préciser si la coque osseuse du sinus de cette région est intacte ou non, car elle était certainement mince, si l'on tient compte de la bonne pneumatisation, elle n'est en outre visible que vue d'en haut. Légende du schéma: *1* Contours des cellules autrefois pneumatisées de la partie postérosupérieure. *2* Gouttière sinusale, sa paroi osseuse a été partiellement extirpée. *3* Tegmen. *4* Conduit auditif externe, caisse du tympan et conduit auditif interne, ils se projettent les uns sur les autres. *5* Ensemble important de cellules non opérées de la racine longitudinale de l'apophyse zygomatique. *6* Sommet du rocher. *7* Apophyse mastoïde contenant un ensemble important de cellules non opérées. *8* Emissaire mastoidïenne.

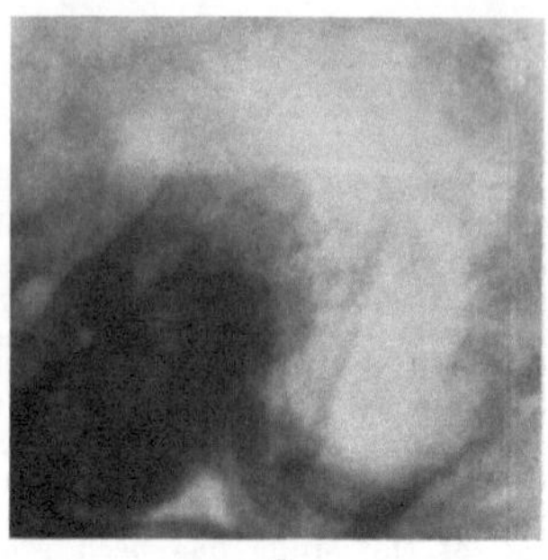

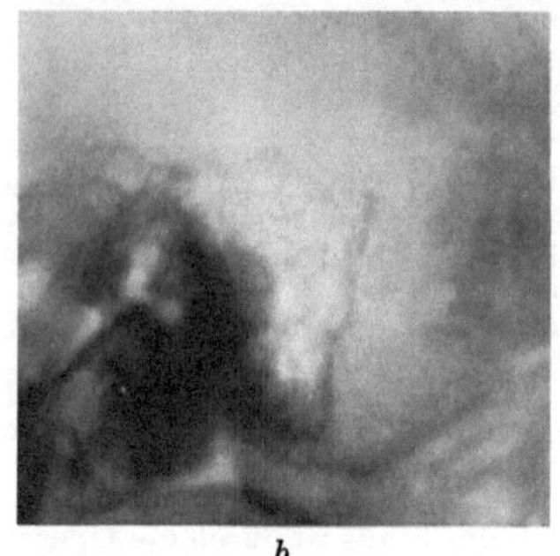

a   b

Abb. 326a und b. Halb-seitliche Aufnahme eines Schläfenbeines mit einem großen Defekt nach Mastoidektomie (s. S. 169). Die Aufnahme a ist kurze Zeit nach der Operation angefertigt, die Aufnahme b ein Jahr nach derselben. Die Aufnahme a zeigt den großen operativen Defekt und läßt im Hinblick auf die exakte Ausräumung nirgends eine Zellstruktur erkennen. Die Aufnahme b zeigt wieder reichlich Zellen in der hinteren Zygomaticuswurzel und in der Pars mastoidea.

Fig. 326a and b. Half lateral view of the temporal bone with a large defect following mastoidectomy. Film a was taken shortly after operation and film b one year later. Film a shows the large operation defect, and no cell structure is visible, because of the complete removal. Film b shows again numerous cells in the posterior zygomatic root and in the pars mastoidea.

Fig. 326a y b. Radiografía semi-lateral de un temporal con un gran defecto después de mastoidectomia. La radiografía a ha sido tomada poco tiempo después de la intervención, la radiografía b, 1 año después. La radiografía a muestra el gran defecto operatorio y no permite reconocer la estructura de células en ninguna parte ya que el vaciamiento ha sido completo. La radiografía b muestra nuevamente celdillas en la raíz posterior del cigoma y en la porción mastoidea.

Fig. 326a et b. Radiographies d'un temporal en incidence temporo-tympanique avec une grande lacune après une mastoïdectomie. La radiographie a a été effectuée peu après l'opération, la radiographie b une année après. La radiographie a montre la grande cavité opératoire, on ne distingue aucune structure cellulaire ce qui parle pour un évidement précis. La radiographie b montre à nouveau de nombreuses cellules dans la racine longitudinale de l'apophyse zygomatique et dans la portion mastoïdienne.

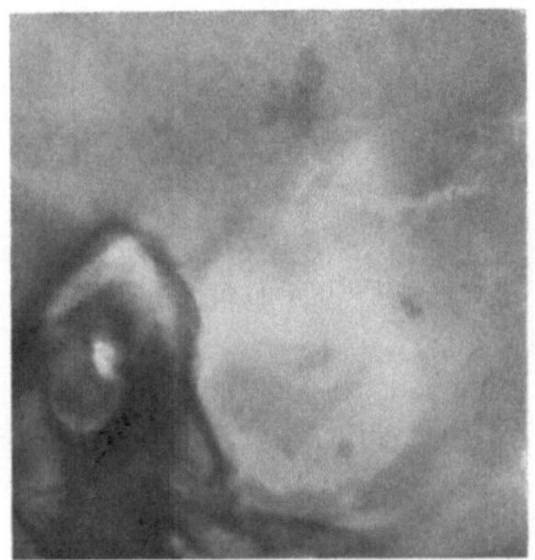

Abb. 327. Halb-seitliche Aufnahme eines Schläfenbeines in einem Fall nach Radikaloperation mit ausgedehnter Freilegung der Dura der mittleren und hinteren Schädelgrube wegen Hirnabsceß (s. S. 169). In der Gegend des Antrum sieht man eine durch den Operationsdefekt bedingte große Aufhellung. Die sogenannte Spange fehlt. Im Bereich der hinteren Schädelgrube besteht ein großer Operationsdefekt, der nicht nur das Mastoid, sondern auch Teile des Hinterhauptes umfaßt. Innerhalb dieses Defektes sind zwei ziemlich scharf und regelmäßig begrenzte, zarte Kalkschatten zu sehen, welche Inseln neugebildeten Knochens entsprechen. Oberhalb des Defektes sieht man einen intensiven, unregelmäßig geformten Kalkschatten, der einer Verkalkung in der Narbe des geheilten Hirnabscesses entspricht.

Fig. 327. Radiografía semi-lateral de un temporal en un caso de intervención radical con puesta al descubierto extensa de la duramadre de la fosa cerebral media y posterior por absceso cerebral. En la región del antro se ve una zona transparente extensa provocada por el defecto operatorio. El canto superior del peñasco falta en la parte lateral. En la zona correspondiente a la fosa cerebral posterior hay un gran defecto operatorio que comprende no solamente la mastoides sino también partes del occipital. Dentro de este defecto se ven 2 sombras cálcicas delicadas, bastante nítidas y regularmente limitadas que corresponden a islotes de tejido óseo neoformado. Por encima del defecto se ve una sombra cálcica de opacidad intensa, de forma irregular que corresponde a la calcificación de la cicatriz del absceso de cerebro curado.

Fig. 327. Half lateral view of the temporal bone after radical operation for a cerebral abscess. The dura of the middle and posterior fossa has been exposed extensively. There is a large translucency due to the operation defect in the region of the antrum. The upper contour of the petrous bone between the lateral wall of the skull and the eminentia arcuata is missing. There is a large operation defect in the posterior fossa comprising not only the mastoid but also portions of the occiput. Two fairly well-defined, regular and delicate, calcified shadows are visible within this defect and are due to islets of new bone formation. A dense, irregularly shaped, calcified shadow is seen above the defect, and is due to the calcified scar of the healed cerebral abscess.

Fig. 327. Radiographie d'un temporal en incidence temporo-tympanique après une opération radicale et une dénudation étendue de la dure mère des étages moyen et postérieur du crâne en raison d'un abcès cérébral. On distingue dans la région de l'antre une grande lacune due à la cavité opératoire. La crête supérieure du rocher fait défaut dans sa partie externe. La région de l'étage postérieur du crâne montre une grande cavité opératoire, qui comprend outre la portion mastoïdienne des parties de l'occipital. On distingue à l'intérieur de cette lacune deux fines calcifications assez bien délimitées et régulières, qui correspondent à des zones d'ostéoformation récente. En dessus de la cavité on distingue une calcification importante de forme irrégulière, qui correspond à une calcification de la cicatrice de l'abcès cérébral guéri.

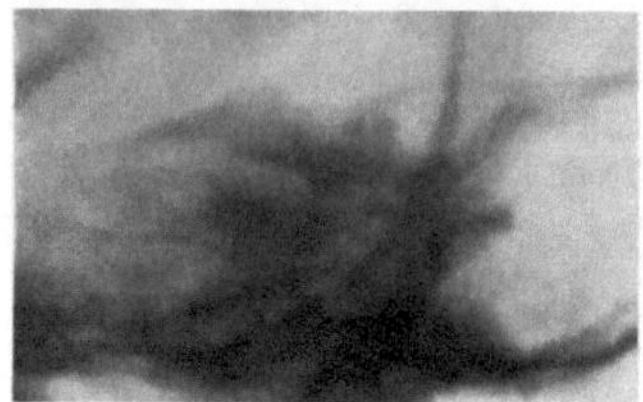

Abb. 328. Halb-sagittale Aufnahme eines Schläfenbeines nach Mastoidektomie mit verzögerter
Heilung (s. S. 170). An der Peripherie des Operationsdefektes war keine Zellstruktur mehr nachweisbar. Die vorliegende Aufnahme zeigt jedoch,
daß auch unmittelbar am Labyrinth keinerlei
Zellen mehr zu erkennen sind, obwohl gewöhnlich
am Labyrinth nicht ganz exakt ausgeräumt werden kann, und man sieht auch spitzenwärts vom
oberen Bogengang eine kleine Aufhellung im
oberen Anteil der Pyramide, ein Befund, der für
frische Knochenresorption daselbst spricht.

Fig. 328. Radiografía semi-sagital de un temporal después de mastoidectomia con curación
retardada. En la periferia del defecto operatório
ya no se comprobaba estructura celular. La
radiografía actual muestra, sin embargo, que
en la vecindad inmediata al laberinto tampoco
no se visualizan celdillas a pesar de que habitualmente no pueden vaciarse por completo todas
las celdillas cerca del laberinto. Además, se ve
en el lado interno del conducto semicircular
superior una pequeña transparencia en la parte
superior del peñasco, hallazgo que habla de una
reabsorción ósea reciente en ese lugar.

Fig. 328. Half sagittal view of the temporal bone
after mastoidectomy, following which healing was
delayed. At the periphery of the operation defect
no cell structure is seen. The film, however,
shows that there are no cells immediately adjoining the labyrinth, despite the fact that these
cells cannot be removed completely by surgery.
There is also a small translucency in the upper
portion of the pyramid between the tip and the
upper semicircular canal. This suggests recent
bone absorption in this area.

Fig. 328. Radiographie d'un temporal en incidence occipito-zygomatique après une mastoïdectomie avec guérison retardée. On ne distingue
aucune cellule à la périphérie de la cavité opératoire. La radiographie présente montre pourtant, qu'on ne voit aucune cellule dans le voisinage du labyrinthe, alors que l'évidement de
cette région est généralement rarement total; on
observe en outre une petite lacune dans la portion
supérieure du rocher entre le canal semi-circulaire
supérieur et le sommet. Ces altérations parlent
pour une ostéolyse récente de cette région.

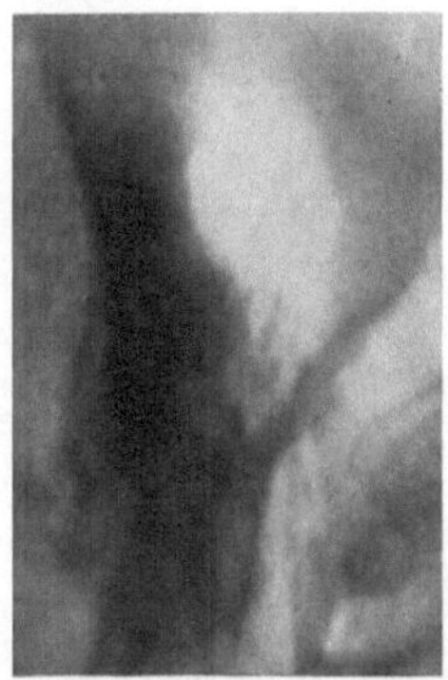 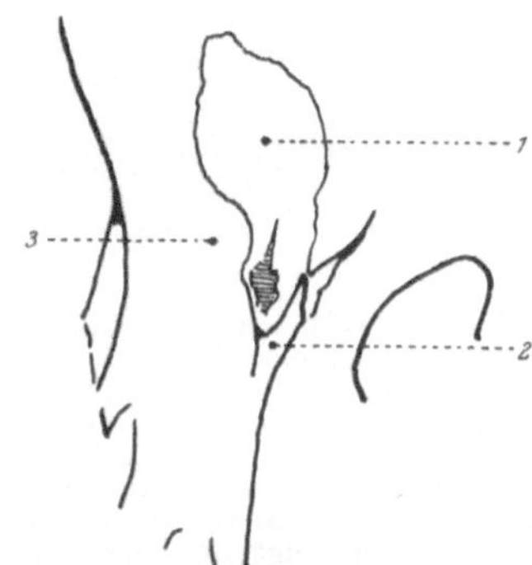

Abb. 329 und Skizze. Halb-axiale Aufnahme eines Schläfenbeines mit einem Defekt nach Radikaloperation (s. S. 170). Man sieht im Bereich der Pars mastoidea den typischen Defekt nach Radikaloperation, in dessen Umgebung keine Zellstruktur mehr erkennbar ist. Dort, wo der Operationsdefekt in die Paukenhöhle übergeht, also im Bilde im unteren Anteil des Operationsdefektes, sieht man einen unregelmäßig begrenzten Kalkschatten, der einem sequestrierten Teil des Os tympanicum entspricht. Legende zur Skizze: *1* Defekt nach Radikaloperation. *2* Os tympanicum, der sequestrierte Teil ist schraffiert. *3* Labyrinthkern.

Fig. 329 and sketch. Half axial view of the temporal bone with a defect following radical operation. The typical defect is seen in the region of the pars mastoidea and no cell structure is recognizable in its surroundings. An irregular, calcified shadow is seen at the place, where the operation defect merges into the tympanic cavity. In the film, this apears in the lower portion of the defect. It corresponds to the sequestred part of the tympanic bone. Legends for sketch: *1* Defect of the radical operation. *2* Os tympanicum, the sequestrum within it is hatched. *3* Osseous labyrinth.

Fig. 329 y esquema. Radiografía semi-axial de un temporal con un defecto después de la intervencion radical. Se ve en el territorio de la porción mastoidea el típico defecto después de una intervención radical, en cuyas vecindades ya no se reconoce estructura celular. Alli donde el defecto operatorio pasa a la caja del tímpano, es decir en la radiografía en la parte inferior del defecto operatorio se ve una sombra cálcica irregularmente limitada que corresponde a una parte secuestrada del hueso timpánico. Leyendas del esquema: *1* Defecto por operación radical. *2* Hueso timpánico, la parte secuestrada está rayada. *3* Núcleo laberíntico.

Fig. 329 et schéma. Radiographie d'un temporal en incidence fronto-mastoïdienne avec une cavité après une opération radicale. On observe dans la portion mastoïdienne la cavité typique d'une opération radicale, aucune cellule n'est visible dans le voisinage. On distingue à l'endroit où la cavité opératoire se continue dans la caisse du tympan, sur l'image dans la partie inférieure de la cavité opératoire, une calcification à contours irréguliers, qui correspond à un séquestre d'une partie de l'os tympanal. Légende du schéma: *1* Cavité après opération radicale. *2* Os tympanal, le séquestre est hachuré. *3* Noyau labyrinthique.

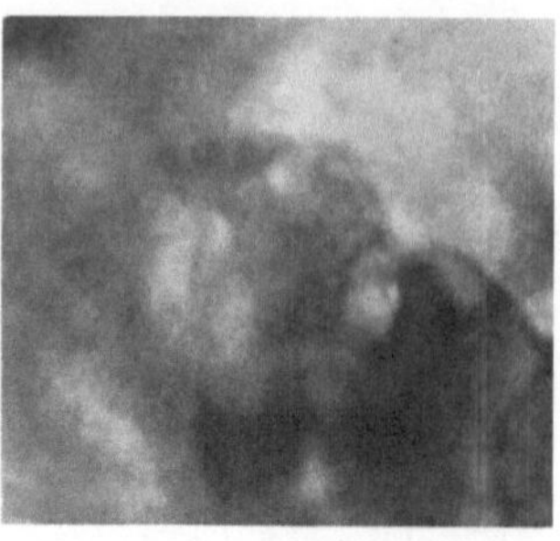 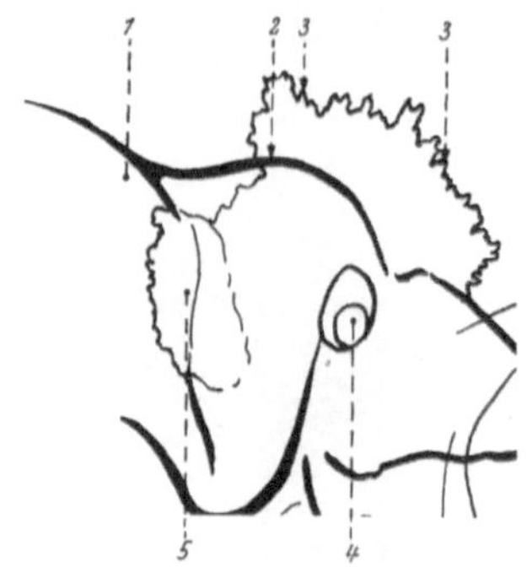

Abb. 330 und Skizze. Halb-seitliche Aufnahme eines Schläfenbeines in einem Fall, der wegen chronischer Otitis operiert wurde und wegen verzögerter Heilung zur Röntgenuntersuchung überwiesen wurde (s. S. 170). Die histologische Untersuchung einer bei der Operation entnommenen Granulation hatte einen negativen Befund ergeben. Das Röntgenbild zeigt den operativen Defekt, in dessen Umgebung keine Zellstruktur mehr nachweisbar ist. Auffallend ist jedoch, daß der Defekt weit in die hintere Zygomaticuswurzel und in die Schläfenbeinschuppe hineinreicht und hier eine vollkommen unregelmäßige und unscharfe Begrenzung aufweist. Da der Knochendefekt hier offensichtlichtlich erst postoperativ entstanden ist und da ein Operationsdefekt auch keine so unregelmäßige Begrenzung aufweist, spricht der Befund im Sinne des Bestehens eines malignen Tumors. Es hat sich um ein Plattenepithelcarcinom gehandelt. Legende zur Skizze: *1* Sulcus sigmoideus. *2* Tegmen. *3* Rand der Knochenusur im Bereich der Schläfenbeinschuppe. *4* Äußerer Gehörgang, Paukenhöhle und innerer Gehörgang übereinanderprojiziert. *5* Operationsdefekt im Bereich der Pars mastoidea.

Fig. 330 and sketch. Half lateral view of the temporal bone of a patient, who was operated for chronic otitis and was referred for X-ray investigation because of delayed healing. The histological findings of granulations removed at operation were negative. The film showed the operation defect in the neighbourhood of which no cell structure was seen. It is, however, surprising that the defect extends far into the posterior zygomatic root and the squamous portion of the temporal bone and here it has a completely irregular and ill-defined outline. Since this bone lesion has appeared only after operation, and since an operation defect does not show such an irregular outline, a malignant tumour must be suspected. In fact it was a squamous carcinoma. Legends for sketch: *1* Sigmoid sulcus. *2* Tegmen. *3* Edge of bone erosion, in the area of the squamous portion of the temporal bone. *4* External auditory canal, tympanic cavity and internal auditory canal superimposed. *5* Operation defect in the region of the pars mastoidea.

Fig. 330 y esquema. Radiografía semi-lateral de un temporal en un caso que fué operado por otitis crónica y que fué remitido a examen radiológico por curación retardada. El examen histológico de una granulación tomada durante el acto operatorio habia dado resultado negativo. La radiografía muestra el defecto operatorio, en cuyas vecindades ya no se visualizaba estructura celular. Llama, sin embargo la atención que el defecto operatorio invade extensamente la raíz posterior del cigoma y la escama del temporal y que presenta aquí límites completamente irregulares e imprecisos. Como en este sitio el defecto ha sido ostensiblemente de origen postoperatorio y como, por otra parte, un defecto operatorio no presenta un límite tan irregular, el hallazgo habla a favor de la existencia de un tumor maligno. Se trataba de un carcinoma a epitelio plano. Leyendas del esquema: *1* Surco sigmoideo. *2* Tegmen. *3* Borde de la usura ósea en la zona de la escama del temporal. *4* Conducto auditivo externo, caja del tímpano y conducto auditivo interno superpuestos. *5* Defecto operatorio en la zona de la porción mastoidea.

Fig. 330 et schéma. Radiographie d'un temporal en incidence temporo-tympanique dans un cas, qui fut opéré pour une otite chronique, la guérison tardant, le malade fut envoyé pour un examen radiologique. L'examen histologique d'une granulation excisée lors de l'opération avait donné un résultat négatif. La radiographie montre la cavité opératoire, son entourage ne présente aucune cellule. Il est toutefois frappant de constater que la cavité s'étend jusque dans la racine longitudinale de l'apophyse zygomatique et dans l'écaille du temporal et qu'elle y présente des contours très irréguliers et imprécis. Comme cette érosion s'est développée probablement après l'opération et qu'une cavité opératoire ne montre aucun contour aussi irrégulier, ces altérations parlent pour l'existence d'une tumeur maligne. Il s'agit d'un épithélioma baso-cellulaire. Légende du schéma: *1* Gouttière sinusale. *2* Tegmen. *3* Bord de l'érosion dans la région de l'écaille du temporal. *4* Conduit auditif externe, caisse du tympan et conduit auditif interne se projetant les uns sur les autres. *5* Cavité opératoire de la région de la portion mastoïdienne.

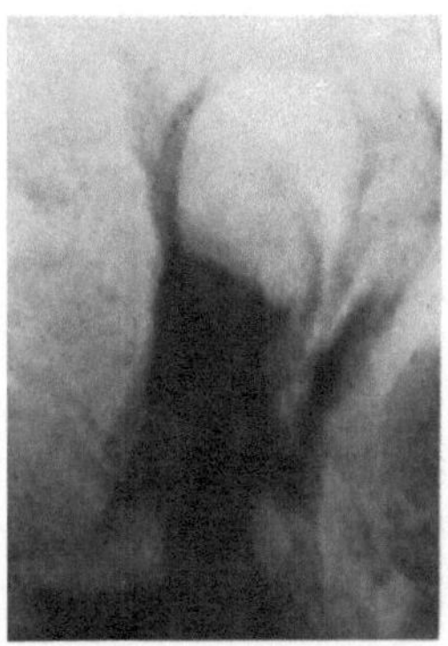

Abb. 331. Halb-axiale Aufnahme eines Schläfenbeines nach Radikaloperation wegen Cholesteatom. Es besteht ein großer Defekt nach Radikaloperation, in dessen Umgebung keine Zellstruktur
mehr nachweisbar ist (s. S. 171). Der Defekt
zeigt aber insoferne nicht das gewohnte Aussehen eines Defektes nach Radikaloperation, als
seine Begrenzung vollkommen glatt, scharf und
regelmäßig ist und er von einer feinen Schattenlinie umgeben ist, die einer schmalen Verdichtungszone im Knochen entspricht. Der Befund
spricht daher für ein Cholesteatomrecidiv.

Fig. 331. Radiografía semi-axial de un temporal
después de intervención radical por colesteatoma.
Hay un extenso defecto después de la intervención
radical, en cuyas vecindades ya no se visualiza
estructura celular. Pero el defecto no presenta
el aspecto habitual correspondiente a un acto
operatorio ya que su límite es completamente
liso, preciso y regular y está rodeado por una
delgada línea opaca que corresponde a una delgada
zona de densidad ósea. El hallazgo habla por lo
tanto a favor de una recidiva de colesteatoma.

Fig. 331. Half axial view of the temporal bone
after radical operation for cholesteatoma. There
is a large operation defect with no cell structure
surrounding it. The appearance of the defect is
not that usually found after radical operation,
because its outline is completely smooth, well-
defined and regular, and has a fine zone of increased bone density surrounding it. This finding
suggests therefore a recurrence of a cholesteatoma.

Fig. 331. Radiographie d'un temporal en incidence fronto-mastoïdienne après une opération
radicale pour un cholestéatome. L'opération
radicale a laissé une grande cavité, dont le
voisinage ne montre pas de cellule. La cavité
ne montre toutefois pas l'aspect habituel d'une
lacune après opération radicale, car ses contours
très précis, nets et réguliers sont entourés d'un
fin liséré dense, qui correspond à une fine zone
de condensation osseuse. Il en résulte que ces
altérations parlent pour une récidive du cholestéatome.

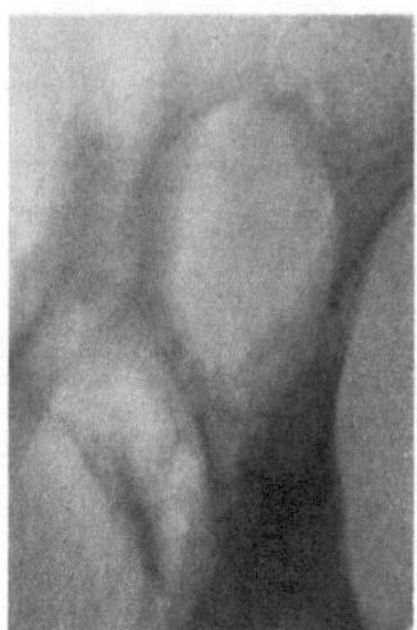

Abb. 332. Halb-axiale Aufnahme eines Schläfenbeines eines Kindes mit Cystenbildung im Operationsdefekt nach Mastoidektomie (s. S. 171). Man sieht im Bereich der Pars mastoidea einen großen Defekt, dessen Aussehen von dem eines normalen Mastoidektomiedefektes jedoch insoferne abweicht, als die Begrenzung eine vollkommen glatte und regelmäßige ist und am Rande des Defektes eine feine Verdichtungszone besteht. Die Begrenzung des Defektes ist ähnlich wie bei einem Cholesteatomrecidiv.

Fig. 332. Radiografía semi-axial de un temporal en un niño con formación quística en el defecto operatorio después de mastoidectomia. Se ve en el territorio de la porción mastoidea un gran defecto que se diferencia de un defecto normal después de una mastoidectomía en el sentido de que el límite es completamente liso y regular y hay, alrededor del defecto, una fina zona de condensación ósea. Los límites del defecto se parecen a el dé una recidiva de colesteatoma.

Fig. 332. Half axial view of a temporal bone of a child with cyst formation in the operation defect after mastoidectomy. Its appearance is different from a usual bone defect of a mastoidectomy, because the outline is completely smooth and regular and shows a fine zone of increased density surrounding it. The outline of the defect is similar to that of a recurrent cholesteatoma.

Fig. 332. Radiographie d'un temporal en incidence fronto-mastoidïenne chez un enfant présentant une formation kystique dans la cavité opératoire d'une mastoïdectomie. On distingue une grande lacune dans la région de la portion mastoïdienne, son apparence diffère de celle d'une cavité normale d'une mastoïdectomie en ce sens que son bord est extrêmement net et régulier et qu'il présente une fine zone de condensation osseuse. Les limites de la cavité sont semblables à celles d'une récidive d'un cholestéatome.

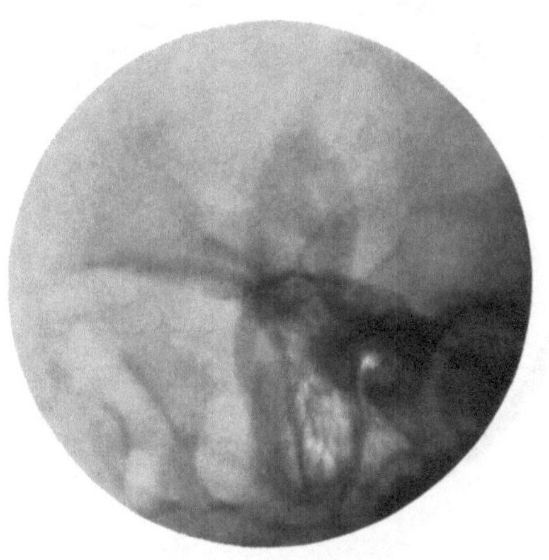

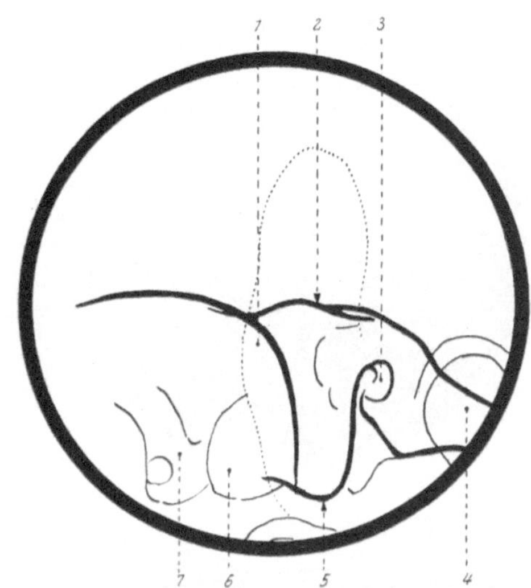

Abb. 333a und Skizze. Halb-seitliche Aufnahme eines Schläfenbeines in einem Fall von angeborener Atresie des äußeren Gehörganges mit Aplasie des Os tympanicum (s. S. 172). Die Aufnahme zeigt eine etwas gehemmte Pneumatisation. Der Schatten des Os tympanicum fehlt und infolgedessen ist der ganze vordere Kontur des Warzenfortsatzes ungewöhnlich deutlich zu sehen. Als Nebenbefund besteht ein abnorm stark ausgebildetes Emissarium mastoideum. Legende zur Skizze: *1* Sulcus sigmoideus. *2* Tegmen. *3* Äußerer Gehörgang, Paukenhöhle und innerer Gehörgang übereinanderprojiziert. *4* Pyramidenspitze. *5* Warzenfortsatz, dessen vorderer Kontur wegen des Fehlens des Os tympanicum auffallend gut zu erkennen ist. *6* Erweiterter und vertiefter Sulcus sigmoideus durch blindsackartige Erweiterung des Sinus sigmoideus an dieser Stelle. *7* Abnorm weites Emissarium mastoideum.

Fig. 333a and sketch. Half lateral view of a temporal bone in a case of congenital atresia of the external auditory canal with aplasia of the os tympanicum. The film shows a slight inhibition of pneumatisation. Since the os tympanicum is missing the whole of the anterior contour of the mastoid process is unusually distinct. A secondary finding is an abnormally strongly developed emissarium mastoideum. Legends for sketch: *1* Sigmoid sulcus. *2* Tegmen. *3* External auditory canal, tympanic cavity and internal auditory canal superimposed. *4* Tip of the petrous bone. *5* Mastoid process, whose anterior contour is unusually distinct, due to the absence of the os tympanicum. *6* Enlarged and deepened sigmoid sulcus, caused at this site by a localised dilation of the sigmoid sinus. *7* Unusually wide emissarium mastoideum.

Fig. 333a y esquema. Radiografía semi-lateral de un temporal en un caso de atresia congénita del conducto auditivo externo con aplasia del hueso timpánico. La radiografía muestra una neumatización un poco inhibida. La sombra del hueso timpánico falta y, en consecuencia, todo el contorno anterior de la apófisis mastoides se ve en forma excepcionalmente clara. Como hallazgo secundario se ve una emisaria mastoidea muy desarrollada. Leyendas del esquema: *1* Surco sigmoideo. *2* Tegmen. *3* Conducto auditivo externo, caja del tímpano y conducto auditivo interno superpuestos. *4* Punta del peñasco. *5* Apófisis mastoides cuyo contorno anterior se destaca llamativamente por falta del hueso timpánico. *6* Surco sigmoideo dilatado y más profundo por dilatación en fondo de saco ciego del seno sigmoideo en este sitio. *7* Emisaria mastoidea anormalmente ancha.

Fig. 333a et schéma. Radiographie d'un temporal en incidence temporo-tympanique dans un cas d'une atrésie congénitale du conduit auditif externe avec une aplasie de l'os tympanal. La radiographie montre une pneumatisation légèrement inhibée. L'ombre de l'os tympanal fait défaut, il en résulte que tout le contour antérieur de l'apophyse mastoïde est particulièrement bien visible. On peut relever comme trouvaille accessoire une émissaire mastoïdienne extrêmement développée. Légende du schéma: *1* Gouttière sinusale. *2* Tegmen. *3* Conduit auditif externe, caisse du tympan et conduit auditif interne se projetant les uns sur les autres. *4* Sommet du rocher. *5* Apophyse mastoïde, dont le contour antérieur est particulièrement visible en raison de l'absence de l'os tympanal. *6* Gouttière sinusale élargie et profonde par l'élargissement en cul de sac du sinus sigmoïde à cet endroit. *7* Emissaire mastoïdienne extrêmement large.

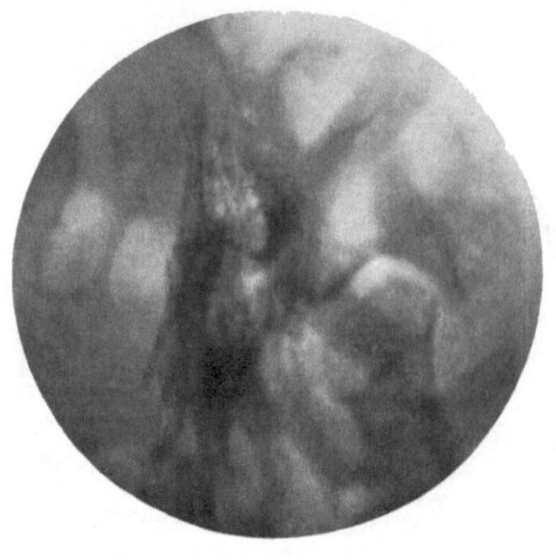 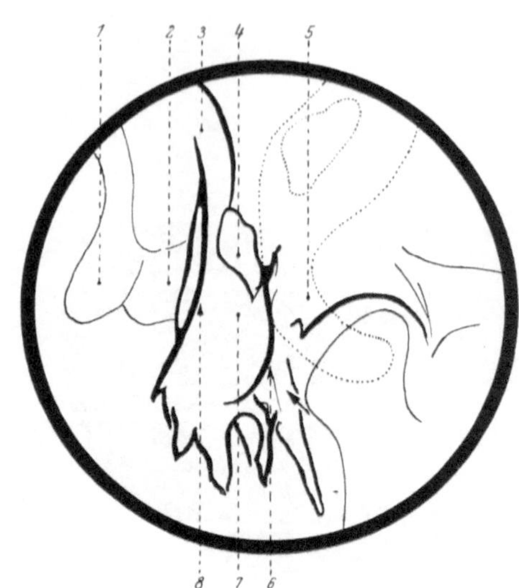

Abb. 333 b und Skizze. Halb-axiale Aufnahme desselben Falles wie Abb. 333 a. Die Aufnahme zeigt ebenfalls eine etwas gehemmte Pneumatisation (s. S. 172). Der äußere Teil des äußeren Gehörganges ist, soweit er von der Schuppe gebildet wird, in normaler Weise dargestellt. Es fehlt jedoch auch hier der Schatten des Os tympanicum, so daß der vordere Kontur der Pyramide im Röntgenbild dort, wo er normalerweise von der vorderen Gehörgangswand und der vorderen Paukenhöhlenwand gebildet wird, eine breite Unterbrechung zeigt. Auch hier sieht man das abnorm ausgebildete Emissarium mastoideum. Legende zur Skizze: *1* Weites Emissarium mastoideum. *2* Durch Blindsackbildung im Sinus sigmoideus vertiefter und erweiterter Sulcus sigmoideus. *3* Gegend des oberen Sinusknies. *4* Antrum mastoideum. *5* Eingang zum äußeren Gehörgang. *6* Vorderer Kontur des Warzenfortsatzes. *7* Labyrinth. *8* Hinterer Kontur der Pyramide. Der Pfeil weist auf die Unterbrechung des vorderen Konturs der Pyramide durch den Defekt des Os tympanicum.

Fig. 333 b and sketch. Half axial view of the same case as in Fig. 333 a. This view shows also slightly inhibited pneumatisation. The outer portion of the external auditory canal is normal, where formed by the squamous portion of the temporal bone. Here too the shadow of the tympanic bone is missing. Therefore the anterior contour of the petrous bone appears to be absent, where it is normally formed by the anterior wall of the auditory canal and the anterior wall of the tympanic cavity. Here too the emissarium mastoideum is abnormally developed. Legends for sketch: *1* Wide emissarium mastoideum. *2* The deepened and enlarged sigmoid sulcus due to localised dilation of the sigmoid sinus. *3* Region of the upper sinus bend. *4* Mastoid antrum. *5* External auditory meatus. *6* Anterior contour of mastoid process. *7* Labyrinth. *8* Posterior contour of the petrous bone. The arrow shows the interruption of the anterior contour of the petrous bone by the defect in the os tympanicum.

Fig. 333 b y esquema. Radiografía semi-axial del mismo caso de la Fig. 333 a. La radiografía muestra igualmente una neumatización un poco inhibida. La parte externa del conducto auditivo externo se proyecta, hasta donde está formado por la escama temporal, en forma normal. Pero falta también aquí la sombra del hueso timpánico de tal manera que el contorno anterior del peñasco muestra una amplia interrupción allí donde normalmente está formado por la pared anterior del conducto auditivo externo y la pared anterior de la caja del tímpano. Aquí tambíen se ve una emisaria mastoidea de desarrollo anormal. Leyendas del esquema: *1* Emisaria mastoidea ancha. *2* Surco sigmoideo dilatado y más profundo por formación de fondo de saco ciego en el seno sigmoideo. *3* Zona de la rodilla superior del seno. *4* Antro mastoideo. *5* Entrada al conducto auditivo externo. *6* Contorno anterior de la apófisis mastoides. *7* Laberinto. *8* Contorno posterior del peñasco. La flecha señala la interrupción del contorno anterior del peñasco por el defecto del hueso timpánico.

Fig. 333 b et schéma. Radiographie du temporal en incidence fronto-mastoïdienne dans le même cas que celui de la Fig. 333 a. La radiographie montre également une pneumatisation un peu inhibée. La portion externe du conduit auditif externe montre une image normale pour autant qu'elle soit formée par l'écaille. L'ombre de l'os tympanal manque toutefois ici également, si bien que le contour antérieur du rocher sur la radiographie montre une large interruption dans la région où il est formé normalement par la paroi antérieure du conduit auditif et de la caisse du tympan. On distingue ici également l'émissaire mastoïdienne extrêmement développée. Légende du schéma: *1* Emissaire mastoïdienne élargie. *2* Gouttière sinusale élargie et approfondie par une formation de cul de sac du sinus sigmoïde. *3* Région de la coudure supérieure du sinus. *4* Antre. *5* Entrée du conduit auditif externe. *6* Contour antérieur de l'apophyse mastoïde. *7* Labyrinthe. *8* Contour postérieur du rocher. La flèche indique l'interruption du contour antérieur du rocher par l'absence de l'os tympanal.

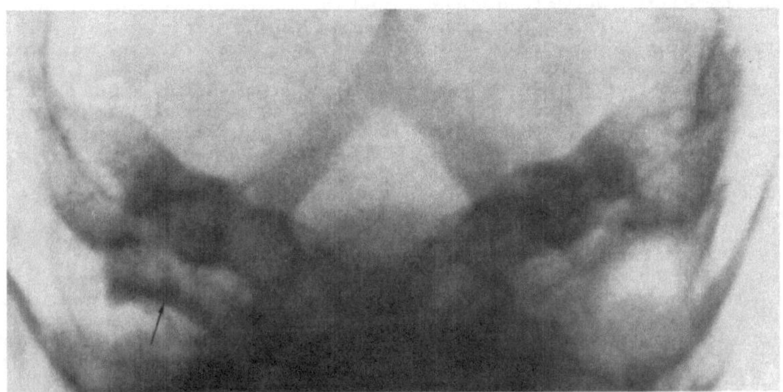

Abb. 334. Anterior-posteriore cranial-exzentrische Aufnahme der Hinterhauptschuppe zum Vergleich beider Schläfenbeine in einem Fall von congenitaler Atresie des rechten äußeren Gehörganges mit Aplasie des Os tympanicum (s. S. 172). Die obere Gehörgangswand ist beiderseits in gleicher Weise gut erkennbar. Der Schatten der unteren Gehörgangswand und des Paukenhöhlenbodens fehlt rechterseits wegen Aplasie des Os tympanicum.

Fig. 334. Radiografía antero-posterior, cráneoexcéntrica, del occipital con el fin de comparar ambos temporales en un caso de atresia congénita del temporal derecho con aplasia del hueso timpánico. La pared superior del conducto auditivo se visualiza claramente en ambos lados. La sombra de la pared inferior del conducto auditivo y del suelo de la caja del tímpano faltan a la derecha por aplasia del hueso timpánico.

Fig. 334. Antero-posterior, cranially eccentric view of the squamous portion of the occipital bone taken in order to compare both temporal bones in a case of congenital atresia of the right temporal bone with aplasia of the tympanic bone. On both sides the upper wall of the auditory canal is equally well seen. The shadow of the lower wall of the auditory canal and of the floor of the tympanic cavity is missing on the right, due to aplasia of the os tympanicum.

Fig. 334. Radiographie de l'écaille de l'occipital en incidence antéro-postérieure le rayon incident étant incliné en direction céphalique, pour un examen comparatif des deux temporaux dans un cas d'une atrésie congénitale du temporal droit avec aplasie de l'os tympanal. La paroi supérieure du conduit auditif est bien visible des deux côtés, son image est la même. L'ombre de la paroi inférieure du conduit auditif et de la caisse du tympan fait défaut à droite en raison de l'aplasie de l'os tympanal.

Abb. 335a und b und Skizzen. Halb-seitliche Aufnahme des Schläfenbeines (a) und halb-axiale Aufnahme desselben (b) in einem Fall von congenitaler Atresie des äußeren Gehörganges und Hypoplasie des Os tympanicum (s. S. 172). Die Aufnahme a zeigt eine nur wenig gehemmte Pneumatisation. Der Schatten des Os tympanicum ist nicht zu sehen und der vordere Kontur des Warzenfortsatzes geht direkt in den Kontur der Kiefergelenkspfanne über. Die Aufnahme b läßt die Gehörgangswand nicht erkennen. An Stelle des äußeren Gehörganges sieht man einen gleichmäßig dichten Knochenschatten, der zum Teil Aufhellungen durch die in diesen Bereich vorgedrungenen Zellen zeigt. Legende zu Skizze a: *1* Sulcus sigmoideus. *2* Tegmen. *3* Innerer Gehörgang. *4* Obere Begrenzung der Kiefergelenkspfanne. *5* Pyramidenspitze. *6* Warzenfortsatz, dessen vorderer Kontur abnorm schräg nach vorne und oben verläuft und direkt in den Kontur der Kiefergelenkspfanne übergeht. Legende zur Skizze b: *1* Sulcus sigmoideus. *2* Antrum mastoideum. *3* Gegend des äußeren Gehörganges, ausgefüllt von dichtem, zum Teil pneumatisiertem Knochen. *4* Kiefergelenkspfanne. *5* Vorderer Kontur des Warzenfortsatzes. *6* Knöcherne Labyrinthkapsel. *7* Hinterer Kontur der Pyramide.

Fig. 335a y b y esquemas. Radiografía semilateral del temporal (a) y semi-axial del mismo (b) en un caso de atresia congénita del conducto auditivo externo e hipoplasia del hueso timpánico. La radiografía muestra una neumatización poco inhibida. La sombra del hueso timpánico no se ve y el contorno anterior de la apófisis mastoides pasa directamente al contorno de la cavidad glenoidea de la articulacíon de la mandíbula. La radiografía b no permite reconocer la pared del conducto auditivo. En lugar del conducto auditivo externo se ve una sombra ósea uniformemente densa que muestra, en parte, transparencias provocadas por celdillas introducidas en esta zona. Leyendas del esquema a: *1* Surco sigmoideo. *2* Tegmen. *3* Conducto auditivo interno. *4* Límite superior de la cavidad glenoidea de la articulación de la mandíbula. *5* Punta del peñasco. *6* Apófisis mastoides cuyo contorno anterior corre anormalmente oblicuo hacia adelante y arriba y que pasa directamente al contorno de la cavidad glenoidea de la articulación de la mandíbula. Leyendas del esquema b: *1* Surco sigmoideo. *2* Antro mastoideo. *3* Región del conducto auditivo externo, lleno de hueso denso, en parte neumatizado. *4* Cavidad glenoidea de la articulación de la mandíbula. *5* Contorno anterior de la apófisis mastoides. *6* Cápsula laberíntica ósea. *7* Contorno posterior del peñasco.

Fig. 335a and b and sketches. Half lateral view (a) and half axial view (b) of the temporal bone in a case of congenital atresia of the external auditory canal and hypoplasia of the tympanic bone. The film a shows a slight inhibition of pneumatisation. The tympanic bone is not seen, and the anterior contour of the mastoid process merges directly into the contour of the mandibular fossa. In view (b) the wall of the auditory canal is not seen. In place of the external auditory canal there is a homogeneously dense, bony shadow which in part shows translucencies caused by cells which have extended into this region. Legends for sketch a: *1* Sigmoid sulcus. *2* Tegmen. *3* Internal auditory canal. *4* Upper contour of the mandibular fossa. *5* Tip of petrous bone. *6* Mastoid process, whose contour runs unusually obliquely anteriorly and above, and merges directly into the contour of the temporo-mandibular joint. Legends for sketch b: *1* Sigmoid sulcus. *2* Mastoid antrum. *3* Region of external auditory canal replaced by dense partly pneumatised bone. *4* Temporo-mandibular joint. *5* Anterior contour of the mastoid process. *6* Bony shell of the labyrinth. *7* Posterior contour of the petrous bone.

Fig. 335a et b et schémas. Radiographies du temporal en incidence temporo-tympanique (a) et fronto-mastoïdienne (b) dans un cas d'une atrésie congénitale du conduit auditif externe et d'une hypoplasie de l'os tympanal. La radiographie a montre une inhibition peu prononcée de la pneumatisation. L'ombre de l'os tympanal n'est pas visible et le contour antérieur de l'apophyse mastoïde continue directement dans celui de la cavité glénoïde de l'articulation temporo-maxillaire. La radiographie b ne permet pas de reconnaître la paroi du conduit auditif. On distingue à la place du conduit auditif externe une ombre osseuse à densité régulière, qui présente par place des lacunes provenant des cellules, qui ont pénétré dans cette région. Légende du schéma a: *1* Gouttière sinusale. *2* Tegmen. *3* Conduit auditif interne. *4* Limite supérieure de la cavité glénoïde de l'articulation temporo-maxillaire. *5* Sommet du rocher. *6* Apophyse mastoïde, son contour antérieur montre un parcours anormal, il est oblique dirigé en avant et en haut et se continue directement par le contour de la cavité glénoïde du temporal. Légende du schéma b: *1* Gouttière sinusale. *2* Antre. *3* Région du conduit auditif externe formée d'un os dense par place pneumatisé. *4* Cavité glénoïde du temporal. *5* Contour antérieur de l'apophyse mastoïde. *6* Capsule osseuse du labyrinthe. *7* Contour postérieur du rocher.

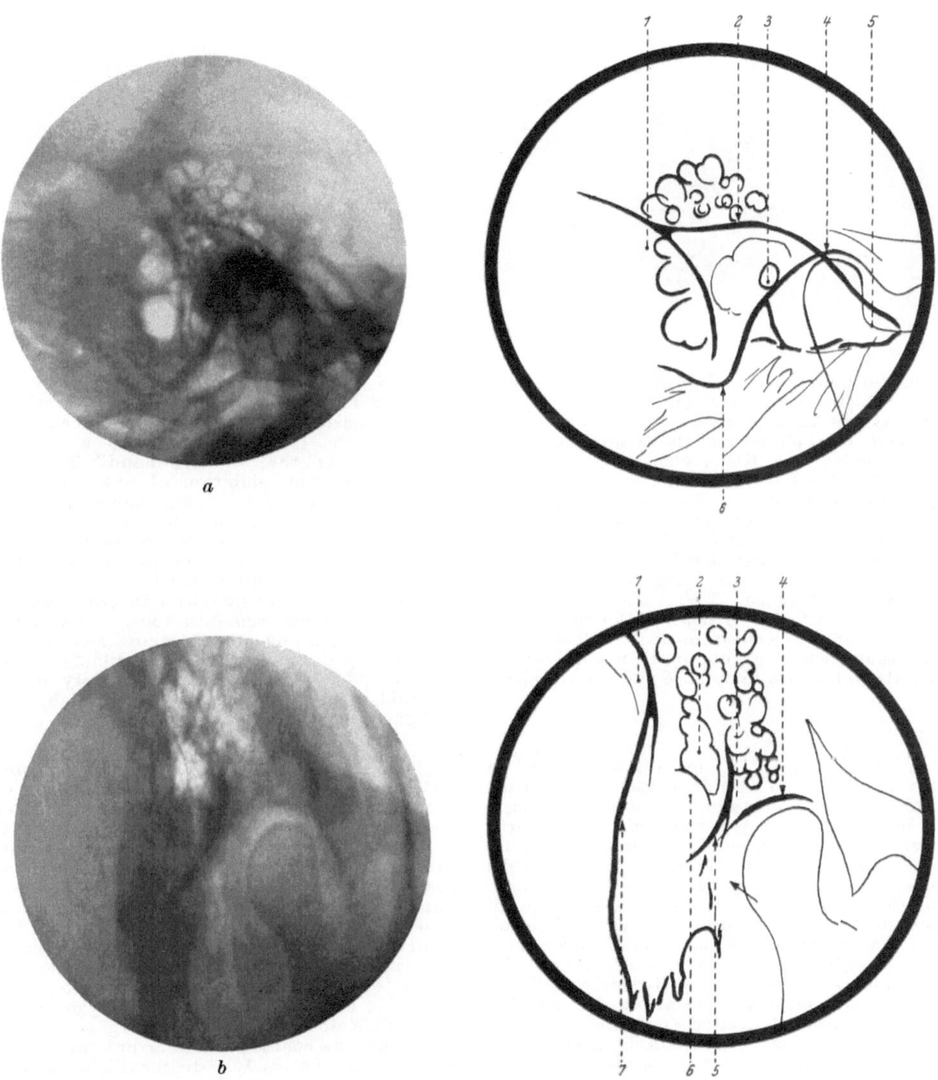

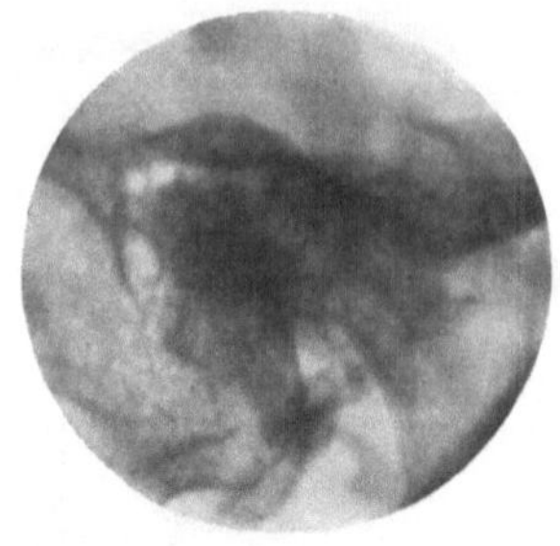 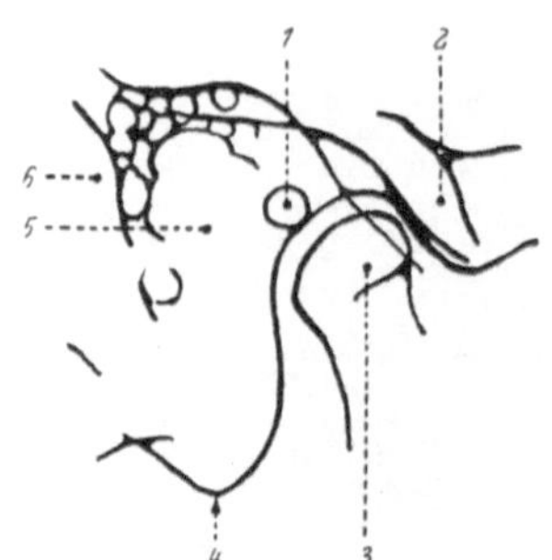

Abb. 336 und Skizze. Halb-seitliche Aufnahme eines Schläfenbeines in einem Fall von congenitaler Atresie des äußeren Gehörganges mit hochgradiger Hypoplasie des Os tympanicum und Verschiebung des Kiefergelenkes nach hinten (s. S. 172). Die Pneumatisation ist ziemlich stark gehemmt. Der Schatten des Os tympanicum ist nicht zu sehen. Der vordere Kontur des Warzenfortsatzes geht direkt in den Kontur der Gelenkspfanne über. Das Kieferköpfchen steht unmittelbar am Warzenfortsatz. Legende zur Skizze: *1* Innerer Gehörgang. *2* Vordere Zygomaticuswurzel. *3* Kieferkörperchen. *4* Warzenfortsatz, dessen vorderer Kontur normal verläuft. Das Kieferköpfchen steht unmittelbar am Warzenfortsatz. *5* Labyrinthkapsel. *6* Sulcus sigmoideus.

Fig. 336 and sketch. Half lateral view of the temporal bone in a case of congenital atresia of the external auditory canal with marked hypoplasia of the tympanic bone and a posterior dislocation of the temporo-mandibular joint. There is marked inhibition of pneumatisation. No shadow of the os tympanicum is visible. The anterior contour of the mastoid process merges directly into the contour of the glenoid fossa. The mandibular condyle is situated in the immediate neighbourhood of the mastoid process. Legends for sketch: *1* Internal auditory canal. *2* Anterior zygomatic root. *3* Mandibular condyle. *4* Mastoid process whose anterior contour is shaped normally. The mandibular condyle is situated in the immediate vicinity of the mastoid process. *5* Bony shell of the labyrinth. *6* Sigmoid sulcus.

Fig. 336 y esquema. Radiografía semi-lateral de un temporal en un caso de atresia congénita del conducto auditivo externo con intensa hipoplasia del hueso timpánico y desplazamiento de la articulación de la mandíbula hacia atrás. La neumatización está bastante inhibida. La sombra del hueso timpánico no puede verse. El contorno anterior de la apófisis mastoides se continua directamente con el contorno de la cavidad glenoidea. La cabeza del maxilar inferior está situada directamente en la apófisis mastoides. Leyendas del esquema: *1* Conducto auditivo interno. *2* Raíz anterior del cigoma. *3* Cabeza del maxilar. *4* Apófisis mastoides, cuyo contorno anterior es de trayecto normal. La cabeza de la mandíbula está situada directamente en la apófisis mastoides. *5* Cápsula laberintica. *6* Surco sigmoideo.

Fig. 336 et schéma. Radiographie d'un temporal en incidence temporo-tympanique dans un cas d'une atrésie congénitale du conduit auditif externe avec hypoplasie importante de l'os tympanal et déplacement de l'articulation temporo-maxillaire en arrière. La pneumatisation est assez fortement inhibée. L'ombre de l'os tympanal n'est pas visible. Le contour antérieur de l'apophyse mastoïde se continue directement dans celui de la cavité glénoïde. Le condyle du maxillaire inférieur est accolé à l'apophyse mastoïde. Légende du schéma: *1* Conduit auditif interne. *2* Racine transverse de l'apophyse zygomatique. *3* Condyle du maxillaire inférieur. *4* Apophyse mastoïde, son contour antérieur présente un dessin normal. Le condyle du maxillaire inférieur se trouve accolé à l'apophyse mastoïde. *5* Capsule labyrinthique. *6* Gouttière sinusale.

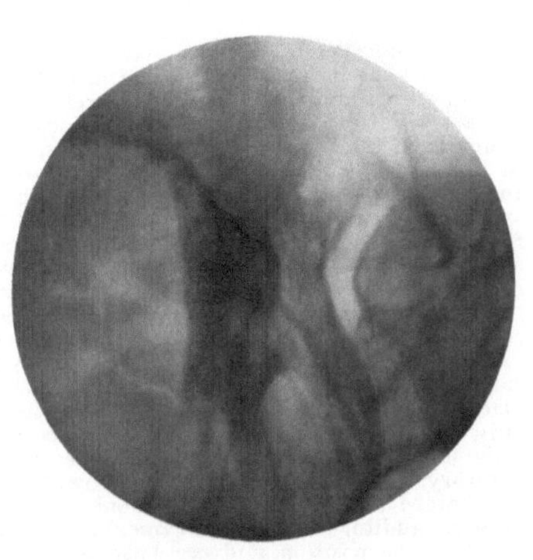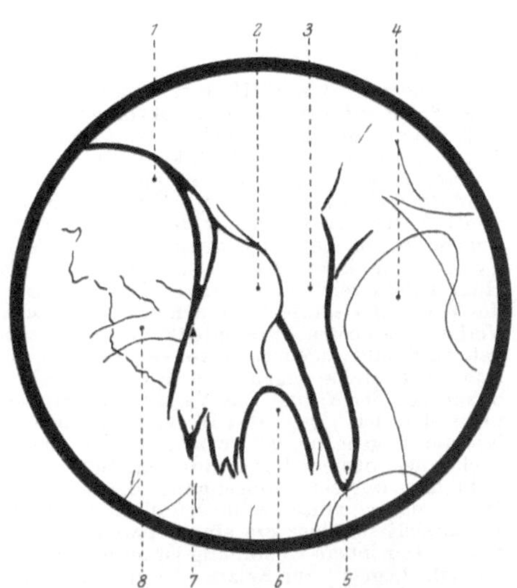

Abb. 337 und Skizze. Halb-axiale Aufnahme eines Schläfenbeines in einem Fall von congenitaler Atresie mit Aplasie des Os tympanicum und Hyperplasie des Processus styloideus (s. S. 172). Das Mastoid ist nicht pneumatisiert und auch das Antrum mastoideum fehlt. Am vorderen Kontur der Pyramide sieht man die für die Aplasie des Os tympanicum typische breite Unterbrechung. Der Processus styloideus, den man gewöhnlich in dieser Projektion im Röntgenbild kaum sieht, ist abnorm stark ausgebildet und als dichter, griffelförmiger Schatten hinter dem Unterkiefer zu sehen. Nach oben zu verbreitert sich der Processus styloideus, infolgedessen ist hier die hintere Gehörgangswand und der aditus ad antrum nicht zu sehen. Legende zur Skizze: *1* Sulcus sigmoideus. *2* Labyrinthkapsel. *3* Kopfteil des hypertrophischen Processus styloideus. *4* Kieferköpfchen. *5* Hypertrophischer Processus styloideus. *6* Weiter Canalis caroticus. *7* Hintere Begrenzung der Pyramide. *8* Emissarium mastoideum.

Fig. 337 and sketch. Half axial view of the temporal bone in a case of congenital atresia with aplasia of the tympanic bone and hyperplasia of the styloid process. The mastoid does not contain cells and the mastoid antrum is missing. A wide interruption is seen in the anterior contour of the petrous bone, which is typical of aplasia of the tympanic bone. The styloid process, which usually is hardly seen in this projection, is abnormally well developed and is seen behind the lower jaw as a dense, pencil-like shadow. The styloid process widens upwards and, as a result of this, the posterior wall of the auditory canal and the aditus at antrum are not seen. Legends for sketch. *1* Sigmoid sulcus. *2* Bony shell of labyrinth. *3* Root of the hypertrophied styloid process. *4* Mandibular condyle. *5* Hypertrophied styloid process. *6* Wide carotid canal. *7* Posterior border of the petrous bone. *8* Emissarium mastoideum.

Fig. 337 y esquema. Radiografía semi-axial de un temporal en un caso de atresia con aplasia congénita del hueso timpánico e hiperplasia de la apófisis estiloides. La mastoides no está neumatizada y falta también el antro mastoideo. En el contorno anterior del peñasco se ve la ancha interrupción típica de la aplasia del hueso timpánico. La apófisis estiloides, que generalmente no se ve con esta proyeccion radiográfica, está enormemente desarrollada traduciéndose como imágen densa, con forma de buril, por detrás del maxilar inferior. Hacia arriba la apófisis estiloides se ensancha y, en consecuencia, aquí tampoco se ven la pared posterior del conducto auditivo y el aditus ad antrum. Leyendas del esquema: *1* Surco sigmoideo. *2* Cápsula laberíntica. *3* Cabeza de la apófisis estiloides hipertrófica. *4* Cabeza del maxilar. *5* Apófisis estiloides hipertrófica. *6* Canal carotídeo ancho. *7* Contorno posterior del peñasco. *8* Emisaria mastoidea.

Fig. 337 et schéma. Radiographie du temporal en incidence fronto-mastoïdienne dans un cas d'une atrésie congénitale du conduit auditif externe avec une aplasie de l'os tympanal et une hyperplasie de l'apophyse styloïde. La portion mastoïdienne n'est pas pneumatisée et l'antre fait également défaut. On distingue sur le contour antérieur du rocher la large interruption typique de l'aplasie de l'os tympanal. L'apophyse styloïde, que l'on ne voit que rarement sur la radiographie sous cette incidence est extrêmement développée, elle est visible derrière le maxillaire inférieur sous forme d'une ombre dense en forme de griffe. Elle s'élargit dans sa partie supérieure, si bien que la paroi postérieure du conduit auditif et le canal tympano-mastoïdien ne sont plus visibles. Légende du schéma: *1* Gouttière sinusale. *2* Capsule labyrinthique. *3* Partie supérieure de l'apophyse styloïde hypertrophiée. *4* Condyle du maxillaire inférieur. *5* Apophyse styloïde hypertrophiée. *6* Canal carotidien élargie. *7* Limite postérieure du rocher. *8* Emissaire mastoïdienne.

Abb. 338 und Skizze. Halb-sagittale Aufnahme eines Schläfenbeines in einem Fall von congenitaler Mißbildung des Labyrinthes (s. S. 173). Die Patientin wurde vom Kliniker mit der Vermutungsdiagnose „Acusticustumor" zur Röntgenuntersuchung zugewiesen. Eine Encephalitis pontis hatte zusammen mit den Ausfallserscheinungen durch die Labyrinthmißbildung zu den Symptomen eines Acusticustumors geführt. Das Röntgenbild zeigt eine normale Pneumatisation des Warzenfortsatzes und einen etwas atypischen Verlauf des oberen Pyramidenkonturs, der ziemlich regelmäßig nach oben konvex verläuft. Die Labyrinthdetails zeigen eine erhebliche Abweichung von der Norm. Das Vestibulum setzt sich nicht deutlich gegen die Bogengänge ab. Der laterale Bogengang ist kurz und breit und an Stelle des oberen bzw. hinteren Bogenganges sieht man nur einen Bogengang, der sich in der Mittelstellung zwischen diesen beiden befindet. Es handelt sich hier um eine Entwicklungshemmung. Der innere Gehörgang ist außerordentlich schmal. Legende zur Skizze: *1* Pyramidenspitze. *2* Schmaler innerer Gehörgang. *3* Atypischer Bogengang in der Mittelstellung zwischen oberem und hinterem Bogengang. *4* Etwas atypisch verlaufender oberer Pyramidenkontur. *5* Warzenfortsatzspitze. *6* Verkürzter und erweiterter lateraler Bogengang. *7* Deformiertes Vestibulum, das gegen die Bogengänge nicht scharf abgegrenzt ist. *8* Schnecke.

Fig. 338 and sketch. Half sagittal view of the temporal bone in a case of congenital malformation of the labyrinth. The clinician referred the patient for X-ray investigation with a suspected "tumour of the acoustic nerve". An encephalitis in the region of the pons, and the findings due to malformation of the labyrinth led to the symptoms of tumour of the acoustic nerve. The film shows the mastoid process normally aerated and a slightly atypical shape of the upper contour of the petrous bone. The contour is fairly regularly convex upwards. The details of the labyrinth are grossly abnormal. The vestibule is not distinctly outlined in relation to the semicircular canals. The lateral canal is short and wide. In place of the upper or posterior canals there is only one canal occupying a position in between. This is a developmental defect. The internal auditory canal is extraordinarily narrow. Legends for sketch: *1* Tip of the petrous bone. *2* Narrow internal auditory canal. *3* Atypical semicircular canal in the position midway between the posterior and upper canals. *4* Slightly atypical contour of the petrous bone. *5* Tip of mastoid process. *6* Shortened and enlarged lateral semicircular canal. *7* Deformed vestibule not clearly defined from the canals. *8* Cochlea.

Fig. 338 y esquema. Radiografía semi-sagital del temporal en un caso de malformación congénita del laberinto. La paciente fue remitida por el clínico con el diagnóstico de probabilidad de «tumor del acústico» con el fin de someterla al exámen radiológico. Una encefalitis de la protuberancia anular había determinado, conjuntamente con las sintomas de carencia por malformación del laberinto, el diagnóstico clinico de un tumor del acústico. La radiografía muestra neumatizacion normal de la apófisis mastoides y un trayecto algo atípico del borde superior del peñasco, que corre bastante regularmente convexo hacia arriba. Los detalles correspondientes al laberinto muestran marcada desviación del aspecto normal. El vestíbulo no se destaca claramente de los conductos semicirculares. El conducto semicircular lateral es corto y ancho y, en el lugar correspondiente al superiore posterior se ve un conducto semicircular que conserva una posición intermedia entre estos dos. Se trata aquí de una inhibición del desarrollo. El conducto auditivo interno es extraordinariamente delgado. Leyendas del esquema: *1* Punta del peñasco. *2* Conducto auditivo interno delgado. *3* Conducto semicircular atípico en posición intermedia entre superior y posterior. *4* Contorno superior del peñasco de trayecto anómalo. *5* Punta de la apófisis mastoides. *6* Conducto semicircular lateral acortado y dilatado. *7* Vestíbulo deformado que no se destaca netamente de los conductos semicirculares. *8* Caracol.

Fig. 338 et schéma. Radiographie d'un temporal en incidence occipito-zygomatique dans un cas d'une malformation congénitale du labyrinthe. La malade fut envoyée par le clinicien pour un examen radiologique avec le diagnostic présumé de «tumeur de l'acoustique». Une encéphalite de la protubérance annulaire et les symptômes de déficience dus à la malformation labyrinthique avaient déterminé la séméiologie d'une tumeur de l'acoustique. La radiographie montre une pneumatisation normale de l'apophyse mastoïde et un dessin un peu atypique du contour supérieur du rocher, qui est assez régulier et montre une convexité supérieure. Le détail du labyrinthe s'écarte passablement de la normale. Le vestibule est mal séparé des canaux semi-circulaires. Le canal semi-circulaire externe est court et large, un seul canal tient lieu des canaux semi-circulaires supérieur et postérieur, il a une situation intermédiaire entre les deux. Il s'agit ici d'une inhibition du développement. Le conduit auditif interne est extrêmement étroit. Légende du schéma: *1* Sommet du rocher. *2* Conduit auditif interne étroit. *3* Canal semi-circulaire avec une situation intermédiaire entre les canaux semi-circulaire supérieur et postérieur. *4* Parcours un peu atypique du contour supérieur du rocher. *5* Extrémité de l'apophyse mastoïde. *6* Canal semi-circulaire externe large et court. *7* Vestibule déformé et mal séparé des canaux semi-circulaires. *8* Limaçon.

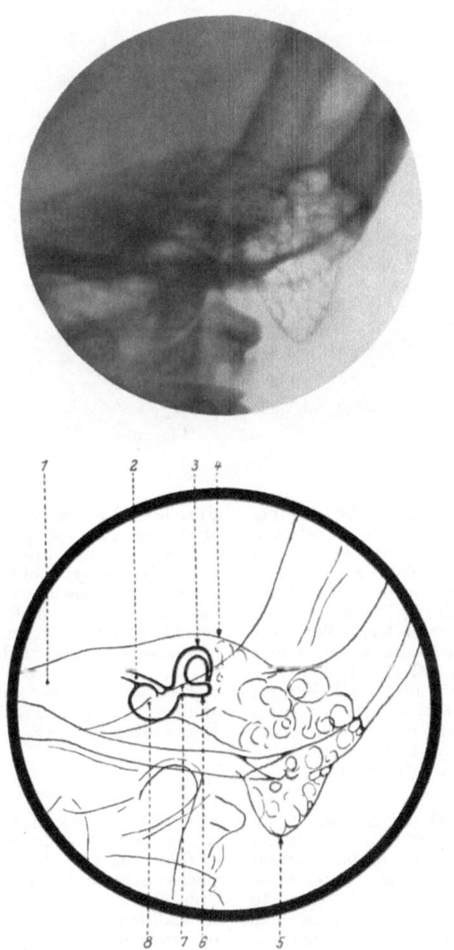

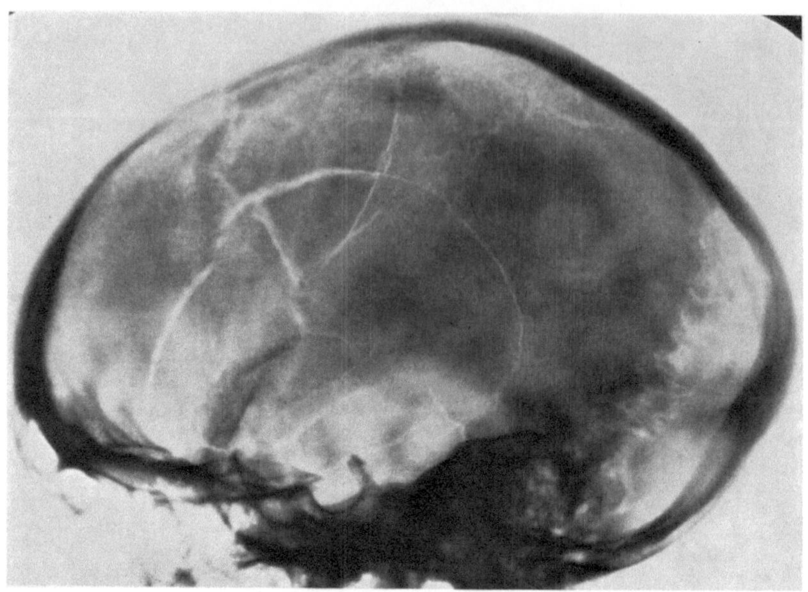

Abb. 339. Seitliche Aufnahme des Schädels eines Kindes mit stern- und ringförmigen Frakturen. Die Frakturspalten sind zum größten Teil im Röntgenbild einwandfrei als solche zu erkennen (s. S. 174). Betrachtet man aber die mehr horizontal verlaufenden Aufhellungslinien oberhalb der Sella turcica, so muß man feststellen, daß es hier durchaus nicht leicht ist, zu sagen, welche dieser Linien Frakturen und welche Gefäßfurchen entsprechen. Oberhalb der Schläfenbeinschuppe sieht man, ungefähr an der Grenze zwischen Stirnbein und Scheitelbein, einen länglichen, dichten Schatten, der einem etwas dislozierten Splitter der Lamina interna entspricht.

Fig. 339. Radiografía lateral del cráneo de un niño con fracturas en estrella y anillo. La fisura fracturaria se reconoce en su mayor parte claramente en la radiografía como tal. Pero, si se analizan las líneas de transparencia de trayecto horizontal, por encima de la silla turca, se debe establecer, que en este caso no resulta de manera alguna fácil decir cuales de estas líneas corresponden a fracturas y cuales a surcos vasculares. Por encima de la escama del temporal se ve, aproximadamente en el límite entre frontal y parietal, una sombra densa alargada que corresponde a una astilla algo dislocada de la tabla interna.

Fig. 339. Lateral view of the skull of a child with star and ring shaped fractures. Most of the fracture fissures are clearly recognizable in the film. However, looking at the more horizontal translucent lines above the sella turcica, it is not easy to decide which of these lines are due to fractures, or to vascular markings. Above the squamous portion of the temporal bone, approximately at the border between the frontal and the parietal bones, there is a longitudinal dense shadow. This is due to a dislodged splinter of the lamina interna.

Fig. 339. Radiographie du crâne du profil chez un enfant avec des fractures en forme d'étoile et d'anneau. Les traits de fracture sont en grande partie nettement visibles sur la radiographie. Si l'on observe toutefois les lignes claires presque horizontales situées en-dessous de la selle turcique, on doit constater qu'il est fort difficile de différencier celles qui sont dues à des fractures de celles des empreintes vasculaires. On voit en-dessus de l'écaille du temporal, à peu près à la limite entre le frontal et le pariétal une ombre allongée et dense qui correspond à un fragment légèrement déplacé de la table interne.

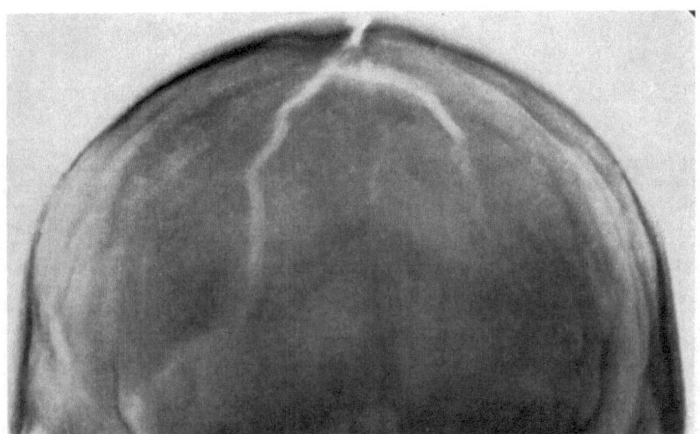

Abb. 340. Ausschnitt aus einer sagittalen Übersichtsaufnahme des Schädels mit einer Fraktur im Bereich des Stirn- und Scheitelbeines (siehe S. 175). Die Frakturlinien sind im unteren Anteil breit und verhältnismäßig wenig hell und haben hier Ähnlichkeit mit einer venösen Gefäßfurche. Im oberen Anteil sind aber diese Aufhellungsbänder eindeutig als durch eine Fraktur bedingt zu erkennen. Hier ist die Intensität der Aufhellung unregelmäßig, zum Teil größer, und die Aufhellungsbänder gehen direkt in den klaffenden Frakturspalt zwischen beiden Scheitelbeinen über.

Fig. 340. Sector de una radiografía panorámica sagital del cráneo con una fractura en la zona del frontal y parietal. Las líneas de fractura son, en su parte inferior anchas y relativamente poco claras, y presentan aquí semejanza con un surco vascular venoso. En la parte superior estos trayectos más transparentes se reconocen claramente como provocadas por una fractura. Aquí la intensidad de la transparencia es irregular, en parte mayor y, además, los surcos de transparencia pasan directamente a la ancha hendidura fracturaria entre ambos parietales.

Fig. 340. Section from a sagittal view of the skull with a fracture in the region of the frontal and parietal bones. The fracture lines are in their lower portions, wide and relatively poorly translucent and resemble venous vascular markings. In the upper portion, however, they are undoubtedly recognizable as fractures. There, the degree of translucency varies, and the translucent lines merge directly into the open fracture fissure between the parietal bones.

Fig. 340. Détail d'une radiographie du crâne de face avec une fracture de la région fronto-pariétale. Les traits de fracture sont larges et relativement peu transparents dans leur partie inférieure, ils y présentent une analogie avec des empreintes veineuses. Dans leur partie supérieure les traits présentent un caractère de fracture prononcé. L'intensité du trait est irrégulière, par place plus prononcée, et les traits se continuent directement dans la large fente de la fracture entre les deux pariétaux.

Abb. 341 und Skizze. Halb-seitliche Aufnahme des Schläfenbeines und seiner Umgebung in einem Fall einer Fraktur (s. S. 175). Durch den unteren Anteil des Os parietale zieht, am Lambdaschenkel beginnend, schräg nach vorne-unten eine unregelmäßige Frakturlinie, die im Bereich des Schläfenbeines in den Boden der mittleren Schädelgrube einstrahlt. Die Frakturlinie zeigt über der Pars mastoidea Gabelungen mit Inselbildungen, die darauf zurückzuführen sind, daß in diesem Bereich die Lamina externa und interna nicht an der gleichen Stelle gesprungen ist. Legende zur Skizze: *1* Frakturlinie. *2* Tegmen. *3* Innerer Gehörgang, Paukenhöhle und äußerer Gehörgang übereinanderprojiziert. *4* Pyramidenspitze. *5* Pyramide der Gegenseite. *6* Rand des Foramen occipitale magnum. *7* Crista occipitalis interna.

Fig. 341 and sketch. Half lateral view of the temporal bone and its surroundings in the case of a fracture. An irregular fracture line runs from the lambdoid suture through the lower portion of the parietal bone, obliquely downwards and anteriorly. This line radiates from the area of the temporal bone into the floor of the middle fossa. It shows forkings and islet formations above the pars mastoidea. This has been caused by the fact that the lamina externa and interna have not been split at the same place. Legends for sketch: *1* Fracture line. *2* Tegmen. *3* Internal auditory canal, tympanic cavity and external auditory canal superimposed. *4* Tip of the petrous bone. *5* The petrous bone the opposite side. *6* Edge of foramen magnum. *7* Crista occipitalis interna.

Fig. 341 y esquema. Radiografía semi-lateral del temporal y sus vecindades en el caso de una fractura. Por la parte inferior del parietal corre, comenzando en el lambda, oblicuamente hacia adelante y abajo, una línea fracturaria irregular que, en la región del temporal, irradia hacia el suelo de la fosa cerebral media. La fractura muestra por encima de la porción mastoidea ramificaciones con formación de islotes que deben ser interpretadas como la consecuencia de que la tabla interna y externa no se ha fracturado en el mismo sitio. Leyendas del esquema: *1* Línea fracturaria. *2* Tegmen. *3* Conducto auditivo interno, caja del tímpano y conducto auditivo interno superpuestos. *4* Punta del peñasco. *5* Peñasco del lado contrario. *6* Borde del agujero occipital mayor. *7* Cresta occipital interna.

Fig. 341 et schéma. Radiographie du temporal et de son entourage en incidence temporo-tympanique dans un cas de fracture. Un trait de fracture irrégulier partant de la suture pariéto-occipitale dirigé en avant et vers le bas traverse la partie inférieure du pariétal, au niveau du temporal elle irradie sur le plancher de l'étage moyen du crâne. Le trait de fracture se partage sur la portion mastoïdienne en formant des «îles», qui proviennent du fait que les traits de fracture des tables interne et externe ne concordent pas dans cette région. Légende du schéma: *1* Trait de fracture. *2* Tegmen. *3* Conduit auditif externe, caisse du tympan et conduit auditif interne se projetant les uns sur les autres. *4* Sommet du rocher. *5* Rocher du côté opposé. *6* Bord du trou occipital. *7* Crête occipitale interne.

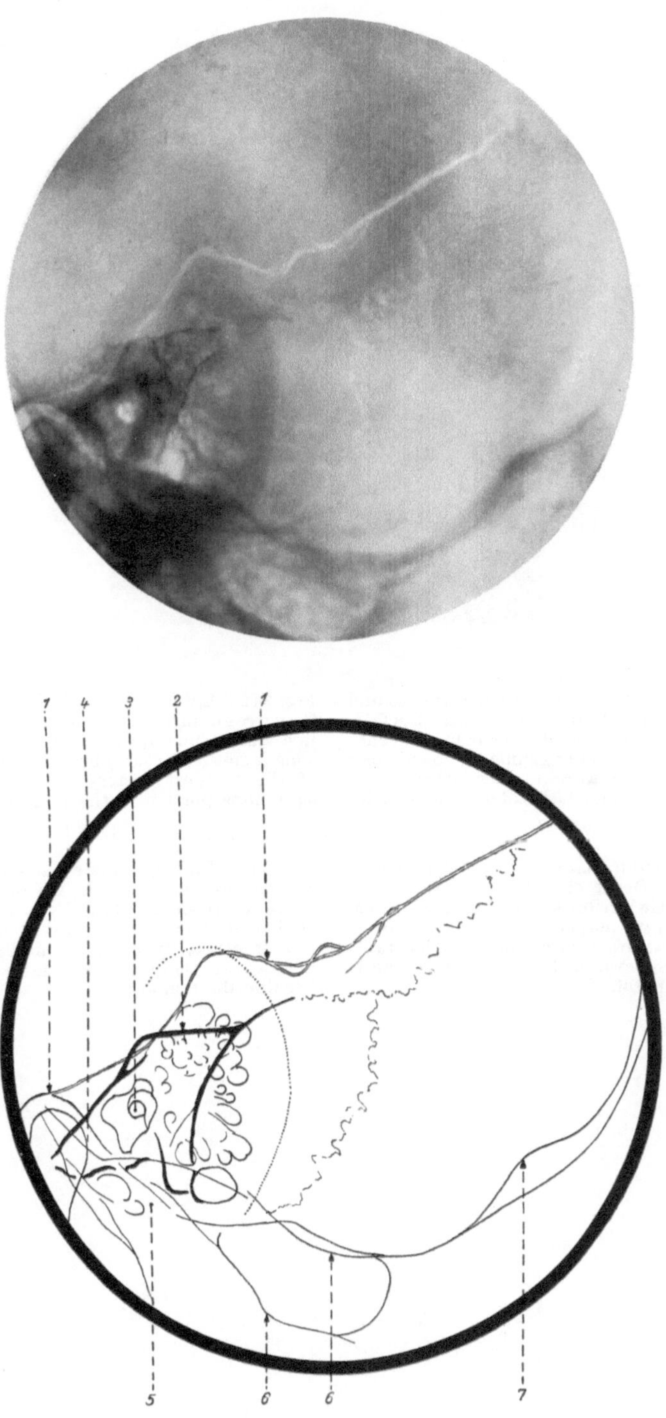

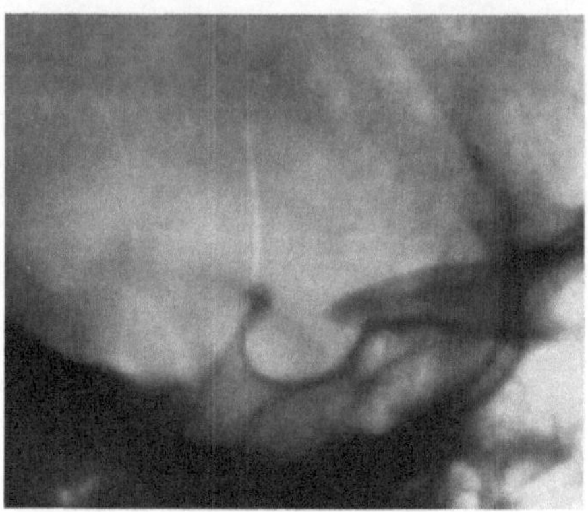

Abb. 342. Seitliche Aufnahme der Sella turcica und ihrer Umgebung (s. S. 175). Vom Schatten des Dorsum sellae nach oben ziehend sieht man eine senkrecht verlaufende Aufhellungslinie, die nicht einer Fraktur, sondern der Furche eines Astes der A. temporalis an der Außenseite der Schläfenbeinschuppe entspricht.

Fig. 342. Radiografía lateral de la silla turca y sus vecindades. Desde el dorso de la silla turca dirigiéndose hacia arriba se ve una línea transparente de trayecto perpendicular que no corresponde a una fractura sino al surco de una rama de la arteria temporal en la parte externa de la escama del temporal.

Fig. 342. Lateral view of the sella turcica and its surroundings. There is a vertical translucent line which runs upwards from the dorsum sellae. This is not a fracture, but the groove of a branch of the temporal artery on the exterior of the squamous portion of the temporal bone.

Fig. 342. Radiographie de la selle turcique et de son entourage du profil. On distingue une ligne claire verticale partant de la lame quadrilatère et dirigée vers le haut, elle ne correspond pas à une fracture, mais au sillon d'une ramification de l'artère temporale sur la partie externe de l'écaille du temporal.

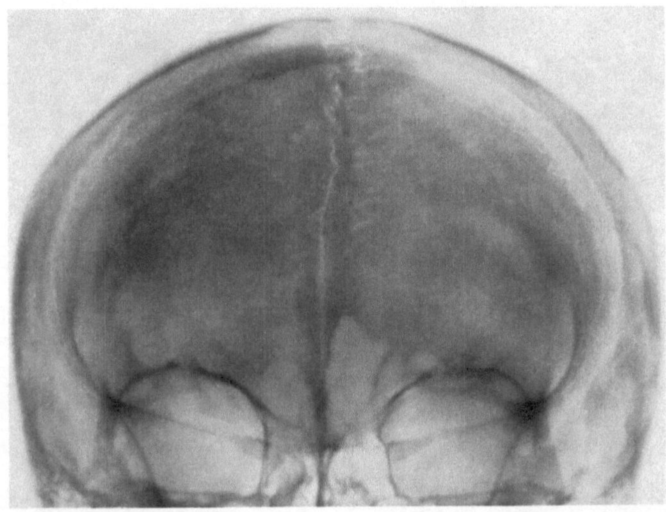

Abb. 343. Sagittale Übersichtsaufnahme des Schädels (s. S. 175). Durch die Mitte des Stirnbeines zieht eine feine Aufhellungslinie senkrecht nach abwärts. Sie entspricht nicht einer Fraktur, sondern der Innenseite der atypischen Sutura frontalis. Die Außenseite derselben mit den charakteristischen Zacken ist nur undeutlich erkennbar. Während im unteren Anteil diese Aufhellungslinie einer Fraktur außerordentlich ähnlich ist, läßt der zackige Verlauf im oberen Anteil ohne weiteres die Naht als Ursache derselben erkennen.

Fig. 343. Sagittal view of the skull. A fine translucent line runs vertically upwards through the middle of the frontal bone. This is not a fracture but corresponds to the interior of an atypical frontal suture. The exterior of it with its typical serrated pattern is only indistinctly recognizable. Whilst the lower portion of the translucent line is very similar to a fracture, the typical pattern of the upper portion indicates that this is a suture.

Fig. 343. Radiografía panorámica sagital del cráneo. Por la mitad del frontal corre una delgada línea transparente perpendicularmente hacia abajo. No corresponde a una fractura sino a la parte interna de una sutura frontal atípica. La parte externa de la misma, con sus picos característicos, se visualiza escasamente. Mientras que la parte inferior de esta línea transparente se parece extraordinariamente a una fractura, el trayecto dentado de la parte superior permite reconocer que la causa de la misma es una sutura.

Fig. 343. Radiographie de crâne de face. Une fine ligne claire verticale dirigée vers le bas traverse le milieu du frontal. Elle ne correspond pas à une fracture, mais à la face interne d'une suture frontale atypique. Sa face externe avec ses dentelures caractéristiques n'est que peu visible. Alors que cette ligne claire est l'image d'une fracture dans sa partie inférieure, son parcours dentelé dans la partie supérieure permet facilement de reconnaître qu'il s'agit d'une suture.

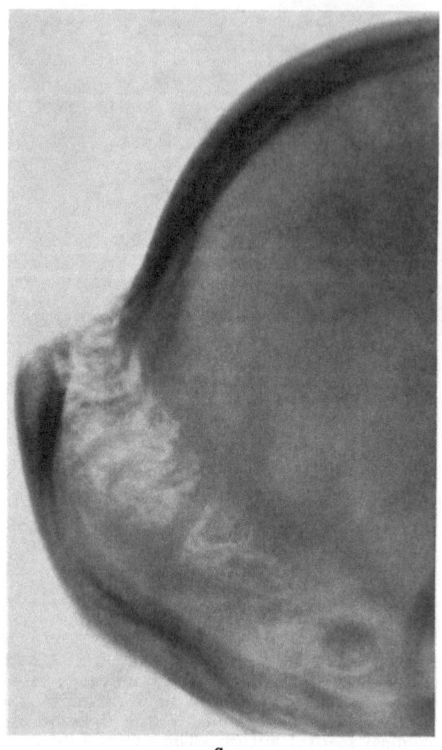

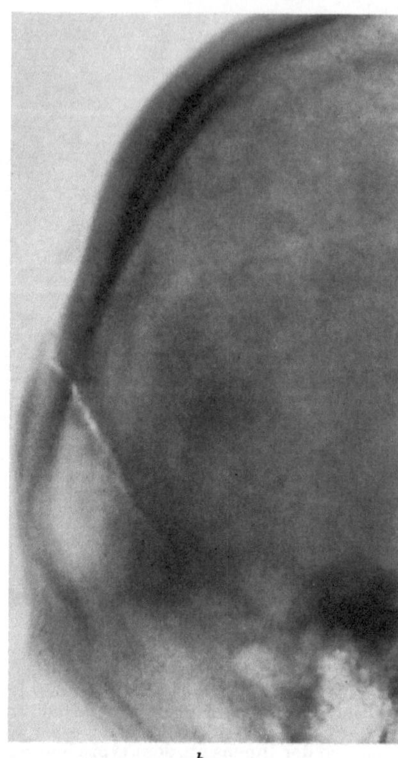

a   b

Abb. 344a und b. Ausschnitte aus einer seitlichen Übersichtsaufnahme des Schädels in zwei
Fällen von Stufenschädel, einer harmlosen Anomalie (s. S. 176). Die Abb. a zeigt eine hochgradige Stufenbildung in der Gegend des Lambda.
Vorwiegend im oberen Teil der Lambdanaht bestehen auch zahlreiche Schaltknochen. Die Abb. b
zeigt eine nur angedeutete Stufenbildung und
eine etwas deutlichere Lambdanaht als normal.
Das letztere Bild wird nicht selten irrtümlicherweise als Verletzungsfolge angesprochen.

Fig. 344a y b. Sectores de una radiografía panorámica lateral del cráneo en dos casos de cráneo
en peldaño, anomalía sin trascendencia clínica.
La Fig. a muestra una marcada formación de
peldaño en la región del lambda. En la parte
superior del lambda hay, predominantemente,
numerosos huesos intercalares. La Fig. b muestra
una formación en peldaño apenas insinuada y
una sutura lambdiana mas claramente expresada
de lo normal. Esta última imágen suele ser confundida con una fractura.

Fig. 344a and b. Sections from a lateral view of
the skull in two cases of Bathrocephaly which is
a harmless abnormality. Fig. a shows marked
step formation in the region of the lambda.
There are numerous Wormian bones in the upper
portion of the lambdoidal suture. Fig. b shows
only suggestions of step formation, and a lambdoidal suture somewhat more distinct than usual.
This latter picture is frequently mistaken for an
injury.

Fig. 344a et b. Détails d'une radiographie du
crâne de profil dans deux cas de crâne «en escalier», anomalie banale. La Fig. a montre une
formation d'escalier très prononcée dans la
région du lambda. Dans la partie supérieure de
la suture pariéto-occipitale on distingue en outre
de nombreux os intercalaires. La Fig. b ne montre
qu'une formation esquissée en escalier et une suture
pariéto-occipitale un peu plus prononcée que la
normale. Cette dernière image est assez souvent
faussement interprétée comme une suite de
traumatisme.

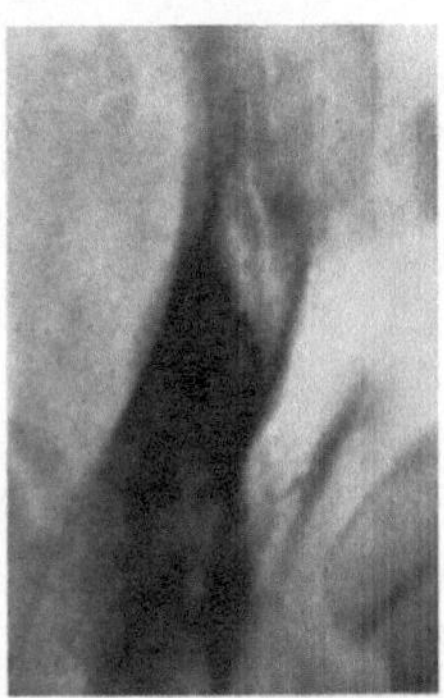

Abb. 345. Halb-axiale Aufnahme eines Schläfenbeines mit einer Sutura intermastoidea (s. S. 176).
Im Bereich der Pars mastoidea sieht man eine im
Bilde senkrecht verlaufende Aufhellungslinie,
welche das Antrum durchsetzt. Sie entspricht
nicht einer Fraktur, sondern der manchmal zum
Teil erhaltenen Sutura intermastoidea.

Fig. 345. Radiografía semi-axial de un temporal
con una sutura intermastoidea. En la zona de
la porción mastoidea se ve una línea transparente
de trayecto perpendicular que cruza el antro.
No corresponde a una fractura sino a la sutura
intermastoidea que persiste en parte.

Fig. 345. Half axial view of the temporal bone
with an inter-mastoid suture. A vertical translucent line, which crosses the antrum, is seen in
the pars mastoidea. This is not a fracture, but
is due to a partly preserved sutura intermastoidea
which does occur sometimes.

Fig. 345. Radiographie d'un temporal en incidence fronto-mastoïdienne avec une suture
intermastoïdienne. Dans la région de la portion
mastoïdienne on distingue une ligne claire verticale sur la radiographie, qui traverse l'antre.
Elle ne correspond pas à une fracture, mais à
une suture intermastoïdienne qui persiste parfois
en partie.

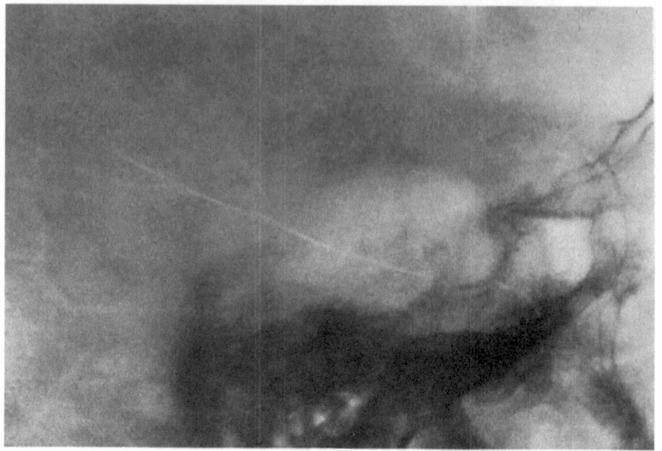

Abb. 346. Ausschnitt aus einer seitlichen Übersichtsaufnahme des Schädels (s. S. 177). Durch den unteren Anteil des Os parietale und die Schläfenbeinschuppe zieht schräg von hinten-oben nach vorne-unten eine Aufhellungslinie, die Ähnlichkeit mit einer Gefäßfurche hat. Es besteht jedoch im hinteren Anteil eine Inselbildung und die Intensität der Aufhellung ist etwas stärker, als sie normalerweise einer Gefäßfurche entspricht, so daß die Diagnose einer Fraktur gestellt werden kann. In Fortsetzung dieser Aufhellungslinie sieht man innerhalb des Keilbeinkörpers, vom vorderen-unteren Anteil des Sellabodens schräg nach vorne-unten verlaufend, ebenfalls eine Aufhellungslinie. Der Umstand, daß die ganze Keilbeinhöhle verschattet ist, spricht dafür, daß es sich hier nicht um die von der Seitenwand des Schädels in die Keilbeinhöhle hineinprojizierte Fraktur handelt, sondern um eine Fraktur des Keilbeinkörpers, im Zusammenhang mit der Fraktur der seitlichen Schädelwand.

Fig. 346. Sector de una radiografía panorámica lateral del cráneo. Por la parte inferior del hueso parietal y la escama del temporal corre oblicuamente desde arriba y atrás, hacia abajo y adelante, una línea transparente que tiene semejanza con un surco vascular. Sin embargo, en la parte posterior hay un islote y la intensidad de la transparencia es algo más acusada de lo normalmente correspondiente a un surco vascular asi, que puede concretarse el diagnóstico de fractura. Esta línea transparente se continúa dentro del cuerpo del esfenoides, corriendo desde la parte ántero-inferior del suelo de la silla turca oblicuamente hacia adelante y abajo, con otra línea transparente. La circunstancia que todo el seno esfenoidal está opacificado permite decir que no se trata de la fractura de la pared lateral del cráneo proyectada en el seno esfenoidal sino de una fractura del cuerpo del esfenoides en conexión con la fractura de la pared lateral del cráneo.

Fig. 346. Section from a lateral view of the skull. A translucent line, which is similar to a vessel marking, extends through the lower portions of the parietal bone and the squamous portion of the temporal bone, obliquely from behind above towards the front below. The islet formation in the posterior portion and the degree of translucency is more marked than normally for a vessel marking. The diagnosis of a fracture could therefore be suspected. The translucent line continues within the body of the sphenoid and runs obliquely from the anterior lower portion of the floor of the sella anteriorly and below. The fact that the sphenoidal sinus is opaque suggests that this is not merely a fracture of the lateral wall of the skull which has been projected on to the sphenoidal sinus, but a fracture of the sphenoid bone in conjunction with a fracture of the lateral wall of the skull.

Fig. 346. Détail d'une radiographie du crâne de profil. Une ligne claire oblique partant de la région supérieure postérieure vers la région inférieure antérieure traverse la partie inférieure du pariétal et l'écaille du temporal, cette ligne présente une analogie avec une empreinte vasculaire. Elle montre toutefois dans sa partie postérieure une formation «d'îlot» et une transparence plus intense que ce n'est généralement le cas pour une empreinte vasculaire, si bien que l'on peut poser le diagnostic d'une fracture. On distingue à la suite de cette ligne une autre ligne claire à l'intérieur du corps du sphénoïde partant de la partie antérieure inférieure du plancher de la selle en oblique vers la région antérieure inférieure. Le fait que tout le sinus sphénoïdal est voilé ne correspond pas à une fracture de la paroi latérale du crâne se projetant sur le sinus sphénoïdal, mais bien à une fracture du corps du sphénoïde, en rapport avec une fracture de la paroi latérale du crâne.

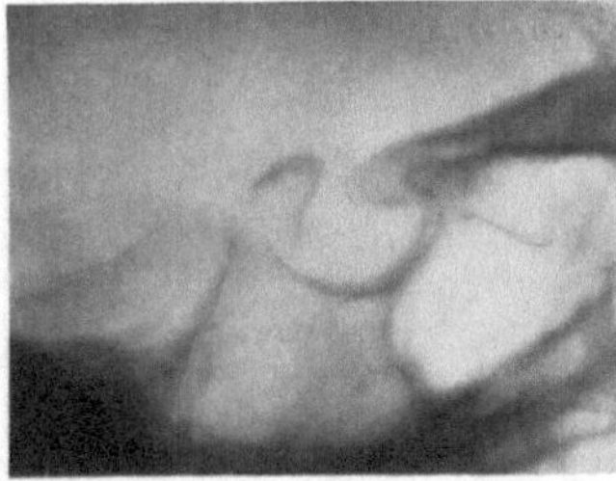

Abb. 347. Seitliche Aufnahme der Sella turcica in einem Fall von Fraktur des Dorsum sellae (s. S. 177). Das Dorsum sellae ist ungefähr in der Mitte von einem schrägen Frakturspalt durchsetzt und das obere Fragment ist etwas nach vorne disloziert.

Fig. 347. Radiografía lateral de la silla turca en un caso de fractura del dorso de la silla turca. El dorso de la silla turca está cruzado por una línea de fractura oblicua aproximadamente en su mitad y el fragmento superior está un poco dislocado hacia adelante.

Fig. 347. Lateral view of the sella turcica showing a fracture of the dorsum sellae. The dorsum sellae is traversed approximately in the middle by an oblique fracture fissure. The upper fragment is displaced slightly anteriorly.

Fig. 347. Radiographie de la selle turcique de profil dans un cas de fracture de la lame quadrilatère. La lame quadrilatère est traversée à peu près à sa moitié par un trait de fracture oblique, et le fragment supérieur est légèrement déplacé en avant.

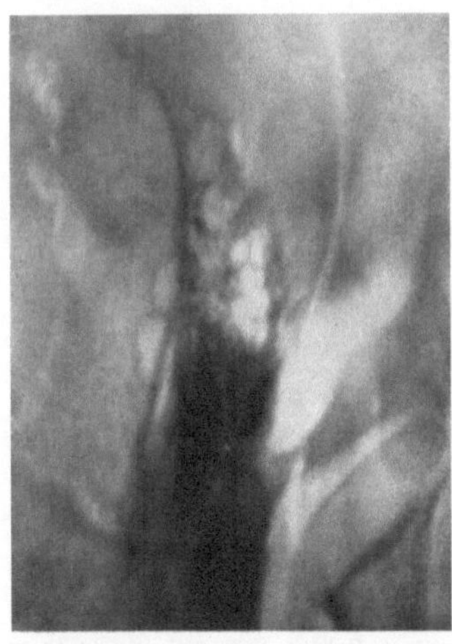

Abb. 348. Halb-axiale Aufnahme des Schläfenbeines in einem Fall von Längsfraktur desselben (s. S. 177). Durch die Schläfenbeinschuppe zieht ein Frakturspalt nach abwärts. Er strahlt in den äußeren Gehörgang und die Paukenhöhle ein.

Fig. 348. Radiografía semi-axial del temporal en un caso de fractura longitudinal del mismo. A través de la escama del temporal transcurre una fisura fracturaria hacia abajo. Se irradia en el interior del conducto auditivo externo y en la caja del tímpano.

Fig. 348. Half axial view of the temporal bone showing a longitudinal fracture. A fissure extends upwards through the squamous portion of the temporal bone. It radiates into the external auditory canal and the tympanic cavity.

Fig. 348. Radiographie du temporal en incidence fronto-mastoïdienne dans un cas de fracture longitudinale du temporal. Le trait de fracture traverse l'écaille du temporal vers le bas. Il irradie dans le conduit auditif externe et dans la caisse du tympan.

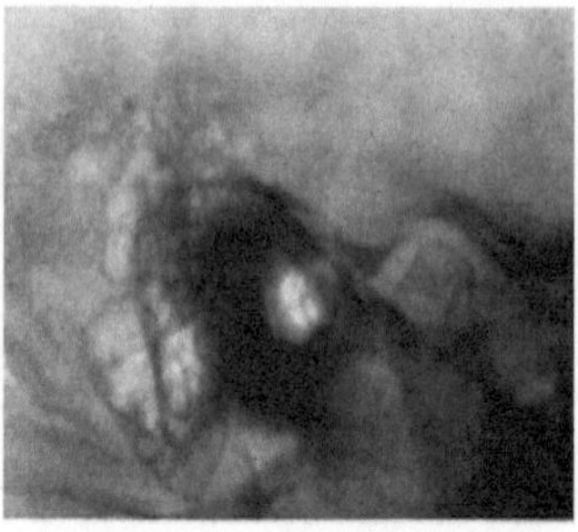

Abb. 349. Halb-seitliche Aufnahme eines Schläfenbeines in einem Fall eines Bruches der Kiefergelenkspfanne (s. S. 177). Im hinteren-oberen
Anteil der Kiefergelenkspfanne besteht eine deutliche Unterbrechung des Konturs derselben infolge einer Fraktur nach Sturz auf das Kinn.

Fig. 349. Radiografía semi-lateral de un temporal en un caso de fractura de la cavidad glenoidea
de la mandíbula. En la parte póstero-superior
de la cavidad glenoidea de la mandíbula se ve
una clara interrupción del contorno de la misma
como consecuencia de una fractura por caída
sobre el mentón.

Fig. 349. Half lateral view of the temporal bone
showing a fracture of the mandibular fossa.
A clear break of the contour is seen in the upper
posterior portion of the mandibular fossa. This
was caused by a fracture due to a fall on the chin.

Fig. 349. Radiographie d'un temporal en incidence temporo-tympanique dans un cas d'une
fracture de la cavité glénoïde de l'articulation
temporo-maxillaire. Dans la partie postéro-
supérieure de la cavité glénoïde le contour est
nettement interrompu en raison d'une fracture
par chute sur le menton.

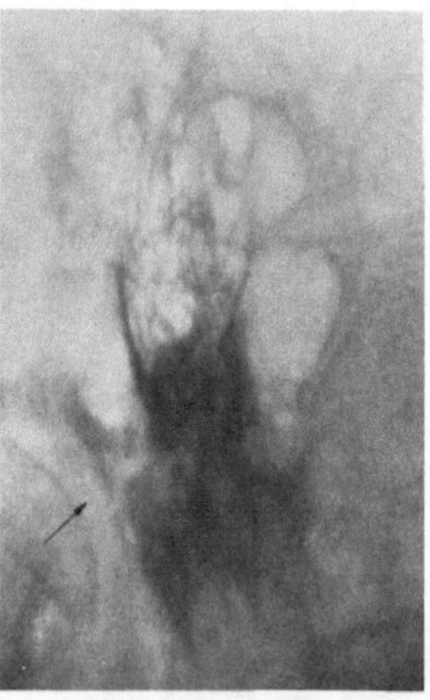

Abb. 350. Halb-axiale Aufnahme eines Schläfenbeines in einem Fall von Fraktur des Os tympanicum (s. S. 177). Das Os tympanicum ist von
einem breiten, querverlaufenden Frakturspalt
durchsetzt, von dem aus kurze Frakturlinien nach
außen und innen (im Bilde nach oben und unten)
verlaufen.

Fig. 350. Radiografía semi-axial de un temporal
en un caso de fractura del hueso timpánico. El
hueso timpánico está cruzado por una hendidura
fracturaria ancha de trayecto transversal del cual
parten pequeñas líneas de fractura hacia afuera
y adentro (en el cuadro hacia arriba y abajo).

Fig. 350. Half axial view of the temporal bone
with a fracture of the os tympanicum. There is
a wide transverse fracture fissure in the os tympanicum. Short fracture lines radiate outwards
and inwards (upwards and downwards in the
film).

Fig. 350. Radiographie d'un temporal en incidence fronto-mastoïdienne dans un cas d'une
fracture de l'os tympanal. L'os tympanal est
traversé par un large trait de fracture transverse,
de courts traits de fracture en partent du côté
externe et interne (sur l'image vers le haut et
vers le bas).

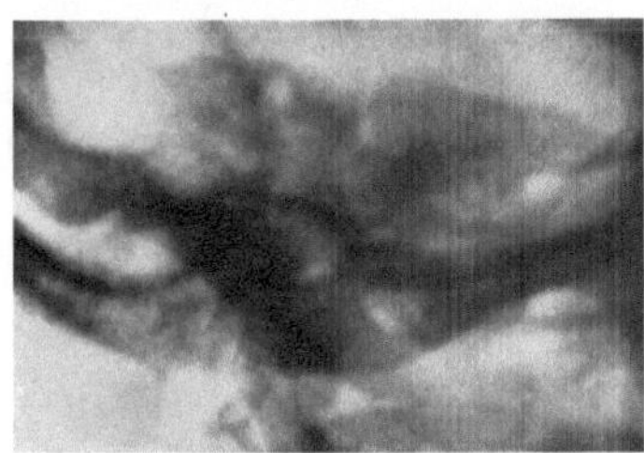

Abb. 351. Halb-sagittale Aufnahme eines Schläfenbeines in einem Fall von Querfraktur der Pyramide (s. S. 177). Fast senkrecht zur oberen Pyramidenkante zieht ein Frakturspalt nach abwärts durch den inneren Gehörgang und Canalis facialis gegen die Schnecke zu. Durch eine posttraumatisch aufgetretene Labyrinthitis ist das ganze Labyrinth erweitert. (Als Nebenbefund zeigt die Aufnahme eine Anomalie der Pyramide. Im lateralen Anteil ist der obere Kontur der Pyramide nicht zu sehen. Das Fehlen des Konturs in diesem Bereich kommt bei atypischer Konfiguration der Pyramide vor und darf nicht mit einer Usur durch einen Destruktionsprozeß verwechselt werden.)

Fig. 351. Radiografía semi-sagital de un temporal en un caso de fractura transversa del peñasco. Una línea de fractura se dirige casi perpendicularmente con respecto al borde superior del peñasco hacia abajo, a través del conducto auditivo interno y conducto facial, hacia el caracol. Como consecuencia de una laberintitis post-traumática todo el laberinto está dilatado. (Como hallazgo secundario, la radiografía muestra una anomalía del peñasco. En la parte lateral no se ve el contorno superior del peñasco. La falta del contorno en esta zona se comprueba en la configuración atípica del peñasco y no debe ser confundida con una usura por proceso destructivo).

Fig. 351. Half sagittal view of the temporal bone with a transverse fracture of the petrous bone. There is a fracture fissure almost vertical to the upper edge of the petrous bone. It runs downwards through the internal auditory canal and the facial canal towards the chochlea. A post traumatic labyrinthitis has enlarged the whole of the labyrinth. (A secondary finding is an anomaly of the petrous bone. The upper contour of the petrous bone is not visible in its lateral portion. The absence of the contour in this region occurs with an atypical configuration of the petrous bone, and should not be mistaken for a sign of a destructive process.)

Fig. 351. Radiographie d'un temporal en incidence occipito-zygomatique dans un cas d'une fracture transverse du rocher. Le trait de fracture presque perpendiculaire à la crête supérieure du rocher traverse en se dirigeant vers le limaçon le conduit auditif interne, et l'aqueduc de Fallope. Tout le labyrinthe s'est élargi à la suite d'une labyrinthite posttraumatique. (La radiographie montre en outre une trouvaille accessoire sous forme d'une anomalie du rocher. Le contour supérieur du rocher n'est plus visible dans sa partie externe. L'absence de contour dans cette région se rencontre avec une configuration atypique du rocher et ne doit pas être confondue avec une érosion due à un processus destructif.)

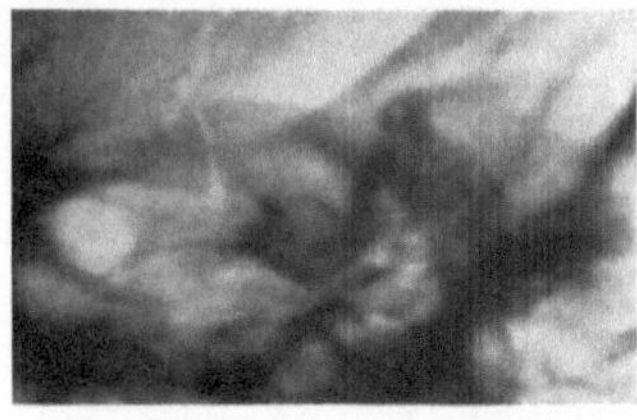

Abb. 352. Halb-sagittale Aufnahme eines Schläfenbeines (s. S. 177). Im Bereich der Pyramidenspitze sieht man eine querverlaufende Aufhellungslinie, die aber nicht einem Frakturspalt, sondern einer auf die Pyramide projizierten Gefäßfurche entspricht. Sie ist auch oberhalb der Pyramide zu sehen.

Fig. 352. Radiografía semi-sagital de un temporal. En la zona de la punta del peñasco se ve una línea transparente de trayecto transversal pero que no corresponde a una hendidura fracturaria sino a un surco vascular proyectado sobre el peñasco. Se la ve también por encima del peñasco.

Fig. 352. Half sagittal view of the temporal bone. A translucent line is visible in the area of the tip of the petrous bone. This is not a fracture fissure but a vessel marking projected onto the petrous bone. It is also visible above the petrous bone.

Fig. 352. Radiographie d'un temporal en incidence occipito-zygomatique. On distingue dans la région du sommet une ligne claire transverse, qui ne correspond pas à un trait de fracture, mais à une empreinte vasculaire se projetant sur le rocher. Elle est encore visible en-dessous du rocher.

Abb. 353. Posterior-anteriore cranial-exzentrische Aufnahme des Gesichtsschädels in einem Fall einer typischen Jochbein- und Oberkieferfraktur (s. S. 178). Die linke Kieferhöhle ist verschattet. Die linke Sutura zygomatico-frontalis klafft weit. Der linke Jochbogen ist ungefähr in der Mitte quer frakturiert. Die laterale und die obere Wand der Kieferhöhle sind unterbrochen und innerhalb der verschatteten Kieferhöhle sind die strichförmigen Schatten dislozierter Knochensplitter aus der Wand der Kieferhöhle zu erkennen. Der ganze Jochbeinkörper ist etwas nach unten und innen disloziert.

Fig. 353. Radiografía póstero-anterior, cráneoexcéntrica del macizo facial en un caso de fractura típica del hueso cigomático y del maxilar superior. El seno maxilar izquierdo está opacificado. La sutura fronto-cigomática izquierda esta muy abierta. El arco cigomático izquierdo está fracturado aproximadamente en su mitad. La pared lateral y superior del seno maxilar están interrumpidos y dentro del seno maxilar opacificado se reconocen las sombras de astillas óseas dislocadas de la pared del seno maxilar. Todo el cuerpo del cigoma está un poco dislocado hacia abajo y adentro.

Fig. 353. Postero-anterior, cranially eccentric view of the facial skeleton in a case of a typical fracture of the upper jaw and the malar bone. The left maxillary sinus is opaque. The left zygomatico-frontal suture is widely split. There is a transverse fracture line approximately in the middle of the left malar bone. The lateral and upper walls of the maxillary sinus are interrupted and within the opaque sinus there are longitudinal shadows of bone splinters dislodged from the wall of the sinus. The whole of the malar bone is displaced slightly downwards and inwards.

Fig. 353. Radiographie des os de la face en incidence postéro-antérieure le rayon incident étant incliné en direction céphalique dans un cas d'une fracture typique du malaire et du maxillaire supérieur. Le sinus maxillaire gauche est voilé. La suture fronto-malaire gauche montre une déhiscence. L'arcade zygomatique gauche montre une fracture transverse à peu près en son milieu. Les parois externe et supérieure du sinus maxillaire sont interrompues et l'on reconnaît à l'intérieur du sinus maxillaire voilé les ombres allongées de fragments de fracture déplacés provenant de la paroi du sinus maxillaire. Tout l'os malaire est un peu déplacé vers le bas et du côté interne.

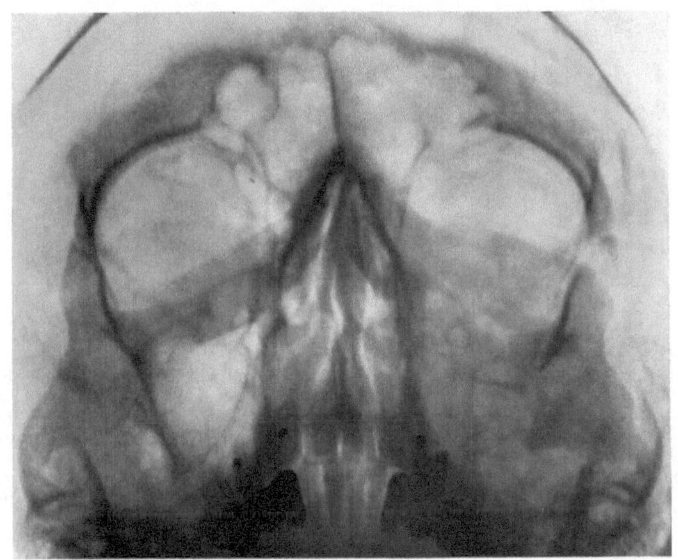

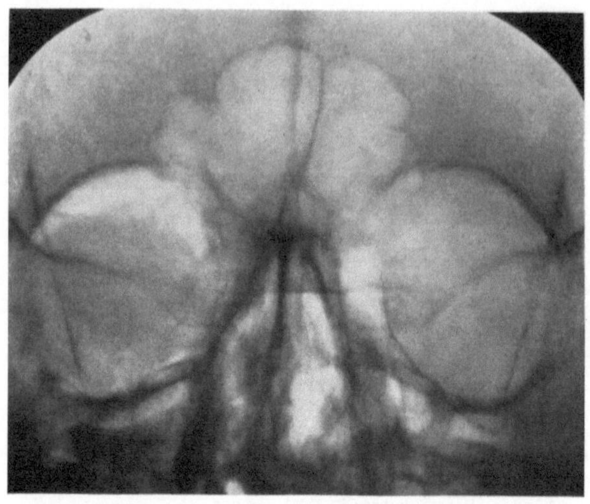

Abb. 354. Ausschnitt aus einer sagittalen, etwa
15⁰ cranial-exzentrischen Aufnahme des Schädels
in einem Falle von Fraktur der rechten Lamina
papyracea (s. S. 178). Die Fraktur als solche ist
nicht zu sehen. Es besteht nur eine Verschattung
des rechten Siebbeinlabyrinthes. Außerdem besteht ein Emphysem der rechten Orbita, und zwar
vorwiegend im oberen Anteil, kenntlich an der
intensiven, unregelmäßig strukturierten Aufhellung daselbst.

Fig. 354. Sector de una radiografía sagital, 15⁰
cráneo-excéntrica del cráneo en un caso de fractura de la lámina papirácea derecha. La fractura
como tal no se visualiza. Hay únicamente una
opacificación del laberinto etmoidal derecho.
Además hay un enfisema de la órbita derecha,
sobre todo en su parte superior lo que se reconoce
por la transparencia intensa e irregularmente
estructurada de la misma.

Fig. 354. Section from a sagittal, approximately
15⁰ cranially eccentric view of the skull, with a
fracture of the right lamina papyracea. The
fracture itself is not visible. There is only an
opaqueness of the right ethmoidal labyrinth.
Further, there is an emphysema mainly in the
upper portion of the right orbit. This can be
recognized by the irregularly shaped, pronounced
translucency.

Fig. 354. Détail d'une radiographie du crâne de
face, le rayon incident étant incliné d'environ
15⁰ en direction céphalique dans un cas d'une
fracture de la lame papyracée à droite. La
fracture elle-même n'est pas visible. Les cellules
ethmoïdales à droite sont voilées. Il existe en
outre un emphysème de l'orbite droite plus
particulièrement dans la partie supérieure, ce
que l'on reconnaît à la clarté intense de forme
irrégulière de cette région.

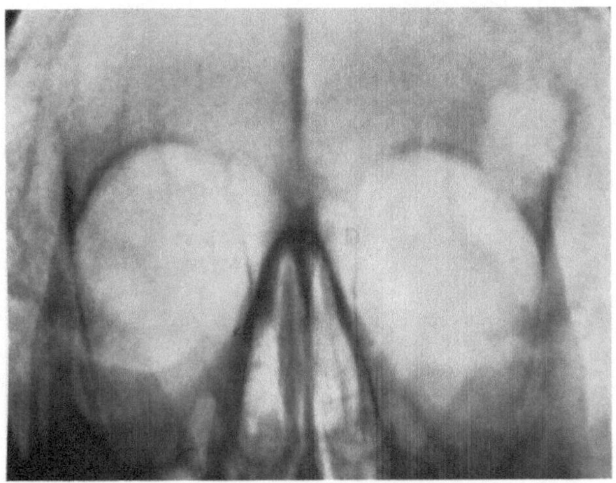

Abb. 355. Ausschnitt aus einer sagittalen, cranial-exzentrischen Aufnahme des Gesichtsschädels (s. S. 179). Über dem äußeren-oberen Orbitarand sieht man einen unregelmäßig begrenzten Defekt, der auf eine kurze Strecke den Orbitarand mit einbezieht und durch ein Knochenhämatom bedingt ist. Vom oberen Anteil des Defektes zieht noch als Rest der Fraktur eine kurze Aufhellungslinie nach oben.

Fig. 355. Sector de una radiografía sagital, cráneo-excéntrica, del macizo facial. Por encima del borde súpero-externo de la órbita se ve un defecto de límites irregulares que comprende, por un corto trecho, el borde de la órbita y que está condicionado por un hematoma óseo. Desde la parte superior del defecto corre una corta línea fracturaria como resto de la fractura.

Fig. 355. Section from a sagittal, cranially eccentric view of the facial skeleton. There is an irregularly outlined defect at the upper outer rim of the orbit, involving it over a short distance. This has been caused by a haematoma of the bone. The remains of the fracture are seen in the upper portion of the defect, as a short translucent line running laterally upwards.

Fig. 355. Détail d'une radiographie des os de la face de face, le rayon incident étant incliné en direction céphalique. On distingue en-dessus du bord externe supérieur de l'orbite une érosion mal délimitée, qui atteint le bord orbitaire sur une courte distance et qui est due à un hématome osseux. Une brève ligne claire correspondant au reste de la fracture part de la partie supérieure de l'érosion vers le haut.

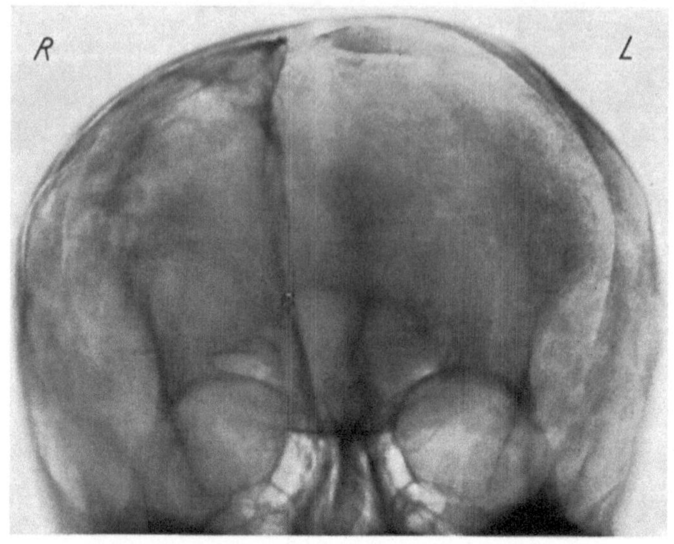

Abb. 356. Sagittale Übersichtsaufnahme des Schädels in einem Falle eines ausgedehnten, verkalkten, subduralen Hämatoms nach Trauma (s. S. 180). Das sagittale Bild des Schädels zeigt über der rechten Hemisphäre sowohl an der Konvexität als auch an der medialen Seite eine ausgedehnte, flächenhafte Verkalkung. Sie reichte im Seitenbild vom Stirn- bis zum Occipitalpol. Die Verschiebung der medialen Fläche der Verkalkung nach lateral läßt die bestehende Schrumpfung erkennen. Links sieht man nur parasagittal kleine, schollige Verkalkungen.

Fig. 356. Radiografía panorámica sagital del cráneo en un caso de hematoma subdural extenso calcificado postraumatico. La imágen sagital del cráneo muestra a nivel del hemisferio derecho, tanto en la convexidad como también en el lado interno, una calcificación extensa en superficie. En la radiografía de perfil se extendía desde el polo frontal hasta el occipital. El desplazamiento del plano interno de la calcificación hacia la cara lateral permite reconocer la retracción presente. A la izquierda se ven solamente, en localización parasagital, calcificaciones escamosas.

Fig. 356. Sagittal view of the skull in a case of an extensive, calcified, post-traumatic subdural haematoma. In the sagittal view, there is an extensive flattened calcification visible over the right hemisphere, at the convexity and also on its medial aspect. In the lateral view it extended from the frontal to the occipital pole. The lateral displacement of the medial plane of the calcification makes it possible to recognize the existing shrinkage. On the left there are only small, scale-like parasagittal calcifications.

Fig. 356. Radiographie du crâne de face dans un cas d'un gros hématome sous-dural post-traumatique calcifié. L'image du crâne de face montre une calcification en surface étendue autour de l'hémisphère droit aussi bien à la convexité qu'à la surface médiale. Elle s'étendait sur le profil du pôle frontal au pôle occipital. Le déplacement de la surface médiale de la calcification vers l'extérieur permet de reconnaître l'existence de la rétraction. A gauche on ne distingue que des petites calcifications sous forme de granulations de la région parasagittale.

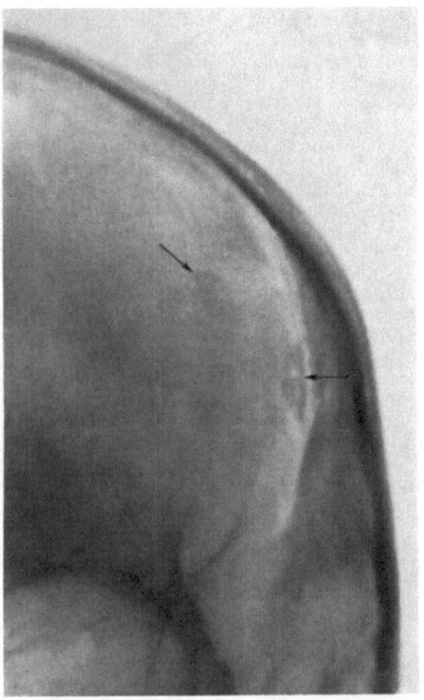

Abb. 357. Ausschnitt aus einer sagittalen Übersichtsaufnahme des Schädels mit kleinen, oberflächlichen, splitterartigen endocraniellen Verkalkungen nach Trauma (s. S. 180). Das Bild zeigt zwei splitterartige, zarte, etwas unregelmäßig strukturierte Kalkschatten, die, wie ein tangentiales Bild zeigt, ganz oberflächlich gelegen sind und Verkalkungen nach kleinen subduralen Blutungen entsprechen.

Fig. 357. Sector de una radiografía panorámica sagital del cráneo con calcificaciones endocraneales pequeñas, superficiales, bajo la forma de astillas después de un trauma. La imagen muestra dos sombras cálcicas en astilla, delicadas y de estructura algo irregular que, tal como lo muestra una radiografía tangencial, están situadas muy superficialmente y que corresponden a calcificaciones después de pequeñas hemorragias subdurales.

Fig. 357. Section from a sagittal view of the skull with small, superficial, splinter-like, post-traumatic, intracranial calcifications. The view shows two fine splinter-like, slightly irregularly shaped, calcified shadows, which, in a tangential view, are seen to be completely superficial. They correspond to calcifications after small subdural haemorrhages.

Fig. 357. Détail d'une radiographie du crâne de face avec de multiples petites calcifications superficielles fragmentaires intracrâniennes posttraumatiques. L'image montre deux fines calcifications en forme d'éclats à structure irrégulière, qui sont très superficielles, comme l'image tangentielle le montre, elles correspondent à des calcifications de petites hémorragies sous-durales.

Abb. 358. Seitliche Übersichtsaufnahme des Schädels in einem Falle von Pachymeningitis haemorrhagica interna nach Trauma (s. S. 180). Das Seitenbild des Schädels zeigt unmittelbar unter der Schädeldecke, vorwiegend im Parietalbereich multiple, zum großen Teil rundliche Kalkschatten von erheblicher Intensität und etwas unregelmäßiger Struktur. Das sagittale Bild zeigte, daß die Verkalkungen über beiden Hemisphären lagen. Die Verkalkungen entsprechen multiplen, verkalkten Hämatomen. Die Aufnahmen stammen von einem jungen Mädchen, welches zwei Jahre vor der ersten Untersuchung ein schweres Schädeltrauma erlitten hatte (Sturz auf das Hinterhaupt beim Eislaufen). Nach Abklingen der Erscheinungen und einem längeren beschwerdefreien Intervall traten Attacken heftigster Kopfschmerzen auf, welche bis zu einigen Wochen andauerten. Zwischen den einzelnen Attacken lagen Monate völliger Beschwerdefreiheit. Der neurologische Befund war ursprünglich negativ. Im Laufe der Jahre entwickelte sich jedoch klinisch erst das Bild einer schleichend verlaufenden Encephalitis, dann auch einer Myelitis. Das Röntgenbild ist wohl so zu erklären, daß es im Anschluß an das Trauma zu einer subduralen Blutung kam und eine hinzutretende Entzündung eine Pachymeningitis haemorrhagica interna auslöste. Die im Seitenbild auffallende Größe der Sella turcica ist wohl auf eine bestehende chronische endocranielle Drucksteigerung zurückzuführen.

Fig. 358. Radiografía lateral panorámica del cráneo en un caso de paquimeningitis hemorrágica interna después de un trauma. La radiografía de perfil del cráneo muestra, inmediatamente debajo de la calota del cráneo, predominantemente en la zona parietal, sombras calcicas en su mayor parte redondeadas, de gran densidad y de estructura algo irregular. La radiografía sagital mostraba que las calcificaciones estaban situadas en ambos hemisferios. Las calcificationes corresponden a múltiples hematomas calcificados. Las radiografías corresponden a una niña joven que, 2 años antes del primer examen había sufrido un grave traumatismo del cráneo (caída sobre el occipucio al patinar). Una vez que las manifestaciones habían cedido y después de un largo intervalo asintomático, aparecieron accesos de intensas cefaleas que duraban hasta algunas semanas. Entre los distintos accesos habia intervalos completamente asintomáticos. El examen neurológico fué negativo. En el curso de los años se desarrolló primero clínicamente el cuadro de una encefalitis de curso insidioso, después también el de una mielitis. El cuadro radiológico debe interpretarse de tal manera, que, como consecuencia del trauma, se formó una hemorragia subdural y que consecutiva una inflamación provocó una paquimeningitis hemorrágica interna. El llamativo tamaño de la silla turca en la radiografía lateral debe imputarse a la presencia de una hipertensión endocraneana crónica.

Fig. 358. Lateral view of the skull showing posttraumatic pachymeningitis haemorrhagica interna. In the lateral view of the skull there are multiple, partly round calcifications of considerable density and slightly irregular shape, immediately below the vault of the skull and especially in the parietal region. The sagittal view shows that calcifications were present over both hemispheres. They correspond to multiple calcified haematomata. The films are those of a young girl, who suffered severe skull injury two years before the first investigation, (she fell on the occiput whilst skating). After the disappearance of the immediate symptoms and a lengthy symptom free interval, there were attacks of most violent headaches which lasted up to several weeks. Between the attacks there were months of complete absence of symptoms. Originally the neurological findings were negative. In the course of the years she developed first the clinical signs of a slowly progressive encephalitis and then also of a myelitis. The film can be explained as follows: after the first injury there was a subdural haemorrhage and this was followed by an inflammation which started a pachymeningitis haemorrhagica interna. In the lateral view the sella turcica is considerably enlarged due to the existing chronic increase in intra-cranial pressure.

Fig. 358. Radiographie du crâne de profil dans un cas de pachyméningite hémorragique interne posttraumatique. L'image de profil du crâne montre juste sous la voûte du crâne, surtout dans la région pariétale, de nombreuses calcifications rondes pour la plupart, très denses et à structure un peu irrégulière. L'image de face montre que les calcifications sont réparties sur les deux hémisphères. Les calcifications correspondent à de multiples hématomes calcifiés. Les radiographies proviennent d'une jeune fille qui avait eu deux ans avant le premier examen un grave traumatisme cranien (chute sur la région occipitale en patinant). Après disparition des symptômes et un long intervalle sans troubles des attaques de céphalées violentes se déclarent, elles durent même quelques semaines. Entre chacune de ces attaques la malade est parfaitement bien pendant plusieure mois. L'examen neurologique était négatif au début. L'image clinique d'une encéphalite torpide se développa peu à peu au cours des années, elle fut suivie de celle d'une myélite. La radiographie doit être interprétée de la façon suivante: une hémorragie sous-durale se déclara à la suite du traumatisme, elle provoqua une inflammation sous forme d'une pachyméningite hémorragique interne. La selle turcique agrandie visible sur la radiographie de profil est vraisemblablement due à une hypertension intracrânienne chronique.

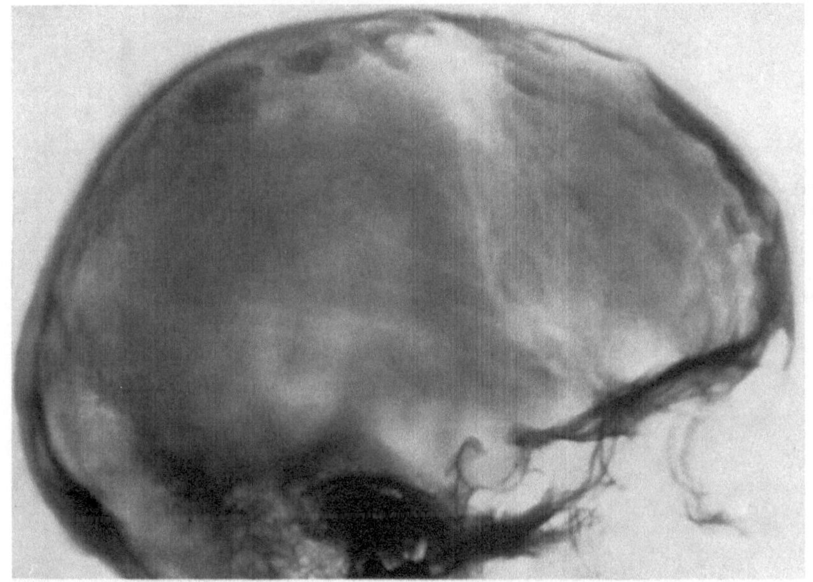

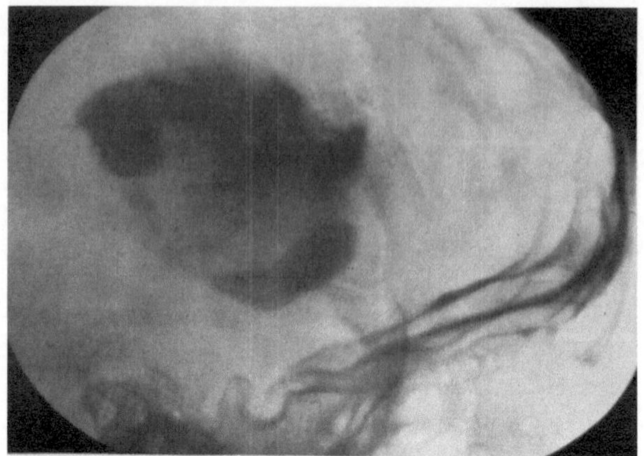

Abb. 359. Ausschnitt aus einer seitlichen Übersichtsaufnahme des Schädels in einem Fall von Geburtstrauma mit einem großen, verkalkten, intracerebralen Hämatom (s. S. 180).

Fig. 359. Sector de una radiografía lateral panorámica del cráneo en un caso de trauma obstétrico con un gran hematoma intracerebral calcificado.

Fig. 359. Section from a lateral view of the skull showing a birth injury with a large calcified intracerebral haematoma.

Fig. 359. Détail d'une radiographie du crâne de profil dans un cas d'un traumatisme obstétrical avec un grand hématome intracérébral calcifié.

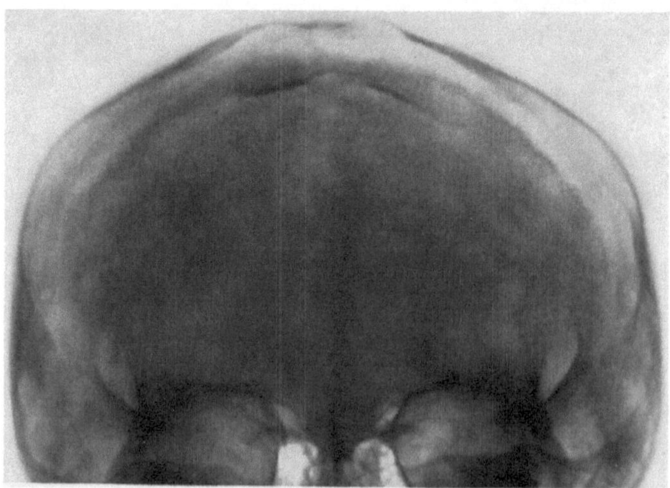

Abb. 360. Sagittale Übersichtsaufnahme des Schädels (s. S. 181). Man sieht median und paramedian an der Schädeldecke einen etwas unregelmäßigen, strichförmigen, kalkdichten Schatten, der durch von den Strahlen tangential getroffene Leisten an der Innenfläche des Schädels hervorgerufen ist. Diese Leisten sind eine harmlose anatomische Variante und die Annahme, daß es sich um die Folge von Narbenbildungen der Dura handelt, wie manche annehmen, ist unbegründet.

Fig. 360. Sagittal view of the skull. A slightly irregular, linear, calcified shadow is seen medially and paramedially at the vault of the skull. This shadow is caused by longitudinal protrusions on the inner surface of the skull, which have been projected tangentially. These are non pathological anatomical variants. They are often erroneously considered to follow scar formation in the dura.

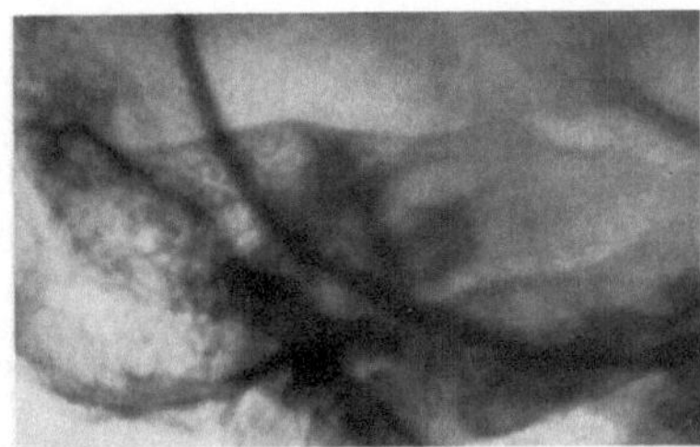

Abb. 361. Halb-sagittale Aufnahme des Schläfenbeines in einem Fall von teilweiser knöcherner Verödung des Labyrinthes nach einem alten Schädeltrauma (s. S. 181). Eine Fraktur ist nicht zu sehen. Der obere Bogengang ist nicht mehr erkennbar. An seiner Stelle befindet sich dichter, sklerotischer Knochen. Wahrscheinlich hat eine Fraktur den oberen Bogengang durchsetzt und es ist hier nach Labyrinthitis zur knöchernen Verödung gekommen. Ein ganz analoges Bild kann man manchmal als Folgezustand einer Labyrinthitis bei Meningitis epidemica sehen.

Fig. 361. Radiografía semi-sagital del temporal en un caso de esclerosis parcialmente ósea del laberinto por trauma de antigua data. No se ve fractura. El conducto semicircular superior no se visualiza ya. En su lugar hay hueso denso y esclerótico. Probablemente una fractura ha interesado el conducto semicircular superior y, después de una laberintitis, se ha originado la esclerosis ósea. Un cuadro completamente análogo puede verse, a veces, como estado consecutivo de una laberintitis en la meningitis epidémica.

Fig. 361. Half sagittal view of the temporal bone in a case of partial ossification of the labyrinth following an old skull injury. No fracture is seen. The upper semicircular canal is no longer recognizable. In its place there is dense sclerotic bone. Probably a fracture had involved the upper semicircular canal and following a labyrinthitis, ossification had taken place. A similar picture is frequently a result of labyrinthitis during epidemic meningitis.

Fig. 361. Radiographie du temporal en incidence occipito-zygomatique dans un cas d'une ossification partielle du labyrinthe après un traumatisme cranien ancien. On ne distingue pas de fracture. Le canal semi-circulaire supérieur n'est plus reconnaissable. Une formation osseuse dense et sclérosée le remplace. Une fracture a probablement atteint le canal semi-circulaire supérieur et l'ossification a suivi une labyrinthite. Une image identique peut être parfois observée comme séquelle d'une labyrinthite au cours d'une méningite épidémique.

Fig. 360. Radiografía panorámica sagital del cráneo. Se ve en la línea media y región paramediana, en la bóveda del cráneo, una sombra cálcica algo irregular determinada por los listones de la superficie interna del cráneo tomados tangencialmente por los rayos. Estos listones son una variante anatómica sin trascendencia clínica y la suposición de que se trata de la consecuencia de formaciones cicatrizales en la duramadre, como interpretan algunos, no tiene fundamento.

Fig. 360. Radiographie du crâne de face. On distingue dans la région médiane et paramédiane de la voûte du crâne une ombre un peu irrégulière, linéaire présentant la densité du calcaire qui est due aux crêtes de la table interne du crâne atteintes tangentiellement par les rayons. Ces crêtes représentent des variétés anatomiques banales et les considérer comme certains le font comme des séquelles de cicatrices de la dure-mère est injustifié.

37*

Abb. 362. Seitliche Übersichtsaufnahme des Schädels in einem Fall einer alten Fraktur der Schädelkapsel (s. S. 182). Der Frakturspalt ist im vorderen Anteil, im Bereiche des Stirnbeines erheblich verbreitert und scharf begrenzt. Im hinteren Anteil, im Bereiche des Scheitelbeines, ist der Frakturspalt jedoch infolge Knochenneubildung zum großen Teil nicht mehr erkennbar. Man sieht aber bis über die Mitte des Scheitelbeines hinaus noch Reste des ehemaligen Frakturspaltes, teils als feine, lineare, teils als fleckförmige Aufhellung. Innerhalb des vorderen, verbreiterten Teiles des Frakturspaltes sieht man kleine, regelmäßige Kalkschatten, welche Inseln neugebildeten Knochens entsprechen. Knapp unterhalb des vorderen Anteiles des Frakturspaltes ist ein horizontal gelegener, dichter, länglicher Kalkschatten zu sehen, welcher einem etwas dislozierten Splitter der Lamina interna entspricht. Am tangential getroffenen Teil des Stirnbeines ist an der Außenseite im Frakturbereich starke periostale Knochenapposition zu erkennen.

Fig. 362. Radiografía panorámica lateral del cráneo en un caso de fractura de antigua data de la cápsula del cráneo. La hendidura fracturaria está considerablemente ensanchada y con límites netos en el territorio correspondiente al hueso frontal. En la parte posterior, en la zona del parietal, la hendidura fracturaria ya no se reconoce en su mayor parte como consecuencia de neoformación ósea. Pero se ve, hasta la mitad del parietal y algo más allá, restos de la primitiva hendidura fracturaria, en parte como transparencia fina y lineal y, por otra parte, como transparencia en forma de mancha. Dentro de la parte anterior ensanchada de la hendidura fracturaria se ven sombras cálcicas pequeñas y regulares que corresponden a islotes de neoformación ósea. Inmediatamente por debajo del extremo anterior de la hendidura fracturaria, se ve una imágen cálcica situada horizontalmente, densa y alargada que corresponde a una astilla algo dislocada de la tabla interna. En la región del frontal tomado tangencialmente se ve, en la cara externa en la zona fracturada, aposición ósea perióstica intensa.

Fig. 362. Lateral view of the skull in a case of an old fracture of the vault of the skull. The fracture fissure is in its anterior portion, in the region of the frontal bone, markedly widened and well defined. In its posterior portion, in the region of the parietal bone, the fracture fissure is to a great extent no longer recognizable, due to new bone formation. However, the remains of the original fracture fissure are still seen up to the middle of the parietal bone partly as a fine linear, and partly as a spotty translucency. Small, calcified shadows are seen within the anterior widened portion of the fracture fissure and these are due to islets of new bone formation. Just beneath the anterior portion of the fracture fissure there is a horizontal dense linear calcification, which corresponds to a dislodged splinter of the lamina interna. On the exterior of the tangentially projected portion of the frontal bone, in the region of the fracture, there is considerable periosteal bone deposition.

Fig. 362. Radiographie du crâne de profil dans un cas d'une fracture ancienne de la voûte du crâne. Le trait de fracture est très élargi et bien délimité dans sa partie antérieure dans la région frontale. Dans sa partie postérieure dans la région pariétale le trait de fracture n'est en grande partie plus visible en raison de l'ostéoformation. On distingue toutefois jusqu'au milieu du pariétal des vestiges de l'ancien trait de fracture, sous forme de clarté fine et linéaire ou tachetée. A l'intérieur du trait de fracture élargi de la région antérieure on distingue de petites calcifications régulières, qui correspondent à des zones d'ostéoformation récente. Juste endessous de la partie antérieure du trait de fracture on distingue une calcification dense, allongée, horizontale, qui correspond à un fragment déplacé de la table interne. La partie du frontal examinée sous une incidence tangentielle montre à la partie externe de la région fracturée une apposition périostée importante.

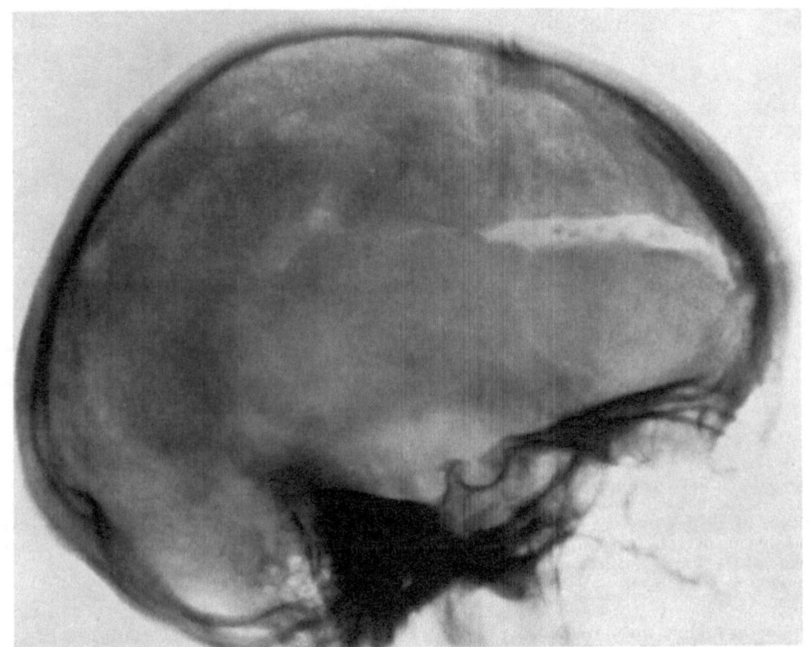

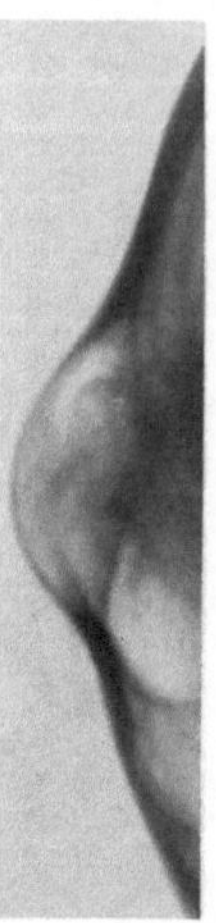

Abb. 363. Ausschnitt aus einer tangentialen Aufnahme der seitlichen Schädelwand (s. S. 182).
Man sieht an Stelle der posttraumatischen Cyste,
die sich infolge eines Geburtstraumes gebildet hat,
eine starke lokale Verdünnung und Vorwölbung
des Knochens.

Fig. 363. Sector de una radiografía tangencial de
la pared lateral del cráneo. Se ve, en el sitio
del quiste post-traumático, que se ha formado
como consecuencia de un trauma obstétrico, un
considerable adelgazamiento y abombamiento del
hueso.

Fig. 363. Section from a tangential view of the
lateral wall of the skull. A marked local thinning
and protrusion of the bone is seen at the site
of a post-traumatic cyst, which originated as
a result of birth injury.

Fig. 363. Détail d'une radiographie prise sous
une incidence tangentielle de la paroi latérale
du crâne. On distingue à la place du kyste posttraumatique, qui s'était formé à la suite d'un
traumatisme obstétrical, une voussure et un
amincissement local important de l'os.

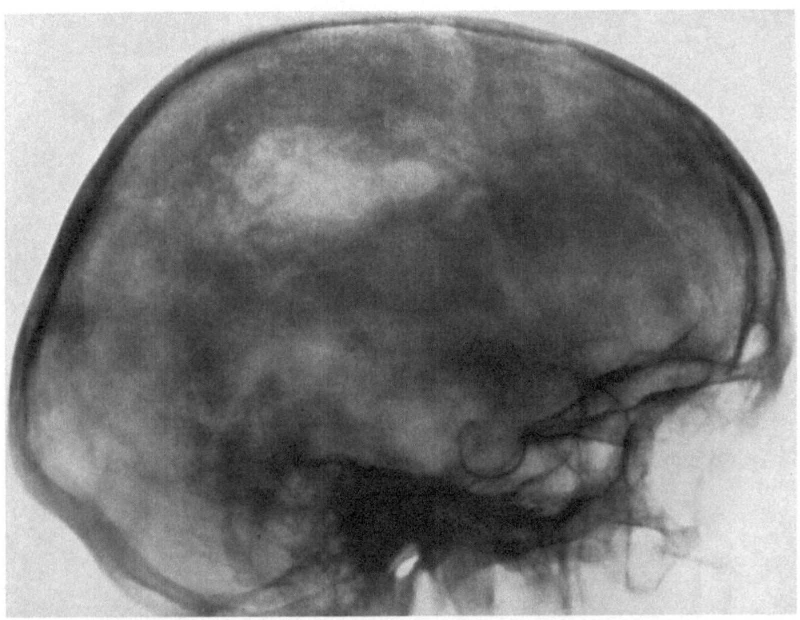

Abb. 364. Seitliche Übersichtsaufnahme des Schädels in einem Fall einer alten Schädelfraktur mit Zeichen einer erheblichen atypischen Gefäßneubildung im Frakturbereich (s. S. 183). Der Frakturspalt im Bereiche des Scheitelbeines klafft stark und zeigt nur im vorderen Anteil zum Teil noch glatte, scharfe Begrenzung. In seiner Umgebung — hauptsächlich im hinteren, zum Teil aber auch im vorderen Anteil — sieht man zahlreiche atypische, kurze Gefäßbänder und rundliche, gefäßbedingte Aufhellungen. Im unteren Anteil zeigt der Kontur des Frakturspaltes auch buchtige Ausladungen. Außerdem besteht im Frakturbereich unregelmäßige Knochenneubildung, welche auf ein altes Hämatom zurückzuführen ist.

Fig. 364. Lateral view of the skull showing an old skull fracture with signs of considerable atypical new vessel formation in its region. The fracture fissure is widely separated in the region of the parietal bone and shows only in its anterior portion a partly smooth and sharp definition. Numerous atypical, short vascular lines and round vascular translucencies are seen in the surroundings of the fracture mainly in the posterior, but also in the anterior portion. In the lower portion of the outline of the fracture fissure there is a dome-like widening. In addition, there is irregular new bone formation in the region of the fracture, which is due to an old haematoma.

Fig. 364. Radiografía panorámica lateral del cráneo en un caso de una fractura del mismo de antigua data con signos de neoformación vascular atípica muy desarrollada en la zona de fractura. La hendidura fracturaria en la zona del parietal está muy abierta y muestra, únicamente en su parte anterior, límites en parte aún lisos y precisos. En sus vecindades — sobre todo en la parte posterior y en parte también en la anterior — se ven numerosos trayectos vasculares cortos, atípicos y transparencias redondeadas de naturaleza vascular. En su parte inferior, la hendidura fracturaria muestra también límites policíclicos. Además, en la zona de fractura hay neoformación ósea irregular que debe ser imputada a un hematoma de antigua data.

Fig. 364. Radiographie du crâne de profil dans un cas d'une ancienne fracture du crâne avec des signes d'un développement important et atypique de vascularisation de la région fracturée. Le trait de fracture dans la région pariétale est encore très large, il ne montre une limite nette et franche que dans une partie de sa portion antérieure. On distingue dans son entourage — surtout dans sa partie postérieure, mais aussi en partie dans sa portion antérieure — de multiples empreintes vasculaires brèves et atypiques et des lacunes rondes dues à des vaisseaux. Le contour du trait de fracture dans la partie inférieure montre des échancrures. La région fracturée présente en outre des ostéoformations irrégulières, qui proviennent d'un ancien hématome.

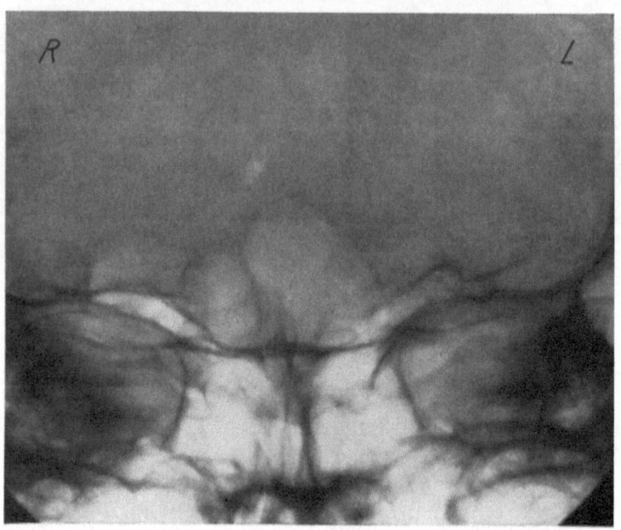

Abb. 365. Ausschnitt aus einer sagittalen Übersichtsaufnahme des Schädels in einem Fall eines Sinus pericranii (s. S. 183). Rechts parasagittal sieht man knapp oberhalb der Stirnhöhle eine kleine, rundliche Aufhellung, welche einem atypischen Gefäßkanal entspricht. Im tangentialen Bild war ersichtlich, daß dieser Gefäßkanal senkrecht zur Oberfläche auf kürzestem Wege von außen nach innen führt.

Fig. 365. Sector de una radiografía panorámica sagital del cráneo en un caso de seno del pericráneo. A la derecha y parasagitalmente se ve, inmediatamente por encima del seno frontal, una transparencia pequeña redondeada que corresponde a un conducto vascular atípico. En la radiografía tangencial se comprobaba que este conducto vascular conduce perpendicularmente a la superficie, por el camino más corto, de afuera hacia adentro.

Fig. 365. Section from a sagittal view of the skull in a case of sinus pericranii. A small, round translucency is seen parasagittally on the right, just above the frontal sinus. This corresponds to an atypical vascular canal. The tangential view showed that this vascular canal led vertically to the surface by the shortest route from the outside inwards.

Fig. 365. Détail d'une radiographie du crâne de profil dans un cas d'un «sinus pericranii». On distingue dans la région parasagittale droit juste en-dessus du sinus frontal une petite lacune ronde, qui correspond à un canal vasculaire atypique. Sur la radiographie en incidence tangentielle on pouvait voir que ce canal perpendiculaire à la surface du crâne conduisait par le plus court chemin de l'extérieur à l'intérieur.

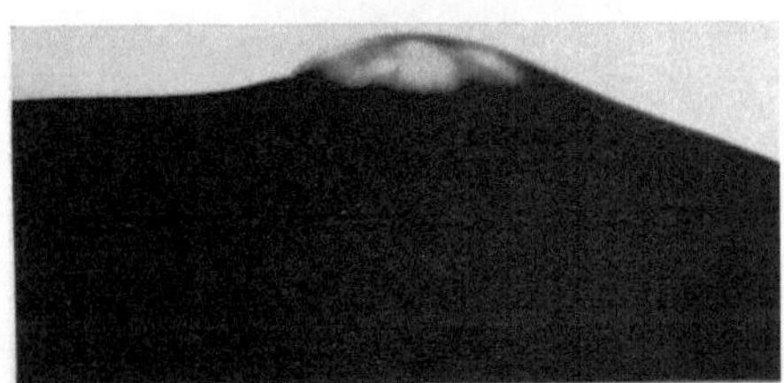

Abb. 366. Ausschnitt aus einer tangentialen Aufnahme des Schädels in einem Falle eines alten Trauma (s. S. 184). Cystenartig verändertes, altes Knochenhämatom nach Trauma. An der Schädeldecke besteht eine schalenartige Knochenvorwölbung, unterhalb welcher eine scharf begrenzte, regelmäßige, durch Septen unterteilte Aufhellung zu sehen ist.

Fig. 366. Sector de una radiografía tangencial del cráneo en un caso de trauma de antigua data. Hematoma del hueso de antigua data, quísticamente modificado. En la calota craneal hay un abombamiento en escama del hueso por debajo de la cual se ve una transparencia limitada con precisión, regular y subdividida por tabiques.

Fig. 366. Section of a tangential view of the skull in a case of an old injury, showing a post-traumatic haematoma of bone, which became converted into a cyst. At the vault of the skull there is a bowl-like bone deformity, beneath which there is a well-defined, regular translucency, which is divided by septa.

Fig. 366. Détail d'une radiographie du crâne en incidence tangentielle dans un cas d'un traumatisme ancien. Ancien hématome osseux post-traumatique transformé en formation kystique. La voûte du crâne montre une voussure osseuse en forme de coque, sous laquelle on distingue une lacune bien délimitée, régulière et subdivisée par des cloisons.

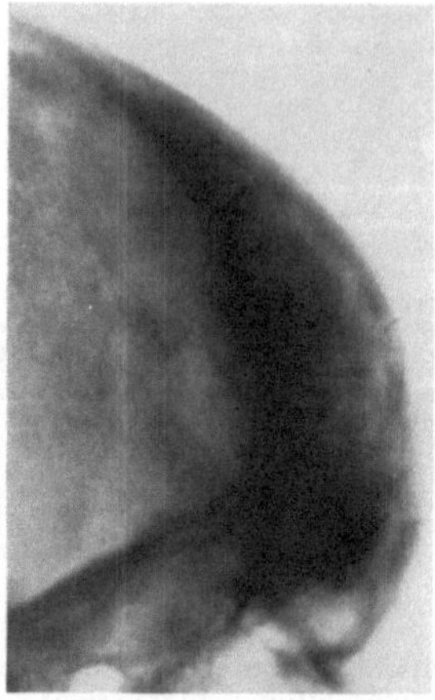

Abb. 367. Ausschnitt aus einer tangentialen Aufnahme des Stirnbeines im Falle eines in Verknöcherung befindlichen alten Knochenhämatoms nach Trauma (s. S. 184). Die Stirnbeinschuppe ist in der unteren Hälfte durch neuerliche Knochenbildung im vorwiegend nach außen verdrängten Periost verdickt. Unterhalb dieser schalenförmigen Knochenneubildung sieht man — von dieser durch eine Aufhellungszone getrennt — zentral eine intensive, unregelmäßige Knochenneubildung.

Fig. 367. Sector de una radiografía tangencial del frontal en un caso de un hematoma del hueso posttraumático en vía de calcificación. La escama del frontal está aumentada de espesor en su parte inferior como consecuencia de neoformación ósea en el periostio que está desplazado predominantemente hacia afuera. Por debajo de esta neoformación ósea de tipo escamoso — separada de ella por una zona transparente — se visualiza centralmente una neoformación ósea intensa e irregular.

Fig. 367. Section from a tangential view of the frontal bone showing a calcifying post-traumatic old haematoma of bone. The squamous portion of the frontal bone is thickened in its lower portion by new bone formation mainly in the outwardly displaced periosteum. Beneath this bowl-shaped new bone formation and separated by a zone of translucency, there is pronounced, irregular, new bone formation centrally.

Fig. 367. Détail d'une radiographie du frontal en incidence tangentielle dans un cas d'un ancien hématome osseux posttraumatique en voie d'ossification. La face du frontal est épaissie dans sa moitié inférieure par une nouvelle ostéoformation plus particulièrement du périoste refoulé en avant. On distingue en-dessous de cette ostéoformation en forme de coque une autre ostéoformation centrale intense et irrégulière, qui est séparée de la première par une zone plus claire.

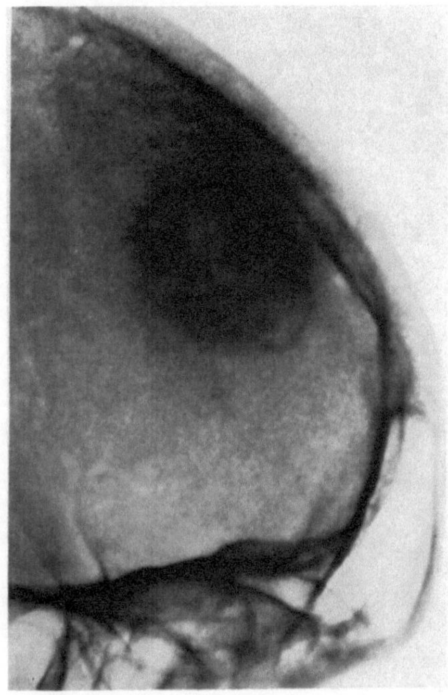

Abb. 368. Ausschnitt aus einer seitlichen Übersichtsaufnahme des Schädels in einem Fall eines alten, in Verknöcherung befindlichen Hämatoms des Stirnbeines nach Trauma (s. S. 184). An der Stelle des ehemaligen Hämatoms sieht man heute einen intensiven, rundlichen und verhältnismäßig gut begrenzten Schatten, der von unregelmäßigen Aufhellungen durchsetzt ist.

Fig. 368. Sector de una radiografía lateral del cráneo en un caso de un hematoma posttraumático de antigua data en vías de calcificación. En el lugar del primitivo hematoma se ve ahora una sombra de gran densidad, redondeada y relativamente bien limitada, que está sembrado de transparencias irregulares.

Fig. 368. Section from a lateral view of the skull showing a calcifying, post-traumatic old haematoma of the frontal bone. At present there is, at the place of the original haematoma, a dense, rounded, relatively well-defined shadow and within it, irregular translucencies.

Fig. 368. Détail d'une radiographie du crâne de profil dans un cas d'un hématome posttraumatique ancien du frontal en voie d'ossification. On distingue maintenant à la place de l'ancien hématome une ombre ronde, dense et relativement bien délimitée, qui présente des lacunes irrégulières.

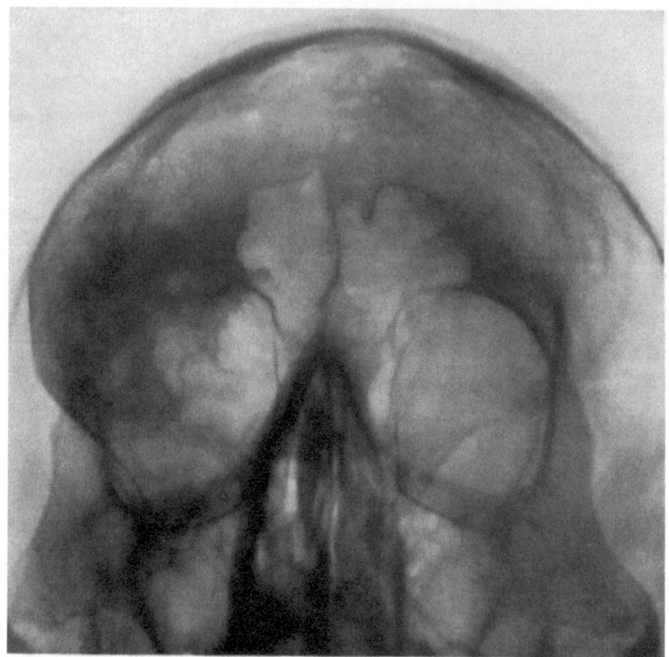

Abb. 369. Sagittale, cranial-exzentrische Aufnahme des Gesichtsschädels in einem Fall einer osteomartigen Knochenneubildung auf Grund eines posttraumatischen Knochenhämatoms (siehe S. 184). Das Stirnbein zeigt rechts unten lateral eine erhebliche, osteomartige Knochenverdickung und -verdichtung. Dieses posttraumatische Osteom unterscheidet sich von einem echten Osteom durch seine atypische Struktur, welche durch rundliche, unregelmäßige Aufhellungen in seinem Innern bedingt ist.

Fig. 369. Radiografía sagital, cráneo-excéntrica del macizo facial en un caso de neoformáción ósea osteomatosa en base a un hematoma del hueso post-traumático. El frontal muestra, a la derecha, abajo y lateralmente, un considerable aumento de espesor y de densidad del hueso de tipo osteomatoso. Este osteoma post-traumático se diferencia de un verdadero osteoma por su estructura atípica, condicionada por transparencias redondeadas e irregulares.

Fig. 369. Sagittal, cranially eccentric view of the facial skeleton with osteoma-like new bone formation due to a post-traumatic haematoma of bone. The frontal bone shows considerable osteoma-like thickening and increase in density on the right, below and laterally. This post-traumatic osteoma differs from a genuine osteoma by its atypical structure. This has been produced by round, irregular translucencies within it.

Fig. 369. Radiographie des os de la face de face, le rayon incident étant déplacé en direction céphalique, dans un cas d'une ostéoformation semblable à un ostéome à la suite d'un hématome osseux posttraumatique. Le frontal droit montre dans sa partie inférieure externe un épaississement et une condensation osseuse importante semblable à un ostéome. Cet ostéome posttraumatique diffère du véritable ostéome par sa structure atypique, résultant des lacunes rondes et irrégulières qu'il contient.

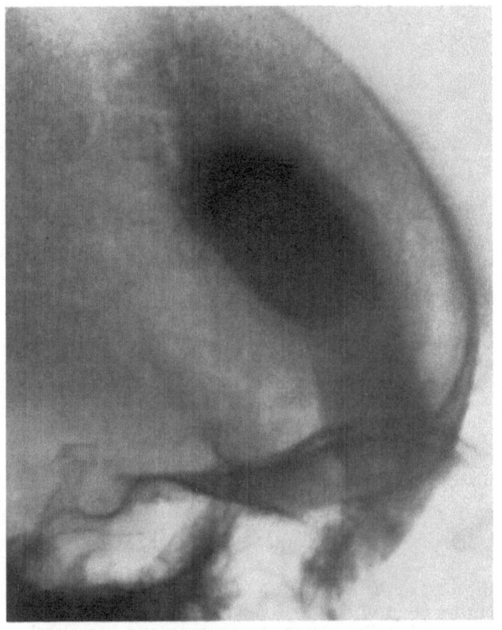

a

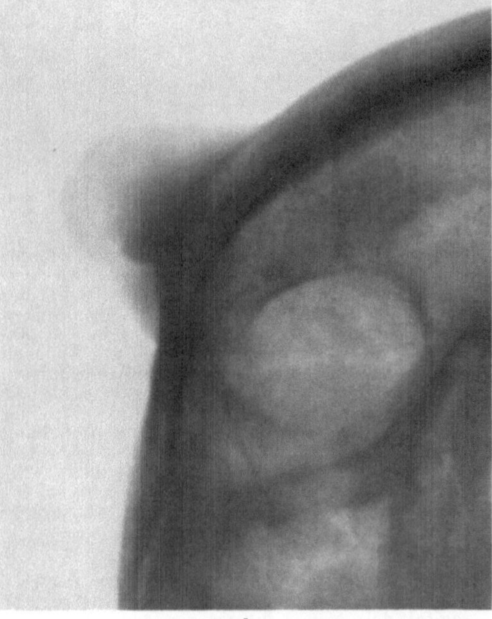

b

Abb. 370a und b. Ausschnitt aus einer seitlichen Übersichtsaufnahme des Schädels (a) und einer tangentialen Aufnahme desselben (b), in einem Fall eines mächtigen periostalen Osteoms nach Verletzung durch Hieb mit einem Gewehrkolben (s. S. 184). Das Osteom ist glatt begrenzt, außerordentlich dicht und homogen und geht von der Lamina externa aus, ohne die Diploe und Lamina interna zu verändern und scheint seiner Form nach dem verletzenden Instrument zu entsprechen.

Fig. 370a y b. Sector de una radiografía de perfil panorámica del cráneo (a) y proyección tangencial del mismo (b), en un caso correspondiente a un voluminoso osteoma perióstico después de un traumatismo contundente con una culata de fusil. El osteoma tiene límites netos, densidad intensa y homogénea, parte de la lámina externa, sin alterar el díploe y la lámina interna y parece corresponder, de acuerdo a su forma, al instrumento traumatizante.

Fig. 370a and b. Section from a lateral view (a) and a tangential view (b) of the skull with a very large periosteal osteoma following injury through a blow with a rifle butt. The osteoma is smoothly defined, extraordinarily dense and homogenous. It extends from the lamina externa, without producing a change in the diploe and the lamina interna, and appears to resemble the shape of the instrument which has caused the injury.

Fig. 370a et b. Détail d'une radiographie du crâne de profil (a) et d'une radiographie en incidence tangentielle de la même région (b) dans un cas d'un ostéome périosté imposant à la suite d'un traumatisme par un coup assené avec la crosse d'un fusil. L'ostéome est bien délimité, il est extrêmement dense et homogène, il prend naissance à la table externe sans modifier le diploé et la table interne et sa forme paraît correspondre à celle de l'instrument qui a déterminé le traumatisme.

Abb. 371a und b. Ausschnitt aus einer seitlichen Übersichtsaufnahme des Schädels (a) und sagittale Übersichtsaufnahme des Schädels (b) in einem Fall eines postraumatischen Osteoklastoms des Stirnbeines (s. S. 184). Das Seitenbild zeigt das Stirnbein hochgradig verbreitert, wobei der Knochen den Eindruck einer schalenförmigen Auftreibung nach außen und innen macht. Im Bereich dieser Verbreiterung zeigt der Knochen etwas unscharf und bogig begrenzte Aufhellungen. Im sagittalen Bild zeigt das Stirnbein median etwas mehr nach rechts als nach links reichend, eine ausgedehnte, buchtig begrenzte Aufhellung mit verdichteten Rändern. Der Prozeß ist beiderseits in die stark ausgebildeten Stirnhöhlen durchgebrochen und hat rechterseits zu einem sekundären Stirnhöhlenempyem geführt. Histologischer Befund: Ostitis fibrosa cystica.

Fig. 371a y b. Sector de una radiografía lateral panorámica del cráneo (a) y una radiografía sagital del mismo (b) en un caso de osteoclastoma post-traumático del frontal. La radiografía lateral muestra que el frontal está considerablemente ensanchado, impresionando el hueso como si estuviera insuflado hacia adentro y afuera. En esta zona ensanchada el hueso presenta transparencias de límites precisos y arqueados. En la proyección sagital la radiografía muestra, en la parte media del frontal, extendiéndose más a la derecha que a la izquierda, una transparencia con límites policíclicos y con bordes más densos. El proceso ha invadido, en ambos lados, los senos frontales muy desarrollados determinando a la derecha un empiema secundario del seno frontal. Examen histológico: osteítis fibrosa quística.

Fig. 371a and b. Section from a lateral view (a) and a sagittal view (b) of the skull in a case of post-traumatic osteoclastoma of the frontal bone. The lateral view shows the frontal bone to be considerably widened both inwardly and outwardly in a dome-like fashion. Within this widening are ill-defined and curved translucencies. In the sagittal view there is a large translucency and bay-like margins, which show an increase in density. It is situated in the frontal bone medially and more to the right than to the left. The lesion has penetrated into the strongly developed frontal sinuses and has caused a secondary empyema of the right frontal sinus. The histological finding: osteitis fibrosa cystica.

Fig. 371a et b. Détail d'une radiographie du crâne de profil (a) et de face (b) dans un cas d'un «ostéoclastome» posttraumatique du frontal. Le profil montre que le frontal est considérablement élargi, l'os donne l'impression d'une dilatation en forme de coque aussi bien en dedans qu'en dehors. Il montre en outre dans cette zone élargie des lacunes mal délimitées et arrondies. L'image de face montre une lacune étendue avec des contuors découpés et des bords condensés. Elle se trouve dans la région frontale médiane et est un peu plus développée à droite qu'à gauche. Cette formation a pénétré des deux côtés dans les sinus frontaux très développés et a déterminé à droite un empyème secondaire de ce sinus. L'examen histologique révéla une ostéite fibro-kystique.

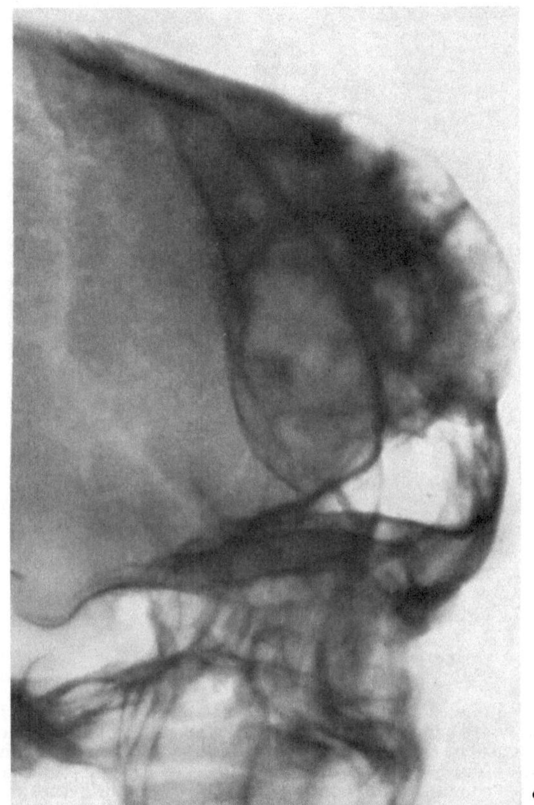

a

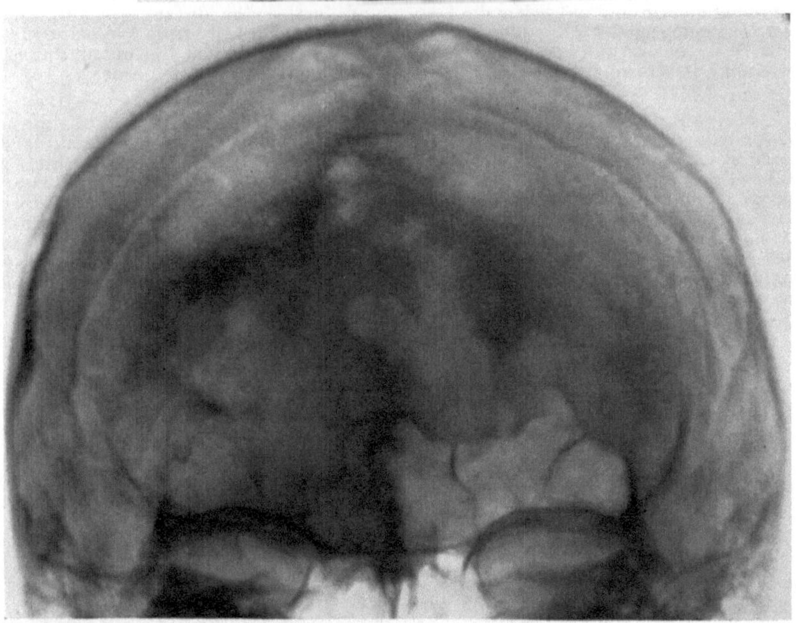

b

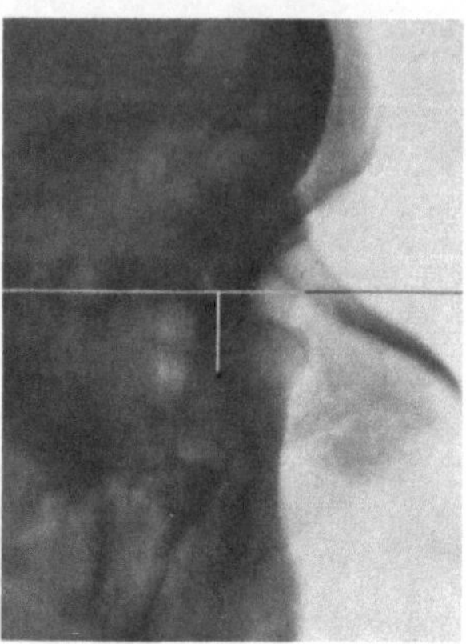

Abb. 372. Seitliche Aufnahme eines Auges nach Verletzung durch einen Metallsplitter (s. S. 187). Die horizontale Linie entspricht dem Horizontalmeridian, die senkrechte Linie der Entfernung des Fremdkörpers von der Ebene des Horizontalmeridians. Es läßt sich also auf dieser Aufnahme diese Entfernung messen und außerdem die Entfernung der Vertikalebene des Fremdkörpers von der Limbusebene, welche normalerweise 2 mm hinter der Kuppe der Hornhaut gelegen ist.

Fig. 372. Radiografía lateral de un ojo después de una lesión por un fragmento metálico. La línea horizontal corresponde al meridiano horizontal, la linea perpendicular a la distancia del cuerpo extraño del plano del meridiano horizontal. Es, pues, posible en esta radiografía medir esta distancia y, además, la distancia del plano vertical del cuerpo extraño del plano límbico, que normalmente está situado 2 mm detrás del punto más alto de la córnea.

Fig. 372. Lateral view of the eye after injury with a metal splinter. The horizontal line corresponds to the horizontal meridian, and the vertical line to the distance of the foreign body from the plane of the horizontal meridian. It is therefore possible to measure in this view this distance and further the distance of the vertical plane of the foreign body from the plane of the limbus. The latter is normally situated 2 mm behind the outer convexity of the cornea.

Fig. 372. Radiographie de l'oeil de profil après une blessure par un éclat métallique. La ligne horizontale correspond au méridien horizontal, la ligne verticale à la distance séparant le corps étranger du plan du méridien horizontal. On peut ainsi mesurer cette distance sur cette radiographie et mesurer également la distance séparant le plan vertical du corps étranger du plan du limbe, ce dernier se trouve normalement à 2 mm. en arrière de la courbure de la cornée.

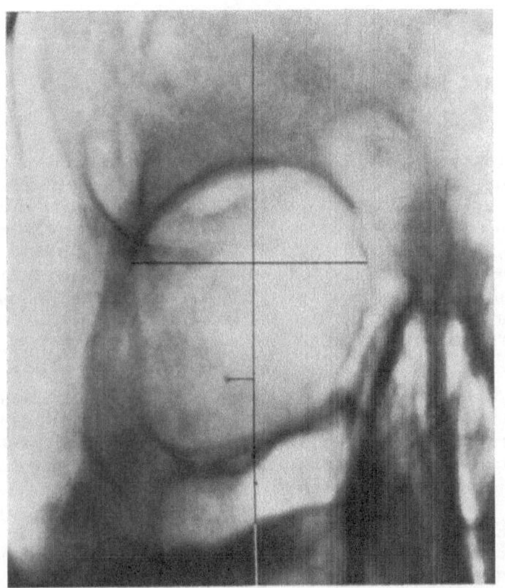

Abb. 373. Sagittale Aufnahme des gleichen Falles wie Abb. 372 (s. S. 187). In dieser Aufnahmerichtung läßt sich die Entfernung des Fremdkörpers von der Median-Sagittalebene der Orbita bzw. des Bulbus messen.

Fig. 373. Radiografía sagital del mismo caso de la Fig. 372. En esta proyección se puede medir la distancia del cuerpo extraño del plano mediosagital de la órbita, respectivamente del bulbo.

Fig. 373. Sagittal view of the same case as in Fig. 372. In this view it is possible to measure the distance of the foreign body from the median sagittal plane of the orbit or of the bulbus.

Fig. 373. Radiographie de face du même cas que celui de la Fig. 372. Sous cette incidence on peut mesurer la distance entre le corps étranger et le plan sagittal médian de l'orbite ou du bulbe.

Abb. 374 befindet sich im Text S. 188.
Abb. 375 befindet sich im Text S. 189.

Abb. 376. Serienaufnahme des Auges nach Verletzung durch einen Metallsplitter (s. S. 189). Der Metallsplitter ist gut zu erkennen. Er zeigt bei Blickrichtungswechsel einen deutlichen, koordinierten Lagewechsel. Er liegt daher intrabulbär oder extrabulbär an der Oberfläche des Bulbus fixiert. Diese beiden Möglichkeiten können bei einem oberflächlich gelegenen Fremdkörper röntgenologisch nicht auseinandergehalten werden.

Fig. 376. Radiografías seriadas del ojo después de lesión con un fragmento metálico. El fragmento metálico se reconoce bien. Muestra, al cambiar el ángulo visual, cambio de lugar bien coordinado. Está situado por lo tanto dentro del globo ocular o fuera del mismo, fijado en la superficie del globo ocular. Estas dos posibilidades no pueden ser diferenciadas radiológicamente en un cuerpo extraño situado superficialmente.

Fig. 376. Serial views of the eye following injury due to a metal splinter. The splinter is well seen. Its change in position is clearly coordinated with the movement of the eye. It, therefore, is situated within the bulb or outside the bulb on its surface. These two possibilities are indistinguishable radiologically in case of a superficially situated foreign body.

Fig. 376. Sériographie de l'oeil après une blessure par un éclat métallique. Le corps métallique est bien visible. Sa situation change très nettement en coordination avec les changements de la direction du regard. Il est donc logé dans le bulbe ou fixé à la périphérie du bulbe. Ces deux possibilités ne peuvent être radiologiquement différenciées, si le corps étranger se trouve à la périphérie.

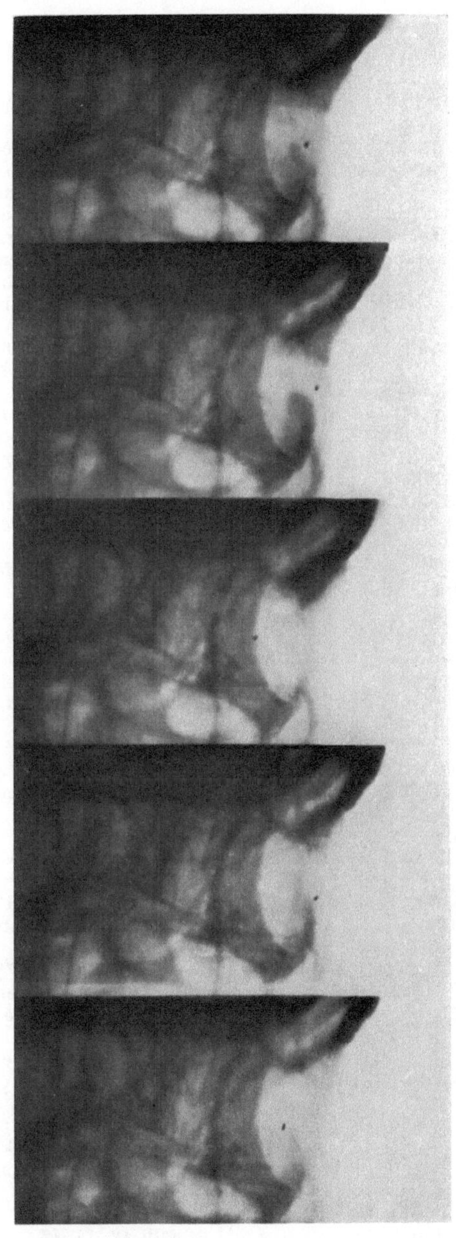

Sachverzeichnis

Die Zahlen in *Kursivschrift* sind Abbildungsnummern